U0339270

# Diseases of the Liver and Biliary System
## (Eleventh Edition)

# 肝胆系统疾病

## (第 11 版)

〔英〕 希拉·夏洛克  
詹姆斯·杜利 编著  

牛俊奇 张清泉 主译

天津出版传媒集团

天津科技翻译出版有限公司

著作权合同登记号:图字:02-2006-66

**图书在版编目(CIP)数据**

肝胆系统疾病/(英)夏洛克(Sherlock,S.),(英)杜利(Dooley,J.)编著;牛俊奇等译.—天津:天津科技翻译出版有限公司,2013.1

书名原文:Diseases of the Liver and Biliary System

ISBN 978-7-5433-3131-0

Ⅰ.①肝…　Ⅱ.①夏…　②杜…　③牛…　Ⅲ.①肝疾病-诊疗　②胆道疾病-诊疗　Ⅳ.①R575

中国版本图书馆 CIP 数据核字(2012)第 245923 号

授权单位:Blackwell Publishing Ltd
出　　版:天津科技翻译出版有限公司
出 版 人:刘 庆
地　　址:天津市南开区白堤路 244 号
邮政编码:300192
电　　话:022-87894896
传　　真:022-87893482
网　　址:www.tsttpc.com
印　　刷:山东鸿杰印务集团有限公司
发　　行:全国新华书店
版本记录:889×1194　16 开本　41.75 印张　550 千字
　　　　　2013 年 1 月第 1 版　2013 年 1 月第 1 次印刷
　　　　　定价:218.00 元

(如发现印装问题,可与出版社调换)

# 谨以此中文版向希拉·夏洛克爵士致敬

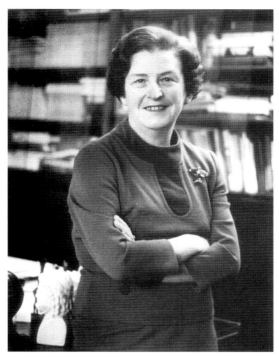

Dame Sheila Sherlock(希拉·夏洛克爵士)

## 原著者介绍

《肝胆系统疾病》(*Diseases of the Liver and Biliary System*)由英国著名的肝病学家希拉·夏洛克(Sheila Sherlock)所著。 这本中译本是根据原著的第十一版翻译而成的。

希拉·夏洛克是世界一流的医生,她开创了现代肝脏病学,被誉为"肝病学之母"、"肝病学皇后"。有位年轻的肝病医生曾问这位肝病学的先驱,为什么选择肝脏疾病作为她的专业,她说"因为没有其他人做"。早在 20 世纪 40 年代,她便开始从事肝病学研究,那时这个专业还不存在。

希拉·夏洛克于 1918 年 3 月 31 日出生于爱尔兰首都都柏林,但她早期的生活是在伦敦度过的。在 1929 年,她们全家搬到福克斯通(Folkestone),她就读于福克斯通郡女子学校。毕业后希拉·夏洛克申请学习医学,但却被几所大学拒绝了。 在二战前的英国,女性申请就读医学院是十分困难的。后来,在 1936 年她被爱丁堡大学录取,毕业时,她便已显示出她的特殊才能。

毕业后希拉·夏洛克留在爱丁堡,成为了一名外科助理讲师。1942 年,她发表了第一篇论文,同年,她开始在哈默史密斯医院(Hammersmith Hospital)任住院医师。她在这个职位上获得了从事肝病学研究的资助,完成了关于肝穿刺活检的论文,并获得了医学博士学位。她同时还进行了门脉高压、肝性脑病、腹水等方面的研究。

1947 年,她在耶鲁大学医学院进修一年,从事碳水化合物的代谢和肝脏疾病关系的研究。 1948 年,30 岁的她成为哈默史密斯医院的讲师和顾问医生。 1951 年在她 33 岁时,成为皇家内科医学会(FRCP)的会员,她是当时获得这一资格的最年轻的女性。

1959 年,她被任命为伦敦皇家自由医院(London's Royal Free Hospital)的第一位医学教授。她创立了肝脏科,当时是在一座木质结构的临时建筑中。尽管如此,该科还是吸引了来自世界各地的学员,他们在肝脏疾病的各个领域进行了研究,包括胆红素代谢、血色病、胆汁淤积、药物性肝病、白蛋白合成、门脉高压、腹水、自身免疫性肝病,以及肝活检在诊断肝脏疾病中的应用等。

1974 年,肝病科迁至新医院。她继续开展有关病毒性肝炎、肝移植和静脉曲张内镜治疗等所有关于肝病的重要领域的研究。1983 年,她从医学系主任的位置上退休,但仍继续为患者诊治,并进行研究和写作。

希拉·夏洛克在学术期刊发表了 600 多篇论文。她最广为人知的著作即本书——《肝胆系统疾病》,于 1955 年首次出版,直到 1993 年出版的第 9 版都完全由她自己编写。后来詹姆斯·杜利(James Dooley)参加了编写。

她担任过《肝脏病学杂志》(*Journal of Hepatology*)的主编。她和汉斯·波普(Hans Popper)共同创立了国际肝脏研究协会(International Association for the Study of the Liver,IASL)并担任主席(1958~1962 年)。她还担任过英国胃肠病学会(British Society of Gastroenterology,BSG)主席(1973 年),她是英国肝脏信托基金的创始人,并担任主席(1988~2001 年),也是美国肝病研究协会(American Association for the Study of Liver Diseases,AASLD)的创始人。

她是英国第一位女性医学教授,是英国皇家医学会的第一位女性副主席。她获得了耶鲁、伦敦、剑桥等大学的荣誉学位。1978 年她被授予大英帝国爵士(Dame)头衔。2001 年,她当选为英国皇家学会的院士(Fellow of the Royal Society,FRS)。

1951 年,希拉·夏洛克和从事结节病研究工作的医生杰兰特·詹姆斯(Geraint James)结婚。2001 年12 月 30 日,在庆祝金婚纪念日两个星期后,她因患肺纤维化去世,离开了支持她的丈夫、两个女儿和两个孙女,享年 83 岁。2006 年,她的丈夫杰兰特·詹姆斯医生捐助并设立了希拉·夏洛克奖,以纪念她。

牛俊奇 编译

# 译校者名单

**主　　译**

牛俊奇　　吉林大学第一医院副院长,肝病科教授
张清泉　　吉林大学第一医院感染科教授

**译者名单**(按姓氏汉语拼音排序)

白平平　　吉林大学第四医院
白贞子　　吉林大学中日联谊医院
陈海英　　吉林大学第一医院
丁艳华　　吉林大学第一医院
傅婷婷　　北京延庆县医院
高　蕾　　长春中医药大学附属医院
韩雪晶　　徐州医学院附属医院
汲红磊　　吉林大学第一医院
姜秀虹　　默沙东制药有限公司医学事务部
姜艳芳　　吉林大学第一医院
荆　雪　　青岛大学医学院附属医院
鞠红艳　　广东省深圳市蛇口人民医院
孔德霞　　吉林大学白求恩医学院
李婉玉　　吉林大学第一医院
梁和业　　山东省威海市立医院
刘　星　　鞍山市中心医院
吕　娟　　吉林大学第一医院
马振华　　北华大学附属医院
朴美玉　　天津医科大学总医院
齐　月　　吉林大学第一医院
齐晓艳　　内蒙古医科大学附属医院
申恩华　　吉林大学第四医院
施红梅　　加拿大多伦多大学
孙海波　　吉林大学第一医院
唐彤宇　　吉林大学第一医院
汪　杨　　吉林大学第一医院
王　崇　　吉林大学第一医院
王朝霞　　吉林大学第一医院
吴　荻　　吉林省肿瘤医院
辛桂杰　　吉林大学第一医院
徐慧宁　　大连市第六人民医院
闫秀萍　　青岛市传染病医院

杨大利　长春中医药大学附属医院
于　雷　哈尔滨医科大学附属第四医院
于东冬　浙江大学医院
臧秀贤　吉林大学第一医院
张　晗　青岛大学医学院附属医院
郑　雁　吉林大学第一医院

## 校对者名单(按姓氏汉语拼音排序)

白　杨　吉林大学第一医院
白雪帆　第四军医大学唐都医院
成　军　首都医科大学附属北京地坛医院
崔久嵬　吉林大学第一医院
窦晓光　中国医科大学附属盛京医院
段钟平　首都医科大学附属北京佑安医院
范建高　上海交通大学医学院附属新华医院
付　燕　吉林大学第一医院
傅跃文　吉林大学第一医院
高普均　吉林大学第一医院
高润平　吉林大学第一医院
高沿航　吉林大学第一医院
郭　镭　吉林大学中日联谊医院
华　瑞　吉林大学第一医院
黄　晶　吉林大学第一医院
贾继东　首都医科大学附属北京友谊医院
姜尉国　吉林大学第一医院
金美善　吉林大学第一医院
金清龙　吉林大学第一医院
阚慕洁　吉林大学白求恩医学院
李　璐　北京大学第一医院
李　薇　吉林大学第一医院
李晓光　首都医科大学附属北京地坛医院
刘亚辉　吉林大学第一医院
马　红　首都医科大学附属北京友谊医院
潘　煜　吉林大学第一医院
孙明然　美国俄克拉荷马大学医学院
孙晓东　吉林大学第一医院
孙兆黎　美国约翰·霍普金斯医院
所　剑　吉林大学第一医院
王　峰　吉林大学第一医院
王　权　吉林大学第一医院
王　艳　北京大学第一医院
王　月　吉林大学第一医院
王大伟　吉林大学第一医院

王广义　　吉林大学第一医院
王贵强　　北京大学第一医院
王江滨　　吉林大学中日联谊医院
魏　来　　北京大学人民医院
温小玉　　吉林大学第一医院
吴　珊　　吉林大学白求恩医学院
吴　杨　　吉林大学第一医院
徐　红　　吉林大学第一医院
徐小元　　北京大学第一医院
叶婉君　　长春市自学考试办公室
尤　红　　首都医科大学附属北京友谊医院
张福奎　　首都医科大学附属北京友谊医院
张凯宇　　吉林大学第一医院
张树林　　西安交通大学医学院第一附属医院
赵　鸿　　北京大学第一医院
朱幼芙　　南方医科大学南方医院

# 中译本前言

《肝胆系统疾病》原版由英国著名的肝病学家希拉·夏洛克所著,这部著作于1955年首次出版,直到1993年出版的第9版都完全由她自己编写。后来詹姆斯·杜利参加了编写。本书是根据希拉·夏洛克生前编写的最后一版——第11版翻译的。

希拉·夏洛克是世界一流的医生,她开创了现代肝脏病学,被誉为"肝病学之母"、"肝病学皇后"。她的这部著作是涵盖从基础到临床的肝胆系统疾病的鸿篇巨著。介绍了儿童和成人肝胆系统疾病,内容包括肝胆系统疾病的病因、流行病学、临床表现、辅助检查、诊断方法,以及内科、介入和外科治疗方法,是迄今为止对于肝胆系统疾病理解最为透彻、叙述内容最为全面的著作。充分展示了作者在肝病领域的经验、学识、深刻的造诣和公认的权威。在这部著作中,作者不是对疾病进行简单的描述,而是结合最新的研究成果,加入自己的理解和判断,引导读者更深入地了解和考虑患者的个体情况和疾病的特征。

2004年,我院资深教授,即我的研究生导师张清泉教授译出了这部著作的初稿,供大家学习。张清泉教授是在战争年代接受的医学专业教育,并没有机会系统学习英语。但他勤奋刻苦,主要依赖自学达到了可以熟练地阅读、翻译英文临床专著和文章的水平,是我在人生和学习道路上的楷模。此后几年内,他的初稿经我院硕士及博士研究生补译和初步校对,又经国内著名的专家几次校稿,逐步完善。在各轮的校对中,校对者甚至重译了部分内容,使得终稿能正确表达出原作者的本意,在此我非常感谢他们的辛勤工作和友情支持,是他们的工作提升了译稿的质量。译校者名单和各章节均标记了他们的名字,在这里便不一一列举道谢了。

丁艳华教授对第1~9章和26~38章进行了通读和校对,张凯宇博士对10~25章进行了通读和校对,吴珊教授、阚慕洁博士、姜尉国教授分别对全书的病理学词汇、生化学词汇、放射学相关名词进行了校订。我对各阶段稿件的翻译质量进行了控制,并校对了部分章节。而且先后邀请了辛桂杰副教授、丁艳华教授、华瑞副教授和隋明巍硕士担任学术秘书,是他们的出色组织工作促使稿件顺利出版。由于书稿几经校对,学术秘书几经换人,也使得校对者名单有不准确的地方,也在这里诚恳致歉,也请校译者指出,以便更正。在此感谢出版社刘子媛主任、白玖芳编辑的鼓励和精心的编辑工作。

在书稿即将付梓之前,深感翻译这样一部经典巨著,是一次重新创作。我的学识、能力和精力在这一项巨大工程的组织中显得十分不足。在每一次对稿件通读和校对时,总能发现一些翻译上的不足,甚至错误。很担心会误导读者,内心总有些忐忑不安,迟迟不愿拿出终稿。也诚恳期望读者能指出翻译中的错误和不足,以便再版时修订,或将更正的内容发表在我担任主编的《临床肝胆病杂志》的主页上。本书的权威解释应以英文原版为准。

2012年10月

# 第 11 版前言

　　《肝胆系统疾病》第 11 版包含了肝胆系统疾病的基础研究和临床新进展。自 1997 年以来,在分子和细胞生物学及诊断和治疗等各方面的广泛进展推动了学科的发展。新时代的信息技术使得每一篇文章的获得更为便利,《肝胆系统疾病》第 11 版涵盖了这些新的知识和实践经验,以崭新的面貌问世。

　　病毒性肝炎依然是世界范围内肝病学的一个挑战,乙型肝炎和丙型肝炎各占一章的版式变化反映了这一点。分子病毒学方面的研究在继续揭示各种病毒的内部功能。治疗丙型肝炎更有效的新方法正在研究中。分子和细胞生物学家的研究显示了凋亡的重要性和肝纤维化的复杂机制。突变分析已成为诊断遗传性血色病的常规检查,血色病基因的发现带动了对铁代谢的探索研究。小管转运体已克隆成功,并证实其与胆汁淤积综合征有关,使我们对微观条件下胆道梗阻有了进一步的理解。影像学的进展,尤其是磁共振成像,使有创性检查逐步减少。肝移植所需的免疫抑制剂和手术技术的极大改进,将会使更多的有严重并发症的肝硬化患者从中受益。

　　这一版包含了 1000 多篇新的参考文献和 100 多张新的图片,出版印刷技术的进步使图片呈现得更清晰。各层次的读者,包括医学生、研究生、全科医生及专科医生对先前版本的风格非常认可,所以本书继续保持了原有的风格:合适的题材、批判性的思维和不断更新的教科书风格。

　　我们感谢许多同事对这一版的慷慨贡献,尤其感谢组织学科的彼得·斯凯悦教授、艾玛尔·狄龙教授和苏珊·戴维斯医生提供的组织学材料,影像学科的罗伯特·迪克、托尼·沃特金森和乔·蒂鲍尔斯医生提供的放射影像学图像。感谢以下各位对本书出版的帮助和贡献:莱斯利·伯杰医生、安德鲁·伯勒斯医生、约翰·布康姆医生、马丁·卡普林医生、杰弗里·杜舍克教授、大卫·哈里医生、安德鲁·希尔森医生、汉弗莱·霍奇森教授、尼尔·麦金太尔教授、凯文·摩尔医生、玛莎·摩根医生、克里斯·凯布勒医生和大卫·帕奇医生。

　　感谢艾琳·达根和卡玛·雷恩斯小姐为支持本书出版而不知疲倦、一丝不苟地工作。非常感谢珍妮丝·考克斯小姐将先前版本中的插图保存地如此完好。

　　感谢 Blackwell 出版社,尤其是瑞贝卡·赫胥黎在审稿方面的无私帮助,对紧张的日程安排毫无怨言。也感谢简·法洛斯对先前线条图的重新加工和修饰,为新版创造了许多新的、视觉效果动人的插图。

　　1955 年的第一版序言曾提及我的女儿阿曼达和奥蕾拉。现在她们都已长大,阿曼达成为了教堂的牧师,奥蕾拉在肯特郡警察局工作。我也有了可爱的外孙,她们是 9 岁的爱丽丝和 6 岁的艾米丽。

　　在 2001 年 7 月 13 日,我被选为英国皇家学会院士,该学会是为促进自然科学研究而设立的。这一年是皇家学会成立的第 341 年。这一荣誉的获得离不开皇家自由医院肝病科和其他相关部门的所有临床医生和科学家的支持。

　　　　　　　　　　　　　　　　　　　　　　　　　　　　希拉·夏洛克

# 第 1 版前言

我写这本书的目的是为了使读者获得关于肝胆系统疾病全面的和最新的知识，我希望这本书将对内科医生、外科医生、病理学家都有帮助，同时也希望它能作为临床医学生的参考书。这本书涵盖了人们普遍关心的最新资料，因此未包含许多经典但过时的文献。

传统观念认为肝胆系统疾病是一些独立的疾病。然而，在这本书里，我可能竭力阐述了这些疾病产生的功能和形态学变化。在对肝病患者的治疗中，评价肝脏的四个功能和形态结构的异常及其程度是很重要的，其中包括肝细胞、血管系统(门静脉、肝动脉和肝静脉)、胆道系统和网状内皮系统。在确认诊断之前，应寻找和识别这些系统的异常会出现哪些典型的结果，因此本书中首先介绍评价这些系统异常的临床和实验室方法。对每种疾病的阐述都举例说明。在一般术语中对肝细胞衰竭和门脉高压特征的描述，将会是后续讨论病毒性肝炎、营养性肝病和肝硬化的基础。同样，血液系统疾病和肝脏的感染被归在网状内皮系统中，胆道疾病的介绍则紧跟在急性和慢性胆管阻塞的描述之后。

我要感谢我的恩师，已故的亨利·迪布尔(J. Henry Dible)教授、已故的詹姆斯·里尔芒斯(James Learmonth)教授以及约翰·麦克迈克尔(John McMichael)教授，是他们激发了我在肝脏疾病领域的兴趣。我要感谢医学院的同事们热情地邀请我去看他们管理的患者。感谢贝阿恩医生对手稿的建议及帕特医生的建议及细致的审阅。感谢阿特金斯小姐帮助审阅手稿和文献目录。感谢 Blackwell 科学出版社的波尔·修格曼先生和格林女士在本书出版过程中的热情合作。

病理医生威尔·莫特先生和格雷厄姆先生所拍摄的显微照片取材于格里芬先生和医学院组织病理科所提供的材料。临床照片来自于布瑞克内尔先生和他的助手。黑白绘图来自于威尔逊女士及西蒙德先生。感谢他们付出的耐心和娴熟的技术。

正文包括一些未出版过的内容，包括 1944 年递交给爱丁堡大学的博士论文，及 1953 年获伦敦哈维学会颁发的 Buckston-Browne 奖的文章的部分内容。感谢我的同事们允许我应用我们已发表的共同研究成果。感谢帕特丽夏·富兰克林医生和斯坦纳医生友情借给我放射学照片。感谢许多作者允许我引用他们出版物中的插图及文字介绍。此外，也感谢下列杂志的编辑允许我引用插图:《美国医学杂志》、《病理学文献》、《英国心脏杂志》、《循环》、《临床科学》、《爱丁堡医学杂志》、《临床研究杂志》、《实验室和临床研究杂志》、《病理学和细菌学杂志》、《柳叶刀》、《研究生医学杂志》、《梅奥诊所工作人员会议论文集》、《医学季刊》、《胸科学杂志》。同时感谢以下出版公司:Butter worth 医学出版社、J. & A. Churchill 有限公司、Josiah Macy 少年基金会和 G. D. Searle 公司。

最后，我一定要感谢我的丈夫杰兰特·詹姆斯医生，尽管编写这部著作给他的生活带来很多不便，但他仍然鼓励我，并提出许多修改建议，而且他要求我一定不要在致谢中写他的名字。

希拉·夏洛克

# 目　录

第1章　解剖和功能　1

功能解剖:叶和段 /2

胆管解剖 /2

肝脏和胆管的发育 /4

肝脏解剖学的异常 /4

体表标志 /4

检查方法 /5

肝脏形态学 /5

电子显微镜和肝细胞功能 /9

窦状隙细胞 /10

窦状隙细胞的相互作用 /11

肝细胞死亡和再生 /12

细胞外基质 /12

肝脏微循环的改变和疾病 /12

黏附分子 /12

功能异质性 /13

窦状隙膜交通 /13

胆管上皮细胞 /13

第2章　肝功能的评估　17

生化试验的选择 /17

胆色素 /18

胆红素 /18

尿胆原 /18

磺溴酚酞钠(BSP)试验 /19

血清酶试验 /19

碱性磷酸酶(ALP) /19

γ-谷氨酰转肽酶(γ-GT) /19

转氨酶 /20

其他血清酶 /20

肝功能定量评估 /20

半乳糖清除试验 /21

呼吸试验 /21

唾液咖啡因清除率 /21

利多卡因代谢形成物 /21

动脉血酮体指数 /21

安替匹林 /22

靛青绿 /22

脱唾液酸糖蛋白受体 /22

排泄能力(BSP)试验 /22

脂质和脂蛋白代谢 /23

脂质 /23

脂蛋白 /24

肝病时脂代谢的改变 /24

胆酸 /25

疾病时的变化 /26

血清胆酸 /27

氨基酸代谢 /27

临床意义 /28

血浆蛋白 /28

血清蛋白电泳模式 /29

碳水化合物代谢 /30

年龄对肝脏的影响 /30

第3章　肝活检　33

患者的选择和准备 /33

技术 /33

难点 /35

儿科肝穿刺活检 /36

危险和并发症 /36

胸膜炎和肝周炎 /36

出血 /36

肝内血肿 /36

胆道出血 /37

动静脉瘘 /37

胆汁性腹膜炎 /37

穿伤其他器官 /37

感染 /37

类癌危象 /37

取样变异性 /37

肉眼观 /38

标本制备 /38

病理学所见 /39

适应证 /39

特殊方法 /39

## 第4章 肝病血液学 43

一般表现 /43

肝脏和凝血 /45

溶血性黄疸 /48

溶血性贫血时的肝脏变化 /49

遗传性球形红细胞症 /49

地中海贫血 /50

阵发性睡眠性血红蛋白尿 /50

获得性溶血性贫血 /50

新生儿溶血病 /51

血型不合的输血反应 /51

髓性和淋巴增殖性疾病时的肝脏 /51

白血病 /51

髓系白血病 /51

淋巴细胞性白血病 /51

毛细胞白血病 /51

骨髓移植 /52

淋巴瘤 /52

淋巴瘤时的黄疸 /54

原发性肝淋巴瘤 /54

淋巴肉瘤 /55

多发性骨髓瘤 /55

血管免疫母细胞性淋巴结病 /55

髓外造血 /55

系统性肥大细胞增生症 /55

郎格罕组织细胞增多症（组织细胞增多症
X）/55

脂质贮积病 /56

原发和继发黄瘤病 /56

胆固醇酯沉积病 /56

戈谢病 /56

尼曼-皮克病 /57

海蓝组织细胞综合征 /57

## 第5章 超声、计算机体层摄影和磁共振成像 59

放射性同位素扫描 /59

正电子发射体层摄影(PET) /59

超声 /59

多普勒超声 /61

内镜超声 /61

计算机体层摄影 /61

磁共振成像(MRI) /65

MR波谱检查 /68

结论和选择 /68

## 第6章 肝细胞衰竭 71

全身状况不佳 /71

黄疸 /71

血管扩张和高动力循环 /71

肝肺综合征 /72

肺动脉高压 /74

发热和败血症 /75

肝病性口臭（肝臭）/76

氮代谢变化 /76

皮肤变化 /77

血管痣 /77

肝掌 /78

白甲 /78

皮肤改变的机制 /78

内分泌变化 /78

性腺功能减退 /78

下丘脑-垂体功能 /79

激素代谢 /79

一般治疗 /80

诱发因素 /80

一般处理 /80

## 第7章 肝性脑病 83

临床特点 /83

调查研究 /84

神经病理学变化 /86

肝硬化临床多样性 /86

鉴别诊断 /87

预后 /88

发病机制 /88

门-体脑病 /88

肠道细菌 /89

神经传递 /89
总结 /91
肝性脑病的治疗 /92
饮食 /92
抗生素 /92
乳果糖和乳梨醇 /93
苯甲酸钠和雅波司（鸟氨酸－天冬氨酸）/93
左旋多巴和溴隐亭 /93
氟马西尼 /94
支链氨基酸 /94
其他促发因素 /94
分流闭塞 /94
暂时肝支持 /94
肝移植 /94

第8章 急性肝衰竭 97

定义 /97
病因 /97
临床表现 /99
与慢性肝病基础上的急性肝衰竭的鉴别 /99
实验检查 /99
血液学检查 /99
生化检查 /99
病毒标志物 /100
脑电图(EEG) /100
肝脏扫描和活检 /100
合并症 /100
肝性脑病 /100
脑水肿(颅内高压) /101
凝血障碍 /102
低血糖、低血钾及代谢改变 /102
感染 /102
肾功能 /103
血流动力学改变和低血压 /103
肺部并发症 /103
急性胰腺炎 /103
预后 /103
治疗 /104
人工肝和生物人工肝支持疗法 /107

肝脏移植 /107
辅助肝移植 /108
活体亲属供肝肝移植术 /109
肝细胞移植 /109
结论 /109

第9章 腹水 113

腹水形成机制 /113
充盈不足和外周血管扩张假说 /113
过度充盈假说 /115
其他肾脏因素 /115
腹水循环 /115
小结 /115
临床表现 /116
自发性细菌性腹膜炎 /118
肝硬化腹水的治疗 /119
难治性腹水 /122
预后 /123
肝肾综合征 /124
低钠血症 /126

第10章 门静脉系统和门脉高压 131

侧支循环 /131
肝内阻塞(肝硬化) /131
肝外阻塞 /132
后果 /132
门脉高压的病理学 /132
静脉曲张 /133
门脉高压肠血管病变 /134
门脉高压的血流动力学 /135
门脉高压的临床表现 /136
病史和一般检查 /136
腹壁静脉 /136
脾脏 /137
肝脏 /137
腹水 /137
直肠 /137
腹部和胸部X线检查 /137
钡剂研究 /137
内镜 /137
门静脉系统影像学检查 /139

超声 /139

多普勒超声 /140

CT扫描 /140

磁共振血管造影 /141

静脉造影 /141

静脉造影的表现 /141

内脏血管造影 /142

数字减影血管造影 /142

脾静脉造影 /142

楔入法$CO_2$静脉造影 /143

门脉压测定 /143

曲张静脉压力 /143

肝血流量评估 /145

奇静脉血流量 /145

实验性门静脉闭塞与高压 /145

门脉高压的分类 /145

肝外门静脉堵塞 /145

病原学 /145

临床表现 /147

影像学 /147

血液学 /148

血清生物化学 /148

预后 /148

治疗 /148

脾静脉阻塞 /148

肝动脉–门静脉瘘 /149

门脉–肝静脉分流 /149

肝内窦前和窦性门脉高压 /149

汇管区病变 /149

中毒性病因 /150

肝–门脉硬化 /150

热带脾肿大综合征 /150

肝内门脉高压 /150

肝硬化 /150

非肝硬化结节 /151

食管静脉曲张出血 /151

破裂预测 /151

出血的预防 /152

出血的诊断 /152

预后 /153

急性静脉曲张出血的处理 /154

血管活性药物 /154

三腔两囊管 /154

内镜硬化治疗和套扎 /155

紧急手术 /156

再出血的预防 /156

门–体分流术 /157

门–腔分流术 /157

肠系膜静脉–腔静脉分流术 /157

选择性远端脾–肾分流术 /158

门–体分流术的总结 /158

TIPS(经颈静脉肝内门体分流术) /158

分流狭窄和关闭 /159

出血的控制 /159

TIPS脑病 /159

循环变化 /159

其他适应证 /159

结语 /160

肝移植 /160

门脉循环的药理调控 /160

结语 /160

**第11章 肝动脉和肝静脉:肝循环衰竭 67**

肝动脉 /167

肝动脉闭塞 /168

肝移植后肝动脉病变 /169

肝动脉瘤 /169

肝动静脉瘘 /169

肝静脉 /170

实验性肝静脉阻塞 /171

柏–查(肝静脉阻塞)综合征 /171

病理改变 /172

临床表现 /172

诊断 /174

预后 /175

治疗 /175

静脉闭塞疾病 /176

肝静脉引起的疾病播散 /176

循环衰竭 /178

急性心衰和休克时肝脏病变 /178

缺血性肝炎 /178

手术后黄疸 /179

心脏手术后黄疸 /179
充血性心力衰竭时的肝脏 /179
缩窄性心包炎时的肝脏 /181

## 第12章 黄疸 183

胆红素代谢 /183
  肝脏内胆红素的结合和转运 /183
  黄疸的组织分布 /185
  决定黄疸深度的因素 /185
黄疸的分类 /185
黄疸的诊断 /186
  临床病史 /187
  检查 /188
  诊断常规 /189
家族性非溶血性高胆红素血症 /190
  原发性高胆红素血症 /190
  吉尔伯特综合征 /190
克-纳综合征 /192
  杜宾-约翰逊综合征 /193
  罗特尔型 /193
  家族性非溶血性高胆红素血症群 /194

## 第13章 胆汁淤积 197

胆管系统解剖学 /197
胆汁分泌 /198
  细胞机制 /198
胆汁淤积综合征 /201
  定义 /201
  分类 /201
  发病机制 /201
  病理学 /202
  临床表现 /203
  诊断方法 /208
  诊断的可能性 /209

## 第14章 原发性胆汁性肝硬化 217

病原学 /217
流行病学和遗传学 /219
临床表现 /219
诊断 /221
预后 /222

治疗 /224
免疫性胆管病变 /225
自身免疫性胆管炎 /228

## 第15章 硬化性胆管炎 229

原发性硬化性胆管炎(PSC) /229
感染性硬化性胆管炎 /234
  细菌性胆管炎 /234
  免疫性缺陷相关的机会性胆管炎 /234
  移植物抗宿主病 /236
血管性胆管炎 /236
药物相关的胆管炎 /236
组织细胞增多症X /236

## 第16章 病毒性肝炎:一般表现,甲型肝炎病毒、戊型肝炎病毒和其他病毒 239

概述 /239
  病理学 /239
  临床类型 /241
  实验室检查 /242
  鉴别诊断 /243
  预后 /243
  治疗 /243
甲型肝炎病毒(HAV) /244
  流行病学 /244
  临床病程 /246
  预后 /246
  预防 /246
戊型肝炎病毒(HEV) /247
  临床表现 /248
  诊断性检查 /248
  肝活检 /248
  预防 /248
庚型肝炎病毒(HGV) /249
TT型肝炎病毒(TTV) /249
黄热病 /249
  病理学 /249
  临床特点 /249
  诊断 /250
  治疗 /250
传染性单核细胞增多症(EB病毒) /250

肝组织学变化 /250
临床特点 /250
诊断 /251
与病毒性肝炎的鉴别 /251
其他病毒 /251
巨细胞病毒 /251
单纯性疱疹病毒 /252
其他病毒 /252
外来病毒引起的肝炎 /253
治疗 /253

## 第17章 乙型肝炎和丁型肝炎病毒 255

乙型肝炎病毒(HBV) /255
急性乙型肝炎 /257
流行病学 /259
临床病程 /260
预防 /261
慢性乙型肝炎 /262
临床复发和再活动 /263
实验室检查 /263
肝活检 /263
病程和预后 /264
治疗 /264
突出的问题 /266
筛查HCC /266
丁型肝炎病毒(HDV) /268
流行病学 /268
诊断 /269
临床特点 /270
肝组织学 /270
预防 /270
治疗 /270

## 第18章 丙型肝炎病毒 273

分子病毒学 /273
HCV准种 /273
基因型 /273
血清学试验 /274
免疫应答 /275
流行病学 /275
输血 /275

其他血制品 /275
胃肠道外接触 /275
性交和家庭内传播 /275
无明显危险因素的感染 /276
自然病程 /276
临床过程 /276
急性丙型肝炎 /276
慢性丙型肝炎 /276
肝硬化 /277
肝细胞癌 /277
肝组织学变化 /277
丙型肝炎和血清自身抗体 /277
相关疾病 /278
诊断 /278
预后 /278
预防:疫苗 /279
治疗 /279
患者选择 /279
监测治疗 /280
应答评估 /280
治疗的优化 /280
结论 /282
肝移植 /283

## 第19章 慢性肝炎:一般特征和自身免疫性慢性疾病 287

临床表现 /287
肝脏组织学 /287
肝脏活检的作用 /288
分类 /289
自身免疫性慢性肝炎 /291
1型(曾称做类狼疮) /291
2型 /291
3型 /292
慢性丁型肝炎 /292
原发性胆汁性肝硬化和免疫性胆管炎 /292
慢性自身免疫性肝炎(1型) /292
病因学 /292
免疫机制和自身抗体 /292
遗传学 /293

肝脏病理学 /293
临床特点 /293
鉴别诊断 /295
治疗 /296
病程和预后 /297
融合巨细胞性肝炎 /297

## 第20章 药物和肝脏 299

肝细胞3区坏死 /303
四氯化碳 /304
鹅膏毒菌 /305
对乙酰氨基酚 /305
水杨酸盐 /306
体温过高 /306
体温过低 /307
烧伤 /307
肝细胞1区坏死 /307
硫酸亚铁 /307
磷 /307
线粒体细胞病 /307
丙戊酸钠 /307
四环素 /307
他克林 /307
抗病毒核苷类似物 /307
蜡状芽孢杆菌 /308
脂肪肝炎 /308
马来酸哌克昔林 /308
胺碘酮 /308
合成雌激素 /309
钙通道阻滞剂 /309
纤维化 /309
甲氨蝶呤 /309
其他细胞毒性药物 /309
砷 /309
氯乙烯 /309
维生素A /310
维生素A类(Retinoid) /310
血管变化 /310
窦扩张 /310
肝紫癜病 /310
静脉闭塞病(VOD) /310

急性肝炎 /311
异烟肼 /311
甲基多巴 /312
氟烷 /312
氢氟碳 /313
全身抗真菌药 /313
肿瘤科用药 /313
神经系统调节药 /314
持续释放烟酸 /314
磺胺类药及其衍生物 /314
非类固醇抗炎药(NSAID) /314
抗甲状腺药 /314
奎尼丁、奎宁 /314
曲格列酮 /314
抗惊厥药 /315
慢性肝炎 /315
草药 /315
娱乐性毒品 /315
毛细胆管胆汁淤积 /316
环孢素A /316
环丙沙星 /316
肝-毛细胆管胆汁淤积 /316
氯丙嗪 /317
青霉素 /317
磺胺类 /317
红霉素 /317
氟哌啶醇 /317
西咪替丁和雷尼替丁 /317
口服降糖药 /318
他莫昔芬 /318
其他原因 /318
右丙氧芬 /318
胆管胆汁淤积 /318
胆泥 /318
硬化性胆管炎 /318
肝脏结节和肿瘤 /318
肝细胞癌 /319
结语 /319

## 第21章 肝硬化 325

肝硬化的分类 /328

临床肝硬化 /331
代偿期肝硬化 /334
失代偿期肝硬化 /334
预后 /335
治疗 /336

**第22章 酒精与肝脏** 341

酒精性肝病的危险因素 /341
酒精代谢 /342
肝损伤机制 /343
形态学变化 /345
脂肪肝(脂肪变) /345
酒精性肝炎 /345
肝硬化 /347
早期发现 /347
调查研究 /347
临床综合征 /349
脂肪肝 /349
急性酒精性肝炎 /349
肝硬化 /350
胆汁淤积综合征 /350
与乙肝、丙肝的关系 /350
肝细胞癌 /350
相关特征 /350
预后 /350
治疗 /352
急性酒精性肝炎 /353
肝硬化 /353
肝移植 /353

**第23章 铁过载状态** 357

正常铁代谢 /357
铁过载和肝损伤 /359
遗传性血色素沉着病 /359
HFE 蛋白的生物学特性和功能 /360
其他铁储存病 /364
非HFE相关遗传性铁过载 /364
代谢障碍综合征 /364
红细胞生成性铁沉积 /364
晚期肝硬化 /365
慢性病毒性肝炎 /365

非酒精性脂肪性肝病 /365
新生儿血色素沉着病 /365
非洲铁过载 /365
慢性皮肤卟啉病 /365
血液透析 /365
铜蓝蛋白缺乏症 /365
转铁蛋白缺乏症 /365

**第24章 威尔逊病** 369

分子遗传学:发病机制 /369
病理学 /370
肝脏 /370
电镜 /370
其他器官 /371
临床表现 /371
肝病类型 /371
神经精神类型 /373
肾的变化 /373
其他变化 /373
化验检查 /373
肝活检 /373
成像检查 /374
诊断的困难 /374
无症状纯合子检查 /374
治疗 /374
预后 /375
印度儿童肝硬化 /375
遗传性铜蓝蛋白缺乏症 /375

**第25章 营养和代谢性肝脏疾病** 379

营养不良 /379
脂肪肝 /379
诊断 /379
分类 /380
非酒精性脂肪性肝病(NAFLD) /383
非酒精性肝脂肪变性 /384
非酒精性脂肪坏死 /384
空肠-回肠旁路的影响 /384
胃肠道外营养 /385
维生素 /385
肝病的碳水化合物代谢 /386

　低血糖 /386

　高血糖 /386

糖尿病患者的肝脏 /386

　胰岛素和肝脏 /386

　肝脏组织学 /387

　临床特点 /387

　肝功能实验 /387

肝胆疾病和糖尿病 /387

　肝硬化患者的糖耐量 /388

　肝硬化合并糖尿病的治疗 /388

糖原贮积病 /389

　Ⅰ型(Von Gierke病) /389

　Ⅱ型(Pompe病) /391

　Ⅲ型(Cori病) /391

　Ⅳ型(Andersen病) /391

　Ⅵ型(Hers病) /392

　肝糖原合成酶缺乏(O型) /392

遗传性果糖不耐受 /392

戊二酸尿Ⅱ型 /393

半乳糖血症 /393

黏多糖病 /393

家族性高胆固醇血症 /394

淀粉样变性 /394

$\alpha_1$抗胰蛋白酶缺乏症 /397

遗传性高酪氨酸血症 /399

囊性纤维化 /400

肝脏和甲状腺 /401

　甲状腺毒症 /401

　黏液水肿 /401

　肝细胞疾病的甲状腺变化 /401

肝脏和肾上腺 /402

肝脏和生长激素 /402

肝卟啉病 /402

　急性间歇性卟啉病 /403

　遗传性粪卟啉病 /403

　杂卟啉病 /403

　迟发性皮肤卟啉病 /403

　红细胞生成性原卟啉病 /404

　先天性红细胞生成性卟啉病 /404

　肝性-红细胞生成性卟啉病 /404

　继发粪卟啉病 /404

遗传性出血性毛细血管扩张症 /405

萎缩性肌强直 /406

第26章　婴儿和儿童的肝脏　　407

新生儿高胆红素血症 /407

　非结合性高胆红素血症 /407

　新生儿溶血病 /408

肝炎和胆汁淤积综合征(结合高胆红素血症) /409

　病毒性肝炎 /410

　非病毒引起的肝炎 /412

　尿路感染 /412

　新生儿肝炎综合征 /412

婴儿胆管病 /412

　胆道闭锁 /412

　肝外胆道闭锁 /413

　Alagille综合征(肝动脉发育不良) /414

　长期胃肠道外营养 /415

胆酸合成异常 /415

先天性胆汁淤积综合征 /415

　胆汁淤积综合征的对症治疗 /416

胆汁淤积性黄疸的其他原因 /416

瑞氏综合征 /417

　瑞氏样综合征 /417

婴儿和儿童的肝硬化 /417

　印度儿童肝硬化 /418

　非印度儿童肝硬化(铜相关肝病) /418

肝脂肪变性 /418

肝肿瘤 /418

　错构瘤 /418

　间叶错构瘤 /418

　恶性间叶瘤(未分化肉瘤) /418

　腺瘤 /419

　肝细胞癌 /419

　肝母细胞瘤 /419

　婴儿血管内皮瘤 /419

　结节再生性增生 /419

第27章　妊娠期肝脏　　423

正常妊娠 /423

妊娠期肝脏疾病 /423

妊娠剧吐 /423

妊娠晚期肝病 /423

妊娠期急性脂肪肝 /423

妊娠期毒血症 /426

HELLP综合征 /426

妊娠期毒血症和HELLP综合征 /426

肝出血 /427

妊娠期胆汁淤积 /427

实验室检查 /427

柏-查综合征 /428

合并黄疸 /428

病毒性肝炎 /428

肝毒性药物与妊娠妇女 /428

妊娠对已有的慢性肝病影响 /429

肝移植受者的妊娠 /429

## 第28章 肝脏与系统性疾病、肉芽肿和肝外伤   431

胶原病与肝脏 /431

肝脏疾病相关的关节病 /431

遗传性血色素沉着病 /431

乙型肝炎病毒相关疾病 /431

丙型肝炎病毒相关疾病 /431

肝肉芽肿 /432

肝肉芽肿临床综合征 /433

肉芽肿性肝炎 /434

结节病 /434

药物引起的肉芽肿反应 /435

感染相关性肉芽肿 /436

AIDS患者的肝肉芽肿 /438

工业原因 /438

其他形成肝肉芽肿的原因 /438

肝胆相关炎症性肠病 /439

肝外伤 /440

胆囊破裂 /441

## 第29章 肝脏的感染   443

化脓性肝脓肿 /443

其他感染 /446

肝阿米巴病 /446

肝结核 /448

肝放线菌病 /449

其他真菌感染 /450

肝梅毒 /450

先天性梅毒 /450

二期梅毒 /450

三期梅毒 /450

青霉素治疗并发黄疸 /450

钩端螺旋体病 /451

韦尔病 /451

其他类型的钩端螺旋体病 /453

回归热 /453

莱姆病 /454

Q热 /454

落基山斑点热 /454

血吸虫病(裂体吸虫病) /454

疟疾 /456

黑热病(利什曼病) /457

包虫病 /457

蛔虫病 /462

粪类圆线虫 /462

旋毛虫病 /462

犬弓蛔虫 /463

肝吸虫 /463

周期性发生的化脓性胆管炎 /464

肝周围炎 /464

HIV感染时的肝胆疾病 /465

感染 /465

HBV、HCV和HDV感染 /465

肿瘤 /467

肝胆病 /467

无结石胆囊炎 /468

感染性黄疸 /469

细菌性肺炎 /469

败血症和脓毒性休克 /469

## 第30章 结节和良性肝病变   471

小肝细胞癌 /471

无潜在肝脏疾病的肝结节 /472

单纯囊肿 /472

血管瘤 /472

局灶性结节性增生 /474

肝腺瘤　/474

局灶性结节性增生与腺瘤对比　/477

肝转移癌　/477

其他良性肿瘤　/477

胆管瘤(胆管腺瘤)　/477

胆道囊腺瘤　/477

结节再生性增生　/477

部分结节转化　/478

## 第31章　肝脏恶性肿瘤　479

肝细胞癌　/479

病因　/480

病理学　/481

临床表现　/482

细针穿刺肝脏活检　/486

筛查　/487

预后和危险因素　/488

外科治疗　/488

非手术治疗　/489

经皮乙醇注射　/490

肝纤维板层癌　/491

肝母细胞瘤　/491

肝内胆管癌　/492

肝细胞-胆管细胞混合性肝癌　/493

其他原发性肝肿瘤　/493

囊腺癌　/493

血管肉瘤(血管内皮瘤)　/493

上皮样血管内皮瘤　/494

肝未分化肉瘤　/494

肝脏的良性肿瘤　/494

间叶性错构瘤　/494

副肿瘤性肝病　/494

肝脏转移癌　/494

结肠、直肠癌肝转移　/497

## 第32章　胆管成像:介入放射学和内镜检查　501

腹部X线平片　/501

超声　/501

胆管　/501

胆囊　/501

计算机体层摄影术　/502

磁共振胆胰管造影(MRCP)　/503

超声内镜(EUS)　/503

胆管闪烁显像法　/504

口服造影剂胆囊造影　/505

静脉胆管造影　/506

内镜逆行性胆胰管造影　/506

内镜括约肌切开术　/508

内镜胆管内涵管　/510

经皮经肝胆管造影　/512

经皮胆汁引流　/513

经皮胆管内涵管　/513

肿瘤的可切除性　/514

对恶性胆道梗阻,在手术和非手术姑息之间的选择　/514

在内镜和经皮法之间的选择　/514

经皮胆囊造口术　/514

手术和术后胆管造影　/514

## 第33章　囊肿和先天性胆道异常　519

纤维多囊性疾病　/519

儿童时期纤维多囊性疾病　/520

成人多囊性疾病　/520

先天性肝纤维化　/522

先天性肝内胆管扩张(Caroli病)　/523

先天性肝纤维化和Caroli病　/524

胆总管囊肿　/524

小错构瘤(von Meyenberg并发症)　/526

继发于纤维多囊病的癌　/526

孤立性非寄生的肝囊肿　/526

其他囊肿　/526

胆道先天异常　/526

胆囊缺如　/526

双胆囊　/527

副胆管　/527

左侧胆囊　/527

胆囊的罗-阿窦　/527

折叠胆囊　/527

胆囊与胆管憩室　/528

肝内胆囊　/529

胆囊的先天性粘连　/529

漂浮性胆囊及胆囊扭转　/529

胆囊管及胆囊动脉异常 /529

## 第34章 胆结石和炎症性胆囊病 531

胆结石组成 /531
胆汁的成分 /531
胆固醇结石形成的因素 /532
色素性胆结石 /536
胆结石放射线检查 /536
胆结石的自然病程 /536
静止的胆结石 /537
胆囊结石的治疗 /537
胆囊切除术 /537
腹腔镜胆囊切除术 /538
胆囊结石非手术治疗 /539
溶石疗法 /539
直接溶剂溶石 /540
冲击波治疗 /540
经皮胆囊切开取石术 /541
急性胆囊炎 /541
胆囊积脓 /543
胆囊穿孔 /543
气肿性胆囊炎 /543
慢性结石性胆囊炎 /544
非结石性胆囊炎 /545
急性 /545
慢性 /545
伤寒性胆囊炎 /545
艾滋病患者的急性胆囊炎 /545
其他感染 /545
其他原因 /545
其他胆囊病理性改变 /546
胆囊内胆固醇沉着 /546
黄色肉芽肿性胆囊炎 /546
腺肌症 /546
瓷性胆囊 /546
胆囊切除后的问题 /546
欧迪括约肌功能紊乱 /546
胆总管结石 /547
胆总管结石的治疗 /548
急性梗阻性化脓性胆管炎 /548
急性胆管炎 /548

无胆囊炎的胆总管结石 /549
保留胆囊患者 /549
急性胆结石性胰腺炎 /549
大的胆总管结石 /549
经T形管引流结石 /550
肝内胆管结石 /550
Mirizzi综合征 /550
胆管瘘 /550
胆管外瘘 /550
胆管内瘘 /550
胆结石肠梗阻 /551
胆道出血 /551
胆汁性腹膜炎 /552
胆结石的相关性疾病 /552
结直肠癌及其他癌症 /552
糖尿病 /553

## 第35章 胆管良性狭窄 559

胆囊切除术后 /559
胆-肠吻合口狭窄 /563
肝移植术后 /564
原发性硬化性胆管炎 /565
其他原因 /565
结论 /565

## 第36章 瓦特壶腹和胰腺疾病 567

壶腹周围癌 /567
瓦特壶腹良性绒毛腺瘤 /571
胰腺囊性肿瘤 /571
胰腺内分泌肿瘤 /571
慢性胰腺炎 /571
肿大淋巴结引起胆总管阻塞 /572
压迫胆总管的其他外部原因 /572

## 第37章 胆囊和胆管肿瘤 575

胆囊良性疾病 /575
胆囊癌 /575
其他肿瘤 /576
肝外胆管良性肿瘤 /576
胆管癌 /576
胆管细胞癌 /581

肝门转移癌 /581

# 第 38 章　肝移植　585

选择患者 /585
肝移植的适应证和结果 /586
　肝硬化 /586
　自身免疫性慢性肝炎 /586
　慢性病毒性肝炎 /586
　新生儿肝炎 /587
　酒精性肝病 /587
　胆汁淤积性肝病 /588
　原发性代谢性疾病 /588
　急性肝衰竭 /589
　恶性肿瘤 /589
　其他 /590
绝对和相对禁忌证 /590
　绝对禁忌证 /590
　相对禁忌证(高危患者) /590
患者的一般准备 /590
供体选择和手术 /591
受者手术 /591

劈离式肝移植 /592
辅助肝移植 /592
异种肝移植 /593
多米诺肝移植 /593
肝细胞移植 /593
儿童肝移植 /593
免疫抑制 /593
　移植物耐受性 /594
术后过程 /594
移植后并发症 /594
　原发性移植肝无功能 /594
　感染 /598
　恶性肿瘤 /600
　药物中毒 /600
　疾病复发 /600
　中枢神经系统毒性 /600
　骨病 /601
　异位软组织钙化 /601
结论 /601

# 索引　605

肝脏是人体内最大的器官，重为1200~1500g，占成人体重的1/50。婴儿期肝脏相对较大，占出生婴儿体重的1/18，这主要是因为肝的左叶大。

肝脏位于右上腹部，由肋骨遮盖，上缘接近乳头水平位置。在解剖学上，肝脏由两个叶组成，肝右叶是左叶的6倍(图1.1至图1.3)。右叶下方为方叶，后方为尾叶。肝前面的腹膜折叠成肝镰状韧带分割肝右叶和肝左叶，肝后面为肝静脉韧带，肝下面为肝圆韧带。

肝脏有双重血液供应。门静脉收集肠道和脾的静脉血；肝动脉来源于腹腔干，供给肝脏动脉血，这些血管经肝门进入肝脏。肝门位于肝右叶的下后方，肝门内门静脉和肝动脉分支到肝左叶和肝右叶；左、右肝管汇合成肝总管。肝神经丛包括在腹腔丛形成突触的T7–T10交感神经节的纤维、左右迷走神经和右膈神经纤维。肝脏神经丛与肝动脉和胆管伴行直至最细分支，甚至到汇管区和肝实质。

静脉韧带为胎儿静脉管的遗迹，始于门静脉左支，在肝左静脉入口处与下腔静脉汇合。圆韧带为胎儿脐静脉遗迹，从脐到肝下缘走行于镰状韧带游离边缘，与门静脉左支连接。伴行的小静脉将门静脉和脐周静脉连接起来。肝内门脉系统堵塞时，这些血管就会显露。

从肝左静脉、肝右静脉回流的肝静脉血，在肝的背面汇合，并进入下腔静脉，此处下腔静脉与右心房入口点很近。

淋巴管终止于肝门附近小的淋巴结，引流入腹腔干周围的淋巴结。一些肝表面淋巴管经镰状韧带穿过横膈，到达纵隔淋巴结。另一组淋巴管与下腔静脉并行进入胸腔，终止于胸内下腔静脉周围淋巴结。

下腔静脉在肝尾叶右侧，距中线约2cm处形成深压迹。

胆囊位于肝下面从肝下缘到肝门右侧的胆囊窝内。

肝脏除三个部位外完全由腹膜包被，这三个部位分别是下腔静脉窝右侧与横膈连接的裸区、下腔静脉窝和胆囊窝。

肝脏由腹膜韧带和腹壁肌肉传递的腹内压力保持相对稳定的位置。

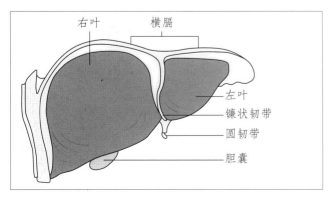

图1.1　肝脏前面观。

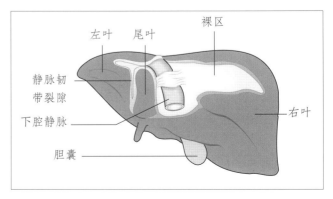

图1.2　肝脏后面观。

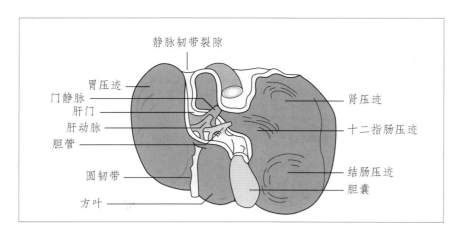

图1.3　肝脏下面观。

## 功能解剖：叶和段

根据上述的肝脏结构解剖，镰状韧带将肝脏分成左右两个肝叶。然而，这种结构解剖同肝脏的血液供应和胆汁引流并不一致。现在通过向血管和胆管内注入乙烯树脂来划分肝脏的功能解剖的观点已被认同，这种功能解剖同影像学技术显示的结果相符合。

门静脉分成左、右两个分支；每个分支又进一步分为两个亚单位(也称为叶)。右侧位置的两个叶是前、后叶，左侧位置的两个叶是内、外叶，即肝脏共有四个叶(图1.4)。基于这种功能解剖，肝脏的左、右叶不再按镰状韧带划分，而是以镰状韧带稍偏右，从下腔静脉至胆囊床画条线进行划分。左右叶的门脉、肝动脉血供和胆管引流是独立的。通过三条线将肝脏分成四个叶，这三条线为肝脏的三大主要静脉分支。

肝脏这四个叶可以进一步划分(图1.5)。右前叶含Ⅴ、Ⅷ段，右后叶含Ⅵ、Ⅶ段，左内叶含Ⅳ段，左外叶含Ⅱ、Ⅲ段。肉眼观察，这些段间血管没有吻合支，但在肝窦水平存在吻合。Ⅰ段相当于尾叶，与其他各段是分开的，血液不直接来源于门脉的主支，也不引流入肝静脉主支。

功能解剖可以解释放射学的资料，对外科制定肝部分切除手术计划十分重要。通过螺旋CT、MRI研究可知，门脉和肝血管解剖学存在着广泛的变异。

## 胆管解剖(图1.6)

左右肝管出肝后，在肝门处形成肝总管，与来自胆囊的胆囊管结合形成胆总管。

胆总管在小网膜之间穿行，位于门静脉前、肝动脉右，通过十二指肠第一部分后面，走行于胰头后沟内，进入十二指肠第二部分，斜向十二指肠后内侧壁，通常与胰管结合形成瓦特(Vater)壶腹。壶腹黏膜向内突形成隆起，即十二指肠乳头。在10%~15%的人中，其胆总管和胰管分别开口于十二指肠。

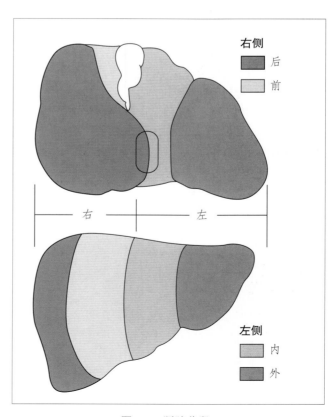

右侧
■ 后
□ 前

右　　左

左侧
■ 内
■ 外

图1.4　肝脏分段。

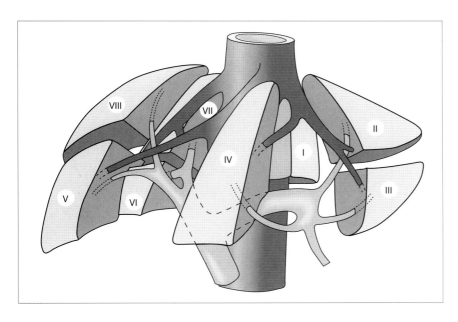

**图1.5** 图示肝脏的功能解剖,3 条主要的肝静脉(深蓝色)将肝脏分成 4 个叶,每一个叶都接受肝门蒂,肝静脉和门静脉如两手的手指一样相互交错[5]。(见彩图)

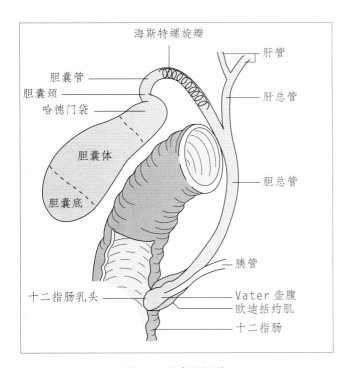

**图1.6** 胆囊和胆道。

根据技术手段的不同,检测出的胆总管直径略有不同。手术直视下胆总管直径为5~15mm,超声下检测要小一些,其直径为2~7mm,一般认为超声下直径大于7mm为异常。内镜胆管成像显示胆总管直径通常在无阻塞时小于11mm。

胆总管十二指肠段被来源于肠的纵形和环形肌纤维紧紧围绕,称为欧迪括约肌(Oddi括约肌)。

胆囊为梨形袋,长9cm,容量约为50mL,常位于横结肠上方、右肾前面,与十二指肠相邻,有少部分重叠。

胆囊浓缩功能下降会伴有胆囊扩张功能降低。胆囊宽的末端为胆囊底,朝前,腹部检查时能被触摸到。胆囊体延伸为狭窄的胆囊颈,与胆囊管相连。海斯特瓣是胆囊管和胆囊颈壁内的螺旋形黏膜皱襞。哈德门袋是胆囊颈处的小袋,常是胆结石滞留的地点。

胆囊壁是由肌-弹力网状结构构成,无明确的分层,颈部和基底部肌层特别发达。黏膜层形成许多皱襞,黏膜处的深切迹取代了腺体,Luschka隐窝穿入肌层,胆囊没有黏膜下层或黏膜肌层。

罗-阿窦(Rokitansky-Aschoff sinus)是胆囊黏膜到达肌层反折凸出形成的,在急性胆囊炎和胆囊坏疽时起重要作用。

血液供应:胆囊的血液供应来自肝动脉分支的胆囊动脉。胆囊动脉大且弯曲,解剖位置上存在很大变异,来自肝的小血管进入胆囊窝。静脉血回流入胆囊静脉,进入门脉系统。

十二指肠上部胆管的血液虽由许多其他血管供应,但一般由两条走行于胆管旁的血管主支供应;一个是从下面来的十二指肠后动脉,另一个是从上面来的肝右动脉。这种形式的血液供应为血管损伤为什么会引起胆管狭窄提供了很好的解释[24]。

淋巴回流:黏膜下层和腹膜下层有许多淋巴管,

从胆囊颈部的囊腺引流入胆总管,与胰头部的淋巴管汇合。

神经支配:胆囊和胆管由来自交感神经和副交感神经系统丰富的神经支配。

## 肝脏和胆管的发育

妊娠第3周肝脏开始发育,从前肠(十二指肠)穴发出内胚芽。内胚芽分成肝和胆两部分。肝部分含双潜能原始祖细胞,并分化成肝细胞或胆管细胞,形成早期原始胆管结构(管板)。细胞的分化过程伴细胞角蛋白类型的改变[40]。正常情况下快速增殖的细胞穿过邻近中胚层组织(原始横膈),与卵黄囊和脐静脉内生的毛细血管丛相吻合形成窦状隙。增殖的细胞团和前肠是内胚芽的胆部分,它们之间的连接将形成胆囊和肝外胆管。大约12周时胆汁开始流动。造血细胞、库普弗细胞、结缔组织细胞来源于原始横膈的中胚层。胎儿肝脏担任主要的造血功能,在胚胎最后两个月开始减退,出生时仍残存少许造血细胞。

### 肝脏解剖学的异常

随着超声、CT的广泛应用,肝脏解剖学异常的诊断也在增加。

**副叶**  猪、狗、骆驼的肝被结缔组织明确分成许多不同的小叶。人的肝脏偶尔可显示这种变异,曾有报道达16叶。这种异常极少见,没有临床意义,这些叶很小,常在肝的下面,临床上发现不了,偶尔在肝扫描、手术、尸检中发现。罕见胸腔内有肝副叶。副叶可有自己的系膜,含有肝动脉、门脉、胆管、肝静脉,系膜扭转时应手术治疗。

**里德尔叶**  里德尔叶相对较常见,为肝右叶向下形成的舌样突起,是单纯的解剖学变异,不是真正的副叶。女性多见。发现时多被误认为是右上腹部活动性肿瘤,吸气时随横膈下降,可以下降到右髂区,易误诊为该部位的肿瘤,特别是伴右肾下垂时。若无症状,不需要治疗。可以通过扫描鉴别里德尔叶和其他解剖异常。

**肝上的咳嗽皱纹**  为平行于肝右叶凸面的沟槽,有1~6条,前后走行,后边较深,与慢性咳嗽有关。

**围腰肝**  为肝脏前面的纤维性沟或蒂,正好在肋缘下,产生机制不明,主要见于老年女性多年戴围腰者。常表现为肝前和肝下腹部肿块,与肝脏等密度,可

能与肝肿瘤混淆。

**叶萎缩**  门脉血供、胆汁引流受影响可引起肝叶萎缩,其余的肝叶可以代偿性增大。尸检或扫描发现左叶萎缩者不少见,可能与门脉左支血供减少有关。肝叶变小,被膜增厚、纤维化,胆道和血管纹理明显。血管改变可能出生时即存在。

良性狭窄或胆管癌致左、右肝胆管堵塞是现在肝叶萎缩最常见的原因[16]。碱性磷酸酶(ALP)通常升高,萎缩部位的肝管可不扩张。如果没发展到肝硬化,解除堵塞后萎缩的肝脏可恢复。可用锝标记亚胺二酸和胶体闪烁扫描来区分病因是门脉供血不足还是胆道堵塞。

**右叶发育不全**[27]  偶可发现,可能与胆管疾病和其他先天异常同时存在。可引起窦前性门脉高压,其他肝段代偿性增大。应与肝硬化、门胆管癌引起的肝叶萎缩相鉴别。

胆囊和胆道解剖学异常详见第33章。

## 体表标志 (图1.7和图1.8)

**肝脏**  肝右叶上界位于第五肋骨水平右锁骨中线内2cm处(右乳头下1cm处)。肝左叶上界位于第六肋骨水平左锁骨中线处(左乳头下2cm处),在此仅有横膈将肝与心尖分开。

肝下缘从右侧第九肋软骨斜向左侧第八肋软骨,在右乳线肋缘下2cm,约在剑突与脐正中点穿过正中线,左叶伸到胸骨左侧5cm。

**胆囊**  通常胆囊底位于腹直肌外缘与右肋缘(第

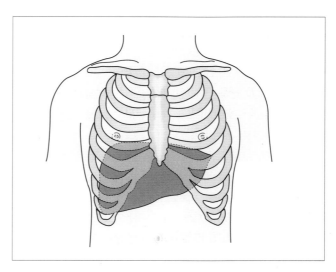

图1.7  肝脏的体表标志。

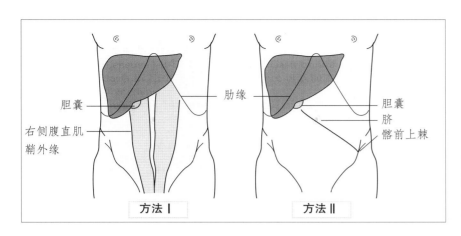

图1.8　胆囊的体表标志。方法Ⅰ,右腹直肌外缘与第九肋软骨相交处。方法Ⅱ,左髂前上棘过脐的连线与肋缘的交点即胆囊的位置。

九肋软骨)相交处(图1.8)。肥胖者可能不易查到腹直肌外缘,可用Grey-Turner方法定位胆囊,即从左髂前上棘通过脐画一条线,它与右肋缘的交点就是胆囊的位置。这些线依个体不同而定,有时还会在髂峰处发现胆囊底。

### 检查方法

肝脏　触诊时,肝下缘可以在右侧腹直肌旁触到,这样会避免将腹直肌鞘误认为肝下缘。

深吸气时肝缘向下移动1~3cm。正常人深吸气时一般可以触到肝下缘。肝下缘可能有触痛,呈规则或不规则形,硬或软,厚钝或薄锐。肝下缘随膈下移而下降,如肺气肿时。运动员或歌唱家肝下缘上下移动的幅度可能更大。有些患者通过运动锻炼可使肝下移明显,同样,通过运动锻炼,也可使脾被触及。在脐下如能触及肝脏,常见原因是肝脏发生恶性病变、多囊肝、霍奇金病、淀粉样变、充血性心力衰竭、肉眼可见的肝脂肪变性。当充血性心力衰竭纠正后,当胆汁淤积解除或严重糖尿病得到控制后,肝脏体积可迅速变小。在上腹部触及肝脏,应注意是否有触痛或不规则结节。如在柏-查综合征或一些肝硬化中,肿大的尾叶常被误诊为上腹部肿物。

肝脏搏动通常伴三尖瓣关闭不全,当一只手放在腹前壁,另一只手放在右下肋后触诊时,可触到。

从乳头竖直线向下重叩可叩诊出肝上缘,从脐向上轻叩可叩诊出肝下缘。叩诊是确定肝脏大小的很有价值的检查方法,而且是临床上确定肝脏缩小的唯一方法。

在右锁骨中线由上向下叩诊可确定肝的上下径,即浊音区,通常是12~15cm,在确定肝脏上下径时叩诊同超声一样可靠[33]。

近期行肝脏活检、患肿瘤或肝周炎时,常可触及肝脏摩擦感和闻及肝脏摩擦音。门脉高压时在脐和剑突之间可闻及静脉嗡嗡音。肝区动脉杂音提示原发性肝癌或急性酒精性肝炎。

胆囊　肿大时可触及,为梨形囊,长约7cm。体形瘦的人,有时于前腹壁可以看到。吸气时胆囊可下降,不是向下而是向侧方下降。肿大的胆囊叩诊为浊音,因为结肠很少在其前面,所以胆囊可直接撞击腹膜壁层。胆囊浊音与肝脏浊音相连续。

应注意腹部触痛,胆囊炎时墨菲征(Murphy's sign)阳性,表现为:当检查者手指勾压于肝下缘时,患者因疼痛不能深呼吸。发炎的胆囊碰到用力压的手指,因剧烈疼痛而导致吸气终止。

肿大的胆囊必须与右肾下垂相鉴别,右肾下垂移动程度大,可移至盆腔,前面有结肠的回声。而再生或恶性结节感觉较硬。

影像　包含膈的腹部平片,可以用来评价肝脏大小,特别有助于鉴别是急性肝增大还是肝脏下移。适度吸气横膈处于正常位置时,胆囊位于第六前肋和第十一后肋水平。

超声、CT、MRI可以用于研究肝胆大小、形状和质地。

### 肝脏形态学

Kiernan于1833年提出肝小叶是肝脏基本结构的概念。他描述了界限清楚的锥状小叶结构,包括中央静脉和边缘的汇管区,汇管区由胆管、门静脉分支、肝动脉分支组成。肝细胞板和含血窦状隙分布于中央静

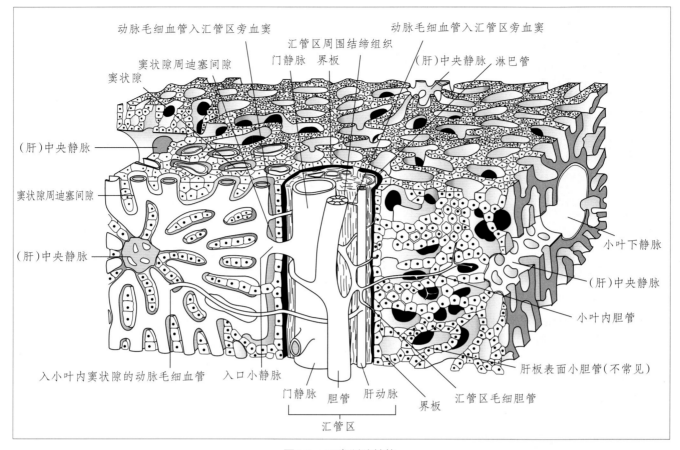

动脉毛细血管入汇管区旁血窦　　　　　动脉毛细血管入汇管区旁血窦

汇管区周围结缔组织
门静脉　界板　　　　　　（肝）中央静脉　淋巴管

窦状隙周迪塞间隙
窦状隙

（肝）中央静脉

窦状隙周迪塞间隙

（肝）中央静脉

小叶下静脉

（肝）中央静脉

小叶内胆管

入小叶内窦状隙的动脉毛细血管　　入口小静脉

肝板表面小胆管(不常见)

门静脉　胆管　肝动脉　　界板　　汇管区毛细胆管

汇管区

**图1.9**　正常肝脏结构。

脉和汇管区之间。

立体镜重建和扫描电镜显示人类肝脏的肝细胞以中央静脉为中心，呈放射状排列，与窦状隙有规律地交织排列而成(图1.9)。

肝组织内遍布两个管道系统，即汇管区和肝中央管，它们相互间紧密排列，彼此不相通。两个系统的终末管间距离约为0.5mm(图1.10)。它们彼此间大致为垂直走行，窦状隙呈不规则排列，正常情况下垂直于中央静脉间连线。门静脉末梢分支的血流入窦状隙，血流方向是由门脉压高于中心静脉压而决定的。

肝中央管含肝静脉小支和它们的外膜，由肝细胞界板围绕。

肝三联(亦称汇管区、格利森囊)包括门静脉分支、肝小动脉和由少数圆细胞组成的胆管以及少量结缔组织(图1.11)。它们被肝细胞界板包围。二联管与三联管一样常见，最常见门静脉缺乏。在肝活检时，每厘米长肝组织中通常有6个完整的汇管区，每个汇管区通常有2个小叶间胆管、2个肝动脉分支和一个门静脉分支[8]。

肝脏需要按功能分区，传统上一个肝中央静脉及围绕它的肝细胞为肝的一个功能单位。然而，Rappaport[28]设想了一系列功能性肝腺泡，以包含门静脉、肝动脉和胆管终末支的三联管(1区)为中心(图1.12和图1.13)，与邻近腺泡的肝静脉相互交错，主要是相互垂直。腺泡(邻近末梢肝静脉，3区)的循环末梢最易受损害，无论是病毒感染、中毒还是缺氧，均会使此区发生桥接坏死。由输入血管和胆管形成的紧靠肝腺泡轴心的部位则生存期长，该区也许是以后肝细胞再生的中心。肝细胞再生能力依赖于腺泡损害的部位[28]。

肝细胞约占肝脏的60%。肝细胞呈多角形，直径约为30μm，单核或少见多核和分裂象。动物实验显示肝细胞寿命约为150天。肝细胞有三个面：第一个为肝窦和迪塞腔面，第二个为胆小管面，第三个为肝细胞之间的连接面(图1.14)，肝细胞无基底膜。

肝窦内衬内皮细胞，与肝窦相关的细胞有网状内皮细胞系统的吞噬细胞（库普弗细胞）、肝星形细胞

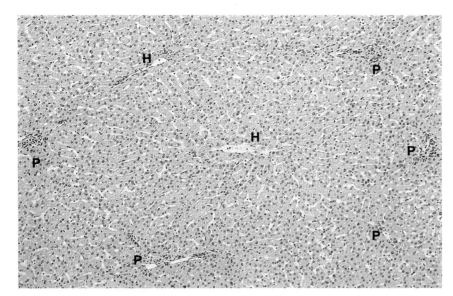

**图1.10**　正常肝脏组织学。H:终末肝静脉,
P:汇管区。(HE 染色,×60)(见彩图)

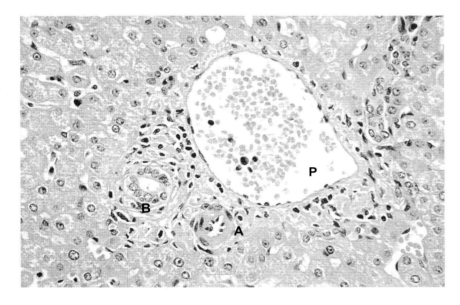

**图 1.11**　正常汇管区。A:肝动脉;B:胆管;
P:门静脉。(HE 染色)(见彩图)

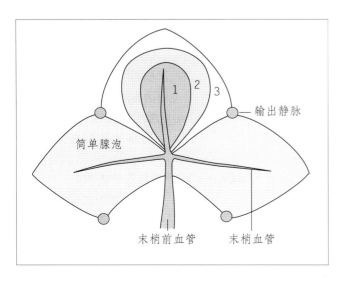

**图1.12**　Rappaport 提出的复杂的腺泡结构,1 区为邻近入口（门脉）系统,3 区为邻近出口(肝静脉)系统。

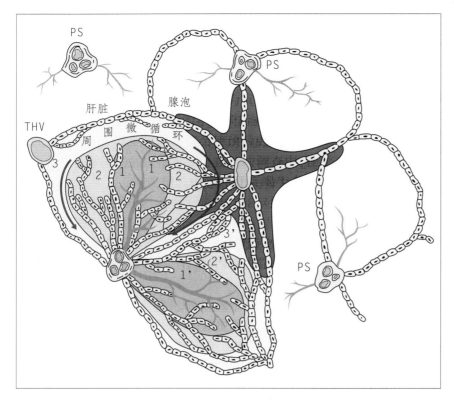

**图1.13**　简单肝腺泡的血供、细胞的分区排列、周围微循环。腺泡以六角形相邻,1、2、3区分别代表血供中氧和营养物质的含量由高到低。这些区域的中心位于入肝末梢血管分支、胆管、淋巴管、神经(PS),从血管露出的部位延伸到三角形的汇管区。3区是腺泡的末梢循环,因细胞离血供像离邻近腺泡一样远。周围血管区由大部分邻近腺泡的3区周围区域组成。若此区有进行性损伤,损伤部位会呈现出海星的形状(肝脏终末血管位于中心,周围呈深色)。1~3:微循环区;1'~3':邻近腺泡区[28]。THV:肝脏终末血管;PS:窦状隙周围。

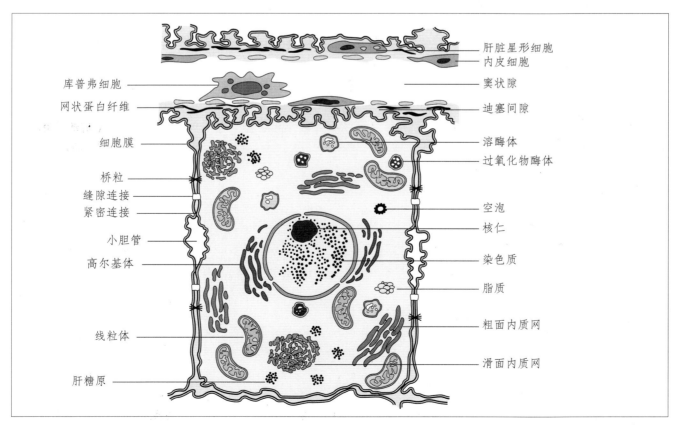

**图1.14**　肝细胞的细胞器。

(过去称储脂细胞、Ito细胞和脂细胞)。

正常人肝脏组织每毫克约含202×10³个细胞,其中171×10³为肝实质细胞,31×10³为间质细胞(窦状隙成分,包括库普弗细胞)。

迪塞间隙是指肝细胞和窦状隙内皮细胞之间的组织间隙。肝淋巴系统见于汇管区周围的结缔组织内,附有内皮细胞,组织液通过内皮进入淋巴管。

肝小动脉分支形成胆管周围的动脉丛,供应汇管区。从不同方向流入窦状隙网,没有直接的肝动脉–门静脉吻合。

肝脏排泄系统起始于小胆管(见图13.2和图13.3)。小胆管没有壁,只是在肝细胞表面出现简单的凹沟(见图13.1),其表面由微绒毛覆盖。微丝形成支撑细胞的骨架稳固细胞膜(见图13.2)。小胆管表面的密闭依赖于细胞表面的连接复合物,包括紧密连接、缝隙连接和桥粒连接。小叶内的小胆管网引流入立方上皮覆盖的薄壁末梢胆管或小胆管(毛细胆管,赫氏小管),终止于汇管区较大的胆管即小叶间胆管。根据直径大小可以将它们分为小(直径小于100μm)、中(约100μm)、大(大于100μm)三种小叶间胆管。

## 电子显微镜和肝细胞功能(图1.14和图1.15)

除少数锚定(桥粒连接)区域外,肝细胞边缘较直。从肝细胞边缘伸出大小相等的微绒毛突向小胆管腔。沿肝窦面排列、大小不等、间隔不等的微绒毛突向窦旁间隙。微绒毛的存在意味着对液体和其他物质有主动吸收、分泌功能。

细胞核有双层膜,通过核孔可与胞质进行物质交换。青春期后人肝细胞含四倍体核,20岁左右会出现八倍体核。一般认为多倍体的增加为癌前病变。染色质内含有一至多个核仁。

线粒体也有双层膜。内层膜内陷形成沟或嵴,线粒体内可发生一系列能量转换,特别是氧化磷酸化。线粒体含有许多种酶,特别是柠檬酸循环及脂肪酸的β–氧化所需的酶。能量转换释放后形成二磷酸腺苷(ADP),血红素在此合成。

粗面内质网(RER)类似板层结构,表面排列着核糖体,所以光学显微镜下显示嗜碱性。核糖体合成特定蛋白,特别是白蛋白,这些蛋白用于凝血和酶类。粗面内质网像多聚核糖体一样,呈螺旋状排列,协调发挥其作用。其合成葡萄糖–6–磷酸酶。游离脂肪酸合成甘油三酯后与蛋白结合,形成脂蛋白,通过胞吐作用

排出。RER参与糖原合成。

滑面内质网(SER)形成小管、小泡结构,含有微粒体。它是胆红素合成和许多药物及其他化合物解毒的场所(P450系统)。也是合成类固醇(包括胆固醇和初级胆酸)的部位,初级胆酸由甘氨酸与牛磺酸结合形成。酶诱导剂如苯巴比妥可以使SER增多。

过氧化物酶体是多功能细胞器,有复杂的分解、生物合成功能。分布于SER和糖原颗粒附近。过氧化物酶体包括单纯的氧化酶,以及β–氧化环、乙醛酸循环、醚脂合成、胆固醇合成、多萜醇的生物合成所需的酶。人们已经认识了几种过氧化物酶体功能紊乱,泽尔韦格(Zellweger)综合征就是其中之一[14]。内毒素可以严重损害过氧化物酶体。

溶酶体是小胆管附近的浓缩小体,含多种水解酶,如果该酶释放,可以破坏细胞。它可能是细胞内的清洁工,清除寿命短的细胞器。溶酶体是铁蛋白、脂褐素、胆色素和铜沉积的部位。溶酶体内可见到胞饮细胞空泡。一些小胆管周围的浓缩小体称为微体。

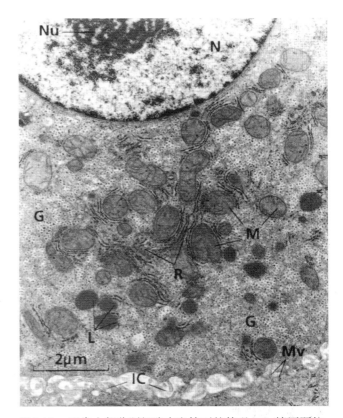

**图1.15**　正常人部分肝细胞在电镜下的外观。G:糖原颗粒;IC:细胞间隙;L:溶酶体;M:线粒体;Mv:细胞间隙微绒毛;N:胞核;Nu:核仁;R:粗面内质网。(Courtesy of Ms J. Lewin.)

高尔基体由颗粒和小泡系统组成,位于小胆管附近。可被认为是某些物质排泄入胆汁前的"包装"站。整套的溶酶体、微体、高尔基体意味着在细胞质中对任何物质可进行处理,包括吸收、分离、分泌、排出,或储存等代谢过程。高尔基体、溶酶体、小胆管与胆汁淤积有关(第13章)。

胞质含糖原颗粒、脂质和细纤维。

支持肝细胞的细胞骨架由微管、微丝、中间丝组成[12]。微管含微管蛋白,并可控制亚细胞流动性、小泡移动和胞浆蛋白分泌。微丝由肌动蛋白组成,有收缩力,对胆小管完整性和运动性以及胆汁流出有重要作用。中间丝是长的分支状细丝,由细胞角蛋白组成[40],从细胞膜延伸到核周区,是肝细胞稳定和立体结构的基础。

## 窦状隙细胞

窦状隙细胞(内皮细胞、库普弗细胞、星形细胞和隐窝细胞)与肝细胞窦状隙面形成一个功能和组织学单位[34]。

内皮细胞沿窦状隙排列,细胞间有窗孔,为窦状隙和迪塞间隙之间的屏障(图1.16)。库普弗细胞附着在内皮上。

肝星形细胞位于肝细胞和内皮细胞之间的迪塞间隙内(图1.17)。间隙内含组织液,流向汇管区的淋巴管。窦状隙内压升高时,迪塞间隙内产生的淋巴液增加,肝静脉流出受阻,对腹水形成有一定影响。

内皮细胞　内皮细胞沿肝窦连续排列,与其他部位内皮细胞的区别是没有规则的基底层。内皮细胞作为窦状隙和迪塞间隙之间的滤网,有特异和非特异的胞吞作用,并有不同的受体。由于内皮细胞之间有直径0.15μm左右的窗孔而具有类似筛子的功能(图1.16)。窗孔占全部内皮细胞表面的6%~8%,肝窦状隙的小叶中心区的窗孔比汇管区多。

窗孔簇集成筛板,为窦状隙的血和迪塞间隙内血浆的生物滤过器。流动性的细胞骨架[6]可以维持和调节窗孔大小。这种作用受多种因素影响,如乙醇、烟碱、五羟色胺、内毒素、部分肝切除。窗孔滤过大小不同的大分子。直径>0.2μm的颗粒(包括经胃肠外吸收的富含甘油三酯的乳糜微粒)不能通过。小的甘油三酯代谢产物和富含胆固醇、维生素A的代谢物能进入迪塞间隙[15],因此窗孔在乳糜微粒和脂蛋白代谢中起重要作用。

内皮细胞有强的胞吞能力(占肝脏所有胞饮细胞的45%),可以主动清除循环血中的大分子和小颗粒[35]。多种分子可以通过受体介导进行胞吞,包括转铁蛋白、铜蓝蛋白、修饰的高密度脂蛋白和低密度脂蛋白、肝脂酶及极低密度脂蛋白。它可以摄取透明质酸(一种来自结缔组织的主要多糖),这为评价肝内皮细胞功能提供了一种方法。它也能清除循环血中的小颗粒(<0.1μm)和变性胶原。扫描电镜显示在酒精性肝病患者窗孔数明显减少,3区尤其明显,并伴基底层形成(也称为窦状隙毛细血管化)[17]。

库普弗细胞　为附着在窦状隙内皮细胞上的活

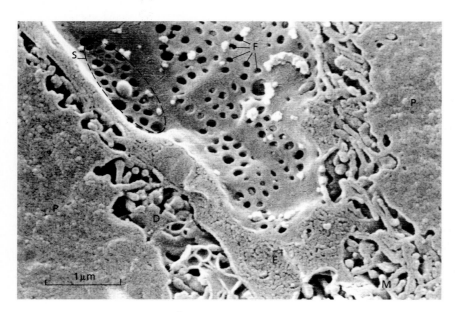

**图1.16**　扫描电镜下显示窦状隙窗孔(F)聚集成筛板(S)。D:迪塞间隙;E:内皮细胞;M:微绒毛;P:实质细胞。(Courtesy of Professor E. Wisse.)

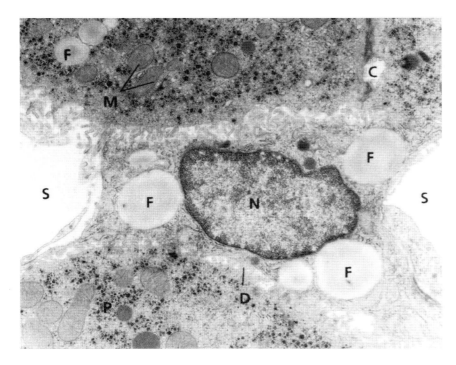

**图1.17** 电镜下肝星形细胞。注意脂滴(F)的特点。C:小胆管;D:迪塞间隙;M:线粒体;N:胞核;P:实质细胞;S:窦腔。 (×12 000) (Courtesy of Professor E. Wisse.)

动性巨噬细胞,特别是在汇管区。过氧化酶染色阳性。有微绒毛、胞质内包被的囊泡和由溶酶体组成的致密体。库普弗细胞在局部增殖,但在某种情况下,巨噬细胞可以从肝外移入。它除负责清除衰老、损伤的血细胞或其碎片外,还负责清除细菌病毒、原虫、肿瘤细胞。通过胞吞作用(吞噬作用、胞饮作用),包括吸收(受体介导)和液相(非受体介导)机制,完成清除功能[39]。有几种因素可辅助胞吞作用,如细胞表面Fc受体和补体受体。表面被覆血浆纤连蛋白和调理素亦促进库普弗细胞的吞噬作用,因为库普弗细胞表面有特异性的纤连蛋白结合位点。在弥散性血管内凝血中,库普弗细胞也摄取和处理氧化的低密度脂蛋白(被认为是动脉硬化的致病因子)和去除纤维素。酒精能降低细胞的吞噬功能。

一系列因素都可以激活库普弗细胞,如内毒素、脓毒症、休克、干扰素-γ、白三烯、花生四烯酸、肿瘤坏死因子(TNF)。库普弗细胞活化后同样产生一系列产物:细胞因子,过氧化氢,一氧化氮,TNF,白细胞介素(IL)-1、IL-6、IL-10,干扰素-α和β,转化生长因子(TGF-β)和各种前列腺素[34]。整个过程可以是某一个环节或多个环节结合引起细胞因子级联反应,同时可以引起患者不适及疾病。库普弗细胞的产物对肝实质细胞和内皮细胞可能有毒性。库普弗细胞的条件培养液能抑制实质细胞合成白蛋白,IL-1、IL-6和TNF-α也

有此作用。内毒素的毒性是由库普弗细胞分泌的产物引起的,因为内毒素本身没有直接毒性作用。

肝星形细胞(储脂细胞、脂肪细胞、Ito细胞) 位于迪塞间隙内膜下,有长的延伸的胞质,有些与实质细胞紧密接触,另一些与窦状隙接触,可以调节血流,从而影响门脉压[29]。正常肝脏星形细胞是A类维生素的主要储存部位,形态学上表现为胞质脂滴。脂滴排出后,类似于成纤维细胞。星形细胞含有肌动蛋白和肌球蛋白,在内皮素-1和P物质存在下可以收缩[30]。肝细胞损伤时,星形细胞失去脂滴,增生扩散,移向腺泡3区,成为类似于成肌纤维细胞的表型,产生Ⅰ、Ⅲ、Ⅳ型胶原和层粘连蛋白。星形细胞还可以释放基质蛋白酶和基质蛋白酶抑制分子 [组织金属蛋白酶抑制物(TIMP)](第21章)[3]。迪塞间隙胶原化时肝细胞蛋白结合底物减少。

隐窝细胞 是活动性的肝特异性自然杀伤淋巴细胞,附着在内皮的窦状隙面[42],寿命短,由循环大颗粒淋巴细胞产生,后者在窦状隙内分化。它们有特征性颗粒和杆核状小泡,隐窝细胞对肿瘤细胞、病毒感染肝细胞有自发的细胞毒性。

**窦状隙细胞的相互作用**

像窦状隙细胞和肝细胞之间的关系一样,库普弗细胞和内皮细胞之间也存在着复杂的相互作用[31]。脂多

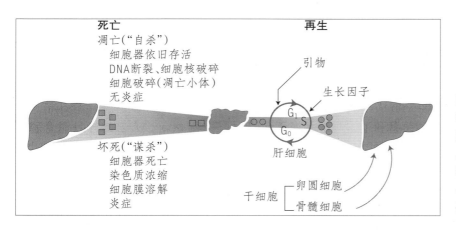

**图1.18** 肝细胞死亡和再生。肝细胞丢失有凋亡和坏死两种形式。正常肝再生通过细胞复制再生。再生时肝细胞对生长因子的反应是基本条件。如果肝细胞大量丢失或毒力持续存在，就不可能进行细胞复制。那么，肝细胞可来自于肝脏内(卵圆细胞)或骨髓干细胞。

糖激活库普弗细胞，可以抑制内皮细胞摄取透明质酸，白三烯可介导这个过程[10]。窦状隙细胞产生的细胞因子可刺激和抑制肝细胞增殖[22]。

## 肝细胞死亡和再生(图1.18)

正常的肝脏结构和功能依赖于肝细胞死亡和再生之间的平衡[11,20]。

**细胞死亡** 肝细胞死亡是细胞坏死或凋亡的结果。坏死的特点是胞膜失去完整性，释放细胞内容物引发炎症反应。炎症反应又可加重疾病进程，导致细胞进一步死亡。

细胞受损、衰老、自我破坏的机制是凋亡，在这一过程中，炎性产物极少[13,26]。有DNA断裂，但细胞器依旧存活。因此与坏死相比，有害产物少，但是可能仍有纤维化反应。正常组织内的平衡依赖于有丝分裂与凋亡速率的平衡。

病理过程可以改变细胞凋亡机制从而引起疾病[25]，胆管细胞的凋亡增加，可导致胆管减少或缺失。实验可见，最大程度刺激肝细胞凋亡可引起暴发性肝衰竭。患酒精性肝炎时细胞凋亡增加[23]。如细胞有易变异的恶性因素，可以不经历凋亡，直接倾向于恶性变。

细胞凋亡的过程是复杂的，可以从形态学、生物化学两个方面描述。凋亡一旦启动就会发生连锁的不可逆的反应，直至达到某特定阶段。目前有关研究干扰细胞凋亡的制剂已引起人们浓厚的兴趣，因为通过这些制剂可能治疗某些伴有凋亡减少或增加的疾病。

**再生** 当需要增加肝细胞时，静止的细胞被包括细胞因子在内的介质刺激，转到复制前期($G_0 \rightarrow G_1$)，此时生长因子刺激DNA合成和细胞复制(图1.18)。起始

活化的转录因子包括NFλB和STAT3。部分肝切除后可见肝细胞快速再生。

如果肝细胞受损程度严重而不能再生时，肝细胞再生可能来源于与胆管相关的细胞，即所谓的卵圆细胞。人们认为这些细胞来源于小胆管或赫氏小管的细胞，与胚胎导管板肝细胞相关[32,38]。

肝细胞也可能来源于肝外干细胞，可能源于骨髓[9,39]。因此，在接受女性肝脏移植的男性患者和曾接受过男性骨髓移植的女性患者体内，都可发现Y染色体阳性的肝细胞和胆管细胞[2,37]。

## 细胞外基质

正常肝脏细胞外基质含量较少，但肝病时明显。在迪塞间隙内及其周围能发现基底膜所有的主要成分，包括IV型胶原、层黏蛋白、硫酸类肝素、原多糖和纤连蛋白。刺激窦状隙的所有细胞对基质的形成都起作用。迪塞间隙内的基质影响肝细胞的功能[31]，影响组织特异性基因(如白蛋白)的表达，也影响窦状隙窗的数量和多孔性基因的表达[21]。它对肝细胞再生可能也很重要。

### 肝脏微循环的改变和疾病

肝脏疾病，特别是酒精性肝病，由于迪塞间隙胶原化——内膜下基底膜形成和内膜窗孔的变化，肝脏的微循环可以改变[17]。这些病变在3区最明显，可导致肝细胞营养不良并发生门脉高压。

### 黏附分子

肝脏炎性淋巴细胞是肝常见的浸润细胞。白细胞

表面受体、淋巴细胞功能相关抗原(LFA-1)和细胞内黏附分子(ICAM-1或2)之间存在相互作用。在正常肝脏,ICAM-1在窦状隙内衬细胞表达高,在汇管区和肝内皮表达低。在肝移植后排斥反应中可以诱导胆管上皮、血管内皮和静脉周围肝细胞表达ICAM-1。在原发性胆汁性肝硬化和原发性硬化性胆管炎中,胆管可有黏附分子的表达[1]。

## 功能异质性[18]

外周循环中邻近终末肝静脉的腺泡(3区)细胞与邻近终末动脉和门静脉(1区)的细胞功能不同(见图1.12和图1.13,表1.1)。

Kreb循环酶(尿素合成和谷氨酰胺酶)在1区浓度最高,而谷氨酰胺合成酶在静脉周围浓度最高。

不同部位的氧供明显不同[18],3区细胞接受氧最晚,特别易发生缺氧性肝损害。

药物代谢P450酶在3区存在较多,特别是酶诱导后,如苯巴比妥。3区细胞的药物代谢毒性产物浓度最高,而谷胱甘肽浓度低,因此3区细胞特别易发生肝药物毒性反应。

1区肝细胞血供中胆盐浓度高,在胆盐依赖的胆汁形成中特别重要。而3区的肝细胞在非胆盐依赖的胆汁形成中特别重要。在不同区中,肝组织从窦状隙到胆小管的物质转运率也有差别。

在不同区中,引起代谢差别的原因不同。某些功能(糖原异生、糖酵解、酮体生成)依赖于沿窦状隙的血流方向,而另一些功能(细胞色素P450)则表现为在静脉周围和汇管区肝细胞之间基因表达率不同。在胎儿肝脏就已经确立了谷氨酰胺合成酶在整个肝腺泡的不同表达。

### 窦状隙膜交通

窦状隙膜富含受体,是一个代谢活跃的结构区,此区由于胆小管侧功能区与胆小管分开,侧功能区参与细胞-细胞间相互作用(见图1.14)。受体介导的胞吞作用主要转运大分子——糖蛋白、生长因子和载体蛋白(如转铁蛋白)。配体与窦状隙膜受体结合聚集,形成外被囊泡,完成胞饮过程。根据涉及的分子不同,胞饮进细胞内配体的结局不同,途径很复杂(图1.19)。许多配体在溶酶体中降解,而受体可以重新回到窦状隙膜发挥作用。一部分配体经小泡转运穿过细胞进入胆小管。

## 胆管上皮细胞

胆管上皮细胞[19]沿肝外和肝内胆管排列,处理来自肝细胞毛细胆管的胆汁。在激素(如胰泌素)、肽(内皮素-1)和胆碱能神经的控制下,胆管上皮细胞具有分泌(碳酸盐)和再吸收功能。就像来源于腺泡的不同区域的肝细胞性质有所不同一样,不同部位的胆管上皮细胞性质也有所不同。这种异质性可部分解释为什么胆道系统不同部位易患的疾病不同。

**表 1.1　1 区(汇管区)或 3 区(中央区)不同区域的肝细胞的代谢**

| | 1区 | 3区 |
|---|---|---|
| 碳水化合物 | 糖异生 | 糖酵解 |
| 蛋白 | 白蛋白<br>纤维蛋白原 }合成 | 白蛋白<br>纤维蛋白原 }合成 |
| 细胞色素 P450 | + | ++ |
| 　用苯巴比妥后 | + | +++++++ |
| 谷胱甘肽 | ++ | − |
| 氧供 | +++ | + |
| 胆汁形成 | | |
| 　胆盐依赖性 | ++ | − |
| 　非胆盐依赖性 | − | ++ |
| 窦状隙 | 小,高度吻合 | 直,放射状 |

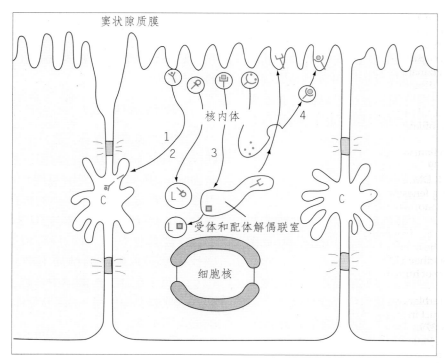

**图1.19** 窦状隙质膜的胞吞途径。受体和配体结合,通过胞吞形成外被囊泡,然后脱去网孔状的外被,与其他囊泡相互融合形成初级内体(分选的部位)。以后的步骤包括:

1.囊泡转运到小胆管(C),在此受体和配体被释放(胞转作用)(如聚合的IgA)。

2.配体和受体转运到溶酶体(L),在此降解。

3.受体和配体被转运到受体和配体解偶联室(CURL)。受体和配体分离。受体返回到窦状隙质膜,配体进入溶酶体并降解(如LDL、无唾液酸糖蛋白、胰岛素)。

4.受体和配体返回到质膜(例如释放完铁后的转铁蛋白及其受体)。

(张清泉 李婉玉 译 吴珊 叶婉君 牛俊奇 校)

## 参考文献

1 Adams DH, Hubscher SG, Shaw J et al. Increased expression of intercellular adhesion molecule 1 on bile ducts in primary biliary cirrhosis and primary sclerosing cholangitis. *Hepatology* 1991; **14**: 426.

2 Alison MR, Poulsom R, Jeffery R et al. Hepatocytes from non-hepatic adult stem cells. *Nature* 2000; 406: 257.

3 Arthur MJP, Mann DA, Iredale JP. Tissue inhibitors of metalloproteinases, hepatic stellate cells and liver fibrosis. *J. Gastroenterol. Hepatol.* 1998; **13**: S33.

4 Bioulac-Sage P, Lafon ME, Saric J et al. Nerves and perisinusoidal cells in human liver. *J. Hepatol.* 1990; **10**: 105.

5 Bismuth H. Surgical anatomy and anatomical surgery of the liver. *World J. Surg.* 1982; **6**: 3.

6 Braet F, De Zanger R, Baekeland M et al. Structure and dynamics of the fenestrae-associated cytoskeleton of rat liver sinusoidal endothelial cells. *Hepatology* 1995; **21**: 180.

7 Contreras MA, Khan M, Smith BT et al. Endotoxin induces structure–function alterations of rat liver peroxisomes: Kupffer cells released factors as possible modulators. *Hepatology* 2000; **31**: 446.

8 Crawford AR, Lin X-Z, Crawford JM. The normal adult human liver biopsy: a quantitative reference standard. *Hepatology* 1998; **28**: 323.

9 Crosbie OM, Reynolds M, McEntee G et al. In vitro evidence for the presence of haematopoietic stem cells in the adult human liver. *Hepatology* 1999; **29**: 1193.

10 Deaciuc IV, Bagby GJ, Niesman MR et al. Modulation of hepatic sinusoidal endothelial cell function by Kupffer cells: an example of intercellular communication in the liver. *Hepatology* 1994; **19**: 464.

11 Fausto N. Liver regeneration. *J. Hepatol.* 2000; **32** (suppl. 1): 19.

12 Feldmann G. The cytoskeleton of the hepatocyte. *J. Hepatol.* 1989; **8**: 380.

13 Feldmann G. Liver apoptosis. *J. Hepatol.* 1997; **26** (suppl. 2): 1.

14 FitzPatrick DR. Zellweger syndrome and associated phenotypes. *J. Med. Genet.* 1996; **33**: 863.

15 Fraser R, Dobbs BR, Rogers GWT. Lipoproteins and the liver sieve: the role of the fenestrated sinusoidal endothelium in lipoprotein metabolism, atherosclerosis, and cirrhosis. *Hepatology* 1995; **21**: 863.

16 Hadjis NS, Blumgart LH. Clinical aspects of liver atrophy. *J.*

*Clin. Gastroenterol.* 1989; **11**: 3.

17 Horn T, Christoffersen P, Henriksen JH. Alcoholic liver injury: defenestration in noncirrhotic livers. A scanning microscopic study. *Hepatology* 1987; **7**: 77.

18 Jungermann K, Kietzmann T. Oxygen: modulator of metabolic zonation and disease of the liver. *Hepatology* 2000; **31**: 255.

19 Kanno N, LeSage G, Glaser S *et al.* Functional heterogeneity of the intrahepatic biliary epithelium. *Hepatology* 2000; **31**: 555.

20 Kaplowitz N. Mechanisms of liver cell injury. *J. Hepatol.* 2000; **32** (suppl. 1): 39.

21 McGuire RF, Bissell DM, Boyles J *et al.* Role of extracellular matrix in regulating fenestrations of sinusoidal endothelial cells isolated from normal rat liver. *Hepatology* 1992; **15**: 989.

22 Maher JJ, Friedman SL. Parenchymal and nonparenchymal cell interactions in the liver. *Semin. Liver Dis.* 1993; **13**: 13.

23 Natori S, Rust C, Stadheim LM *et al.* Hepatocyte apoptosis is a pathologic feature of human alcoholic hepatitis. *J. Hepatol.* 2001; 34: 248.

24 Northover JMA, Terblanche J. A new look at the arterial supply of the bile duct in man and its surgical implications. *Br. J. Surg.* 1979; **66**: 379.

25 Patel T, Roberts LR, Jones BA *et al.* Dysregulation of apoptosis as a mechanism of liver disease: an overview. *Semin. Liver Dis.* 1998; **18**: 105.

26 Patel T, Steer CJ, Gores GJ. Apoptosis and the liver: a mechanism of disease, growth regulation and carcinogenesis. *Hepatology* 1999; **30**: 811.

27 Radin DR, Colletti PM, Ralls PW *et al.* Agenesis of the right lobe of the liver. *Radiology* 1987; **164**: 639.

28 Rappaport AM. The microcirculatory acinar concept of normal and pathological hepatic structure. *Beitr. Path.* 1976; **157**: 215.

29 Rockey DC, Weisiger RA. Endothelin induced contractility of stellate cells from normal and cirrhotic rat liver: implications for regulation of portal pressure and resistance. *Hepatology* 1996; **24**: 233.

30 Sakamoto M, Ueno T, Kin M *et al.* Ito cell contraction in response to endothelin-1 and substance P. *Hepatology* 1993; **18**: 978.

31 Selden C, Khalil M, Hodgson HJF *et al.* What keeps hepatocytes on the straight and narrow? Maintaining differentiated function in the liver. *Gut* 1999; **44**: 443.

32 Sell S. Heterogeneity and plasticity of hepatocyte lineage cells. *Hepatology* 2001; 33: 738.

33 Skrainka B, Stahlhut J, Fullbeck CL *et al.* Measuring liver span. Bedside examination vs. ultrasound and scintiscan. *J. Clin. Gastroenterol.* 1986; **8**: 267.

34 Smedsrod B, De Bleser PJ, Braet F *et al.* Cell biology of liver endothelial and Kupffer cells. *Gut* 1994; **35**: 1509.

35 Smedsrod B, Pertoft H, Gustafson S *et al.* Scavenger functions of the liver endothelial cell. *Biochem. J.* 1990; **266**: 313.

36 Theise ND, Badve S, Saxena R *et al.* Derivation of hepatocytes from bone marrow cells in mice after radiation-induced myeloablation. *Hepatology* 2000; **31**: 235.

37 Theise ND, Nimmakayalu M, Gardner R *et al.* Liver from bone marrow in humans. *Hepatology* 2000; 32: 11.

38 Theise ND, Saxena R, Portmann BC *et al.* The canals of Hering and hepatic stem cells in humans. *Hepatology* 1999; **30**: 1425.

39 Toth CA, Thomas P. Liver endocytosis and Kupffer cells. *Hepatology* 1992; **16**: 255.

40 van Eyken P, Desmet VJ. Cytokeratins and the liver. *Liver* 1993; **13**: 113.

41 van Leeuwen MS, Noordzij J, Fernandez MA *et al.* Portal venous and segmental anatomy of the right hemiliver: observations based on three-dimensional spiral CT renderings. *Am. J. Roentgenol.* 1994; **163**: 1395.

42 Wisse E, Luo D, Vermijlen D *et al.* On the function of pit cells, the liver-specific natural killer cells. *Semin. Liver Dis.* 1997; **17**: 265.

第**2**章

# 肝功能的评估

## 生化试验的选择

生化试验常用来发现疾病、指导诊断疾病、评价疾病严重程度、估计预后及疗效(表2.1)。但生化检查不是万能的,更没必要进行过量的检查。当然,检查的项目越多,发现生化指标异常的机会就越大。但漫无目的的检查只会造成混乱,应当选择那些有确认效果的检验。

如果发现检验结果异常,应该重复试验核实确认,以去除实验误差。

诊断黄疸时最有意义的检查(第12章)是检测血清碱性磷酸酶(ALP)和转氨酶的值。血清非结合胆红素单独升高则提示有溶血或吉尔伯特综合征(Gilbert综合征)。

可用于评估肝细胞破坏程度的一系列检查包括血清总胆红素、白蛋白、转氨酶及维生素 K 纠正后的凝血酶原时间(PT)。

轻度肝细胞功能损伤表现为血清转氨酶轻度升高或胆红素稍高。原因包括:酒精性肝损伤,此时血清γ-谷氨酰转肽酶(γ-GT)达特定值;以及代偿性肝硬化,尽管心力衰竭及发热时也可以出现类似的变化。

浸润性肝病,如原发或继发肝癌、淀粉样变或组织细胞增多症,可能仅 ALP 升高,不伴黄疸。

肝纤维化可检测前胶原蛋白Ⅲ(PⅢP)等血清标志物(第21章)。

除胆红素、酶学等传统检验项目外,一些特异性诊断如肝炎病毒感染标志物、用于原发性胆汁性肝硬化诊断的线粒体抗体等特异性检验也很有效。影像学检查如超声、CT、MRI 等在临床诊断中同肝活检一样重要。

肝脏是蛋白、碳水化合物及脂肪代谢的中心(图2.1),对于药物代谢也很重要。一些经肝代谢的物质如半乳糖、咖啡因、利多卡因等,可以用来定量测评肝功能。用这些试验评价肝功能优于评价肝损伤程度。定量的脱唾液酸糖蛋白受体检查也可检测

表 2.1　肝胆疾病基本血清学检查

| 试验 | 正常值 | 临床意义 |
|---|---|---|
| 胆红素 | | |
| 　总胆红素 | 5~17μmol/L* | 诊断黄疸及其严重程度 |
| 　结合胆红素 | <5 μmol/L | 吉尔伯特综合征、溶血 |
| 碱性磷酸酶(ALP) | 35~130 IU/L | 胆汁淤积、肝浸润性疾病 |
| 天冬氨酸转氨酶(AST/SGOT) | 5~40 IU/L | 肝细胞病的早期诊断及病情进展 |
| 丙氨酸转氨酶(ALT/SGPT) | 5~35 IU/L | 酒精性肝病时,ALT 低于 AST |
| γ-谷氨酰转肽酶(γ-GT) | 10~48 IU/L | 酒精性肝病及胆汁淤积标志 |
| 白蛋白 | 35~50 g/L | 评估肝病严重程度 |
| γ-球蛋白 | 5~15 g/L | 慢性肝炎和肝硬化的诊断及病情进展 |
| 凝血酶原时间(维生素 K 纠正后) | 12~16 s | 评估肝病严重程度 |

*0.3~1.0mg/dL。

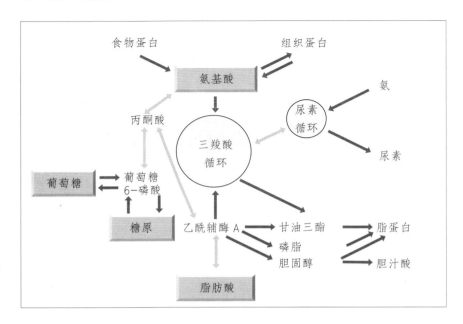

图2.1 肝内蛋白质、碳水化合物和脂肪的重要代谢途径。

肝功能。

## 胆色素

### 胆红素

胆红素代谢机制将在第 12 章中进行详细阐述。

胆汁淤积和肝细胞病变(多有 ALT、AST 升高)可引起血清胆红素升高,伴随着肝相关酶的升高。前者主要为结合胆红素升高,后者为双向反应,即直接和间接胆红素都升高。单纯的血清胆红素升高(无酶的升高),可能是家族性的或是由溶血所致(图 2.2)。

用凡登白重氮反应检测血清胆红素,10 分钟直接反应测定的胆红素为直接胆红素, 即结合胆红素。用加速剂如苯甲酸钠咖啡因或甲醇后测得的胆红素为总胆红素。总胆红素减去直接胆红素即为间接胆红素(非结合胆红素)。

这种重氮反应是比较粗略的试验,不能仅依靠这些试验结果做出诊断。还有一些更精确的测定方法,如薄层色谱法、高压气相液相色谱色析和碱性甲醇分析法等,但在临床上则显得过于繁琐[2]。

观察黄疸患者的大便非常重要,白陶土色表示阻塞性黄疸,但亦可发生肝细胞性黄疸。溶血性黄疸便色正常。在胆红素葡萄糖醛基转移酶缺乏患者中,大便偶尔也可显灰色(第 12 章)。

在正常人及非结合胆红素血症患者的尿中胆红素呈阴性。胆汁淤积患者中一小部分血浆结合胆红素

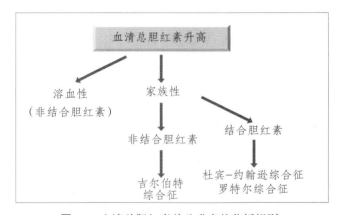

图2.2 血清总胆红素单独升高的分析规则。

片断被肾小球析出过滤, 一部分被肾小管重吸收,剩余部分随尿排出,使尿液颜色加深。

用试纸条检测尿结合胆红素既经济又方便,结果也能令人满意。

在黄疸或尿胆原出现前,急性病毒性肝炎患者的尿胆红素可能呈阳性。对于不明原因发热患者来说,尿胆红素阳性有助于肝炎诊断。

作为筛选试验,尿胆红素在临床诊断黄疸前期患者时有一定的价值,但是,对仅有酶升高的患者,该检测的作用有限[1]。

### 尿胆原

结肠细菌将胆红素转化为无色的四吡咯系列物质,即尿胆原。其中大约 20% 被重吸收,经肠肝循环,

由肝再分泌入胆汁,仅有小部分由尿排泄。尿胆原用来诊断肝病。当胆管被完全堵塞时,没有胆红素排入小肠,此时尿胆原为阴性。与尿胆红素试验一样,尿胆原试验诊断肝病假阴性率高,目前已被更加敏感的血清学方法及能提供诊断资料的影像学检查法所取代[1]。

### 磺溴酚酞钠(BSP)试验

这种物质经血管注射后被肝迅速清除,经胆排泄。这种试验用于无黄疸患者肝功能的测定。但是由于费用较高且副作用大(可能是致命的),目前很少进行。

但这种测定对杜宾-约翰逊综合征(Dubin-Johnson 综合征)的诊断有特殊价值。在注射后的 45 分钟及 2 小时分别采集血样,如果 2 小时的 BSP 明显高于45 分钟的 BSP,则说明经正常的初始吸收后又有结合BSP 返流入血[3]。

**参考文献**

1 Binder L, Smith D, Kupka T *et al.* Failure of prediction of liver function test abnormalities with the urine urobilinogen and urine bilirubin assays. *Arch. Pathol. Lab. Med.* 1989; **113**: 73.
2 Fevery J, Blanckaert N. What can we learn from analysis of the serum bilirubin? *J. Hepatol.* 1986; **2**: 113.
3 Mandema E, DeFraiture WH, Nieweg HO *et al.* Familial chronic idiopathic jaundice (Dubin–Sprinz disease) with a note on bromsulphalein metabolism in this disease. *Am. J. Med.* 1960; **28**: 42.

## 血清酶试验

这些试验通常会提示肝损伤的类型,即是肝细胞性的还是胆汁淤积性的,但不能区分肝炎的类型或胆汁淤积在肝内还是在肝外。对进一步选择具体的血清学、影像学或肝穿刺活检方法进行诊断有指导意义。一般来说,AST 结合 ALT 及 ALP 试验就已经足够了,不需要更多的酶学检查。正常 ALT 应该用体重指数及性别进行校正。怀孕期间的血清 AST、ALT、γ-GT、胆汁酸及胆红素水平均在正常范围内[1]。

### 碱性磷酸酶(ALP)

胆汁淤积时 ALP 升高,肝细胞损伤时轻度升高(图 2.3)。升高机制相当复杂。肝细胞合成的 ALP 增加依赖于完整蛋白和 RNA 合成。因为紧密连接受损,ALP 从胆管漏入窦状隙,血清 ALP 升高。ALP 从肝细胞质膜释放到窦状隙,也会导致血清 ALP 升高。

ALP 可分为几种同工酶,例如肝脏型、肠型和骨型,但并未得到常规使用。血清 ALP 单独升高可能是肠源性的[6]。同时有 γ-GT 升高,说明是来源于肝胆的 ALP 同工酶。有时原发性和继发性肝癌在没有黄疸或骨病时可见到 ALP 升高。ALP 升高但不伴血清胆红素升高有时见于其他占位性病变或浸润性病变,如淀粉样变性、脓肿、白血病、肉芽肿。许多疾病,如心力衰竭等都会出现 ALP 非特异性轻度升高, 可能是这些疾病引起局部肝内胆管堵塞所致。

### γ-谷氨酰转肽酶(γ-GT)

患胆汁淤积和肝细胞损伤时,γ-GT 可升高,ALP、γ-GT 平行升高提示肝胆源性增高。γ-GT 升高虽不总是肝源性的,但较 ALP 准确。

酗酒者即使没有肝病也可见 γ-GT 单独升高,这可能是微粒体酶诱导所致, 在有脂肪变性时尤其明

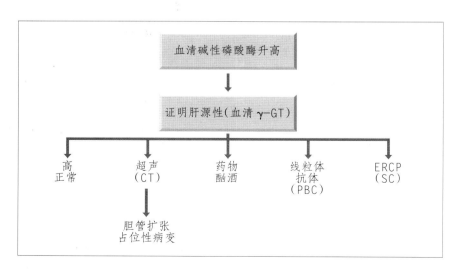

图2.3 处理血清碱性磷酸酶或γ-谷氨酰转肽酶单独升高的流程。CT:计算机(X 线)断层摄影术;ERCP: 内镜逆行胰胆管造影术;PBC:原发性胆汁性肝硬化;SC:硬化性胆管炎。

显。当酒精导致肝纤维化、肝硬化或肝炎时,其他肝脏酶会与 γ–GT 一同升高[4]。

许多因素可影响 γ–GT 水平,所以 γ–GT 升高并不具有疾病特异性。肝胆病、酗酒及协同用药(如苯巴比妥、苯妥英)都会出现 γ–GT 升高。监测 γ–GT 有利于筛查出酗酒者,虽然 1/3 的酗酒者血清 γ–GT 并不升高。而从不饮酒的人或仅在社交场合饮酒但从不酗酒的人 γ–GT 却有可能升高。

### 转氨酶

天冬氨酸转氨酶(AST)又称谷草转氨酶(SGOT)。AST 是线粒体酶,大量存在于心、肝、骨骼、肌、肾中。当这些脏器受到急性损伤,受损细胞释放 AST 时,血清 AST 升高,但无特异性。

丙氨酸转氨酶(ALT)又称谷丙转氨酶(SGPT)。ALT 是肝细胞胞质内的酶。虽然绝对值数量比 AST 少,但肝中 ALT 量远大于心脏及骨骼肌。因此对于肝损伤的检测,它的升高比 AST 更具特异性。

早期检测 ALT 对诊断病毒性肝炎意义重大,因为发病一周左右酶就可能降至正常,但患者却可能出现致命性的肝坏死,因此系统地跟踪检测很重要。

AST 升高至正常值 10 倍以上时提示存在肝缺氧和结石性胆管堵塞。病毒性和药物性肝炎罕见 AST 水平如此高[8]。

常规检测会发现转氨酶意想不到地升高,原因包括肥胖、糖尿病、酗酒、药物反应、循环衰竭等(图 2.4)。慢性病毒性肝炎和自身免疫性肝炎及血色素沉着病也常会出现转氨酶升高。其他少见的原因还包括 α₁ 抗胰蛋白酶缺乏、腹腔疾病[2]和甲状腺功能亢进[3]等。肝活检对诊断非常必要。但是如果患者无明显症状或转氨酶轻度升高则可暂缓肝活检,只需长期随访监测。

肝硬化时转氨酶的变化很大,慢性活动性肝炎时可很高,而酒精性肝病时多不太高。AST/ALT 比值>2

有助于确诊酒精性肝病和肝硬化,这是因为在肝细胞损伤的同时还有维生素 B₆ 缺乏。

### 其他血清酶

乳酸脱氢酶(LDH)是肝细胞损伤时一个不敏感的指标,并且很少应用。LDH 在有肿瘤(特别是累及肝脏)的患者中会明显升高。

谷胱甘肽–S–转移酶 α 同工酶(GST–α),可用来代替转氨酶评价肝细胞损伤。AST 主要浓集在门静脉周围的肝细胞中,而 GST–α 则存在于所有肝腺泡中。这种酶的半衰期只有 90 分钟,因此它是急性肝损伤的敏感标记物[7]。

### 参考文献

1 Bacq Y, Zarka O, Bréchot J-F et al. Liver function tests in normal pregnancy: a prospective study of 103 pregnant women and 103 matched controls. *Hepatology* 1996; **23**: 1030.

2 Bardella MT, Vecchi M, Conte D et al. Chronic unexplained hypertransaminasemia may be caused by occult celiac disease. *Hepatology* 1999; **29**: 654.

3 Gurlek A, Cobankara V, Bayraktar M. Liver tests in hyperthyroidism: effect of antithyroid therapy. *J. Clin. Gastroenterol.* 1997; **24**: 180.

4 Ireland A, Hartley L, Ryley N et al. Raised γ-glutamyltransferase activity and the need for liver biopsy. *Br. Med. J.* 1991; **302**: 388.

5 Piton A, Poynard T, Imbert-Bismut I et al. Factors associated with serum alanine transaminase activity in healthy subjects: consequences for the definition of normal values, for selection of blood donors, and for patients with chronic hepatitis C. *Hepatology* 1998; **27**: 1213.

6 Rosalki SB, Foo AY, Dooley JS. Benign familial hyperphosphatasaemia as a cause of unexplained increase in plasma alkaline phosphatase activity. *J. Clin. Pathol.* 1993; **46**: 738.

7 Tredger JM, Sherwood RA. The liver: new functional, prognostic and diagnostic tests. *Ann. Clin. Biochem.* 1997; **34**: 121.

8 Whitehead MW, Hawkes ND, Hainsworth I et al. A prospective study of the causes of notably raised aspartate aminotransferase of liver origin. *Gut* 1999; **45**: 129.

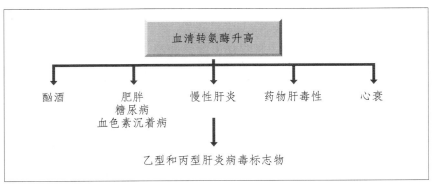

**图2.4** 血清转氨酶单独升高处理流程。

## 肝功能定量评估(表2.2)[13]

慢性肝脏疾病在发展到出现腹水、黄疸、肝性脑病和昏迷前期(失代偿)等终末阶段之前,会经过一段长时间的轻微的非特异性的症状期,即肝功能代偿期。血清白蛋白和凝血酶原时间可以反映肝脏合成能力,但是在病情发展至晚期之前,肝脏的合成功能通常能维持。虽然在早期进行的定量肝功能检测无诊断意义,但对监测治疗效果及评价预后是有意义的。

在胆汁性肝硬化鼠模型中,已经采用了一系列呼吸试验来评价肝硬化的死亡率。在 78 个肝硬化患者中,采用半乳糖清除试验、氨基匹林呼吸试验及靛青绿清除试验预测存活率(图 2.5),但这些方法都不及 Child(Pugh)评分方法优越[6]。在 190 例酒精性肝硬化试验中,氨基匹林呼吸试验仅对 Child 评分 A、B 级患者有预后意义,而对 C 级患者则无意义[14]。

这些试验都存在着操作复杂的缺点,需用多份血清且需行同位素检查。因此与 Child 评分方法相比,这些试验多用于临床研究而不是常规操作。

### 半乳糖清除试验

半乳糖药效安全并且可以进行足量静脉注射,以使清除半乳糖的酶达到饱和状态。该反应的限速步骤是半乳糖激酶催化的初始磷酸化。必须要考虑一部分半乳糖是在肝外清除。该试验检测肝细胞功能相当精确(图 2.5),但需要 2 小时以上并进行多点测量。

### 呼吸试验

氨基匹林可被线粒体酶 P450 系统经 N-脱甲基化代谢为二氧化碳。它是良好的检测肝功能的试验。氨基匹林用 [14]C 标记并口服。收集 2 小时内呼气标本

#### 表 2.2 定量肝功能试验

| 部位 | 底物 | 功能 |
|---|---|---|
| 胞质 | 半乳糖 * | 半乳糖激酶(磷酸化作用) |
| 微粒体(细胞色素 P450 系统) | 氨基匹林 | N-脱甲基 |
| | 咖啡因 | N-脱甲基 |
| | 利多卡因 | N-脱乙基 |
| | 安替匹林 | 羟基化/脱甲基 |
| 窦状隙受体膜 | 半乳糖-末端糖蛋白 | 脱唾液酸糖蛋白受体 |

*在低剂量时测定肝脏灌注情况。

进行分析,可以发现,呼出的 [14]$CO_2$ 与血中放射活性的衰减率呈正相关。该试验反映肝微粒体残存量和有功能的肝组织量,但会受到基础代谢率和药物的影响。肝硬化小鼠试验显示,N-脱甲基作用下降主要是因为肝细胞数量减少。因为每个肝细胞代谢能力是恒定的。该试验用于评价治疗效果及预后比筛选和诊断患者效果要好[6]。它对于评价药物对肝微粒体酶功能的影响非常有用。

[13]C-甲氧基乙酰苯胺呼吸试验能够很好地区分肝硬化和非肝硬化患者,但是不能评价预后[4]。

[14]C-咖啡因和非那西丁可用于呼吸试验。[14]C-半乳糖呼吸试验可以检测细胞功能,也可以使用稳定的同位素 [13]C[1]。所有的呼吸试验都很复杂且费用高,不太可能进行大规模使用。

### 唾液咖啡因清除率

咖啡因几乎只由肝微粒体酶(细胞色素 P448)经 N-脱甲基化作用代谢,甲基磺嘌呤经尿液排泄。血清和唾液中咖啡因含量可以用免疫酶学方法测定。唾液中咖啡因整夜清除率与血清中的清除率呈正相关,也与氨基匹林呼吸试验相关[16]。唾液咖啡因清除率是检测肝功能损害程度的一种简单方法。尽管咖啡因清除率在正常人群中相差可达 4 倍[9],但仍可以用来预测肝硬化患者的存活率[3]。另外,年龄增大、吸烟的代谢诱导作用、西咪替丁和口服避孕药等干扰代谢的药物均可以使咖啡因清除率降低。因为咖啡因清除率是剂量相关性的,所以对同一患者进行系列测定时要保持剂量一致,同时咖啡因摄入量和吸烟量也要保持恒定。

### 利多卡因代谢形成物

利多卡因由细胞色素 P450 系统氧化脱乙基作用代谢。乙基甘油二甲基苯胺(MEGX)是利多卡因的代谢物,并且与利多卡因清除率相关。静脉注射利多卡因后检测血中 MEGX 浓度可以评估肝功能。MEGX 生成试验只需静脉注射少量的利多卡因,就可以得到与标准肝功能试验相似的结果,而且几乎没有副作用[11]。MEGX 浓度在正常人或只有轻度异常的患者当中变化很大,在肝硬化患者中浓度则明显降低,提示预后不良[12]。在区分轻症患者和肝硬化患者方面,应用半乳糖清除试验和氨基匹林呼吸试验比 MEGX 试验的效果要更好[7]。

### 动脉血酮体指数

动脉血中乙酰乙酸与 3-羟基丁酸盐的比值,可

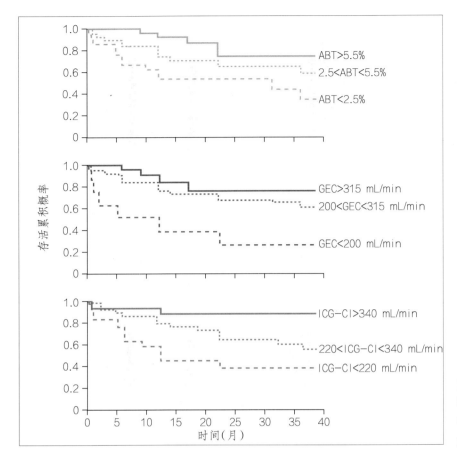

**图2.5** 根据氨基匹林呼吸试验(ABT)、半乳糖清除试验(GEC)和靛青绿清除试验(ICG-Cl)[6] 绘制的 78 位肝硬化复发患者的 Kaplan-Meier 存活曲线。

以用来作为评估肝线粒体功能和肝氧化还原能力的指标。它已经被用于判断肝脏外科手术患者和暴发性肝衰竭患者的预后,但应用的经验还很少。酮体在肝外代谢会限制它作为肝功能评估试验的价值[5]。

### 安替匹林

安替匹林半衰期长。在严重肝病患者中可长达 30 小时或更久。因此,采集血液和唾液标本的时间过长,限制了其实际应用。

### 靛青绿

肝脏清除血液中的靛青绿并分泌到胆汁。靛青绿清除率可以用来评估肝细胞功能。靛青绿没有肝外代谢,其清除率部分依赖肝血流。因此在慢性肝病中,由于存在分流其水平会有所下降。它可以用来进行肝血流的研究,并且可以区分慢性肝病的严重程度[12]。

### 脱唾液酸糖蛋白受体

肝细胞通过肝血窦膜上的特殊受体从循环中清除脱唾液酸糖蛋白(半乳糖末端),肝细胞受损时受体

数下降。利用单纯采血试验和标准闪烁照相技术,通过计算机分析肝细胞摄取 99m 锝标记的脱唾液酸糖蛋白类似物,可定量受体数目。其结果与肝病严重程度(Child 评分)、氨基匹林呼吸试验和靛青绿清除试验相关。肝硬化晚期患者的平均受体浓度为 $0.35 \pm 0.07 \mu mol/L$,对照组则为 $0.83 \pm 0.06 \mu mol/L$[10]。用 99m 锝标记的人血白蛋白也可以得到相似结果,这可以用于施行肝功除术前预测术后的恢复情况。在急性肝炎时受体数量减少,恢复期增加[15]。虽然结果很有希望,但应用该试验测定肝功能尚在研究中。

### 排泄能力(BSP)试验

过去的静脉注射 BSP 清除试验可以用来评价肝细胞储备能力和排泄功能,但因其操作复杂、费用高及存在不良反应,目前已被淘汰。

### 参考文献

1 Becker M. [13]C breath tests for measurement of liver function. *Gut* 1998; **43** (suppl. 3): S25.
2 Fabris L, Jemmolo RM, Toffolo G *et al.* The monoethylglycinexylidide test for grading of liver cirrhosis. *Alim.*

*Pharmacol. Ther.* 1999; **13**: 67.

3 Jover R, Carnicer F, Sanchez-Paya J *et al.* Salivary caffeine clearance predicts survival in patients with liver cirrhosis. *Am. J. Gastroenterol.* 1997; **92**: 1905.

4 Klatt S, Taut C, Mayer D *et al.* Evaluation of the [13]C-methacetin breath test for quantitative liver function testing. *Z. Gastroenterol.* 1997; **35**: 609.

5 Matsushita K, Kawasaki S, Makuuchi M. Arterial ketone body ratio in liver surgery. *Hepatology* 1994; **20**: 331.

6 Merkel C, Gatta A, Zoli M *et al.* Prognostic value of galactose elimination capacity, aminopyrine breath test, and ICG clearance in patients with cirrhosis: comparison with the Pugh score. *Dig. Dis. Sci.* 1991; **36**: 1197.

7 Meyer-Wyss B, Renner E, Luo H *et al.* Assessment of lidocaine metabolite formation in comparison with other quantitative liver function tests. *J. Hepatol.* 1993; **19**: 133.

8 Mitsumori A, Nagaya I, Kimoto S *et al.* Preoperative evaluation of hepatic functional reserve following hepatectomy by technetium-99m galactosyl human serum albumin liver scintigraphy and computed tomography. *Eur. J. Nucl. Med.* 1998; **25**: 1377.

9 Nagel RA, Hayllar KM, Tredger JM *et al.* Caffeine clearance and galactose elimination capacity as prognostic indicators in fulminant hepatic failure. *Eur. J. Gastroenterol. Hepatol.* 1991; **3**: 907.

10 Pimstone NR, Stadalnik RC, Vera DR *et al.* Evaluation of hepatocellular function by way of receptor-mediated uptake of a technetium-99m labelled asialoglycoprotein analogue. *Hepatology* 1994; **20**: 917.

11 Reichel C, Nacke A, Sudhop T *et al.* The low-dose monoethylglycinexylidide test: assessment of liver function with fewer side-effects. *Hepatology* 1997; **25**: 1323.

12 Stremmel W, Wojdat R, Groteguth R *et al.* Liver function tests in a clinical comparison. *Gastroenterology* 1992; **30**: 784.

13 Tredger JM, Sherwood RA. The liver: new functional, prognostic and diagnostic tests. *Ann. Clin. Biochem.* 1997; **34**: 121.

14 Urbain D, Muls V, Thys O *et al.* Aminopyrine breath test improves long-term prognostic evaluation in patients with alcoholic cirrhosis in Child classes A and B. *J. Hepatol.* 1995; **22**: 179.

15 Virgolini I, Müller C, Höbart J *et al.* Liver function in acute viral hepatitis as determined by a hepatocyte-specific ligand: [99m]Tc-galactosyl-neoglycoalbumin. *Hepatology* 1992; **15**: 593.

16 Wahllander A, Mohr S, Paumgartner G. Assessment of hepatic function: comparison of caffeine clearance in serum and saliva during the day and at night. *J. Hepatol.* 1990; **10**: 129.

## 脂质和脂蛋白代谢

### 脂质

肝脏是脂质(胆固醇、磷脂、甘油三酯)和脂蛋白代谢的中心。脂质不溶于水,脂蛋白核心是疏水结构,外层是亲水结构,因此能够在血浆中运输。

胆固醇存在于细胞膜上,是胆酸和糖皮质激素的前体,由肝脏、小肠和其他组织合成。一部分由小肠吸收,并以乳糜微粒残体形式运输到肝脏。

胆固醇主要由乙酰辅酶 A(CoA)在微粒体和胞质中合成(图 2.6)。禁食和食物中胆固醇抑制肝脏合成胆固醇,而胆汁瘘、胆管结扎及肠淋巴瘘增加胆固醇合成。3-羟-3-甲戊二酰基辅酶 A (HMG-CoA)在 HMG-CoA 还原酶作用下转变成甲羟戊酸盐是限速步骤。这一过程的机制还不清楚。细胞膜和胆汁内的胆固醇几乎都是游离胆固醇。胆固醇主要经胆汁排泄,在血浆和一些特殊组织(如肝、肾上腺、皮肤)中也存在胆固醇酯(胆固醇同长链脂肪酸酯化)。胆固醇酯比游离胆固醇极性小,因而更不易溶于水。酯化过程由卵磷脂胆固醇酰基转化酶 (LCAT) 在血浆中催化进行,该酶在肝脏中合成。

磷脂是一组不同种类的化合物,由一个或多个磷酸基团和另一极化基团如胆碱或乙醇胺构成, 这可能是其异源性的基础。此外,还含有一个或多个长链脂肪酸残基。磷脂进行化学反应比胆固醇和胆固醇酯更复杂, 它们是细胞膜的重要组成成分并参加大量的化学反应。血浆和大多数细胞膜的磷脂主要是卵磷脂。

甘油三酯比磷脂结构简单, 由甘油构成骨架,其羟基基团被脂肪酸酯化。自然存在的甘油三酯含有不同种类的脂肪酸,是能量存储的方式,也是能量从肠和肝转移到外周组织的一种方式。

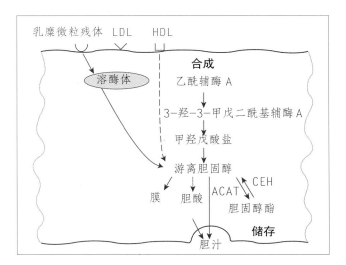

**图2.6** 肝的胆固醇平衡。游离胆固醇来源于细胞内合成、细胞外乳糜微粒残粒摄取,以及循环脂蛋白。以胆固醇酯的形式储存:ACAT(即酰基辅酶 A 胆固醇酰基转移酶,可脂化游离胆固醇成脂酯)和 CEH(即胆固醇酯水解酶,可水解胆固醇酯)。胆汁酸由游离胆固醇合成,两者均被分泌入胆汁中。3-羟-3-甲戊二酰基辅酶 A(HMG-CoA)还原酶是限速步骤。HDL:高密度脂蛋白;LDL:低密度脂蛋白。

### 脂蛋白

脂蛋白是脂质循环和代谢的基本形式。以颗粒形式存在。超速离心可将其分离成不同组分，并由此命名。其表层含有几种不同类型（表2.3）的载脂蛋白、游离胆固醇和磷脂，内部含有胆固醇酯、甘油三酯和脂溶性维生素。

脂蛋白有几个代谢环，其中两个最重要。一个与脂肪从肠道吸收有关，另一个与脂质内源性合成有关（图2.7），两者之间互有重叠。

食物脂肪由小肠吸收并合成乳糜微粒，然后经胸导管进入到循环中，并由脂蛋白脂酶去除乳糜微粒的甘油三酯。剩余部分被肝LDL受体相关蛋白所摄取，胆固醇进入代谢途径或胞浆膜中，或被排泄入胆汁中。甘油三酯在组织中被利用和储存。

在内源性途径中，胆固醇和甘油三酯以VLDL形式离开肝脏。在循环中，脂蛋白脂酶去除掉甘油三酯，VLDL变小形成IDL，最后形成LDL——胆固醇的主要载体。清除LDL主要由肝脏表面的LDL受体完成，但是其他细胞也存在LDL受体，这些细胞对动脉粥样硬化斑块的形成有重要意义。

HDL是协助周围组织清除胆固醇的脂蛋白颗粒。胆固醇由ATP结合转运子1（ABC1）基因表达的胆固醇出胞调节蛋白转移到细胞外形成HDL[2]。HDL既可被肝摄取，也可与IDL结合形成成熟的LDL，这是外周组织清除胆固醇的重要途径。HDL脂蛋白对防治冠心病有重要意义。HDL的代谢情况还不完全清楚。

多数载脂蛋白由肝合成，部分由小肠合成。除了组成脂蛋白以外，一些脂蛋白还有其他功能，如Apo A-Ⅰ激活血浆LCAT，APO C-Ⅱ激活脂蛋白脂酶。

### 肝病时脂代谢的改变[1]

胆汁淤积　总胆固醇及游离胆固醇升高，这不仅仅是因为原来分泌到胆汁中的胆固醇潴留造成的。目前这一机制尚未明确，可能包含四种因素，即胆汁中胆固醇反流入循环、肝脏合成胆固醇增加、血浆LCAT活性降低及胆汁卵磷脂反流，其结果导致原来存在于组织中的胆固醇转移到血浆中。急性胆汁淤积时，血浆中的胆固醇可以轻度升高到正常值的1.5~2倍。慢性胆汁淤积时胆固醇水平更高，特别是手术后胆管狭窄和原发性胆汁性肝硬化时。当升高到正常最高限值的5倍时，皮肤可见黄疸。但在胆囊癌梗阻时，营养不良可导致血浆胆固醇降低到正常水平。

LCAT缺乏时，胆固醇酯降低，甘油三酯升高。富含游离胆固醇和卵磷脂的异常脂蛋白X，在电镜下呈双层盘状。胆汁淤积时红细胞的变化与胆固醇和脂蛋白异常有关。

肝实质损伤　富含甘油三酯的VLDL堆积导致甘油三酯升高，LCAT合成减少导致胆固醇酯降低。肝硬化时，血浆总胆固醇通常是正常的，降低则意味着营养不良或失代偿。酒精性脂肪肝时，VLDL和甘油三酯同时增加。药物中毒时，载脂蛋白合成障碍导致富含甘油三酯的VLDL外运困难，因而形成脂肪肝。

血清胆固醇酯、脂蛋白、LCAT和脂蛋白X不作为常规的诊断和评估指标，因为目前还未建立正常的

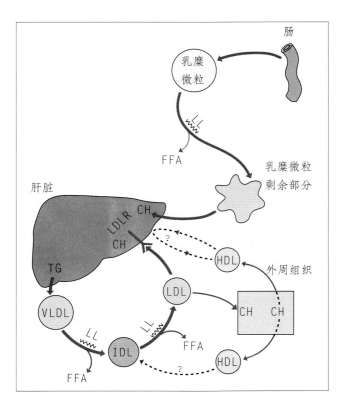

图2.7　肝脏在脂蛋白代谢中的作用。CH:胆固醇;FFA:游离脂肪酸;LDLR:低密度脂蛋白受体;LL:脂蛋白酯酶;TG:甘油三酯。

表2.3　脂蛋白性质

| 脂蛋白 | 载脂蛋白 | 来源 | 携带 |
| --- | --- | --- | --- |
| 乳糜微粒 | B48,A-Ⅰ,C-Ⅱ,E | 肠 | 食物脂肪 |
| VLDL | B100,C-Ⅱ,E | 肝 | 肝甘油三酯和胆固醇 |
| LDL | B100 | 来源于VLDL | 胆固醇 |
| HDL | A-Ⅰ,A-Ⅱ | 外周组织 | 胆固醇酯 |

HDL:高密度脂蛋白;LDL:低密度脂蛋白;VLDL:极低密度脂蛋白。

参考值。

**参考文献**

1 Harry DS, McIntyre N. Plasma lipids and lipoproteins. In Bircher J, Benhamou J-P, McIntyre N, Rizzetto M, Rodés J, eds. *Oxford Textbook of Clinical Hepatology*, 2nd edn. Oxford University Press, Oxford, 1999, p. 287.

2 Owen J. Role of ABC1 gene in cholesterol efflux and athero-protection. *Lancet* 1999; **354**: 1402.

## 胆酸

胆酸[5]在肝脏和其他组织中合成,每天产生 250~500mg,经大便排泄。胆酸合成受负反馈控制。初级胆酸,即胆酸及鹅脱氧胆酸都是由胆固醇形成的(图 2.8)。胆酸合成有两种不同的代谢途径:已经确认的途径是通过肝内胆固醇 7-α 羟化合成;另外,最近发现各种不同组织也可以通过胆固醇 27-α 羟化合成胆酸。这两种酶都属于细胞色素 P450 家族,但它们的底物特异性[12]、细胞内定位和组织分布不同。C-7α 羟化酶存在于内质网中,而 C-27α 羟化酶存在于线粒体中。这两种合成途径如何相互影响来维持胆盐池以及细胞内胆固醇的水平都尚在研究中[2]。

肝脏可合成胆酸,但受到肠肝循环中返流到肝的胆酸量的控制。结肠内细菌可将初级胆酸 7-α 脱羟化生成次级胆酸,即脱氧胆酸和很小部分的石胆酸。次级胆酸在肝内经差向异构化形成三级胆酸,主要是熊去氧胆酸。在人胆汁内三羟基酸(胆酸)的量大致与两种二羟基胆酸(鹅脱氧胆酸和脱氧胆酸)之和的量相等。

胆酸在肝内同甘氨酸或牛磺酸结合,以保护其在胆道及小肠内不被吸收,直到回肠末端才被吸收。患肝硬化和胆汁淤积时,硫酸盐化和葡糖醛酸化(作为解毒机制)作用增强,在胆汁和尿中这两种结合物增多[9]。细菌可将胆盐水解成胆酸和甘氨酸或牛磺酸。

胆盐从肝分泌入胆小管。这一过程逆肝和胆汁间的巨大浓度梯度进行,其动力来源于细胞内接近–

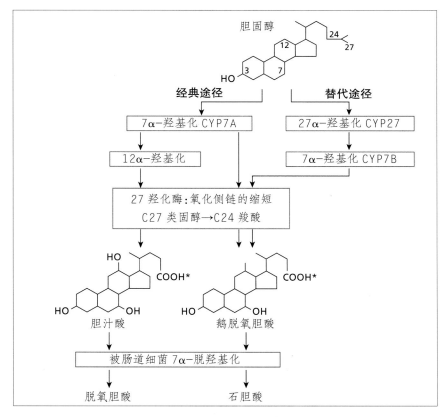

**图2.8** 胆盐合成。包括两条途径:传统途径(中性途径)和替代途径(酸性途径)。传统途径:胆固醇的 7-α 羟化为该途径的关键(限速)步骤,经此途径胆固醇转化为 7-α 羟化胆固醇。细胞色素 P450 家族中相关酶(CYP7A)仅存在于肝脏微粒体中。在鹅脱氧胆酸盐和胆酸盐合成的同时,经过进一步修饰(包括胆酸前体的 12-α 羟化),线粒体固醇 27 羟化酶将侧链清除。图中的星号为甘氨酸和牛磺酸的结合部位。替代途径:胆固醇被转入线粒体内,CYP27 催化 27-羟化反应。人体的很多组织都可发生上述反应。与传统途径中的 CYP7A 作用不同,7-α 羟化作用伴随氧化固醇的 7-α 羟化反应。替代途径是大部分鹅脱氧胆酸形成的主要途径。

35mV 的电位加速扩散,以及 ATP 活化转移器(主要的胆小管胆盐输出泵)的作用。胆盐与胆固醇和磷脂形成微团和小泡。在小肠上段,胆盐微团较大且具有极性,所以不被吸收,并且与脂肪的消化吸收关系密切。当到达末端回肠和近端结肠时,回肠可通过主动转运过程吸收胆盐。整个肠道都存在胆盐非离子的被动扩散,对于非结合的去羟化胆酸而言,这种方式是有效的。口服熊去氧胆酸(UDCA)可以干扰小肠吸收鹅脱氧胆酸和胆酸[8]。

吸收的胆盐经门脉系统进入肝脏并被肝细胞摄取,这依赖于钠结合的共转运系统来进行,窦膜两侧的钠梯度提供驱动力,亦与氯离子相关。大部分疏水胆酸(未结合的单羟和二羟胆酸)以简单扩散方式穿过脂质膜进入肝细胞。胆酸从肝窦到胆小管膜穿过肝细胞的机制是有争议的,可能与胞质胆酸结合蛋白(如 3α–羟类固醇脱氢酶)有关[10]。微管的作用还不明确,小泡可能在胆酸浓度较高时起作用[3]。胆酸被重结合并重新分泌入胆汁,但石胆酸不被重分泌。

胆盐的这种肠–肝循环每天发生 2~15 次 (图 2.9)。由于个体间胆酸吸收效率存在差别,因此胆酸的合成和更新率也各不相同。

胆汁淤积时胆酸经主动转运和被动扩散排泄至尿中,它们倾向被硫酸化且这些结合物被肾小管主动分泌[11]。

### 疾病时的变化

胆盐增加胆汁中的水、卵磷脂、胆固醇和结合胆红素的排泄。熊去氧胆酸(UDCA)的利胆作用大于鹅脱氧胆酸或胆酸[6]。

胆汁胆盐分泌的变化及胆汁胶粒形成缺陷是胆结石的重要发病原理(第 34 章),这也导致胆汁淤积和脂肪性腹泻。

胆盐同胆固醇及磷脂形成一种胶粒溶液,有利于乳化食物脂肪,并在黏膜吸收过程中起作用。胆盐分泌减少会导致脂肪性腹泻(图 2.10),胆盐还有助于胰腺分解脂肪和释放胃肠激素。

胆盐肝内代谢紊乱是胆汁淤积的重要发病机制(第 13 章)。胆盐与胆汁淤积常被认为与皮肤瘙痒有关,但有资料显示其他物质也可能引起瘙痒(第 13 章)。

胆盐可能影响黄疸患者外周血中靶细胞 (4 章)及尿结合胆红素的排泄。如果胆酸被小肠细菌分解以致游离胆酸被吸收,胶粒的形成和脂肪吸收将会受到损害。这是小肠细菌过度生长时出现吸收不良综合征的部分原因。

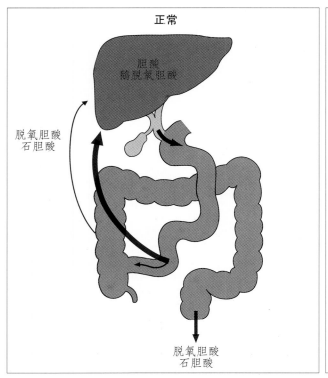
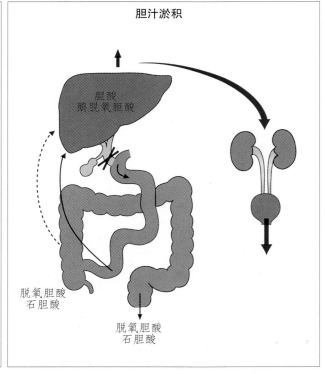

**图2.9** 正常人和胆汁淤积患者胆酸的肠–肝循环。

切除回肠末端使胆盐肠–肝循环不能进行，大量原胆酸进入结肠并被细菌脱羟化，体内胆盐池随之减少。结肠内胆盐浓度的变化会造成腹泻，从而丢失大量的电解质和水。

石胆酸大部分由大便排泄，仅有小部分被重吸收。在动物实验中石胆酸具有致硬化的作用，并能用于生产实验性胆结石。牛磺石胆酸也可引起肝内胆汁淤积，可能是因为受到胆盐代谢干扰，而与胆汁流量无关。

### 血清胆酸

液气色谱法能够区分不同的胆酸，但此法耗时且价格昂贵。

细菌 3–羟类固醇脱氢酶可用来进行酶学测定。生物发光方法可以使酶学测定的敏感性同放射免疫测定相似。如有相关设备，这种方法简单而价廉。放射免疫技术也能进行胆酸测定。

血清总胆酸浓度反映胆酸从肠重吸收后第一步经肝脏摄取的剩余部分，数值反映肠吸收和肝摄取的瞬间平衡。在调节外周血清胆酸水平上，肠胆酸的负荷比肝摄取更加重要。

血清胆酸水平升高对肝胆疾病有特异性，但在检测病毒性肝炎和慢性肝病的肝细胞损伤时，血清胆

酸的敏感性比最初想象的要小。在空腹血清胆酸基础上测定餐后 2 小时胆酸也不能增加敏感性。双胆盐清除试验（口服 $^2H$ 胆盐同时静脉注射 $^{13}C$ 胆盐）被用来测定肝内清除率，反映肝功能和肝脏疾病的严重程度。

测定每种胆酸没有诊断价值。胆汁淤积时，血清三羟胆酸/二羟胆酸比值增加，肝细胞衰竭患者这一比值低，主要胆酸是鹅脱氧胆酸，这是由于肝细胞内 $12\alpha$–羟基酶活性降低所致。

即使在严重肝细胞损伤的情况下仍存在氨基酸结合[1]。

### 参考文献

1　Arisaka M, Arisaka O, Nittono H *et al.* Conjugating ability of bile acids in hepatic failure. *Acta Paediatr. Scand.* 1986; **75**: 875.

2　Cooper AD. Bile salt biosynthesis: an alternate synthetic pathway joins the mainstream. *Gastroenterology* 1997; **113**: 2005.

3　Crawford JM, Gollan JL. Transcellular transport of organic anions in hepatocytes: still a long way to go. *Hepatology* 1991; **14**: 192.

4　Greenfield SM, Soloway RD, Carithers RL Jr *et al.* Evaluation of postprandial serum bile acid response as a test of hepatic function. *Dig. Dis. Sci.* 1986; **31**: 785.

5　Hofmann AF. The continuing importance of bile acids in liver and intestinal disease. *Arch. Intern. Med.* 1999; **159**: 2647.

6　Loria P, Carulli N, Medici G *et al.* Determinants of bile secretion: effect of bile salt structure on bile flow and biliary cation secretion. *Gastroenterology* 1989; **96**: 1142.

7　Shrestha R, McKinley C, Showalter R *et al.* Quantitative liver function tests define the functional severity of liver disease in early stage cirrhosis. *Liver Transplant Surg.* 1997; **3**: 166.

8　Stiehl A, Raedsch R, Rudolph G. Acute effects of ursodeoxy-cholic and chenodeoxycholic acid on the small intestinal absorption of bile acids. *Gastroenterology* 1990; **98**: 424.

9　Stiehl A, Raedsch R, Rudolph G *et al.* Biliary and urinary excretion of sulphated, glucuronidated and tetrahydroxylated bile acids in cirrhotic patients. *Hepatology* 1985; **5**: 492.

10　Stolz A, Takikawa H, Ookhtens M *et al.* The role of cytoplasmic proteins in hepatic bile acid transport. *Ann. Rev. Physiol.* 1989; **51**: 161.

11　Summerfield JA, Cullen J, Barnes S *et al.* Evidence for renal control of urinary excretion of bile acids and bile acid sulphates in the cholestatic syndrome. *Clin. Sci. Mol. Med.* 1977; **52**: 51.

12　Vlahcevic ZR, Pandak WM, Stravitz RT. Regulation of bile acid biosynthesis. *Gastroenterol. Clin. N. Am.* 1999; **28**: 1.

## 氨基酸代谢

食物和组织崩解产生的氨基酸在肝内代谢。特殊的 $Na^+$ 依赖和 $Na^+$ 不依赖系统介导游离氨基酸穿过肝细胞的窦膜转运。有些被转氨基或脱氨基成为酮酸，

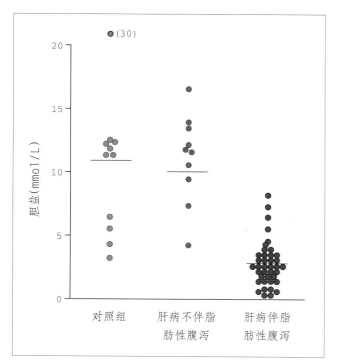

**图 2.10**　患慢性非酒精性肝病伴脂肪性腹泻的患者，与对照组和慢性非酒精性肝病不伴脂肪性腹泻患者相比，前者的胆盐浓度降低。

然后进入三羧酸循环等其他代谢途径,另一些被代谢成氨和尿素(尿素循环)。

患慢性肝病时尿素合成的最大速率明显降低。但试验证明:必须在该机制明显减弱而且血和尿中氨基酸水平升高之前至少切除85%的肝脏。暴发性肝衰竭偶见血中尿素浓度降低。血氨水平升高提示克雷布斯(Krebs)尿素循环衰竭,而且与肝性脑病相关。

### 临床意义

非选择性或选择性氨基酸尿是肝细胞病的特征。严重肝细胞病通常是一种或两种氨基酸——苯丙氨酸、酪氨酸或者蛋氨酸升高;而支链氨基酸——亮氨酸、异亮氨酸、缬氨酸则减少(图2.11)[6]。其原因包括肝功能受损、门体分流、高胰岛素血症、高胰升血糖素血症。轻度肝病也表现出一系列变化。特别是血清脯氨酸减少,这也许提示胶原生成增多。不管有无肝性脑病,支链氨基酸与芳香族氨基酸之比都没有差别。

暴发性肝炎时尿中氨基酸普遍升高,尤其是胱氨酸和酪氨酸,这提示预后不良。

## 血浆蛋白

由肝细胞生产的血浆蛋白是在与粗面内质网结合的多核糖体合成的,然后分布到血浆。血浆蛋白浓度降低通常反映肝细胞合成减少,尽管也可能是血容量变化和大小便丢失造成的。

肝细胞合成白蛋白、纤维蛋白原、α₁抗胰蛋白酶、触珠蛋白、血浆铜蓝蛋白、转铁蛋白和凝血酶原(表2.4)。肝脏产生的某些蛋白是急性时相蛋白,在组织损伤(如炎症)时升高,其中有纤维蛋白原、触珠蛋白、α₁抗胰蛋白酶、补体C组分、酮蓝蛋白。疾病的急性期反应可使这些蛋白的血清浓度维持正常或较高水平,甚至在肝细胞病亦如此。

其机制是复杂的,但细胞因子(IL-1、IL-6、TNF-α)可能起作用[1,8]。IL-6与细胞表面受体结合,刺激信息从肝细胞膜传递到肝细胞核,诱导特殊的核因子,刺激几种急性期血浆蛋白基因5'末端启动子,亦有转录以及转录后机制参与。细胞因子不仅刺激急性期血浆蛋白的产生,还抑制白蛋白、转铁蛋白以及其他蛋白合成。

免疫球蛋白IgG、IgM、IgA是由淋巴系统B细胞合成的。

正常肝脏每天合成约10g白蛋白(图2.12和图2.13),而肝硬化时合成约4g(Child评分C肝硬化患者为每天35mg/kg)[2,3]。白蛋白的分数合成率大约为每天6%,而肝总蛋白为25%[3]。因为白蛋白半衰期长达22天,所以患肝病时白蛋白降低缓慢。暴发性肝衰竭患者死亡时白蛋白也可正常,但长期失代偿肝硬化患者则有明显降低。

α₁抗胰蛋白酶缺乏是遗传性疾病(第25章)。

结合珠蛋白是糖蛋白,由二硫键共价连接α和β链组成。结合珠蛋白大部分由肝细胞合成,在美国黑人中常发现结合珠蛋白遗传性缺陷,严重的慢性肝细胞病和溶血性危象中该蛋白降低。

铜蓝蛋白是血浆的主要含铜蛋白,具有氧化酶活性。威尔逊病(Wilson病)患者(纯合子的95%,杂合子

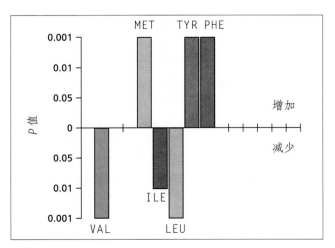

**图2.11** 11位原因不明的肝硬化患者平均血浆氨基酸浓度与正常人相比,芳香族氨基酸和蛋氨酸浓度升高,支链氨基酸浓度降低。ILE:异亮氨酸;LEU:亮氨酸;MET:蛋氨酸;PHE:苯丙氨酸;TYR:酪氨酸;VAL:缬氨酸[6]。

**表2.4　肝脏合成的血清蛋白**

|  | 正常浓度 |
| --- | --- |
| 白蛋白 | 40~50g/L |
| α₁抗胰蛋白酶 * | 2~4g/L |
| 甲胎球蛋白 | <10KU/L |
| α₂-巨球蛋白 | 2.2~3.8g/L |
| 铜蓝蛋白 * | 0.2~0.4g/L |
| 补体 C₃、C₆、C₁ |  |
| 纤维蛋白原 * | 2~6g/L |
| 血红素结合蛋白 | 0.8~1.0g/L |
| 凝血酶原(凝血因子Ⅱ)* |  |
| 转铁蛋白 | 2~3g/L |

\* 急性期蛋白。

\* 维生素 K 依赖的蛋白,还有凝血因子Ⅶ和Ⅹ。

的 10%)的铜蓝蛋白浓度降低(第 24 章),肝移植后可恢复正常。慢性肝病或威尔逊病患者需要检测铜蓝蛋白。铜蓝蛋白降低还可见于非威尔逊病导致的严重失代偿性肝硬化,升高则见于妊娠、雌激素治疗后及大胆管堵塞。

转铁蛋白是铁运输蛋白,在未经治疗的特发性血色病中,血浆转铁蛋白 90%以上同铁结合。转铁蛋白

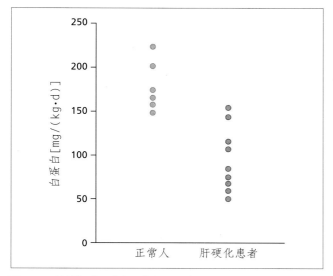

**图 2.12** 肝硬化时血清白蛋白的绝对合成(用 $^{14}C$ 方法测定)减少[10]。

减少见于肝硬化。

补体 $C_3$ 在肝硬化时减少,慢性肝炎时正常,代偿性原发性胆汁性肝硬化(PBC)时升高。在暴发性肝衰竭,以及伴有或不伴有肝炎的酒精性肝硬化时补体 $C_3$ 降低,反映肝合成减少。它与凝血酶原时间(PT)延长及白蛋白减少有关[4],也与补体系统激动后消耗增加有关。乙型肝炎早期免疫复合阶段补体 $C_3$ 出现短暂的降低。

甲胎球蛋白是胎儿 6 周后血浆的正常成分,在胎龄 12~16 周达到高峰。出生数周后消失,在原发性肝癌,间接免疫荧光法检测阳性。也见于畸胎瘤、肝母细胞瘤,以及胃肠道肿瘤伴肝转移癌。在慢性活动性肝炎和急性病毒性肝炎,甲胎球蛋白也升高,提示肝细胞再生。在乙型肝炎和丙型肝炎病毒感染的患者,甲胎球蛋白明显升高提示肝细胞癌(第 31 章)。

### 血清蛋白电泳模式

电泳用于测定各种血清蛋白的比例。肝硬化时,白蛋白减少。

$\alpha_1$-球蛋白包含糖蛋白和结合激素蛋白。肝细胞病时降低,并且与白蛋白降低平行。发热性疾病及恶性肿瘤疾病时增加。90%的 $\alpha_1$-球蛋白由 $\alpha_1$ 抗胰蛋白酶组成,$\alpha_1$-球蛋白减少提示 $\alpha_1$ 抗胰蛋白酶缺乏。

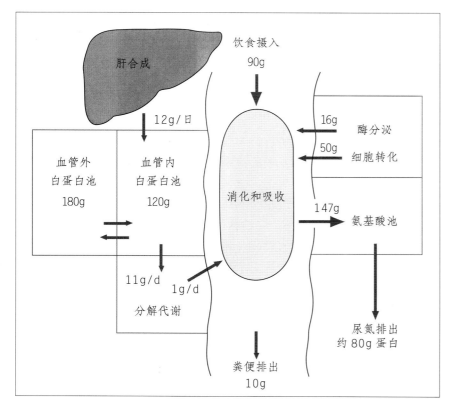

**图 2.13** 显示体重 70kg 的成年人在每天消化道消化、吸收和总氮平衡的背景下血浆蛋白的转化情况。血管内外可转化白蛋白总量约 300g,比例约为 2:3。此简化图显示了蛋白质的质量平衡(1g 蛋白质=6.25×氮克数)。但是此图不包括转化量相对较小的代谢途径,例如每天经皮肤代谢的白蛋白仅为 2g[9]。

$\alpha_2$-球蛋白和 β-球蛋白包含脂蛋白。胆汁淤积时增加,与胆汁淤积时血脂升高一致。

γ-球蛋白在肝硬化时因生成增加而升高。骨髓甚至肝脏本身的浆细胞数增加是 γ-球蛋白升高的原因。在肝细胞病中 γ-球蛋白峰的基底部增宽(多克隆γ-球蛋白病)。单克隆 γ-球蛋白病很少见,且与年龄而不是与慢性肝病相关。β-球蛋白峰和 γ-球蛋白峰的底部距离称为 γ-桥。

免疫球蛋白 IgG 在慢性肝病和隐源性肝硬化时明显升高。自身免疫性肝炎时,升高的免疫球蛋白用糖皮质激素治疗后下降。在病毒性肝炎免疫球蛋白持续缓慢地升高,在酒精性肝硬化中也升高。

IgM 在原发性胆汁性肝硬化时明显升高,病毒性肝炎和肝硬化时升高幅度较小。

IgA 在酒精性肝硬化时明显升高,在原发性胆汁性肝硬化及隐源性肝硬化时也升高。血清分泌型 IgA 是胆汁内主要的免疫球蛋白,其升高可能与毛细胆管和迪塞间隙相交通有关,或是通过胆管而进入门脉血流[5]。

慢性肝炎伴活动性炎症和隐源性肝硬化患者非常相似。都有 IgG、IgM 水平升高,IgA 轻度升高。

约 10% 大胆管堵塞的慢性胆汁淤积患者显示三种免疫球蛋白都增加。

电泳模式不能单独诊断任何一种疾病,若同其他有关资料综合则有诊断价值。

## 参考文献

1　Andus T, Bauer J, Gerok W. Effects of cytokines on the liver. *Hepatology* 1991; **13**: 364.
2　Ballmer PE, Reichen J, McNurlan MA *et al.* Albumin but not fibrinogen synthesis correlates with galactose elimination capacity in patients with cirrhosis of the liver. *Hepatology* 1996; **24**: 53.
3　Barle H, Nyberg B, Essen P *et al.* The synthesis rates of total liver protein and plasma albumin determined simultaneously *in vivo* in humans. *Hepatology* 1997; **25**: 154.
4　Ellison RT, Horsburgh CR Jr, Curd J. Complement levels in patients with hepatic dysfunction. *Dig. Dis. Sci.* 1990; **35**: 231.
5　Fukuda Y, Nagura H, Asai J *et al.* Possible mechanisms of elevation of serum secretory immunoglobulin A in liver disease. *Am. J. Gastroenterol.* 1986; **81**: 315.
6　Morgan MY, Marshall AW, Milsom JP *et al.* Plasma amino-acid patterns in liver disease. *Gut* 1982; **23**: 362.
7　Moseley RH. Hepatic amino acid transport. *Semin. Liver Dis.* 1996; **16**: 137.
8　Sehgal PB. Interleukin-6: a regulator of plasma protein gene expression in hepatic and nonhepatic tissues. *Mol. Biol. Med.* 1990; **7**: 117.
9　Tavill AS. The synthesis and degradation of liver-produced proteins. *Gut* 1972; **13**: 225.
10　Tavill AS, Craigie A, Rosenoer VM. The measurement of the synthetic rate of albumin in man. *Clin. Sci.* 1968; **34**: 1.

## 碳水化合物代谢

肝脏是碳水化合物代谢的关键部位(见图 2.1)[2]。肝硬化时碳水化合物代谢变化复杂,而且目前对其仍未充分了解。

暴发性肝坏死时血糖降低,慢性肝病时则少见。

肝硬化患者饥饿时,碳水化合物提供的能量减少至 2%(正常人为 38%),由脂肪提供的能量增加至 86%(正常人为 45%)[3]。这可能是由于肝糖原储备减少,因而葡萄糖释放减少。进食后,肝硬化患者同正常人一样可以迅速利用食物中的碳水化合物,但因其储存能力和动员能力降低,血糖水平很快升高[1]。

肝硬化患者口服或静脉注射糖耐量试验异常,并且有相对的胰岛素抵抗现象存在(第 25 章)。

肝细胞病中半乳糖耐量试验亦受损,其结果与胰岛素分泌无关。半乳糖清除率被用于测定肝血流。

## 参考文献

1　Avgerinos A, Harry D, Bousboulas S *et al.* The effect of an eucaloric high carbohydrate diet on circulating levels of glucose, fructose and nonesterified fatty acids in patients with cirrhosis. *J. Hepatol.* 1992; **14**: 78.
2　Kruszynska YT. Carbohydrate metabolism. In Bircher J, Benhamou J-P, McIntyre N, Rizzetto M, Rodes J, eds. *Oxford Textbook of Clinical Hepatology*, 2nd edn. Oxford University Press, Oxford, 1999, p. 257.
3　Schneeweiss B, Graninger W, Ferenci P *et al.* Energy metabolism in patients with acute and chronic liver disease. *Hepatology* 1990; **11**: 387.

## 年龄对肝脏的影响[6]

尽管有许多实验研究肝功能与年龄的关系,但结果或相互矛盾或未被证实。这可能与实验方法不同有关。

肝脏重量和体积随年龄老化而减少,肝血流也随之减少[8]。肝细胞代偿性肥大。

随着动物年龄增加,肝细胞再生率降低,这是否与肝营养因子水平降低有关还不清楚。在动物模型中发现,随年龄增加体细胞基因变异(包括基因重排)在肝脏比脑更常见[1]。

肝细胞结构上的变化包括二级溶酶体和残留体的增加,以及伴发的脂褐素堆积。在线粒体的结构变化方面,研究结果不一致。有报道线粒体酶活性受损,在呼吸链上有缺陷[4,5]。未见到相应的线粒体 DNA 突变。

在动物实验中,随着年龄增加,肝合成蛋白减少,细胞中总蛋白保持恒定, 可能是蛋白更新率也下降的原因[6]。肝氮清除功能(α–氨基氮转变成尿素氨)随年龄增加而降低[2]。

药物一级代谢减少, 这主要是由于肝变小,血流减少, 而不是酶学的改变。也有人认为肝细胞体积增大导致氧弥散距离增大(氧弥散障碍学说),影响肝功能[3]。肝微粒体单氧合酶活性不随年龄增加而降低[7]。

老年人常见氟烷致命性反应和药物中毒(如benoxyprofen),但观察到不良反应增加主要是与同时应用多种药物有关。

胆汁中胆固醇饱和度随年龄增加是因为肝分泌胆固醇增加和胆酸合成减少。因此随年龄增加,胆结石患病率增加。

（张清泉　汲红磊　译　魏来　黄晶　牛俊奇　校）

## 参考文献

1　Dolle ME, Giese H, Hopkins CL *et al*. Rapid accumulation of genome rearrangements in liver but not in brain of old mice. *Nature Genet*. 1997; **17**: 431.

2　Fabbri A, Marchesini G, Bianchi G *et al*. Kinetics of hepatic amino-nitrogen conversion in ageing man. *Liver* 1994; **14**: 288.

3　LeCouter DG, McLean AJ. The ageing liver. Drug clearance and an oxygen diffusion barrier hypothesis. *Clin. Pharmacokinet*. 1998; **34**: 359.

4　Muller-Hocker J, Aust D, Rohrbach H *et al*. Defects of the respiratory chain in the normal human liver and in cirrhosis during ageing. *Hepatology* 1997; **26**: 709.

5　Sastre J, Pallardó FV, Plá R *et al*. Ageing of the liver: age-associated mitochondrial damage in intact hepatocytes. *Hepatology* 1996; **24**: 1199.

6　Schmucker DL. Ageing and the liver: an update. *J. Gerontol*. 1998; **53A**: B315.

7　Ward W, Richardson A. Effect of age on liver protein synthesis and degradation. *Hepatology* 1991; **14**: 935.

8　Wynne HA, Cope LH, Mutch E *et al*. The effect of age upon liver volume and apparent liver blood flow in healthy man. *Hepatology* 1989; **9**: 297.

### 第 3 章

# 肝活检

早在 1883 年,Paul Ehrlich 首次进行了肝脏穿刺活体组织检查,以研究糖尿病的糖原含量。此后 1895 年,意大利学者 Lucatello 为诊断热带肝脓肿进行了肝穿刺活检(表 3.1)[13]。1907 年,法国学者 Schüpfer 首次发表了系列论文[38],将这一技术用于肝硬化及肝肿瘤诊断。但肝穿刺活检较早并未普及。直到 1930 年,法国学者 Huard 及其同事[20]和美国学者 Baron[3]将这一技术用于肝病的一般诊断。第二次世界大战时,肝活检量迅速增加,主要用于研究非致命性病毒性肝炎,因为这种疾病影响了双方的军事力量[2,21,39]。

肝穿刺活检的适应证和技术已有明显改变,能较好地识别并发症,减少危险性。肝活检病理组织学判读是培训病理医生的重要内容。

## 患者的选择和准备

患者一般应为住院患者,而有黄疸、腹水、肝性脑病、肝硬化、肝肿瘤的患者不应在门诊进行肝穿刺活检[34]。为了降低费用,一部分患者也可在门诊进行肝穿刺。美国消化病协会要求由临床医生判断患者是否应该住院[22]。

**表 3.1　肝穿刺活检历史[40]**

| 作者 | 日期 | 国家 | 目的 |
| --- | --- | --- | --- |
| Ehrlich | 1883 年 | 德国 | 糖原病 |
| Lucatello | 1895年 | 意大利 | 热带肝脓肿 |
| Schüpfer | 1907年 | 法国 | 肝硬化 |
| Huard 等 | 1935年 | 法国 | 一般 |
| Baron | 1939年 | 美国 | 一般 |
| Iversen 和 Roholm | 1939年 | 丹麦 | 肝炎 |
| Axenfeld 和 Brass | 1942年 | 德国 | 肝炎 |
| Dible 等 | 1943年 | 英国 | 肝炎 |

肌内注射 10mg 维生素后,凝血酶原时间(PT)不应超过正常值 3 秒;血小板计数应超过 50 000/mm$^3$。

血小板减少性紫癜患者穿刺出血的危险性取决于血小板功能而非数量。脾功能亢进或血小板计数低于 50 000/mm$^3$ 的患者,出血危险性比血小板计数相同的白血病患者要低。这一差别在一些患者更为明显,包括血液病患者,以及器官移植后使用肝毒性药物、合并感染和必须解决移植物抗宿主反应的患者。这些患者如果输入血小板后血小板计数能超过 60 000,肝活检应较安全。近期饮酒可影响血小板计数和功能,特别是用阿司匹林者,其血小板计数可能是 100 000/mm$^3$,PT 仅比正常延长 3 秒,可是出血时间能达 25 分钟,这种情况需特别注意。

应检测患者血型,做好输血准备。

在血友病患者的 155 次肝穿中,12.5%临床出现明显出血并发症。除非有非常明确的指征显示Ⅷ因子水平能升高至 50%并持续至少 48 小时,否则血友病 A 患者不应进行肝穿刺活检。

## 技术

Menghini 针可经吸引获得肝标本(图 3.1)[30]。带护套 Trucut 切割技术特别适用于肝硬化患者[34]。用 Menghini 法获得的组织块较大,但是操作程序快,容易掌握,并发症少且穿刺针便宜。

Menghini"一秒"肝穿刺活检针(见图 3.1)　常规用直径为 1.4mm 的针,儿童则用短针。针尖要倾斜向外。一个钝钉被安装在针腔内,这个内部障碍物可防止组织块被强力吸入注射器后损伤或破碎。

局麻后,用注射器吸入 3mL 无菌溶液,通过麻醉通道插入针头,但不贯穿肋间隙,注入 2mL 液体清除针内的皮肤碎片,然后开始抽吸并维持一定的负压。

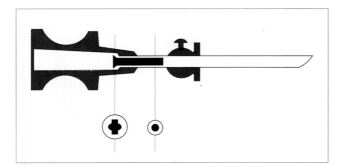

图 3.1 Menghini 肝活检针纵面观。注意针腔内的钉[30]。

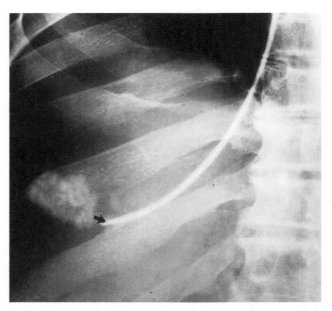

图 3.2 经颈静脉肝穿刺活检。导管位于肝静脉中,已经注射造影剂显示楔形位置。Trucut 针正在进行肝穿刺活检(箭头所示)。

**表 3.2　经颈静脉肝穿刺活检的适应证**

| 凝血缺陷 |
| --- |
| 肝移植前的急性肝衰竭 |
| 大量腹水 |
| 肝脏缩小 |
| 测量肝静脉楔压 |
| 不合作的患者 |

这一过程应当缓慢,同时要让患者在呼气相屏住呼吸。针垂直刺入肝组织后迅速拔出,这一步骤要快,针头放在消毒纸上,用剩余的盐水将穿刺物冲出,轻轻放在纸上,然后将组织转移至固定液中。

因为可能影响患者配合操作,所以穿刺前一般不常规使用镇静药,但操作结束后酌情可使用止痛药。

经肋间穿刺是最常用的方法[40],很少失败,但需要事先叩诊以确定肝脏大小。用超声或 CT 定位效果更好。肝纤维化后肝脏缩小是禁忌证。适当局麻后,在腋中线的第八或第九肋间呼气末进针,同时嘱患者平静呼吸。方向要稍向后且向头侧,以避开胆囊。上腹部肿块或影像学检查提示肝左叶病变,可考虑从上腹前面进针。

经颈静脉肝穿刺活检[25]　用一种特殊的 Trucut 针通过套管经颈静脉插入肝静脉,然后刺穿肝静脉壁进入肝组织(图 3.2)。通过注射造影剂至针内可确定正确的位置。

这种技术可用于凝血病、大量腹水、肝脏缩小以及不合作的人。在急性肝衰竭,用于确定预后以及是否需要肝移植。在晚期肝病,可用于肝静脉压力及楔压的测定以及肝静脉造影(表 3.2)。

这种方法取得的肝组织较经肋间穿刺方法取得的组织小,但对 2/3 的肝硬化及广泛纤维化的患者以及 99% 无纤维化及肝结构正常的患者还是足够的。并发症为 0%~20%,致死率很低,但肝被膜穿透可致命。缺点是操作太复杂,且价格是经肋间肝穿刺活检的 10 倍。

影像学引导下的肝穿刺活检　通常用超声、CT 检查在影像下识别病灶。Trucut 穿刺针进入肝脏(图 3.3)。对于凝血功能不好的患者,在针芯拔出及其内的活检标本被移出后,通过 Trucut 针的外套管注入一个凝胶泡沫塞[45],可有效预防出血。预先的超声检查可评估肝脏大小、确定胆囊位置以及任何解剖部位异常或局部病灶。超声能减少弥漫性肝病肝穿刺活检后并发症的发生率,如疼痛、出血和低血压[44]。

影像学引导下的肝穿刺活检的阳性率比非指引下的经肋间方法的要高。在慢性肝病中盲穿阳性率接近 81%,而引导下的肝穿刺活检阳性率可高达 95%[33]。超声引导下的肝穿刺活检花费高,但新一代手提超声价格并不贵,且可以减少并发症的发生[27,35]。

活检枪用改进的 18 号或 14 号 Trucut 针,一只手即可进行操作(图 3.4 和图 3.5)。活检枪由快速有力的弹簧装置启动,穿刺针定位精确,而且比人工操作的疼痛轻,特别适用于局灶性病变。

细针引导下肝穿刺活检　使用 22swg(0.7mm)针提高了安全性。尤其适用于局灶性病变的诊断,但其精确性不一[6]。由于针较小,所以不适合弥漫性肝病,如慢性肝炎、肝硬化。

细针穿刺细胞学检查主要用于肿瘤分型[15]。

穿刺后监测　穿刺后 3~4 小时可能会出血[23]。第 1 个小时内每 15 分钟测 1 次血压和脉搏，随后 2 小时每 30 分钟测 1 次。住院患者继续监测脉搏 24 小时。穿刺后 4 小时及 8 小时常规探视患者，仔细查体。穿刺后要卧床休息 24 小时。

穿刺过程中患者主诉上腹部有牵扯感。穿刺后的 24 小时内一些患者出现右上腹部疼痛，并且在有些患者中疼痛感从横膈膜放射到右肩部。门诊患者在上午 9 点进入观察室。不要在上午 11 点后进行肝穿刺活检。血压和脉搏的监测同住院患者。患者半卧位休息至下午 4 点，4 点 30 分内科医生检查患者，下午 5 点患者在有人陪伴的情况下乘车回家。患者必须住在距医院车程 30 分钟以内距离，必须有人陪伴并随时可以电话联系。经静脉肝穿刺活检不适合在门诊进行，原因是需要术前给药、肝病较重及并发症发生率高。通常慢性肝炎、肝硬化或酒精性肝病的诊断和治疗监测是门诊肝穿刺活检的适应证。

**难点**

肝硬化，特别是有腹水的患者穿刺可能失败，因为硬化的肝脏很难刺穿，只有少量肝细胞可被取出而纤维组织则残留在肝脏内。另一个困难是肺气肿，此时肝被横膈推向下，因而可能会误伤肺。

穿刺失败常因针不够锐利，不足以穿透肝被膜。一次性穿刺针具有尖锐的优点。

随着所使用针的直径增加，成功率也逐渐提高，但并发症亦增加，医生应综合权衡利弊。如 1mm 的 Menghini 针极安全，但抽取肝组织少，常不够诊断。

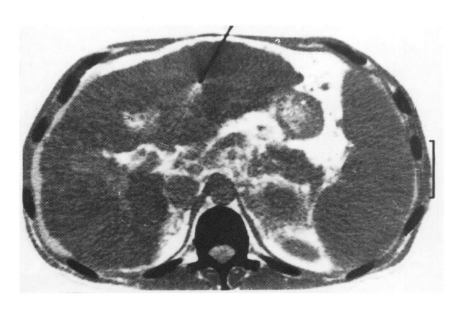

图 3.3　一位 45 岁患有乙型肝炎后肝硬化男性的 CT 扫描图。肝脏边缘不光滑，脾脏肿大。对肝脏左叶的肿瘤进行穿刺以进行肝细胞癌的诊断。

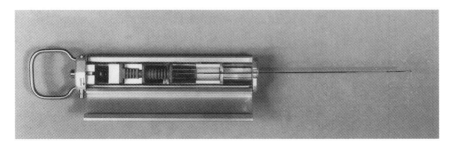

图 3.4　活检枪。

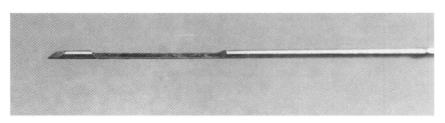

图3.5　Trucut 针尖端有一个外鞘和内切针。内切针先达到肝组织，先将带槽针芯推进，继而推进针鞘，切割嵌入槽内的肝组织。

Trucut 针会引起较多出血。

### 儿科肝穿刺活检

在局麻下，对婴儿可应用 Menghini 技术进行肝穿，术前 30 分钟给予 15~60mg 戊巴比妥。对于儿童，可在绑扎大腿和胸部及肋下来限制活动后，使用肋下穿刺法。如果肝脏小可用肋间法，助手在呼气末压迫胸部来屏住呼吸。

与成人相比，儿童的并发症比较常见，一般为 4.5%[7]。出血常见于癌症患者及骨髓移植者。对较大儿童最好采用全麻，这取决于术中儿童的合作程度。

儿童亦可用经颈静脉肝内穿刺法[14]。

## 危险和并发症

大量的不同资料显示肝穿刺的死亡率为 0.01%（表 3.3），并发症的发生率为 0.06%~0.32%[41]。

皇家自由医院 17 年来共进行肝穿刺活检 8000 例，仅死亡 2 例，其中 1 例是血友病，另 1 例是急性病毒性肝炎[40]。尽管死亡率和并发症发生率都很低，但肝穿刺活检必须在其他非创伤性检查不能提供对其有帮助的信息的条件下进行。

### 胸膜炎和肝周炎

穿刺第二天，由于肝周炎或胸膜炎，在穿刺部位可听到摩擦音，止痛药可缓解疼痛，胸部 X 线片可见少量气胸。但无明显不良后果。

### 出血

在一个 9212 例肝穿刺活检的研究中，10 例发生致命性出血（0.11%），22 例发生非致命性出血

（0.24%）[28]。恶性病、老年、女性、多次穿刺是出血的警告因素。由血液科来的患者，比肝病科来的患者更易出血。穿刺时出血常较意外地发生在看起来风险不高的时候，这可能与肝实质内的凝血因子浓度而不是外周的凝血因子浓度有关，也与弹性组织不能很好地压迫穿刺部位有关[12]。

穿刺点出血经常表现为持续 10~60s 的滴流，总出血量仅为 5~10mL。严重出血通常在腹腔内，也可能是肋间动脉引起胸腔内出血。损伤扩张的门静脉、肝静脉或异常的动脉可导致出血。偶尔损伤大的肝内血管不可避免。一些病例的出血原因是经肋间隙方法穿刺时，患者深呼吸引起肝脏损伤。

经颈静脉肝穿刺活检穿透肝被膜，可引起腹腔内出血。

有些出血可自发止血，不能自发止血者在血管造影后，经套管栓塞常可成功止血（图 3.6 和图 3.7）。

严重血胸常需要输血及胸腔吸引。

无黄疸患者出血罕见。

### 肝内血肿

穿刺后 2~4 小时，超声检查检出约 2% 的患者有肝内血肿[18]，这可能低于实际情况，这是由于某些血肿在出血头 24~48 小时可能为等回声的，超声检查不到。活检后第二天血肿多无症状，检出率约为 23%[31]。血肿可导致发热、ALT 升高、血细胞比容下降。如血肿很大，则可导致肝肿大，并有叩压痛。动态 CT 扫描在

**表 3.3　肝穿的死亡率**

| 来源 | 日期 | 参考文献 | 穿刺数 | 死亡率(%) |
|---|---|---|---|---|
| 美国 | 1953 | [1,2] | 20 016 | 0.17 |
| 欧洲 | 1964 | [3] | 23 382 | 0.01 |
| 德国 | 1967 | [4] | 80 000 | 0.015 |
| 意大利 | 1986 | [5] | 68 276 | 0.009 |
| 美国 | 1990 | [3] | 9212 | 0.11 |

1. Zamcheck.*N.Engl.J.Med.*1953;249:1020.
2. Zamcheck.*N.Engl.J.Med.*1953;249:1062.
3. Thaler.*Wien.Klin.Wchschr.*1964;29:533.
4. Lindner.*Dtsch.Med.Wshschr.*1967;92:1751.
5. Piccinino.*J.Hepatol.*1986;2:165[34].
6. McGill.*Gastroenterology.*1990;99:1396[28].

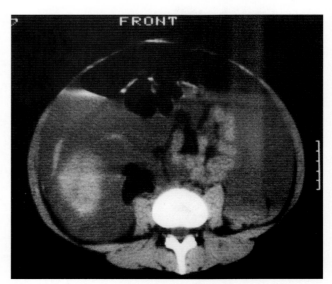

图 3.6　CT 扫描显示患者（有肝脏转移及黄疸）在肝穿 4 小时后有出血现象。

动脉相可见三角形高密度片段。有时在动脉相可见远端门静脉分支。偶尔，迟发出血导致血肿形成。

### 胆道出血

胆道出血是由于肝血管损伤，动脉或静脉血流入胆道(图 3.8)，其表现是胆绞痛伴肝肿大和触痛，有时胆囊肿大并有触痛。磁共振胆囊造影或内镜逆行胰胆管造影(ERCP)可确诊。多数患者自然恢复，严重者可用肝动脉栓塞治疗。

### 动静脉瘘

肝脏动脉造影可显示动静脉瘘(图 3.9 和图 3.10)。组织学检查可见明显的门静脉分支静脉硬化[16]。瘘口可自然关闭，如果不关闭可直接插入肝动脉导管栓塞动脉瘘口。

### 胆汁性腹膜炎

仅次于出血的第二种常见并发症。在统计的123 000 例肝穿刺活检中，有 49 次发生胆汁性腹膜炎，其中 12 例死亡。胆汁通常来源于位置不正常的胆囊，或源于扩张的胆管[42]。胆囊胆管闪烁造影术可证明漏出。一般需要手术治疗，尽管保守治疗(包括补液、抗感染，以及密切观察病情变化)可能成功。

### 穿伤其他器官

误穿到其他器官如肾脏、结肠很少有临床意义。

### 感染

短暂性菌血症较常见，特别是常见于患有胆管炎的患者。败血症很少，血培养常呈大肠杆菌阳性。

### 类癌危象

经皮穿刺活检后可出现[4]。

## 取样变异性

令人惊奇的是如此小的标本常能显示整个肝脏

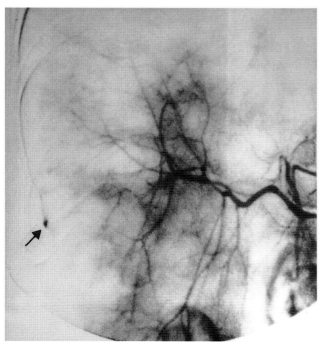

**图 3.7**　与图 3.6 同一患者的肝脏动脉造影(DSA 技术)显示肝脏出血(箭头所示)。出血点经肝动脉栓塞成功止血。

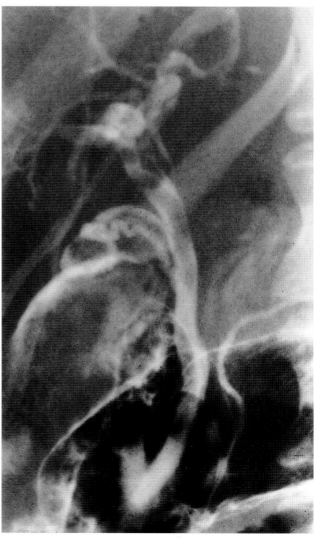

**图 3.8**　肝穿刺活检后胆道出血。ERCP 显示胆道有线性缺损。

的疾病。胆汁淤积、脂肪肝、病毒性肝炎及网状细胞增多症都呈弥漫性病变。大多数肝硬化也是弥漫性病变，尽管大结节性肝硬化有可能穿刺到一个大结节内，少许肝组织呈现正常。在急性肝炎或慢性肝炎患者，肝硬

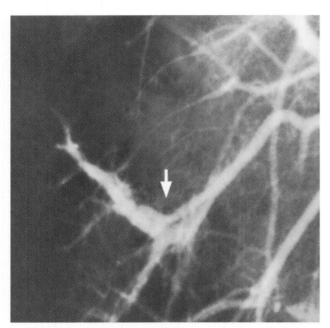

**图 3.9** 肝穿刺活检后肝动脉造影显示有肝动静脉瘘(箭头所示)。

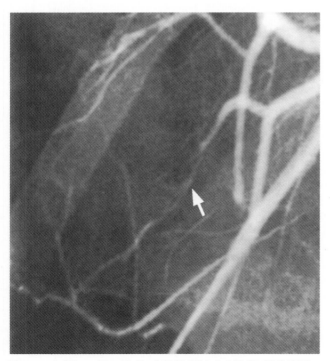

**图 3.10** 与图 3.9 同一患者,动静脉瘘被成功栓塞(箭头所示)。

化的诊断都存在取样变异性。对于局灶性肝病,如肉芽肿、肿瘤结节病、脓肿,一次穿刺很可能漏诊。

误诊经常由于标本大小(尤其是未穿到汇管区),疾病发展过程中的病灶特点,以及发病理报告的工作人员经验不足。

在一个穿刺点改变方向取三个标本可提高诊断率[29]。

术中活检可能表现出一些假象,例如糖原的不均匀缺乏、出血、多形细胞浸润甚至灶样坏死,这些变化可能和创伤、循环变化和缺氧有关。

## 肉眼观

满意的肝活检标本应是长 1~4cm,重 10~50mg。

肝硬化标本多为外形不规则的易碎的碎片。脂肪肝苍白油腻,浮在甲醛-盐水固定液上。含恶性病变的肝呈浊白色。杜宾-约翰逊高胆红素血症肝脏呈巧克力色(见图 12.12)。

胆汁淤积性黄疸,中心区呈绿色,周边色淡。肝小叶中心充血明显。

## 标本制备

标本常用 10%甲醛-盐溶液固定, 小标本固定时间较大标本短。常规染色包括苏木精-伊红染色和一种能很好显示结缔组织的染色法。所有标本也做铁染色和 PAS 染色。地衣红染色也很有用,它使肝细胞内 HBsAg 呈清楚的棕色细颗粒。它也将溶酶体内铜相关蛋白染成黑褐色颗粒,常见于汇管区周围(1 区)。这是胆汁淤积的一个指征,有时见于威尔逊病。

从石蜡包埋活组织块中切取 3mm 标本, 用原子吸收分光色谱仪法回顾性分析铁和铜。如怀疑铁过载,标本不要固定在盐水内,因为这会使铁快速丢失。

冰冻切片可证明脂质存在,油红 O 染色可显示小空泡性脂肪。

电镜检查标本需在数秒之内用戊二醛固定,处理前保存在 4℃。电镜对诊断来源不明的肿瘤和贮积性疾病[如威尔逊病、尼曼-皮克病(Niemann-Pick 病)和杜宾-约翰逊综合征]特别有价值。

连续切片对局灶性病变的诊断很重要,如散在分布的肝肉芽肿。

细胞学的制备是将吸取的组织涂在玻璃片上,然

后适当染色、检查。

## 病理学所见

可信的标本需要至少长 2cm，含 4 个汇管区，才能满足诊断要求。正常肝脏 1 区（汇管区）至 3 区（中心区）呈规律分布。这种定位是分析的基本步骤。每个汇管区含一个或两个小胆管，一个肝动脉分支及一个门静脉分支，以及一些单核细胞，偶见成纤维细胞。用 Menghini 穿刺针（1.6mm）在正常成人肝脏穿刺获得的肝组织标本，每厘米长的肝组织包含 6 个完整的汇管区[9]。汇管区至少含门静脉、肝静脉和小叶间胆管三者之一。在正常肝脏，缺少三联管其中之一的汇管区，尤其是门静脉，与三联管均存在的汇管区一样常见。

肝细胞板的厚度大约为一个细胞的厚度。肝细胞内含丰富的糖原。肝细胞通常是单核的，大小一致，看不到有丝分裂。窦状隙内衬库普弗细胞，主要集中在 3 区。

孤立的窦状隙扩张提示应该查找肿瘤及肉芽肿相关疾病。

肝活检的内容在各章均有描述。详细的组织学内容请见 Klatskin 和 Conn[24]、Scheuer 和 Lefkowitch 的专著[37]。

## 适应证（表3.4）[40]

由于胆管造影、影像学、病毒学及免疫学诊断工具使用的增加，肝穿刺活检的数量正在下降。典型急性黄疸病例很少行肝穿刺。恶性肿瘤肝穿刺可能引起肿瘤种植，因而需要慎重。局灶性病变，如血管瘤、局灶性结

表 3.4　肝穿刺活检适应证

| |
|---|
| 药物相关性肝炎 |
| 慢性肝炎 |
| 肝硬化 |
| 酒精性肝病 |
| 肝内胆汁淤积 |
| 肝感染性疾病 |
| 肝贮积病 |
| 肝移植后 |
| 肾移植的并发症 |
| 占位性病变 |
| 不明原因肝大，ALT、AST 升高 |

节状增生，影像学检查可确诊，不用肝穿刺活检。其他肝病如原发性胆汁性肝硬化及脂肪肝等，根据临床表现及化验结果可明确诊断，均不需肝穿刺活检。

药物相关性肝病确诊困难，有时不能与急性病毒性肝炎相区别，需要有相关的病史。

慢性肝炎是肝穿刺活检最主要的适应证，用于明确诊断，了解病情进展及治疗的效果，可进行炎症（分级）及纤维化进展（Knodell 评分）的半定量检测（第 19 章）[10]。

肝硬化的诊断要求结缔组织染色，特别是网状纤维染色。

酒精性肝病肝穿刺活检用于诊断、评估预后，也作为对继续饮酒的一种威慑。

肝外胆汁淤积用影像学方法诊断，不用肝穿刺活检（第 13 章），但肝穿刺活检可用于小胆管疾病（胆管缺失）。

感染，如结核、波状热、梅毒、组织胞浆菌病、钩体病、肝阿米巴病、机会性感染（如疱疹）、CMV、隐孢子虫病等，肝穿标本应做相关染色，检查病原微生物，另一部分做相关的培养。

肝活检有助于阐明不明原因发热的病因[19]。

贮积性疾病，如淀粉样变性、糖原病（第 25 章）、血色病、威尔逊病，系列肝穿有助于诊断及评估疗效。

对于原位肝移植，活检用于移植前检查。移植后病理变化包括排斥反应、感染、胆汁漏出，肝活检对提示这些并发症是不可少的。5 天活检的方案在诊断排斥发作方面特别有用[5]。

肾移植：肝活检对于评估肾移植受体的慢性肝病非常有用[36]。

占位性病变：在影像指导下直接肝穿刺活检。

其他适应证：不明原因肝脾肿大，不明原因生化异常，特别是怀疑脂肪肝时。

## 特殊方法[37]

胆小管可用 ATP 酶和葡萄糖-6-磷酸酶染色显示。电镜结合组织生化染色。ATP 酶位于小胆管的微绒毛。5-核苷酶位于肝窦边缘的微绒毛。酸性磷酸酶见于库普弗细胞、退行性区域及再生结节。碱性磷酸酶限于胆小管。

免疫组织化学染色可用于证明甲、乙、丙、丁、戊型肝炎病情，以及疱疹病毒、腺病毒感染。也用于诊断淀粉样变和 $\alpha_1$ 抗胰蛋白酶缺乏。

胆管上皮细胞标记物,如细胞角蛋白 7,用于胆汁淤积性疾病,特别是胆管反应和胆管缺失的诊断。特殊肿瘤标记免疫染色可用于确定转移肿瘤的来源和鉴别胆管癌和肝细胞肝癌。癌基因产物表达的研究目前尚未应用到临床。

Ⅷ因子相关抗原用于诊断血管肉瘤和上皮样血管内皮瘤。

原位杂交技术用于评估病毒复制,如 HBV、HCV、CMV 和 HSV。

PCR 用于 HIV、HBV、HCV 感染的诊断和治疗。

肝穿刺活检得到的单个核细胞用单克隆抗体免疫组织化学可研究不同的表面抗原,流式细胞仪用于新鲜肝组织淋巴细胞免疫分型的研究。

偏振光显示疟疾色素、血吸虫色素、结晶或刚果红染色之后的淀粉样蛋白。

紫外光可帮助证明迟发性皮肤卟啉病患者新鲜冷冻切片内的卟啉。

妨碍肝活检定量分析的因素有标本的问题及没有合适的参考标准。在结构正常的肝脏,肝活检定量分析结果较可信。在硬化的肝脏,肝活检结果分析尤其困难,因为纤维组织的比例无法确定。核内的 DNA 或许是最好的参考基线,即其价值有限,因为不同种类的细胞 DNA 的比例有差异。替代的方法是可以用干重或标本的总氮含量来校正要定量的物质。

（张清泉 辛桂杰 译  朱幼芙 金美善 牛俊奇 校）

## 参考文献

1  Aledort LM, Levine PH, Hilgartner M et al. A study of liver biopsies and liver disease among haemophiliacs. *Blood* 1985; **66**: 367.

2  Axenfeld H, Brass K. Klinische und bioptische Untersuchungen über den sogenannten Icterus catarrhalis. *Frankfurt Z. Pathol.* 1942; **57**: 147.

3  Baron E. Aspiration for removal of biopsy material from the liver. *Arch. Intern. Med.* 1939; **63**: 276.

4  Bissonnette RT, Gibney RG, Berry BR et al. Fatal carcinoid crisis after percutaneous fine-needle biopsy of hepatic metastasis: case report and literature review. *Radiology* 1990; **174**: 751.

5  Brunt EM, Peters MG, Flye MW et al. Day-5 protocol liver allograft biopsies document early rejection episodes and are predictive of recurrent rejection. *Surgery* 1992; **111**: 511.

6  Buscarini L, Fornari F, Bolondi L et al. Ultrasound-guided fine-needle biopsy of focal liver lesions: techniques, diagnostic accuracy and complications. *J. Hepatol.* 1990; **11**: 344.

7  Cohen MB, A-Kader HH, Lambers D et al. Complications of percutaneous liver biopsy in children. *Gastroenterology* 1992; **102**: 629.

8  Colombo M, del Ninno E, de Franchis R et al. Ultrasound assisted percutaneous liver biopsy: superiority of the Trucut over the Menghini needle for diagnosis of cirrhosis. *Gastroenterology* 1988; **95**: 487.

9  Crawford AR, Lin X-Z, Crawford JM. The normal adult human liver biopsy: a quantitative reference standard. *Hepatology* 1998; **28**: 323.

10  Desmet VJ, Gerber M, Hoofnagle JH et al. Classification of chronic hepatitis: diagnosis, grading and staging. *Hepatology* 1994; **19**: 1513.

11  Donaldson BW, Gopinath R, Wanless IR et al. The role of transjugular liver biopsy in fulminant liver failure: relation to other prognostic indicators. *Hepatology* 1993; **18**: 1370.

12  Ewe K. Bleeding after liver biopsy does not correlate with indices of peripheral coagulation. *Dig. Dis. Sci.* 1981; **26**: 388.

13  Frerichs FT von. *Über den Diabetes.* Hirschwald, Berlin, 1884.

14  Furuya KN, Burrows PE, Phillips MJ et al. Transjugular liver biopsy in children. *Hepatology* 1992; **15**: 1036.

15  Glenthoj A, Sehested M, Torp-Pedersen S. Diagnostic reliability of histological and cytological fine needle biopsies from focal liver lesions. *Histopathology* 1989; **15**: 375.

16  Hashimoto E, Ludwig J, MacCarty RL et al. Hepatoportal arteriovenous fistula: morphologic features studied after orthotopic liver transplantation. *Hum. Pathol.* 1989; **20**: 707.

17  Hata K, Van Thiel DH, Herberman RB et al. Phenotypic and functional characteristics of lymphocytes isolated from liver biopsy specimens from patients with active liver disease. *Hepatology* 1992; **15**: 816.

18  Hederstrom E, Forsberg L, Floren C-H et al. Liver biopsy complications monitored by ultrasound. *J. Hepatol.* 1989; **8**: 94.

19  Holtz T, Moseley RH, Scheiman JM. Liver biopsy in fever of unknown origin: a reappraisal. *J. Clin. Gastroenterol.* 1993; **17**: 29.

20  Huard P, May JM, Joyeux B. La ponction biopsie du foie et son utilté dans le diagnostique des affections hépatiques. *Ann. Anat. Path. Anat. Norm. Méd-chir.* 1935; **12**: 1118.

21  Iversen P, Roholm K. On aspiration biopsy of the liver, with remarks on its diagnostic significance. *Acta. Med. Scand.* 1939; **102**: 1.

22  Jacobs WH, Goldberg SB and the Patient Care Committee of the American Gastroenterological Association. Statement on outpatient percutaneous liver biopsy. *Dig. Dis. Sci.* 1989; **34**: 322.

23  Janes CH, Lindor KD. Outcome of patients hospitalized for complications after outpatient liver biopsy. *Ann. Intern. Med.* 1993; **118**: 96.

24  Klatskin G, Conn HO. *Histopathology of the Liver*, vols 1 and 2. Oxford University Press, New York, 1993.

25  Lebrec D. Various approaches to obtaining liver tissue: choosing the biopsy technique. *J. Hepatol.* 1996; **25** (suppl. 1): 20.

26  Lebrec D, Goldfarb G, Degott C et al. Transvenous liver biopsy—an experience based on 1000 hepatic tissue samplings with this procedure. *Gastroenterology* 1982; **82**: 338.

27  Lindor KD, Bru C, Jorgensen RA et al. The role of ultrasonography and automatic-needle biopsy in outpatient percutaneous liver biopsy. *Hepatology* 1996; **23**: 1079.

28  McGill DB, Rakela J, Zinsmeister AR et al. A 21-year experience with major haemorrhage after percutaneous liver biopsy. *Gastroenterology* 1990; **99**: 1396.

29  Maharaj B, Maharaj RJ, Leary WP et al. Sampling variability and its influence on the diagnostic yield of percutaneous needle biopsy of the liver. *Lancet* 1986; **i**: 523.

30 Menghini G. One-second needle biopsy of the liver. *Gastroenterology* 1958; **35**: 190.

31 Minuk GY, Sutherland LR, Wiseman DA *et al.* Prospective study of the incidence of ultrasound-detected intrahepatic and subcapsular haematomas in patients randomized to 6 or 24 h of bed rest after percutaneous liver biopsy. *Gastroenterology* 1987; **92**: 290.

32 Olynyk JK, O'Neill R, Britton RS *et al.* Determination of hepatic iron concentration in fresh and paraffin-embedded tissue: diagnostic implications. *Gastroenterology* 1994; **106**: 674.

33 Pagliaro L, Rinaldi F, Craxi A *et al.* Percutaneous blind biopsy vs. laparoscopy with guided biopsy in diagnosis of cirrhosis: a prospective, randomised trial. *Dig. Dis. Sci.* 1983; **28**: 39.

34 Piccinino F, Sagnelli E, Pasquale G *et al.* Complications following percutaneous liver biopsy. A multicentre retrospective study on 68 276 biopsies. *J. Hepatol.* 1986; **2**: 165.

35 Pisha T, Gabriel S, Therneau T *et al.* Cost-effectiveness of ultrasound-guided liver biopsy. *Hepatology* 1998; **27**: 1220.

36 Rao KV, Anderson WR, Kasiske BL *et al.* Value of liver biopsy in the evaluation and management of chronic liver disease in renal transplant recipients. *Am. J. Med.* 1993; **94**: 241.

37 Scheuer PJ, Lefkowitch JH. *Liver Biopsy Interpretation*, 6th edn. WB Saunders, Philadelphia, 2000.

38 Schüpfer F. De la possibilité de faire 'intra vitam' un diagnostic histo-pathologique précis des maladies du foie et de la rate. *Sem. Méd.* 1907; **27**: 229.

39 Sherlock S. Aspiration liver biopsy, technique and diagnostic application. *Lancet* 1945; **ii**: 397.

40 Sherlock S, Dick R, van Leeuwen DJ. Liver biopsy today. The Royal Free Hospital experience. *J. Hepatol.* 1984; **1**: 75.

41 Tobkes AI, Nord HJ. Liver biopsy: review of methodology and complications. *Digestion* 1995; **13**: 267.

42 Veneri RJ, Gordon SC, Fink-Bennett D. Scintigraphic and culdoscopic diagnosis of bile peritonitis complicating liver biopsy. *J. Clin. Gastroenterol.* 1989; **11**: 571.

43 Whitmire LF, Galambos JT, Phillips VM *et al.* Imaging guided percutaneous hepatic biopsy: diagnostic accuracy and safety. *J. Clin. Gastroenterol.* 1985; **7**: 511.

44 Younossi ZM, Teran JC, Ganiats TG. Ultrasound-guided liver biopsy for parenchymal liver disease: an economic analysis. *Dig. Dis. Sci.* 1998; **43**: 46.

45 Zins M, Vilgrain V, Gayno S *et al.* US-guided percutaneous liver biopsy with plugging of the needle track: a prospective study in 72 high-risk patients. *Radiology* 1992; **184**: 841.

### 第 4 章

# 肝病血液学

### 一般表现

肝细胞衰竭、门脉高压和黄疸可影响血象。慢性肝病通常伴有脾功能亢进，导致红细胞寿命缩短。此外，肝器质性病变和阻塞性黄疸可并发凝血机制异常。饮食缺陷、酗酒、出血以及肝细胞合成用于造血或凝血蛋白的障碍也增加了疾病的复杂性。

相对于实验室检查而言，自发性出血、瘀斑和紫癜，及有轻微创伤(如针刺)后出血史，是肝病患者更为重要的出血倾向指征。

#### 血容量

肝硬化患者通常伴有血浆容量增加，特别是对于那些伴有腹水、长期阻塞性黄疸或肝炎的患者。高血容量可能是局部性的，亦可是全身性的，导致红细胞或血红蛋白降至正常值以下。但是，仅 50% 的患者存在循环血红蛋白总量的降低。

#### 红细胞的变化

红细胞可呈低色素性改变，常见于胃肠出血导致的铁缺乏。门脉高压时，胃肠出血引起贫血，并且由于血小板减少和凝血机制障碍，贫血进一步加重。对于胆汁淤积性或酒精性肝硬化的病例，其出血可能源于溃疡病或胃炎。鼻出血、瘀斑及齿龈出血均可加重贫血。

红细胞也可无明显变化，常为慢性失血所致的小细胞低色素性贫血和肝病患者固有的大细胞性贫血并存的结果。红细胞膜胆固醇和磷脂含量和(或)比例发生变化，从而导致各种形态学异常，包括巨红细胞和靶形红细胞

巨红细胞较为常见，可伴有骨髓的巨红细胞样变。当肝功能改善后这些现象可随之消失。

靶细胞亦属于巨红细胞，见于肝细胞性和阻塞性黄疸，形态学上表现为扁平的、大细胞性的，由于细胞表面积增加，对渗透脆性的耐受性亦增加。在胆汁淤积时此种表现尤为突出，此时胆酸的升高可能缘于卵磷脂胆固醇酰基转移酶(LCAT)活性受抑[12]。红细胞膜LCAT 活性降低，引起膜胆固醇和卵磷脂含量增加，但膜流动性没有变化。

刺突红细胞是带有异常刺突的细胞，亦称为棘红细胞(acanthocyte)(图 4.1)，常出现于晚期肝病，尤其是酒精性肝病，亦可见于重度贫血和溶血，为预后不良的指征。肝移植后可自行消失[11]，形成机制不详，可能来源于棘状红细胞(echinocyte)，亦叫棘红细胞(burr cells)[28]。在许多肝病患者中，这些独特的细胞在干血片上通常是看不到的，可见于湿片或扫描电子显微镜下。其形成是肝病时异常的 HDL 相互作用的结果[28]。非酯化胆固醇较磷脂蓄积增加，以致膜流动性降低并形成刺突。脾内网状内皮细胞通过重新塑造细胞膜来修饰这种僵硬的细胞。

酗酒者可出现深染的大红细胞，可能与乙醇对骨髓的毒性作用有关，亦与叶酸、维生素 $B_{12}$ 缺乏有关。

慢性肝细胞衰竭时骨髓增生活跃并伴巨幼样变。尽管如此，红细胞数量仍不足，因而骨髓不能完全代偿贫血(相对性骨髓衰竭)。

#### 叶酸和维生素$B_{12}$代谢

肝贮存叶酸并将其转化为活性形式——四氢叶酸存储。在慢性肝病，特别是酒精性肝病，可伴有叶酸缺乏，主要原因为饮食中缺少这种物质。血清叶酸水平降低，叶酸治疗有效。肝亦贮存维生素 $B_{12}$[27]，肝病时肝内维生素 $B_{12}$ 水平降低。肝细胞坏死时，肝细胞内维生素 $B_{12}$ 释放入血，因此血清中维生素 $B_{12}$ 水平升高，见于肝炎、活动性肝硬化和原发性肝癌。阻塞性黄疸时其水平正常。

慢性肝病很少伴有巨幼红细胞性贫血，因此不需要维生素 $B_{12}$ 进行治疗。

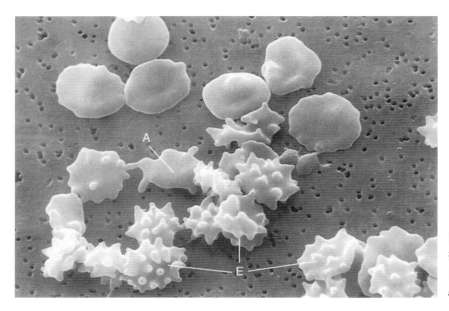

图 4.1　酒精性肝炎患者异常红细胞的电子扫描照片显示不同发展阶段的棘状红细胞（E）和棘红细胞（A）。（Courtesy of Dr J. Owen and Ms J. Lewin.）

### 红细胞寿命及溶血性贫血

肝细胞衰竭和所有类型的黄疸均伴有红细胞破坏增加[35]。表现为红细胞的嗜多染性和网织红细胞数量增加。

其机制极其复杂，主要是脾功能亢进对红细胞破坏增加，同时，棘红细胞存在膜缺陷，特别是膜流动性降低，这种结构变化加剧了红细胞在脾内的破坏。然而，有些病例红细胞破坏场所不在脾。脾切除或糖皮质激素治疗疗效甚微[35]。

肝豆状核变性时可发生溶血性贫血（第 24 章）。常发生于年轻患者，表现为溶血伴肝功能障碍。

伴高胆固醇血症（齐夫综合征）的酒精性肝炎可并发急性溶血[43]。

在慢性肝炎、原发性胆汁性肝硬化（PBC）、原发性硬化性胆管炎（PSC）病例中，极少见到 Coombs 试验阳性的自身免疫性溶血性贫血。溶血性贫血亦可见于肝移植后，可能由配型不合的供体器官内的过客淋巴细胞引起[14]或见于迟发性输血反应。溶血、肝酶升高、血小板减少（HELLP 综合征）是妊娠晚期（后三个月）罕见并发症（第 27 章）[34]。利巴韦林治疗后并发溶血是由于其与特异性 IgG 结合对红细胞膜的氧化性损伤造成的[13]。

再生障碍性贫血是急性病毒性肝炎（通常是非甲、非乙、非丙型肝炎）的罕见并发症，可以致命。有报道，其对强化免疫抑制治疗有反应[7]。也可见于肝移植后[16]。

### 白细胞和血小板的变化

肝硬化患者常见白细胞、血小板减少和轻度贫血（脾功能亢进）。

#### 白细胞

白细胞通常为 $1.5 \times 10^9 \sim 3.0 \times 10^9/L$，主要是多形核白细胞减少。偶尔可见白细胞重度减少。

白细胞增加见于胆管炎、暴发性肝炎、酒精性肝炎、肝脓肿和肝恶性疾病。外周血出现异形淋巴细胞，见于病毒性感染，如传染性单核细胞增多症和病毒性肝炎。

#### 血小板

肝病常伴有血小板计数和功能异常。

慢性肝病和门脉高压患者，血小板减少是由于脾的扣留增加及血小板生成素的减少。虽然在置入经颈静脉肝内门体分流支架之后血小板计数会有所升高，但不会达到正常[18]。肝硬化患者血浆中血小板生成素浓度降低（血小板生成素主要由肝脏产生，主要功能为调控血小板的数量和功能），肝移植后可升高[17,32,38]。

在慢性肝病，血小板破坏轻度增加，但半衰期正常，由此可引发一个问题：在慢性肝炎患者中检出的 IgG 和 IgM 型抗体是否具有生物学作用[20,26]？过量饮酒、叶酸缺乏、病毒性肝炎时骨髓血小板生成减少。

在肝硬化患者，尤其是 Child C 级时，由于循环血浆因子原发性缺陷，血小板功能（特别是聚集功能）受损。用于合成前列腺素的花生四烯酸活性下降，血小板腺苷三磷酸和 5-羟色胺减少[21]。严重肝衰竭时，DIC 亦是加重血小板聚集功能障碍的一个重要因素。

慢性肝病时血小板计数常减少（通常为 $60 \times 10^9 \sim 90 \times 10^9/L$），多缘于脾功能亢进，无明显临床意义。血小板和白细胞单纯数量降低不宜行脾切除术，除非已经引起明显临床症状。因为循环中的白细胞、血小板虽然数量上较低，但同白血病相比，其功能是正常的。而且肝病患者病死率高，术后易发生脾、门静脉血栓形成，而阻碍以后的门脉手术，使肝移植更困难！因此脾切除需慎重考虑。

## 肝脏和凝血[9,24,31]

肝胆疾病时发生的凝血异常特别复杂，这是因为合成纤维蛋白的多条途径与纤维蛋白溶解过程同时发生变化(图 4.2，表 4.1)。血小板数量和功能的改变已在前面讨论过。尽管机制复杂，但结局均为凝血功能降低，如果有出血发生或计划进行有出血风险的操作时，需行干预治疗。

肝细胞是合成所有凝血因子(除 VW 因子和因子 Ⅷc)的主要场所。包括依赖维生素 K 的因子 Ⅱ、Ⅶ、Ⅸ 和 Ⅹ，还有不稳定因子 Ⅴ、Ⅷ，及接触因子 Ⅺ、Ⅻ，纤维蛋白原和纤维蛋白稳定因子 Ⅷ。所有这些凝血因子的半衰期都很短，因此在急性肝细胞坏死后可迅速减

**表 4.1　肝病对凝血的影响**

| |
|---|
| 凝血因子合成减少 |
| 　肝功能障碍本身 |
| 　维生素 K 不足/吸收不良 |
| 凝血抑制因子合成减少 |
| 产生异常/功能不佳的蛋白 |
| 纤溶活性提高 |
| 　纤溶活化物质清除减少 |
| 　纤溶抑制物产生减少 |
| 活化凝血因子在肝清除减少 |
| 弥散性血管内凝血 |
| 　多因素，包括内毒素血症 |
| 血小板异常 |
| 　数量 |
| 　功能 |

少。因子Ⅶ特别易受影响，其半衰期是 100~300 分钟。

维生素 K 是脂溶性的，由肠道细菌产生。维生素 K 缺乏最常见于肝内/外胆汁淤积，亦发生于考来烯胺和抗生素治疗之后。依赖维生素 K 的凝血因子是在粗面内质网合成的，其氨基末端都有谷氨酸残基，在经核糖体之后必须由羧化酶转化成 γ-羧基谷氨酸，这个过程需要维生素 K 参与[15]。这些凝血因子的活化依赖这种转化，因为 γ-羧基谷氨酸与钙离子结合，同膜磷脂相互作用，和蛋白酶活性有关。胆汁淤积时，胃肠道外补充维生素 K 可迅速纠正凝血酶原时间至正常(24~48 小时)，具有重要的诊断意义。如凝血异常的原因是肝实质性疾病，则不能纠正到正常。

调节凝血级联反应途径的抑制物也是由肝合成的，包括抗凝血酶Ⅲ(ATⅢ)、蛋白 C 和 S、肝素复合因子Ⅱ。蛋白 C 和 S 依赖维生素 K 的存在。在暴发性肝衰竭[22]和肝硬化[3]时这些抑制物合成减少，但它们的缺乏同血栓形成无关，可能缘于凝血过程中的其他变化。纯合子蛋白 C 缺乏可行肝移植治疗[8]。

肝病时可发生凝血因子和蛋白的结构和功能性障碍。肝硬化、慢性肝炎、急性肝衰竭时病态纤维蛋白原血症特别常见。由于纤维蛋白原可能含有过多的唾液酸残基，因而导致纤维蛋白单体的异常聚合，亦可能产生低分子量的纤维蛋白原。纤维蛋白原的异常可以解释为何许多肝病凝血酶时间延长。假如部分凝血酶原时间延长，而纤维蛋白原水平正常，纤维蛋白原降解产物不增加，可考虑存在肝脏疾病。

肝病时纤溶活性增加(图 4.2B)。1914 年，Good-

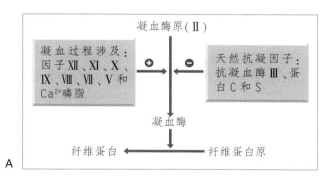

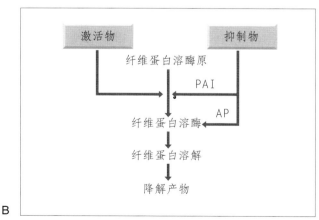

**图 4.2**　凝血(A)和纤维蛋白溶解(B)的正常途径。肝脏疾病事实上影响了各种成分。PAI:纤溶酶原活化抑制物；AP:抗纤维蛋白溶酶。

pasture 首先描述了肝硬化患者血凝块溶解加快。失代偿期肝硬化患者的体内血管内皮细胞受刺激后可合成组织纤溶酶原激活物[19]。肝细胞合成纤溶酶抑制物,如 $\alpha_2$-抗纤溶酶以及组织纤溶酶原活化抑制物(PAI)。在肝硬化患者,PAI 抗原减少,甚至没有凝血活化特点(纤维蛋白/纤维蛋白原降解产物及 D-二聚体增加)[41]。结果,相对于纤溶酶原活化抑制物和 $\alpha_2$-抗纤溶酶来说,组织型纤溶酶原激活物增加,导致纤溶亢进。在严重肝病,高纤溶活性标志意味着有高度出血的危险[40]。

关于肝硬化、慢性肝炎和急性肝炎是否存在弥散性血管内凝血(DIC)已争论了相当长的时间。肝病可引起与 DIC 相关的凝血因子、抑制物和蛋白片断等一系列复杂的改变。通过对凝血酶-抗凝血酶复合物、可溶性纤维蛋白和纤维蛋白原降解产物(D-二聚体、D-单体)的研究发现,轻度 DIC 是某些严重肝病患者的凝血功能障碍的表现之一[1]。其发生机制同激活的凝血因子清除受损和内毒素血症有关[39]。

不管研究背景如何,肝硬化患者明显比肝功能正常的人发生 DIC 的危险要高,尤其在并发脓毒症和低血压的情况下。

如果腹水含纤维蛋白单体、纤维蛋白降解产物和低水平的纤维蛋白原,提示腹腔内的凝血过程活化。由于输入纤溶酶原激活物引发的纤维蛋白溶解,提示凝血功能异常是由于静脉内输入腹水所致,如通过 LeVeen 分流术。

肝硬化患者可发生血栓性并发症。有关抗磷脂抗体(狼疮抗凝物质,抗心磷脂质抗体)、生理性抗凝因子(AT Ⅲ,蛋白 C 和 S)减少和血栓性病变之间的关系仍在讨论中[37]。

**凝血试验**

测定注射维生素 K 10mg 前后 10 分钟的凝血酶原时间,是检测肝病患者凝血障碍最有效的试验方法。可提示肝细胞坏死程度及预后。有时 PTT 略比 PT 敏感。PT 延长提示同时存在凝血酶原复合物和Ⅺ、Ⅻ因子缺乏。

即使是暴发性肝衰竭的患者,也没有必要做单个凝血因子检查。Ⅴ因子同预后有关。对乙酰氨基酚导致的肝衰竭,入院时Ⅴ因子浓度<10%提示预后不良[33]。Ⅷ因子(肝病时增加)与Ⅴ因子比值亦有临床意义。

应行血小板计数检查。出血时间测定有助于评价血小板数量和功能对于止血的作用。

纤维蛋白溶解和 DIC 的诊断:PT 明显延长,纤维蛋白原<1.0g/L,纤维蛋白降解产物>100μg/L,血小板<100×10⁹/L。

凝血弹性描记法(thromboelastography,TEG)是参与止血的许多因子的最终测定结果,在肝硬化患者,特别是伴脓毒症时结果异常[30]。凝血弹性描记法(TEG)所测的凝固力过低可能与静脉曲张出血相关[10]。

**凝血功能障碍的处理**

所有 PT 延长的患者应注射维生素 K₁。常规疗程是维生素 K₁ 10mg 静脉注射 3 天。大约 3 小时起效,对继发于胆盐缺乏的(胆汁淤积)维生素 K 吸收不良相关的低凝血酶原血症有效,因肝细胞病变所致者用维生素 K₁ 治疗效果不佳。然而,即使是以肝细胞性黄疸为主的患者,也可能存在胆盐分泌衰竭,给予维生素 K 也可使凝血酶原时间缩短几秒。

静脉注射维生素 K₁ 后,PT 仍延长 3 秒(INR1.2)以上者为肝穿、脾静脉造影、经皮胆管造影或剖腹手术的禁忌证。如上述操作必须进行,应输入新鲜冷冻血浆改善凝血功能障碍,可在数小时内有效(表 4.2)。PT<17 秒,血小板>80×10⁹/L,可接受创伤性手术,但仍可能存在出血时间延长[5]。多项线性回归分析显示:出血时间与血清胆红素浓度和血小板计数独立相关。

一般来讲,除了用维生素 K₁ 治疗,肝脏患者除非有活动性出血,否则没有必要纠正凝血时间至正常。输库存血可提供凝血酶原,凝血因子Ⅶ、Ⅷ和Ⅹ,新鲜血还可提供因子Ⅴ和血小板。新鲜冰冻血浆是凝血因子的好来源,特别是Ⅴ因子。如果需要进行肝活检或向肝肿瘤内注射乙醇等侵入性操作,给予重组因子Ⅶa,可纠正肝硬化患者的 PT 延长[4,29]。

去氨加压素(DDAVP),一种血管加压素类似物,可引起一过性出血时间和 PTT(而非 PT)缩短,以及Ⅷ、VW 因子增加,对控制肝硬化患者的出血有帮助。

DIC 治疗应针对原发病,如感染、休克、脱水。新鲜血效果最好,但如无法得到,可输新鲜冰冻血浆和

表 4.2　进行创伤性操作(包括外科手术)前的常规检查和治疗

| 检测 | 凝血酶原时间 |
| --- | --- |
| | 部分促凝血酶原激酶时间 |
| | 血小板计数 |
| 常规 | 戒酒一周 |
| | 维生素 K₁ 10mg 肌内注射 |
| 如果必要 | 新鲜冰冻血浆 |
| | 输入血小板 |

库存红细胞。DIC 不会严重到需用肝素治疗。

对于血小板重度减少并且需要进行经颈静脉肝穿检查者,可输富含血小板的浓缩血浆。

### 肝移植

肝移植相关出血的主要原因是无肝期的高纤溶加上晚期肝病凝血异常。手术出血常需补充约 20 单位红细胞及 15 单位血小板。手术者技术熟练程度和经验多少同失血量密切相关[2]。预后与输血及血制品量相关[25]。

术中,凝血系统和纤溶系统均被激活。纤溶系统激活特别发生于无肝和再灌注后期。血浆中组织型纤溶酶原激活物浓度增加,并有高浓度的纤维蛋白降解产物。

抑肽酶是一种低分子量丝氨酸−蛋白酶抑制剂,具有较强的抗纤溶活性, 肝移植时使用可减少 50%~60%[36]的输血量,并且不增加血栓形成的发生率。另一种抗纤溶药氨甲苯酸也可用于肝移植,以减少血液的丢失[6]。

## 参考文献

1 Bakker CM, Knot EAR, Stibbe J et al. Disseminated intravascular coagulation in liver cirrhosis. *J. Hepatol.* 1992; **15**: 330.

2 Bechstein WO, Neuhaus P. A surgeon's perspective on the management of coagulation disorders before liver transplantation. *Liver Transplant Surg.* 1997; **3**: 653.

3 Bell H, Odegaard OR, Andersson T et al. Protein C in patients with alcoholic cirrhosis and other liver diseases. *J. Hepatol.* 1992; **14**: 163.

4 Bernstein DE, Jeffers L, Erhardtsen E et al. Recombinant factor VIIa corrects prothrombin time in cirrhotic patients: a preliminary study. *Gastroenterology* 1997; **113**: 1930.

5 Blake JC, Sprengers D, Grech P et al. Bleeding time in patients with hepatic cirrhosis. *Br. Med. J.* 1990; **301**: 12.

6 Boylan JF, Klinck JR, Sandler AN et al. Tranexamic acid reduces blood transfusion requirements and coagulation factor use in primary orthotopic liver transplantation. *Anaesthesiology* 1996; **85**: 1043

7 Brown KE, Tisdale J, Barrett AJ et al. Hepatitis-associated aplastic anaemia. *N. Engl. J. Med.* 1997; **336**: 1059.

8 Casella JF, Lewis JH, Bontempo FA et al. Successful treatment of homozygous protein C deficiency by hepatic transplantation. *Lancet* 1988; **i**: 435.

9 Castelino DJ, Salem HH. Natural anticoagulants and the liver. *J. Gastroenterol. Hepatol.* 1997; **12**: 77.

10 Chau TN, Chan YW, Patch D et al. Thrombelastographic changes and early rebleeding in cirrhotic patients with variceal bleeding. *Gut* 1998; **43**: 267.

11 Chitale AA, Sterling RK, Post AB et al. Resolution of spur cell anaemia with liver transplantation—a case report and review of the literature. *Transplantation* 1998; **65**: 993.

12 Cooper RA, Arner EC, Wiley JS et al. Modification of red cell membrane structure by cholesterol-rich lipid dispersions: a model for the primary spur cell defect. *J. Clin. Invest.* 1975; **55**: 115.

13 De Francheschi L, Fattovich G, Turrini F et al. Hemolytic anaemia induced by ribavarin therapy in patients with chronic hepatitis C virus infection: role of membrane oxidative damage. *Hepatology* 2000; **31**: 997.

14 Dzik WH, Jenkins RL. Renal failure from ABO haemolysis due to anti-A of graft origin following liver transplantation. *Transfusion* 1987; **27**: 550.

15 Furie B, Furie BC. Molecular basis of vitamin K-dependent γ-carboxylation. *Blood* 1990; **75**: 1753.

16 Goss JA, Schiller GJ, Martin P et al. Aplastic anaemia complicating orthotopic liver transplantation. *Hepatology* 1997; **26**: 865.

17 Goulis J, Chau TN, Jordan S et al. Thrombopoietin concentrations are low in patients with cirrhosis and thrombocytopenia and are restored after orthotopic liver transplantation. *Gut* 1999; **44**: 754.

18 Gschwantler M, Vavrik J, Gebauer A et al. Course of platelet counts in cirrhotic patients after implantation of a transjugular intrahepatic portosystemic shunt—a prospective controlled study. *J. Hepatol.* 1999; **30**: 254.

19 Hayashi T, Kamogawa A, Ro S et al. Plasma from patients with cirrhosis increases tissue plasminogen activator release from vascular endothelial cells *in vitro. Liver* 1998; **18**: 186.

20 Kosugi S, Imai Y, Kurata Y et al. Platelet-associated IgM elevated in patients with chronic hepatitis C contains no antiplatelet autoantibodies. *Liver* 1997; **17**: 230.

21 Laffi G, Marra F, Gresele P et al. Evidence for a storage pool defect in platelets from cirrhotic patients with defective aggregation. *Gastroenterology* 1992; **103**: 641.

22 Langley PG, Williams R. Physiological inhibitors of coagulation in fulminant hepatic failure. *Blood Coag. Fibrinol.* 1992; **3**: 243.

23 Leebeek FWG, Kluft C, Knot EAR et al. A shift in balance between profibrinolytic and antifibrinolytic factors causes enhanced fibrinolysis in cirrhosis. *Gastroenterology* 1991; **101**: 1382.

24 Mammen EF. Coagulation defects in liver disease. *Med. Clin. North Am.* 1994; **78**: 545.

25 Mor E, Jennings L, Gonwa TA et al. The impact of operative bleeding on outcome in transplantation of the liver. *Surg. Gynecol. Obstet.* 1993; **176**: 219.

26 Nagamine T, Ohtuka T, Takenhara K et al. Thrombocytopenia associated with hepatitis C viral infection. *J. Hepatol.* 1996; **24**: 135.

27 Okuda K. Discovery of vitamin $B_{12}$ in the liver and its absorption factor in the stomach: a historical review. *J. Gastroenterol. Hepatol.* 1999; **14**: 301.

28 Owen JS, Brown DJC, Harry DS et al. Erythrocyte echinocytosis in liver disease. Role of abnormal plasma high density lipoproteins. *J. Clin. Invest.* 1985; **76**: 2275.

29 Papatheodoridis GV, Chung S, Keshav S et al. Correction of both prothrombin time and primary haemostasis by recombinant factor VII during therapeutic alcohol injection of hepatocellular cancer in liver cirrhosis. *J. Hepatol.* 1999; **31**: 747.

30 Papatheodoridis GV, Patch D, Webster GJM et al. Infection and haemostasis in decompensated cirrhosis: a prospective study using thrombelastography. *Hepatology* 1999; **29**: 1085.

31 Paramo JA, Rocha E. Hemostasis in advanced liver disease. *Semin. Thromb. Hemost.* 1993; **19**: 184.

32 Peck-Radosavljevic M, Zacherl J, Wichlas M et al. Thrombopoietic cytokines and reversal of thrombocytopenia after liver transplantation. *Eur. J. Gastroenterol. Hepatol.* 1999; **11**: 151.

33 Pereira LMMB, Langley PG, Hayllar KM *et al.* Coagulation factor V and VIII/V ratio as predictors of outcome in paracetamol induced fulminant hepatic failure: relation to other prognostic indicators. *Gut* 1992; **33**: 98.

34 Pereira SP, O'Donohue J, Wendon J *et al.* Maternal and perinatal outcome in severe pregnancy-related liver disease. *Hepatology* 1997; **26**: 1258.

35 Pitcher CS, Williams R. Reduced red cell survival in jaundice and its relation to abnormal glutathione metabolism. *Clin. Sci.* 1963; **24**: 239.

36 Porte RJ, Molenaar IQ, Begliomini B *et al.* Aprotinin and transfusion requirements in orthotopic liver transplantation: a multicentre randomized double-blind study. *Lancet* 2000; **355**: 1303.

37 Quintarelli C, Ferro D, Valesini G *et al.* Prevalence of lupus anticoagulant in patients with cirrhosis: relationship with beta-2-glycoprotein 1 plasma levels. *J. Hepatol.* 1994; **21**: 1086.

38 Stiegler G, Stohlawetz P, Peck-Radosavljevic M *et al.* Direct evidence for an increase in thrombopoiesis after liver transplantation. *Eur. J. Clin. Invest.* 1998; **28**: 755.

39 Violi F, Ferro D, Basili S *et al.* Association between low-grade disseminated intravascular coagulation and endotoxaemia in patients with liver cirrhosis. *Gastroenterology* 1995; **109**: 531.

40 Violi F, Ferro D, Basili S *et al.* Hyperfibrinolysis increases the risk of gastrointestinal haemorrhage in patients with advanced cirrhosis. *Hepatology* 1992; **15**: 672.

41 Violi F, Ferro D, Basili S *et al.* Hyperfibrinolysis resulting from clotting activation in patients with different degrees of cirrhosis. *Hepatology* 1993; **17**: 78.

42 Younger HM, Hadoke PWF, Dillon JF *et al.* Platelet function in cirrhosis and the role of humoral factors. *Eur. J. Gastroenterol. Hepatol.* 1997; **9**: 989.

43 Zieve L. Hemolytic anaemia in liver disease. *Medicine (Baltimore)* 1966; **45**: 497.

## 溶血性黄疸

在溶血性黄疸发生时,血红蛋白大量释放,从正常的 6.25g/d 到 45g/d。因此血清胆红素增加,其中85%是非结合型胆红素。结合胆红素升高可能是由于肝细胞反流造成的。

即使胆红素产生达最大值 1500mg/d（正常的 6倍）,血清胆红素仅升高 2~3mg/100mL(35~50μmol/L)。这是由于肝处理胆红素的能力很强。如果溶血性黄疸患者血清胆红素>70~85μmol/L,则可能并存吉尔伯特综合征、肝细胞功能障碍或肾衰竭。贫血本身也可损害肝功能。

非结合型胆红素为非水溶性,不能由尿排出。如果溶血所致的血清结合型胆红素浓度升高到异常高的水平,采用较灵敏的检测手段也可在尿中查到少许胆红素。

胆色素排泄大量增加,大便中可以查到粪胆原。

每毫克粪胆原相当于分解 24mg 血红蛋白。这仅是粗略的估计,因为大部分粪胆原并不来源于成熟红细胞中的血红蛋白。

### 病理变化

血红蛋白崩解产生铁。组织铁质沉着是很多型溶血性贫血的特征。

肝大小正常,由于含铁量增加呈红棕色。组织学检查可见库普弗细胞内、汇管区的大巨噬细胞内及肝实质内(程度较轻)均有铁沉着(图 4.3)。严重贫血者,可见中心带窦状隙扩张伴脂肪变。库普弗细胞肿胀,可见异常活跃的红细胞增生灶。胆囊和胆管含黑色黏胆汁。1/2~2/3 的患者可见到胆红素结石。

脾大,有红细胞沉积。红骨髓增生活跃。

### 临床表现

病因不同,表现不一,但对于所有类型的溶血来说,有一些共有的症状和体征。

贫血的程度取决于红细胞破坏和增生的速率比。贫血严重者可致溶血危象,表现为严重的腹部、肢体疼痛,发热,头痛,有时血压下降,甚至虚脱。

黄疸常较轻,呈柠檬黄色。有溶血危象时黄疸迅速加深,或者如果同时存在胆汁排泄障碍如病毒性肝炎、胆总管结石、肾功能衰竭,黄疸也可迅速加深。

胆红素结石可伴有慢性胆囊炎。胆总管结石引起阻塞性黄疸,同时存在两型黄疸时临床表现较为复杂。溶血通常为儿童胆结石的病因。

脾大见于慢性溶血。

某些类型可见溃疡或愈合后色素沉着,通常发生于内或外踝。

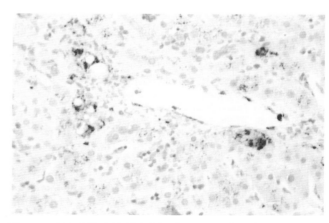

图 4.3　血液病导致的肝脏铁沉着。在大的库普弗细胞内、汇管区巨噬细胞内和肝细胞内均可见铁的量增加（染成蓝色,Perls染色）,程度较轻的,呈颗粒样染色。(见彩图)

## 血液学变化

贫血程度不一,且末梢血可见网状细胞增多。白细胞常增多。

骨髓增生活跃,且红细胞/白细胞的比值升高。

标记红细胞寿命缩短,脾摄取红细胞增加。

在某些遗传性贫血患者,即使不输血亦可发生铁超载。特别是红细胞高度无效生成时,如先天性红细胞生成障碍性贫血、先天性铁粒幼细胞性贫血和地中海贫血(中间型)。也发生于丙酮酸激酶缺乏[12]。血色病基因突变似乎不是铁沉着的先决条件(第 23 章)。

## 粪便和尿

大便色深,粪胆原增加。尿中尿胆原增加。尿胆红素阴性,黄疸较重时可呈阳性。急性溶血时可见血红蛋白尿,显微镜下可见色素管型。

## 血清生化

血清非结合胆红素水平升高,而结合胆红素仅轻微升高。

血清碱性磷酸酶(ALP)、白蛋白、球蛋白正常。珠蛋白减少。胆固醇降低。

如果为急性溶血,血清中可检测到高铁白蛋白。血清铁蛋白增加。可查到游离血红蛋白。

## 鉴别诊断

溶血性黄疸与其他类型黄疸的鉴别通常不难。无疼痛、瘙痒、大便颜色加深、ALP 正常,可与阻塞性黄疸相鉴别。无肝细胞受损的指征,丙氨酸转氨酶(ALT)、蛋白水平正常,可区别于病毒性肝炎和肝硬化。

与先天性非结合型高胆红素血症区分较困难,特别是吉尔伯特综合征,因其存在红细胞寿命缩短。

# 溶血性贫血时的肝脏变化

### 遗传性球形红细胞症[5]

主要征象是黄疸、贫血、脾大、胆结石,但表现程度轻重不一,可从无症状到宫内死亡。为常染色体显性或隐性遗传。70%病例是由作为红细胞骨架成分之一的锚蛋白突变引起的缺陷造成的。

在学龄或青春期前很少注意到黄疸。平均血清胆红素是 35μmol/L(2mg/dL)(范围 10~100μmol/L)。深度黄疸罕见,可在新生儿期发生,并与初期的核黄疸相关联。

胆结石与年龄有关,10 岁前罕见。约一半患者有症状。结石通常在行脾切除时摘出。

遗传性椭圆形红细胞增多症为一种红细胞膜骨架蛋白变异所致的遗传性疾病,通常无明显病态表现,溶血常被代偿,偶尔发展为活动性失代偿性溶血性贫血。

## 各种酶缺陷

众所周知,许多遗传性非球形红细胞贫血是由红细胞代谢过程中的各种酶缺陷引起的。包括丙酮酸激酶、磷酸戊糖异构酶缺乏,或磷酸戊糖旁路中葡萄糖-6-磷酸脱氢酶(G6PD)缺乏。这些酶的缺乏在新生儿黄疸的病因学中十分重要。现已克隆出引起 G6PD 缺陷的基因,并且对基因的变异程度也有所了解。复杂的基因变异情况也解释了临床表现的复杂性,包括从新生儿期、感染后或用某些药物后的溶血到与这些因素无关的慢性贫血。这些基因的变异并未使红细胞内酶活性明显降低[2]。

病毒性肝炎能加速 G6PD 缺乏患者细胞的破坏,因而发生溶血性贫血,同时伴有血清胆红素浓度升高。

## 镰状细胞病[1]

当氧分压降低时,红细胞内异常血红蛋白形成结晶。有溶血危象伴疼痛急性发作。肝脏可受到急性重性损伤。右上腹部疼痛、发热、黄疸加深,伴全身及血液学镰状细胞形成的特点,这些表现有助于与胆总管结石相鉴别。暴发性肝衰竭罕见[11]。肝内胆汁淤积是一种独特而又少见的临床表现[7]。组织学改变有胆小管内胆汁淤积,窦状隙扩张,库普弗细胞增生和噬红细胞现象。

可能出现慢性 ALT 和 ALP 升高伴肝脏纤维化。造成此种变化的原因包括微血管阻塞、反复局部缺血,以及与输血相关的疾病(含铁血黄素沉着症和病毒性肝炎)。

镰状细胞病引起的黄疸颜色较深,血清胆红素升高,与溶血、肝细胞受损有关。黄疸程度本身不是疾病轻重的指征。病毒性肝炎或胆道阻塞可导致血清胆红素水平异常升高。

25%的儿童患者有胆结石,成人纯合子镰状细胞病胆结石发病率达 50%~70%。通常是胆囊结石,胆管结石罕见。2/3 成人结石无症状。胆囊结石高发率与胆囊容积和活动性有关。选择性胆囊切除术可能是有害的,因其可促发镰状细胞贫血危象[1]。

## 肝脏组织学

由于镰状细胞及吞噬镰状红细胞和镰状化红细胞之后肿胀的库普弗细胞的存在,造成血管堵塞,缺氧,肝内有活动性和陈旧性的坏死区。增宽的窦状隙内显示泡沫样纤维蛋白网。这种窦状隙内的纤维蛋白后期可引起迪塞间隙纤维蛋白沉积,导致窦状隙狭窄。胆汁栓突出。脂肪变与贫血有关。多次输血导致肝铁质沉积,血清铁蛋白不能准确地反映肝内铁质沉积的情况[8]。

基本表现是窦状隙内细胞镰状化、库普弗细胞吞噬细胞现象和缺血性坏死。这些在解剖标本上发现的组织学现象很难解释引起严重肝功能损伤的原因。在活组织检查中,这种组织学改变更像是败血症或病毒性肝炎等并发症的表现。

### 电子显微镜

电子显微镜下可见缺氧性改变。窦状隙内镰状红细胞、纤维蛋白、血小板聚集,伴迪塞间隙内胶原增加,且偶见基底膜。

### 临床表现

无症状者通常出现肝大,血清转氨酶升高,多次输血可伴发乙型肝炎、丙型肝炎及铁超载。

约10%危象会影响到肝脏,持续2~3周,以腹痛、发热、黄疸、肝大伴触痛、血清转氨酶升高为标志。有些患者是由于沙门菌感染或叶酸缺乏而促发危象。

急性肝衰竭较少见,通常伴胆汁淤积。黄疸较深,PT明显延长,头痛,但转氨酶仅中度升高。肝组织活检显示镰状细胞病特点——2区坏死和胆汁淤积。胆镰状细胞危象与病毒性肝炎鉴别困难。一般来讲,肝炎时疼痛轻、黄疸深,转氨酶升高持续时间长。肝组织活检及肝炎病毒标志物有助于鉴别诊断。换血疗法有效[11]。肝移植时,由于移植物排斥和血管问题常导致肝移植失败[3]。

镰状细胞性贫血伴肝内胆汁淤积亦可采用换血疗法[7]。

急性胆囊炎和胆总管结石的临床表现可与肝危象或病毒性肝炎类似。内镜或经皮胆管造影是有效的排除胆道堵塞的方法。胆囊切除术后会出现较多并发症,因而除非急需与急腹症鉴别,或症状与胆囊疾病明确相关,否则不宜手术。术前换血可以减少术后的并发症。

常见临床表现包括下肢溃疡,上颌突出、肥大,手指呈棒状。X线检查见骨畸形,长管骨皮质变薄,稀疏,颅骨呈毛刷样改变。

### 地中海贫血

红细胞破坏、发热、骨髓反应性变化等危象与镰状细胞病的表现类似。肝内铁质沉着,有时伴纤维化。血红蛋白沉积可进展为血色病,可用去铁胺维持治疗(第23章)。脾切除后肝细胞内的铁会增加(脾作为铁存储器官)。

通过输血获得的乙型肝炎或丙型肝炎,会导致慢性肝病。

肝可发生一过性原因不明的胆汁淤积,并可并发胆结石。

本病最常见的死亡原因曾经是心功能衰竭,但随着治疗方法的改进,尤其是铁螯合剂的使用,本病的临床过程正发生着变化。

### 治疗

可用叶酸、输血、铁螯合剂治疗,抗病毒治疗,偶尔行脾切除同时行肺炎球菌疫苗接种。可考虑骨髓移植,但有肝病者疗效不佳[6]。

### 阵发性睡眠性血红蛋白尿[10]

这种疾病少见,为补体介导的血管内溶血。由于X染色体PIG-A基因的突变,引起糖基磷脂酰肌醇锚蛋白合成缺陷。导致红细胞表面缺少某些蛋白。这种红细胞在夜间睡眠血pH值降低(偏酸)时易溶解。溶血发作时晨起尿呈棕色或棕红色血红蛋白尿。

急性发作时患者表现为忧郁、黄疸、肝大。天冬氨酸转氨酶(AST)升高(由于溶血),血清铁减少(由于血红蛋白从尿中丢失)。肝活检显示中心带坏死及铁沉积。

可并发肝静脉血栓形成。胆管变化类似原发性硬化性胆管炎,有报道其病因可能是由于缺血[4]。

### 获得性溶血性贫血

溶血由非血细胞的原因引起。球形红细胞症的表现轻微,渗透脆性改变不大。

患者表现为中度黄疸。非结合型胆红素增加,但严重病例结合型胆红素亦可增加并出现于尿中。这可能与肝脏损伤时血胆红素浓度过高有关。由于输入的细胞存活能力很差,所以输血可加重黄疸。

溶血可以是原发的。自身免疫可加重溶血。Coombs试验阳性。

获得性贫血可合并其他疾病,特别是涉及网状内皮系统的疾病。包括霍奇金淋巴瘤、白血病、网状细胞肉瘤、肿瘤和尿毒症。肝细胞性黄疸亦有部分性溶血,Coombs试验阴性。

### 自身免疫性肝炎和原发性胆汁性肝硬化(PBC)

很少并发自身免疫溶血性贫血。

威尔逊病时可出现溶血危象(第 24 章)。

### 新生儿溶血病

详见第 26 章。

### 血型不合的输血反应

表现为输血后寒战、高热、背痛,随后出现黄疸。尿中可出现尿胆原。肝功能正常。严重者血液和尿中可查到游离血红蛋白。如果患者患有可并发肝细胞衰竭及胆道梗阻这些并发症的疾病,在输血后迅速出现黄疸时,诊断较为困难。

### 参考文献

1　Banerjee S, Owen C, Chopra S. Sickle cell hepatopathy. *Hepatology* 2001; **33**: 1021.

2　Beutler E. G6PD: population genetics and clinical manifestations. *Blood Rev.* 1996; **10**: 45.

3　Emre S, Kitibayashi K, Schwartz M *et al.* Liver transplantation in a patient with acute liver failure due to sickle cell intrahepatic cholestasis. *Transplantation* 2000; **69**: 675.

4　Huong DLT, Valla D, Franco D *et al.* Cholangitis associated with paroxysmal nocturnal haemoglobinuria: another instance of ischemic cholangiopathy? *Gastroenterology* 1995; **109**: 1338.

5　Iolascon A, Miraglia del Giudice E, Perrotta S *et al.* Hereditary spherocytosis: from clinical to molecular defects. *Haematologica* 1998; **83**: 240.

6　Lucarelli G, Galimberti M, Polchi P *et al.* Marrow transplantation in patients with thalassemia responsive to iron chelation therapy. *N. Engl. J. Med.* 1993; **329**: 840.

7　O'Callaghan A, O'Brien SG, Ninkovic M *et al.* Chronic intrahepatic cholestasis in sickle cell disease requiring exchange transfusion. *Gut* 1995; **37**: 144.

8　Olivieri NF. Progression of iron overload in sickle cell disease. *Semin. Haematol.* 2001; **38** (Suppl. 1): 57.

9　Omata M, Johnson CS, Tong M *et al.* Pathological spectrum of liver diseases in sickle cell disease. *Dig. Dis. Sci.* 1986; **31**: 247.

10　Rosse WF. Paroxysmal nocturnal haemoglobinuria as a molecular disease. *Medicine* 1997; **76**: 63.

11　Stephan JL, Merpit-Gonon E, Richard O *et al.* Fulminant liver failure in a 12-year-old girl with sickle cell anaemia: favourable outcome after exchange transfusion. *Eur. J. Paediatr.* 1995; **154**: 469.

12　Zanella A, Berzuini A, Colombo MB *et al.* Iron status in red cell pyruvate kinase deficiency: study of Italian cases. *Br. J. Haematol.* 1993; **83**: 485.

### 髓性和淋巴增殖性疾病时的肝脏[37]

肝脏含有多潜能干细胞,可分化成单核系、髓系、淋巴系细胞。这一过程会受恶性疾病(白血病、淋巴瘤)的影响,其病理改变通常与全身疾病有关,很少作为肝脏的原发性疾病。骨髓造血功能降低时,肝脏会发生髓外造血。单核–巨噬系统疾病可影响肝脏及其他器官。本节主要讨论单核–巨噬系统疾病肝脏受累时的表现。

髓系、淋巴增生性疾病不同程度地累及肝脏,引起肝功能轻度改变。肝活检有助于诊断。应行切片单克隆抗体染色以确认细胞和疾病类型。病变可能只侵及局部,因此应行局部切片。如果扫描见到局部病变,则局部组织活检具有重要的临床价值。

尽管少见,但肝细胞如果被恶性细胞代替,则可发生暴发性肝衰竭。这在急性淋巴细胞性白血病[33]和非霍奇金淋巴瘤[40]中都有报道。将这些疾病与病毒性、药物性肝炎引起的肝衰竭相鉴别是非常重要的,因为在血液系统出现恶性变时肝移植是禁忌证[40]。

治疗后可引起急性或慢性肝功能异常,所以应审查所用药物。高强度的化疗可增加肝毒性药物的不良反应。多次输血是引起病毒性肝炎的常见原因,尤其是丙型和非甲、非乙、非丙型肝炎,乙型肝炎较少见。免疫抑制的患者临床表现较轻。在使用细胞毒药物或免疫抑制剂治疗的过程中,乙型肝炎可以转为活动性。撤除治疗时可见暴发性肝炎发作,这可能是由于患者恢复免疫力后所引起的反弹效应,大量含病毒的肝细胞被清除[2,17]。

骨髓增生性疾病、淋巴瘤、白血病可伴发胃肠道出血。有些是由溃疡病、糜烂性胃炎引起的。由于高血凝状态,门静脉、肝静脉、脾静脉可有血栓形成,从而引起门脉高压。在 33 例非肿瘤相关性门静脉血栓患者中,其中 14 例被发现有骨髓增生性疾病[35]。

门脉高压偶尔可以是窦状隙前性,似乎与汇管区、窦状隙继发性转移病灶有关。另外,脾大引起的血流增加也很重要。细胞毒性药物治疗可引起汇管区及中心带纤维化。

## 白血病

### 髓系白血病[37]

肝脏大而硬,光滑,切面有小的苍白结节。

显微镜下可见汇管区和窦状隙有幼稚和成熟的髓细胞浸润。未成熟细胞在窦状隙壁外。

汇管区扩张,其内可见髓细胞及多形核白细胞、中性粒细胞和嗜酸性粒细胞,亦可明显见到圆细胞。白血病细胞的堆积可压迫肝细胞索。

### 淋巴细胞性白血病

显微镜下可见肝中度肿大,切片有苍白区。

镜下可见白血病细胞浸润仅累及汇管区——肝的淋巴组织部位。汇管区扩张,其内包含成熟及未成熟的淋巴系细胞。窦状隙不受累。肝细胞正常。

### 毛细胞白血病

尽管特异性的临床表现及生化特征少见,但肝脏通常受累。窦状隙和汇管区可见透明的单核细胞,伴窦状隙充血和水珠样病变。血管瘤样病变通常见于汇管区周围,由含血的腔隙组成,内衬毛细胞。

## 骨髓移植

骨髓移植后 12 个月内大部分患者可发生肝功能异常[10]。肝功能改变的程度可从单一的肝功能异常,到并存凝血障碍、腹水、肝肾功能衰竭。病因很多(表4.3)。原有肝病者骨髓移植后发生肝功能异常的风险

表 4.3　肝胆疾病和骨髓移植

| 问题 | 相关的原因 |
| --- | --- |
| **移植前存在的问题** | |
| 真菌感染 | 粒细胞减少 |
| 病毒(乙型肝炎及丙型肝炎) | 血液制品 |
| 药物 | 用药 |
| 胆道 | 结石 |
| **移植后** | |
| 早期白细胞减少期(4 周) | |
| 急性移植物抗宿主病 | 供者骨髓 |
| 静脉闭塞病 | 细胞毒性药物治疗 |
| 结节再生性增生 | |
| 药物诱导的 | 包括 TPN |
| 肝外细菌脓毒症 | 细菌/内毒素 |
| 真菌 | |
| 胆道疾病 | 胆泥 |
| **中期(4~15 周)\*** | |
| 病毒 | HBV、HCV、CMV |
| **后期(>15 周)** | |
| 慢性移植物抗宿主排斥病 | 多器官疾病 |
| 慢性病毒感染 | |
| 真菌 | 免疫抑制 |
| 肿瘤复发 | |

\* 同时也是早期问题的持续。

增加。

移植后 15 周内肝功能异常的最常见原因是移植物抗宿主排斥反应(GVHD),此外还包括肝内静脉闭塞病、药物反应和感染。

移植后 3~8 周常发生黄疸、肝功能异常及急性 GVHD 的全身表现——发疹、腹泻。肝脏的变化可为持续性,直至演变为胆汁淤积性慢性 GVHD,伴有肝内胆管损害。慢性 GVHD 亦可复发。

骨髓移植后头几周内发生黄疸、疼痛性肝大、体重增加和腹水提示静脉闭塞病(VOD)的诊断。原因可能为骨髓移植前 5~10 天应用大剂量细胞毒性药物治疗的结果。所报道的发生率不同,范围在 5%~60%,可能反映了不同的患者分组、预处理方案和诊断标准。严重患者病死率达 50%左右。对诊断是否需要有静脉闭塞的组织学依据仍存在争议。由于血小板减少,凝血时间延长,以及腹水的存在,常规的经皮肝穿刺活检为禁忌证。经颈静脉肝穿刺活检可克服这些困难,但仍可能发生出血[31]。这种方法可测量肝静脉楔压[31]。四种组织学异常同疾病的临床严重性有关:闭塞的肝小静脉,偏心的腔狭窄/静脉硬化,肝细胞坏死,窦状隙纤维化[30]。这些病理改变提示 3 区结构受到细胞毒性药物的广泛损害。研究提示熊去氧胆酸[8]、去纤苷酸[5]、组织纤溶酶原激活剂[34]可用于预防和治疗静脉闭塞病。

中性粒细胞减少阶段可发生机会性真菌和细菌感染,并可引起肝功能异常,以后可发生病毒感染。

可用于鉴别引起肝功能异常的原因的证据包括:①发生肝病的时间与所用药物、化疗、放疗、骨髓移植时间的关系,②细胞毒药物的剂量,③供髓的来源,④治疗前血清病毒学,⑤免疫抑制程度,⑥全身疾病的证据。细菌学、病毒学资料是十分重要的。常涉及一个以上的原因。80%以上的病例行经静脉肝穿刺活检可获得与治疗相关的有用资料[31]。

骨髓移植后行肝胆闪烁扫描和超声检查的结果所具有的临床意义常被质疑。多普勒超声对诊断静脉闭塞病并不可靠[28]。

## 淋巴瘤

70%的淋巴瘤患者伴有肝损害并可使病情进展至 Ⅳ 期[14]。可见弥漫性浸润、局部肿瘤样肿块、汇管区细胞结构(图 4.4),以及上皮细胞反应或淋巴细胞聚集[14]。罕见淋巴瘤浸润表现为急性肝衰竭[40]。

霍奇金淋巴瘤典型组织学表现是:淋巴细胞、大

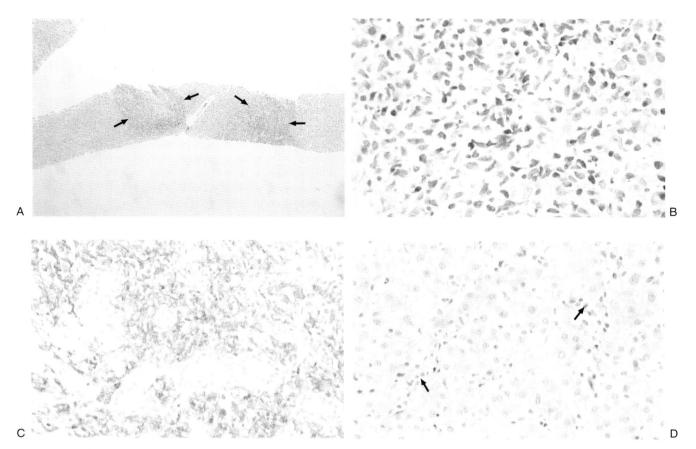

**图 4.4** 淋巴瘤时肝脏组织学表现。(**A**)低倍镜下显示密集的汇管区细胞浸润(箭头所示)(HE 染色)。(**B**)高倍镜下显示汇管区中大量的单核吞噬细胞。(**C**)免疫组织化学显示 B 细胞表型(CD20 抗体,棕染)。(**D**)淋巴瘤细胞侵及窦状隙。窦状隙内偶见异形单核细胞(箭头所示)。(见彩图)

的苍白上皮细胞、嗜酸性细胞、浆细胞、巨大的 R-S 细胞播散到汇管区外(图 4.5)。后期在结缔组织网内可见成纤维细胞。

在已知肝外霍奇金淋巴瘤的患者,肝切片未见明显 R-S 细胞,肝的受累表现为汇管区浸润,直径>1mm,急性胆管炎的变化,汇管区水肿,汇管区异形淋巴细胞浸润。这些变化提示应进一步切片寻找诊断性 R-S 细胞[6]。

在非霍奇金淋巴瘤,汇管区常受累。小细胞性淋巴瘤可见均匀的、外观正常的淋巴细胞增生。更具侵袭性的淋巴瘤还侵及汇管区形成肿瘤结节。大细胞淋巴瘤可浸润肝窦。

在组织细胞髓性网织细胞增多症,大量网织细胞充斥窦状隙及汇管区。偶尔形成单个大的细胞沉积。

大多数淋巴瘤可伴有肝肉芽肿 (不管有无肝受侵)。有报道可呈非结核的干酪样变[15]。

可并发淀粉样变和异常蛋白血症。

**肝脏受累的诊断**

可证明肝脏受累的检查很少。如果没有肝大,则几乎是不可能发现的。发热、黄疸、脾大增加了诊断的

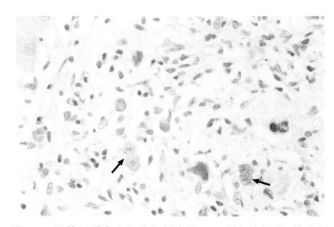

**图 4.5** 汇管区霍奇金细胞包括大的 R-S 样细胞浸润(箭头所示)(HE 染色)。(见彩图)

可能性。血清 γ-GT 及转氨酶升高无特异性。

超声、CT、磁共振显像检查可见肝局部受损。亦可发现肿大的腹腔淋巴结。

如 CT 检查正常，肝穿刺活检很少能提示霍奇金淋巴瘤。超声或 CT 介导的肝穿刺活检可以增加发现霍奇金淋巴瘤组织的机会。缺乏 CT 扫描阳性结果的患者，行腹腔镜肝穿刺活检可明确诊断[26]。肝穿刺活检仅见上皮组织细胞反应性改变不能排除肝受累的可能。2 区、3 区窦状隙扩张见于 50% 的患者，可作为诊断的线索。

仅表现黄疸者诊断困难（表 4.4）。黄疸、发热、体重减轻者应考虑淋巴瘤。

### 淋巴瘤时的黄疸（表4.4）

肝浸润可能是灶性的或表现为占位性病变。深度黄疸最常见的原因是肝内大的占位性病变。组织学证据对诊断是必不可少的。

非霍奇金淋巴瘤较霍奇金淋巴瘤胆道阻塞更常见[9]。通常是由于与胆总管周围可移动的淋巴结比较，肝门淋巴结移动性差。偶见壶腹周围淋巴结肿大压迫

### 表 4.4　淋巴瘤黄疸的特点

**与淋巴瘤相关的**

| | |
|---|---|
| 肝浸润 | 扫描 |
| 　弥漫的 | 肝活检 |
| 　肿块 | |
| 胆管阻塞 | 通常在肝门 |
| | 内镜，经皮肝穿胆管造影 |
| | 非霍奇金淋巴瘤常见 |
| 胆内胆汁淤积 | 罕见 |
| | 肝穿刺活检 |
| | 　单纯胆汁淤积 |
| | 　胆管消失 |
| | 霍奇金病常见 |
| 溶血 | 自身免疫性溶血性贫血 |
| | Coombs 试验阳性 |

**与治疗相关的**

| | |
|---|---|
| 化疗 | 大剂量能引起暴发性肝衰竭 |
| | 　（见第 20 章） |
| 放疗 | 放疗>35Gy(3500rad) |
| | 　（见第 20 章） |
| 输血后(丙型肝炎) | （见第 18 章） |
| 乙型肝炎再活动 | （见第 17 章） |
| 机会性感染 | （见第 29 章） |

胆总管。曾有原发性胆管淋巴瘤的报道[20]。检查手段包括内镜、经皮胆管造影和细胞刷检查。众所周知，其他部位淋巴瘤转移至此也可引起胆道阻塞。因此与其他引起肝外阻塞的原因很难鉴别，主要依赖扫描、胆管造影表现，以及组织活检和细胞学的检查结果。

罕见的原发性肝内胆汁淤积可见于霍奇金[12]及非霍奇金淋巴瘤[38]。它与肝内占位及胆管压迫无关。肝组织学显示小胆管胆汁淤积。这些变化与治疗无关，诊断较困难，需要进行全面的检查。肝组织学显示肝内胆管丢失。

溶血引发的深度黄疸罕见。可能是由于 Coombs 试验阳性的自身免疫性溶血性贫血导致的黄疸。输血后由于胆红素超载，黄疸加深。

化疗可引起黄疸。如果给予充足剂量，所有细胞毒性药物都可引起黄疸。最常见的药物包括甲氨蝶呤、6-巯基嘌呤、阿糖胞苷、甲基苄肼和长春新碱。肝放疗剂量超过 35Gy(3500rad)，可引起黄疸。

输血后乙型、丙型和非甲、非乙、非丙型肝炎病毒可感染免疫受损的患者。亦可发生机会性感染。

### 原发性肝淋巴瘤[1,41]

淋巴瘤仅累及肝脏罕见。60% 为单发性，35% 为多发性，5% 呈弥漫性疾病[24]。组织学表现为非霍奇金的大 B 细胞及少见的 T 细胞性淋巴瘤。也可见于黏膜相关淋巴组织(MALT)的恶性度低的原发性 B 细胞性淋巴瘤[19]。主要表现是疼痛、肝大，可触及肿块，ALP 及胆红素升高。发热、盗汗、体重减轻发生于 50% 的病例。无淋巴结痛。大部分患者超声、CT 检查可见非特异性的肝占位性病变，亦可见弥漫性肝大而无肿块。诊断依靠肝活检。早期可能与肝癌、慢性肝炎、柏-查综合征混淆。浸润性破坏是有意义的诊断依据。

肝原发性淋巴瘤可并发于获得性免疫缺陷综合征(AIDS)[27]。原有肝硬化者预后不良。有肝肿块的患者若甲胎蛋白(AFP)和癌胚抗原(CEA)阴性、LDH 升高，则应高度怀疑淋巴瘤。

#### 肝受累的治疗

强化或积极联合化疗可明显改善肝内霍奇金淋巴瘤引起黄疸患者的预后，对于 IV 期患者不管有无黄疸，治疗是相同的。同样，原发性胆汁淤积患者应接受针对淋巴瘤的治疗。如 MOPP 方案（氮芥，长春新碱，甲基苄肼、泼尼松）治疗失败，应试用 ABVD 方案（多柔比星，博来霉素，长春碱，达卡巴嗪）。如黄疸持续，

可用中剂量局部姑息放疗。

肝外胆道阻塞可应用外放疗,如有必要,可经皮或经内镜插入支架。

如果与药物中毒有关,应更换药物或减少剂量。

治疗非霍奇金淋巴瘤引起的黄疸与霍奇金淋巴瘤相同。

原发性肝淋巴瘤的治疗方案包括化疗及肝叶切除[1]。

### 淋巴肉瘤

肝内可见淋巴肉瘤组织结节,特别是在汇管区。外观类似转移的癌。巨大滤泡淋巴瘤时肝亦可受累。

### 多发性骨髓瘤

浆细胞骨髓瘤可侵及肝,汇管区和窦状隙内充满浆细胞。伴随的淀粉样变可累及肝小动脉。

### 血管免疫母细胞性淋巴结病

这种疾病类似霍奇金病。肝汇管区有多形性淋巴细胞、浆细胞、母细胞浸润,但无组织细胞和 R-S 细胞。

### 髓外造血

窦状隙和汇管区的原始网状细胞具有进一步分化为红细胞、白细胞、血小板的能力。如果血液再生的刺激足够强,这种功能可恢复。尽管婴儿贫血时常见肝脏髓样化生,但在成人髓样化生罕见。成人肝脏髓外造血伴肝髓样化生,常并发于继发性骨癌、骨纤维化、骨髓硬化、多发性骨髓瘤和骨硬化病症,可并发骨髓病性贫血的所有并发症。

肝脏病变的典型表现是骨髓纤维化和骨髓硬化。肝大、光滑、边缘硬。脾巨大,脾切除使肝脏进一步增大,转氨酶升高。脾切除术后的病死率是 10%~20%,有些是由于髓外造血增加使肝功能衰竭所致。

髓外造血的患者腹水发生率低,可能原因为门脉高压或脾切除后,髓外造血组织在腹膜的沉积。

**镜下特征**

明显的异常改变为汇管区及扩张的窦状隙内细胞成分极大增加(图 4.6)。细胞包括各种类型,成熟程度不同。细胞的分布可反映窦状隙内皮细胞的类型[4]。有许多网状细胞并且可以转化成巨细胞。造血组织在窦状隙内可形成离散病灶。偶尔 CT、MRI 可见大的病灶[39]。

电镜显示窦状隙内有造血细胞,伴窦状隙周细胞转化为纤维细胞和肌纤维样细胞。

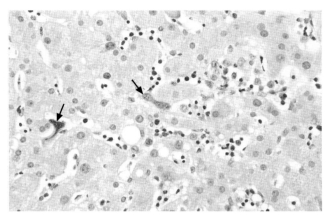

图 4.6　髓外造血,窦状隙内可见巨核细胞(箭头所示)、成熟红细胞、幼红细胞和多形核细胞(HE 染色)。(见彩图)

门脉高压。可能由于门脉血栓或造血细胞浸润窦状隙形成。迪塞间隙纤维化及结节再生性增殖亦可引起门脉高压(第 10 章)。

### 系统性肥大细胞增生症

这种疾病是肥大细胞过度增生性疾病,可侵及许多器官系统。它可表现为肝大、淋巴结病和皮肤病损。用苏木精和伊红染色,肝活检显示多角形细胞,含嗜酸性颗粒,主要见于汇管区,少见于窦状隙[11]。用吉姆萨和甲苯胺蓝染色,可证明典型异染性胞浆颗粒。常见巨大细胞浸润,但严重肝病少见,除非伴有血液学病变或侵袭性巨大细胞增多症。结节再生性增生、门脉病和静脉闭塞病亦有报道[21],可能是门脉高压和腹水的原因。后者预后不良。5%的患者可发生肝硬化[11]。

### 郎格罕组织细胞增多症(组织细胞增多症X)

这种罕见疾病的基础病变是网状内皮系统郎格罕细胞增生和聚集。电镜显示:三层的杆状结构,细胞还含有神经特异蛋白 S-100。郎格罕组织细胞增多症由若干种病组成,包括嗜酸性肉芽肿(骨病),汉-薛-柯综合征(Hand-Schüller-Christian 综合征)(内分泌病、皮肤病)和莱特勒-西韦综合征(Letterer-Siwe 综合征)(弥散型,肺、骨髓、皮肤、淋巴结、脾、肝)。肝受损的机制不明。胆汁淤积是由于肝内胆管硬化及汇管区周围组织细胞增生[13]。1/3 的患者有肝病的表现。可发生门脉高压、静脉曲张出血。胆管硬化很少引发肝衰竭。肝移植治疗效果较好,无复发的证据,可维持 7 年以上[42]。

## 脂质贮积病

脂质沉积病是异常量的脂质在网状内皮细胞内贮积。依照脂质存贮分类为：黄瘤病，胆固醇；戈谢病（Gaucher病），脑苷脂类；尼曼-皮克病，鞘磷脂。

### 原发和继发黄瘤病

胆固醇主要存贮在皮肤、肌腱、骨和血管。肝极少受影响，但在肝内可有含胆固醇的泡沫细胞孤立病灶。肝的检查诊断价值很小。

### 胆固醇酯沉积病[7]

这种疾病罕见，为常染色体隐性遗传，是相对良性的病变，是由溶酶体酸酯酶/胆固醇酯水解酶缺乏引起的。表现为无症状性肝大。肝呈橙色，肝细胞含有过量的胆固醇酯和甘油三酯。有分隔的纤维化可导致肝硬化，患者可有早期血管病。由于肝、肾上腺、组织细胞受累及，完全的酶缺乏（Wolman病）常引起婴儿在早期夭折。

### 戈谢病[22]

本病罕见，为常染色体隐性遗传，首次报道在1882年。是最常见的溶酶体贮存病。本病是由于溶酶体酸性 β-葡萄糖苷酶缺乏，以致来源于红、白细胞膜糖鞘脂的葡萄糖脑苷脂贮积在全身网状内皮系统，特别是肝、骨髓和脾的网状内皮系统。

分三型：

Ⅰ型，发生于成人，慢性，非神经元病，是戈谢病最轻和最常见的类型。在所有种族人群中发生率低（非犹太人为 1:40 000），但在德系犹太人发生率高达1:850。中枢神经系统不受累。

Ⅱ型，发生于婴儿，急性，神经元病，罕见。除了内脏受损，还有灶性、致命性神经病损，常在婴儿期死亡。

Ⅲ型，发生于青少年，亚急性，神经元病，罕见。有渐进性不均匀的神经受累。

不同的临床分型代表了 1 号染色体上溶酶体酸性 β-葡萄糖苷酶结构基因不同的变异方式，尽管特定的基因型内疾病的严重程度可以不同[23]。四种变异占了德系犹太人疾病等位基因的95%以上，但非犹太人仅占75%。纯合子 L444P 变异的患者是发生神经系统疾病的高危人群，而至少一个 N370S 等位基因的存在便可排除这种疾病的发生[22]。每种基因型内组织损伤的差别可能取决于对葡萄糖脑苷脂蓄积的吞噬应答反应的个体差异，但机制不明。

典型戈谢细胞直径为 70~80μm，为卵圆或多角形，有苍白胞质。它含两个或多个位于胞质周边的浓染的核，其间有纤维平行通过（图 4.7）。与黄瘤病或尼曼-皮克病的泡沫细胞很不一样。

电镜：来源于降解细胞膜的蓄积的糖脂沉积在溶酶体内，形成长 20~40nm 的杆状小管。这些可在高倍光学显微镜下看到。在慢性髓细胞性白血病和多发性骨髓瘤，由于 β-葡萄糖脑苷脂增加，可见到类似细胞。

#### 慢性成人型（Ⅰ型）

本型最常见。病情、发病年龄不同，但通常在 30 岁前隐匿性起病。慢性病程，可能在老年时才被发现。

临床表现型不一，包括不明原因的肝脾肿大（特别是儿童）、自发性骨折或骨痛伴发热。也可能伴有出血倾向，非特异性贫血。

临床表现包括：色素沉着，可以是全身性，亦可以是斑片状、棕黑色的；下肢可有对称性色素沉着，铅灰色并含黑色素；眼部表现结膜黄斑。

脾巨大，肝中度肿大，光滑而硬。浅表淋巴结不肿大。

肝病常伴纤维化和肝功能异常。血清 ALP 常常升高，有时伴有转氨酶升高。可发生肝硬化，很少危及生命。可发生门脉高压、腹水、静脉曲张出血，与大面积肝纤维化有关，MRI 有特征性表现[16]。

骨 X 线检查：长骨，特别是股骨下端膨胀，正常时髁上所见的腰部消失。外观类似椎形烧瓶或霍克酒瓶。

胸骨骨髓检查显示诊断性戈谢细胞（图 4.7）。

如胸骨骨髓检查阴性应做肝穿刺活检。肝脏弥漫性受累（图 4.8）。

外周血改变。伴弥漫性骨髓受累，可见成白红细胞性贫血样变。白细胞减少，血小板减少伴出血时间延长，可能与中度小细胞低色素性贫血有关[29]。

检测白细胞溶酶体酸性 β-葡萄糖苷酶活性可做出诊断。

血生化改变：血清 ALP 常常升高，有时伴有转氨酶升高。血清胆固醇正常。

#### 治疗

可行酶替代治疗。溶酶体酸性 β-葡萄糖苷酶首先从库存人胎盘制备出来，虽然现在患者使用的是运用重组技术制成的。给药方法为静脉输入。多种治疗方案均见效。在内源性酶脱糖基化之后，外源性酶被巨噬细胞上的甘露糖受体摄取,可以高效逆转血液学和内脏(肝脾)病变。骨病反应慢。

部分或全部脾切除用于治疗巨脾引起的腹部不适,偶尔用于治疗血小板减少或获得性溶血性贫血。如果骨病恶化则需要行全脾切除,为阻止骨病恶化必须事先计划给予酶替代治疗。

肝移植用于治疗失代偿性肝硬化[32],但不能纠正酶的缺陷,酶替代疗法仍旧是必需的。亦进行过骨髓移植,但同酶替代治疗相比,其危险性较大,故被禁止。

### 急性婴儿型戈谢病(Ⅱ型)

这种急性型发生于出生后 6 个月内的婴儿,通常在 2 岁前死亡。出生时正常。累及脑,进行性恶病质和精神障碍。肝脾肿大,浅表淋巴结可触及。

尸检见网状内皮系统都有戈谢细胞。但在脑组织内未发现,脑病发病机制不详。

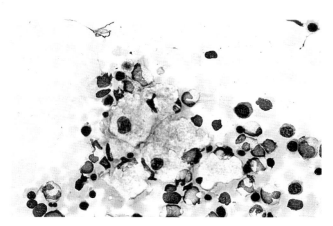

**图 4.7**　戈谢病。胸骨骨髓涂片显示大的苍白的戈谢病细胞伴有胞质纤维化和偏心的浓染的核。(见彩图)

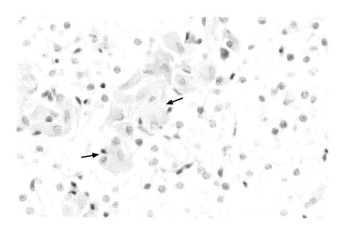

**图 4.8**　戈谢病。肝脏切片可见在苍白的肝细胞之间有大的粉染的戈谢细胞(箭头所示)。(DPAS 染色)(见彩图)

### 尼曼–皮克病

罕见,家族性,常染色体隐性遗传,主要见于犹太人。由网状内皮系统溶酶体鞘磷脂酶缺乏所致。引起溶酶体内鞘磷脂贮存增多。主要影响肝脾。

细胞特点是苍白、卵圆或圆形,直径为 20~40μm。在非固定状态,内有颗粒;在脂溶媒固定时,颗粒被溶解,有空泡和泡沫状外观。通常有 1~2 个核。电镜显示溶酶体呈层状髓磷脂样表现,内含异常脂质。

尼曼–皮克病 A 型(急性,神经元病型)发生于婴儿,2 岁前死亡。出生后 3 个月出现疾病表现,包括恶心、体重减轻、生长迟缓。肝脾肿大,皮肤蜡黄,暴露部位呈黄棕色。浅表淋巴结肿大。有肺浸润。患者盲聋并且智力发育迟缓。

由于视斑视网膜变性,眼底呈樱桃红色。

外周血为小细胞性贫血,后期可见泡沫状尼曼–皮克细胞。

本病缓解时,可表现新生儿阻塞性黄疸。晚期的儿童出现进行性神经症状加重。

B 型(慢性、非神经元病型),同消退的新生儿胆汁淤积有关。肝硬化进展缓慢,可导致门脉高压、腹水、肝衰竭[25]。已有肝移植成功治疗肝衰竭的报道[32]。虽然移植后 10 个月时还没有肝脏脂质蓄积,但需要长期随访来评价病情转归。

骨髓穿刺可进行诊断,可见特征性尼曼–皮克细胞,或在白细胞内发现低水平的鞘磷脂酶。

有早期严重肝病患者可进行骨髓移植[36],初步报道有望降低肝、脾和骨髓的鞘磷脂,但长期随访是必要的。

### 海蓝组织细胞综合证

该病罕见,骨髓或肝网状内皮细胞用瑞特或吉姆萨染色,以组织细胞染成海蓝色为标志。细胞内含有鞘磷脂和葡糖鞘脂。临床可见肝脾肿大。虽然有过血小板减少和肝硬化的报道,但其预后是良好的。它可能相当于成人尼曼–皮克病[18]。

（张清泉 于东冬 译　李薇 崔久嵬 牛俊奇 校）

### 参考文献

1　Anthony PP, Sarsfield P, Clarke T. Primary lymphoma of the liver: clinical and pathological features of 10 patients. *J. Clin. Pathol.* 1990; **43**: 1007.

2 Bird GLA, Smith H, Portmann B *et al.* Acute liver decompensation on withdrawal of cytotoxic chemotherapy and immunosuppressive therapy in hepatitis B carriers. *Q. J. Med.* 1989; **73**: 895.

3 Bruguera M, Caballero T, Carreras E *et al.* Hepatic sinusoidal dilatation in Hodgkin's disease. *Liver* 1987; **7**: 76.

4 Cardier JE, Barbera-Guillem E. Extramedullary haematopoiesis in the adult mouse liver is associated with specific hepatic sinusoidal endothelial cells. *Hepatology* 1997; **26**: 165.

5 Chopra R, Eaton JD, Grassi A *et al.* Defibrotide for the treatment of hepatic veno-occlusive disease: results of the European compassionate-use study. *Br. J. Haematol.* 2000; **111**: 1122.

6 Dich NH, Goodman ZD, Klein MA. Hepatic involvement in Hodgkin's disease: clues to histological diagnosis. *Cancer* 1989; **64**: 2121.

7 Elleder M, Chlumska A, Hyanek J *et al.* Subclinical course of cholesteryl ester storage disease in an adult with hypercholesterolemia, accelerated atherosclerosis, and liver cancer. *J. Hepatol.* 2000; **32**: 528.

8 Essell JH, Schroeder MT, Harman GS *et al.* Ursodiol prophylaxis against hepatic complications of allogenic bone marrow transplantation—a randomized, double-blind, placebo-controlled trial. *Ann. Intern. Med.* 1998; **128**: 975.

9 Feller E, Schiffman FJ. Extrahepatic biliary obstruction by lymphoma. *Arch. Surg.* 1990; **125**: 1507.

10 Forbes GM, Davies JM, Herrmann RP *et al.* Liver disease complicating bone marrow transplantation: a clinical audit. *J. Gastroenterol. Hepatol.* 1995; **10**: 1.

11 Horny H-P, Kaiserling E, Campbell M *et al.* Liver findings in generalized mastocytosis: a clinicopathologic study. *Cancer* 1989; **63**: 532.

12 Hubscher SG, Lumley MA, Elias E. Vanishing bile duct syndrome: a possible mechanism for intrahepatic cholestasis in Hodgkin's lymphoma. *Hepatology* 1993; **17**: 70.

13 Iwai M, Kashiwadani M, Okuno T *et al.* Cholestatic liver disease in a 20 yr old woman with histiocytosis X. *Am. J. Gastroenterol.* 1988; **83**: 164.

14 Jaffe ES. Malignant lymphomas: pathology of hepatic involvement. *Semin. Liver Dis.* 1987; **7**: 257.

15 Johnson LN, Iseri O, Knodell RG. Caseating hepatic granulomas in Hodgkin's lymphoma. *Gastroenterology* 1990; **99**: 1837.

16 Lachmann RH, Wight DGD, Lomas DJ *et al.* Massive hepatic fibrosis in Gaucher's disease: clinico-pathological and radiological features. *Q. J. Med.* 2000; **93**: 237.

17 Lau JYN, Lai CL, Lin HJ *et al.* Fatal reactivation of chronic hepatitis B virus infection following withdrawal of chemotherapy in lymphoma patients. *Q. J. Med.* 1989; **73**: 911.

18 Long RG, Lake BD, Pettit JE *et al.* Adult Niemann–Pick disease: its relationship to the syndrome of the sea-blue histiocyte. *Am. J. Med.* 1977; **62**: 627.

19 Maes M, Depardieu C, Dargent JL *et al.* Primary low-grade B-cell lymphoma of MALT-type occurring in the liver: a study of two cases. *J. Hepatol.* 1997; **27**: 922.

20 Maymind M, Mergelas JE, Seibert DG *et al.* Primary non-Hodgkin's lymphoma of the common bile duct. *Am. J. Gastroenterol.* 1997; **92**: 1543.

21 Mican JM, Di Bisceglie AM, Fong T-L *et al.* Hepatic involvement in mastocytosis: clinicopathologic correlations in 41 cases. *Hepatology* 1995; **22**: 1163.

22 Mistry PK. Gaucher's disease: a model for modern management of a genetic disease. *J. Hepatol.* 1999; **30**: 1.

23 Mistry PK. Genotype/phenotype correlations in Gaucher's disease. *Lancet* 1995; **346**: 982.

24 Ohsawa M, Aozasa K, Horiuchi K *et al.* Malignant lymphoma of the liver: report of five cases and review of the literature. *Dig. Dis. Sci.* 1992; **37**: 1105.

25 Putterman C, Zelingher J, Shouval D. Liver failure and the sea-blue/adult Niemann–Pick disease. Case report and review of the literature. *J. Clin. Gastroenterol.* 1992; **15**: 146.

26 Sans M, Andreu V, Bordas JM *et al.* Usefulness of laparoscopy with liver biopsy in the assessment of liver involvement at diagnosis of Hodgkin's and non-Hodgkin's lymphomas. *Gastrointest. Endosc.* 1998; **47**: 391.

27 Scoazec J-Y, Degott C, Brousse N *et al.* Non-Hodgkin's lymphoma presenting as a primary tumour of the liver: presentation, diagnosis and outcome in eight patients. *Hepatology* 1991; **13**: 870.

28 Sharafuddin MJA, Foshager MC, Steinbuch M *et al.* Sonographic findings in bone marrow transplant patients with symptomatic hepatic veno-occlusive disease. *J. Ultrasound Med.* 1997; **16**: 575.

29 Sherlock SPV, Learmonth JR. Aneurysm of the splenic artery; with an account of an example complicating Gaucher's disease. *Br. J. Surg.* 1942; **30**: 151.

30 Shulman HM, Fisher LB, Schoch LG *et al.* Veno-occlusive disease of the liver after marrow transplantation: histological correlates of clinical signs and symptoms. *Hepatology* 1994; **19**: 1171.

31 Shulman HM, Gooley T, Dudley MD *et al.* Utility of transvenous liver biopsies and wedged hepatic venous pressure measurements in 60 marrow transplant recipients. *Transplantation* 1995; **59**: 1015.

32 Smanik EJ, Tavill AS, Jacobs GH *et al.* Orthotopic liver transplantation in two adults with Niemann–Pick and Gaucher's diseases: implications for the treatment of inherited metabolic disease. *Hepatology* 1993; **17**: 42.

33 Souto P, Romaozinho JM, Figueiredo P *et al.* Severe acute liver failure as the initial manifestation of haematological malignancy. *Eur. J. Gastroenterol. Hepatol.* 1997; **9**: 1113.

34 Terra SG, Spitzer TR, Tsunoda SM. A review of tissue plasminogen activator in the treatment of veno-occlusive liver disease after bone marrow transplantation. *Pharmacotherapy* 1997; **17**: 929.

35 Valla D, Casadevall N, Huisse MG *et al.* Etiology of portal vein thrombosis in adults. *Gastroenterology* 1988; **94**: 1063.

36 Vellodi A, Hobbs JR, O'Donnell NM *et al.* Treatment of Niemann–Pick disease type B by allogeneic bone marrow transplantation. *Br. Med. J.* 1987; **295**: 1375.

37 Walz-Mattmòlla R, Horny HP, Ruck P *et al.* Incidence and pattern of liver involvement in haematological malignancies. *Pathol. Res. Pract.* 1998; **194**: 781.

38 Watterson J, Priest JR. Jaundice as a paraneoplastic phenomenon in a T-cell lymphoma. *Gastroenterology* 1989; **97**: 1319.

39 Wong Y, Chen F, Tai KS *et al.* Imaging features of focal intrahepatic extramedullary haematopoiesis. *Br. J. Radiol.* 1999; **72**: 906.

40 Woolf GM, Petrovic LM, Rojter SE *et al.* Acute liver failure due to lymphoma: a diagnostic concern when considering liver transplantation. *Dig. Dis. Sci.* 1994; **39**: 1351.

41 Zafrani ES, Gaulard P. Primary lymphoma of the liver. *Liver* 1993; **13**: 57.

42 Zandi P, Panis Y, Debray D *et al.* Paediatric liver transplantation for Langerhans' cell histiocytosis. *Hepatology* 1995; **21**: 129.

### 第 5 章

# 超声、计算机体层摄影和磁共振成像

肝胆扫描能检查和定性肝肿瘤，显示血管、胆管的闭塞，是诊断多数肝脏疾病的基本方法，可显示某些弥漫性肝病。超声(US)、计算机体层摄影(CT)最常用，磁共振成像(MRI)的适应证在增多，使用经验在增加。放射性同位素扫描作为筛查占位性病变及诊断弥漫性肝病的方法已被其他扫描技术代替，但在胆道成像以及用特殊配体扫描检测转移瘤时，放射性核素扫描仍有作用。

如果仪器性能良好，技术先进，操作者经验丰富，US、CT、MRI均能很好地发挥作用。选择哪一种方法与价格及仪器的扩展用途相关。临床医生详细、清楚地说明临床问题对保证报告质量至关重要。

## 放射性同位素扫描

$^{99m}$Tc标记的锡胶体和人白蛋白胶体可被网状内皮细胞摄取，这种方法于20世纪60年代引入，用于检查肝肿瘤，但不能分辨囊肿和组织。其能检出直径4cm的病变，但对小于4cm的病变敏感性低。斑片状的肝摄取减少及骨髓和脾的活性增强提示慢性肝病。超声已代替同位素扫描，肝硬化时能显示不规整的肝轮廓和回声的变化。其他情况如柏-查综合征(Budd-Chiari综合征)时，同位素扫描因其影像特点不可靠而被其他检查所取代。

柠檬酸$^{67}$镓能被肝肿瘤和炎症组织(如脓肿)所摄取，但对大多数患者和医院而言，新技术以超声和CT更为合适。镓扫描对复杂的不明原因的慢性败血症患者仍有作用，放射活性局灶增加提示炎症病灶。

$^{99m}$Tc-IDA衍生物在胆道显像中有作用(第32章)。

$^{99m}$Tc-IDA红细胞标记能用于确定海绵状血管瘤的诊断。静脉注射后的动态扫描会显示开始的低活动区，然后病变会充盈，像红细胞池。延迟扫描会显示比周围肝活性更高的活动区。这样的动态扫描相当于CT加强后的外观。

$^{111}$In-DTPA奥曲肽与生长抑素受体结合，用这种同位素闪烁法可证实90%的类癌瘤[3]。对MRI和CT未能显示的未预料到的病变、肝外病变及淋巴结特别有价值(图5.1)[26]。

### 正电子发射体层摄影(PET)

PET是根据这样一个原理：从放射活性物质发射的正电子同电子结合成两个光子，移向相反的方向，能确保检测定位。投射正电子放射性核素(在回旋加速器内合成)，包括$^{15}$O、$^{13}$N、$^{11}$C和$^{18}$F，用于研究区域血流和代谢。这项技术用于研究肝血流。因为恶性肿瘤利用糖增加，所以使用$^{18}$F氟化去氧葡萄糖进行PET扫描能检查肝细胞癌，敏感性为55%，而CT敏感性是90%[11]。分化不良的肿瘤比分化好的活性强。PET扫描能显示CT不能发现的肿瘤远距离转移。在诊断复发的结肠-直肠癌时亦有用[7]。

## 超声

大多数影像科用实时高分辨率超声扫描仪，这种方法比CT、MRI便宜得多，检查仅用几分钟时间。扩张的胆管、胆囊病、肝肿瘤及某些弥漫性肝病都可显示出来。非超声专业的住院医生能掌握基本的技术，并且在门诊和病房可以使用。例如在肝活检前检查肝及胆囊或扩张的胆管。

超声在检查肥胖、腹部胀气的患者时有困难，因为这些患者肝的位置高，完全在肋缘覆盖之下。术后打绷带的患者以及有疼痛性瘢痕的患者，在进行超声检查时也有困难。

正常肝脏的超声显示为混合性回声(图5.2)。门

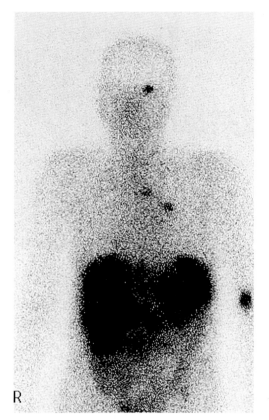

**图5.1**　应用¹¹¹In-DTPA奥曲肽对一位类癌综合征患者进行扫描,除了巨大的肝脏肿瘤外,还可显示骨骼和左臂的转移灶。

脉、肝静脉、下腔静脉和主动脉都可显示,正常肝内胆管较细,与大的门静脉分支并行。右、左肝管直径是1~3mm,胆总管为2~7mm。超声用于胆汁淤积患者的筛查,胆囊是声像检查的理想器官。

　　门静脉起源于肠系膜上静脉与脾静脉连接的部位。超声能显示扩张的门静脉、门脉高压时的侧支循环,以及由于肿瘤或栓塞导致阻塞或纤维化的门静脉和慢性门脉血栓形成海绵状变性的血管束。然而用实时超声评估门脉开放并非总是精确的,尤其是在以前做过门静脉或胆道手术的患者。多普勒有更大的敏感性和特异性。在无多普勒超声的地方,实时超声仍旧是检查食管静脉曲张出血的第一选择,其可以评估门静脉侧支开放,亦能证实门体分流的开放情况。

　　心衰时,超声可显示扩张的肝静脉和下腔静脉。柏-查综合征时可能看不到肝静脉。多普勒超声得到的资料比实时超声更详实。

　　与弥漫性肝病相比,局灶性肝病更易被超声检查到,其能检测到直径1cm的病变,单纯囊肿有光滑的壁,内部呈无回声的超声图像(见图33.4)。超声对小

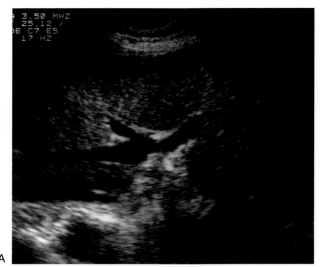

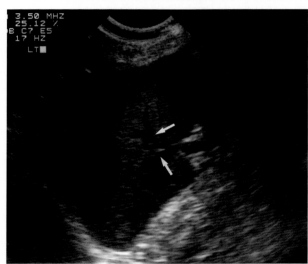

**图5.2**　正常肝脏的超声表现。(A)正常均一的回声和无回声的门静脉及其肝内分支。(B)肝静脉(箭头所示)汇合流入下腔静脉。

囊肿的诊断比CT精确。包虫囊有特征性外观,并含有子囊。海绵状血管瘤是最常见的肝肿瘤,通常呈高回声的超声图像(图5.3)。病变直径小于3cm,肝功能正常,常不需要进一步检查。如果病变大于3cm或外观不典型或怀疑转移癌(特别是血管丰富的),则需进一步用动态增强CT、红细胞闪烁扫描法或MRI检查。

　　恶性肿瘤包括原发和继发癌,在超声上显示高或低回声图像(图5.4),边界清楚或呈浸润性。如表现为牛眼征(高回声边缘围绕低回声中心),则高度提示转移瘤。坏死的肿瘤类似脓肿、囊肿的改变。临床资料是非常重要的,如基础肝硬化,已经证实原发性肿瘤或肿瘤标志物水平升高。为确定肿瘤性质需进行超声指

导下的肝穿刺活检。

　　弥漫性肝病可用超声检查，可发现解剖学异常。肝硬化时，肝边界呈锯齿状，肝脏小(图5.5)，肝回声紊乱，也可有脾大、腹水[1]。

　　脂肪肝显示强回声[19]，但不能精确脂肪定量。部分是因为在正常个体间肝回声模式有差异。

　　在肝硬化患者，超声仍为筛查肝癌的首选方法，超声亦为疑似肝脓肿患者的首选检查。

　　肝脓肿表现为回声减少区，有或无包膜。有时脓汁的回声与肝脏相似，脓肿未被查出，临床医生可根据临床表现考虑超声为假阴性结果，并进一步行CT检查。超声指导下的穿刺对微生物检查是必要的，随后可进行治疗性穿刺和引流。

### 多普勒超声[12]

　　多普勒超声的原理是：从传感器发射出来的超声信号与从血管壁反射出来的超声信号之间存在差异，从这一差异可推导出血管内血流的速度和方向。掌握这项技术是困难的，需要一个有经验的操作者。肝动脉、肝静脉、门静脉(见图10.23)各有独特的多普勒信号(第10章)。这一技术可帮助诊断可疑的肝静脉阻塞[2]、肝动脉血栓形成(肝移植后)，以及门静脉血栓形成。门脉高压时，可以检测门脉血流方向和门体分流。肝静脉波形变平提示存在肝硬化[4]。

　　经颈静脉肝内门体分流(TIPS)通常每隔2~3个月进行多普勒超声检查，以监测血流情况，从而在临床症状发生前检出异常情况(图5.6)。

### 内镜超声

　　这项技术能检查出壶腹周围癌，了解胆道、胆囊的状态，比经皮超声好，然而只有少数医院有这一设备，并且需要内镜和超声的专业知识，所以其应用受到限制。

## 计算机体层摄影[6,25]

　　可通过一系列连续的横断面来显示肝脏。检查全肝需要10~12个图像，传统CT已被螺旋CT所取代。传统CT每隔7~10mm扫描兴趣区，每个层面必须控制呼吸。

　　螺旋CT扫描方法为持续螺旋扫描。控制一次呼吸即能完成，因而速度快(15~30s)，每个横断面可重建图像。这项技术最大的优点是在血管内造影剂达到最高浓度的瞬间扫描完成，因而优于传统CT，特别是对于小血管检查更佳。肿瘤检出率提高。计算机重建三

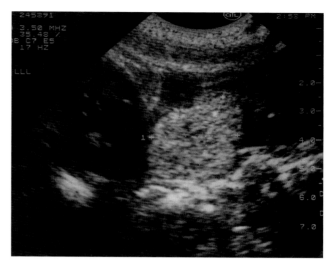

**图 5.3**　超声显示肝脏内一个 3cm 大小的高回声团块。这是肝海绵状血管瘤的特征。

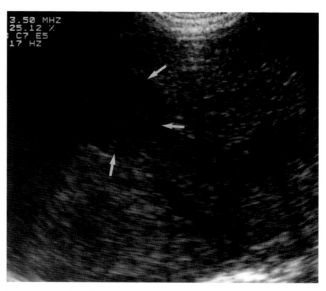

**图 5.4**　肝脏超声显示一个圆形的低回声团块(箭头所示)，并有异常的回声——肝硬化肝脏内的肝细胞癌。

维图像，可显示血管和肿瘤的关系，并且用静脉胆管造影剂显示胆管树。

　　CT能详细显示在切面水平上跨全腹的解剖关系(图5.7)，口服对比剂用于更清楚地显示胃和十二指肠。持续静脉输入对比剂或进行动脉及门静脉造影，可进行加强扫描，显示血管及肝实质。对比剂从肾脏排出。静脉给予对比剂的胆管造影偶尔用于显示胆道系统，但仅限于肝功能检查正常的患者。CT可很好地观察邻近器官，如肾、胰、脾及腹膜后淋巴结。

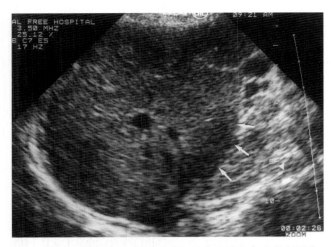

**图 5.5**　肝硬化超声显示不规则的肝脏边界和紊乱的肝回声。

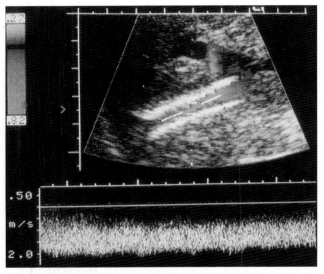

**图 5.6**　多普勒超声扫描显示血流(蓝色)通过一个 TIPS 分流。(见彩图)

CT可诊断局灶性肝病和某些弥漫性肝病。与超声相比,其优点是对操作者的依赖减少,硬盘储存及胶片使医生更容易阅片,且更容易复制。肥胖患者更适合应用CT检查。充气的肠很少产生伪影,即使产生也可通过改变体位来解决。疼痛、术后瘢痕及包扎不阻碍检查。CT指引下的肝活检和引流更精确。

缺点是价格昂贵、有放射性和无手提轻便式的仪器,患者必须到CT室。

肝呈现均匀衰减值(以Hounsfield单位),类似肾和脾。肝门处可见门静脉分支。要想与扩张胆管相鉴别,必须在静脉注射对比剂,通常能看到肝静脉。加强CT显示门静脉及其开放程度,以及侵袭性肿瘤和阻塞的栓子。海绵状变性提示两个或多个增强血管替代阻塞的门静脉。尽管CT有很多优点,但多普勒超声仍然是检测门静脉异常的较好方法。

柏-查综合征可表现为肝内增强的斑片影 (假肿瘤外观)(图5.8),可能被误认为肝内肿瘤。尾叶增大。

增强CT显示脾静脉,以及门脉高压时围绕脾的和腹膜后的侧支循环(图5.9)。可分辨自发的和手术的分流。

肝内外正常胆道在CT影像上难以看到。可见胆囊内钙化结石。CT用于评价胆囊结石患者是否需手术治疗,但筛选胆囊结石的方法是超声而不是CT。

可以看到肝的形态、解剖学异常或叶萎缩。可计算肝体积,但这是一种科研的手段。

CT扫描显示由肝硬化(图5.10)、脂肪肝(图5.11)

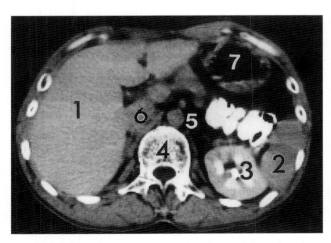

**图 5.7**　CT 扫描(对比剂增强)显示肝脏。1.肝脏;2.脾;3.肾;4.椎体;5.主动脉;6.胰头;7.胃。

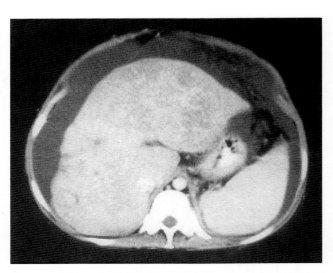

**图 5.8**　增强 CT 扫描显示柏-查综合征,肝内斑片状低密度区(假瘤样外观)以及腹水。

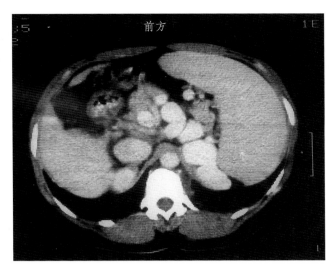

图 5.9　增强 CT 扫描显示脾脏周围由于门脉高压而形成的巨大的侧支循环(白色)。

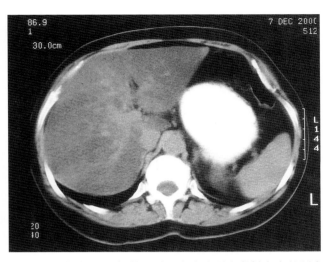

图 5.11　非增强 CT 扫描显示一个脂肪肝患者低密度的肝实质内的血管结构。

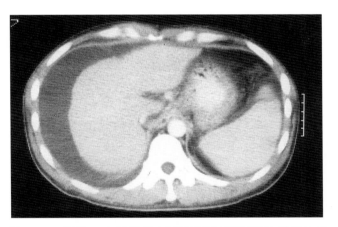

图 5.10　增强 CT 扫描显示由于肝硬化皱缩的肝脏,以及结节状的肝边缘和腹水。

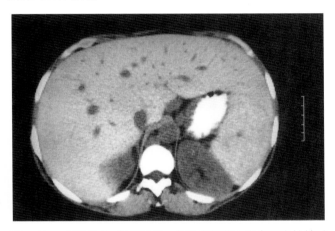

图 5.12　非增强 CT 扫描显示一位地中海贫血患者继发性铁过载的肝脏。肝脏密度增加,远超过肾脏。门静脉根部非常明显。

和铁过载(图5.12)引起的弥漫性肝病。结节、肝边缘不规则、皱缩提示肝硬化。脾大、腹水支持肝硬化。

脂肪肝显示较正常值低的CT衰减值(图5.11)。即使不加强扫描,血管衰减值也比肝实质明显,可见脂肪肝的诊断不必依赖肝穿刺活检。CT测定同肝组织脂肪变性程度相关。单能源CT扫描比双能源CT好,但后者敏感性低,特别是肝铁增加时。但总的来说,对于检查弥漫性肝脂肪变性,超声比CT好[19]。

铁过载时,CT显示肝密度增加,非增强的肝脏比脾和肾更亮(图5.12)。应用双能源CT测定与肝铁沉积有相关性,但中度铁沉积时,这种方法在血色病中的使用价值有限。

肝内铜含量增加时,CT值通常正常。

CT可检查出直径大于1cm的占位性病变,应做加强及不加强扫描。静脉注射对比剂后,非加强扫描的充盈缺损病变可能表现为等密度;相反,非加强扫描正常肝的等密度区可能仅在加强扫描后看到。

通常偶然发现的良性病变包括简单囊肿、海绵状血管瘤。由于单囊肿中心衰减值低,与水相同,诊断比较有把握(见图33.5)。但小囊肿需经超声证实,因CT的部分容积效应可显示囊肿为高密度。

海绵状血管瘤在非加强扫描时出现低衰减区,加强扫描时对比剂从周边充盈(图5.13)。大多数患者应用CT检查可明确诊断,如果有任何病变定性问题,需进一步做MRI检查。

CT能检出原发及继发的直径>1cm的肿瘤性病变(图5.14),比正常肝衰减值低,加强后不变。有些转移癌(如结肠)存在钙化。血管丰富的转移癌(肾、绒毛膜

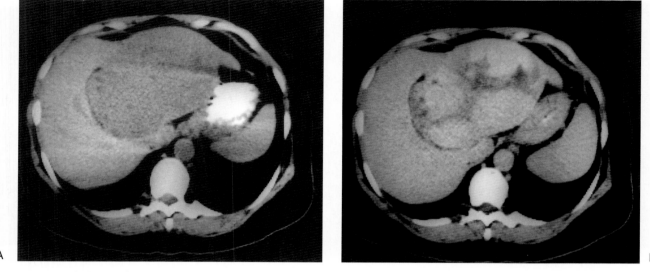

A B

**图 5.13** （A）非增强 CT 扫描显示肝左叶有一个巨大的低衰减区。（B）增强后,动态扫描显示该病变渐进式充盈,最终与肝的其他部分呈等密度。这些是血管瘤的特点。

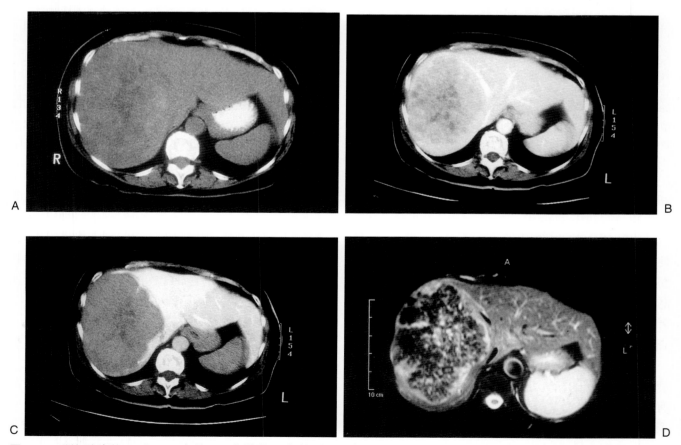

A B

C D

**图 5.14** 肝细胞癌的 CT 和 MRI 表现。（A）非增强 CT 扫描:右叶的低衰减区。（B）对比增强 CT 扫描。（C）CT 门静脉造影。（D）MRI 扫描（T₂ 加权）显示一个明显的低信号区。

癌、类癌)加强后可充盈,绝大多数原发癌不充盈。是否进行肝穿刺活检取决于临床情况及肿瘤标记物(AFP、CEA)的结果。对于肝细胞癌的敏感性,CT是 87%,超声是80%,肝血管造影是90%[23]。对于卫星病灶的敏感性,CT和血管造影是59%,超声是17%。将碘油注射到肝动脉,2周后用CT扫描(见图31.12)检查小肿瘤[20],但有些仍不能捡出——有研究显示其对直径为9~40mm的病灶敏感性仅为53%[29]。

注射对比剂到脾动脉或肠系膜上动脉(CT动脉–门脉造影)是检查肝转移癌的敏感方法(图5.15),亦能显示良性和恶性原发性肝肿瘤[28]。由于这项检查是侵袭性的,一般仅用于手术切除的候选者。CT门静脉造影可检出75%的直径<2cm[8]的肝细胞癌,原发和继发肝恶性肿瘤的检出率为88%[9]。

腺瘤、局部结节性增生通常呈低密度的表现,但CT、超声可能查不出来,因为它们的特征接近肝组织。典型的局部结节增生有中心疤,但这一特点不具备诊断特异性。

脓肿表现为低衰减区(图5.16),超声指导下可穿刺排脓。脓肿周边增强是阿米巴肝脓肿的特点。包虫囊肿,特别是旧的、非活动性的,可见钙化缘(见图29.21)。活动性包虫囊肿可见子囊(见图29.22)。

加强CT对腹部外伤有诊断价值,可显示撕裂伤或挫伤的大小及腹腔出血的程度[21]。应寻找肝动脉假动脉瘤。

CT优于超声的重要功能是可为外科医生在考虑肝切除时明确解剖关系,并能鉴定病变的节段位置。CT门脉造影比常规CT加强扫描会显示更多的病变。

## 磁共振成像(MRI)[10,16]

这是最昂贵的扫描技术,为超声价格的6倍,CT的2倍。对于病变的检查,MRI可与CT相媲美,虽然目前大多数MRI比CT清晰度低。检查和描绘直径小于1cm的病变是困难的。呼吸门控可克服呼吸伪影现象。有些肝病变有特异性MRI特点,但有些病变没有。将来组织特异性对比剂可以改进这项检查。CT和MRI都能显示肝脏以外更广阔的解剖和病理视野。

MRI的工作原理是检测在强磁场强化排列后氢质子释放的能量。这项技术是安全的,但有一定的附加条件。安装有心脏起搏器和体内有磁性物质(剪夹、金属异物)的患者不能做这项检查,妊娠时也不能做。对于采用机械通气的ICU患者的扫描和监护也很困难。

可采取几种检测方法,但最常用的是测定弛豫时间$T_1$、$T_2$,以及质子密度。根据所采取的方法不同,组织的显示有很大差别,有些器官的表现正相反。血管及胆管不需对比剂便可以看到。对比分辨率很好,优于

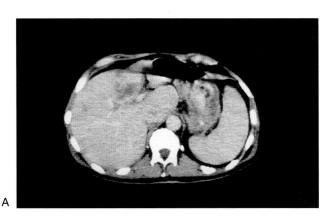

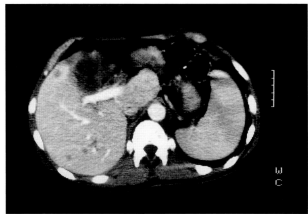

**图 5.15**　CT 门静脉造影评价。(A)左叶胆管癌患者常规增强肝 CT,右叶可疑转移癌。(B)CT 门脉造影清晰显示右叶多发的小转移癌,由于病变在左叶,门静脉显示良好。

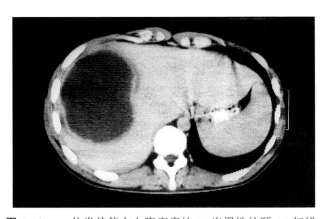

**图 5.16**　一位发热伴右上腹疼痛的 21 岁男性的肝 CT 扫描。CT 显示一个巨大的占位性病变。排出脓汁 1L。这是一个阿米巴脓肿。

CT;空间分辨率不如CT。随着技术的进步,扫描时间缩短,呼吸运动(尤其在呼吸急促的患者)产生的伪影减少,空间分辨率改善。根据需要可重建多方位(轴、冠、矢状)影像。再现性好,能描绘组织特征。

T₁弛豫时间是在射频脉冲后,外磁场内氢质子重排需要的时间。T₂弛豫时间反映了由于相邻质子间不同的电磁影响,质子上轴相互不协调运动的速率。蛋白密度仅仅表示每个单位区域内质子的数目。由于不同的组织对MRI扫描的反应不同,囊液、亚急性和慢性血肿、脂肪、新生物、纤维化的组织和血管都各有其特点。

T₁加权扫描显示肝通常呈灰色、均质、信号超过脾。T₂加权扫描信号强度低于脾(图5.17),扩张的胆管容易看到。

T₁加权扫描显示正常血管呈黑色,不管使用哪种技术,门脉、肝静脉、下腔静脉、主动脉、胆管都能看到。观察血管、胆管不需注射对比剂(图5.18)。

MRI能显示囊肿、血管瘤、原发及继发肿瘤(见图5.14D)。T₁加权扫描显示恶性肿瘤呈暗色(低信号);T₂加权扫描显示光亮(高信号),类似脾的信号。其并不总是能够鉴别肝细胞癌和转移癌,尽管可使用靶向功能性肝细胞的对比剂,如Gd-BOPTA。含有功能性肝细胞的肿瘤组织,如肝细胞癌、局部结节性再生性增生和再生结节应与转移癌表现不同,后者不含肝细胞,不会摄取对比剂[15,22,27]。对比剂如氧化铁,回到网状内皮系统,能区别局部结节增生(含库普弗细胞)和转移癌、肝细胞癌,后两者不含库普弗细胞,不摄取氧化铁。初步报告提示没有发育异常的腺瘤样增生结节在T₂加权扫描时呈低信号,可与肝细胞癌鉴别[18]。MRI对诊断小的(<2cm)肝细胞癌和发育不良结节不敏感[14]。海绵状血管瘤在T₂加权扫描像上表现特别亮,使用2000/150旋转回声序列能与癌瘤区别[5]。应用对比剂后,从周边特征性充填(图5.19),与加强CT相似。

肝铁增加时,MRI扫描显示肝出现暗黑或黑色(图5.20)。几种方法用于铁浓度的定量,如在特殊序列比较肝同肌肉的信号[13]。精确定量可能仅限于在有特殊兴趣的单位。MRI目前还没有广泛用于血色病患者。

磁共振胆管胰管造影(MRCP)是一项有价值的技术,能显示肝内、肝外胆管病理变化(图5.21)[17,24]。不需要对比剂,能满意地显示肝内胆管末梢,比对比剂胆管造影(经皮经肝胆管造影、内镜逆行胰胆管造影)效果好。MR血管造影可无创性研究动脉、静脉解剖和病理变化(图5.22和图5.23)。

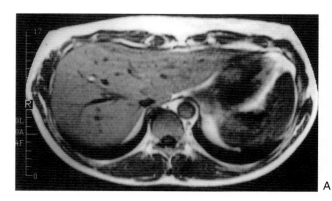

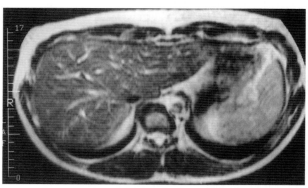

图 5.17　一位正常成人志愿者的 MRI 扫描。(A)T₁ 加权扫描(旋转–回声 300/12)。(B)T₂ 加权扫描(旋转–回声 1500/80)。注意 T₂ 加权扫描:脊柱管的内容物是明亮的(白色),与均质肝脏中的血管(左侧)表现一样。

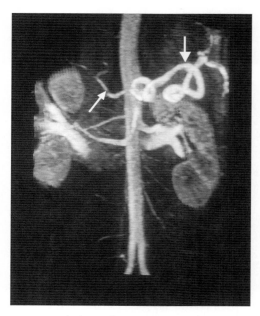

图 5.18　MRI(T₂ 加权)血管造影显示肝动脉(小箭头所示)和弯曲的脾动脉(大箭头所示),以及下面的肾脏血管。

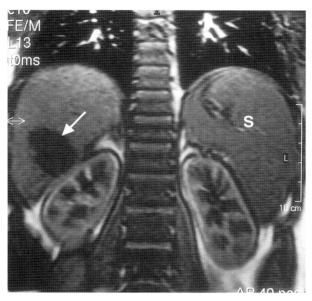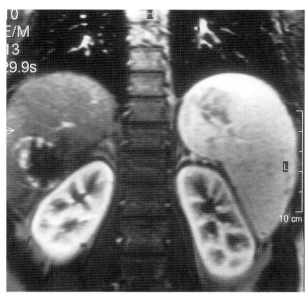

**图 5.19**　肝血管瘤的 MRI。(A)$T_1$ 加权扫描显示右叶内有一个典型的低信号区(箭头所示)。(B)钆增强后周边明亮的高信号区域。注意伴随的脾肿大(S)。

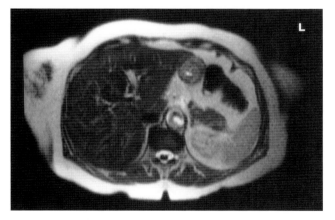

**图 5.20**　MRI 扫描($T_2$ 加权)显示血色病患者铁沉积导致的黑色低信号肝脏。

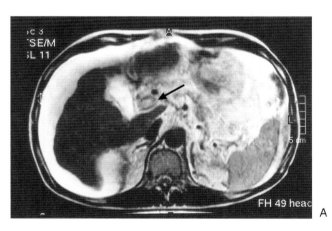

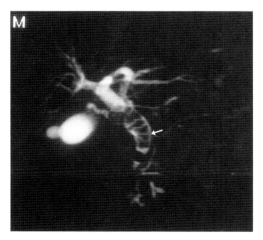

**图 5.21**　MRCP 显示胆管中塞满了结石(箭头所示)。

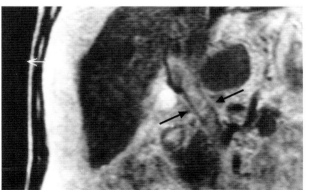

**图 5.22**　MR 血管造影。$T_1$ 加权扫描。(A)一个肝硬化和腹水患者的横断面显示门脉内血栓(箭头所示)。(B)冠状扫描显示部分开放的门静脉内血流边缘的血栓。

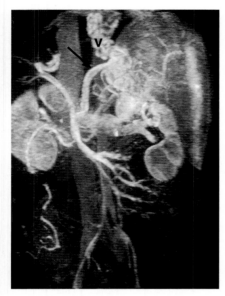

**图 5.23**　丙型肝炎硬化患者的 MR 血管造影，显示一个大的侧支静脉(箭头所示)，滋养一组曲张静脉(v)。

表 5.1　肝胆疾病的非侵入性影像检查

| 问题 | 选择 | | |
|------|------|------|------|
| | 第一 | 第二 | 第三 |
| 肝脏肿物 | US | CT/MRI | |
| 肝内的转移瘤 | US | CT/MRI | |
| 筛查肝硬化有无 HCC | US | CT | |
| 可切除的肿瘤 | CT* | MRI | |
| 血管瘤 | US | MRI | |
| 脓肿 | US/CT | | |
| 包虫囊 | US | MRI/CT | |
| 门静脉未闭 | USDop | US/CT/MRI | |
| 门脉高压 | USDop | US | CT |
| 柏-查综合征 | USDop | US | CT/MRI |
| 分流 | USDop | US/CT/MRI | |
| 外伤 | US/CT | | |
| 肝硬化 | US | CT | |
| 脂肪肝 | US | CT/MRI | |
| 铁 | CT | MRI | |
| 胆囊结石 | US | | |
| 急性胆囊炎 | US/IDA | | |
| 胆管扩张 | US | MRCP | |
| 胆管结石 | US+ | MRCP | |
| 胆汁漏 | IDA | | |
| 胰腺肿瘤 | US/CT | EUS | |

CT:计算机体层摄影;EUS:内镜超声;HCC:肝细胞癌;MRCP:磁共振胰胆管造影;MRI:磁共振成像;US:超声;USDop:超声多普勒。

*CT 门静脉造影。

+仅在阳性时有价值。

　　MRI技术正快速进步,进展包括最佳旋转回声序列,使用快速成像序列,使用新的对比剂,如钆、锰衍生物和亚铁[22]。目前MRI检查的肝脏结果与CT相似,未来MRI更有希望,但它的使用受到是否有设备以及价格和专门技术的限制。

　　如果评价恶性肝病需要进行胸部或骨扫描,或需要指引肝穿刺活检,CT仍然是较好的选择。

### MR波谱检查

　　此项检查能无创地评价体内组织的生化变化,能测定选择区域内的细胞代谢分子变化。当前使用的技术仍旧在实验阶段,但已应用于肝病患者[30]。31P波谱检查显示磷脂膜前体(磷酸单脂或PME峰)增加,磷脂膜降解产物和内质网(磷酸双脂或PDE峰)减少。这些变化与肝病轻重有关,反映肝再生时细胞膜更新增加。对这项技术的临床使用依旧难以下结论,但可能用于急性肝衰竭和评价供肝。

### 结论和选择

　　肝胆影像技术的选择取决于需要解决的问题、是否有适当的设备,以及操作者和解释者的专业经验(表5.1)。还没有形成适合所有单位的严格的诊断规程。放射性同位素扫描已被超声、CT和MRI所取代,因为这些方法能更好地检出病灶并描写其特征。如果有有经验的超声检查者,对多数肝胆系统病症的检查都可以将超声作为第一选择。如结果不确定,则进一步做CT或MRI检查。

　　CT、MRI比超声可更好地描绘大多数病变的特点,但价格贵且未广泛推广使用,在有些中心,CT代替了超声作为初步检查。

　　诊断黄疸可先用超声筛查,如必要再用MRI、MRCP进一步检查,帮助诊断及显示病变范围。

　　诊断胆结石,首选超声。

　　Tc-IDA扫描可诊断急性胆汁淤积,是一种可代替超声的非创伤性方法,用于检查术后胆管开放和胆汁漏。亦用于婴儿胆道闭锁的诊断检查。

　　　　　　　(张清泉　刘星　译　姜尉国　吴杨　白杨　校)

# 参考文献

1　Aubé C, Oberti F, Korali N et al. Ultrasonographic diagnosis of hepatic fibrosis or cirrhosis. *J. Hepatol.* 1999; **30**: 472.

2　Bolondi L, Gaiani S, Li Bassi S et al. Diagnosis of Budd–Chiari syndrome by pulsed Doppler ultrasound. *Gastroenterology* 1991; **100**: 1324.

3　Caplin ME, Buscombe JR, Hilson AJ et al. Carcinoid tumour. *Lancet* 1998; **352**: 799.

4　Colli A, Cocciolo M, Riva C et al. Abnormalities of Doppler waveform of hepatic veins in patients with chronic liver disease: correlation with histological findings. *Am. J. Roentgenol.* 1994; **162**: 833.

5　de Beeck BO, Luypaert R, Dujardin M et al. Benign liver lesions: differentiation by magnetic resonance. *Eur. J. Radiol.* 1999; **32**: 52.

6　El Sherif A, McPherson SJ, Dixon AK. Spiral CT of the abdomen: increased diagnostic potential. *Eur. J. Radiol.* 1999; **31**: 43.

7　Huebner RH, Park KC, Shepherd JE et al. A meta-analysis of the literature for whole-body FDG PET detection of recurrent colorectal cancer. *J. Nucl. Med.* 2000; **41**: 1177.

8　Ikeda K, Saitoh S, Koida I et al. Imaging diagnosis of small hepatocellular carcinoma. *Hepatology* 1994; **20**: 82.

9　Irie T, Takeshita K, Wada Y et al. CT evaluation of hepatic tumours: comparison of CT with arterial portography, CT with infusion hepatic arteriography, and simultaneous use of both techniques. *Am J. Roentgenol.* 1995; **164**: 1407.

10　Ito K, Mitchell DG, Matsunaga N. MR imaging of the liver: techniques and clinical applications. *Eur. J. Radiol.* 1999; **32**: 2.

11　Khan MA, Combs CS, Brunt EM et al. Positron emission tomography in the evaluation of hepatocellular carcinoma. *J. Hepatol.* 2000; **32**: 792.

12　Killi RM. Doppler sonography of the native liver. *Eur. J. Radiol.* 1999; **32**: 21.

13　Kreeftenberg HG, Mooyaart EL, Huizenga JR et al. Quantification of liver iron concentration with magnetic resonance imaging by combining T1-, T2-weighted spin echo sequences and a gradient echo sequence. *Neth. J. Med.* 2000; **56**: 133.

14　Krinsky GA, Lee VS, Theise ND et al. Hepatocellular carcinoma and dysplastic nodules in patients with cirrhosis: prospective diagnosis with MR imaging and explantation correlation. *Radiology* 2001; **219**: 445.

15　Li KC, Chan F. New approaches to the investigation of focal hepatic lesions. *Bailliéres Best Pract. Res. Clin. Gastroenterol.* 1999; **13**: 529.

16　Macdonald GA, Peduto AJ. Magnetic resonance imaging (MRI) and diseases of the liver and biliary tract. Part 1. Basic principles, MRI in the assessment of diffuse and focal hepatic disease. *J. Gastroenterol. Hepatol.* 2000; **15**: 980.

17　Macdonald GA, Peduto AJ. Magnetic resonanace imaging and diseases of the liver and biliary tract. Part 2. Magnetic resonance cholangiography and angiography and conclusions. *J. Gastroenterol. Hepatol.* 2000; **15**: 992.

18　Matsui O, Kadoya M, Kameyama T et al. Adenomatous hyperplastic nodules in the cirrhotic liver: differentiation from hepatocellular carcinoma with MR imaging. *Radiology* 1989; **173**: 123.

19　Mendler M-H, Bouillet P, Le Sidaner A et al. Dual energy CT in the diagnosis and quantification of fatty liver: limited clinical value in comparison to ultrasound scan and single-energy CT, with special reference to iron overload. *J. Hepatol.* 1998; **28**: 785.

20　Palma LD. Diagnostic imaging and interventional therapy of hepatocellular carcinoma. *Br. J. Radiol.* 1998; **71**: 808.

21　Poletti PA, Mirvis SE, Shanmuganathan K et al. CT criteria for management of blunt liver trauma: correlation with angiographic and surgical findings. *Radiology* 2000; **216**: 418.

22　Reimer P, Jähnke N, Fiebich M et al. Hepatic lesion detection and characterization: value of nonenhanced MR imaging, superparamagnetic iron oxide-enhanced MR imaging, and spiral CT-ROC analysis. *Radiology* 2000; **217**: 152.

23　Rizzi PM, Kane PA, Ryder SD et al. Accuracy of radiology in detection of hepatocellular carcinoma before liver transplantation. *Gastroenterology* 1994; **107**: 1425.

24　Sackmann M, Beuers U, Helmberger T. Biliary imaging: magnetic resonance cholangiography vs. endoscopic retrograde cholangiography. *J. Hepatol.* 1999; **30**: 334.

25　Savci G. The changing role of radiology in imaging liver tumours: an overview. *Eur. J. Radiol.* 1999; **32**: 36.

26　Shi W, Johnston CF, Buchanan KD et al. Localization of neuroendocrine tumours with [111]In DTPA-octreotide scintigraphy (Octreoscan): a comparative study with CT and MR imaging. *Q. J. Med.* 1998; **91**: 295.

27　Sica GT, Ji H, Ros PR. CT and MR imaging of hepatic metastases. *Am. J. Roentgenol.* 2000; **174**: 691.

28　Soyer P, Bluemke DA, Fishman EK. CT during arterial portography for the preoperative evaluation of hepatic tumours: how, when, and why? *Am. J. Roentgenol.* 1994; **163**: 1325.

29　Taourel PG, Pageaux GP, Coste V et al. Small hepatocellular carcinoma in patients undergoing liver transplantation: detection with CT after injection of iodized oil. *Radiology* 1995; **197**: 377.

30　Taylor-Robinson SD. Applications of magnetic resonance spectroscopy to chronic liver disease. *Clin. Med.* 2001; **1**: 54.

### 第 6 章

# 肝细胞衰竭

肝细胞衰竭几乎发生于各种肝脏疾病,如病毒性肝炎、肝硬化、妊娠急性脂肪肝、药物性肝炎、用药过量(如对乙酰氨基酚)、近肝段肝动脉结扎、肝静脉闭塞等。单纯门静脉闭塞不发生肝细胞衰竭。循环衰竭及低血压可加重肝衰竭。

肝细胞衰竭可能是慢性胆汁淤积,如原发性胆汁性肝硬化或恶性占位性病变及急性胆管炎相关的梗阻性黄疸的晚期表现。对急性胆道堵塞的患者,肝细胞衰竭的诊断应慎重。

虽然临床表现不同,但不管何种病因其总的特点和治疗是类似的。急性肝衰竭可能会出现特殊变化(第8章)。

肝细胞衰竭没有完全相同的病理学变化,特别是不一定有肝细胞坏死。所以说,它是功能性的而不是解剖意义上的综合征。它可以有下列某些或全部表现。

- 全身状况不佳;
- 黄疸;
- 高动力循环状态和发绀;
- 发热和败血症;
- 神经系统变化(肝性脑病);
- 腹水(第9章);
- 氮代谢变化;
- 皮肤和内分泌的变化;
- 凝血障碍(第4章)。

### 全身状况不佳

突出表现为易疲劳,这可能与组织蛋白合成不良有关。厌食和不良饮食习惯也会加重营养不良。

### 黄疸

黄疸主要是肝细胞衰竭引起胆红素代谢障碍所致,其深浅反映肝细胞功能衰竭的程度。

在急性肝衰竭(如病毒性肝炎),黄疸与肝细胞损伤程度平行。但对于肝硬化患者,可以没有黄疸或程度较轻。黄疸的出现提示活动性肝损伤的存在,预后较差。红细胞存活时间短,增加了黄疸的溶血因素。

## 血管扩张和高动力循环

可发生于各种形式的肝细胞衰竭,特别是伴有失代偿性肝硬化者[33]。表现为四肢潮红、脉搏有力、毛细血管搏动。外周血流增加。下肢动脉血流增加。门脉血流增加。肾血流,特别是肾皮质血流灌注减少。心输出量增加[11,24],表现为心率加快、心前区搏动明显且常有喷射性收缩期杂音(图 6.1 和图 6.2)。这些循环系统改变仅偶尔导致心衰。

血压偏低,从而在终末期会进一步降低肾功能。此阶段肝血流受损造成肝衰竭,脑血流不足会加重神智障碍[8]。这种低血压是预后不良的征象,输血及用多巴胺等血管活性药物只能暂时改善。

全身血管外周阻力降低,动静脉氧差减少。肝硬化患者全身血氧消耗减少,组织氧化异常。这与高动

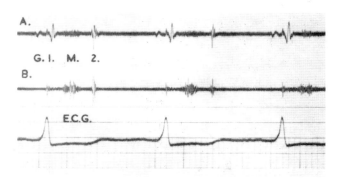

图 6.1　肝硬化。心尖部(A)和心底部(B)心音图提示喷射性收缩期杂音(M)及额外心音(收缩期前奔马律)G[19]。

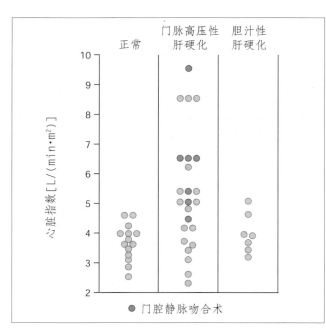

图 6.2 心输出量在许多肝硬化患者是增加的，但是胆汁性肝硬化患者在正常范围，平均正常心脏指数是 3.68±0.60L/(min·m²)。肝硬化患者平均值为 5.36±1.98L/(min·m²)[24]。

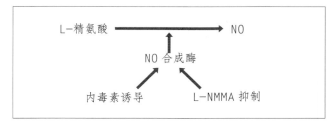

图 6.3 NO 是一种作用广泛的血管扩张剂。由 L-精氨酸产生，NO 合成酶催化该反应。该反应受内毒素诱导，被 L-NMMA 抑制。

力循环和动静脉分流有关。因此，肝衰竭血管扩张状态可加重全身组织缺氧。

血管舒缩弹性下降，表现为刺激血管收缩应答降低，如智力体操、Valsalva 动作和从水平到垂直倾斜实验[19,20]。自主神经疾病是预后不良的指征[6]。许多患者表现正常，但血管功能已受影响的患者在血管扩张物质的影响下，动静脉吻合支可能开放。由于动脉血管扩张引起动脉血管腔扩大，有效动脉血容量减少，这样会激活交感神经和肾素-血管紧张素系统，在钠水潴留、腹水形成上是很重要的(第 9 章)。内脏高动力循环与门脉高压有关(第 10 章)。

关于血管扩张因子的性质仍在研究中。可能涉及多种因素，有些物质可能是由病态肝细胞产生的，不能被肝脏灭活或通过肝内或肝外门体分流而绕过肝脏。血管扩张因子可以是肠源性的。肝硬化时肠黏膜通透性增加，门体分流使内毒素和细胞因子进入体循环，从而引起血管扩张(见图 6.9)[17,18]。

一氧化氮(NO)来源于内皮，是强力血管扩张剂，同高动力循环有关[26]。NO 由多种基因编码的 NO 合成酶家族催化 L-精氨酸释放 (图 6.3)。NO 合成酶(NO S3)是内皮的重要成分，在调节正常血管收缩力上起重要作用[3]。

L-精氨酸类似物，如 NG-单甲基-L-精氨酸(L-

NMMA)抑制 NO 的释放，拮抗 NO 的扩张血管作用。在门脉高压大鼠模型中，NO 抑制剂可逆转高动力循环状态[16]。肝硬化大鼠对 NO 抑制剂的压力效应敏感性增加，导致门脉压力升高[25]。用细菌内毒素或细胞因子可诱导 NO 合成酶的生成增加。NO 在腹水形成、肝肾综合征(第 9 章)和门脉高压的形成上起重要作用(第 10 章)[36]。

各种胃肠肽，如血管活性肠多肽(VIP)Ⅱ型对门脉循环几乎没有作用。胰高血糖素可能也不是主要的血管扩张剂。

前列腺素(E₁、E₂ 和 E₁₂)有扩张血管作用，慢性肝病患者前列腺素释放入门静脉[38]，对血管扩张可能起部分作用。

肝硬化患者对内源性血管收缩物质表现为动脉反应性低[23]。

肝移植后，虽然门脉压恢复正常，但由于门体侧支循环的存在，心脏指数、内脏血流仍高于正常[9]。

### 肝肺综合征

约 1/3 失代偿肝硬化患者的动脉血氧饱和度降低，有时伴有发绀(表 6.1，图 6.4)[29]。肝肺综合征是导

表 6.1 慢性肝细胞病的肺脏变化

低氧
肺内分流
通气/灌流失调
转移因子减少
胸腔积液
横膈抬高
基底肺不张
原发肺动脉高压
门-肺分流
胸片斑片影

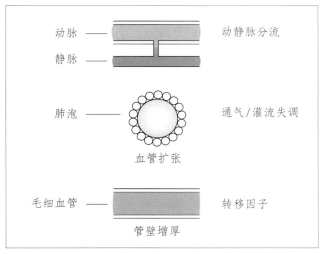

图 6.4　肝衰竭时的肺部变化。

表 6.2　肝肺综合征

晚期慢性肝病
动脉低氧
肺内血管扩张
无原发性心肺疾病

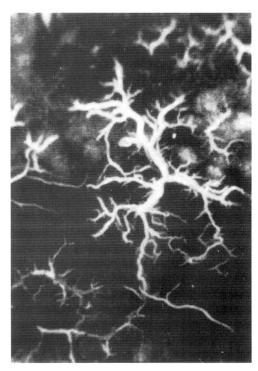

图 6.5　肝硬化。肉眼可见扩张的蜘蛛痣样胸膜血管[1]。

致这一现象的原因之一（表6.2）[32]。该综合征可定义为：在排除原发性心肺疾病基础上，终末期肝病患者所出现的肺气体交换紊乱所导致的低血氧及广泛肺内血管扩张[13,30,32]。肺泡-动脉氧梯度（AaPo₂）超过15mmHg（呼吸室内空气），小的动静脉瘘引起肺内分流，肺内和胸膜内动脉末梢分支明显扩张，可见蜘蛛痣样血管扩张（图6.5）[1]。大的动脉从右到左分流引起的发绀少见（图6.6）[1]。

　　虽然没有限制性通气障碍，但是弥散量下降[35]。这可能与晚期肝硬化和暴发性肝衰竭患者存在肺小血管扩张[1,34]、转移因子减少及静脉和毛细血管壁胶原层增厚有关[34]。

　　肺血管阻力降低，对低氧和运动失去应答，引起肺血管扩张，亦导致肺通气/灌流失调[31]。即使缺氧时肺血管能够收缩，在缺氧、二氧化碳升高时，肺动脉压仍会降低。已证明门-肺吻合存在，但不可能与动脉氧去饱和有关，因为门静脉含氧量高，此外吻合的血流量可能也很少。

　　肝硬化时，引起肺血管扩张的血管活性物质尚不清楚[10]，可能包括 NO[4]、内皮素-1[21,40]和花生四烯酸及其代谢产物。

　　膈抬高（继发于肝大或大量腹水）、胸腔积液或大

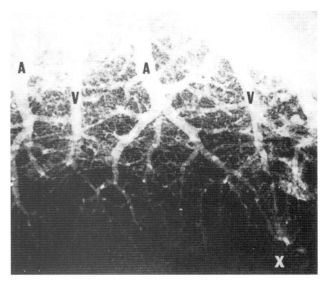

图 6.6　肝硬化患者左肺底动脉造影图。动脉（A）和静脉（V）交替；X 是动静脉分流处，注射造影剂悬浮其中[1]。

量吸烟和饮酒导致的慢性肺病都可导致肝硬化患者肺功能降低。

　　杵状指常见，但不一定都有。平卧呼吸和起立低氧血症是常见的[12]。

　　严重发绀和杵状指见于慢性自身免疫性肝炎和长期肝硬化。

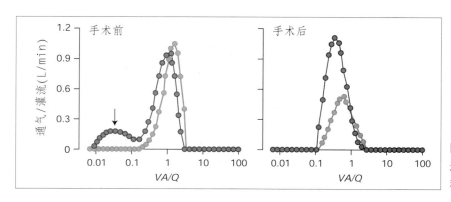

图 6.7 应用惰性气体消除技术,肺内分流和通气(●)–灌流(●)(VA/Q)失调(箭头所示)在肝移植后缓解。

诊断 呼吸室内空气条件下, 存在肺血管扩张, 肺泡–动脉氧梯度增加。其他诊断方法包括经胸行超声造影[14]和白蛋白聚合的 ⁹⁹ᵐTc 肺扫描。肺动脉造影显示肺底血管呈海绵状外观, 相当于 X 线片上见到的肺浸润。

肝功能改善后发绀减轻,胸片浸润影减少。

尚无有效的治疗药物。

严重的进行性低氧血症是肝移植的适应证,可使肺内分流, 特别是弥漫性前毛细血管扩张消失 (图 6.7)[37]。81 例肝肺综合征患者的综合分析显示:成功肝移植后 15 个月内,66 例低氧血症得以改善或恢复正常[13],肝移植死亡率 16%,均与严重缺氧有关。在小儿科,术后数周肺动脉分流可以逆转[15]。当肺动静脉分流大时,往往不能逆转,这些患者在移植前需要做弹簧圈栓塞治疗[27]。

经颈静脉肝内门体分流术(TIPS)能够提高动脉血氧饱和度,已成功用于等待手术的患者[28]。

### 肺动脉高压

大约 2%的门脉高压患者发生肺动脉高压[7]。肺动脉肌层组织研究显示血管壁扩张和肥厚,罕见血栓[22]。累及直径为 10~20mm 动脉的丛源性肺动脉病曾被认为是肺动脉高压的诊断性特征,在尸检中已有发现[22]。

肺动脉高压可能是肝硬化患者全身高动力循环状态的一部分(图 6.8)。

低血氧无肺血管扩张者应怀疑为肺动脉高压,可做能够检测动脉压的多普勒超声心动图确诊[12]。如可能,可经右心导管测定肺循环压力。

肺动脉高压是肝移植的禁忌证,它可导致急性右心衰竭,引起围术期死亡[2]。

肺动脉高压亦可发生于肝细胞癌患者,因多个癌栓栓塞于肺微血管所致[39]。

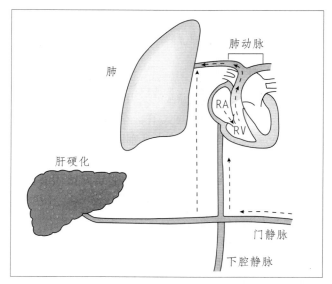

图 6.8 肝硬化患者发生肺动脉高压可能与血管收缩物质的门–体和门–肺分流有关。RA:右心房;RV:右心室。

### 参考文献

1 Berthelot P, Walker JG, Sherlock S *et al*. Arterial changes in the lungs in cirrhosis of the liver—lung spider nevi. *N. Engl. J. Med*. 1966; **274**: 291.

2 Cheng EY, Woehlck HJ. Pulmonary artery hypertension complicating anaesthesia for liver transplantation. *Anaesthesiology* 1992; **77**: 389.

3 Clemens MG. Nitric oxide in liver injury. *Hepatology* 1999; **30**: 1.

4 Dinh-Xuan AT. Endothelial modulation of pulmonary vascular tone. *Eur. Resp. J*. 1992; **5**: 757.

5 Eriksson LS, Söderman C, Ericzon B-G *et al*. Normalization of ventilation/perfusion relationships after liver transplantation in patients with decompensated cirrhosis: evidence for a hepatopulmonary syndrome. *Hepatology* 1990; **12**: 1350.

6 Fleckenstein JF, Frank SM, Thuluvath PJ. Presence of autonomic neuropathy is a poor prognostic indicator in patients with advanced liver disease. *Hepatology* 1996; **23**: 471.

7 Hadengue A, Benhayoun MK, Lebrec D *et al*. Pulmonary

hypertension complicating portal hypertension: prevalence and relation to splanchnic haemodynamics. *Gastroenterology* 1991; **100**: 520.

8 Hecker R, Sherlock S. Electrolyte and circulatory changes in terminal liver failure. *Lancet* 1956; **ii**: 1121.

9 Henderson JM. Abnormal splanchnic and systemic haemodynamics of end-stage liver disease: what happens after liver transplantation? *Hepatology* 1993; **17**: 514.

10 King PD, Rumbaut R, Sanchez C. Pulmonary manifestations of chronic liver disease. *Dig. Dis.* 1996; **14**: 73.

11 Kowalski HJ, Abelman WH. The cardiac output at rest in Laennec's cirrhosis. *J. Clin. Invest.* 1953; **32**: 1025.

12 Krowka MJ, Dickson ER, Cortese DA. Hepatopulmonary syndrome: clinical observations and lack of therapeutic response to somatostatin analogue. *Chest* 1993; **104**: 515.

13 Krowka MJ, Porayka MK, Plevak DJ *et al.* Hepatopulmonary syndrome with progressive hypoxemia as an indication for liver transplantation: case reports and literature review. *Mayo Clin. Proc.* 1997; **72**: 44.

14 Krowka MJ, Tajik AJ, Dickson ER *et al.* Intrapulmonary vascular dilatations (IPVD) in liver transplant candidates. Screening by two-dimensional contrast-enhanced echocardiography. *Chest* 1990; **97**: 1165.

15 Laberge J-M, Brandt ML, Lebecque P *et al.* Reversal of cirrhosis-related pulmonary shunting in two children by orthotopic liver transplantation. *Transplantation* 1992; **53**: 1135.

16 Lee F-Y, Colombato LA, Albillos A *et al.* N-ω-nitro-L-arginine administration corrects peripheral vasodilation and systemic capillary hypotension and ameliorates plasma volume expansion and sodium retention in portal hypertensive rats. *Hepatology* 1993; **17**: 84.

17 Lin R-S, Lee F-Y, Lee S-D *et al.* Endotoxemia in patients with chronic liver disease: relationship to severity of liver diseases, presence of esophageal varices, and hyperdynamic circulation. *J. Hepatol.* 1995; **22**: 165.

18 Lopez-Talavera JC, Merrill WW, Groszmann RJ. Tumor necrosis factor alpha: a major contributor to the hyperdynamic circulation in prehepatic portal-hypertensive rats. *Gastroenterology* 1995; **108**: 761.

19 Lunzer MR, Manghani KK, Newman SP *et al.* Impaired cardiovascular responsiveness in liver disease. *Lancet* 1975; **ii**: 382.

20 Lunzer MR, Newman SP, Sherlock S. Skeletal muscle blood flow and neurovascular reactivity in liver disease. *Gut* 1973; **14**: 354.

21 Luo B, Abrams GA, Fallon MB. Endothelin-1 in the rat liver bile duct ligation model of hepato-pulmonary syndrome: correlation with pulmonary dysfunction. *J. Hepatol.* 1998; **29**: 571.

22 Matsubara O, Nakamura T, Uehara T *et al.* Histometrical investigation of the pulmonary artery in severe hepatic disease. *J. Pathol.* 1984; **143**: 31.

23 Moreau R, Lebrec D. Endogenous factors involved in the control of arterial tone in cirrhosis. *J. Hepatol.* 1995; **22**: 370.

24 Murray JF, Dawson AM, Sherlock S. Circulatory changes in chronic liver disease. *Am. J. Med.* 1958; **24**: 358.

25 Niederberger M, Gines P, Tsai P *et al.* Increased aortic cyclic guanosine monophosphate concentration in experimental cirrhosis in rats: evidence for a role of nitric oxide in the pathogenesis of arterial vasodilation in cirrhosis. *Hepatology* 1995; **21**: 1625.

26 Niederberger M, Martin PY, Gines P *et al.* Normalization of nitric oxide production corrects arterial vasodilation and hyperdynamic circulation in cirrhotic rats. *Gastroenterology* 1995; **109**: 1624.

27 Poterucha JJ, Krowka MJ, Dickson ER *et al.* Failure of hepatopulmonary syndrome to resolve after liver transplantation and successful treatment with embolotherapy. *Hepatology* 1995; **21**: 96.

28 Riegler JL, Lang KA, Johnson SP *et al.* Transjugular intrahepatic porto systemic shunt improves oxygenation in hepatopulmonary syndrome. *Gastroenterology* 1998; **109**: 987.

29 Rodman T, Sobel M, Close HP. Arterial oxygen unsaturation and the ventilation perfusion defect of Laennec's cirrhosis. *N. Engl. J. Med.* 1960; **263**: 73.

30 Rodriguez-Roisin R, Agusti AGN, Roca J. The hepatopulmonary syndrome: new name, old complexities. *Thorax* 1992; **47**: 897.

31 Ruff F, Hughes JMB, Stanley N *et al.* Regional lung function in patients with hepatic cirrhosis. *J. Clin. Invest.* 1971; **50**: 2403.

32 Sherlock S. The liver–lung interface. *Semin. Resp. Med.* 1988; **9**: 247.

33 Sherlock S. Vasodilatation associated with hepatocellular disease: relation to functional organ failure. *Gut* 1990; **31**: 365.

34 Stanley NN, Williams AJ, Dewar CA *et al.* Hypoxia and hydrothoraces in a case of liver cirrhosis: correlation of physiological, radiographic, scintigraphic and pathological findings. *Thorax* 1977; **32**: 457.

35 Stanley NN, Woodgate DJ. Mottled chest radiograph and gas transfer defect in chronic liver disease. *Thorax* 1972; **27**: 315.

36 Stark ME, Szurszewski JH. Role of nitric oxide in gastrointestinal and hepatic function and disease. *Gastroenterology* 1992; **103**: 1928.

37 Stoller JK, Moodie D, Schiavone WA *et al.* Reduction of intrapulmonary shunt and resolution of digital clubbing associated with primary biliary cirrhosis after liver transplantation. *Hepatology* 1990; **11**: 54.

38 Wernze H, Tittor W, Goerig M. Release of prostanoids into the portal and hepatic vein in patients with chronic liver disease. *Hepatology* 1986; **6**: 911.

39 Willett IR, Sutherland RC, O'Rourke MF *et al.* Pulmonary hypertension complicating hepato-cellular carcinoma. *Gastroenterology* 1984; **87**: 1180.

40 Wong J, Vanderford PA, Fineman JR *et al.* Endothelin-1 produces pulmonary vasodilation in the intact unborn lamb. *Am. J. Physiol.* 1993; **265**: H1318.

## 发热和败血症

失代偿性肝硬化患者约 1/3 伴有低热,一般不超过 38℃,抗菌治疗及改变饮食蛋白无效,似与肝病有关。可能与细胞因子,如肿瘤坏死因子有关(至少在急性酒精性肝病时)(图 6.9)[8]。作为炎症反应的一部分,细胞因子释放,有多种不良反应,特别是血管扩张、内皮因子激活及多器官功能衰竭。

人类肝脏是细菌消毒器,门脉血很少有细菌。但肝硬化时,细菌(尤其是肠源性细菌)可通过功能下降的肝脏或门–体侧支循环进入体循环[2]。

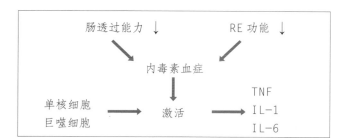

**图 6.9**　肝细胞衰竭患者厌食、发热、消瘦、脂肪肝可能与细胞因子产生的内毒素血症有关：肿瘤坏死因子(TNF)、白介素-1(IL-1)和 IL-6。RE：网状内皮。

　　败血症常发生在肝细胞衰竭的末期，由多种因素造成。这时库普弗细胞和多形核细胞功能受损[3,5]。血清纤连素、调理素、趋化物质，包括补体链成员减少。肠源性体循环毒血症引起网状内皮系统清洁功能的下降和肾损害(图 6.9)[6]。这些因素造成血培养阳性。这在自发性细菌性腹膜炎时很重要，约 75%肝硬化腹水患者发生自发性细菌性腹膜炎(第 9 章)。

　　尿路感染在肝硬化时常见，多为革兰阴性杆菌感染。留置导尿管常引起感染。

　　酒精性肝病常发生肺炎，其他感染还有淋巴结炎和心内膜炎[4]。急性肝衰竭患者的 50%有感染，常发生于软组织、呼吸道、尿路或中心静脉导管[7]。临床表现不典型，可能无发热，无寒战，仅有轻度白细胞升高。

　　急性、慢性肝衰竭时的感染，2/3 是革兰阳性菌感染，常为金黄色葡萄球菌，1/3 为革兰阴性菌[1,7]。Child-C 级肝硬化常常发生。住院患者死亡率为 38%，预后不良的标志是不发热、肌酐升高、白细胞明显升高[1]。反复感染提示预后不良，患者应考虑肝脏移植。

　　肝衰竭患者在侵袭性操作过程中以及消化道出血后应该预防性应用广谱抗生素。当疑有感染时，应该使用肠外广谱抗生素。

**参考文献**

1 Barnes PF, Arevalo C, Chan LS et al. A prospective evaluation of bacteremic patients with chronic liver disease. Hepatology 1988; **8**: 1099.

2 Caroli J, Platteborse R. Septicémie porto-cave. Cirrhosis du foie et septicémie à colibacille. Sem. Hôp. Paris 1958; **34**: 472.

3 Imawari M, Hughes RD, Gove CD et al. Fibronectin and Kupffer cell function in fulminant hepatic failure. Dig. Dis. Sci. 1985; **30**: 1028.

4 McCashland TM, Sorrell MF, Zetterman RK. Bacterial endocarditis in patients with chronic liver disease. Am. J. Gastroenterol. 1994; **89**: 924.

5 Rajkovic IA, Williams R. Abnormalities of neutrophil phagocytosis, intracellular killing, and metabolic activity in alcoholic cirrhosis and hepatitis. Hepatology 1986; **6**: 252.

6 Rimola A, Soto R, Bory F et al. Reticuloendothelial system phagocytic activity in cirrhosis and its relation to bacterial infections and prognosis. Hepatology 1984; **4**: 53.

7 Rolando N, Harvey F, Brahm J et al. Prospective study of bacterial infection in acute liver failure: an analysis of 50 patients. Hepatology 1990; **11**: 49.

8 Yoshioka K, Kakumu S, Arao M et al. Tumor necrosis factor α production by peripheral blood mononuclear cells of patients with chronic liver disease. Hepatology 1989; **10**: 769.

## 肝病性口臭(肝臭)

　　呼气微甜、微臭，类似新鲜尸体或小鼠气味，见于严重肝细胞疾病尤其伴有广泛侧支循环的患者。排便后或应用广谱抗生素肠道菌群发生变化后，肝臭可能减轻，所以它可能起源于肠道。有肝臭的肝性脑病患者尿中甲基硫醇阳性[1]。它也可从呼气中排出，它来源于蛋氨酸，肝损害时脱甲基过程受阻。

　　急性肝病患者肝臭特别明显时为不良预兆，预示肝性脑病。广泛门-体分流时常见肝臭，不一定为预后不良之兆。肝臭有助于肝性脑病诊断。

**参考文献**

1 Challenger F, Walshe JM. Fœtor hepaticus. Lancet 1995; **i**: 1239.

## 氮代谢变化

　　氮代谢（第 7 章）　衰竭的肝脏不能将氨转化为尿素。

　　尿素产生受到损害，但储备的尿素合成能力是巨大的，以致肝细胞衰竭时血尿素通常是正常的，但暴发性肝炎可见尿素降低。尿素合成的最大速度是衡量肝细胞功能的好方法，但是由于太复杂不作为常规检测方法[2]。

　　氨基酸代谢　肝细胞衰竭时尿中氨基酸过量[3]。在急慢性肝病中均发现血浆氨基酸的改变。芳香族氨基酸、酪氨酸、苯丙氨酸与蛋氨酸一起升高。3 种支链氨基酸、缬氨酸、异亮氨酸和亮氨酸减少[1]。这使支链氨基酸与芳香族氨基酸的比值降低，而且这与有无肝性脑病无关。

　　血清白蛋白降低与肝细胞衰竭的轻重程度及持续时间成正比。蛋白质被吸收和保留，但不被用于制造血清蛋白。低血清蛋白也可反映血浆容量的增加。

血浆凝血酶原降低。PT 延长,不能用维生素 K 加以纠正。其他与凝血有关的蛋白缺乏。肝衰竭末期出血很明显,如腹腔穿刺术这样的小手术都会引起出血(第 4 章)。

## 参考文献

1 Morgan MY, Milsom JP, Sherlock S. Plasma amino acid patterns in liver disease. *Gut* 1982; **23**: 362.
2 Rudman D, Di Fulco TJ, Galambos JT *et al*. Maximal rates of excretion and synthesis of urea in normal and cirrhotic subjects. *J. Clin. Invest*. 1973; **52**: 2241.
3 Walshe JM. Disturbances of amino-acid metabolism following liver injury. *Q. J. Med*. 1953; **22**: 483.

## 皮肤变化

### 血管痣[1,3,5]

血管痣又称蜘蛛痣。

蜘蛛痣见于上腔静脉血管分布区,罕见乳头连线以下,常见于颈、面、前臂和手背(图 6.10)。死后褪色、消失。

蜘蛛痣由中央的小动脉及向外放射的许多小血管组成,类似蜘蛛腿(图 6.11)。其直径大小从针尖到 0.5cm,大的可看到或触及搏动感,用玻片压迫时明显,用针头压迫中心时整个消失。

随着肝功能的好转,蜘蛛痣消失,因此,新近出现的蜘蛛痣预示病情加重,蜘蛛痣在血压下降时也能消失,蜘蛛痣还可能有不明原因出血。

蜘蛛痣的分布相似,无数小血管随机散布在整个皮肤上,尤其上肢,类似美元钞票上的丝线,称为纸币皮肤。

另一个特征是上肢和臀部皮肤出现白点[3],放大镜下可见白点中央是一个蜘蛛痣的开始。

蜘蛛痣常见于肝硬化,特别是酒精性肝病,可一过性见于病毒性肝炎,正常人罕见,尤其儿童。妊娠 2~5 个月可出现,分娩后两个月内消失。少数蜘蛛痣不足以诊断肝病,但是新近出现的或原有蜘蛛痣扩大,则有肝病的可能。

#### 鉴别诊断

遗传性出血性毛细血管扩张　病变常在上半身,黏膜病变在鼻、舌、唇、腭、咽、食管和胃。常常累及甲床、掌面、手指。内脏血管造影术通常可显示其他部位的病变。

毛细血管扩张是点状的,扁平或微微高出肤面,边界清晰。与一个或多个血管有关,类似于血管蜘蛛痣。无搏动。

扩张的毛细血管变薄,但静脉显示肌层肥大。

这种病变可伴肝硬化。在原发性胆汁性肝硬化的患者可见 CRST 综合征,即钙盐沉着、雷诺现象、指(趾)硬皮病和毛细血管扩张。

Campbell de Morgan 丘疹　很常见,随年龄增长其数目及大小增加,呈淡红色,扁平或略高于肤面,常见于前胸及腹部。

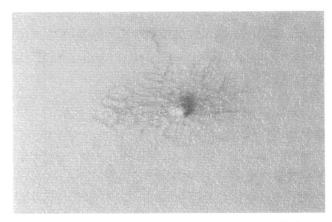

图 6.10　蜘蛛痣。中央突出,放射状分支。(见彩图)

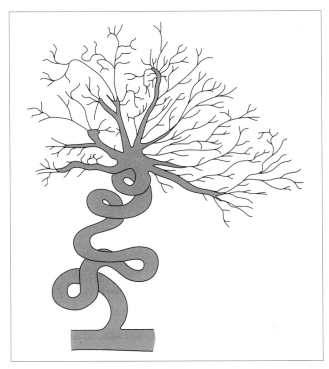

图 6.11　蜘蛛痣的素描图[3]。

**静脉星** 见于静脉压升高时,通常出现在大静脉主要分支处,直径 2~3cm,压迫不褪色,静脉星见于肋下缘、背部、大腿和足背部。

### 肝掌

手温暖,手掌鲜红。特别是在大、小鱼际突出部或手指的肉质部分(图 6.12),也可见于手指基底部。足底也可累及。压迫褪色。用玻片压迫时可见与脉率搏动一致的手掌发红,患者可感到搏动感、麻刺感。

肝掌在肝硬化时不如蜘蛛痣常见。二者可同时存在,也可单独出现,很难证实有共同的病因学。

许多正常人有家族性掌变红,与肝病无关。类似表现见于长期类风湿性关节炎、妊娠、慢性发热、白血病及甲状腺功能亢进。

### 白甲

白甲是由于甲床不透明所致,见于 82% 的肝硬化患者,偶见于其他疾病(图 6.13)[2]。在指尖可见粉色区域,严重情况下不能与甲弧影区分。病变为双侧性,以拇指和食指最明显。

### 皮肤改变的机制

蜘蛛痣选择性分布的机制尚不清楚。可能是身体上半部接触对皮肤有害的物质,在适当的内源性刺激存在时易于出现蜘蛛痣。儿童可在膝部出现蜘蛛痣,据说肝硬化裸体主义者全身可见蜘蛛痣。蜘蛛痣的数量与血液的高动力循环状态无关,尽管心脏输出量增加时蜘蛛痣的搏动明显增强。

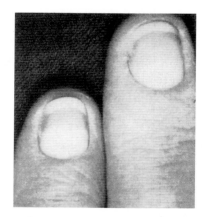

**图 6.13** 肝硬化患者的白甲。

肝掌、蜘蛛痣与肝硬化时雌激素增加有关。也见于雌激素增加的孕妇。雌激素对子宫内膜动脉有扩张作用,该机制可以解释与子宫内膜类似的皮肤蜘蛛痣[1]。对男性前列腺肿瘤用雌激素治疗时也可见皮肤蜘蛛痣[1]。肝脏灭活雌激素,尽管肝硬化患者雌激素水平通常是正常的。雌激素和雄激素的比例是更重要的。在男性肝硬化患者,尽管血清雌激素是正常的,但游离的血清睾酮是降低的。有蜘蛛痣的男性肝硬化患者,其雌激素与游离睾酮的比值最高[5]。

其他皮肤病变的病因学尚不清楚。

### 参考文献

1 Bean WB. *Vascular Spiders and Related Lesions of the Skin.* Blackwell Scientific Publications, Oxford, 1959.
2 Lloyd CW, Williams RH. Endocrine changes associated with Laennec's cirrhosis of the liver. *Am. J. Med.* 1948; **4**: 315.
3 Martini GA. Über Gefässveränderungen der Haut bei Leberkranken. *Z. Klin. Med.* 1955; **150**: 470.
4 Martini GA, Straubesand J. Zur Morphologie der Gefässpinnen ('vascular spiders') in der Haut Leberkranker. *Virchows Arch.* 1953; **324**: 147.
5 Pirovino M, Linder R, Boss C *et al.* Cutaneous spider nevi in liver cirrhosis: capillary microscopical and hormonal investigations. *Klin. Wochenschr.* 1988; **66**: 298.

## 内分泌变化

肝硬化常有内分泌的变化。在酒精性肝硬化和反复发生的活动性肝硬化更常见。男性趋向女性化,而女性改变较小,趋向性腺萎缩。

### 性腺功能减退

活动性肝硬化男性患者性欲减退、阳痿,许多人

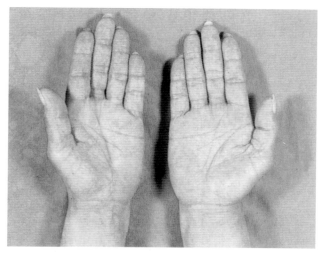

**图 6.12** 肝硬化患者的肝掌。(见彩图)

出现不育。如果肝硬化患者饮酒则表现更严重[7]。代偿良好的肝硬化性功能可正常。

睾丸小而软。有时精液异常。第二性征表现为毛发脱落，胡须减少，男性肝硬化患者前列腺肥大发生率较低[5]。

其他包括女性体型和女性盾式阴毛分布。男性乳房发育尤其常见于嗜酒患者。

女性不能排卵，闭经前患者失去女性特征，尤其乳房和骨盆的脂肪减少。通常不孕，月经无规律、少或无，但过多少见。绝经期后妇女的乳房、子宫萎缩没有意义。

非酒精性肝病妇女，性行为不会受影响[1]。

男性乳房发育，多为双侧，单侧少见，而且肝硬化患者的发生率与对照组没有不同[6]（图 6.14）。在肝硬化患者，总雌激素/游离睾酮和雌二醇/游离睾酮的比值升高，但与乳房发育的出现无关。

乳腺可能有触痛，肿大是由于乳腺过度增生引起的[5]。患有慢性自身免疫性肝炎的青年男性可见乳房发育，酒精性肝病时最常见。

对肝硬化患者使用螺内酯进行治疗是引起、加重乳房增大的最常见原因。它能降低血清睾酮水平并减少肝雄激素受体的活性[10]。

**与酒精的关系**

从肝病尤其是酒精性肝病的病因学角度上，很难解决下丘脑–垂体性腺轴的功能障碍。

酒精性肝病较其他肝病女性化更常见。急性饮酒可增加肝睾酮代谢。

肝脏摄取性类固醇主要依靠肝脏功能。慢性饮酒增加性激素结合蛋白（SHBG），减少血浆游离睾酮和肝脏睾酮的量[11]。然而，在非酒精性肝病患者可见脱氢表雄酮降低，雌二醇和雄烯二酮升高[3]。酒精对睾丸的直接作用可加重肝病的一般影响，急性酒精中毒亦

提高血浆促性腺激素，肝硬化患者嗜酒可加重阳痿[7]。

**机制**

在正常男性血浆内发现有三种主要非结合雌激素，即雌酮、雌二醇和雌三醇，它们由睾丸和肾上腺产生，亦由主要的循环雄激素外周转化而来。雌二醇是最重要的生物雌激素，它与 SHBG 和白蛋白结合。在肝硬化患者，有生物活性的非结合雌二醇边缘性升高，总量仅轻度升高，这种变化不足以说明女性化的程度。

人类肝脏有雌激素、雄激素两种受体，对这两种激素具有敏感性[9,15]。雌激素受体在慢性肝病时减少，反映肝病的轻重，无特异性[4]。肝硬化时，器官对性激素的敏感性可以变化。肝雄激素受体下降，雌激素受体浓度增加[15]。

女性化可能与肝再生有关[16]。部分肝切除或肝移植会有血清雌激素增加，睾酮减少，同时雌激素受体增加[13]。

原发性肝癌偶尔出现女性化[14]，血清雌二醇增加，手术切除后恢复正常。肿瘤有滋养层组织的功能。

**下丘脑–垂体功能**

肝硬化时血浆促性腺激素正常，少数升高。正常说明存在原发睾丸功能缺损或垂体–下丘脑衰竭。黄体激素释放受损提示至少在酒精性肝病时存在下丘脑功能缺陷[2]。

有些非酒精性肝病的女性下丘脑–垂体功能障碍可导致闭经、雌激素不足及骨质疏松症[8]。

**激素代谢[12]**

肝病时激素代谢率减少可能与肝血流减少、侧支循环或 SHBG 增加有关，SHBG 增加可使循环激素游离弥散部分减少[11]。

糖皮质激素在肝脏中被结合。雌激素的衍化物、皮质醇和睾酮与葡萄糖醛酸或硫酸盐结合，通过胆汁或尿排出。即使在肝细胞疾病时，这个代谢过程也几乎无困难。结合的激素在胆汁排泄即肠–肝循环。在胆汁淤积时，胆汁排泄雌激素，特别是极性结合的雌激素明显减少。尿排泄模式发生变化，激素不能代谢，致使血浆激素水平升高，这就改变了激素分泌率及其利用率之间的平衡。这些血浆激素水平和激素分泌之间的反馈机制可以阻止除循环中暂时性激素水平升高之外的所有情况。这或许可以解释血浆激素水平与临床表现之间不完全相关的原因。

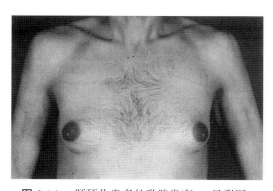

**图 6.14** 肝硬化患者的乳腺发育。（见彩图）

睾酮转化成作用更强的代谢物——二氢睾酮。在肝脏降解和结合,以 17-氧类固醇从尿中排泄。

雌激素被代谢和结合,在尿或胆汁中排泄。

皮质醇主要在肝中被降解成四氢皮质醇,随后与葡萄糖醛酸结合(图 6.15)。

泼尼松转变成泼尼松龙。

## 参考文献

1 Bach N, Schaffner F, Kapelman B. Sexual behaviour in women with nonalcoholic liver disease. *Hepatology* 1989; **9**: 698.

2 Bannister P, Handley T, Chapman C *et al*. Hypogonadism in chronic liver disease: impaired release of luteinizing hormone. *Br. Med. J.* 1986; **293**: 1191.

3 Bannister P, Oakes J, Sheridan P *et al*. Sex hormone changes in chronic liver disease: a matched study of alcoholic vs. nonalcoholic liver disease. *Q. J. Med.* 1987; **63**: 305.

4 Becker U, Andersen J, Poulsen HS *et al*. Variation in hepatic oestrogen receptor concentrations in patients with liver disease. A multivariate analysis. *Scand. J. Gastroenterol.* 1992; **27**: 355.

5 Bennett HS, Baggenstoss AH, Butt HR. The testis, breast and prostate of men who die of cirrhosis of the liver. *Am. J. Clin. Pathol.* 1950; **20**: 814.

6 Cavanaugh J, Niewoehner CB, Nuttall FQ. Gynecomastia and cirrhosis of the liver. *Arch. Intern. Med.* 1990; **150**: 563.

7 Cornely CM, Schade RR, Van Thiel DH *et al*. Chronic advanced liver disease and impotence: cause and effect? *Hepatology* 1984; **4**: 1227.

8 Cundy TF, Butler J, Pope RM *et al*. Amenorrhoea in women with nonalcoholic chronic liver disease. *Gut* 1991; **32**: 202.

9 Eagon PK, Elm MS, Stafford EA *et al*. Androgen receptor in human liver: characterization and quantification in normal and diseased liver. *Hepatology* 1994; **19**: 92.

10 Francavilla A, Di Leo A, Eagon PK *et al*. Effect of spironolactone and potassium canrenoate on cytosolic and nuclear androgen and oestrogen receptors of rat liver. *Gastroenterology* 1987; **93**: 681.

11 Guechot J, Vaubourdolle M, Ballet F *et al*. Hepatic uptake of sex steroids in men with alcoholic cirrhosis. *Gastroenterology* 1987; **92**: 203.

12 Johnson PJ. Sex hormones and the liver. *Clin. Sci.* 1984; **66**: 369.

13 Kahn D, Makowka L, Zeng P *et al*. Estrogen and androgen receptors in the liver after orthotopic liver transplantation. *Transplant Proc.* 1989; **21**: 409.

14 Kew MC, Kirschner MA, Abrahams GE *et al*. Mechanism of feminization in primary liver cancer. *N. Engl. J. Med.* 1977; **296**: 1084.

15 Porter LE, Elm MS, Van Thiel DH *et al*. Hepatic oestrogen receptor in human liver disease. *Gastroenterology* 1987; **92**: 735.

16 Van Thiel DH, Stauber RE, Gavaler JS *et al*. Evidence for modulation of hepatic mass by oestrogens and hepatic 'feminization'. *Hepatology* 1990; **12**: 547.

## 一般治疗

结局并不是完全令人沮丧的。一旦肝脏结构异常,如肝硬化时,结构不会恢复正常,仍然可针对症状进行治疗。肝细胞再生能力很强,即使肝脏结构不能恢复正常,也能获得功能代偿。

### 诱发因素

降低肝细胞功能的任何因素都可使代偿期的肝病患者发展为肝功能衰竭。胃肠道出血和外科手术后血压降低均需输血。必须治疗急性感染。如果衰竭是由酒精引起的,患者应该戒酒。无论是利尿剂或其他因素(如呕吐、腹泻)引起的电解质紊乱必须纠正。

### 一般处理

卧床休息　可降低肝脏功能负荷,急性期患者应适当卧床休息。亚急性和慢性患者在症状改善后应继续休息。如 4 周后病情仍然稳定,患者可适度活动。

饮食　酒精性肝病时高蛋白饮食尤其重要。对大多数肝硬化患者应给予蛋白质 80~100g, 热量 2500 千卡,总热量里脂肪不必限定。可有叶酸缺乏。肝细胞衰竭患者食欲不佳,必须劝说患者进食,患者进食后临床症状就能得到改善。

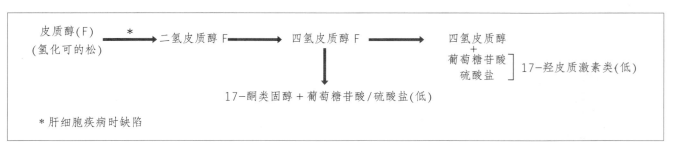

图 6.15　肝脏皮质醇代谢。在肝细胞疾病,4-3 酮基类固醇代谢障碍,结合不受影响。尿 17-酮类固醇及 17-羟皮质激素类减少。

饮食对于酒精性肝病进食量少的患者比非酒精性肝病饮食良好的患者更加重要。

饮食补充 蛋氨酸、胆碱、氨基酸不增加康复率。重症肝炎和肝硬化患者血浆可有高水平的蛋氨酸和半胱氨酸，量不缺乏但利用困难。

酒精 急性肝细胞衰竭患者痊愈后应戒酒 6 个月到 1 年。如果肝细胞衰竭因酗酒引起，可能的话，患者应完全或终身戒酒。如果慢性肝病患者不嗜酒，每天饮一杯葡萄酒或啤酒对身体无损害。

贫血 血红蛋白必须保持在 10g/dL 以上。肝功能改善后贫血减轻。

肾上腺皮质激素 泼尼松龙和 ACTH 不影响肝硬化的进程；可增加包括严重感染等并发症的机会。

性激素 男性因酒精性肝硬化导致的性无能经激素治疗可以使血浆激素水平正常，但是性功能不能恢复，戒酒及关注社会问题比激素治疗更为重要。

口服睾酮除了可使男性乳房发育减轻外，对酒精性肝病患者没有作用[1]。死亡率增加。

镇静剂（第 7 章） 吗啡很可能加重昏迷。

巴比妥酸盐排泄方式不同。长效的短链巴比妥酸盐，例如巴比妥或苯巴比妥，主要在肾脏排泄，肝硬化患者对于小剂量能够很好耐受。短效的长链巴比妥酸盐，例如戊巴比妥、硫巴比妥，主要在肝脏排泄，应避免应用。如果应用巴比妥酸盐，初始剂量应减量。

氯氮镇静作用过强，肝病患者不应使用[2]。常用奥沙西泮，肝硬化时可选用该药[3]。

（张清泉 臧秀贤 译 张凯宇 高沿航 牛俊奇 校）

## 参考文献

1 Copenhagen Study Group for Liver Diseases. Testosterone treatment of men with alcoholic cirrhosis: a double blind study. *Hepatology* 1986; **6**: 807.
2 Roberts RK, Wilkinson GR, Branch RA *et al*. Effect of age and parenchymal liver disease on the disposition and elimination of chlordiazepoxide (Librium). *Gastroenterology* 1978; **75**: 479.
3 Shull HJ, Wilkinson GR, Johnson R *et al*. Normal disposition of oxazepam in acute viral hepatitis and cirrhosis. *Ann. Intern. Med.* 1976; **84**: 420.

### 第 7 章

# 肝性脑病

肝性脑病(HE)是肝病所致可逆的神经精神紊乱状态。目前尚未完全了解其发病机制。研究显示有几种神经递质系统紊乱。其变化是复杂的，没有哪一个能提供统一的解释。由于肝脏功能衰竭或肝硬化时异常外周代谢，脑暴露于高血氨、假神经递质和它们的前体物之中。

肝性脑病的症状表现见表 7.1。在急性(暴发型)肝衰竭时，表现为脑病伴类似肝切除的特征（第8章）。肝硬化时肝性脑病表现为脑病伴门-体分流，同时肝细胞功能障碍亦是非常重要的，各种诱因亦起作用。通常有慢性门-体分流时，存在慢性神经精神紊乱状态，并且可能伴有不可逆性脑损伤。这些患者中肝细胞损害较轻。

肝性脑病的不同表现也可能反映毒性代谢产物或神经递质产生的量。急性肝衰竭导致的脑病常有躁狂状态和脑水肿高颅压表现，而慢性肝性脑病是轻度躁狂嗜睡状态。

### 历史回顾

古代人们就认识到肝脏与神智状态有关。巴比伦(公元前 2000 年)把占卜和预言能力归之于肝，称其为"精神"或"心境"。中国古代医书《黄帝内经》(公元

前 1000 年)称肝是含灵魂的血库。希波克拉底(公元前 460-公元前 370 年)曾描写一名肝炎患者"叫得像狗，举止失常，胡言乱语"。当代肝病学之父弗雷里克斯描述了肝病末期患者的神智变化[21]:

> 有的肝硬化患者突然出现一系列与肝病不相关的症状。患者逐渐神志不清，后来躁狂谵妄，进入深昏迷，并在这种状态下死亡。

人们现在认识到，有共同特点的精神症状几乎可并发于所有类型的肝病，并以昏迷死亡而告终。

### 临床特点

临床表现是复杂的，几乎累及脑的各个部分，可表现为神经、精神症状。症状的个体差异性是一个重要的特征。诊断可能很容易，如肝硬化患者出现胃肠道大出血或败血症，出现神智障碍和扑翼样震颤。然而，如果患者没有临床背景资料，没有诱因，除非观察到细微的症状改变，早期肝性脑病临床诊断可能很困难。这时从注意到患者细微变化的家庭成员中获得有关资料是很重要的。

肝硬化患者临床神经精神状态恶化，特别是突然发生时，医生应警觉伴有相应神经系统体征的颅内出血、外伤、感染和肿瘤，以及药物引发的或代谢性疾病。

肝性脑病，尤其慢性病例，临床病史及检查的个体差异是常见的。其表现取决于病因及诱因的特点和严重程度。儿童可表现特殊的急性反应，如躁狂。

为了叙述方便，肝性脑病常分为意识改变、性格改变、智力障碍和语言改变。

**意识改变** 伴睡眠紊乱的意识障碍较常见。早期出现嗜睡症状，进而发展为正常睡眠习惯的颠倒。自主运动减少、凝视、淡漠、反应慢且简单，亦为早期症状。进一步恶化时，患者仅在给予有害刺激时才出现

表 7.1　肝性脑病的类型

| 肝性脑病分型 | 存活率(%) | 病原因素 |
| --- | --- | --- |
| 急性肝衰竭 | 20* | 病毒性肝炎、酒精性肝炎、药物反应过量 |
| 有诱因的肝硬化 | 70~80 | 利尿、出血、放腹水、剧烈吐泻、手术、过量饮酒、镇静剂、感染、便秘 |
| 慢性门-体分流脑病 | 100 | 门-体分流、高蛋白饮食、肠道细菌 |

* 无肝脏移植。

反应。昏迷开始像正常睡眠,但可进展到完全性无反应阶段。病情恶化进展可在任何水平上停止。神智快速改变常伴有谵妄。

**性格改变**　在慢性肝病时最明显,包括孩子气、易激动、不关心家庭。在好转期患者如表现类似性格特征,提示额叶受到侵害。他们通常乐于与人合作,易于社交,常常表现诙谐,有欣快感。

**智力障碍**　表现不同,从轻度智力下降到明显的混乱。神智清楚的、孤立的性格异常与视觉空间感觉异常有关。这些最容易诱导出来,如结构性失用,不能搭积木或用火柴摆五角星(图 7.1)。数字连线测试(图7.2)用于连续性地评估疾病的进展,但大多数信息应与同一年龄组的正常值相比较[66,86]。

每日记录各项指标变化可能会有漏项,此时绘制表格记录可能会更好反映疾病的进程(图 7.1)。由于不能辨别物体的大小、形状、功能和位置,有些患者可表现为随地大小便。深入观察可避免上述异常行为的发生。

**语言改变**　表现为言语慢、吐字不清、声音单调。深度昏迷时,言语困难更加明显,并且总是伴有言语重复症。

有些患者有肝臭,这是一种发酵粪便的味道,是粪便中由细菌形成的挥发性物质。这些硫醇如果不被肝脏清除则从肺排出。肝臭与脑病的程度和时期无关,无肝臭并不能排除肝性脑病。

最特征的神经系统检查异常是扑翼样震颤。这是由于关节的神经信号传入受损和其他传入脑干网状结构的信息导致位置感偏差所致。检查时患者上肢伸出,手指分开或前臂固定,腕关节背屈(图 7.3)。出现掌指关节和腕关节伸屈运动常伴手指侧向运动,有时影响双臂、颈、下颚,患者伸舌、缩口、紧闭双眼、步态失调。休息时消失,运动时不明显,而保持一定姿势时最明显。震颤通常为双侧性。患者轻抬上肢或患者握医生手时更明显。昏迷时震颤消失。扑翼样震颤不是肝性脑病的特征性表现,亦可见于尿毒症、呼吸衰竭、严重心力衰竭。

肝性脑病患者腱反射亢进。在某些阶段肌张力增加,肌强直常伴有踝阵挛。昏迷的患者肌力下降,反射消失。

深昏迷时足底反射常表现为屈肌张力增强。过度通气、高热可能是临终表现。弥漫性脑损伤还表现为多食、肌肉抽搐、抓握、吮吸反射。视力功能失调表现为可逆性皮质盲[45]。

这些临床表现是波动的,因此需要经常观察患者。临床分级常常是神经精神征兆临床记录的一部分(表 7.2)。

### 调查研究

#### 脑脊液

脑脊液通常清,压力正常。肝性脑病患者脑脊液蛋白含量升高,但细胞计数正常。谷氨酸和谷氨酰胺可能升高。

#### 脑电图

脑电图可见双侧同步慢波(波幅增加),从正常 8~13 周/s(Hz)的 α-节律降至小于 4 周/s 的 δ 波(图 7.4)。频率分析是最好的分级方法。改变刺激如睁眼,

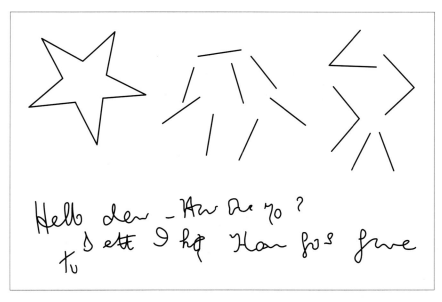

**图 7.1**　意识完全清楚和轻微智力缺陷的慢性门–体分流性脑病的患者在没有粗震颤或视觉改变时,可诱发出局灶病变。
上:结构性失用。
下:写字困难。如:"Hello dear. How are you? Better I hope. That goes for me too."

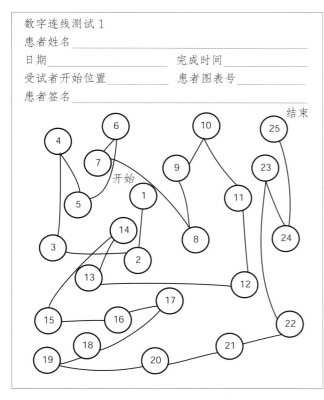

数字连线测试1

患者姓名 _____

日期 _____ 完成时间 _____

受试者开始位置 _____ 患者图表号 _____

患者签名 _____

图 7.2　数字连线测试。

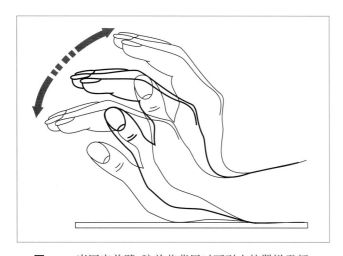

图 7.3　当固定前臂、腕关节背屈时可引出扑翼样震颤。

表 7.2　肝性脑病的临床分级

| | |
|---|---|
| Ⅰ级 | 轻度神智错乱,有欣快感,焦虑不安或抑郁 |
| | 注意力不集中 |
| | 智力水平降低(加减计算) |
| | 睡眠节律颠倒 |
| Ⅱ级 | 嗜睡,淡漠,智力水平明显降低 |
| | 人格变化 |
| | 举止行为异常 |
| | 定向力间歇性丧失(时间、地点) |
| | 尿便失禁 |
| Ⅲ级 | 昏睡但能叫醒 |
| | 持续性定向力丧失(时间、地点) |
| | 明显的精神错乱 |
| | 不能完成智力测验 |
| Ⅳ级 | 昏迷,对疼痛刺激有反应(Ⅳa)或无反应(Ⅳb) |

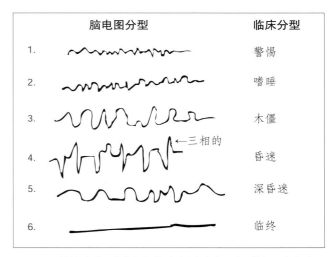

图 7.4　肝性脑病不同阶段的脑电图改变。直到第四阶段出现三相的脑电波之前,其幅度是逐渐增大的。接着幅度逐渐减小。最后其节律性活动消失。

症、$CO_2$ 潴留及维生素 $B_{12}$ 缺乏或低血糖。在神志清醒肝病患者中,这些改变实际上是有诊断意义的。

**诱发电位**

诱发电位是视觉、听觉、躯体感觉神经刺激激发皮质下和皮质产生的脑电位。它们测试受刺激的末梢组织和皮质之间传入途径的传导和功能。临床和亚临床肝性脑病可有视觉电位 (VEP)、脑干听电位(BAEP)、躯体感觉诱发电位(SEP)异常。这些检查还处于研究阶段,未作为临床手段。因为每一次研究敏感性各不相同,特别是评价亚临床肝性脑病时,VEP和BAEP不如智力测验结果可靠。评价亚临床肝性脑

不能减少背景节律活动。变化从额叶或中心区开始进展到后部。

这种技术对于诊断和评价治疗效果是有必要的。

有永久性神经损害的慢性肝病,扫描图可能慢或快或扁平。这些变化可能是固定的,不受饮食的影响。

脑电图变化出现很早,甚至可出现在精神、生化改变之前。但脑电图变化为非特异性,也可见于尿毒

病时 SEP 比智力测验敏感[88]。

记录事件相关的内源性电位的新方法还处于研究阶段。需要患者合作,限于肝性脑病分级 0~2 级患者。具有亚临床肝性脑病的肝硬化患者,视 P300 电位比智力测验敏感[38]。

### 脑扫描

代谢功能良好的肝硬化患者的 CT、MRI 亦显示脑萎缩,并与肝功能受损程度有关。脑萎缩在慢性持续性肝性脑病特别明显,并因酗酒而加重[79]。特别是亚临床门-体脑病时,CT 扫描能显示脑水肿、皮质萎缩的程度[9]。

肝硬化患者 $T_1$ 加权 MRI 基底节有增加的信号,考虑是锰的沉积[64]。这种发现并不直接与肝性脑病相关,而发生于完全门脉血栓形成及海绵状血管瘤的患者,不是肝病证据,提示与门-体分流有关,与肝功能紊乱、肝性脑病无关[58,69]。

### 磁共振波谱

这种方法已用于研究存在肝性脑病的患者及实验模型的脑细胞代谢情况[48,74,78]。细胞内谷氨酰胺的变化已得到了证实。而治疗人肝性脑病过程中对于上述变化的初步研究,可能提供了一个研究发病机制的新方法[25]。

### 神经病理学变化

大体上大脑可正常,但脑水肿可见于 50% 的患者,特别是长期昏迷的年轻患者(见图 8.3)。

死于昏迷的肝硬化患者显微镜下的特征性变化在星形胶质细胞而不是神经元。星形胶质细胞增生,细胞核增大,特别是核仁增大,染色质边缘化,糖原蓄积称为 Alzheimer 2 型星形胶质细胞。这种变化在大脑皮层、基底节最明显,与高血氨有关。神经元有轻微变化。在早期星形胶质细胞变化是可逆的。

病程长的患者其结构改变是不可逆的,并且对治疗无反应(慢性肝脑变性)。除了星形胶质细胞变化之外,脑皮层变薄,伴有皮质、基底节、小脑的神经细胞丢失。

锥体束脱髓鞘与痉挛性截瘫有关。

### 血脑屏障

实验性急性肝衰竭的一些研究显示血脑屏障有变化[89],而另一些则显示没有变化[42]。在严重肝病伴有轻度肝性脑病的患者,产生氨的肠渗透表面区域增加[43]。动物模型的变化并不完全与人类疾病符合。判断这些改变是早期变化还是继发性变化,是与肝衰竭相关还是与肝性脑病相关,也存在困难。绝大多数临床资料

表明,血脑屏障在肝性脑病早期无变化。

## 肝硬化临床多样性

### 亚临床型肝性脑病

虽然临床上无神经功能受损的表现,但足以导致日常生活发生紊乱。有 15%~60% 肝硬化患者的神经和精神状态看似正常,但不能完成心理测验,与语言能力相比较,行为失常更加明显[18,22]。出现率取决于 Child 分级及测试方法的选择。

轻度肝性脑病根据心理测验和(或)脑电图(EEG)界定,又称亚临床肝性脑病。然而对这些患者进行生活质量分析,与无任何肝性脑病迹象者相比较仍有明显不同[23,24]。多变量分析显示,男性、Child B/C 级、静脉曲张,以及存在疾病影响状况调查中的 5 种现象(SIP),为肝性脑病的危险因素[23],而 5 种 SIP 现象可独立预测亚临床肝性脑病[23]:

- 我为了休息整天躺在床上(最有价值的现象)。
- 我糊涂了,同时做几件事。
- 我忘性大,比如忘了最近发生的事,东西放在哪,以及约会。
- 我不能干手工活,如扭转水龙头,使用厨房的小巧用具,缝补,木匠活等。
- 我根本不能工作。

轻度肝性脑病的肝硬化患者很少能常规工作(50%,无肝性脑病者为 85%)。有亚临床型肝性脑病的肝硬化患者的生存期比没有肝性脑病的少一年[2]。用乳果糖治疗是有效的[30,83]。由于对生活质量有重大影响,加强对肝硬化患者的轻度肝性脑病的认识是非常重要的。

### 急性肝性脑病

此综合征可没有诱因自发地出现,患者通常处于肝病末期,有深度黄疸及腹水。多数患者有促发因素(表 7.3)。发病机制包括肝细胞或大脑功能受抑制,肠内含氮物质的增多或门-侧支循环血流的增加。

强力利尿剂可能是引起肝性脑病的原因之一。大量放腹水可诱发昏迷,其机制尚不明确。可能是由于丢失大量电解质及水分引起电解质平衡紊乱,进一步引起肝脏循环和低血压的改变。其他丢失液体及电解质的原因有腹泻、呕吐等。

胃肠出血尤其是食管静脉曲张引起的出血是常见诱因。由于贫血、肝血流减少引起的肝细胞功能减退及大量蛋白饮食(如血)亦可引起昏迷。

**表 7.3　肝硬化患者急性肝性脑病的诱因**

**电解质紊乱**

利尿剂,呕吐,腹泻

**出血**

食管和胃底静脉曲张,胃-十二指肠溃疡,Mallory-Weiss
撕裂伤

**药物**

酒精戒断

**感染**

自发性细菌性腹膜炎,尿道,胸部

**便秘**

**高蛋白饮食**

外科手术也可作为诱因。失血、麻醉、"应激"都抑制肝细胞功能。

急性酒精中毒通过抑制脑细胞功能和引起急性酒精性肝炎导致昏迷。镇静剂、苯二氮草类和巴比妥类能抑制脑细胞功能,当肝细胞解毒功能降低时其毒性作用延长。

感染,特别是菌血症、自发性腹膜炎可引起急性肝性脑病。

有时高蛋白饮食或严重便秘可引起昏迷。

在 20%~30% 病例中, 颈静脉肝内门-体分流术(TIPS)可引起或加重肝性脑病。发病率因患者人数及选择而不同[31,72]。当外科分流时,TIPS 插入管口径越大,越容易引起肝性脑病。操作前有肝性脑病和肝脏功能明显减退可作为 TIPS 引起肝性脑病的独立预测因素[59]。虽然动脉中氨的浓度增加,但 TIPS 3 个月后肝性脑病的发生率下降。这不能完全靠分流减少或肝功能改善来解释。可通过脑细胞对毒性作用产生耐受来解释说明[59]。

**慢性肝性脑病**

在肝硬化时,有侧支循环的建立,如脾-肾、胃-肾、脐或肠系膜下静脉,以及无数的小的分流血管,这种广泛的门-体分流与慢性肝性脑病关系密切。

脑病波动与食物蛋白摄入有关,注意摄入蛋白对临床及脑电图的影响有利于早期诊断。肝病的临床和生化变化可能不明显或没有, 神经精神紊乱可能作为主要特征。

间断性神经精神紊乱可能持续许多年,因不同的专业局限可能漏诊。精神病学家对非特异性器官性反应感兴趣而不考虑基础肝病。神经病学家集中在神经病特点。而肝病学家认识到肝硬化,但未引出神经体

征或认为患者"有点奇怪"或喝了酒。患者第一次看病可能处于昏迷或缓解时期,增加了诊断的困难性。

在门腔静脉吻合之后(2 周至 8 个月),急性精神病状态常出现, 表现为类偏狂型精神分裂症状或轻症躁狂。此外,典型的门静脉系统性脑病,脑电图常表现为慢波。治疗肝性脑病的同时应系统进行精神疾病治疗。

**肝脑变性:脊髓病**

许多持久的神经精神综合征可能与中枢神经系统器质性损伤有关,不仅仅在大脑,也可涉及脊髓。在那些有大的门-体侧支循环形成的患者,进行性截瘫可能隐匿地开始, 而脑病不严重, 脊髓显示为脱髓鞘性改变。截瘫进行性发展,通常治疗门-体脑病的方法无效。

慢性的脑和基底病变可表现为帕金森综合征,震颤不受主观意向的影响,可在慢性肝性脑病数年后发生。永久脑损害可以存在,治疗震颤的疗法疗效甚微。

局灶性大脑症状、癫痫发作和痴呆亦有记载。

鉴别诊断

**低血钠**　肝硬化患者限钠饮食,用利尿剂,放腹水均可引起低血钠。表现为淡漠、头痛、恶心和低血压。诊断依据是血钠降低,血尿素水平升高。此种情况下可能肝性脑病会很快发生。

**急性酒精中毒**　两种综合征可同时存在,从而造成诊断困难(第 22 章)。归因于酗酒的许多综合征可能是由于门-体分流性脑病引起的。震颤性谵妄可通过持续性运动、自主运动过度、完全性失眠、恐惧的幻觉和精细快速震颤与肝性脑病鉴别。患者易兴奋,焦虑,回答问题不能集中精力,漫不经心。休息时震颤消失,活动时明显且无规律。明显厌食常伴干呕和呕吐。

嗜酒者门-体分流性肝性脑病与不饮酒者肝性脑病的表现类似, 但前者由于末梢神经炎常无肌强直、腱反射亢进和踝震挛。脑电图检查有利于肝性脑病的诊断,当高蛋白饮食时加重,用乳果糖可减轻。

**韦尼克(Wernicke)脑病**　在严重营养不良和酗酒者中常见。

**肝豆状核变性(威尔逊病)**　常见于年轻人,常有家族史。症状不波动,震颤为舞蹈手足徐动症样而非扑翼样震颤。凯-弗环为本病特征,是由于铜代谢紊乱引起的。

**潜伏性功能性精神病**　如抑郁或偏执狂常在即将进入肝性脑病时表现出来。反应的类型与以前性格有关,为性格特点的强化。由于强调精神病症状,常收患者入精神病医院。相反,可能也不会将肝脏疾

病患者出现的慢性精神异常状态与肝功能障碍联系起来。对这些患者可进行调查研究,通过广泛动脉侧支循环造影或增强 CT 中的特殊表现证明其为慢性综合征。高和低蛋白饮食引起的临床和脑电图改变也具有重要意义。

### 预后

预后取决于肝细胞衰竭的程度。肝功能相对较好的慢性肝性脑病虽有广泛的侧支循环建立及肠道氮质产物增加,但预后最好;而急性肝性脑病预后最差。肝硬化患者,如有腹水、黄疸、血清白蛋白降低(这些均为所有肝衰竭的指标),则预后不佳。肝硬化患者第一次急性肝性脑病发作之后一年存活率为 42%,3 年存活率为 23%[12]。

由于临床过程的波动性,对治疗进行评估是困难的。对任何新疗法的疗效评估要求大量有对照的病例观察。通常能恢复正常的慢性肝性脑病(大部分与门-体分流相关),必须与预后差的急性肝细胞衰竭区分开。

老年患者还要考虑脑血管疾病的不利影响。门静脉阻塞的儿童有门-体分流脑病者,智力或心理方面无不良影响[1]。

## 发病机制[28,33]

广泛的脑损伤综合征的可逆性提示代谢性机制的存在。但没有哪一个单一的代谢紊乱机制可以解释肝性脑病。基本过程是,由于肝细胞衰竭或者由于分流,肝不能清除来源于肠的有害物质以及氨基酸代谢的改变。这两种情况都可引起脑神经传递的变化。有几种神经活性毒素,特别是涉及氨和神经递质系统的毒素(表 7.4)与发病机制有关并相互关联。肝性脑病时氧和葡萄糖在脑内的代谢率降低,被认为是由于神经元活性降低的缘故。

### 门-体脑病

肝性脑病前或昏迷的每一位患者有一种循环路径,通过这个路径门脉血直接进入体循环到达脑而没有通过肝脏代谢。

肝细胞功能不良的患者,如急性肝炎时分流通过肝脏本身。受损肝细胞不能完全代谢来源于门脉血的物质,以致这些物质可无改变地直接进入肝静脉(图 7.5)。

慢性肝病患者如肝硬化,门脉血经过扩张的侧支循环血管,不经肝脏直接进入体循环。在肝硬化时,围

绕结节发生门静脉-肝静脉吻合,也起内分流的作用。这种情况常见于门-腔静脉吻合和 TIPS。这种情况与喂食肉类的狗(门-体静脉分流)身上出现的神经精神紊乱症状相似。

肝功能完好时脑病不常见。肝血吸虫病时,侧支

表 7.4 肝性脑病时涉及的神经递质

| 神经递质系统 | 正常作用 | 肝性脑病 |
|---|---|---|
| 谷氨酸 | 神经兴奋 | 功能紊乱 |
| | | 受体↓ |
| | | 受 NH₄⁺干扰 |
| GABA/BZ | 神经抑制 | 增加 |
| | | 内源性 BZ |
| | | ?GABA |
| 多巴胺,去甲肾上腺素 | 运动/识别 | 抑制 |
| | | 假神经递质(芳香族氨基酸) |
| 5-羟色胺(血清素) | 觉醒 | ?功能障碍 |
| | | 突触缺损? |
| | | 5-羟色胺转换增加 |

BZ:苯二氮革类;GABA:γ-氨基丁酸。

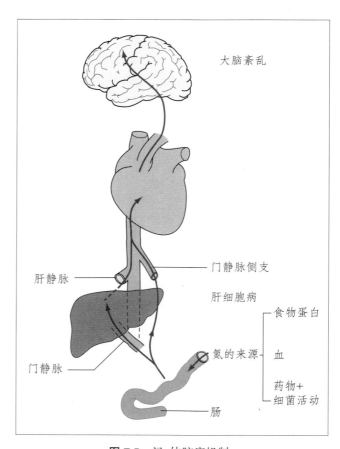

图 7.5 门-体脑病机制。

循环明显,肝功能良好,故昏迷罕见。但若分流很大,无明显肝功能变化时也可发生肝性脑病,如肝外门脉高压和先天性分流[82]。

门体脑病是由于肠源有毒物未经肝脏代谢导致脑中毒(门-体分流脑病),有毒物质为含氮废物。在某些肝硬化患者中这种不易察觉的脑病可因高蛋白饮食、氯化铵、尿素或蛋氨酸而诱发。

### 肠道细菌

口服抗生素症状常减轻。可见毒性物质是由肠道细菌产生的。其他减少肠道细菌的方法如灌肠或催泻亦有效。尿素分解细菌和肠道菌群在肝病时一般是增加的。有些氨来源于小肠黏膜对谷氨酰胺的代谢[63]。

### 神经传递

虽然已在实验室对人体肝性脑病进行了许多研究,但总的结果依旧很复杂,许多方面存在矛盾和争论。很难收集可靠的数据(表 7.5)。氨被认为起重要作用,其他神经递质系统也有关系。

#### 氨和谷氨酰胺

关于肝性脑病的发病原理,氨是被最广泛研究的因素,大量数据证实氨参与神经功能紊乱的形式(图 7.6)[56]。

氨是由蛋白质、氨基酸、嘌呤和嘧啶分解产生的。肠道产生的氨 50%由细菌合成,其余来源于食物中的蛋白和谷氨酰胺。具有尿素酶活性的幽门螺杆菌对氨水平和肝性脑病的作用尚没有一致的意见[11]。

正常时,通过尿素循环,肝将氨转变成尿素和谷氨酰胺。尿素循环紊乱 [先天的缺陷,瑞氏综合征(Reye 综合征)]导致脑病。

肝性脑病患者中 90%血氨升高,脑氨亦升高。某些肝病患者口服铵盐可引起肝性脑病。此时,脑氨代谢率和血脑屏障对氨的通透性增加[43]。

高血氨本身伴兴奋性神经传递降低。氨中毒导致不同于肝性脑病的高动力的癫痫前状态。

**表 7.5 肝性脑病神经递质研究存在的问题**

接近脑组织
不稳定性因素,如 $NH_3$
神经递质的复杂性
动物模型的应用
人类疾病谱
对配体资料解释有困难:释放,酶代谢,排除/重新摄取,受体结合

认为氨引起肝性脑病的主要机制为氨直接作用于神经膜或对突触后的抑制[77],间接作用为谷氨酸神经传递紊乱所致的神经元功能紊乱。

脑内无尿素循环,氨的移除涉及不同途径。在星形胶质细胞内,谷氨酰胺合成酶将谷氨酸+氨转变成谷氨酰胺(图 7.7)。氨过多时,谷氨酸(重要的兴奋性神经递质)耗尽,大量谷氨酰胺蓄积。肝性脑病时氢质子MRS 研究显示其变化与脑谷氨酰胺增加是一致

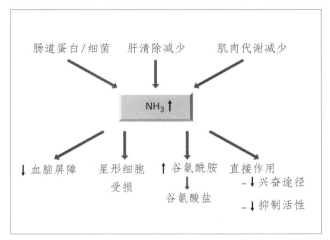

**图 7.6** 氨的来源及其在肝性脑病中的潜在性作用。

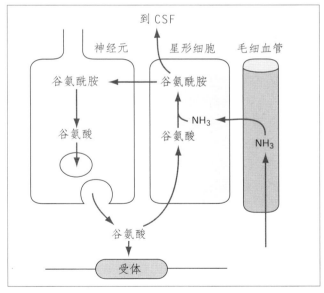

**图 7.7** 谷氨酸能突触调节和脑移除氨的关键步骤。在神经元,谷氨酸由其前体谷氨酰胺合成,存在于突触小泡内,最终经钙依赖机制释放。一旦谷氨酸释放,能作用于突触间隙内的任何型的谷氨酸受体。在星形细胞内,摄取的谷氨酸在谷氨酰胺合成酶作用下与氨结合成谷氨酰胺,肝性脑病的变化包括脑 $NH_3$ 增加,星形细胞损伤,谷氨酸受体减少。

的[40]。脑脊液中谷氨酰胺和α-酮戊二酸水平与肝性脑病的程度相关。这种描述将复杂的谷氨酰胺/谷氨酸变化简单化了[56]。有人提出了谷氨酸结合部位[29]和谷氨酸被星形细胞再摄取的变化。

血氨在肝性脑病中起的作用很难定量,特别是其他神经递质系统亦有变化。不管昏迷程度如何,10%肝性脑病血氨正常,因此还要考虑其他原因。在肝性脑病患者中,动脉血中与pH值相关的气体氨的分压与氨的总量比起来,前者与临床和脑电图的改变关联更密切[37]。

甲硫氨酸衍生物,主要是硫醇,诱导肝性脑病,从而提出这样一个假说:某些毒物,特别是氨、硫醇、短链脂肪酸和酚协同作用。这种假说需通过目前先进的技术进一步证实。

### 锰

慢性肝衰竭时血和脑的锰浓度增加。MRI上脑苍白球呈高密度,最可能的解释是锰在该处沉积[13]。星形细胞暴露于锰可产生肝性脑病时见到的阿尔茨海默2型变化。但最近结果提示,锰的沉积是由于门-体分流,而不是肝性脑病的主要原因[58,59]。

### 假神经递质

多巴胺、儿茶酚胺介导的脑神经递质被在结肠细菌作用下产生的胺或前体物质的脑代谢变化产生的胺所抑制。最初的假说[20]提示:结肠内某些氨基酸脱羧导致β-苯乙醇胺、酪胺和羟苯乙醇胺(去甲对羟福林)——假神经递质的形成,它们可能代替真的神经递质(图7.8)。

干扰正常神经传导的另一个途径是基于前驱物质利用度的变化。在肝病时由于缺乏脱氨作用,血浆芳香族氨基酸,苯丙氨酸、酪氨酸和色氨酸增加。由于骨骼肌和肾脏代谢增加,以及继发于慢性肝病的高胰岛素血症,支链氨基酸、缬氨酸、亮氨酸和异亮氨酸减少。两组氨基酸竞争入脑。血浆水平的失衡使较多的芳香族氨基酸进入并通过异常的血脑屏障。芳香族氨基酸从脑流出[36]亦可减少。脑内苯丙氨酸水平升高抑制多巴产生,形成假神经递质,如苯乙醇胺和羟苯乙醇胺。

肝性脑病可经过L-多巴、溴隐亭治疗后得到改善,支持神经递质系统的变化这一学说。但许多患者改善程度有限,结果是不确切的。肝性脑病时血清和尿羟苯乙醇胺水平升高。然而,静脉输入大量的羟苯乙醇胺导致脑多巴胺、肾上腺素的抑制,并不引起正常鼠的昏迷。而且,与无肝性脑病的肝硬化患者相比,患有肝性脑病的肝硬化患者死后所测脑儿茶酚胺水平并未见降低[17]。

### 5-羟色胺(血清素)

神经递质5-羟色胺与控制皮层觉醒和神智状态、睡眠/清醒循环有关。其前体色氨酸是芳香族氨基酸之一,肝病时血浆前体色氨酸升高。肝性脑病患者脑脊液及脑中的前体色氨酸亦是升高的,因而可能增加脑5-羟色胺的合成。肝性脑病时在5-羟色胺代谢中还存在其他变化,包括相关的酶(单胺氧化酶,MAO)、受体和代谢产物(5-羟引哚醋酸,5-HIAA),还有单胺代谢酶MAO-A神经元异构体表达增加[55]。以上这些变化和慢性肝病患者用凯坦生(5-HT阻滞剂)治疗门脉高压时引起肝性脑病,都涉及5-羟色胺系统[81]。但此系统的原发性功能障碍仍需深入研究。

### γ-氨基丁酸(GABA)和内源性苯二氮䓬类

在脑内GABA是主要的抑制性神经递质[7]。它通常在神经前突触通过谷氨酸脱氢酶由谷氨酸合成,贮存在小泡内。GABA在后突触膜与特殊的GABA受体结合。这个受体是大的受体复合物的一部分,这一受体复合物也与苯二氮䓬类、巴比妥类结合(图7.9)。这些配体的任何一种结合都会打开氯通道,并且在氯流入之后有后突触膜的超极化及神经抑制。

GABA由肠道细菌合成,进入门脉由肝代谢。肝衰竭和门-体分流时它进入体循环。肝病及肝性脑病患者血浆GABA水平升高[41]。GABA与肝性脑病有关

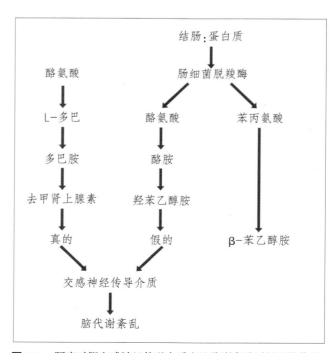

**图7.8** 肝病时假交感神经传递介质在脑代谢紊乱时的可能作用。

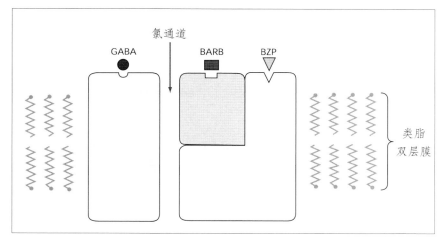

图 7.9　GABA 受体/离子载体复合物嵌入在后突触神经膜内的简化模型。任何描述的配体,γ-氨基丁酸(GABA)、巴比妥酸盐(BARB)及苯二氮䓬类(BZP),与它特异性的结合位点结合都增加氯通过膜的传导,引起超极化和神经抑制[73]。

的资料主要来自急性肝衰竭实验模型,但后来尸检具有肝性脑病肝硬化患者的脑组织的研究显示,GABA 本身似乎与肝性脑病无关。

然而, 对 GABA-苯二氮䓬受体复合物的研究表明, 肝性脑病患者中存在内源性苯二氮䓬类与受体复合物相互作用并且导致神经抑制。肝硬化引起的肝性脑病患者的血浆、脑脊液[57]和暴发性肝衰竭患者的血浆中可检测到类苯二氮䓬样复合物[6]。通过放射性受体检测, 发现至少 3 个月未服用合成苯二氮䓬类的肝硬化肝性脑病患者与无肝脏疾病的对照组相比较, 苯二氮䓬样活性明显升高[57]。肝硬化患者粪便中的类苯二氮䓬活性为对照组的 5 倍[3]。血浆内源性苯二氮䓬类和肝性脑病之间的关系是有争论的。一些研究表明有关[57], 另一些研究则表明无关[4]。然而, 在慢性肝脏衰竭患者的大脑中, 中枢性苯二氮䓬类受体 (双倍的 GABA-A 受体)和周围型苯二氮䓬类受体都明显增加[13,32]。

苯二氮䓬类受体或内源性配体的变化是重要的发病机制, 还是仅仅是相关现象, 尚未明确。然而, 这个神经递质系统受累符合肝硬化患者对苯二氮䓬类敏感性增加[8]。而且应用苯二氮䓬拮抗剂弗马西尼(其半衰期短), 在某些患者可暂时性逆转其脑病[5]。

### 其他代谢异常

肝性脑病时, 神经元 NO 合成酶可能增加,造成慢性肝病脑灌流的变化[67]。

这些患者常常是碱中毒的。这可能是由于氨对呼吸中枢的毒性刺激;或者给予过多的碱性药, 如输血时用枸橼酸钠, 补钾;或者由于低钾血症。尿素合成消耗碳酸氢盐。尿素循环能力进行性下降与血浆碳酸氢盐水平升高(代谢性碱中毒)以及氨由肾排泄增加有关[27]。

低血氧增加脑对氨的敏感性。呼吸中枢受刺激使呼吸深度和频率增加。引起低碳酸血症,进一步减少脑血流。脑有机酸(乳酸、丙酮酸)增加与 $CO_2$ 张力降低有关。

任何强利尿剂都可诱发肝性脑病,可能与低血钾[15]和碱中毒时氨离子容易穿透血脑屏障有关。除了低血钾,其他电解质紊乱或强力利尿时亦可引起脑病。

### 碳水化合物代谢的变化

狗切除肝后会死于低血糖昏迷。慢性肝脏疾病时低血糖少见,但可并发于暴发性肝炎(第 8 章)。

α-酮戊二酸、丙酮酸从末梢到达肝代谢池,神经状态恶化时血液中的 α-酮戊二酸和丙酮酸水平升高,这些物质的水平可反映肝损伤的严重程度。血酮体降低亦反映肝功能损害严重。肝衰竭时碳水化合物的中间代谢进行性损害。

### 星形细胞肿胀

用 MR 波谱研究显示肌醇缺失, 谷氨酰胺/谷氨酸增加(渗透物)。这提示星形细胞水化可能是肝性脑病发生的主要致病原因[26]。

### 总结

没有统一的机制解释肝性脑病。脑通过许多抑制和兴奋受体介导的途径控制神经精神行为。虽然神经递质由局部产生, 但依赖底物并受远处部位的影响(图 7.10)。当肝功能衰竭或有门-体分流时,有一种复杂的模式变化,影响多种神经递质系统。

在这一系统内, 氨似乎是肝性脑病发病的中心,谷氨酸、5-羟色胺、内源性苯二氮䓬介导的神经递质的变化有待进一步研究。假神经递质和 GABA 所发挥的作用尚无强有力的证据证实。

肝病时脑代谢无疑是异常的。脑代谢异常被认为

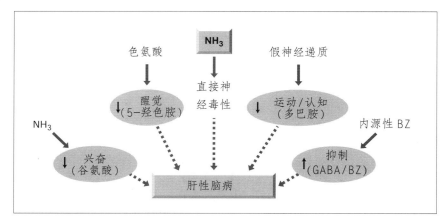

**图 7.10** 肝性脑病多因素机制。神经递质状态的变化使脑对其他损害更敏感，如麻药、脓毒症、低氧和低血压。BZ:苯二氮䓬类，GABA:γ-氨基丁酸。

是一种结果,不是介导神经递质变化的原因。在慢性肝病能证明脑结构变化。最终的结果是具有异常神经传导功能的脑组织对在正常患者没有反应的损伤(麻醉、电解质紊乱、脓毒症、低血压、低氧)过度敏感。

### 肝性脑病的治疗[16]

治疗广义地分为三个领域：

1.诱发因素的识别和治疗。

2.干预以减少来源于肠道的氨和其他毒素的产生和吸收。具体包括低蛋白饮食,改变肠道细菌谱和结肠内环境(抗生素、乳果糖/乳梨醇),刺激肠道排空(洗肠、乳果糖/乳梨醇)。

3.用药直接改变神经递质的平衡(溴隐亭、弗马西尼)或间接法(用支链氨基酸)。目前,这些方法临床价值有限。

治疗的选择取决于临床表现(表7.6):亚临床型、急性或持续慢性肝性脑病。

#### 饮食[46,62]

急性肝性脑病时蛋白摄入限制在 20g/d 以下。热量摄入维持在 2000 Cal/d 或以上,口服或静脉滴注。在恢复过程中,隔日增加 10g,如复发,恢复至原来水平。急性昏迷发作后的患者很快能恢复到正常蛋白摄入量。

对肝硬化患者不能长期限制蛋白,因为这些患者维持正氮平衡需较多蛋白质[1.2 g/(kg·d)]。根据肝脏失代偿程度,肝病患者蛋白摄入推荐量为 1.0~1.5g/(kg·d)[46,62]。如果急性脑病发作时短期禁食蛋白并无影响,但对无脑病的肝硬化患者长期限制蛋白摄入是不恰当的[75]。

如果不能耐受动物蛋白,可用植物蛋白。植物蛋白产氨少,含有少量蛋氨酸和芳香族氨基酸。它亦使

**表7.6** 肝性脑病前期和肝性脑病的治疗

**急性**

找出诱因

清洁肠道(含氮物质):治疗肠道出血.磷酸盐洗肠

限制蛋白摄入,随病情改善逐渐增加每日蛋白摄入

乳果糖或乳梨醇

新霉素 1g,4 次/日,口服 7 日

维持热量、电解质和液体平衡

停用利尿剂,检查电解质水平

**慢性**

避免含氮药物

蛋白摄入在能忍受限度内,增加植物蛋白摄入

至少保证每日大便两次

乳果糖或乳梨醇

如症状加重,采用急性肝性脑病的治疗方案

便松软,增加食物纤维,因此增加粪便中含氮废物的排出[84]。当出现腹胀、腹泻、鼓肠时,其吸收困难。

#### 抗生素

口服新霉素在减少胃肠氨形成方面很有效。长期少量使用,经肠吸收可损害听力,甚至导致耳聋,因此仅用于急性肝性脑病, 一般 5~7 天 (4~6g/d,分次服用),肾功能不全者尤其慎用。急性肝性脑病患者,如乳果糖疗效缓慢,加用新霉素。令人惊讶的是,这两种药物合用,起到协同作用[85],有可能是对不同的菌群起作用。

甲硝唑(200mg,每日 4 次,口服),看起来与新霉素一样有效[53]。由于有剂量相关的中枢神经系统毒性,故不能长期使用。

利福昔明是利福霉素的不吸收的衍生物,1200mg/d,

口服,对 1~3 级肝性脑病均有效[87]。

### 乳果糖和乳梨醇

人肠黏膜没有分解这些人工合成的双糖的酶,当口服乳果糖接近盲肠时,被结肠细菌分解成乳酸(图7.11)。结肠的渗透容量增加,排泄物的 pH 值下降,对发酵乳糖的微生物的增长是有利的,而拟杆菌这类生成氨的微生物受到抑制。由出血引起的肝性脑病,用乳果糖特别有效。在血和乳果糖同时存在时,结肠内的发酵细菌更偏爱乳果糖[54],它可使在血和蛋白存在时产生的短链脂肪酸解毒。

作用的模式还不清楚,排泄物的酸性能减少离子状态的氨,因而亦减少氨的吸收(还有胺和其他含氮的有毒化合物),排泄物中的氨没有增加。乳果糖使结肠内细菌的量和不再用于氨吸收的液态氮[84]的量增加两倍以上。

乳果糖的治疗目的是产生非腹泻的酸性大便,剂量为 10~30mL/次,每日 3 次,剂量调整至每日排两次半软的大便。

乳果糖副作用包括腹胀、腹泻及腹痛。腹泻明显,导致血钠>145mmol/L,血钾下降,碱中毒。血容量降低可能损伤肾功能。如果每天用量>100mL,则上述副作用更加明显。有些副作用可能与乳果糖浆混合了其他糖有关。结晶性乳果糖副作用少。

乳梨醇(β-半乳糖苷山梨醇)为化学合成的二代结晶性双糖,能调剂成粉剂,在小肠内不能被分解、吸收,但是被结肠细菌代谢[61]。

乳梨醇在治疗急、慢性肝性脑病时效果与乳果糖相似[51],患者对乳梨醇的反应比乳果糖快,而且腹胀、腹泻的副作用少见(表 7.7)[10,51]。

常规处方常得不到乳梨醇,但是在不能耐受乳果糖时可以从厂家获得。

乳果糖、乳梨醇用于治疗亚临床型肝性脑病[50],智力测验有改善。乳梨醇的剂量为 0.3~0.5g/(kg·d),能耐受且有效[71]。

通便　便秘可致肝性脑病,而通便后可缓解,必须强调在肝性脑病时用硫酸镁灌肠和清洗的价值。乳果糖或乳糖灌肠优于水灌肠[80]。所有的灌肠液必须是中性的或者是酸性的,以便减少氨的吸收。硫酸镁灌肠可引起危险的高镁血症[14],而磷酸镁灌肠是安全的。

### 苯甲酸钠和雅波司(鸟氨酸 - 天冬氨酸)

苯甲酸钠促进氨由尿中排出, 同乳果糖一样有

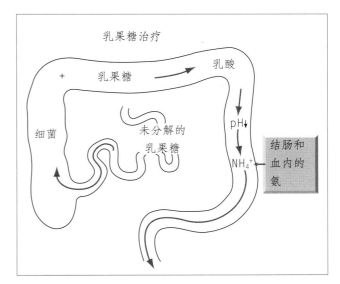

图 7.11　乳果糖以未分解形式到达结肠。然后被细菌转化成有机酸和酸性粪便。这也可能影响结肠中的氨的离子化并且减少它的吸收。

**表 7.7　乳梨醇与乳果糖的比较**

| |
| --- |
| 结肠作用类似 |
| 对脑病作用相似 |
| 起效作用较快 |
| 使用方便(为粉剂) |
| 不太甜 |
| 腹胀、腹泻少 |

效,但便宜得多。

雅波司通过刺激残留肝尿素循环活性和促进谷氨酰胺合成,促进肝排除氨,尤其是在骨骼肌中排除氨[70]。对照研究表明,口服和静脉给药都能降低氨水平和改善肝硬化患者肝性脑病的病情[35,76]。

### 左旋多巴和溴隐亭

如果门-体脑病与缺少多巴胺能神经递质有关,那么补充脑多巴胺应是有益的。多巴胺不能通过血脑屏障,但其前体——左旋多巴能通过血脑屏障,可用于急性肝性脑病,可以使昏迷患者暂时醒来,但仅少数患者获益。

溴隐亭是一种特殊多巴胺受体促效剂, 作用时间较长。用于慢性肝性脑病,如辅以低蛋白饮食,合用乳果糖,慢性门-体脑病患者智力测试和 EEG 有所改善[52]。对少数顽固性的慢性门-体脑病,且肝功能稳定,低蛋白饮食及乳果糖治疗效果不好的患者,可考

虑此药治疗。

### 氟马西尼

为苯二氮䓬受体拮抗剂,能使某些暴发性肝衰竭或者肝硬化相关的肝性脑病患者一过性的不稳定的神智状态好转。在一项随机双盲研究中,仅肝硬化合并严重肝性脑病者有效。总的结果显示在神经改善方面的评分,治疗组15%,对照组3%;EEG改善治疗组25%,对照组4%。其使用价值尚待确定。

### 支链氨基酸

肝硬化患者血清中的支链氨基酸:缬氨酸、亮氨酸和异亮氨酸的水平降低,芳香族氨基酸的水平升高。而支/芳比值的降低与肝性脑病有关。因此,输入高浓度的支链氨基酸可以治疗肝性脑病。但治疗结果很不一致。可能与氨基酸溶液的性质、给药方法和患者分组不同有关。对照分析显示,静脉补充支链氨基酸治疗肝性脑病并无共识[47]。

尽管个别研究显示口服支链氨基酸治疗有益,但对这种昂贵治疗方法的益处仍旧是有争议的[19,49]。

### 其他促发因素

患者对镇静剂极敏感,应尽可能避免使用,如怀疑过量应使用拮抗剂。如患者狂躁、失控,可用小量替马西泮或奥沙西泮。吗啡、水合氯醛绝对禁用。酒精性肝性脑病可酌情使用氯氮䓬、氯甲噻唑。已知的诱发肝性脑病的药物如口服的氨基酸和利尿药不能用。

钾不足可通过饮用果汁或者应用泡腾剂或缓释氯化钾进行治疗。如果病情危急,可静脉补充氯化钾。

肝硬化患者缺乏锌应该补充锌。理论上因为某些酶依赖锌,锌的缺乏可导致氨代谢成尿素减少,但是在肝性脑病患者中,锌的治疗价值尚未确定[68]。

### 分流闭塞

门–腔吻合外科分流闭塞之后,可扭转严重的门–体脑病。替代外科手术的方法有通过介入放射学方法置入球囊或钢圈来闭塞分流血管。这亦可用于自发的胃–脾–肾分流[34,39]。

### 暂时肝支持

暂时的肝脏支持的复杂方法,不适用于肝硬化患者的肝性脑病。这样的患者不是疾病末期,就是没有支持疗法也能从肝性脑病中恢复过来。

### 肝移植

这可能是慢性肝性脑病的最终解决办法,一例肝性脑病病史长达3年的患者,肝移植后,明显的改善持续9个月[60]。另一例伴有慢性肝脑变性和强直性截瘫的患者,在原位肝移植后,显示明显改善[65]。

（张清泉 申恩华 译 张凯宇 温小玉 牛俊奇 校）

## 参考文献

1 Alagille D, Carlier J-C, Chiva M et al. Long-term neuropsychological outcome in children undergoing portal-systemic shunts for portal vein obstruction without liver disease. *J. Pediatr. Gastroenterol. Nutr.* 1986; **5**: 861.

2 Amodio P, Del Piccolo F, Marchetti P et al. Clinical features and survival of cirrhotic patients with subclinical cognitive alterations detected by the number connection test and computerized psychometric tests. *Hepatology* 1999; **29**: 1662.

3 Aronson L, Gacad RC, Kaminsky-Russ K et al. Evidence of gut production of 'endogenous' benzodiazepines: implications for hepatic encephalopathy. *Gastroenterology* 1996; **110**: A1144.

4 Avallone R, Zeneroli ML, Venturini I et al. Endogenous benzodiazepine-like compounds and diazepam binding inhibitor in serum of patients with liver cirrhosis with and without overt encephalopathy. *Gut* 1998; **42**: 861.

5 Barbaro G, Di Lorenzo G, Soldini M et al. Flumazenil for hepatic encephalopathy grade III and IVa in patients with cirrhosis: an Italian multicentre double-blind, placebo-controlled, cross-over study. *Hepatology* 1998; **28**: 374.

6 Basile AS, Harrison PM, Hughes RD et al. Relationship between plasma benzodiazepine receptor ligand concentrations and severity of hepatic encephalopathy. *Hepatology* 1994; **19**: 112.

7 Basile AS, Jones EA. Ammonia and GABA-ergic neurotransmission: interrelated factors in the pathogenesis of hepatic encephalopathy. *Hepatology* 1997; **25**: 1303.

8 Batki G, Fisch HU, Karlaganis G et al. Mechanism of the excessive sedative response of cirrhotics to benzodiazepines. Model experiments with triazolam. *Hepatology* 1987; **7**: 629.

9 Bernthal P, Hays A, Tarter RE et al. Cerebral CT scan abnormalities in cholestatic and hepato-cellular disease and their relationship to neuro-psychologic test performance. *Hepatology* 1987; **7**: 107.

10 Blanc P, Daures J-P, Rouillon J-M et al. Lactitol or lactulose in the treatment of chronic hepatic encephalopathy: results of a meta-analysis. *Hepatology* 1992; **15**: 222.

11 Blei AT. *Helicobacter pylori*, harmful to the brain? *Gut* 2001; **48**: 590.

12 Bustamante J, Rimola A, Ventura P-J et al. Prognostic significance of hepatic encephalopathy in patients with cirrhosis. *J. Hepatol.* 1999; **30**: 890.

13 Butterworth RF. Complications of cirrhosis III. Hepatic encephalopathy. *J. Hepatol.* 2000; **32** (Suppl. 1): 171.

14 Collinson PO, Burroughs AK. Severe hypermagnesaemia due to magnesium sulphate enemas in patients with hepatic coma. *Br. Med. J.* 1986; **293**: 1013.

15 Conn HO. Effects of high–normal and low–normal serum

potassium levels on hepatic encephalopathy: facts, half-facts or artifacts? *Hepatology* 1994; **20**: 1637.

16 Cordoba J, Blei AT. Treatment of hepatic encephalopathy. *Am. J. Gastroenterol.* 1997; **92**: 1429.

17 Cuilleret G, Pomier-Layrargues G, Pons F *et al.* Changes in brain catecholamine levels in human cirrhotic hepatic encephalopathy. *Gut* 1981; **21**: 565.

18 Das A, Dhiman RK, Saraswat VA *et al.* Prevalence and natural history of subclinical hepatic encephalopathy in cirrhosis. *J. Gastroenterol. Hepatol.* 2001; **16**: 531.

19 Fabbri A, Magrini N, Bianchi G *et al.* Overview of randomized clinical trials of oral branched-chain amino acid treatment in chronic hepatic encephalopathy. *J. Parenter. Enteral. Nutr.* 1996; **20**: 159.

20 Fischer JE, Baldessarini RJ. False neurotransmitters and hepatic failure. *Lancet* 1971; **2**: 75.

21 Frerichs FT. *A Clinical Treatise on Diseases of the Liver*, Vol. I. Translated by C Murchison. New Sydenham Society, London, 1960, p. 241.

22 Gitlin N, Lewis DC, Hinkley L. The diagnosis and prevalence of subclinical hepatic encephalopathy in apparently healthy, ambulant nonshunted patients with cirrhosis. *J. Hepatol.* 1986; **3**: 75.

23 Groeneweg M, Moerland W, Quero JC *et al.* Screening of subclinical hepatic encephalopathy. *J. Hepatol.* 2000; **32**: 748.

24 Groeneweg M, Quero JC, Bruijn ID *et al.* Subclinical hepatic encephalopathy impairs daily functioning. *Hepatology* 1998; **28**: 45.

25 Haseler LJ, Sibbitt WL Jr, Mojtahedzadeh HN *et al.* Proton MR spectroscopic measurement of neurometabolities in hepatic encephalopathy during oral lactulose therapy. *Am. J. Neuroradiol.* 1998; **19**: 1681.

26 Haussinger D, Kircheis G, Fischer R *et al.* Hepatic encephalopathy in chronic liver disease: a clinical manifestation of astrocyte swelling and low-grade cerebral oedema? *J. Hepatol.* 2000; **32**: 1035.

27 Haussinger D, Steeb R, Gerok W. Ammonium and bicarbonate homeostasis in chronic liver disease. *Klin. Wochenschr.* 1990; **68**: 75.

28 Hazell AS, Butterworth RF. Hepatic encephalopathy: an update of pathophysiologic mechanisms. *Proc. Soc. Exp. Biol. Med.* 1999; **222**: 99.

29 Hermengildo C, Monfort P, Felipo V. Activation of *N*-methyl-D-aspartate receptors in rat brain *in vivo* following acute ammonia intoxication: characterization by *in vivo* brain microdialysis. *Hepatology* 2000; **31**: 709.

30 Horsmans Y, Solbreux PM, Daenens C *et al.* Lactulose improves psychometric testing in cirrhotic patients with subclinical encephalopathy. *Aliment. Pharmacol. Therapeut.* 1997; **11**: 165.

31 Jalan R, Gooday R, O'Carroll RE *et al.* A prospective evaluation of changes in neuropsychological and liver function tests following transjugular intrahepatic portosystemic stent-shunt. *J. Hepatol.* 1995; **23**: 697.

32 Jalan R, Turjanski N, Taylor-Robinson SD *et al.* Increased availability of central benzodiazepine receptors in patients with chronic hepatic encephalopathy and alcohol related cirrhosis. *Gut* 2000; **46**: 546.

33 Jones EA, Weissenborn K. Neurology and the liver. *J. Neurol. Neurosurg. Psychiatr.* 1997; **63**: 279.

34 Kawanaka H, Ohta M, Hashizume M *et al.* Portosystemic encephalopathy treated with balloon-occluded retrograde transvenous obliteration. *Am. J. Gastroenterol.* 1995; **90**: 508.

35 Kircheis G, Nilius R, Held C *et al.* Therapeutic efficacy of L-ornithine-L-aspartate infusions in patients with cirrhosis and hepatic encephalopathy: results of a placebo-controlled, double-blind study. *Hepatology* 1997; **25**: 1351.

36 Knudsen GM, Schmidt J, Almdal T *et al.* Passage of amino acids and glucose across the blood–brain barrier in patients with hepatic encephalopathy. *Hepatology* 1993; **17**: 987.

37 Kramer L, Tribl B, Gendo A *et al.* Partial pressure of ammonia vs. ammonia in hepatic encephalopathy. *Hepatology* 2000; **31**: 30.

38 Kügler CFA, Lotterer E, Petter J *et al.* Visual event-related P300 potentials in early portosystemic encephalopathy. *Gastroenterology* 1992; **103**: 302.

39 Kuramitsu T, Komatsu M, Matsudaira N *et al.* Portal-systemic encephalopathy from a spontaneous gastrorenal shunt diagnosed by three-dimensional computed tomography and treated effectively by percutaneous vascular embolization. *Liver* 1998; **18**: 208.

40 Laubenberger J, Haussinger D, Boyer S *et al.* Proton magnetic resonance spectroscopy of brain in symptomatic and 1997; **112**: 1610.

41 Levy LJ, Leek J, Losowsky MS. Evidence for gamma aminobutyric acid as the inhibitor of gamma aminobutyric acid binding in the plasma of humans with liver disease and hepatic encephalopathy. *Clin. Sci.* 1987; **73**: 531.

42 Lo WD, Ennis SR, Goldstein GW *et al.* The effects of galactosamine-induced hepatic failure upon blood–brain barrier permeability. *Hepatology* 1987; **7**: 452.

43 Lockwood AH, Yap EWH, Wong WH. Cerebral ammonia metabolism in patients with severe liver disease and minimal hepatic encephalopathy. *J. Cereb. Blood* 1991; **11**: 337.

44 Lunzer M, James IM, Weinman J *et al.* Treatment of chronic hepatic encephalopathy with levodopa. *Gut* 1974; **15**: 555.

45 Miyata Y, Motomura S, Tsuji Y *et al.* Hepatic encephalopathy and reversible cortical blindness. *Am. J. Gastroenterol.* 1988; **83**: 780.

46 Mizock BA. Nutrition support in hepatic encephalopathy. *Nutrition* 1999; **15**: 220.

47 Morgan MY. Branched-chain amino acids in the management of chronic liver disease. Facts and fantasies. *J. Hepatol.* 1990; **11**: 133.

48 Morgan MY. Cerebral magnetic resonance imaging in patients with chronic liver disease. *Metab. Brain Dis.* 1998; **13**: 273.

49 Morgan MY. The treatment of chronic hepatic encephalopathy. *Hepatogastroenterology* 1995; **38**: 377.

50 Morgan MY, Alonso M, Stranger LC. Lactitol and lactulose for the treatment of subclinical hepatic encephalopathy in cirrhotic patients. A randomized, cross-over study. *J. Hepatol.* 1989; **8**: 208.

51 Morgan MY, Hawley KM. Lactitol vs. lactulose in the treatment of acute hepatic encephalopathy in cirrhotic patients: a double-blind, randomized trial. *Hepatology* 1987; **7**: 1278.

52 Morgan MY, Jakobovits AW, James IM *et al.* Successful use of bromocriptine in the treatment of chronic hepatic encephalopathy. *Gastroenterology* 1980; **78**: 663.

53 Morgan MH, Read AE, Speller DCE. Treatment of hepatic encephalopathy with metronidazole. *Gut* 1982; **23**: 1.

54 Mortensen PB, Rasmussen HS, Holtug K. Lactulose detoxifies *in vitro* short-chain fatty acid production in colonic contents induced by blood: implications for hepatic coma. *Gastroenterology* 1988; **94**: 750.

55 Mousseau DD, Baker GB, Butterworth RF. Increased density

of catalytic sites and expression of brain monoamine oxidase A in humans with hepatic encephalopathy. *J. Neurochem.* 1997; **68**: 1200.

56　Mousseau DD, Butterworth RF. Current theories on the pathogenesis of hepatic encephalopathy. *Proc. Soc. Exp. Biol. Med.* 1994; **206**: 329.

57　Mullen KD, Szauter KM, Kaminsky-Russ K. 'Endogenous' benzodiazepine activity in body fluids of patients with hepatic encephalopathy. *Lancet* 1990; **336**: 81.

58　Nolte W, Wiltfang J, Schindler CG *et al.* Bright basal ganglia in T1-weighted magnetic resonance images are frequent in patients with portal vein thrombosis without liver cirrhosis and not suggestive of hepatic encephalopathy. *J. Hepatol.* 1998; **29**: 443.

59　Nolte W, Wiltfang J, Schindler C *et al.* Portosystemic hepatic encephalopathy after transjugular intrahepatic portosystemic shunt in patients with cirrhosis: clinical, laboratory, psychometric and electroencephalographic investigations. *Hepatology* 1998; **28**: 1215.

60　Parkes JD, Murray-Lyon IM, Williams R. Neuropsychiatric and electroencephalographic changes after transplantation of the liver. *Q. J. Med.* 1970; **39**: 515.

61　Patil DH, Westaby D, Mahida YR *et al.* Comparative modes of action of lactilol and lactulose in the treatment of hepatic encephalopathy. *Gut* 1987; **28**: 255.

62　Plauth M, Merli M, Kondrup J *et al.* ESPEN guidelines for nutrition in liver disease and transplantation. *Clin. Nutr.* 1997; **16**: 43.

63　Plauth M, Roske A-E, Romaniuk P *et al.* Post-feeding hyperammonaemia in patients with transjugular intrahepatic portosystemic shunt and liver cirrhosis: role of small intestinal ammonia release and route of nutrient administration. *Gut* 2000; **46**: 849.

64　Pomier Layrargues G, Spahr L, Butterworth RF. Increased manganese concentrations in pallidum of cirrhotic patients. *Lancet* 1995; **345**: 735.

65　Powell EE, Pender MP, Chalk JB *et al.* Improvement in chronic hepatocerebral degeneration following liver transplantation. *Gastroenterology* 1990; **98**: 1079.

66　Quero JC, Hartmann IJC, Meulstee J *et al.* The diagnosis of subclinical hepatic encephalopathy in patients with cirrhosis using neuropsychological tests and automated electroencephalogram analysis. *Hepatology* 1996; **24**: 556.

67　Raghavendra Rao VL, Butterworth RF. Neuronal nitric oxide synthase and hepatic encephalopathy. *Metab. Brain Dis.* 1998; **12**: 175.

68　Riordan SM, Williams R. Treatment of hepatic encephalopathy. *New Engl. J. Med.* 1997; **337**: 473.

69　Rose C, Butterworth RF, Zayed J *et al.* Manganese deposition in basal ganglia structures results from both portal-systemic shunting and liver dysfunction. *Gastroenterology* 1999; **117**: 640.

70　Rose C, Michalak A, Pannunzio P *et al.* Ornithine-L-aspartate in experimental portal-systemic encephalopathy: therapeutic efficacy and mechanism of action. *Metab. Brain Dis.* 1998; **13**: 147.

71　Salerno F, Moser P, Maggi A *et al.* Effects of long-term administration of low-dose lactilol in patients with cirrhosis but without overt encephalopathy. *J. Hepatol.* 1994; **21**: 1092.

72　Sanyal AJ, Freedman AM, Shiffman ML *et al.* Portosystemic encephalopathy after transjugular portosystemic shunt: results of a prospective controlled study. *Hepatology* 1994;

73　Schafer DF, Jones EA. Hepatic encephalopathy and the γ-aminobutyric-acid neurotransmitter system. *Lancet* 1982; i: 18.

74　Seery JP, Taylor-Robinson SD. The application of magnetic resonance spectroscopy to the study of hepatic encephalopathy. *J. Hepatol.* 1996; **25**: 988.

75　Soulsby CT, Morgan MY. Dietary management of hepatic encephalopathy in cirrhotic patients: survey of current practice in United Kingdom. *Br. Med. J.* 1999; **318**: 1391.

76　Stauch S, Kircheis G, Adler G *et al.* Oral L-ornithine-L-aspartate therapy of chronic hepatic encephalopathy: results of a placebo-controlled double-blind study. *J. Hepatol.* 1998; **28**: 856.

77　Szerb JC, Butterworth RF. Effect of ammonium ions on synaptic transmission in the mammalian central nervous system. *Prog. Neurobiol.* 1992; **39**: 135.

78　Taylor-Robinson SD, Buckley C, Changani KK *et al.* Cerebral proton and phosphorus-31 magnetic resonance spectroscopy in patients with subclinical hepatic encephalopathy. *Liver* 1999; **19**: 389.

79　Thuluvath PJ, Edwin D, Yue CN *et al.* Increased signals seen in globus pallidus in $T_1$-weighted magnetic resonance imaging in cirrhotics are not suggestive of chronic hepatic encephalopathy. *Hepatology* 1995; **21**: 440.

80　Uribe M, Campoll O, Vargas F *et al.* Acidifying enemas (lactilol and lactulose) vs. nonacidifying enemas (tap-water) to treat acute portal–systemic encephalopathy: a double-blind, randomised clinical trial. *Hepatology* 1987; **7**: 639.

81　Vorobioff J, Garcia-Tsao G, Groszmann R *et al.* Long-term haemodynamic effects of ketanserin, a 5-hydroxytryptamine blocker, in portal hypertensive patients. *Hepatology* 1988; **9**: 88.

82　Watanabe A. Portal-systemic encephalopathy in non-cirrhotic patients: classification of clinical types, diagnosis and treatment. *J. Gastroenterol. Hepatol.* 2000; **15**: 969.

83　Watanabe A, Sakai T, Sato S *et al.* Clinical efficacy of lactulose in cirrhotic patients with and without subclinical hepatic encephalopathy. *Hepatology* 1997; **26**: 1410.

84　Weber FL, Banwell JG, Fresard KM *et al.* Nitrogen in fecal bacterial fibre, and soluble fractions of patients with cirrhosis: effects of lactulose and lactulose plus neomycin. *J. Lab. Clin. Med.* 1987; **110**: 259.

85　Weber FL, Fresard KM, Lally BR. Effects of lactulose and neomycin on urea metabolism in cirrhotic subjects. *Gastroenterology* 1982; **82**: 213.

86　Weissenborn K, Rockert N, Hecker H *et al.* The number connection tests A and B: interindividual variability and use for the assessment of early hepatic encephalopathy. *J. Hepatol.* 1998; **28**: 646.

87　Williams R, James OFW, Warnes TW *et al.* Evaluation of the efficacy and safety of rifaximin in the treatment of hepatic encephalopathy: a double-blind, randomized, dose-finding multicentre study. *Eur. J. Gastroenterol. Hepatol.* 2000; **12**: 203.

88　Yang S-S, Wu C-H, Chiang T-R *et al.* Somatosensory evoked potentials in subclinical portosystemic encephalopathy: a comparison with psychometric tests. *Hepatology* 1998; **27**: 357.

89　Zaki AEO, Ede RJ, Davis M *et al.* Experimental studies of blood brain barrier permeability in acute hepatic failure. *Hepatology* 1984; **4**: 359.

20: 46.

### 第8章

# 急性肝衰竭

急性肝衰竭(ALF)描述患者症状发作后 6 个月内出现严重肝功能损害的临床综合征(脑病、凝血障碍、黄疸)。虽然急性肝衰竭通常为既往健康的人在受到急性损害时(最常见为病毒和药物)而发病,但急性肝衰竭也可是慢性肝病的表现特点,特别是威尔逊病、慢性自身免疫性肝病、慢性乙型肝炎合并丁型肝炎病毒感染。

急性肝衰竭一般发生于受到急性损害后的数天或数周,脑水肿的发生率高,并有死于脑疝的危险。可引起死亡的其他并发症包括:细菌、真菌感染,循环系统不稳定,肾、肺功能衰竭,酸碱、电解质失衡,以及凝血障碍。这些并发症使得重症监护、转入专门病房治疗以及肝移植和人工肝支持治疗至关重要。这些治疗设施使肝衰竭患者的生存率得到明显提高,由上世纪 70 年代的 20% 升高至 90 年代的 50%[90]。

优化治疗急性肝衰竭的关键为早期识别该病,并尽早将患者转移至具有肝移植设施的肝脏病房。在一项关于对乙酰氨基酚诱发肝衰竭的最近研究中发现,124 名符合肝移植指标的患者中,有 56 人因病情急剧发展,很快出现禁忌证(多器官衰竭、脑水肿)而没有列入肝移植名单。剩下的 68 名列入肝移植的患者中,24 名患者在等待肝移植的过程中出现禁忌证[9]。此项研究结果强调,为最大限度提高急性肝衰竭患者的生存率,应尽快将患者送至肝移植中心行肝移植治疗。

## 定义

暴发性肝衰竭的最初定义是由 Trey 和 Davidson 在 1970 年提出的,是指既往无肝病的人在第一次症状出现 8 周内出现肝性脑病。人们认识到不同临床类型的暴发性肝衰竭的病因和预后不同,而且这些患者可能存在慢性肝脏疾病,从而对上述定义进行校正,继而产生几种分类[10,60]。

最常见且应用广泛的分类是根据黄疸至肝性脑病的时间间隔,将急性肝衰竭分为超急性、急性和亚急性(表 8.1)[60]。另一种分类[12]为暴发性、亚暴发性(黄疸至肝性脑病的时间小于或大于 2 周)。迟发性肝衰竭为发病后出现肝性脑病的时间大于 8 周(小于 24 周)[32]。急性肝衰竭的分类对评价其预后及是否需紧急处理是有价值的。急进发展的肝衰竭患者(超急)在没有肝移植的情况下的生存率超过急性肝衰竭者。分类还对来自不同地区与国家的数据进行解释,并对计划临床试验具有重要的作用。

## 病因(表8.2和表8.3)

世界范围内,引起肝衰竭最常见的原因为病毒性肝炎,但在英国,服用对乙酰氨基酚自杀是引起肝衰竭最常见的原因。

表 8.1 急性肝衰竭的分类

| | 黄疸至出现肝性脑病的时间 | 脑水肿 | 预后 | 主要原因 |
| --- | --- | --- | --- | --- |
| 超急性 | 小于 7 天 | 常见 | 较好 | 甲、乙型肝炎病毒,对乙酰氨基酚 |
| 急性 | 8~28 天 | 常见 | 不良 | 非甲乙丙型肝炎病毒,药物 |
| 亚急性 | 29 天~12 周 | 少见 | 不良 | 非甲乙丙型肝炎病毒,药物 |

表 8.2　急性肝衰竭的病因

**感染**
　　甲、乙、丙、丁、戊型肝炎病毒,输血传播病毒(TTV)
　　单纯疱疹病毒
**药物反应和毒性**
　　对乙酰氨基酚过量
　　抗抑郁药
　　氟烷
　　异烟肼-利福平
　　非类固醇抗炎药
　　毒蘑菇中毒
　　草药制剂
　　兴奋剂
**缺血性**
　　缺血性肝炎
　　外科休克
　　急性柏-查综合征
**代谢性**
　　威尔逊病
　　妊娠脂肪肝
　　瑞氏综合征
**其他(少见)**
　　广泛性恶性肿瘤浸润
　　严重细菌感染
　　中暑

表 8.3　急性肝衰竭病因的地域性差别

| 病因 | 美国[77] 1994~1996 年 n=295 (%) | 印度[1,2] 1987~1993 年 n=432 (%) | 英国[8] 1991~1997 年 n=989 (%) |
|---|---|---|---|
| 对乙酰氨基酚 | 20 | — | 71 |
| 肝炎病毒(甲、乙、戊 *) | 17 | 80 | 5 |
| 非-A/B/C/E | 15 | 12 | 7 |
| 药物 | 12 | 5 | 5 |
| 其他 | 36 | — | 12 |

* 戊型肝炎在美国和英国罕见。

引起急性肝衰竭的肝炎病毒在不同地区是不同的。在美国,30%的急性肝衰竭为病毒引起,一半为甲型和乙型肝炎病毒引起,一半为非甲/乙/丙/戊型病毒[77]引起,后者具有典型的前驱症状和生化学改变,但具体为哪种病毒很难确定。在印度,几乎所有的急性肝衰竭皆为病毒感染引起,其中 40%为戊型肝炎病毒,25%~30%为乙型肝炎病毒[1,2]。在希腊,人群乙型肝炎病毒携带率高,所以乙型肝炎相关性肝衰竭占很大比例[61]。

乙型肝炎病毒引起的急性肝衰竭患者中,有 1/3~1/2 患者在发病几天后,检测血中的 HBsAg 可为阴性[76],所以如果没有合适的检测方法,乙型肝炎病毒感染可能不能诊断。乙型肝炎病毒的核心区发生变异时,因为不能产生正常的病毒抗原,使情况变得复杂。在印度,它们是乙型肝炎相关性急性肝衰竭的重要原因[2]。在乙型肝炎病毒相关性的急性肝衰竭中,约有 50%的患者合并其他因素,如最常见的急性感染或重叠感染丁型肝炎病毒[76]。乙型或丙型肝炎病毒携带者,在抗肿瘤化疗后或中断免疫抑制剂治疗时,可因体内病毒复制而引起急性肝衰竭[36,85]。

丙型肝炎在不同地区分布不同,美国及欧洲分布较低(0%~10%),中国台湾较高(20%)[19]。慢性丙型肝炎重叠感染急性甲型肝炎是发生急性肝衰竭的一个危险因素[86]。这一危险因素可作为给慢性肝炎患者提供肝炎疫苗的理论基础,但这一策略的成本效价比受到质疑[56]。

戊型肝炎病毒感染引起急性肝功能衰竭[78],无论在印度,还是在中亚、墨西哥、中国都有流行。尤其是妊娠妇女合并戊型肝炎病毒感染更易发生急性肝衰竭。在西方国家,已报道的戊型肝炎病毒引起的急性肝衰竭患者多来自边远地区[49]。

庚型肝炎病毒感染似乎不能引起暴发性肝衰竭[78],而 TTV(输血传播病毒)感染与 25%的不明原因的急性肝衰竭有关[17]。

其他病毒,包括单纯疱疹病毒、巨细胞病毒、腺病毒、EB 病毒、微小病毒组 B19,尤其在免疫受损的患者中,可引起致命性的肝坏死[46]。

对乙酰氨基酚过量服用可引起肝毒性,在英国为自杀的最常见原因(第 20 章)。自 1998 年后对乙酰氨基酚的包装由瓶装改为塑料泡包装,且无处方时所获得的药片的数量有限,导致对乙酰氨基酚相关性肝损伤明显下降[64,83]。

在饮酒过量的情况下,即使服用治疗剂量的对乙酰氨基酚亦是有肝毒性的,典型表现为极高的血清 AST 水平(有报道高达 48 000IU/L),以及相对低水平的 ALT[93]。在英国,临床上酒精强化的对乙酰氨基酚相关性肝损伤相对少见[51]。

特异性体质的患者对药物的反应亦可引起急性肝损伤。最常见的药物为抗结核药物[1,8]、非类固醇抗炎药[6]、麻醉药和抗抑郁药。由"兴奋剂"(3,4-亚甲基二氧化甲基苯丙胺)引起的急性肝衰竭亦有报道。草药制剂与肝细胞损伤及急性肝衰竭有关[81]。四氯化碳中毒引起肾损伤多于肝损伤，多数工业中毒和 2-硝基丙烷溶剂的职业暴露有关[39]。

在法国及其他采食不常见蘑菇的地区，毒蘑菇中毒常见。先出现毒蕈碱效应，如流汗、呕吐及腹泻，继而发生急性肝衰竭。早期识别本病对于采取有力的支持措施和警惕急性肝衰竭的发生很重要[45]。

妊娠妇女可因子痫或脂肪肝而发生肝脏坏死(第27 章)。

一些血管的原因可引起缺血性肝炎，如有基础心脏疾病的患者的低心输出量、急性柏-查综合征、外科休克(有或无革兰阴性菌引起的败血症)。

肝脏广泛浸润的肿瘤(如淋巴瘤[74])可引起急性肝衰竭。这种情况在鉴别诊断时应考虑到，因为此种状况肝移植是禁忌的，而特殊的治疗措施可能有效。

年龄小于 35 岁的急性肝衰竭患者，尤其存在溶血情况，需排除急性威尔逊病。这些患者的急性肝损伤可能重叠感染了肝炎病毒[75]。

自身免疫性肝炎可能很少引起亚暴发性肝衰竭[40]。

## 临床表现

既往健康的患者以非特异的症状如恶心、乏力起病。继而出现黄疸、肝性脑病。昏迷可在几日内迅速发展，此时应尽早将患者转入肝移植中心治疗。必须认识到有急性肝脏疾病且凝血时间延长的患者病情可能恶化甚至死亡。必须征求肝脏中心的建议。如果入院时有肝性脑病，应立即讨论转入肝移植中心。

在发病早期，黄疸与神经精神症状缺乏相关性。神经精神症状甚至可出现在黄疸之前。黄疸进行性加深。肝脏通常是缩小的。

恶心症状常见，但腹痛少见。后期可出现心率过快、低血压、过度通气和发热。临床上应警惕一种情况：过量服用对乙酰氨基酚和肝损伤之间有一延迟期，肝损伤可出现在 2~3 天后或明显的临床恢复期。

局灶性神经症状、高热或对常规治疗反应差的情况出现时，应积极寻找脑病的其他原因。

肝功能逐渐衰竭的患者(肝功能衰竭发生时间超过几周而不是几天，根据其发病时间分别称为亚暴发性、亚急性或迟发性)，脑水肿发生并不常见，但可出现腹水和肾功能衰竭，其预后较临床过程迅速的患者差。

急性肝衰竭常见的并发症为感染、血流动力学紊乱、脑水肿，这些并发症和肝性脑病及其他问题将在下面讨论。

急性肝炎发作总的病死率约为 1%，乙型肝炎为 1%，甲型肝炎为 0.2%~0.4%，非甲非乙型为 1.5%~2.5%[41]。急性肝衰竭的短期预后比伴有慢性肝病的肝衰竭预后差，但急性肝衰竭肝损伤有逆转的可能，存活者通常完全恢复。

迟发性肝衰竭，指的是既往无肝病病史，从发病到出现脑病的时间大于 8 周，小于 24 周。多数患者不能找到病因[31]。恶心、乏力和腹部不适是最常见的症状。继而可出现腹水、脑病及肾功能损害。未行肝移植的患者的生存率为 20%。有报道肝移植后平均 1 年存活率为 55%[31]。

### 与慢性肝病基础上的急性肝衰竭的鉴别

后者有肝病史、肝硬、脾大和蜘蛛痣(表 8.4)。特殊情况见于慢性肝病基础上因为大量饮酒并发急性肝炎时，此时肝脏是大的。因为终末期肝硬化的肝脏几乎是不能再生的，所以和其相比，急性酒精性肝炎应给予更多的支持疗法以促进肝脏的恢复。

## 实验检查(表8.5)

进行血液检查以对肝脏及肾脏的功能有基本的了解，了解疾病的原因及评定患者生存率及肝移植需要。

### 血液学检查

凝血酶原时间(协同肝性脑病程度)是评价肝功能损害严重程度及预后的重要指标，通过血液检测，我们可了解血红蛋白量及白细胞计数，血小板计数下降时提示可能存在弥散性血管内凝血。

### 生化检查

常规检查包括血糖、血尿素氮、肌酐、电解质、胆

**表 8.4　急性肝衰竭和慢性肝病基础上的急性肝衰竭的鉴别**

|  | 急性 | 慢性基础上的急性 |
| --- | --- | --- |
| 病史 | 短 | 长 |
| 营养状况 | 好 | 差 |
| 肝脏 | ± | +硬 |
| 脾 | ± | + |
| 蜘蛛痣 | 0 | ++ |

### 表 8.5　急性肝衰竭的检查

**血液学**

　血红蛋白、血小板、WBC、凝血酶原、血型

**生化学**

　血糖、胆红素、谷草转氨酶、碱性磷酸酶、白蛋白、球蛋白、免疫
　　球蛋白

　血尿素氮、钠、钾、碳酸氢盐、氯化物、钙、磷酸盐

　血清淀粉酶

　留 8mL 血清备用

**微生物学、病毒学**

　乙型肝炎病毒表面抗原和 IgM 核心抗体

　甲型肝炎病毒抗体(IgM)

　丙型肝炎病毒抗体

　戊型肝炎病毒抗体

　血清抗 δ 抗体

　血培养：需氧和厌氧

　痰、尿、便(培养和显微镜检查)

　留血清做病毒学检查

**其他基本检查**

　胸部 X 线检查、心电图、液体的出入量、血气分析

**其他(并非总有必要)**

　血中酒精或其他药物的水平

　尿离子浓度

　血浆纤维蛋白降解产物

　肝脏扫描

红素、白蛋白、转氨酶、碱性磷酸酶、淀粉酶。对于非对乙酰氨基酚所致的肝衰竭，血清胆红素是反映其预后的一个重要因素，最初血清白蛋白通常是正常的，但后期白蛋白降低则预示着预后较差。转氨酶评估疾病预后意义不大，病情恶化时，转氨酶水平有下降的趋势。血气分析血液的 pH 值对评价对乙酰氨基酚相关性肝衰竭的预后是很重要的。

#### 病毒标志物

　　急性甲型肝炎应该通过检测血清抗甲肝 IgM 抗体来诊断。检测血清中的 HBsAg，但有时核心抗体 IgM 对于某些诊断亦是必要的。在一些情况下，HBsAg 可能已被清除，但 HBsAb 尚未出现，此时检测 HBV DNA 是阴性的，血清病毒清除如此快预示着预后良好，可能它表示机体对 HBV 有良好的免疫反应。对于 HBV 感染者，应排除患者是否合并有丁型肝炎病毒感染。应检验抗 HCV 抗体，但在感染早期，一般抗 HCV 是阴性的(第 18 章)。PCR 技术测定 HCV RNA 对于诊断 HCV 相关的急性肝衰竭是必要的。

　　如果患者到过戊型肝炎高发区，应该行戊型肝炎的血清学检查。

#### 脑电图（EEG）

　　可以用于评价患者的临床状态和预后（图 8.1）。而临床上的处置，尤其是肝移植并不依赖脑电图，但在临床表现和实验室数据不一致时，反复检查脑电图是必要的。

　　通过连续的 EEC 记录，可以发现 50% 的急性肝衰竭患者存在亚临床癫痫或癫痫样活动。因此时患者处于瘫痪或呼吸机状态，如果没有 EEC 检测，临床上我们并不能发现这一活动。处于肝性脑病 3 期或 4 期的患者推荐进行脑电图监测[32]。

#### 肝脏扫描和活检

　　对急性肝衰竭患者肝脏进行扫描，可以发现其肝脏是缩小的。肝脏大小和生存率的关系是不准确的。因为肝脏的不同部位肝细胞的坏死程度并不相同，所以，依靠肝脏活检反映预后是有误导性的[38]。

　　在一项回顾性的研究中，肝容积小于 1000mL 和(或)肝实质坏死大于 50% 则表示预后不良，但检查结果好于这两个值的患者预后不一定理想[79]。在预后好的组中，存在肝脏组织再生性改变（肝实质损害小于 50%）。肝 CT 扫描和经颈静脉肝脏活检在放射部门均可操作，但对患者的搬运可能加重患者血流动力学的不稳定性及颅内高压。所以从实际出发，临床上更侧重于实际经验和实验室检查，而不是肝脏扫描与活检。

　　头部 CT 对早期脑水肿的检测并不可靠，而检查过程中对患者的搬运可能会加重患者病情。

## 合并症

### 肝性脑病

　　急性肝衰竭的神经系统后遗症为肝性脑病和脑水肿伴有颅内高压(ICP)。临床上，它们可以重叠出现(图 8.2)。肝性脑病早期，通常颅内压升高不明显。但如果患者从昏睡发展至深昏迷，此时无论患者是否存在去脑强直状态(3~4 级脑病)，其都处于存在脑水肿的高危险状态。

　　肝性脑病的病因是多因素的(第 7 章)，而其中心环节为肝功能衰竭，肝脏不能清除血液循环中的有毒

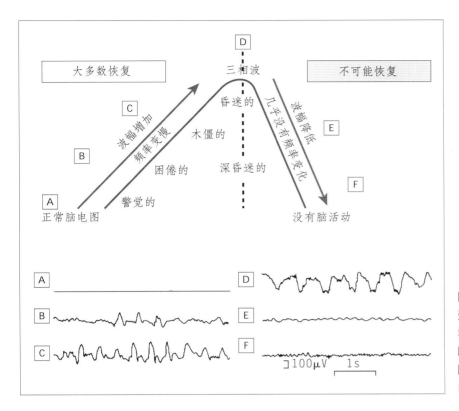

图 8.1　肝衰竭患者的脑电图变化。从 A 级到 D 级波幅逐渐增加,频率逐渐降低,困倦程度逐渐增加。到 D 极,出现三相波,曲线中断提示预后不良。从 E 级到 F 级,波幅逐渐降低,而频率无明显变化。达到 F 级时,无脑电波活动。

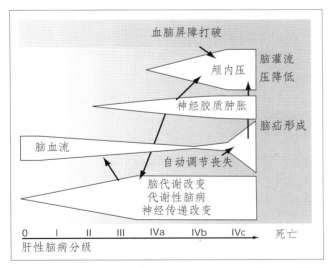

图 8.2　急性肝衰竭的脑功能障碍。疾病进程中,假定的代谢性脑病、颅内压和脑血流变化之间的关系。

物质,尤其是含氮物质。与肝硬化患者的昏迷相比,由血液分流绕过肝脏所致的门-体静脉分流性肝性脑病是次要的。肝性脑病时,血氨(可能是胺)水平是升高的,但和肝性脑病程度或预后并不相关。所以血氨的测定并不是必需的。

肝性脑病一般起病突然,可能在黄疸出现前即已发生。临床特点和慢性肝病所致的兴奋、人格改变、幻觉、烦躁不安有所不同,患者可表现为异常的社交行为或性格紊乱。其他一些始发的、非特异性的症状包括噩梦、头痛及头晕。谵妄、躁狂和发作则是网状系统激活的表现,患者在意识蒙眬时常出现不配合的行为。谵妄可表现为吵闹和不安。而且自发地或在受到小刺激的情况下可出现尖叫。暴力行为常见,扑翼样震颤可一过性出现并常常被忽略。肝臭经常存在。

Ⅰ度或Ⅱ度肝性脑病(精神错乱、昏睡)预后一般是好的,而Ⅲ度或Ⅳ度肝性脑病预后较差。

### 脑水肿(颅内高压)

急性肝衰竭患者可以出现脑水肿,而脑水肿可导致大脑内压升高。脑水肿在Ⅰ度或Ⅱ度肝性脑病患者中并不常见,但大多数Ⅳ度肝性脑病患者可以发生脑水肿。大脑内压升高可引起脑干疝形成(图 8.3),这也是引起急性肝衰竭患者死亡最常见的一个原因,80%死亡患者存在脑疝。随着脑内含水量逐渐增加,脑体积弥漫性或局限性增大。原因可能是多因素的,但至今尚未明了[15,48]。假设有两种机制可能参与:细胞毒性和血管源性。

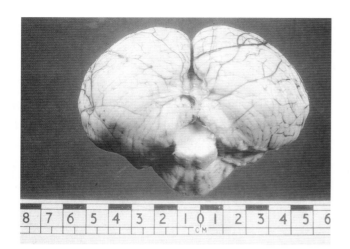

图 8.3　肝性脑病患者死亡后脑水肿情况,注意锯齿样的小脑。

引起瞳孔反射消失、呼吸停止(脑干疝形成引起)。

### 凝血障碍

肝脏合成所有的凝血因子(因子Ⅷ除外)、抗凝血物质及参与纤溶系统的蛋白质(第 4 章)。这也包括参与清除活化的凝血因子。暴发性肝衰竭时,凝血功能障碍的原因复杂,不仅因为凝血因子的缺乏,同时亦有纤溶系统亢进(由于血管内凝血)参与其中[63]。由于消耗增加或生成减少,血小板计数可能降低,而且暴发性肝衰竭时血小板的功能也有异常。

凝血障碍可使患者有出血倾向,这也是导致死亡的重要原因,出血可以是自发的,出血部位可以是黏膜表面、消化道和颅内。

凝血酶原时间是评价凝血机制最常应用的指标,可作为评价预后是否需要行肝移植的标准(见表 8.7)[58]。

### 低血糖、低血钾及代谢改变

40%的急性肝衰竭患者可出现低血糖反应。此种低血糖可以是持续、顽固性的。由于肝脏灭活功能减退,血浆中胰岛素的水平高;糖原也因为肝脏功能衰竭而合成减少。低血糖可以引起中枢神经系统迅速损伤,且可以导致死亡,但如果处置得当,低血糖反应可以得到很好解决。

由于尿排钾、补充不当和葡萄糖的应用,急性肝衰竭患者可以发生低钾血症。血钠亦可下降,肝衰竭末期血钠下降得尤为明显。同时亦可发生低磷血症、低钙血症及低镁血症。

在急性肝衰竭中,酸碱失衡常见。患者过度换气可引起呼吸性碱中毒,而这种过度换气可能是由于呼吸中枢受到不知名毒性物质的直接刺激所引起的。颅内高压、呼吸抑制或肺部并发症可引起呼吸性酸中毒。约有半数的肝性脑病Ⅲ度患者会发生乳酸酸中毒。这可能和组织灌流不足 (低血压或低氧血症)有关。代谢性酸中毒在对乙酰氨基酚相关性急性肝衰竭中更为常见。血 pH 值下降是决定是否行肝移植的一个重要指标。

### 感染[70]

90%的急性肝衰竭和Ⅱ度以上的肝性脑病患者存在临床诊断或有细菌学证据的感染(图 8.4)[68]。25%有相关菌血症,大多数的感染为呼吸系统的感染。如此高的感染率和患者如下因素有关:库普弗细胞和中性粒细胞功能受损所致机体防御功能降低,纤维结合蛋

细胞毒性假说的依据是:细胞尤其是星形细胞内渗透物如谷氨酰胺增加, 水经渗透作用进入细胞内。脑内星形细胞是氨代谢的场所,通过氨基化将谷氨酸转化成谷氨酰胺。急性肝衰竭时,脑内谷氨酰胺浓度增加。脑干疝形成与动脉血氨浓度有关[20]。

血管源性假说的依据是:急性肝衰竭脑内血流和血脑屏障的改变。不同的急性肝衰竭患者脑内血流量差异较大,对此种现象是与全身改变有关还是由局部诱导产生目前尚不明确。低氧血症和前列腺素参与脑内血管扩张。如果有脑内血管扩张则预示预后差。脑内血流量改变可能和谷氨酰胺 (通过 NO 的产生)有关。不合适的血管扩张引起血管内血流量增加,从而导致颅内高压。

血脑屏障的破坏可引起血浆向脑脊液的渗漏,曾提出这是引起脑水肿的一种机制,但尚未被证实。

脑内血液供应依靠颈动脉压和颅内压之间的平衡。多数Ⅳ度肝性脑病患者,因存在低氧血症[89],脑内血流量可能是不足的, 这些变化和脑水肿的发生有关。暴发性肝衰竭患者脑内血流的自动调节(与血压下降和升高无关的维持血流量)失控[47]。这种保护性机制的失控可因为体循环的低血压 (导致脑缺血)和脑内高灌流(脑内血流量和间质水增加)而加快大脑的损伤[48]。

临床上,以下症状提示存在颅内高压:收缩压升高(持续性或间断性),肌张力增加和肌阵挛,进而导致前臂伸展和过度旋前以及大腿伸展(去脑样体位)。可有眼球的不良轭共凝视和眼睛位置的偏斜。颅内高压如果治疗不当或不及时, 临床症状进行性发展,可

白、调理素、趋化因子,包括补体系统的组成成分等因子水平的下降。呼吸系统功能减弱和咳嗽反射减弱,以及气管插管、静脉插管、留置尿管等处置亦增加感染的危险。

血液、尿及呼吸道的感染一般在患者入院后 3 天可以检测出来。在有些病例中,可能找不到感染灶,此时应撤掉静脉插管,并做培养,但通常培养的结果为阴性的。脓毒症的典型临床表现(如发热、白细胞升高)可能缺如(图 8.4)。超过 2/3 的患者为革兰阳性细菌感染,一般为葡萄球菌感染,亦有链球菌和革兰阴性细菌感染。

约 1/3 的患者为真菌感染,但通常难以辨认且预后差[69]。患者有特殊的临床表现(表 8.6)。短期预防性应用氟康唑导致的真菌抵抗可能性小[35]。

总之,感染是急性肝衰竭患者的病情恶化和死亡的重要原因。机体对炎性反应程度和预后密切相关[72]。

### 肾功能

急性肝功能衰竭时,由于肝脏合成尿素氮的能力减弱,血尿素氮的浓度可能并不能很好反映肾功能的

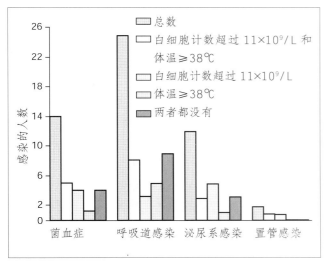

**图 8.4**　50 名有细菌培养阳性结果的急性肝衰竭患者的临床细菌感染表现,体温升高和白细胞计数升高是真菌感染的不充分指标[68]。(见彩图)

**表 8.6　系统性真菌感染的特点[69]**

| |
|---|
| 肝性脑病程度在初步改善后再有恶化 |
| 发热对抗生素治疗反应差 |
| 肾功能衰竭 |
| 白细胞计数明显升高 |

改变。此时,血肌酐为一个更好的指标,约有 55% 的急性肝衰竭患者发生肾功能衰竭,可能和如下因素相关:①和肝细胞衰竭本身相关(肝肾综合征);②急性肾小管坏死(继发于脓毒症、内毒素血症、出血、低血压);③导致肝脏损伤的药物或其他因素直接损伤肾脏(对乙酰氨基酚过量)。肝肾综合征的发生和如下因素联合作用有关:①高血流动力学改变及肾脏的低灌流压;②交感神经系统兴奋;③用以降低肾小管毛细血管超滤的血管活性介质的合成增加[54]。

### 血流动力学改变和低血压

低血压是肝功能衰竭的特点之一。低血压的发生和外周血管阻力降低及心输出量增加(和肝损伤程度相关)有关。除脓毒症和内毒素血症可引起低血压以外,低血压发生的原因并不十分清楚,考虑和前列腺素及一氧化氮等介质相关。外周组织微循环差、低氧血症可引起继发的乳酸酸中毒。这种循环上的改变和脑灌流量下降及肾脏血管收缩有关。

在急性肝衰竭的终末期,可以出现多种类型的心律失常,考虑和电解质紊乱、酸中毒、低氧血症及肺动脉插管有关。

脑水肿和脑疝可引起脑干功能衰竭,最终导致循环衰竭。

### 肺部并发症

肺部并发症包括误吸胃内容物或血、肺不张、感染及由于脑干受损引起的呼吸衰竭。肺脏的动静脉分流可加重低氧血症。亦可发生肺水肿。成人呼吸窘迫综合征(ARDS)经常是难治性的、致命性的。

超过半数的患者,X 线胸片可以发现异常,包括肺叶塌陷、斑片状实变、肺炎及非心源性肺水肿。

### 急性胰腺炎

死于急性肝衰竭的患者经常存在急性出血、坏死性胰腺炎。在昏迷患者很难确认有无本病存在,但在极少数情况下成为死因。1/3 的患者可有血清淀粉酶的升高,需要监测。

胰腺内或周围出血、病毒的原因、激素的应用及休克都可为胰腺炎的病因。

## 预后

Ⅲ度或Ⅳ度肝性脑病患者如不行肝移植,则生存

率为 20%。Ⅰ度或Ⅱ度肝性脑病患者约为 65%。存活的患者不发展为肝硬化。

急性肝衰竭患者可成功进行肝移植使得生存率的估计尤其重要。自发恢复是不可能的,因而确定无论临床还是实验室方面的适应证尤为重要。一般年老的患者预后较差,10 岁以下的小孩预后亦差[58]。如果急性肝衰竭合并其他疾病时将会使预后更差。

急性肝衰竭的病因很重要。在一项调查中,在无肝移植的情况下,氟烷相关性急性肝衰竭生存率为 12.5%,甲型肝炎 66%,乙型肝炎 38.9%,对乙酰氨基酚过量相关性 50%[59]。

如果能确认任何加重肝性脑病的药物尤其是镇静剂的应用,预后会较好。当药物因素去除时,患者的症状会有所好转。

临床上若出现肝脏体积缩小、腹水、去大脑强直状态、眼前庭反射消失、呼吸衰竭,则预后较差。但如果这样的患者存活的话,很少遗留脑干、脑皮质损伤[57]。

凝血酶原时间是评估预后最好的指标[58]。凝血因子 V 的浓度小于 15%且合并肝性脑病的患者预后差[11],生存率仅为 10%(包括各种病因,除外预后较好的甲型肝炎和对乙酰氨基酚过量)。低血糖是预后差的另一个征象。

急性肝衰竭患者很少做肝活检,但如果必要,可经颈静脉途径进行操作。肝细胞及间质的坏死程度和预后密切相关。肝实质坏死大于 50%,则生存率明显下降[79]。

对 586 名接受治疗的患者的预后影响因素行单变量和多变量分析(表 8.7)[58]。在病毒性肝炎和药物引起肝损伤的患者中,有三个静态变量——病因(非甲非戊型肝炎或药物)、年龄 (小于 10 岁和大于 40 岁)、黄疸至出现肝性脑病的时间(大于 7 天)。有两个动态变量,血清胆红素大于 18mg(300μmol/L)和凝血酶原时间大于 50s,提示预后较差。在服用过量对乙酰氨基酚的患者中,其生存率和动脉血 pH 值、凝血酶原时间峰值及血肌酐相关。

这些标准在其他中心得到证实,发现有些数据略有不同(对乙酰氨基酚相关性 71%,非对乙酰氨基酚相关性 68%)[3]。急性生理学与慢性健康状况评分(APACHEⅡ和Ⅲ) 在临床试验中可改善治疗决策和患者界定[9,52]。

另一普遍应用的标准将存在意识错乱或昏迷及年龄校正后 V 因子在正常值 20%或 30%的因素进行了综合考虑[14]。

**表 8.7　关于急性肝衰竭肝移植的伦敦国王学院标准**

**对乙酰氨基酚相关性急性肝衰竭**

pH 值小于 7.30(无论肝性脑病程度如何)

或

凝血酶原时间>100s(INR>7)且血清肌酐>300μmol/L(肝性脑病Ⅲ或Ⅳ度)

**非对乙酰氨基酚相关性急性肝衰竭**

凝血酶原时间>100s(INR>7)(无论肝性脑病程度如何)

或

下面因素的任何三个(无论肝性脑病的程度如何)

年龄<10 岁或>40 岁

病因:非甲-戊型肝炎,病毒性肝炎未分型,氟烷,特异性体质的药物反应

黄疸至肝性脑病的时间>7 天

凝血酶原时间>50s(INR>3.5)

血清胆红素>300μmol/L

这些标准使用可直接获得的临床数据和实验室数据,但目前尚没有一项被广泛接受并应用的系统。使用最广泛的是英国伦敦国王学院标准。

在某些中心, 通过肝活检评价肝细胞坏死的程度,或通过肝脏 CT 来检测肝脏的大小,且肝脏活检可改变 17%病例的诊断[27]。但对肝脏活检的价值及安全性问题的争议限制了其应用。

导致急性肝衰竭患者死亡的原因包括脑水肿、感染、出血、呼吸和循环衰竭、肾功能衰竭、低血糖和胰腺炎。

生存率取决于肝脏的再生能力,但这是很难预测的。它很可能受人体激素控制,现已发现肝细胞生长因子。急性肝衰竭患者体内肝细胞生长因子水平升高,但并不是可以评价预后的有效手段。

尚无标准可确切预测急性肝衰竭的结局。但对急性肝衰竭生存率很低的预测,如 20%,可以指导临床上决定行肝移植手术以提高生存率(60%~80%)。

## 治疗[8]

由于支持疗法的加强和对肝功能衰竭知识的积累,急性肝衰竭患者生存率逐渐上升。急性肝衰竭患者应该在临床经验丰富且可行肝移植的机构接受良好的治疗。如果遇到多脏器衰竭等复杂问题时,患者应接受严密的监视和积极的处置(表 8.8)。患者的临床状态可以变化很快。对患者经常的探视是很重要的,应将患者安置在重症监护区,由接受过良好培训

表 8.8　急性肝衰竭的治疗

| 问题 | 治疗 |
|---|---|
| 肝性脑病 | 减少口服蛋白质 |
|  | 磷酸盐每日 2 次灌肠 |
|  | 禁用镇静剂 |
|  | 乳果糖 30mL |
| 脑水肿 | 静滴甘露醇 |
|  | 避免高体温 |
|  | 监测颅内压 |
| 低血糖 | 如果血糖低于 3mmol/L，50%葡萄糖 100mL |
|  | 每小时监测血糖 1 次 |
|  | 10%~50%葡萄糖静滴 |
|  | 监测低钾血症 |
| 低钙血症 | 10mL10%葡萄糖酸钙，每日静脉输注 |
| 肾功能衰竭 | 血液透析 |
| 呼吸衰竭 | 插管 |
|  | 通气 |
|  | 吸氧 |
|  | 维持正常血气 |
| 低血压 | 白蛋白 |
|  | 缩血管药 |
| 感染 | 经常培养 |
|  | 预防性应用抗生素(见正文) |
|  | 针对性应用抗生素(后期) |
| 出血 | 避免动脉穿刺 |
|  | $H_2$ 受体拮抗剂 |
|  | 硫糖铝 |
|  | 新鲜冰冻血浆和血小板 |

的护士照顾患者。

下面叙述的措施对于处于肝性脑病 III 度或 IV 度的患者是极其重要的，但对于处于低度肝性脑病的患者，这些处置措施必须有所改变。

患者必须受到隔离，陪护者应穿隔离服，戴手套和口罩，且应接受乙肝病毒疫苗的接种。每小时一次评定患者肝性脑病的程度(第 7 章)。

患者的体温、脉搏、血压至少每小时测定一次，最好连续检测。严格记录患者的出入量，以避免体内液体超负荷。

应用鼻胃管。给予 $H_2$ 受体拮抗剂或质子泵抑制剂，以减少胃十二指肠糜烂和出血。胃酸缺乏时可导致胃内细菌过度繁殖，此时可以预防性应用黏膜保护剂。个体化提供给患者适量的肠内营养。在疾病的早期，可以口服补充能量。

为早期发现并发症，如肾功能衰竭和呼吸功能衰竭，应用一些有创性监测方法是必要的，以便采取预防措施。患者应该留置导尿管、中心静脉插管和动脉插管，后两种操作可在输注凝血因子以及必要时输注血小板后施行。

急性肝衰竭患者经常发生低血糖反应，反应发生时应及时测量血糖；如果血糖低于 60mg/dL(3.5mmol/L)，应立即给予静脉输注 100mL 50%葡萄糖。根据患者液体量的需要，可连续输注 5%或 10%的葡萄糖。但如果给予患者肠内营养的话，低血糖则很少发生。

每小时检测血糖一次，如果低血糖再次发生，可再输注 50%的葡萄糖。如果需要搬运患者时，搬运途中应持续静滴 20%葡萄糖。

低血镁经常和低血钾伴行。

呼吸系统的状态可以通过血氧定量法进行监测。给予患者面罩吸氧。若动脉血 $P_{CO_2}$ 升高，大于 6.5kPa；或 $P_{O_2}$ 下降，小于 10kPa，提示呼吸衰竭时，虽然这一指征少见，有必要行机械通气。更多的时候有必要行气管插管，如为防止昏迷的患者误吸，或患者烦躁不安时必须应用镇静剂。

急性肝衰竭患者，感染的发生率高达 90%[68]。特殊的高危因素是最大 INR 高以及气管内插管。

为预防细菌感染，痰和尿应每天送检培养。并要经常检查动静脉插管处；如果插管处皮肤发炎或患者出现发热，必须更换插管，否则每 3~5 天常规更换一次。插管的尖端应送检培养。

研究表明，预防性全身选择性应用抗生素和清洁肠道，无论单独应用还是联合应用都是有益处的。但对它们的应用现在尚有争议。预防性静脉内应用抗生素可减少 80%的感染，但并不能改变疾病的结局和延长生存期。选择性肠道清洁并不比静点抗生素更有益处(图 8.5)[71]。在此项研究中发现了多重耐药菌株，考虑和头孢三代抗生素的应用有关。最合适的抗生素应用准则应根据每个肝脏中心的细菌发生率、类型和敏感性制定。经常性的微生物监测是非常重要的。当培养有阳性结果时，菌谱较全面的广谱抗生素应改成针对性强的窄谱抗生素。

如果未采取预防措施，约 30%的患者可发生真菌感染[69]。实验表明，口服两性霉素 B 可将真菌感染降低至小于 5%(图 8.5)[71]。全身性真菌感染的治疗可应用两性霉素 B 和氟胞嘧啶。

如果低血压无法控制时，将会给治疗带来极大的困难。如果补充类晶体或白蛋白不能纠正低血压，则可以应用血管收缩剂，如去甲肾上腺素，此时联合应

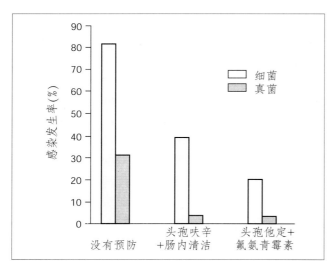

图 8.5　急性肝衰竭的脓毒症的预防：对比伦敦国王学院医院研究结果[67,68,70,71]。预防性的静脉应用抗生素减少感染，肠道清洁并无额外的益处，两组抗生素治疗方案均口服两性霉素 B(抗真菌)。

用血管活性药物可能更为有效。

　　当存在肾功能衰竭时，监测液体出入量至关重要。应用多巴胺可以减慢或逆转肾功能改变，但危重患者应用多巴胺尚有争议[8,54]。当血肌酐大于400μmol/L(4.5mg/dL)，或为纠正高血容量、酸中毒和高钾血症时，可行连续性动静脉血液滤过。时断时续行血液透析可引起血流动力学不稳定，可能会导致颅内压升高。

　　凝血障碍的治疗可以常规静脉应用维生素 K。当出血或有侵入性操作时（动脉管路或硬膜外压换能器），可以补充新鲜冰冻血浆和血小板。

　　肝性脑病可进行常规治疗（第 7 章），禁食蛋白质和磷酸盐灌肠。通过鼻胃管给予乳果糖（初始量为 15~30mL）。应对加重肝性脑病的因素，如脓毒症、电解质失衡及出血进行治疗。尽量避免应用镇静剂，如果患者烦躁明显，可给予小剂量、短效的苯二氮䓬类（如咪达唑仑）。新霉素因其肾毒性应尽量避免应用。预防或治疗感染应用的抗生素亦可进一步改善肝性脑病。氟马西尼为苯二氮䓬类受体拮抗剂，它的作用虽易变且短时，但却可明显改善一部分肝性脑病患者的症状。目前这种药物在肝性脑病治疗中的作用尚未明确。

　　脑水肿是引起急性肝衰竭患者死亡的重要原因。在某些特殊机构应用硬膜外压力换能器来监测颅内压[16,43,50]，发现有亚临床颅内高压[43]。控制好脑水肿可以延长患者生存时间，从而为肝移植争取时间。硬膜

外压力换能器的并发症有颅内出血和感染，发生率为4%，致命性出血为 1%[16]。尽管硬膜外放置的并发症发生率较硬膜下及实质监测器低，但所选换能器类型由当地专家决定[16]。血小板计数小于 50×10⁹/L 时因存在出血的危险，视为禁忌证 [43]。颅内压增加至 25~30mmHg 且持续时间大于 5 分钟时，可按 1g/kg 给予甘露醇(不超过 20%溶液静脉推注 100g)。记录尿量以观察其利尿效果。对于肾功能衰竭患者，甘露醇必须与超滤联合使用，以避免高渗和液体超负荷。

　　颅内压的监测可以计算出脑灌注压（平均动脉压-颅内压）。如果颅内压低于 50mmHg，因其不良的神经系统预后而视为肝移植的禁忌证。但是脑灌注压低且颅内高压持续时间长（大于 35mmHg，持续时间为 24~38 小时）的患者，仍可生存并完全恢复神经系统功能[23]。

　　可以监测颈静脉球的血氧饱和度，但这一方法应用的并不广泛。经颈静脉逆行插管，直至插管尖端到达颈静脉球，取血样。血氧饱和度低于 55%提示脑缺血。治疗措施可以如下：增加血流量，降低颅内压，或应用一些降低脑代谢的制剂。血氧饱和度高于 85%时提示脑充血状态存在，亦应该予以纠正[48]。

　　护理这种患者应将其躯干和头部抬高，与水平线成 20°~30°角，这种姿势有助于降低颅内压。但如果升至过高，可引起颅内压升高和平均动脉压降低[21]。糖皮质激素治疗无效。过度通气通过诱发脑内血管收缩和降低脑内血流量来降低颅内压是有效的，但效果并不持久[29]。对于一些甘露醇和血液滤过治疗失败的患者，应用硫喷妥钠（降低脑代谢）可能是有效的[37]，但因其可能影响脑的血流动力学效应，所以应在颅内压监测下应用。

　　低温可以通过减少血流转运氨至脑和（或）降低脑细胞外的谷氨酸浓度预防脑水肿[73]。初步研究显示急性肝衰竭患者颅内压是降低的。但需要进一步试验来验证并确定这种方法是否可用来稳定患者直至供肝的出现[42]。这些结果强调应当使患者避免高温。

　　当颅内压不能监测时，临床上应警惕颅内高压的发生，如果怀疑颅内高压存在时，应该应用甘露醇。

　　癫痫样活动发生时（EEG 监测下），应用苯妥英钠以减少发作时脑内的高耗氧量[32]。

　　N-乙酰半胱氨酸最初用于对乙酰氨基酚中毒（自杀）的早期（12~15 小时），但在对乙酰氨基酚相关性急性肝衰竭的 16 小时之后应用仍然是有价值的[44]。可以提高生存率，减轻脑水肿、低血压和肾功能衰竭。早期有实验提示，N-乙酰半胱氨酸可以改善急性肝衰竭

患者的血流和氧的运输与解离,但尚未被证实[87]。

糖皮质激素。大剂量的糖皮质激素对于治疗急性肝衰竭无益处。甚至可能有副作用,其并发症包括感染和胃肠道糜烂。

### 人工肝和生物人工肝支持疗法

目的为在病肝自行恢复前或等待供肝过程中提供支持疗法,很多研究聚焦于应用滤过柱和滤过膜清除体内代谢物。活性炭血液滤过在早些时候认为是很有希望的方法,但在有对照的试验中并未显示其益处。最近人工肝支持系统[(BioLogic-DT™ 分子吸附再循环系统(MARS)]通过树脂或白蛋白超滤来清除紧密和蛋白结合的毒素。MARS[65]系统应用的是白蛋白浸透的透析膜和含 5%的人血白蛋白的透析液。透析液灌流入活性炭和树脂的吸附剂以去除其中的水溶性的毒素,包括氨。最初的经验认为,上述两组人工肝系统是有益处的,但对于急性肝衰竭的治疗是否有益,尚需要对照试验来证实。

生物人工肝支持系统应用的是生物反应器,内含不同的培养的肝细胞。下面的三组人工肝系统临床评价达到了先进阶段:"生物人工肝"(BAL),"体外肝辅助装置"(ELAD)[30],"Berlin 体外肝支持系统"(BELS)[28,65]。BAL 和 BELS 系统主要使用猪的肝细胞,而 ELAD 系统使用肝母细胞瘤细胞。抗凝血浆和全血通过一个装置,此装置允许代谢物在细胞和灌洗液之间转移(图 8.6)。设计依据是血浆还是全血先通过活性炭柱或其他装置而不同。目前尚无主要使用人类肝细胞的系统。应用实质细胞和非实质细胞的混合物是否更为有效目前尚不清楚。

这种人工肝的功能在试验中已有所显示。其在急性肝衰竭患者中的作用的初步结果还是令人鼓舞的,其作用包括:降低肝性脑病程度、血氨水平和颅内高压,增加脑的灌流量,改善凝血酶原时间,提高因子 V 的水平和半乳糖的清除能力。ELAD 系统的初步对照研究显示无显著的统计学益处。在应用 BAL 系统治疗的急性肝衰竭患者中,18 人统计学上显示了意识状态的显著好转、颅内压的降低和脑灌流压的升高[88]。一项随机对照试验正在进行中。这些技术使人们对未来存有希望,但结果是否使得病肝得以恢复,而不是作为成功肝移植的桥梁仍需拭目以待。

### 肝脏移植

暴发性肝衰竭导致 III 度或 IV 度肝性脑病患者应考虑行肝脏移植治疗。不行肝移植的患者生存率小于 20%,行肝移植的生存率为 60%~80%。然而,决定行肝移植的时机和必要性是很困难的。肝移植过早,这项手术可能是非必要的且患者可能面临终身的免疫抑制;但如果过晚,肝移植的成功率将会降低。

适应证[92]　应用既定标准来选择一个可能行肝移植的患者(详细内容见预后部分),这些标准包括 pH 值、年龄、病因、黄疸至出现脑病的时间、凝血酶原时间和血清胆红素水平[58],或血浆 V 因子水平小于正常值的 20%[11]。在最初的研究中,这些标准确认了 95%的致命性的病例。在接下来的研究中,这些准则预测的准确性在一些病例中是高于原来的报道,在另一些病例中是低于原来的报道,但仍是评价急性肝衰竭患者的中心内容[3,62,80]。

然而,从提出请求到得到可接受的供肝平均耽搁的时间是 2 天。大多数患者依然存活且仍需要肝移植,但有些患者病情好转,不再需要肝移植,有些患者将死亡(表 8.9),或者因病情发展而不适合肝移植。在判断哪些患者不需要肝移植方面,准则的预测价值较低(大约 50%,范围为 17%~82%)[66]。由此提出一个建议,所有超急性或急性(暴发性和亚暴发性)肝衰竭患者都应在入院时或当达到 III 度肝性脑病时列入肝移植的名单中[62],而且当有了供肝时,对是否需做肝移植应重新评定。

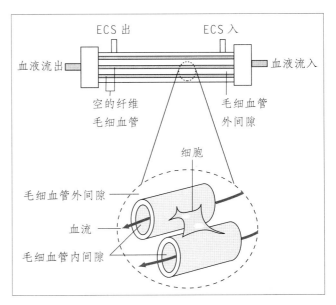

图 8.6　生物人工肝支持系统。图解空心纤维盒装置。细胞在半透明细血管外侧培养,而血或介质在空隙间流动。ECS:毛细血管外间隙[82]。

预测的不确定性强调了与患者的早期沟通，以及将急性肝衰竭患者早期转移至有肝移植条件的专业肝病中心的必要性(表8.10)。儿童尤应在肝性脑病进展前早期转移。

禁忌证　绝对禁忌证：感染活动期；急性呼吸窘迫综合征且吸氧量大于60%；较长时间(等于或大于1小时)的瞳孔散大固定；脑灌注压低于40mmHg或颅内压高于35mmHg，持续时间大于1~2小时[92]。相对禁忌证：迫切需要血管加压剂供给的病例，正在治疗中的感染，以及有精神方面疾病病史[35]。

表8.9　急性肝衰竭的肝移植(巴黎经验)[7]

| | |
|---|---|
| 患者人数率 | 112 |
| 等待中死亡率 | 18% |
| 移植例数 | 92 |
| 存活率 | 71% |

表8.10　推荐暴发性肝衰竭患者到肝病中心的资料一览表

**患者细节**

肝衰竭的可能原因

危险因素

药物过量，血药浓度，治疗

既往服药史

既往手术史

既往精神病史

心肺功能状态

肝性脑病的程度

肾功能及感染状态的评估

明显凯-弗环

体重和身高

**检查**

全血计数和血小板

凝血酶原时间(纤维蛋白降解产物)

尿素氮、钠、钾、碳酸氢盐、肌酐、血糖、淀粉酶

胆红素、转氨酶、碱性磷酸酶、白蛋白

血气分析

尿量

细菌培养阳性

病毒学检查(HAV IgM，HBsAg，核心抗体IgM)

胸部X线

中心静脉压

目前药物治疗/液体方案

扫描数据：肝、脑

脑电图(EEG)

结果　从技术上讲，肝移植的手术要比慢性肝病相关手术如门-体静脉分流简单，且不存在粘连问题。凝血方面的问题可应用血浆衍生物和血小板来解决。

世界范围公布的结果显示肝移植后患者的生存率为60%~90%(表8.11)，数值的波动变化可能反映了肝移植时疾病的严重性及肝移植的标准。肝硬化后行移植术的生存率比总生存率要低[34]。和病情达到肝移植阶段但未行肝移植的患者相比，急性肝衰竭患者的生存率为20%。在短期内很难找到供肝且可能应用不理想的肝脏，如血型不配或脂肪变性，这都会影响结果。

分析急性肝衰竭患者肝移植前状态对结果的影响，结果显示：非对乙酰氨基酚诱导的肝衰竭，其生存率与病因及血肌酐有关[25]。肝移植时系统性疾病(多器官衰竭和APACHE Ⅲ评分)严重程度和肌酐的指数可区分存活者和非存活者。在对乙酰氨基酚组，生存者从服药到移植的时间明显短于非幸存者(4±1天比6±1天)。移植时血清胆红素和APACHE Ⅲ评分与生存率密切相关[25]。

肝移植已应用于甲型、乙型、非甲非戊型肝炎病毒引起暴发性肝衰竭的患者。乙型肝炎肝衰竭患者的肝移植结果尤其令人满意，因为此病在移植肝内通常不复发。

**辅助肝移植**

保留原来的肝脏，供肝移植于原肝的右上方(异位式)，或切除部分原肝，植入小部分供肝(常位式)。目的是让移植体提供足够的维持生存的肝功能，以便为原肝提供时间修复和再生。优于传统肝移植的一点是只需要短期的免疫抑制。

对在12个欧洲中心行肝移植术的47名患者进行分析显示，传统的原位肝移植(61%生存率)与辅

表8.11　急性肝衰竭的肝移植情况

| 中心 | 参考文献 | 日期 | 人数 | 生存率(%) |
|---|---|---|---|---|
| 伦敦剑桥 | Williams 和 O'Grady[91] | 1990 | 56 | 58 |
| 巴黎 | Devictor 等[24] | 1992 | 19 | 68 |
| 旧金山 | Ascher 等[5] | 1995 | 35 | 92 |
| 匹兹堡 | Dodson 等[26] | 1994 | 115 | 60 |
| 巴黎 | Bismuth 等[14] | 1995 | 116 | 68 |
| USA(12个中心) | Schiødt 等[77] | 1999 | 121 | 76 |
| 欧洲(注册) | Fischer 等[34] | 1999 | 2205 | 61 |

助肝移植（62％）在患者一年生存率上无差别[84]。辅助肝移植一年后仍存活的患者中 65％不再应用免疫抑制剂。结果均显示急性肝衰竭时辅助肝移植（尤其是部分原位式）较传统肝移植有一定优点，因为同样是一年生存率，但辅助肝移植的患者却有机会摆脱终身应用免疫抑制剂。现在需要一项可靠标准来表明哪些患者最有可能受益于这种技术。与肝脏可能完全再生有关的因素包括：年龄<40 岁，由对乙酰氨基酚或者甲型、乙型肝炎病毒引起急性肝衰竭，黄疸发生至肝性脑病出现时间<7 天[18]。但问题是对于接受保守治疗的患者，这些标准也被认为可以提示预后良好[34]。

### 活体亲属供肝肝移植术

使用活供体提供的肝左叶或左外侧叶给儿童施行肝移植，这项操作程序已逐步完善。这些技术应用于 14 名急性/亚急性肝衰竭患者，其中 90％存活了 1 年[53]，且所有的供者术后未见异常。这种方法的顾虑是，供者是在紧急情况下签订的知情同意书，而不能经过深思熟虑后才决定是否签字。另外的问题是左侧或者左外侧肝叶是否能支持这样的患者到痊愈[34]。

### 肝细胞移植

急性肝功能衰竭的实验动物在行肝细胞移植后可以提高存活率。肝细胞移植仅需要很少数量肝细胞，是正常移植肝细胞块的 0.5％~3％。曾经对不是肝移植候选者的急性肝衰竭患者做过有限的研究[13,65]。肝细胞移植后在肝性脑病评分、动脉血氨、凝血酶原时间、氨基匹林和咖啡因清除率方面有所改善。在肝细胞移植后的第一个 24 小时没有看到临床改善的迹象。没有患者存活。移植的细胞需要免疫抑制来生存。门静脉内肝细胞移植后的并发症包括低氧血症和胸部 X 线检查下的浸润性肺炎。现在无随机、对照的试验数据。肝细胞的转移方法、预防感染，以及不应用免疫抑制剂即能抑制排斥反应的策略都需要改进。

## 结论

肝移植不能被认为是治疗暴发性肝衰竭的完美和理想的方法，但是它给了那些可能死亡的患者生存的希望。必须加强专科治疗中心对患者的早期治疗。这将会增加患者度过肝移植等待时期的机会，延迟的治疗会使患者减少安全过度和移植成功的机会。现在还存在许多选择上的困难。一些患者能明确是移植的候选人，而另一些患者明显不适合移植。问题在于介于二者之间的患者怎么办，有多少这样的患者能够经过单纯的保守治疗痊愈。早期定为肝移植的候选人在最后决定中被排除。人工肝脏支持系统、辅助肝移植、活体肝移植的成功与作用均需要进一步的检验。

（张清泉　王崇译　张凯宇　叶婉君　牛俊奇 校）

### 参考文献

1 Acharya SK, Dasarathy S, Kumer TL et al. Fulminant hepatitis in a tropical population: clinical course, and early predictors of outcome. *Hepatology* 1996; **23**: 1448.

2 Acharya SK, Panda SK, Saxena A et al. Acute hepatic failure in India: a perspective from the East. *J. Gastroenterol. Hepatol.* 2000; **15**: 473.

3 Anand AC, Nightingale P, Neuberger JM. Early indicators of prognosis in fulminant hepatic failure: an assessment of the King's criteria. *J. Hepatol.* 1997; **26**: 62.

4 Andreu V, Mas A, Bruguera M et al. Ecstasy: a common cause of severe acute hepatotoxicity. *J. Hepatol.* 1998; **29**: 394.

5 Ascher NL, Lake JR, Emond JC et al. Liver transplantation for fulminant hepatic failure. *Arch. Surg.* 1995; **128**: 677.

6 Banks AT, Zimmerman HJ, Ishak KG et al. Diclofenac-associated hepatotoxicity: analysis of 180 cases reported to the Food and Drug Administration as adverse reactions. *Hepatology* 1995; **22**: 820.

7 Benhamou JP. *Fulminant Hepatic Failure*. American Association for the Study of the Liver Disease Course Syllabus, 1990.

8 Bernal W, Wendon J. Acute liver failure; clinical features and management. *Eur. J. Gastroenterol. Hepatol.* 1999; **11**: 977.

9 Bernal W, Wendon J, Rela M et al. Use and outcome of liver transplantation in acetaminophen-induced acute liver failure. *Hepatology* 1998; **27**: 1050.

10 Bernuau J, Benhamou JP. Classifying acute liver failure. *Lancet* 1993; **342**: 252.

11 Bernuau J, Goudeau A, Poynard T et al. Multivariate analysis of prognostic factors in fulminant hepatitis B. *Hepatology* 1986; **6**: 648.

12 Bernuau J, Rueff B, Benhamou JP. Fulminant and subfulminant liver failure: definitions and causes. *Semin. Liver Dis.* 1986; **6**: 97.

13 Bilir BM, Guinette D, Karrer F et al. Hepatocyte transplantation in acute liver failure. *Liver Transplant.* 2000; **6**: 32.

14 Bismuth H, Samuel D, Castaing D et al. Orthotopic liver transplantation in fulminant and subfulminant hepatitis. The Paul Brousse experience. *Ann. Surg.* 1995; **222**: 109.

15 Blei AT, Larsen FS. Pathophysiology of cerebral oedema in fulminant hepatic failure. *J. Hepatol.* 1999; **31**: 771.

16 Blei AT, Olafsson S, Webster S et al. Complications of intracranial pressure monitoring in fulminant hepatic failure. *Lancet* 1993; **341**: 157.

17 Charlton M, Adjei P, Poterucha J et al. TT-virus infection in North American blood donors, patients with fulminant hepatic failure, and cryptogenic cirrhosis. *Hepatology* 1998; **28**: 839.

18 Chenard-Neu MP, Boudjema K, Bernuau J et al. Auxiliary liver transplantation: regeneration of the native liver and

outcome in 30 patients with fulminant hepatic failure—a multicentre European study. *Hepatology* 1996; **23**: 1119.

19 Chu C-M. Sheen I-S, Liaw Y-F. The role of hepatitis C virus in fulminant viral hepatitis in an area with endemic hepatitis A and B. *Gastroenterology* 1994; **107**: 189.

20 Clemmesen JO, Larsen FS, Kondrup J *et al*. Cerebral herniation in patients with acute liver failure is correlated with arterial ammonia concentration. *Hepatology* 1999; **29**: 648.

21 Davenport A, Will EJ, Davison AM. Effect of posture on intracranial pressure and cerebral perfusion pressure in patients with fulminant hepatic and renal failure after acetaminophen self-poisoning. *Crit. Care Med.* 1990; **18**: 286.

22 Davenport A, Will EJ, Losowsky MS *et al*. Continuous arteriovenous haemofiltration in patients with hepatic encephalopathy and renal failure. *Br. Med. J.* 1987; **295**: 1028.

23 Davies M, Mutimer D, Lowes J *et al*. Recovery despite impaired cerebral perfusion in fulminant hepatic failure. *Lancet* 1994; **343**: 1329.

24 Devictor D, Desplanques L, Debray D *et al*. Emergency liver transplantation for fulminant liver failure in infants and children. *Hepatology* 1992; **16**: 1156.

25 Devlin J, Wendon J, Heaton N *et al*. Pretransplantation clinical status and outcome of emergency transplantation for acute liver failure. *Hepatology* 1995; **21**: 1018.

26 Dodson SF, Dehara K, Iwatsuki S. Liver transplantation for fulminant hepatic failure. *ASAIO J.* 1994; **40**: 86.

27 Donaldson BW, Gopinath R, Wanless IR *et al*. The role of transjugular liver biopsy in fulminant liver failure: relation to other prognostic indicators. *Hepatology* 1993; **18**: 1370.

28 Dowling DJ, Mutimer DJ. Artificial liver support in acute liver failure. *Eur. J. Gastroenterol. Hepatol.* 1999; **11**: 991.

29 Ede RJ, Gimson AES, Bihari D *et al*. Controlled hyperventilation in the prevention of cerebral oedema in fulminant hepatic failure. *J. Hepatol.* 1986; **2**: 43.

30 Ellis AJ, Hughes RD, Wendon JA *et al*. Pilot controlled trial of the extracorporeal liver assist device in acute liver failure. *Hepatology* 1996; **24**: 1446.

31 Ellis AJ, Saleh M, Smith H *et al*. Late-onset hepatic failure: clinical features, serology and outcome following transplantation. *J. Hepatol.* 1995; **23**: 363.

32 Ellis AJ, Wendon JA, Williams R. Subclinical seizure activity and prophylactic phenytoin infusion in acute liver failure: a controlled clinical trial. *Hepatology* 2000; **32**: 536.

33 Ferenci P. Brain dysfunction in fulminant hepatic failure. *J. Hepatol.* 1994; **21**: 487.

34 Fischer L, Sterneck M, Rogiers X. Liver transplantation for acute liver failure. *Eur. J. Gastroenterol. Hepatol.* 1999; **11**: 985.

35 Fisher NC, Cooper MA, Hastings JGM *et al*. Fungal colonization and fluconazole therapy in acute liver disease. *Liver* 1998; **18**: 320.

36 Flowers MA, Heathcote J, Wanless IR *et al*. Fulminant hepatitis as a consequence of reactivation of hepatitis B virus infection after discontinuation of low-dose methotrexate therapy. *Ann. Intern. Med.* 1990; **112**: 381.

37 Forbes A, Alexander GJM, O'Grady JG *et al*. Thiopental infusion in the treatment of intracranial hypertension complicating fulminant hepatic failure. *Hepatology* 1989; **10**: 306.

38 Hanau C, Munoz SJ, Rubin R. Histopathological heterogeneity in fulminant hepatic failure. *Hepatology* 1995; **21**: 345.

39 Harrison R, Letz G, Pasternak G *et al*. Fulminant hepatic failure after occupational exposure to 2-nitropropane. *Ann. Intern. Med.* 1987; **107**: 466.

40 Herzog D, Rasquin-Weber A-M, Debray D *et al*. Subfulminant hepatic failure in autoimmune hepatitis type 1: an unusual form of presentation. *J. Hepatol.* 1997; **27**: 578.

41 Hoofnagle JH, Carithers RL, Shapiro C *et al*. Fulminant hepatic failure: summary of a workshop. *Hepatology* 1995; **21**: 240.

42 Jalan R, Damink SWMO, Deutz NEP *et al*. Moderate hypothermia for uncontrolled intracranial hypertension in acute liver failure. *Lancet* 1999; **354**: 1164.

43 Keays RT, Alexander GJM, Williams R. The safety and value of extradural intracranial pressure monitors in fulminant hepatic failure. *J. Hepatol.* 1993; **18**: 205.

44 Keays R, Harrison PM, Wendon JA *et al*. Intravenous acetylcysteine in paracetamol induced fulminant hepatic failure: a prospective controlled trial. *Br. Med. J.* 1991; **303**: 1026.

45 Klein AS, Hart J, Brems JJ *et al*. Amanita poisoning: treatment and the role of liver transplantation. *Am. J. Med.* 1989; **86**: 187.

46 Langnas AN, Markin RS, Cattral MS *et al*. Parvovirus B19 as a possible causative agent of fulminant liver failure and associated aplastic anaemia. *Hepatology* 1995; **22**: 1661.

47 Larsen FS, Ejlersen E, Clemmesen JO *et al*. Preservation of cerebral oxidative metabolism in fulminant hepatic failure: an autoregulation study. *Liver Transplant. Surg.* 1996; **2**: 348.

48 Larsen FS, Knudsen GM, Hansen BA. Pathophysiological changes in cerebral circulation, oxidative metabolism and blood–brain barrier in patients with acute liver failure. *J. Hepatol.* 1997; **27**: 231.

49 Lau JYN, Sallie R, Fang JWS *et al*. Detection of hepatitis E virus genome and gene products in two patients with fulminant hepatitis E. *J. Hepatol.* 1995; **22**: 605.

50 Lidofsky SD, Bass NM, Prager MC *et al*. Intracranial pressure monitoring and liver transplantation for fulminant liver failure. *Hepatology* 1992; **16**: 1.

51 Makin A, Williams R. Paracetamol hepatoxicity and alcohol consumption in deliberate and accidental overdose. *Q. J. Med.* 2000; **93**: 341.

52 Mitchell I, Bihari D, Chang R *et al*. Earlier identification of patients at risk from acetaminophen-induced acute liver failure. *Crit. Care Med.* 1998; **26**: 279.

53 Miwa S, Hashikura Y, Mita A *et al*. Living-related liver transplantation for patients with fulminant and subfulminant hepatic failure. *Hepatology* 1999; **30**: 1521.

54 Moore K. Renal failure in acute liver failure. *Eur. J. Gastroenterol. Hepatol.* 1999; **11**: 967.

55 Mutimer DJ, Ayres RCS, Neuberger JM *et al*. Serious paracetamol poisoning and the results of liver transplantation. *Gut* 1994; **35**: 809.

56 Myers RP, Gregor JC, Marotta PJ. The cost-effectiveness of hepatitis A vaccination in patients with chronic hepatitis C. *Hepatology* 2000; **31**: 834.

57 O'Brien CJ, Wise RJS, O'Grady JG *et al*. Neurological sequelae in patients recovered from fulminant hepatic failure. *Gut* 1987; **28**: 93.

58 O'Grady JG, Alexander GJM, Hayllar KM *et al*. Early indicators of prognosis in fulminant hepatic failure. *Gastroenterology* 1989; **97**: 439.

59 O'Grady JG, Gimson AES, O'Brien CJ *et al*. Controlled trials of charcoal haemoperfusion and prognostic factors in fulminant hepatic failure. *Gastroenterology* 1988; **94**: 1186.

60 O'Grady JG, Schalm SW, Williams R. Acute liver failure: redefining the syndromes. *Lancet* 1993; **342**: 273.

61 Papaevangelou G, Tassopoulos N, Roumeliotou-Karayannis A *et al*. Etiology of fulminant viral hepatitis in Greece. *Hepatology* 1984; **4**: 369.

62 Pauwels A, Mostefa-Kara N, Florent C *et al*. Emergency liver transplantation for acute liver failure: evaluation of London

and Clichy criteria. *J. Hepatol.* 1993; **17**: 124.

63 Pernambuco JR, Langley PG, Hughes RD *et al.* Activation of the fibrinolytic system in patients with fulminant liver failure. *Hepatology* 1993; **18**: 1350.

64 Prince MI, Thomas SHL, James OFW *et al.* Reduction in incidence of severe paracetamol poisoning. *Lancet* 2000; **355**: 2047.

65 Riordan SM, Williams R. Acute liver failure: targeted artificial and hepatocyte-based support of liver regeneration and reversal of multiorgan failure. *J. Hepatol.* 2000; **32** (Suppl. 1): 63.

66 Riordan SM, Williams R. Use and validation of selection criteria for liver transplantation in acute liver failure. *Liver Transplant.* 2000; **6**: 170.

67 Rolando N, Gimson A, Wade J *et al.* Prospective controlled trial of selective parenteral and enteral antimicrobial regimen in fulminant hepatic failure. *Hepatology* 1993; **17**: 196.

68 Rolando N, Harvey F, Brahm J *et al.* Prospective study of bacterial infection in acute liver failure: an analysis of 50 patients. *Hepatology* 1990; **11**: 49.

69 Rolando N, Harvey F, Brahm J *et al.* Fungal infection: a common, unrecognized complication of acute liver failure. *J. Hepatol.* 1991; **12**: 1.

70 Rolando N, Philpott HJ, Williams R. Bacterial and fungal infection in acute liver failure. *Semin. Liver Dis.* 1996; **16**: 389.

71 Rolando N, Wade JJ, Stangou A *et al.* Prospective study comparing the efficacy of prophylactic parenteral antimicrobials, with or without enteral decontamination, in patients with acute liver failure. *Liver Transplant. Surg.* 1996; **2**: 8.

72 Rolando N, Wade J, Davalos M *et al.* The systemic inflammatory response syndrome in acute liver failure. *Hepatology* 2000; **32**: 734.

73 Rose C, Michalak A, Pannunzio M *et al.* Mild hypothermia delays the onset of coma and prevents brain oedema and extracellular brain glutamate accumulation in rats with acute liver failure. *Hepatology* 2000; **31**: 872.

74 Rowbotham D, Wendon J, Williams R. Acute liver failure secondary to hepatic infiltration: a single centre experience of 18 cases. *Gut* 1998; **42**: 576.

75 Sallie R, Chiyende J, Tan KC *et al.* Fulminant hepatic failure resulting from coexistent Wilson's disease and hepatitis E. *Gut* 1994; **35**: 849.

76 Saracco G, Macagno S, Rosina F *et al.* Serologic markers with fulminant hepatitis in persons positive for hepatitis B surface antigen. A worldwide epidemiologic and clinical survey. *Ann. Intern. Med.* 1988; **108**: 380.

77 Schiødt FV, Atillasoy E, Shakil AO *et al.* Etiology and outcome for 295 patients with acute liver failure in the United States. *Liver Transplant. Surg.* 1999; **5**: 29.

78 Sergi C, Jundt K, Seipp S *et al.* The distribution of HBV, HCV and HGV among livers with fulminant hepatic failure of different aetiology. *J. Hepatol.* 1998; **29**: 861.

79 Shakil AO, Jones BC, Lee RG *et al.* Prognostic value of abdominal CT scanning and hepatic histopathology in patients with acute liver failure. *Dig. Dis. Sci.* 2000; **45**: 334.

80 Shakil AO, Kramer D, Mazariegos GV *et al.* Acute liver failure: clinical features, outcome analysis, and applicability of prognostic criteria. *Liver Transplant.* 2000; **6**: 163.

81 Sheikh NM, Philen RM, Love LA. Chaparral-associated hepatotoxicity. *Arch. Intern. Med.* 1997; **157**: 913.

82 Sussman NL, Chong MG, Koussayer T *et al.* Reversal of fulminant hepatic failure using an extracorporeal liver assist device. *Hepatology* 1992; **16**: 60.

83 Turvill JL, Burroughs AK, Moore KP. Change in occurrence of paracetamol overdose in UK after introduction of blister packets. *Lancet* 2000; **355**: 2048.

84 van Hoek B, de Boer J, Boudjema K *et al.* Auxiliary vs. orthotopic liver transplantation for acute liver failure. *J. Hepatol.* 1999; **30**: 699.

85 Vento S, Cainelli F, Mirandola F *et al.* Fulminant hepatitis on withdrawal of chemotherapy in carriers of hepatitis C virus. *Lancet* 1996; **347**: 92.

86 Vento S, Garofano T, Renzini C *et al.* Fulminant hepatitis associated with hepatitis A virus superinfection in patients with chronic hepatitis C. *N. Engl. J. Med.* 1998; **338**: 286.

87 Walsh TS, Hopton P, Philips BJ *et al.* The effect of N-acetylcysteine on oxygen transport and uptake in patients with fulminant hepatic failure. *Hepatology* 1998; **27**: 1332.

88 Watanabe FD, Mullon CJ-P, Hewitt WR *et al.* Clinical experience with a bioartificial liver in the treatment of severe liver failure. *Ann. Surg.* 1997; **225**: 484.

89 Wendon JA, Harrison PM, Keays R *et al.* Cerebral blood flow and metabolism in fulminant liver failure. *Hepatology* 1994; **19**: 1407.

90 Williams R. New directions in acute liver failure. *J. R. Coll. Physicians Lond.* 1994; **28**: 552.

91 Williams R, O'Grady JG. Liver transplantation: results, advances and problems. *J. Gastroenterol. Hepatol.* 1990; **5** (Suppl. 1): 110.

92 Williams R, Wendon J. Indications for orthotopic liver transplantation in fulminant liver failure. *Hepatology* 1994; **20**: 5S.

93 Zimmerman HJ, Maddrey WC. Acetaminophen (paracetamol) hepatotoxicity with regular intake of alcohol: analysis of instances of therapeutic misadventure. *Hepatology* 1995; **22**: 767.

### 第 9 章

# 腹水

腹水是腹腔内的游离液体。腹膜疾病(如炎症、恶性肿物)或非腹膜疾病(如肝脏疾病、心力衰竭、低蛋白血症),均可导致腹水形成。在西方国家,肝硬化、恶性肿瘤是腹水最常见的原因,其次是心力衰竭和结核性腹膜炎。

肝硬化腹水形成的病理生理学机制非常复杂。现在已经提出多种假说,包括神经体液、肾及全身血管异常。这些学说综合在一起形成了关于腹水成因的新观点。

与肝硬化腹水生成有关的异常因素:

- 门脉高压;
- 肾钠潴留;
- 内脏动脉扩张;
- 全身血管改变;
- 内脏和肝脏淋巴液形成增加;
- 低白蛋白血症。

门脉高压、肾钠潴留是最常见原因。极为严重的肝硬化腹水将会导致肝肾综合征。

目前,肝肾综合征的药物治疗取得了一些新进展,如内脏血管收缩剂。促进水排泄的药物正在研发中。

肝硬化腹水和肝肾综合征最终的解决方法为肝移植。然而,此种方法仅适用于相对稳定的患者,对快速进展的肝肾综合征患者不适宜。因此,仍然需要寻找新的治疗策略为患者获得合适的供肝赢得时间。

## 腹水形成机制[27]

腹水形成的各种机制包括肾脏的钠水潴留,这可能继发于血管异常(血管充盈不足、外周动脉血管扩张假说),也可原发于肾脏(过度充盈学说)(表 9.1)。肝脏疾病和门脉高压是整个进程的中心环节。肝脏和内脏毛细血管产生的淋巴液增加导致腹水产生。腹膜及其通透性改变也是腹水形成的原因。

### 充盈不足和外周血管扩张假说

#### 血管变化

肝硬化患者有多种循环改变,特别是发展至失代偿期(表 9.2)。血管变化导致腹水形成假说的根据是,肾素-血管紧张素-醛固酮系统(RAAS)受刺激造成有效血循环量减少,即血容量和压力感受器间相互作用。

传统充盈不足学说认为血液淤滞在内脏静脉床,造成外周血管扩张、形成动-静脉瘘,导致中心血管血流量减少。

现有假说以外周动脉扩张为依据(图 9.1)。内脏血管扩张发生于一些肝硬化和门脉高压患者。一氧化

表 9.1 腹水形成的假说

| | 血管充盈不足/外周动脉扩张 | 过度充盈 |
| --- | --- | --- |
| 原发 | 血管 | 肾 |
| 继发 | 肾 | 血管 |

表 9.2 肝硬化患者的循环变化

| | |
| --- | --- |
| 增加 | 血浆、总血容量 |
| | 非中心血容量 |
| | 心输出量 |
| | 门脉压和流量 |
| 减少 | 中心血容量 |
| | 动脉血压 |
| | 内脏血管阻力 |
| | 全身血管阻力 |
| | 肾血流量 |

氮(NO)在其中起关键作用。这将导致动脉血管扩张,动脉阻力降低,心输出量增加,中心压力感受器充盈降低,RAAS 和交感神经活性增加。内脏动脉血管扩张伴有肾、脑、肌肉血管收缩。

### 血管舒张剂(表9.3)

造成外周动脉和内脏血管扩张的因素还不十分清楚。某些血管扩张因子可能是肠源性的。内皮细胞对挤压、内毒素、细胞因子发生反应,产生血管扩张剂,如 NO。肝硬化患者的 NO 合成是增加的,患者血浆 NO 及其代谢产物增加,呼气中 NO 也增加[50]。门静脉血浆中 NO 浓度高于外周静脉,提示内脏产生的NO 增加。在肝硬化的实验模型研究中发现,抑制 NO 合成酶可明显降低血浆肾、醛固酮和血管加压素水平,增加肾脏钠和水的排出[51]。

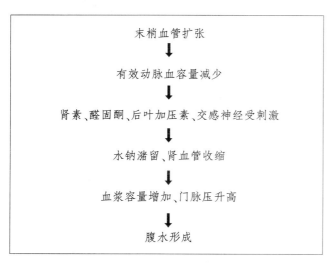

**图 9.1** 肝硬化腹水形成的外周动脉扩张假说[70]。

**表 9.3** 导致肝硬化患者血管变化的血管舒张剂和收缩剂

| | 血管舒张剂 | 血管收缩剂 |
|---|---|---|
| 肾脏 | 前列腺素 $E_2$ | 内皮素-1 |
| | NO | 血栓素 $A_2$ |
| | 激肽释放酶 | 血管紧张素 Ⅱ |
| | 前列环素 | 白三烯 |
| | | 腺苷 |
| 全身 | NO | 血管紧张素 Ⅱ |
| | 心房利钠肽 | 去甲肾上腺素 |
| | 肾脏髓质素 | 抗利尿激素 |
| | 降钙素基因相关肽 | 神经肽-Y |

肾上腺髓质素是新的强效血管扩张肽,在肝硬化腹水患者血浆中水平升高[31]。

### 肾脏变化

体内水、钠平衡依赖远端肾小管和集合管对水钠的重吸收。这个过程受 RAAS 和抗利尿激素(ADH,加压素)的调节。

肾小球的入球小动脉压力升高、肾脏压力感受器和 β-肾上腺素刺激均可致肾素产生。肾素可将血管紧张素原(由肝脏产生)转变成血管紧张素 Ⅰ(十肽),再在血管紧张素转换酶(ACE)作用下转变成血管紧张素 Ⅱ(八肽)。血管紧张素 Ⅱ 是醛固酮合成、分泌的主要刺激物。醛固酮是肾皮质肾小球细胞分泌的盐皮质激素。

醛固酮作用于集合管细胞,通过细胞质的相互作用增加钠在管腔的吸收和基底外侧的传递。

影响肾素释放的其他因素包括血管紧张素 Ⅱ、NO、心房利钠肽(ANP)、ADH、腺苷(抑制),和前列腺素、缓激肽、降钙素和肿瘤坏死因子 α(刺激)。血管紧张素 Ⅱ 还可致远端肾小管对水、钠的潴留。

肝硬化腹水患者丧失了钠平衡的正常调节功能,导致严重的钠潴留,尿钠常<5mmol/d。

RAAS 活性增加(图 9.2)。中心循环的容量感受器受刺激后,血浆中 RAAS 水平升高。这是因为有效循环血容量减少,同时也刺激交感神经系统(循环中去甲肾上腺素水平升高)。

螺内酯(醛固酮拮抗剂)治疗可改善肝硬化患者高醛固酮血症的钠潴留。

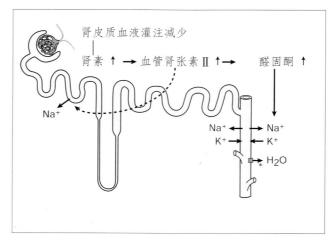

**图 9.2** 肝硬化时钠、水重吸收增加的机制。* 增加的 ADH 刺激集合管对水的重吸收。

**过度充盈假说**(图9.3)

在大部分肝硬化患者(30%~60%)未发现 RAAS 水平明显增加。然而,上述患者中的一部分甚至在出现腹水之前即存在机体排钠功能的缺陷,进而导致钠潴留。这一发现提出了一个疑问,即循环中的钠、水潴留是否真的与先前全身血管病变引起的 RAAS 激活有关。因此提出另一假说:来自肝的信号首先引起肾脏发生改变,从而导致水钠潴留 (过度充盈理论)(图9.3)。可能的信号包括:肝脏合成的利钠因子减少、肝脏对保钠激素的清除降低,或还有尚不清楚病因的肝-肾反射。该假说认为:水钠潴留导致血浆容量增加、心输出量增加、全身血管阻力降低。门脉高压、循环血容量增加导致腹水。两种假说争论的中心问题是,心血管血流动力学改变和 RAAS 系统的变化是否出现在肾脏钠潴留之前。有腹水形成倾向的肝硬化患者的轻度肾脏钠潴留及全身血管紧张素Ⅱ低水平现象,可用氯沙坦——一种血管紧张素Ⅱ受体拮抗剂纠正,支持钠潴留早期即有血管紧张素Ⅱ的异常[28]。

**其他肾脏因素**

**心房利钠因子(ANF)**

这是由心房释放的强效的血管松弛利钠肽,可对血管内容量增加产生反应。肝硬化代偿期尽管存在少量抗利钠因子,但 ANF 可维持钠的内环境稳定。后期因肾脏对 ANF 耐受而使之失效。ANF 在肝硬化钠潴留中可能并不起主要作用。

**前列腺素**

肾脏合成数种前列腺素,虽然它们不起主要作用,但可调节其他因子和局部激素水平。

前列腺素 $I_2$、$E_2$ 是血管扩张剂,通过扩张血管和对 Henle 袢的直接作用增加钠的排泄。它们刺激肾素产生,抑制环磷酸腺苷(cAMP)合成,干扰血管加压素(ADH)的作用。

血栓素 $A_2$ 是血管收缩剂,减少肾血流及肾小球滤过率,降低灌注压。

$PGI_{2\alpha}$ 在肾小管合成,促进钠、水排泄。

前列腺素在钠、水内环境稳定方面起重要作用。当发生循环血容量降低,包括肝硬化时,前列腺素合成会增加。通过对抗肾素、血管紧张素Ⅱ、内皮素-1、血管加压素和儿茶酚胺引起的局部作用,从而平衡肾脏血管收缩作用。

上述作用的重要性已在肝硬化患者接受非类固醇抗炎药所致肾功能不全的临床中得以验证[82]。排除前列腺素的扩血管作用后,肾血流量和肾小球滤过率均因肾素和其他因素的缩血管作用而下降。这种失平衡状态可能是肝肾综合征的诱因。

**腹水循环**

腹水形成后即可通过脏腹膜上数量众多的毛细血管床与血液发生交换。这一过程有着重要的动力学作用,可以发生血液和腹水的双向转运。腹水不断循环,每小时约有半量腹水进入或转出腹腔,双向转运的速度很快。腹水的成分与血浆保持动态平衡。

**小结**(图9.4)

腹水形成的外周动脉扩张假说认为:水钠潴留是由于周围动脉(尤其是内脏血管床)扩张所致的有效血容量减少。肾脏的改变是由 RAAS 刺激、交感神经兴奋、其他局部和全身性肽和激素失衡所致。

过度充盈假说认为肾脏钠潴留是原发性的,伴有继发的血管改变、腹水和水肿。

肝硬化时肝窦内压升高、柏-查综合征时肝静脉堵塞均可引起肝淋巴液生成增多,从而形成腹水。腹膜毛细血管膜的主动作用可能在控制腹水中起一定作用。

序惯性发生的一系列变化表明了肝病的临床特点。肝病的不同阶段表现为不同程度的功能紊乱。当肾脏及血管改变达到最严重的程度时即发生肝肾综合征。

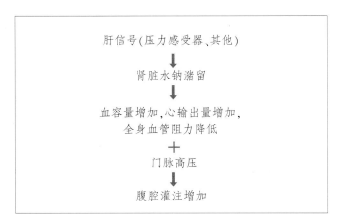

图 9.3　过度充盈假说。

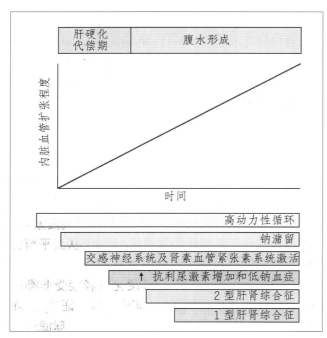

**图9.4** 肝硬化循环、神经激素和肾功能异常的时间表(外周动脉扩张理论的顺序)。ADH:抗利尿激素;HRS:肝肾综合征;RAAS:肾素血管紧张素系统;SNS:交感神经系统。

## 临床表现

### 起病

腹水可突然出现,也可经数月腹胀后逐渐出现。

短期内出现的腹水常见于肝功能异常时,如出血、感染、大量饮酒,可能与血浆白蛋白降低和(或)血管内容量减少有关。低白蛋白血症患者如发生门静脉堵塞可能会促进腹水形成。

缓慢发生的腹水通常因可纠正因素较少而预后较差。

腹水时,随着腹胀加剧,患者可出现呼吸困难。

### 体征

患者常面色灰黄、脱水、少汗,明显肌肉萎缩。肢体瘦细、腹部隆凸,被称为"蜘蛛人"。腹水可分为轻、中、重三度。

腹胀不仅由于腹水,肠胀气也可致腹胀,尤其是胁肋部。脐外翻,耻骨联合与脐之间距离变短。

腹内压增加可致疝形成,如脐疝、股疝、腹股沟斜疝或切口疝。阴囊水肿也常见。

自脐向外放射分布的腹壁静脉充盈见于门-体侧支循环,腹水控制之后仍存在。腹水压迫下腔静脉引起下腔静脉功能性阻塞,直接或间接导致下腔静脉侧

支循环的形成,它们常由腹股沟流向肋缘或侧腹部。腹水控制,腹压降低即可消失,还可表现为腹纹出现。

侧腹叩诊浊音是最早出现的体征,当腹水量达到2000mL时便能叩出。当腹部叩诊为鼓音时,应注意根据浊音的分布,需要与增大的膀胱、卵巢肿瘤、妊娠子宫相鉴别。腹水张力较大时,腹部脏器触诊困难,但是中等量积液时肝脏或脾脏可触及。

液波震颤阳性提示游离液体较多,通常出现于腹水时间较长且腹部张力较小时。

肺底叩诊常因横膈上移而呈浊音。

### 继发改变

5%~10%的肝硬化患者可出现胸腔积液,85%在右侧[40]。这与横膈缺陷导致胸腔与腹腔间存在相通的孔而使腹水较易进入胸腔有关(图9.5)。可以通过向腹水内注入 [133]I 标记的白蛋白或空气而后在胸腔发现标记物或空气来证实上述理论。但该技术的敏感性仅约70%。腹水和胸腔积液化验很难鉴别其是源于腹腔或胸腔[2]。

右侧胸腔积液可见于无腹水的患者,可能是由于吸气时胸腔内形成负压将腹水通过横膈的缺损吸入胸腔[37]。

胸腔积液和腹水处于动态平衡,并可通过治疗腹水而控制胸腔积液。胸腔穿刺放液后,大量腹水又可占据胸腔。经颈静脉肝内门体分流术(TIPS)是有效的治疗措施[75]。

自发性细菌感染是腹水的并发症[83]。

水肿常继发于腹水,且与低蛋白血症有关。腹腔内液体压力升高导致功能性下腔静脉阻塞是另一可能原因。

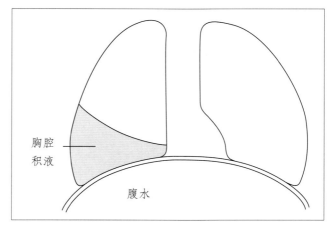

**图9.5** 腹水时可能伴发右侧胸腔积液,与横膈的缺陷有关。

心尖搏动因横膈上升而向上、向外移位。

颈静脉扩张继发于腹水压力较高、横膈上移所致的右心房和胸腔内压力升高。腹水控制后仍有颈静脉怒张,提示液体潴留为心源性。

### 腹水

为寻找腹水的原因,通常进行诊断性腹腔穿刺(约 30mL)。肝硬化患者行腹腔穿刺术后可出现少见的肠穿孔、出血并发症。

腹水蛋白定量很少超过 1~2g/100mL,否则提示感染。肝静脉阻塞所致腹水,如柏-查综合征,蛋白含量常(但不总是)较高。胰源性腹水同样有较高的蛋白含量。

如果血清白蛋白减去腹水白蛋白梯度大于 1.1g/dL,则提示门脉高压所致腹水。

腹水中的离子含量与其他的细胞外液体一样。

利尿后腹水中蛋白及白细胞计数增加,但多形核白细胞百分比无升高。

腹水外观澄清,呈绿、草黄或黄色。腹水量差别很大,最多可达 70L。血性腹水提示恶性病变、近期曾行穿刺术或侵袭性检查,如肝穿刺、经肝胆管造影等。

应检测腹水中蛋白含量、白细胞计数,并进行病原学检查。腹水的需氧、厌氧菌培养均应进行。

床边将腹水直接接种于以血为培养基的培养瓶中,可大大提高阳性率[62]。

细胞学:腹水中正常的上皮细胞与恶性肿瘤细胞很相似,所以经常出现误诊为恶性疾病的情况。

腹水生成的速度各不相同,与饮食中摄入的钠量和肾脏排泄钠的能力有关。每天腹水的重吸收不超过 700~900mL。

腹水压力很少超过右心室压力 10mmHg。腹水压力高时行腹腔穿刺术后,患者常觉不适。过快放腹水可出现晕厥。

大量放腹水后可出现低钠血症,尤其是严格限钠的患者。每放 7L 腹水,便有约 1000mmol 钠丢失。腹腔中的钠均由血钠补充,因此大量放腹水可导致血钠降低。

### 尿

尿量减少,色深,渗透压升高。

尿钠明显降低,常低于 5mmol/d,重者可低于 1mmol/d。

### 影像学表现

腹部 X 线片可见弥漫性毛玻璃状改变。肠管扩张类似肠梗阻。超声和 CT 可见肝周间隙,提示存在少量腹水(图 9.6)。

### 鉴别诊断

**恶性疾病腹水** 可有原发肿瘤的局部症状和体征。放腹水后可触及肿大、不光滑的肝脏,腹水蛋白含量高为其特点。

血清-腹水白蛋白梯度<1.1g/dL 提示恶性病变所致[3]。乳酸脱氢酶水平常较高。

**结核性腹水** 常见于重度营养不良嗜酒者。患者常有发热。放腹水后可触及不光滑的大网膜团块。腹水蛋白含量高,常有大量淋巴细胞及多形核白细胞。腹水沉淀物应查抗酸染色并行结核菌培养。

**乳糜腹水** 腹水中脂肪,尤其是乳糜微粒的积聚即形成乳糜腹水[1]。恶性淋巴瘤为最常见病因,是晚期肝硬化的一种罕见并发症。腹水中甘油三酯浓度是血清中浓度的 2~8 倍,或腹水中总甘油三酯浓度高于 110mg/mL 即可诊断。乳糜腹水的病死率为 40%~70%。治疗原则是处理原发疾病,且低脂肪中链甘油三酯(MCT)饮食 3 周或全胃肠外营养 4~6 周。

**狭窄性心包炎** 颈静脉压力明显升高、奇脉,影像学检查发现心包钙化,心电图和超声心动图有特征性改变为诊断依据。左侧或右侧心导管检查和心脏 MRI 或 CT 有助于诊断[81]。

**肝静脉阻塞(柏-查综合征)** 尤其腹水中蛋白含量较高时必须考虑该诊断。

**胰源性腹水** 临床不常见。常为急性胰腺炎伴假性囊肿破裂的并发症,或胰管破裂所致。腹水中淀粉

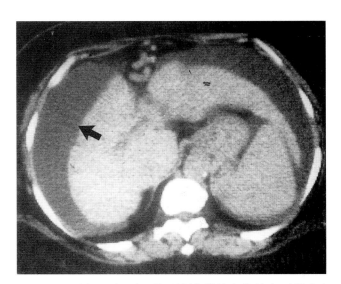

**图 9.6** CT 平扫显示一个不规则硬化并缩小的肝脏,脾肿大和腹水(箭头所示)。

酶含量很高。

卵巢肿瘤 侧腹叩诊鼓音,最膨出处在前后径线上,最大腹围在脐下。

肠穿孔 常致感染性腹水,表现为腹水中糖含量低而蛋白含量高。

## 自发性细菌性腹膜炎(表9.4)[62]

腹水感染可能是自发性或者是由于之前的穿刺所致。8%的肝硬化腹水患者发生自发性腹膜炎。在严重的失代偿期肝硬化患者中尤为常见。通常该并发症在患者入院后发生。这些患者通常更可能发生胃肠道出血、肾衰竭,而需进行侵袭性治疗(图 9.7)。

感染为血源性,其中 90%为单核微生物。病原体为常见的需氧的肠源性微生物。肝硬化患者细菌过度生长会引起小肠功能失衡[15]。试验中发现在肝硬化和门脉高压的模型中细菌通过小肠黏膜移位至肠系膜淋巴结的发生率升高。自发性腹膜炎的发生与细菌易位率升高相关[44]。营养不良可增加细菌易位和自发性腹膜炎的发生[14]。细菌易位可通过有选择性的诺氟沙星清洁肠道而减少[45]。

宿主防御机制发生异常。网状内皮功能被削弱。中性粒细胞在饮酒者中异常。此时存在肝内分流和腹水中的杀菌活性降低。腹水的环境易于细菌生长,腹水中缺乏调理素导致细菌缺乏包被,而难以被多形核白细胞吞噬。腹水中调理素的活性与腹水蛋白浓度成正比,腹水中蛋白浓度低于 1g/dL 时易发生自发性腹膜炎[67]。

超过一种病原体引起的感染与腹腔穿刺、结肠穿孔或扩张或任何腹腔内源性感染相关。

腹水中多形核白细胞计数超过 250/mm³ 时,细菌培养为阳性。当患者肝硬化病情进展,尤其是出现肝性脑病时,应高度警惕自发性腹膜炎的发生。对于暴发性肝衰竭患者,即使先前无腹水,亦可逐渐发展为 SBP。腹水中蛋白水平低于 1g/dL 及较高的血清胆红素水平都可首先提示自发性腹膜炎的发生[4]。患有静脉曲张出血或事先存在自发性腹膜炎的患者有一定的风险性。患者表现为发热、局部腹痛和压痛及白细胞升高。然而,对于缺乏上述表现的病例,诊断需要依靠腹水生化指标的化验。

对于腹水中多形核白细胞超过 250/mm³ 的患者需要经验性应用抗生素。

腹水中的细菌计数通常较低。常见的病原体是大肠杆菌和 D 组链球菌。厌氧菌罕见,在免疫抑制时可检测到机会致病菌。80%血培养阳性。

单核微生物和无核病原体引起的腹水可不予治疗而痊愈,但可能发展为自发性腹膜炎[66]。

自发性腹膜炎的患者发生肾脏并发症的风险升高,这些并发症与全身血管改变相关,包括局部 NO 产生[11],以及感染后由肿瘤坏死因子及 IL-6 诱发的全身炎症反应[56]。

### 预后

血清胆红素和肌酐,以及血白细胞计数升高标志着病情的恶化。

在自发性腹膜炎的患者中有 30%~50%在住院期间死亡,有 69%在 1 年内复发,其中 50%死亡[78]。

预后与近期发生胃肠道出血[10]、严重感染、肝脏及肾脏衰竭程度相关[47]。

自发性腹膜炎患者发生肝细胞癌的概率接近 20%[46]。

### 治疗

连续 5 天经胃肠外应用第三代头孢菌素(如头孢噻肟)有一定疗效[63,68]。头孢噻肟有效的剂量是 2g,每

---

**表 9.4 自发性细菌性腹膜炎**

不确定的 B 和 C 级肝硬化伴腹水

无特异性临床表现,外周白细胞正常

腹水中白蛋白通常小于 1g/dL

通常为单核微生物和革兰阴性菌

当腹水中多形核白细胞大于 250/mm³ 时,进行抗生素治疗

50%死亡

69%在 1 年内复发

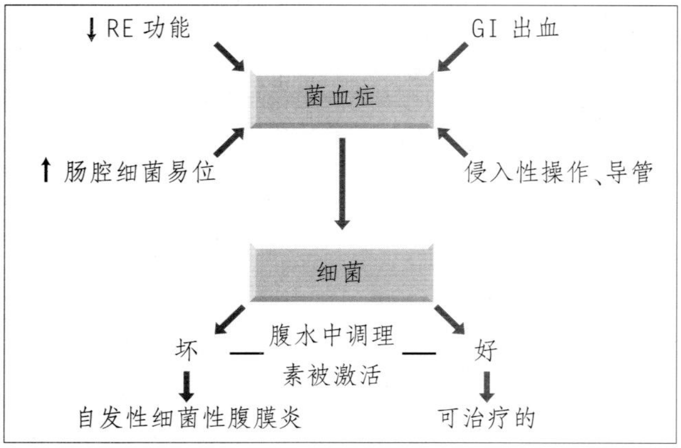

---

图 9.7 肝硬化患者发生自发性腹膜炎的发病机制。GI:胃肠道;RE:内质网。

12 小时一次。推荐 5 天的短疗程治疗方案[62]。阿莫西林–克拉维酸与头孢噻肟对本病疗效相同[61]。本研究是在静脉应用阿莫西林–克拉维酸后口服治疗。静脉应用环丙沙星后继续口服治疗同样有效[76]。

上述抗生素的用法是针对自发性细菌性腹膜炎的最初的经验性用药，但是对于抗生素的选择应该依据腹水细菌培养及药敏定性结果而定。由于肾毒性的存在，氨基糖苷类抗生素应避免应用。

在一项随机研究中发现，已静脉给予白蛋白的自发性腹膜炎患者经头孢噻肟治疗后肾脏损害的发生率显著降低（10% 比 33%），住院患者的死亡率（10% 比 29%）也降低[73]。但应用白蛋白比较昂贵。本研究提供了最低的自发性细菌性腹膜炎的院死亡率。减少白蛋白的用量或代血浆在本病治疗中的应用有待于进一步研究。

利尿剂治疗可以增加腹水中总蛋白量及腹水中调理素活性。穿刺术并不增加早期和远期发生自发性腹膜炎的风险[72]。

由于生存率降低，自发性细菌性腹膜炎是肝移植的适应证，特别是复发时。

### 预防

伴有上消化道出血的肝硬化患者发生自发性细菌性腹膜炎的风险特别高。目前对此类患者推荐应用诺氟沙星（400mg/12h，最少应用 7 天）[62]。在预防性治疗之前应排除自发性细菌性腹膜炎和其他感染。联合应用氧氟沙星和阿莫西林–克拉维酸、环丙沙星和阿莫西林–克拉维酸或仅口服环丙沙星可降低伴有上消化道出血患者发生自发性细菌性腹膜炎的发病率[62]。

曾经有过自发性细菌性腹膜炎发作的患者复发率为 40%~70%，对此类患者推荐口服诺氟沙星（400mg/d），然后评估患者是否需进行肝移植[62]。甲氧苄啶–磺胺甲噁唑是较为廉价且有效的替代药[71]。

目前尚无证据支持对于腹水中蛋白<1.0g/dL 的患者给予预防性治疗。而且长期用药可产生耐药菌株[57]。腹水蛋白>1.0g/dL 且既往没有自发性细菌性腹膜炎者不需预防用药。

### 肝硬化腹水的治疗[7,19,65]

无论应用利尿剂或穿刺放腹水均可减轻临床症状，患者自觉症状好转。然而，尽管初期临床表现明显改善，但如果腹水大量丢失可引起肾功能衰竭或肝性脑病。所以必须根据患者临床状态给予恰当的治疗并

密切观察。治疗方法因人而异，具体治疗方法包括：单纯限钠（很少应用）、应用利尿剂、治疗性穿刺放液，重者可进行 TIPS，甚至肝移植。

治疗的适应证如下：

有症状的腹水 腹胀明显时即出现临床症状，如腹围增大、体力下降，此时需要进行治疗，通常限制钠的摄入量和应用利尿剂。少量腹水，如仅在影像学检查中发现，但没有临床症状，不必积极治疗，但为防止病情恶化可限制钠的摄入。不适当的过度治疗会引起头晕、肌肉痉挛、脱水、低血压和肾功能衰竭。

诊断不明确者 控制腹水后可进行肝活检、影像学检查等以协助诊断。病情发生的紧急程度及腹水的程度决定是否需要限制钠盐的摄入、应用利尿剂及是否需要腹腔穿刺。

大量腹水 可引起腹痛和呼吸困难，通常需要穿刺放液。

张力性腹水伴腹痛 可导致脐疝外翻、溃疡，甚至穿孔。休克、肾功能衰竭、脓毒症等并发症的死亡率很高，需要紧急穿刺放液。

治疗过程中需密切观察病情变化。需要每日监测体重、每日液体出入量。患者的尿量和体重是监测病情的良好指标。尿离子（钠/钾）检查对决定治疗和监测疗效有一定的帮助，但不起决定作用。住院患者每周需检测 2~3 次血清电解质水平。

治疗方法包括低钠饮食、利尿剂、腹穿排腹水（表 9.5）。饮酒者需戒酒。轻症可在门诊通过低盐饮食和应用利尿剂治疗。但住院患者常首选穿刺放腹水以缓解症状。50% 的欧洲肝病学家采取先放腹水随后应用利尿剂的治疗方法[7]；50% 的学者认为应完全消除腹水，而另外 50% 的学者则认为控制症状即可，不必将腹水完全消除。针对腹水的治疗方法尚无统一的意见，这是因为腹水程度不同，不同的治疗方法也可获得临床成功，并且没有对比个体方案的循证研究。

早期治疗时患者应卧床休息。针对卧床休息效果的观察较少，但在整体治疗方案中其作用是不可磨灭的[20]。这可能与休息时肾脏灌注和门静脉血流量的增加相关。但是目前临床因为住院费用及安全性等问题，很少仅通过嘱患者卧床休息或住院几天限制钠盐摄入来治疗，而是采取更为积极的治疗方法。

### 低钠饮食

不能严格限钠的肝硬化腹水患者，每天尿钠<10mmol（约 0.2g），肾外排钠约 0.5g。钠摄入超过 0.75g 将产生腹水，每克钠可产生 200mL 腹水。以往

**表 9.5　腹水的一般治疗**

卧床休息,低钠饮食(70~90mmol),血清和尿电解质检查,每日测体重、尿量,检测腹水

螺内酯 100~200mg/d

张力性腹水应穿刺放液(见表 9.8)

4 天之后考虑加速尿 40mg/d,检测血清电解质

一旦出现早期肝性脑病(扑翼样震颤)、低血钾、氮质血症、碱中毒,即应停用利尿剂

继续监测体重变化,必要时增加利尿剂剂量

---

**表 9.6　对"不加盐饮食"的说明(70~90mmol/d)**

| 禁食 | 所有含发酵粉或小苏打的食物（含有碳酸氢钠的食物）:糕点、饼干、薄脆饼、蛋糕、自行发酵的面粉和普通的面包(见下述限制食用的食物) |
|---|---|
| | 所有用于营业而生产的食物（除非是标注有低盐检疫的商品） |
| | 干燥的谷类早餐,除了脆麦片条和泡芙类食品 |
| | 罐装或瓶装食品:泡菜,橄榄,调味料,冰淇淋沙拉,瓶装果汁等 |
| | 罐装肉或鱼肉:火腿,烤肉,咸牛肉,舌头肉,牡蛎,鱼干 |
| | 肉和鱼的糊;肉和干酵母提取物 |
| | 罐装或瓶装蔬菜,汤,番茄汁 |
| | 香肠,脆熏鲱鱼 |
| | 奶酪,冰淇淋 |
| | 糖果,芳香薰剂,奶油巧克力 |
| | 咸干果,薯片,咸三明治 |
| | 饮料:特别是 Lucozade,苏打水,含盐的矿泉水（特别是矿泉水中钠的含量在 5~1000mg/L） |
| 限量 | 牛奶　300mL/d |
| | 面包　2 片/d |
| 不受限制 | 新鲜水果、各种家产水果和蔬菜 |
| | 新鲜的鱼、禽、猪肉 100g/d,一个鸡蛋。鸡蛋可与 50g 肉类相替代 |
| | 不加盐的黄油或人造黄油、烹调油、高脂奶油 |
| | 大米饭,面食(不含盐的) |
| | 使低盐食物更可口的调味品:柠檬汁、洋葱、蒜、胡椒粉、鼠尾草、欧芹、百里香、墨角兰、月桂叶 |
| | 新鲜水果汁,咖啡,茶 |
| | 矿泉水(经过钠含量检验的) |
| | 橘子酱,果酱 |
| | 黑巧克力,糖水,薄荷,口香糖 |
| | 盐替代物(不是氯化钾) |
| | 无盐面包,烤面包,薄脆饼干或不加酵粉的面包 |

该类患者的钠限制在 22~40mmol/d,现在的观点是采用"不加盐饮食(约 70~90mmol 钠)",并用利尿剂增加尿钠排泄(见表 9.4)。将钠盐限制在 22~40mmol 的饮食口感极差,而且也损害蛋白质和钙的摄入,后两者是肝硬化患者需要的营养食谱。必要时可将摄入钠量限制在 40~70mmol/d。

每日的平均钠摄入量约为 150~250mmol。当减少摄入量为 70~90mmol/d(约 1600~2000mg)时,吃饭和做菜时既不能加盐。有多种含钠的食物需要限制或者避免食用(表 9.6)。目前已有很多种可供食用的低钠食物,包括鸡汤、番茄酱、薄脆饼。

少数腹水患者对单独限钠疗法有良好的反应,但通常首选的方法是应用利尿剂。比起单纯严格限盐的治疗方法,患者更倾向于联合应用利尿剂和适度限盐的方案。很少情况下,如果患者疗效较好,可撤去利尿剂,而仅保持低盐饮食。

以下情况提示治疗反应良好:

● 首次出现腹水、水肿的病情稳定的患者——"初发腹水";

● 肌酐清除率(肾小球滤过率)正常;

● 肝脏病变是可逆的,如嗜酒者的脂肪肝;

● 腹水出现急,存在可治疗的诱因,如感染、出血,或非肝脏手术后;

● 因钠摄入过多所致,包括含有钠盐的抗酸剂或泻药,或钠含量较高的矿泉水。

**利尿剂**

肝硬化患者钠潴留的主要原因是肾素–血管紧张素系统活性增加所致的高醛固酮血症。远曲小管和集合管可重吸收钠(图 9.2)。

利尿剂根据其作用机制可分为两类（图 9.8）:第一类抑制 $Na^+-K^+-2Cl^-$ 在 Henle 祥升支的共转运,包括呋塞米、布美他尼。肝硬化时不宜单独使用,因为高醛固酮血症时它们对远曲小管、集合管没有作用。随机对照研究提示：单用呋塞米的效果不如螺内酯[58]。噻嗪类抑制远曲小管钠的重吸收,其半衰期长,不作为常规使用。

第二类为螺内酯(醛固酮拮抗剂)、阿米洛利、氨苯蝶啶(钠通道抑制剂)等,可抑制钠在远曲小管和集合管的重吸收,是治疗肝硬化腹水的主要药物。它的利尿作用较弱,但有保钾的作用。故在应用本类利尿剂的同时多不用补钾,但应用中须注意出现高钾血症。

常用疗法有两种:单用螺内酯或联合应用螺内酯和呋塞米。两者各有优点[19,65]。

单用螺内酯　根据腹水严重程度,起始剂量可为 100~200mg/d,3~4 天后疗效不佳(每天体重减轻<0.5kg),可每隔 4 天加 100mg,直到最大剂量 400mg/d。如疗效仍不佳,需检测尿钠,升高提示患者摄入钠盐过多。

如果单用螺内酯(通常剂量为 200mg/d)效果欠佳,可加用袢利尿剂如呋塞米 20~40mg/d。

联合治疗　可从螺内酯 100mg/d 联合呋塞米 40mg/d 开始[65]。联合用药与单独应用螺内酯之间没有直接的比较。利尿剂的选择和病情控制的情况主要依靠 24 小时尿钠的测定(表 9.7)。单用螺内酯的缺点是临床起效慢。

每日监测体重很重要。腹水的再吸收率应限制在 700~900mL/d。如果达到 2000~3000mL/d,腹水以外的细胞间液(如水肿液、血管内成分等)也将被排出。当水肿仍然存在时,利尿是安全的。直到水肿消失才能说明利尿剂作用迅速而有效(每日体重减轻超过 2kg)[60]。然而,为避免肾功能损伤,建议每天体重下降不超过 0.5kg,水肿者每天不超过 1.0kg。

血清白蛋白可提高血容量,增强利尿剂作用,但价格昂贵[20]。

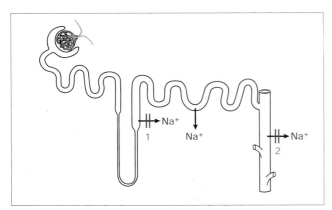

**图 9.8**　利尿剂的作用部位。1=袢利尿剂:呋塞米、布美他尼。2=远曲小管/集合管:螺内酯、氨苯蝶啶、阿米洛利。

**表 9.7　与 24 小时尿钠排泄相关的治疗措施**

| 24 小时尿钠(mmol) | 治疗措施 |
| --- | --- |
| <5 | 远端和袢利尿剂 |
| 5~25 | 远端利尿剂 |
| >25 | 仅低盐饮食 |

长期应用螺内酯,可导致男性乳房发育,可换用阿米洛利 10~15mg/d,然而,其疗效较螺内酯差。

肝脏疾病患者应避免应用长效利尿剂如噻嗪类和利尿酸(一种袢利尿剂)等,因为药物的不良反应在停药后仍持续存在,如低钾、低钠、低血容量等。

在认为利尿剂治疗已经失败(利尿剂难治性腹水)之前,应通过检测 24 小时尿钠排泄量以除外不遵从低盐饮食的患者。如果该值超过建议量,表明患者没有进行良好的限盐饮食。限盐饮食和利尿剂治疗无效的其他原因还包括同时应用非类固醇抗炎药或伴发自发性细菌性腹膜炎。

利尿剂无效常见于肝细胞功能很差的患者,如不进行肝移植则预后不良。这些患者常因难治性尿毒症、低血压、脑病等而逐渐停用利尿剂。

### 并发症

尿素氮、肌酐升高提示血液浓缩、肾脏灌注减少。应减少或停止应用利尿剂,否则可能诱发肝肾综合征。

大量利尿可诱发脑病,常伴低钾血症、低氯性碱中毒。

长期应用螺内酯可发生高钾血症,应根据血钾水平减量或停药。

低钠血症反映游离水清除能力降低。在严重的肝细胞功能衰竭患者也提示钠进入细胞内。如果血清钠<120mmol/L,水的摄入应限制在 1000mL/d。可静脉补充白蛋白[52]。

肌肉痉挛提示需检查利尿剂的用量、用法。夜间应用硫酸奎宁或每周补充白蛋白有效[5]。

### 随访

门诊患者应坚持低钠饮食、戒酒,因后者可引起肝脏疾病。每日洗澡前后注意监测体重,要注意排除衣服的干扰。在随访时要将每日体重情况带给医生。

根据腹水多少和肝脏疾病病情轻重调整利尿剂用量。腹水量大者或者对单独应用螺内酯疗效欠佳的患者常可从螺内酯 100~200mg/d(或阿米洛利 10~20mg/d)联合呋塞米 40~80mg/d 开始。较稳定的门诊患者可每 4 周检测一次血清电解质、尿素、肌酐和肝功能。对于初始住院治疗的患者,应在出院一周后进行检查,以调整治疗方案,避免发生电解质紊乱和临床功能失衡。如肝功能改善、腹水和水肿明显减少者,可先停呋塞米,再停螺内酯。头晕、烦渴、无力常提示过度利尿。大多数患者需要保持"不加盐"(70~90mmol)饮食。

### 治疗性腹腔穿刺(表9.8)

因怕引起急性肾衰，在20世纪60年代曾一度废弃这一操作。而且，每抽取5000mL腹腔穿刺液会丢失约50g蛋白，从而使患者出现严重营养不良。新的研究发现：腹水且伴有水肿的限盐、限水的患者，抽出5000mL腹水是安全的[38]，这项研究扩展为每天放出4~5L腹水，与此同时经静脉给予40g低盐的白蛋白。目前认为，1小时内单次腹腔穿刺放液10L与静脉补充白蛋白(每升腹水6~8g)有同样的效果(表9.9)[25,77]。

在对照实验中发现，与传统的单用利尿剂相比，腹腔穿刺放液可缩短住院时间[24]，再入院率、存活率、生存时间、死亡原因等在两组间无明显差别。伴有血清胆红素>10mg/dL(170μmol/L)、凝血酶原活动度<40%、血小板<40 000/mm³、肌酐>3mg/dL、尿钠<10mmol/d的肝功能C级患者不宜行腹腔穿刺放液(表9.8)。

大量放腹水可导致低血容量，这是对血浆肾素水平升高的反应[23]。该类患者同时存在潜在的严重肝脏疾病和一定的肾脏损伤。它的程度决定生存率。

与更为廉价的代血浆如右旋糖酐70和40、聚明胶肽相比，白蛋白置换可有效预防低血容量和穿刺术后循环衰竭的发生[22]。

腹腔穿刺放液可降低肝硬化患者(在输注白蛋白之前)的血管压力、血管壁张力和血管体积，有利于防治张力性腹水患者的消化道出血[39]。

### 小结

腹腔穿刺放液是治疗肝硬化腹水的安全有效、廉价的方法[7]。但90%以上的患者通过低盐饮食、应用利尿剂治疗有较好的疗效，因此穿刺放液应为第二线的治疗方法，除了有张力性和难治性腹水的患者(见下文)。尽管这样，但许多临床医生在利尿剂发挥作用之前选择进行腹腔穿刺放液[7]。对于肝硬化终末期和肾功能衰竭患者，不建议行腹腔穿刺放液。静脉应用无盐白蛋白可补充腹水中的丢失量。

充分的放腹水可以使患者腹腔感到松弛，但不是无休止的大量的放腹水。放腹水后必须进行良好的低盐饮食和利尿剂治疗。

### 难治性腹水[8]

难治性腹水的定义是：常用疗法无法消除腹水或消除后又出现。分为利尿剂耐受和利尿剂疗效差两种。

**利尿剂耐受的腹水** 以下疗法无法消除腹水或腹水重复出现(如，腹穿后)：每日50mmol钠盐饮食和连续应用利尿剂(螺内酯400mg/d，伴呋塞米160mg/d，共1周)治疗无效(体重每天减少不足200g，尿钠每天排出少于50mmol)。

**利尿剂疗效差腹水** 因利尿剂所致并发症而无法应用足量利尿剂，导致腹水无法消除或无法预防其复发。肾损伤、肝性脑病、电解质紊乱是利尿剂治疗的禁忌证。

尽管本研究对患者的分类并不是严格按照目前的分类标准[8]，但静脉应用呋塞米80mg后，尿钠排泄量可鉴别难治性腹水(<50mmol/8h)和利尿剂敏感性腹水(>50mmol/8h)患者[74]。

### 治疗

对难治性腹水的治疗包括反复治疗性腹腔穿刺放液、TIPS、腹腔–静脉(Le Veen)分流术和肝移植。

#### 治疗性穿刺放液

此方法作为张力性腹水患者的首选治疗方法之

---

**表9.8 治疗性腹腔穿刺**

**适应证**

张力性腹水
同时伴有水肿
Child分级B级
凝血酶原活动度>40%
血清胆红素<170μmol/L(10mg/dL)
血小板>40 000/mm³
肌酐<3mg/dL(260μmol/L)
尿钠>10mmol/d

**操作方法**

排液量：5~10L
静脉补充低盐白蛋白：每升腹水6~8g

---

**表9.9 排放腹水量与静脉给予白蛋白量对比表[77]**

放腹水量：10L
时间：1小时
静脉给予白蛋白(低盐)：6g/L

适应证(见表9.8)

优点
舒适
减少住院时间

不足
复发率、生存率无明显改变
不适合于Child分级C级的患者

前已经阐述。对于难治性腹水,腹腔穿刺大量放液是基本疗法。可在穿刺术前停用利尿剂,术后再次使用。此类患者腹水是否再发是判断治疗效果的标准。穿刺后继续用利尿剂可将腹水复发向后拖延约一个月。随机研究发现大量放腹水后应用白蛋白与腹腔静脉分流术相比,二者的并发症发生率和生存率相似[23,25]。穿刺放液加补充白蛋白简单易行,可在门诊进行,是一种常用的治疗方法。因腹腔–静脉分流术的并发症较多(栓塞、上腔静脉阻塞、腹膜纤维化),现已很少用到,甚至改为穿刺放液。

### 经颈肝内门体分流术(TIPS)

因肝性脑病的发生率高,门腔静脉分流术已不再用于难治性腹水的治疗。

早期经验表明:TIPS 可减少应用利尿剂的量,降低血浆肾素、醛固酮活性,但可诱发肝性脑病或肝功能衰竭。

前瞻性随机研究将 TIPS 与大量腹腔穿刺放液进行比较,发现 TIPS 更为有效,可在一定程度上减少序贯性腹穿的需要次数[41,64]。在最初的研究中[41],死亡率与 Child 分级 C 级患者的并发症相关。新进的研究表明[64],TIPS 与腹腔穿刺排液治疗在死亡率上没有显著的差异。上述两项研究的区别与被研究患者的数量和疾病的临床严重程度相关。对于非酒精性肝硬化患者的治疗方法有待进一步研究。目前 TIPS 是难治性腹水的二线治疗方法。只有当患者有一定程度的肝功能异常同时伴有难治性腹水需要进行连续腹腔穿刺放液时考虑应用。影响进行 TIPS 的患者生存率的因素包括血清胆红素水平、血肌酐值、INR 值,以及引起肝脏疾病的原发病[48]。酒精性或胆汁淤积性肝硬化患者与病毒性或其他类型肝病患者相比有更高的生存率。

### 腹腔–静脉分流(Le Veen)

该法将腹水从腹腔引入体循环(图 9.9)。全麻下插管,将腹水通过一根在体外有单向压力敏感阀的塑料管引流,在阀部另一端连接一硅酮橡胶管,其从腹部伤口经皮下到达颈部,然后进入颈内静脉和上腔静脉(SVC)。吸气时横膈下降,腹腔压力升高,液体进入颈静脉。

腹腔和上腔静脉间的压力梯度决定腹水进入腔静脉的量。

这种方法可有效控制腹水数月。有效维持血容量,降低血浆中肾素–血管紧张素、去甲肾上腺素和抗利尿激素水平,改善肾功能和营养状况。

该疗法的严重并发症包括:致命性 DIC、腹水渗

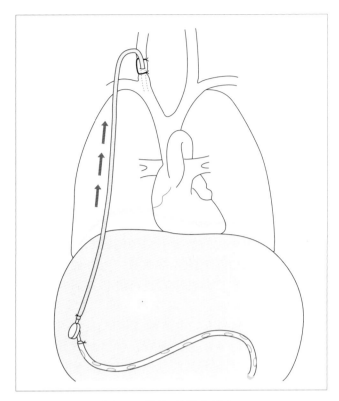

图 9.9　腹腔–静脉分流术。

漏、静脉破裂出血、肺水肿和脓毒症。围术期的死亡率可达 20%[55],甚至 50%[69]。此外还常因分流失败而增加再入院率。Child C 级肝硬化患者不宜行此治疗。

由于腹腔穿刺放液联合输白蛋白的治疗方法与其有同样的疗效,同时可以在门诊进行,因此腹腔–静脉分流术已基本不用[23,25]。

### 预后

肝硬化患者一旦出现腹水常预后不良。迅速出现的腹水,特别是有显而易见的诱发因素(如消化道出血)者,预后稍好。

肝硬化患者出现腹水后,约 40% 的患者可再存活 2 年。这与引起液体潴留的临床主要因素相关。如果出现黄疸、肝性脑病等提示肝细胞衰竭的表现,常预后不良。如果主要原因是门脉高压,则可对治疗有较好的反应。

治疗腹水的同时必须重视治疗引起腹水的基础疾病。否则虽然腹水被控制了,但患者仍然易死于出血、肝性脑病、原发性肝癌等其他并发症。控制腹水是否可延长寿命尚不确定,但控制腹水确实可减轻患者的不适感。

由于预后不良，所有腹水患者均应考虑肝移植。在出现难治性腹水或肝肾综合征等临床状况前应进行早期评估。

通过对 200 多例住院肝硬化腹水患者的分析发现了四个提示预后的独立因素：肾脏排水能力（饮水后利尿情况）、平均动脉压、Child-Pugh 分级和血清肌酐[17]。

## 肝肾综合征[13]

肝肾综合征是患有严重肝病的患者在没有任何肾脏本身病理变化的情况下出现的肾功能衰竭。主要表现为肾脏功能上的异常而非结构方面。肾脏组织学上基本正常。此种患者进行肝移植后肾功能可恢复正常。

本病的机制尚未完全清楚，但肾功能异常可能与严重肝脏疾病时一系列的血管及神经激素异常变化相关，轻微改变时可导致腹水出现(图 9.4 和图9.10)。

这是肝硬化腹水患者常见的严重并发症。约 20% 的肾功能正常的肝硬化腹水患者在 1 年的随访中发生肝肾综合征，39%在 5 年内发生[21]。在没有肝移植的情况下，以及近期应用血管收缩剂治疗之前，肾功能的恢复较少见(小于 5%)。诊断后 2 周内的中位数生存率很低。

目前基于内脏血管扩张的逆转治疗已使部分患者的肝肾综合征得以好转。

**诊断标准**（表9.10）

诊断主要基于肾功能检查的异常，缺乏其他引起肾衰竭的原因，以及在停用利尿剂和静脉输液后缺乏持久的肾功能改善。肾功能衰竭之前出现休克可以排除肝肾综合征。

次要诊断标准包括尿液的物理性状和尿量，但是为非特异性，在其他类型的肾功能不全时也可出现相似表现，例如急性肾小管坏死，因此对肝肾综合征的诊断不起重要作用。

**分类**

肝肾综合征可分为两型：

1型　患者肾功能迅速进行性衰退（2 周内），表现为成倍的血肌酐升高，达 2.5mg/dL(220μmol/L)或肌酐清除率减少一半，小于 20mL/min。此类患者80%在两周内死亡，仅有 10%的患者可存活三个月以上[21]。

2型　患者符合诊断标准，但肾功能衰退不迅速。此类患者残留一定的肝功能并伴有难治性腹水。与肝硬化腹水患者相比生存率下降，但肾功能正常。

**病理机制**

肝硬化患者形成腹水的机制在本章的开始已经讨论。外周血管扩张的学说认为初始为内脏血管扩张，同时序贯性地激活交感神经系统(去甲肾上腺素升高)和肾素血管紧张素系统。这是由于血管低灌注

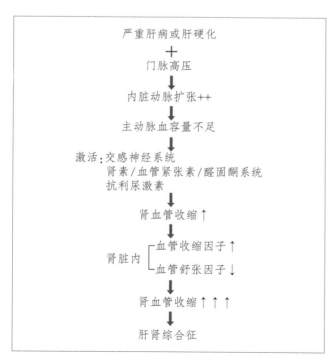

**图 9.10** 肝肾综合征机制的假说。

**表 9.10　肝肾综合征的诊断标准[8]**

**主要标准**

1.低肾小球滤过率(血肌酐大于 1.5mg/dL(130μmol/L)或肌酐清除率小于 40mL/min)

2.无休克、进展性脓毒症、液体丢失，未应用肾毒性药物

3.停用利尿剂治疗和扩容 1.5L 后肾功能无改善(血肌酐≤1.5mg/dL 或肌酐清除率≥40mL/min)

4.蛋白尿＜500mg/d；超声检查未发现肾小管阻塞及肾脏疾病征象

**次要标准**

1.尿量＜500mL/d

2.尿钠＜10mmol/d

3.尿渗透压＞血浆渗透压

4.尿红细胞＜50/高倍镜

5.血清钠＜130mmol/L

引起容量受体激活的结果。首先,排除血管舒张和收缩因子的变化,肾功能是被保护的。在疾病尚未出现临床表现前肾脏代偿机制首先发生异常。这可能是由全身和肾脏内部血管舒张因子和血管收缩因子失去平衡所致。

对此种失衡的认识主要是通过对花生四烯酸衍生物的研究(图 9.11)。血栓素 $A_2$ 是一种较强的血管收缩剂。它的代谢产物血栓素 $B_2$ 在肝肾综合征患者的尿中明显增加。尿中排出的前列腺素 $E_2$(一种血管扩张剂)减少。

血管内皮形成的内皮素-1 和组织中形成的内皮素-2 是长效的血管收缩剂。肝肾综合征患者血浆内皮素升高[54]。这与内毒素血症相关。

此类患者对内源性腺苷的缩血管作用非常敏感[36,43]。NO 是一种强烈的血管扩张因子,其合成受损可能起一定作用[50]。

### 临床表现

许多临床表现与肝肾综合征发生的风险增加相关,其中包括钠水潴留(钠小于 5mmol/L)、低平均动脉压(低于 80mmHg)以及肾素-血管紧张素-醛固酮系统活性明显升高[21]。这与肝衰竭严重程度不相关。

进展期表现为进行性的氮质血症,伴有肝功能衰竭和难治性腹水。患者表现为厌食、乏力、疲劳。血尿素浓度升高。持续低钠血症。肾小管对钠的重吸收增加,尿渗透压增加,终末期表现为恶心、呕吐、口渴。患者嗜睡。临床表现可能与肝性脑病的表现相似。最终表现为深度昏迷,血压下降,尿量进一步减少。终末期持续几天到 6 周以上。

虽然此类患者死于氮质血症而非肾功能衰竭,但是无法区分肝肾衰竭。高钾血症不常见。死亡主要是因为肝功能衰竭;生存率的高低取决于肝功能恢复的情况。

多普勒超声用于评估肾动脉阻力。其在诊断无腹水和氮质血症的肝硬化时和判断患者是否有发生肝肾综合征的风险时有较高价值[59]。还广泛应用于腹水

阶段和肝肾综合征中,可以预测生存率[49]。

### 鉴别诊断

肝硬化患者的医源性肾衰需要与肝肾综合征相鉴别,因为它们的治疗和预后均不同(表 9.11)。其病因包括过量应用利尿剂和严重的腹泻,如由乳果糖引起的腹泻。非类固醇抗炎药可减少肾脏前列腺素的产生,降低肾小球滤过率和水的清除。肾毒性药物引起的肾功能不全应引起注意,包括氨基糖苷类及 X 线对比剂。菌血症(特别是自发性细菌性腹膜炎)可引起肾脏损伤。肾小球系膜 IgA 沉积,伴随补体沉积者,可能是肝硬化的并发症,通常发生于酒精性肝病的患者。免疫相关的肾小球肾炎常伴有 B 型、C 型病毒性肝炎。上述情况的诊断主要依靠发现蛋白尿、镜下血尿及管型。

### 预防

通过谨慎应用利尿剂,密切观察病情,早期发现相关的并发症,如电解质紊乱、出血及感染,可降低发生肝肾综合征的风险。避免应用肾毒性药物。可以通过补充低盐的白蛋白降低大量放腹水后肾功能损害的风险。曾经发生过自发性细菌性腹膜炎的患者为避免再次发生自发性腹膜炎,可经验性应用抗生素。在利用抗生素治疗自发性细菌腹膜炎时,适量补充白蛋白可以减少肾功能衰竭的发生率[73]。

### 治疗

#### 基本治疗

因为肾功能不全可能与低血容量相关,所以中心静脉压的测量很重要。静脉补液是必要的,应用 1.5L 盐水,如果能够耐受可给予胶体,如人类白蛋白溶液(HAS)。监测患者液体量是否超负荷很重要,虽然这通常并不是一个问题,因为进展期肝硬化增加了静脉顺应性[34]。

停止应用具有潜在肾毒性的药物。一项对脓毒症的研究正在进行。留取腹水进行白细胞计数,革兰染

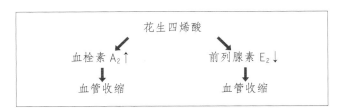

**图 9.11** 肝肾综合征时尿液的改变。

**表 9.11 医源性肝肾综合征**

| 药物 | 治疗 |
| --- | --- |
| 利尿剂 | 扩容 |
| 乳果糖 | 扩容 |
| NSAID(前列腺素抑制剂) | 停药 |
| 氨基糖苷类 | 尿中 $\beta_2$-微球蛋白定量 |
| 环孢素 | 血液净化 |

NSAID:非类固醇抗炎药。

色和培养。对血、尿、插管头进行病原体培养。可暂不考虑感染证据,直接应用广谱抗生素。

通过放出张力性腹水降低下腔静脉和肾静脉的压力,改善肾脏血流动力学。

血液净化虽未经正式的对照研究,但并不认为有效。并且可能发生多种并发症,包括低血压、凝血障碍、感染、胃肠道出血,同时部分患者在治疗过程中死亡。连续性动-静脉、静脉-静脉血液滤过已有应用,但尚无疗效评估。肝移植需要尽早考虑,但并不适合于第一类肝肾综合征。新的药理学治疗研究成果能提供一种新的治疗方法,其可能不需考虑肾脏支持。

#### 肝移植

1 型肝肾综合征的患者生存时间较短,从数天到数周不等,因此肝移植作为治疗的选择被排除。新的药理学方法可逆转和稳定肾功能,以便进行肝移植。

在 2 型肝肾综合征的患者接受肝移植后,90%可恢复肾脏功能, 总生存率与无肝肾综合征者相同[29]。肝肾综合征的患者需要在重症监护病房住更长时间(21 比 4.5 天),同时术后患者通常需要更频繁的血液透析(35%比 5%)。由于环孢素 A 可引起肾脏损伤,所以需要应用硫唑嘌呤和糖皮质激素直至发生利尿作用,一般需要 48~72 小时[29]。

上述研究的结论强调了需要确定患者发生肝肾综合征的风险性,并尽早制订移植计划。

#### 药物治疗[13,16]

血管扩张剂 用于逆转肾血管收缩。肾脏支持剂量的多巴胺可引起肾血管扩张。尽管已经在临床上广泛应用,但其疗效尚不明确。应用前列腺素并不能显著地改善肾功能。

血管收缩剂 应用此类药物的原因是逆转引起腹水和肝肾综合征的主要因素——内脏血管扩张。肾血管收缩是对有效循环血量减少的全身和局部反应。

有时需要应用加压素 $V_1$ 受体激动剂。最初,临时应用鸟氨酸加压素可以改善循环衰竭,抑制肾素-血管紧张素-醛固酮系统及交感神经系统激活,同时增加肌酐清除率[42]。长期应用鸟氨酸加压素和白蛋白可改善 50%肝肾综合征患者的肾功能,但是治疗常因为药物副作用而终止,包括由鸟氨酸加压素引起的缺血[30]。静脉应用特利加压素,在活体内可以缓慢转变为血管加压素,有较长的生物半衰期。其副作用较鸟氨酸加压素少。1 型肝肾综合征患者应用 2 天特利加压素可改善其肾小球滤过率[33]。研究发现应用特利加压素同时合用白蛋白(5~15 天)的 9 名肝肾综合征患者中有

7 名得以纠正,且无副作用发生[80]。

另一种治疗方法是联合应用米多君(一种 α 肾上腺素能激动剂)和奥曲肽(一种胰高血糖素分泌抑制剂),同时静脉给予白蛋白[6]。研究发现所有应用此种方法治疗的 8 位 1 型肝肾综合征患者的肾功能得到改善,且无副作用。其中 4 人的生存时间足够成功地进行肝移植。

进一步的研究是对 7 名 1 型肝肾综合征的患者长期(达 27 天)静脉应用鸟氨酸加压素及多巴胺,结果 4 人逆转[32]。1 人发生缺血性并发症。

这些研究表明了肝肾综合征治疗的关键点。以"外周血管扩张假说"为基础的观点认为血管收缩剂在肝肾综合征的治疗中是有效的。应用哪种制剂,多大剂量是合适的,是否需要加用白蛋白有待于进一步的随机研究。

#### 抗氧化治疗

最初的非对照性研究发现,静脉应用 N-乙酰半胱氨酸后肾功能得到改善[35]。12 名患者中有 7 人生存 3 个月,其中有 2 人成功地进行了肝移植。

#### 经颈静脉门体分流(TIPS)

非对照性研究发现 TIPS 可改善肾脏灌注,降低 RAAS 活性。对 31 名不能进行肝移植患者的前瞻性研究发现,75%的患者在 TIPS 后肾功能得到改善[12]。2 型患者的一年生存率明显高于 1 型患者 (70%比 20%)。此项研究不包括 Pugh 评分>12,血清胆红素>15mg/dL,以及严重的自发性脑病的患者。关于其他治疗方法的对照性研究已发现相应的适应证。

### 体外蛋白滤过

一项关于 MARS(分子吸收再循环系统)的小型随机性研究显示,其对 1 型肝肾综合征患者有较好的疗效[53]。这种滤过方法应用含有蛋白的透析液。本研究表明其对肝移植前患者有一定的作用。

### 小结

新的研究给肝肾综合征患者带来了希望,可能使其肝肾功能得以改善和恢复。最新的研究正在进行。随着随机研究的完成,可能出现更好的治疗方法。

## 低钠血症[26]

低钠血症在肝硬化腹水患者中很常见,每三个人中就有一个发生低钠血症。这是由于肝硬化患者水代谢发生异常,引起机体水潴留。血清钠浓度低于 130mmol/L 的患者需要限制液体量以防病情发展。随着对其发病机

制的进一步认识,已获得一些药物治疗方法。

## 机制

80%被肾小球滤过的水在近曲小管和髓袢降支被重吸收,远曲小管和髓袢升支对水无滤过作用。尿液中水的含量主要是取决于集合管对水的重吸收的量。这是在与肾集合管细胞上 $V_2$ 受体相互作用的血管加压素控制下进行的(见图9.2)。血管加压素受体激活后可刺激水通道蛋白2从胞质囊泡腔转运到顶膜。这一机制可能受前列腺素影响,其可抑制血管加压素刺激的水的重吸收。

血管加压素由下丘脑产生。生成过程由两个途径调控:一是受对胞浆渗透压产生反应的下丘脑前部渗透压受体调控,二是受心房、心室、主动脉弓和心脏窦处的压力感受器激活副交感神经来调控。

肝硬化腹水患者液体潴留是压力感受器受刺激后导致血管加压素增加的结果。这与由内脏和其他动脉血管扩张引起的有效循环血量减少相关,这种循环异常可以引起肾素-血管紧张素-醛固酮系统和交感神经系统激活,导致钠潴留。然而,对钠和水的调控并不是同步的,首先发生的是钠调控异常(见图9.4)。

有资料表明,血管加压素的水平在肝硬化患者并不是明显地升高。然而,由水负荷抑制血管加压素的情况很少见。尽管由于病情较重肝硬化患者肝脏对血管加压素的代谢降低,但并不是引起水潴留的主要原因。

## 药物治疗

随着对病变机制的深入了解,已研究出几种方法来增加游离水的清除。包括:①阻滞下丘脑分泌血管加压素,阻滞集合管的 $V_2$ 受体;②抑制作为血管加压素和集合管细胞上水通道蛋白的信使——cAMP形成。

κ-阿片样受体激动剂可抑制血管加压素释放。有关实验和对人类进行的研究表明此类物质可增加尿量[18]。然而,由于应用激动剂(尼拉伏林)后循环中血管加压素水平没有明显降低,其机制尚不清楚[18]。

对肝硬化模型进行的研究发现 $V_2$ 受体抑制剂——OPC31260可使水排泄增加4倍[79]。

地美环素(一种四环素)影响集合管cAMP的产生和活性,增加肝硬化患者游离水的清除和血清钠。但是,在肝硬化患者中应用可引起肾脏损伤。

## 小结

尽管药物治疗可以纠正水潴留和相应的低钠血症,但临床上尚未广泛应用。最重要的治疗是限制液体量。血管内输注白蛋白在短期内有效[52]。不管应用哪种治疗方法,低钠血症均应引起高度重视,因其可降低肝硬化腹水患者的生存率,同时是发生肝肾综合征的危险因素[21]。

(张清泉　郑雁　姜秀虹　译　赵鸿　王贵强　高沿航　校)

## 参考文献

1 Aalami OO, Allen DB, Organ CH. Chylous ascites; a collective review. *Surgery* 2000; **128**: 761.

2 Ackerman Z, Reynolds TB. Evaluation of pleural fluid in patients with cirrhosis. *J. Clin. Gastroenterol.* 1997; **25**: 619.

3 Albillos A, Cuervas-Mons V, Millan I et al. Ascitic fluid polymorphonuclear cell count and serum to ascites albumin gradient in the diagnosis of bacterial peritonitis. *Gastroenterology* 1990; **98**: 134.

4 Andreu M, Sola R, Sitges-Serra A et al. Risk factors for spontaneous bacterial peritonitis in cirrhotic patients with ascites. *Gastroenterology* 1993; **104**: 1133.

5 Angeli P, Albino G, Carraro P et al. Cirrhosis and muscle cramps: evidence of a causal relationship. *Hepatology* 1996; **23**: 264.

6 Angeli P, Volpin R, Gerunda G et al. Reversal of type 1 hepatorenal syndrome with the administration of midodrine and octreotide. *Hepatology* 1999; **29**: 1690.

7 Arroyo V, Ginès A, Saló J. A European survey on the treatment of ascites in cirrhosis. *J. Hepatol.* 1994; **21**: 667.

8 Arroyo V, Ginès P, Gerbes AL et al. Definition and diagnostic criteria of refractory ascites and hepatorenal syndrome in cirrhosis. *Hepatology* 1996; **23**: 164.

9 Arroyo V, Jimenèz W. Complications of cirrhosis. II. Renal and circulatory dysfunction. Lights and shadows in an important clinical problem. *J. Hepatol.* 2000; **32** (Suppl. 1): 157.

10 Blaise M, Pateron D, Trinchet J-C et al. Systemic antibiotic therapy prevents bacterial infection in cirrhotic patients with gastrointestinal haemorrhage. *Hepatology* 1994; **20**: 34.

11 Bories PN, Campillo B, Azaou L et al. Long-lasting NO overproduction in cirrhotic patients with spontaneous bacterial peritonitis. *Hepatology* 1997; **25**: 1328.

12 Brensing KA, Textor J, Perz J et al. Long-term outcome after transjugular intrahepatic portosystemic stent-shunt in non-transplant cirrhotics with hepatorenal syndrome: a phase II study. *Gut* 2000; **47**: 288.

13 Cárdenas A, Uriz J, Ginès P et al. Hepatorenal syndrome. *Liver Transplant.* 2000; **6**: S63.

14 Casafont F, Sanchez E, Martin L et al. Influence of malnutrition on the prevalence of bacterial translocation and spontaneous bacterial peritonitis in experimental cirrhosis in rats. *Hepatology* 1997; **25**: 1334.

15 Chang C-S, Chen G-H, Lien H-C et al. Small intestine dysmotility and bacterial overgrowth in cirrhotic patients with spontaneous bacterial peritonitis. *Hepatology* 1998; **28**: 1187.

16 Dagher L, Patch D, Marley R et al. Review article: pharmacological treatment of the hepatorenal syndrome in cirrhotic patients. *Aliment. Pharmacol. Ther.* 2000; **14**: 515.

17 Fernández-Esparrach G, Sánchez-Fueyo A, Ginès P et al. A prognostic model for predicting survival in cirrhosis with ascites. *J. Hepatol.* 2001; **34**: 46.

18 Gadano A, Moreau R, Pessione F et al. Aquaretic effects of niravoline, a kappa-opioid agonist, in patients with cirrho-

sis. *J. Hepatol.* 2000; **32**: 38.

19  Garcia-Tsao G. Current management of the complications of cirrhosis and portal hypertension: variceal haemorrhage, ascites, and spontaneous bacterial peritonitis. *Gastroenterology* 2001; **120**: 726.

20  Gentilini P, Casini-Raggi V, Di Fiore G *et al.* Albumin improves the response to diuretics in patients with cirrhosis and ascites: results of a randomized, controlled trial. *J. Hepatol.* 1999; **30**: 639.

21  Ginès A, Escorsell A, Ginès P *et al.* Incidence, predictive factors, and prognosis of the hepatorenal syndrome in cirrhosis with ascites. *Gastroenterology* 1993; **105**: 229.

22  Ginès A, Fernàndez-Esparrach G, Monescillo A *et al.* Randomised trial comparing albumin, dextran 70, and polygeline in cirrhotic patients with ascites treated by paracentesis. *Gastroenterology* 1996; **111**: 1002.

23  Ginès A, Planas R, Angeli P *et al.* Treatment of patients with cirrhosis and refractory ascites by Le Veen shunt with titanium tip: comparison with therapeutic paracentesis. *Hepatology* 1995; **22**: 124.

24  Ginès P, Arroyo V, Quintero E *et al.* Comparison of paracentesis and diuretics in the treatment of cirrhotics with tense ascites. Results of a randomized study. *Gastroenterology* 1987; **93**: 234.

25  Ginès P, Arroyo V, Vargas V *et al.* Paracentesis with intravenous infusion of albumin as compared with peritoneovenous shunting in cirrhosis with refractory ascites. *N. Engl. J. Med.* 1991; **325**: 829.

26  Ginès P, Berl T, Bernardi M *et al.* Hyponatraemia in cirrhosis: from pathogenesis to treatment. *Hepatology* 1998; **28**: 851.

27  Ginès P, Schrier RW. The arterial vasodilation hypothesis of ascites formation in cirrhosis. In Arroyo V, Ginès P, Rodés J, Schrier RW, eds. *Ascites and Renal Dysfunction in Liver Disease. Pathology, Diagnosis and Treatment.* Blackwell Science, Oxford, 1999, p. 411.

28  Girgrah N, Liu P, Collier J, Blendis L, Wong F. Haemodynamic, renal sodium handling, and neurohormonal effects of acute administration of low dose losartan, an angiotensin II receptor antagonist, in preascitic cirrhosis. *Gut* 2000; **46**: 114.

29  Gonwa TA, Morris CA, Goldstein RM *et al.* Long-term survival and renal function following liver transplantation in patients with and without hepatorenal syndrome—experience in 300 patients. *Transplantation* 1991; **51**: 428.

30  Guevara M, Ginès P, Fernández-Esparrach G *et al.* Reversibility of hepatorenal syndrome by prolonged administration of ornipressin and plasma volume expansion. *Hepatology* 1998; **27**: 35–41.

31  Guevara M, Ginès P, Jiménez W *et al.* Increased adrenomedullin levels in cirrhosis: relationship with haemodynamic abnormalities and vasoconstrictor systems. *Gastroenterology* 1998; **114**: 336.

32  Gülberg V, Bilzer M, Gerbes AL. Long-term therapy and retreatment of hepatorenal syndrome type 1 with ornipressin and dopamine. *Hepatology* 1999; **30**: 870.

33  Hadengue A, Gadano A, Moreau R *et al.* Beneficial effects of the 2-day administration of terlipressin in patients with cirrhosis and hepatorenal syndrome. *J. Hepatol.* 1998; **29**: 565.

34  Hadengue A, Moreau R, Gaudin C *et al.* Total effective vascular compliance in patients with cirrhosis: a study of the response to acute blood volume expansion. *Hepatology* 1992; **15**: 809.

35  Holt S, Goodier D, Marley R *et al.* Improvement in renal function in hepatorenal syndrome with *N*-acetylcysteine. *Lancet* 1999; **353**: 294.

36  Jacobson ED, Pawlik WW. Adenosine regulation of mesenteric vasodilation. *Gastroenterology* 1994; **107**: 1168.

37  Kakizaki S, Katakai K, Yoshinaga T *et al.* Hepatic hydrothorax in the absence of ascites. *Liver* 1998; **18**: 216.

38  Kao HW, Rakov HE, Savage E *et al.* The effect of large volume paracentesis on plasma volume—a cause of hypovolemia? *Hepatology* 1985; **5**: 403.

39  Kravetz D, Romero G, Argonz J *et al.* Total volume paracentesis decreases variceal pressure, size, and variceal wall tension in cirrhotic patients. *Hepatology* 1997; **25**: 59.

40  Lazaridis KN, Frank JW, Krowka MJ *et al.* Hepatic hydrothorax: pathogenesis, diagnosis, and management. *Am. J. Med.* 1999; **107**: 262.

41  Lebrec K, Giuily N, Hadengue A *et al.* Transjugular intrahepatic portosystemic shunts: comparison with paracentesis in patients with cirrhosis and refractory ascites: a randomised trial. *J. Hepatol.* 1996; **25**: 135.

42  Lenz K, Hörnargl H, Druml W *et al.* Ornipressin in the treatment of functional renal failure in decompensated liver cirrhosis. *Gastroenterology* 1991; **101**: 1060.

43  Llach J, Ginès P, Arroyo V *et al.* Effect of dipyridamole on kidney function in cirrhosis. *Hepatology* 1993; **17**: 59.

44  Llovet JM, Bartoli R, March F *et al.* Translocated intestinal bacteria cause spontaneous bacterial peritonitis in cirrhotic rats: molecular epidemiologic evidence. *J. Hepatol.* 1998; **28**: 307.

45  Llovet JM, Bartoli R, Planas R *et al.* Selective intestinal decontamination with norfloxacin reduces bacterial translocation in ascitic cirrhotic rats exposed to haemorrhagic shock. *Hepatology* 1996; **23**: 781.

46  Llovet JM, Moitinho E, Sala M *et al.* Prevalence and prognostic value of hepatocellular carcinoma in cirrhotic patients presenting with spontaneous bacterial peritonitis. *J. Hepatol.* 2000; **33**: 423.

47  Llovet JM, Planas R, Morillas R *et al.* Short-term prognosis of cirrhosis with spontaneous bacterial peritonitis: multivariate study. *Am. J. Gastroenterol.* 1993; **88**: 388.

48  Malinchoc M, Kamath PS, Gordon FD *et al.* A model to predict poor survival in patients undergoing transjugular intrahepatic portosystemic shunts. *Hepatology* 2000; **31**: 864.

49  Maroto A, Ginès A, Saló J *et al.* Diagnosis of functional kidney failure of cirrhosis with Doppler sonography: prognostic value of resistive index. *Hepatology* 1994; **20**: 839.

50  Martin P-Y, Ginès P, Schrier RW. Nitric oxide as a mediator of haemodynamic abnormalities and sodium and water retention in cirrhosis. *N. Engl. J. Med.* 1998; **339**: 533.

51  Martin P-Y, Ohara M, Ginès P *et al.* Nitric oxide synthase (NOS) inhibition for one week improves renal sodium and water excretion in cirrhotic rats with ascites. *J. Clin. Invest.* 1998; **101**: 235.

52  McCormick PA, Mistry P, Kaye G *et al.* Intravenous albumin infusion is an effective therapy for hyponatraemia in cirrhotic patients with ascites. *Gut* 1990; **31**: 204.

53  Mitzner SR, Stange J, Klammt S *et al.* Improvement of hepatorenal syndrome with extracorporeal albumin dialysis MARS: results of a prospective, randomised, controlled clinical trial. *Liver Transplant.* 2000; **6**: 277.

54  Moore K, Wendon J, Frazer M *et al.* Plasma endothelin immunoreactivity in liver disease and the hepatorenal syndrome. *N. Engl. J. Med.* 1992; **327**: 1774.

55  Moskovitz M. The peritoneovenous shunt: expectations and reality. *Am. J. Gastroenterol.* 1990; **85**: 917.

56 Navasa M, Follo A, Filella X *et al.* Tumor necrosis factor and interleukin-6 in spontaneous bacterial peritonitis in cirrhosis: relationship with the development of renal impairment and mortality. *Hepatology* 1998; **27**: 1227.

57 Novella M, Sola R, Soriano G *et al.* Continuous vs. inpatient prophylaxis of the first episode of spontaneous bacterial peritonitis with norfloxacin. *Hepatology* 1997; **25**: 532.

58 Perez-Ayuso RM, Arroyo V, Planas R *et al.* Randomised comparative study of efficacy of frusemide vs. spironolactone in nonazotaemic cirrhosis with ascites. *Gastroenterology* 1983; **84**: 961.

59 Platt JF, Ellis JH, Rubin JM *et al.* Renal duplex Doppler ultrasonography: a noninvasive predictor of kidney dysfunction and hepatorenal failure in liver disease. *Hepatology* 1994; **20**: 362.

60 Pockros PJ, Reynolds TB. Rapid diuresis in patients with ascites from chronic liver disease: the importance of peripheral oedema. *Gastroenterology* 1986; **90**: 1827.

61 Ricart E, Soriano G, Novella MT *et al.* Amoxicillin-clavulanic acid vs. cefotaxime in the therapy of bacterial infections in cirrhotic patients. *J. Hepatol.* 2000; **32**: 596.

62 Rimola A, Garcia-Tsao G, Navasa M *et al.* Diagnosis, treatment and prophylaxis of spontaneous bacterial peritonitis: a consensus document. *J. Hepatol.* 2000; **32**: 142.

63 Rimola A, Salmerón JM, Clemente G *et al.* Two different dosages of cefotaxime in the treatment of spontaneous bacterial peritonitis in cirrhosis: results of a prospective randomized, multicentre study. *Hepatology* 1995; **21**: 674.

64 Rössle M, Ochs A, Gülberg V *et al.* A comparison of paracentesis and transjugular intrahepatic portosystemic shunting in patients with ascites. *N. Engl. J. Med.* 2000; **342**: 1701.

65 Runyon BA. Management of adult patients with ascites caused by cirrhosis. *Hepatology* 1998; **27**: 264.

66 Runyon BA. Monomicrobial non-neutrocytic bacterascites: a variant of spontaneous bacterial peritonitis. *Hepatology* 1990; **12**: 710.

67 Runyon BA. Patients with deficient ascitic fluid opsonic activity are predisposed to spontaneous bacterial peritonitis. *Hepatology* 1988; **18**: 632.

68 Runyon BA, McHutchinson JG, Antillon MR *et al.* Short-course vs. long-course antibiotic treatment of spontaneous bacterial peritonitis. A randomized controlled study of 100 patients. *Gastroenterology* 1991; **100**: 1737.

69 Scholz DG, Nagorney DM, Lindor KD. Poor outcome from peritoneovenous shunts for refractory ascites. *Am. J. Gastroenterol.* 1989; **84**: 540.

70 Schrier RW, Arroyo V, Bernardi M *et al.* Peripheral arterial vasodilation hypothesis: a proposal for the initiation of renal sodium and water retention in cirrhosis. *Hepatology* 1988; **8**: 1151.

71 Singh N, Gayowski T, Yu VL *et al.* Trimethoprim-sulfamethoxazole for the prevention of spontaneous bacterial peritonitis in cirrhosis: a randomized trial. *Ann. Intern. Med.* 1995; **122**: 595.

72 Solà R, Andreu M, Coll S *et al.* Spontaneous bacterial peritonitis in cirrhotic patients treated using paracentesis or diuretics: results of a randomized study. *Hepatology* 1995; **21**: 340.

73 Sort P, Navasa M, Arroyo V *et al.* Effect of intravenous albumin on renal impairment and mortality in patients with cirrhosis and spontaneous bacterial peritonitis. *N. Engl. J. Med.* 1999; **341**: 403.

74 Spahr L, Villeneuve J-P, Tran HK *et al.* Furosemide-induced natriuresis as a test to identify cirrhotic patients with refractory ascites. *Hepatology* 2001; **33**: 28.

75 Strauss RM, Martin LG, Kaufman SL *et al.* Transjugular intrahepatic portal systemic shunt for the management of symptomatic cirrhotic hydrothorax. *Am. J. Gastroenterol.* 1994; **89**: 1520.

76 Terg R, Cobas S, Fassio E *et al.* Oral ciprofloxacin after a short course of intravenous ciprofloxacin in the treatment of spontaneous bacterial peritonitis: results of a multicentre, randomised study. *J. Hepatol.* 2000; **33**: 564.

77 Titó L, Ginès P, Arroyo V *et al.* Total paracentesis associated with intravenous albumin management of patients with cirrhosis and ascites. *Gastroenterology* 1990; **98**: 146.

78 Titó L, Rimola A, Ginès P *et al.* Recurrence of spontaneous bacterial peritonitis in cirrhosis: frequency and predictive factors. *Hepatology* 1988; **8**: 27.

79 Tsuboi Y, Ishikawa SE, Fujisawa G *et al.* Therapeutic efficacy of the nonpeptide AVP antagonist OPC-31260 in cirrhotic rats. *Kidney Int.* 1994; **46**: 237.

80 Uriz J, Ginès P, Cárdenas A *et al.* Terlipressin plus albumin infusion: an effective and safe therapy of hepatorenal syndrome. *J. Hepatol.* 2000; **33**: 43.

81 Van der Merwe S, Dens J, Daenen W *et al.* Pericardial disease is often not recognized as a cause of chronic severe ascites. *J. Hepatol.* 2000; **32**: 164.

82 Wong F, Massie D, Hsu P *et al.* Indomethacin-induced renal dysfunction in patients with well-compensated cirrhosis. *Gastroenterology* 1993; **104**: 869.

83 Xiol X, Castellote J, Baliellas C *et al.* Spontaneous bacterial empyema in cirrhotic patients: analysis of 11 cases. *Hepatology* 1990; **11**: 365.

### 第 10 章

# 门静脉系统和门脉高压

门静脉系统包括输送来自消化道腹部部分、脾脏、胰腺、胆囊血液的所有静脉。它在肝门处以两条分支进入肝脏，在肝左、右叶各有一静脉分支，其在大的静脉管道内无静脉瓣(图 10.1)[35]。

门静脉是由肠系膜上静脉、脾静脉在胰头后方约第二腰椎水平处汇集而成。门静脉沿腹正中线右侧走行 5.5~8cm 到达肝门，在肝内呈节段性分布，与肝动脉相伴行。

肠系膜上静脉由来自小肠、结肠、胰头的分支静

脉和来自胃(经胃网膜右静脉)的不规则的静脉组成。

脾静脉(5~15 条小静脉)起源于脾门部，在胰尾处与胃短静脉连接，汇合成脾静脉主干。在胰头、胰体处横向前行，走行于脾动脉的前下方。其接收了许多来自胰头的分支。胃网膜左静脉在近脾处注入脾静脉。肠系膜下静脉接收左侧结肠和直肠血液，通常在脾静脉内侧段 1/3 处注入，偶尔也在肠系膜上静脉与脾静脉汇合处注入。

成年男性门静脉血流量约为 1000~1200mL/分钟。

**门静脉氧含量** 空腹的动脉-门脉氧含量差仅为 1.9 容积百分比(正常范围为 0.4~3.3 容积百分比)。门静脉供给肝脏的氧流量约为 40mL/分钟，或占肝脏总氧供的 72%。

消化过程中由于肠道氧利用增加，动脉-门脉氧含量差增加。

**门静脉血流** 门静脉血流入肝脏没有统一的分布。脾静脉血有时流向肝左叶，有时流向肝右叶。在门静脉内血流可发生交换。血流可能呈线流而不是湍流。

门静脉压力约为 7mmHg(图 10.2)。

## 侧支循环

不管在肝内还是肝外，门静脉循环发生阻塞时，都会出现明显的侧支循环，将血由门静脉输送到体循环(图 10.3 和图 10.29)。

### 肝内阻塞(肝硬化)

正常时门静脉血 100% 流入肝静脉，而肝硬化时流量可降低到 13%[85]，其余血分四组经侧支循环分流。

**第1组** 靠近可吸收上皮的保护性上皮组织。

(1)在胃贲门部，门脉系统的胃左静脉、胃后[66]和

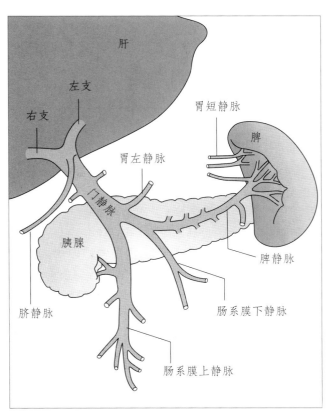

**图 10.1** 门静脉系统的解剖学。门静脉在胰腺后方。

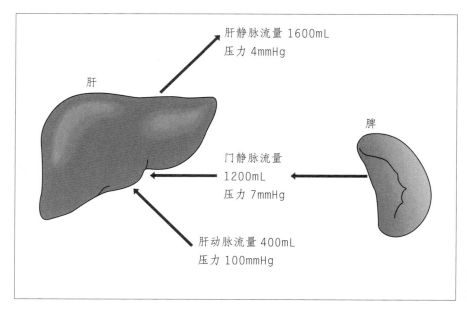

肝静脉流量 1600mL
压力 4mmHg

肝

脾

门静脉流量
1200mL
压力 7mmHg

肝动脉流量 400mL
压力 100mmHg

**图 10.2**　肝动脉、门静脉和肝静脉的血流与压力。

胃短静脉在此与腔静脉系统的肋间静脉、横膈−食管静脉和奇静脉小支吻合。门静脉血分流到这些血管，导致食管末端和胃底黏膜下层静脉曲张。

（2）在肛门处，门静脉系统的直肠上静脉与腔静脉系统的直肠中、下静脉吻合，血液分流入这些血管导致直肠静脉曲张。

第2组　在镰状韧带内通过脐旁静脉——胎儿时脐循环遗迹，引起脐周腹壁静脉曲张（图 10.4）。

第3组　腹部器官同腹膜后组织接触或同腹壁粘连的区域。这些侧支从肝走向横膈，在脾−肾韧带和大网膜内走行。包括腰部静脉和以前手术瘢痕中的静脉或小肠、大肠造口术后形成的静脉。

第4组　门静脉血可能是从脾静脉直接被带到左肾静脉，或经过横膈、胰、左肾上腺或胃静脉进入左肾静脉。

来自胃−食管和其他侧支的血，经奇静脉或半奇静脉最终抵达上腔静脉，小量进入下腔静脉。肝内分流可能从门脉右支流向下腔静脉[107]。也曾报道过流到肺静脉的侧支。

### 肝外阻塞

肝外门脉阻塞时，形成额外的侧支，试图绕过堵塞处，使血回流入肝脏，并在肝门处绕过堵塞进入门静脉。这些侧支包括肝门处静脉、与门静脉和肝动脉伴行的静脉、肝悬韧带内的静脉，和横膈、网膜静脉。腰侧支为其中一较大的侧支。

### 后果

由于侧支循环的形成，肝的门静脉血供明显减少，更多地依赖肝动脉供血。肝脏皱缩，再生能力受到损害，这可能由于缺乏促进肝生长的因子，包括胰源性的胰岛素、胰高血糖素。

侧支循环的建立意味着门脉高压的存在，偶尔会存在侧支循环广泛、门静脉压可能下降的现象。反之，短期的门静脉高压可不形成侧支循环。

广泛的门−体分流可导致肝性脑病、肠源性败血症，以及其他循环和代谢方面的疾病。

### 门脉高压的病理学

通常在尸检时侧支循环不太明显，曲张的食管静脉也会萎陷。

脾脏肿大，被膜肥厚，表面渗出暗红色血液（纤维−充血性脾肿大）。马尔皮基小体（Malpighian body）消失。组织学显示：脾窦扩张，内被覆肥厚内皮细胞（图 10.5）。组织细胞增生，偶见红细胞吞噬现象。动脉周围出血，可进展到铁质沉积、纤维化结节。

**脾和门脉血管**　脾动脉和门静脉变粗、扭曲，可呈动脉瘤样。门静脉、脾静脉可见内膜出血、附壁血栓和内膜斑块，可伴钙化（见图 10.13）。这样的血管通常不适于门脉手术。

50%的肝硬化患者可见小的、深部的脾动脉瘤[86]。肝脏变化取决于门脉高压的病因。

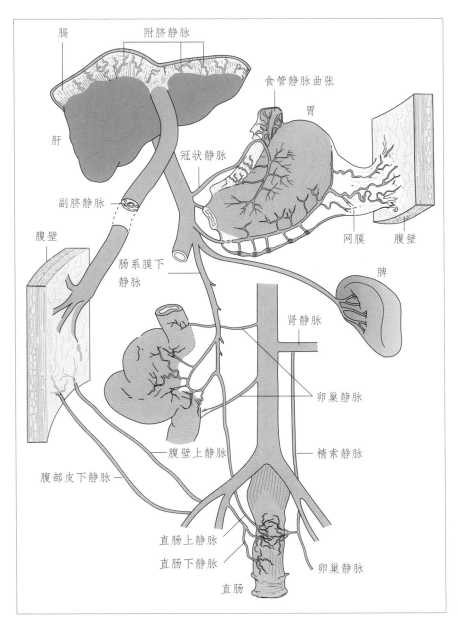

图 10.3 肝硬化中门-体侧支循环的部位。

门脉压的高低与肝硬化程度 (特别是纤维化程度)关系不大,而与结节的多少、轻重关系密切。

### 静脉曲张

#### 食管

假如食管、胃静脉曲张尚未形成,无出血现象,则门静脉高压实际上也就没有临床意义。引起食管静脉曲张的主要血管是胃左静脉。其后支通常引流入奇静脉系统,而前支恰在食管接合部的下方与静脉曲张相交通,并形成细的平行静脉束进入连接区,进入食管下端大的扭曲的静脉内前行。食管内静脉有四层(图10.6)[68]。内皮静脉与食管镜检看到的红斑有关,预示曲张静脉破裂出血;浅表静脉丛引流入大且深的固有静脉;穿通静脉同第四层深静脉相连接,形成外膜静脉丛。典型的静脉曲张发生在深固有静脉主干,与胃静脉曲张相交通。

在胃食管连接处门-体循环的交通十分复杂[149],头低位能增加门静脉高压的血流是一种错误理解。在胃区和穿通区之间可见到栅栏带(图10.7)。栅栏带内血流是双向的,这个区域作为门静脉系统和奇静脉系统之间的分水岭。在胃底部曲张静脉和食管周围静脉之间的穿通静脉内的湍流,可能解释了为什么静脉破裂常在此区域发生[84]。经过内镜硬化剂治疗后,曲张静脉的复发可能与不同静脉间相交通有关,或者可能

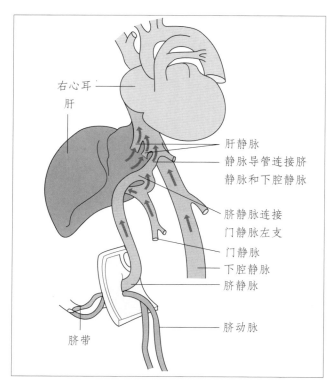

图 10.4 出生时的肝循环。

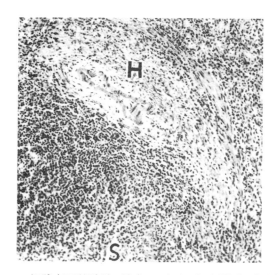

图 10.5 门脉高压的脾脏。脾窦(S)充血,窦壁增厚。脾小体中央小动脉邻近区有出血(H)。(HE 染色,×70)

与浅表静脉丛扩张有关。硬化失败也可能由于在穿通静脉不能形成栓塞。

### 胃

大多由胃短静脉供给,引流到食管的深固有静脉,它们在肝外门静脉堵塞时显得突出。

十二指肠静脉曲张显示充盈缺损,胆管侧支循环

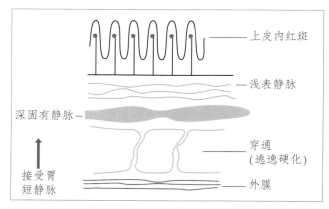

图 10.6 食管静脉解剖。

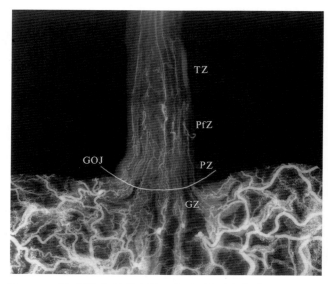

图 10.7 钡-明胶注射样本的 X 线片,沿胃大弯开放。可见四个静脉引流区:胃区(GZ),栅栏区(PZ),穿孔区(PfZ)和干区(TZ)。不透光的金属线将柱状和复层鳞状上皮交界分开。GOJ:胃食管连接[149]。

在手术时可能危及生命[31]。

### 结肠–直肠

该部位的静脉曲张继发于肠系膜下–髂内静脉侧支循环的形成[55]。可表现为出血,其表现在结肠镜下可以见到。在应用硬化剂成功治疗食管静脉曲张后,结肠静脉曲张会变得更加明显。

在直肠上静脉(门脉系)和直肠中、下静脉(体静脉系)之间的侧支形成,能导致直肠–肛门静脉曲张[154]。

### 门脉高压肠血管病变

慢性门静脉高压不仅与散发的静脉曲张有关,而且与微循环障碍引起的肠黏膜异常变化有关[150]。

**门脉高压性胃病**　常与肝硬化伴发，见于胃底、胃体。组织学显示胃黏膜血管扩张。应用非类固醇抗炎药之后出血的危险增加。这些变化在硬化治疗之后会加重。仅在门脉压降低时减轻[106]。

**胃窦血管扩张**　因肌肉黏膜与扩张的前毛细血管及静脉之间的动静脉交通增加而变得明显[112]。胃黏膜灌流增加，这需与门静脉高压性胃病相区别。它与门静脉高压无直接关系，而是受肝功能障碍影响[139]。

**充血性空肠病和结肠病**　类似变化见于十二指肠和空肠，组织学可见空肠绒毛内血管增粗，数目增加[93]。肠黏膜水肿，有红斑形成，易碎[131]。

充血性结肠病表现为黏膜血管扩张，基底膜增厚，但无炎症表现[150]。

### 其他

门–体侧支循环的形成也与以前手术及盆腔炎症形成的肠腹壁粘连有关。静脉曲张同样可在皮肤黏膜结合处形成，如：回肠或结肠造口术的部位。

## 门脉高压的血流动力学

门脉高压的血流动力学已通过动物模型的发展而被阐明，如门静脉或胆管结扎的小鼠及四氯化碳诱发肝硬化的小鼠模型。门静脉高压与血管阻力和门脉血流量有关(图 10.8)，基础血流动力学异常导致门静脉血流阻力增加。可能的机制是由于肝硬化结节和结构紊乱或门静脉堵塞。其他肝内机制是迪塞间隙的胶原化[11]、肝细胞肿胀[13,51]和门–体分流产生的阻力。

肝内血管阻力进行性增加。

星状细胞(Ito)有收缩特性，其受血管活性物质调节[120]，包括一氧化氮(血管扩张剂)[138](第 6 章)和内皮素(血管收缩剂)[48]，它们可能主要在肝窦水平调节肝内阻力和血流(图 10.9)[155]。

当发生侧支循环时，门静脉血流入体循环，门脉压力降低，但门静脉系统血流量的增加(高血流动力学)维持了门静脉高压。尚不清楚高动力循环是门脉高压的原因还是后果或两者兼而有之。它与肝功能衰竭的严重程度相关。心输出量增加可伴全身血管扩张(图 10.10)。动脉血压正常或降低(第 6 章)。

在维持高动力循环方面，内脏血管扩张可能是最重要的因素。奇静脉血流增加，胃黏膜血流增加。门静脉血流增加可提高食管曲张静脉的透壁压。增加的血流和总的门静脉血流(肝和侧支)相关。实际上流入肝

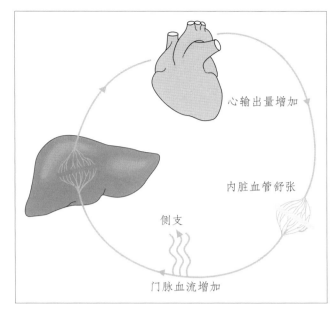

**图 10.8**　门脉高压的前向血流学说。

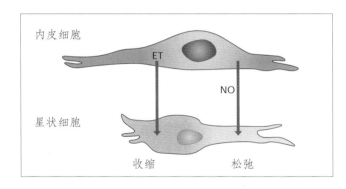

**图 10.9**　肝窦血流调节。内皮细胞和星状细胞可产生能收缩星状细胞的内皮素(ET)，一氧化氮(NO)松弛星状细胞。一氧化氮合成酶由内皮和星状细胞产生，是一氧化氮的前体。

的门静脉血是逐渐减少的。维持内脏高动力循环的因素有很多。可能是血管扩张和血管收缩因子的相互作用。这些可能由肝细胞形成且肝细胞不能将之灭活，或是肠源性的，通过肝内或肝外静脉分流。

肠道产生的大量的内毒素、细胞因子是重要的始动因素[53]，一氧化氮和内皮素–1 是血管内皮在对内毒素应答时产生的。前列环素是由门静脉内皮产生的强有力的血管扩张剂[98]，在因慢性肝病引起的门静脉高压血循环变化中起重要作用。

胰高血糖素在药理剂量时可扩张血管，而生理剂量则无血管活性。它似乎不是患肝病时维持高动力循环的始动因素[105]。

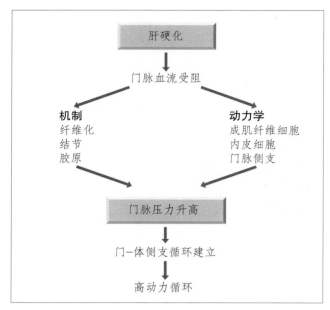

**图 10.10**　肝硬化门脉高压的病理生理学。

<table>
<tr><td></td></tr>
</table>

**表 10.1**　怀疑门脉高压患者的病史和检查

**病史**

　　肝硬化和慢性肝炎病史

　　胃肠出血:次数、频率、量、症状、治疗

　　既往内镜检查结果

　　个人史:饮酒史、输血史,患乙型/丙型肝炎史,腹腔、新生儿期或其他感染史,口服避孕药史,骨髓增生病史

**检查**

　　肝细胞衰竭征

　　腹壁静脉:部位,血流方向

　　肝脏大小和质地

　　脾肿大

　　腹水

　　下肢浮肿

　　直肠检查

　　内镜检查食管、胃和十二指肠

**其他研究**

　　肝组织活检

　　肝静脉插管术

　　内脏动脉造影

　　肝脏超声、CT 或 MRI

## 门脉高压的临床表现

### 病史和一般检查(表 10.1)

　　肝硬化是最常见的原因。应报告酗酒史或慢性肝炎史。既往的腹腔感染(特别是在新生儿时期)是肝外门静脉阻塞的重要原因。凝血病和药物(如性激素)都会促发门静脉和肝静脉血栓形成。

　　呕血是最常见的表现。应注意既往出血的次数和严重程度,同时注意呕血对患者的短期影响,是否伴神志不清及昏迷症状,是否需要输血。黑便但无呕血症状提示静脉曲张出血。无消化不良和上腹痛史,以及先前胃镜检查正常等可帮助排除消化性溃疡导致的出血。

　　肝硬化的特征包括:黄疸、蜘蛛痣、肝掌。还应注意有无贫血、腹水和前驱昏迷。

### 腹壁静脉

　　在肝内门静脉高压中,从门静脉左支流入的血可能经副脐静脉分流向脐,由此汇入腔静脉系统(图 10.11)。肝外门静脉堵塞时,扩张的静脉可出现于左侧腹部。

　　**分布和血流方向**　源于脐的呈放射状分布的侧支静脉称为"海蜇头"。此种体征很少见,或仅能在上腹部见到一条或两条静脉(图 10.11 和图 10.12),血流呈离脐状。当下腔静脉堵塞时,侧支静脉血流向上流入上腔静脉系统(图 10.11)。张力性腹水可能导致下腔静脉功能性堵塞,使鉴别发生困难。

　　**杂音**　通常在剑突或脐部可听到静脉哼鸣。在张力最大处轻压可感到震颤,这是血液由较大的脐或副脐静脉冲入腹壁静脉所导致的。静脉哼鸣也可在其他大的侧支(如肠系膜下静脉)处听到。动脉收缩期杂音通常预示着原发性肝癌或酒精性肝炎。

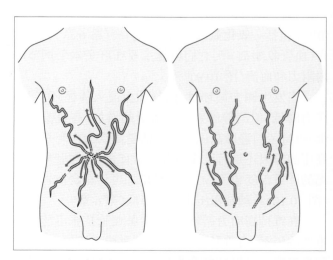

**图 10.11**　门脉受阻(左)和下腔静脉受阻(右)时前腹壁静脉的血流分布与方向。

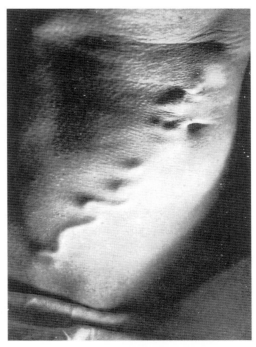

图 10.12　肝硬化患者前腹壁静脉。

明显的腹壁静脉曲张和脐部强的静脉杂音被称为克-鲍综合征(Cruveilhier-Baumgarten 综合征)[6,28]。这可能是由于先天性脐静脉未闭，但更常见于代偿良好的肝硬化[6,12,28]。

剑突旁脐静脉哼鸣及"海蜇头"体征表明门脉阻塞远离来自门脉左支的脐静脉起始部，预示了肝内门脉高压(肝硬化)。

### 脾脏

脾脏进行性肿大，边缘硬。肿大脾脏的体积大小与门脉压力无明显关联。年轻患者和大结节性肝硬化患者的脾脏比小结节性肝硬化患者的要大。

脾肿大是门脉高压简单且重要的诊断指征。如果未扪及脾，或影像学检查未显示脾肿大，则门脉高压的诊断是有疑问的。

外周血检查显示全血细胞减少，这与脾肿大(继发性脾功能亢进)及网状内皮增生有关，不受门-腔分流后门脉压下降的影响。

### 肝脏

肝缩小与肝大是同样有意义的。肝脏大小应通过仔细叩诊来估计，与门脉高压没有关系。

应记录肝脏质地、是否有触痛和结节等。肝脏质地柔软提示肝外门静脉堵塞；质地坚硬提示肝硬化。

### 腹水

单由门静脉高压引起腹水是罕见的，尽管极高的门静脉压力可能是主要因素。门脉压力增加毛细血管的滤过压，促使液体流入腹膜腔。肝硬化的腹水常表明门脉压力增高伴肝细胞功能衰竭。

### 直肠

通过乙状结肠镜检查可见直肠-肛门处静脉曲张、出血，44%的肝硬化患者出现这种表现，尤其多见于食管静脉曲张出血的患者[60]。这些必须与简单的直肠出血相鉴别，后者为脱垂的血管垫，不与门脉系统相交通。

### 腹部和胸部X线检查

X线对检查肝脾是有用的，偶尔能见到门静脉钙化[4](图 10.13)。

在门静脉分支，特别是接近肝周围的门静脉分支，由于产气微生物的作用，可见树枝样或线样气体影，这种影像偶尔见于成人肠梗死或婴儿小肠结肠炎，门静脉气体可伴随 DIC 发生。CT、超声检查更经常发现门静脉气体，例如在预后不太凶险的化脓性胆管炎[33]。

奇静脉 X 线体层摄影可见到奇静脉变粗 (图 10.14)，与侧支循环血液流入奇静脉系统有关。

脊柱左侧增宽的阴影可能由于大动脉与脊柱之间扩张的半奇静脉引起胸膜反折向侧方移位造成。

在胸部 X 线片上可见显著扩张的食管旁侧支循环血管，可被误诊为心脏后方后纵隔肿瘤。

### 钡剂研究

大多已被内镜检查代替。

在对食管的常规描述中，食管静脉曲张表现为充盈缺损(图 10.15)。它们多出现在食管的下 1/3 段，但可能会向上延伸，并累及整个食管。增宽和扩张都是重要的指征。

胃底静脉曲张通过贲门，在胃底像蠕虫一样排列，与正常黏膜皱襞难以区分。

有时在胃底呈现分叶状的包块，与肿瘤类似。门静脉血管造影在鉴别时有用。

### 内镜

内镜下食管静脉曲张分级(图 10.16 和图 10.17)[97]。

1级(F1)　静脉曲张能被内镜压平。

2级(F2)　静脉曲张不能被内镜压平。

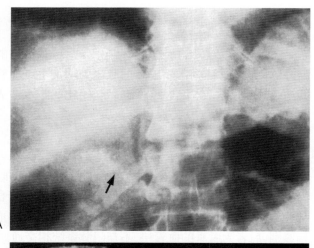

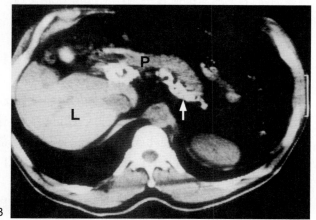

**图10.13** (A)腹部X线片。脾和门静脉水平可见钙化(箭头所示)。(B) CT扫描证实脾静脉钙化(箭头所示)。 L:肝;P胰。

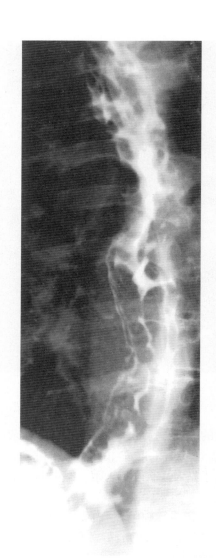

**图10.15** 钡餐示食管扩张,边缘不规则。多处充盈缺损表示食管静脉曲张。

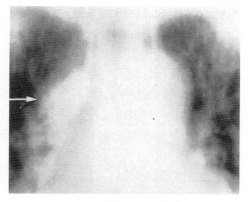

**图10.14** 广泛门-体侧支循环患者的纵隔X线断层摄影,显示奇静脉扩张(箭头所示)。

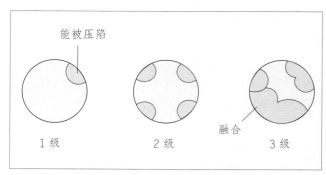

**图10.16** 食管静脉曲张的内镜分级[9]。

3级(F3) 曲张的静脉在食管周壁形成环状融合。

静脉曲张越大越容易出血。静脉的颜色很重要,静脉曲张通常外观呈白色和不透明状(图10.18)。红色与血液通过扩张的上皮下的交通支静脉相关。扩张

的上皮下静脉外观可能呈凸起的樱桃红斑(图10.19)和红色风团斑纹(类似风团的纵向扩张静脉),它们在大的皮下血管的顶端。血囊斑直径接近4mm(图10.20),它代表食管深层外部静脉的血,通过交通静

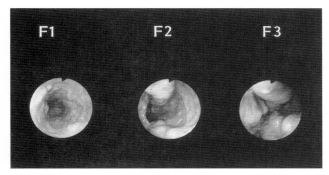

图 10.17　食管静脉曲张形态[97]。(见彩图)

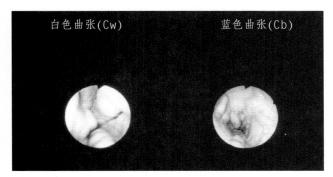

图 10.18　内镜下静脉曲张颜色[97]。(见彩图)

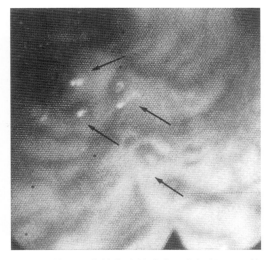

图 10.19　内镜所见食管曲张静脉表面的樱桃红斑(箭头所示)。(见彩图)

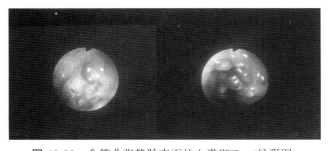

图 10.20　食管曲张静脉表面的血囊斑[97]。(见彩图)

脉进入更表层的黏膜下静脉。红色通常与严重的静脉曲张有关。血管颜色的改变,尤其是红色征预示曲张静脉出血。内镜检查医生的技术和经验不同可能会引起观察结果的差异。总之,对静脉曲张的大小和红色征的描述应该一致[22]。

门脉高压性胃病多发于胃底,但可扩展到整个胃部(图 10.21),呈马赛克征,表现为小的多角区域,边界为白-黄相间[140]。红色和樱桃红色斑点提示有出血危险;黏膜内出血则呈黑褐色的斑点。硬化治疗会增加胃病的发生率[29]。

曲张静脉的血流可以通过诊断性内镜来估计,即通过标准内镜的活检通道置入一个多普勒超声探头检测。

门脉高压性肠病, 可见于半数门脉高压患者,通常伴有门脉高压性胃病。肝硬化下消化道出血时有必要进行纤维结肠镜检查进行诊断[45]。

## 门静脉系统影像学检查

### 超声

沿肋下缘纵行扫描和上腹横向扫描是十分必要的(图 10.22)。扫描通常可见门静脉和肠系膜上静脉。正常脾静脉则难以见到。

门静脉粗大提示门脉高压,但无诊断价值。如见到侧支循环,证实存在门静脉高压。门脉血栓的形成能被精确地诊断出来,有时也可见腔内回声。

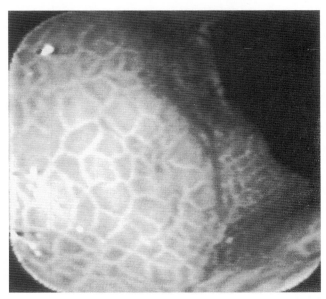

图 10.21　门脉高压性胃病。红黄相间的马赛克征及瘀斑出血。(见彩图)

### 多普勒超声

该检查可显示门静脉和肝动脉的解剖结构（表10.2）。专家会提供满意的结果。在肥胖的人身上不易看到缩小的硬化肝脏。彩色多普勒能提高显现率(图10.23)。多普勒超声能像血管造影一样精确显示门静脉堵塞。

多普勒超声显示8.3%的肝硬化患者的门脉、脾静脉、肠系膜上静脉有自发的离肝血流[44]。它的出现与肝硬化的严重程度及肝性脑病有关。如果血流测定是向肝性的，则曲张静脉出血的可能性很大。

可见肝内门静脉异常，这对手术患者重要。

彩色多普勒对外科分流和TIPS来说，是证实门-体分流和血流方向的好方法，也能确定肝内门-体分流[72]。

彩色多普勒对疑似柏-查综合征患者的诊断有帮助。

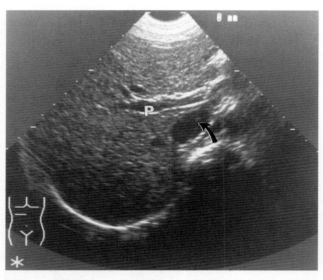

图10.22 横断超声显示门静脉(P)未闭;箭头所示为下腔静脉。

**表10.2 多普勒超声的临床应用**

门静脉
　　开放
　　离肝血流
　　解剖学异常
　　门-体分流开放
　　急性血流改变
肝动脉
　　开放(移植后)
　　解剖学异常
肝静脉
　　筛查柏-查综合征

由于肝动脉较肝静脉的形态小且不易定位，因此可采用复式多普勒(duplex Doppler)超声探查肝移植后的肝动脉是否闭合。

彩色多普勒在过去被用于测定门脉血流。随着门脉横截面积的增加，门静脉血流速度也成倍地增长（图10.24），但是在探测时，尤其在血流速率的测定方面容易出错。该方法在测量门脉血流的速度、大小、急性变化时有用，而不是在监测慢性血流动力学的变化时。

门静脉血流速率与是否发生食管静脉曲张及曲张的程度相关。在肝硬化时门脉血流速率逐渐降低，门脉高压时则低于16cm/s。

### CT扫描

使用造影剂之后，能应用CT扫描确定门脉开放，可看到腹膜后、内脏周围和食管旁静脉曲张(图10.25)。用造影剂后，食管静脉曲张在食管腔内突显。能看到脐静脉。胃静脉曲张显示为圆形结构，不能与胃壁区分。

CT动脉-门脉显像是通过导管选择性肠系膜上

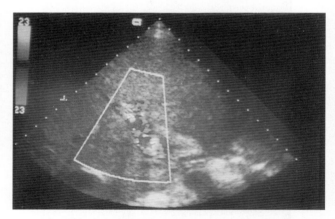

图10.23 肝门彩色多普勒超声显示:肝动脉呈红色,门静脉呈蓝色。（见彩图）

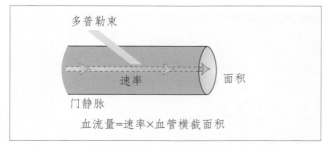

图10.24 测量门静脉血流的多普勒实时超声方法。

静脉造影后进行快速 CT 扫描（特别是应用螺旋 CT）[116]。对显示局部病变、侧支循环和动-静脉分流特别有用[141]。

### 磁共振血管造影

磁共振血管造影能极好地描绘血管（图 10.26 至图 10.28）。可显示门脉开放、形态和血流速度。这种方法比多普勒超声更可靠[43]。

### 静脉造影

如果通过扫描发现门脉是开放的，可不用静脉造影，除非考虑进行门脉手术或肝移植。

门脉开放在诊断儿童脾肿大及肝硬化患者排除肝癌侵袭时尤为重要。

在进行门-体分流、肝切除、肝移植手术前应熟知门脉系统的解剖。可能证实手术分流后的血流通畅。

证实存在较大的门脉侧支循环对肝性脑病的诊断非常重要（图 10.25 和图 10.29）。

由于占位病变，可见门静脉或肝内充盈缺损。

### 静脉造影的表现

门脉循环正常时，脾和门静脉充盈，但无其他血管轮廓。由于混有不透明血液，充盈缺损可见于脾、肠系膜上静脉连接处。脾和门静脉的大小和方向是可变的。门静脉肝内分支显示逐渐分支，口径渐小。由于肝窦充盈，肝脏呈不透明状，在之后的图像中可能很难见到肝静脉。

在肝硬化中，静脉造影差别很大。可以完全正常，也可以见到大部分侧支血管充盈，肝内血管明显扭曲

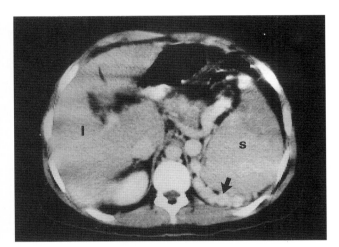

**图 10.25**　肝硬化患者造影剂增强的 CT 扫描，腹膜后脾后大的侧支循环（箭头所示）。L：肝；S：脾。

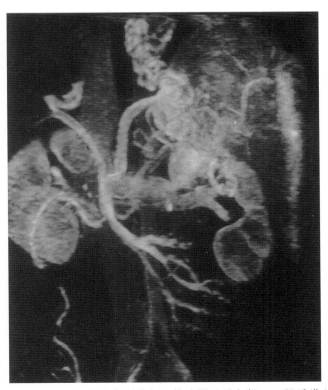

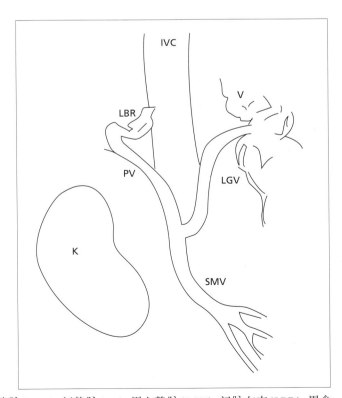

**图 10.26**　肝硬化患者磁共振血管造影显示右肾（K）、肠系膜上静脉（SMV）、门静脉（PV）、胃左静脉（LGV）、门脉左支（LBR）、胃食管侧支静脉（V）及下腔静脉（IVC）。

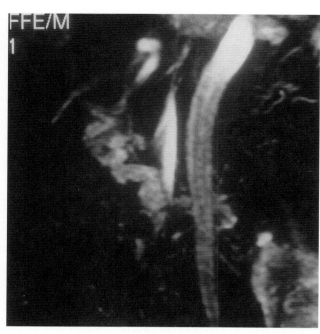
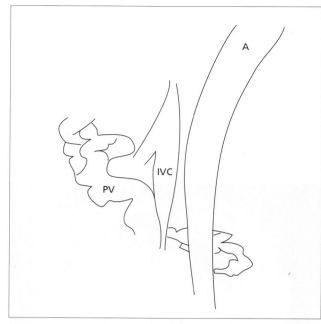

图 10.27　门静脉血栓患者的磁共振血管成像显示门静脉被侧支(PV)静脉、腔静脉(IVC)和主动脉(A)替代。

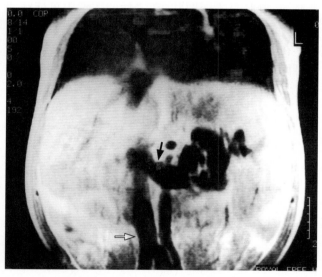

图 10.28　磁共振血管成像显示自发的脾-肾分流入下腔静脉。黑箭头:肾静脉;空心箭头:腔静脉。

变形(如"冬天的树"状外观)(图 10.30)。

　　肝外门静脉或脾静脉堵塞时,源自脾和脾静脉的许多血管延伸到横膈、胸廓和腹壁,通常见不到肝内分支。假如门脉阻塞被定位,门脉旁血管会形成短路(图 10.27),这一过程较慢,但能使静脉周围充盈。

### 内脏血管造影

　　使用小的动脉导管(5F)能增加安全性。新的造影剂对肾及其他组织的毒性小,不易引起过敏反应。

　　经股动脉向腹主动脉插管并注射造影剂,进入脾动脉的造影剂经脾静脉和门静脉后返回,产生脾和门脉造影像。同样,造影剂进入肠系膜上动脉,进而通过肠系膜上静脉和门静脉返回, 在适当间隔曝光的 X 线片上可以看到(图 10.31 和图 10.32)。

　　内脏的血管造影能显示肝动脉系统,这样可确定肝内占位性病变,肿瘤血循环显像可诊断肝细胞癌或其他肿瘤。

　　如果预计进行手术, 了解脾和肝动脉的解剖结构是有必要的,可诊断血管瘤、其他占位病变和动脉瘤等。

　　如果血流是离肝性的, 被脾或大的侧支循环分流,则门静脉显示得可能不太清楚。门脉开放时可经肠系膜上静脉血管造影证实。

### 数字减影血管造影

　　选择性动脉注射造影剂,即可减影成像。能很好地观察到门静脉系统, 而没有其他混淆影像 (图 10.33)。空间分辨率比不上传统的胶片动脉造影。这种技术对于诊断肝动脉实质期像和血管病变(如血管瘤或动静脉畸形)特别有价值。

### 脾静脉造影

　　将造影剂注射入脾髓, 使之流入门静脉系统,可

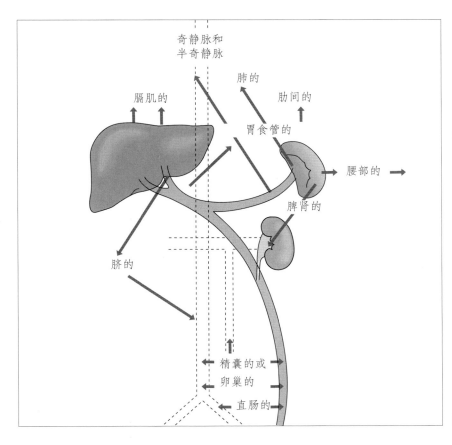

奇静脉和
半奇静脉

肺的

膈肌的

肋间的

胃食管的

腰部的

脾肾的

脐的

精囊的或
卵巢的

直肠的

**图 10.29** 肝内门脉阻塞时侧支循环的位置。

以很快地显示脾的轮廓和门静脉的状况 (图 10.30)。可清楚地看到侧支循环[2]。脾静脉造影现已被侵袭性较小的操作取代。

## 楔入法CO₂静脉造影

将导管楔入法插入肝静脉,注入二氧化碳,可以显示出高质量的肝静脉和门静脉图像(图 10.34)[32]。

### 门脉压测定

将气囊导管插入股静脉, 在荧光屏显示下送入肝静脉(图 10.35),通过在导管尖端向气囊充气和放气,测定肝静脉楔压(WHVP)和游离肝静脉压(FHVP)[32,111]。肝静脉压力梯度(HVPG)是 WHVP 与 FHVP 之间的压力差。这是门静脉(窦)的压力。在窦前型肝硬化,如原发性胆汁性肝硬化或自身免疫性慢性肝炎等,其与门静脉压之间的关系还需要进一步研究。正常 HVPG 为 5~6mmHg,肝硬化患者约为 20mmHg。如经颈静脉肝活检时可作 HVPG 测定。

HVPG 与存活率[1]有关,也与食管静脉曲张出血患者的预后有关[110]。但其预测静脉曲张出血的价值还不确定。这个方法可用于监测治疗,如使用普萘洛尔等 β-受体阻滞剂时,应维持 HVPG <12mmHg。

### 曲张静脉压力

在内镜末端安装一个内镜压力器,可用于测定曲

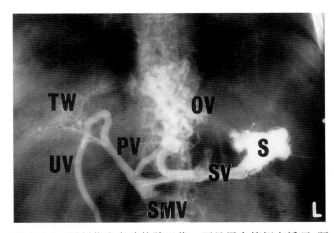

**图 10.30** 肝硬化患者脾静脉显像。可见胃食管侧支循环,肝内门静脉树扭曲("冬季树"状外观)。OV:食管静脉;PV:门静脉;S:脾髓;SMV:肠系膜上静脉;SV:脾静脉;TW:"冬季树"状外观;UV:脐静脉。

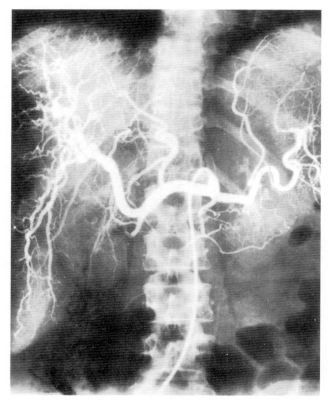

图 10.31　选择性腹腔动脉造影显示肝内动脉形态。可见肝副垂叶。

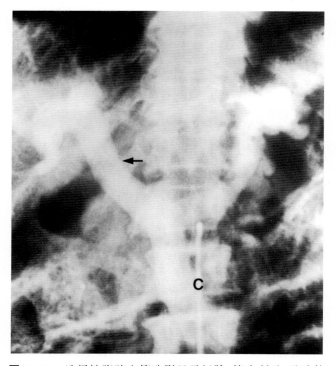

图 10.32　选择性腹腔血管造影显示门脉（箭头所示）及脾静脉未闭。C：腹主动脉内的导管。

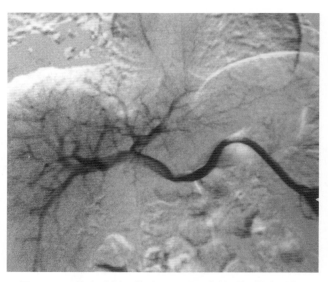

图 10.33　数字减影血管造影显示正常的肝门静脉系统。

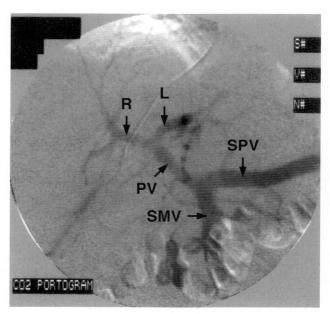

图 10.34　二氧化碳门静脉造影实时成像。PV：门静脉（L：左支；R：右支）；SMV：肠系膜上静脉；SPV：脾静脉。

张静脉压。静脉压水平可作为预测曲张静脉出血的主要指标[95]。

可以在进行硬化疗法时通过直接静脉穿刺记录压力[61]。在肝硬化患者中约为 15.5mmHg，明显低于门静脉主干压（18.8mmHg）。内镜气囊已被用于测量曲张静脉压，其效果同直接穿刺不相上下[49]。

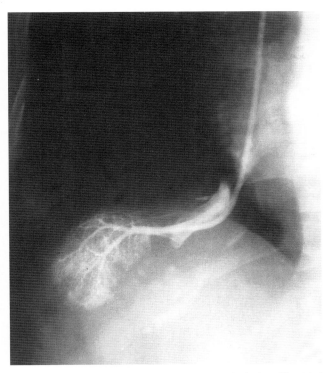

**图 10.35**　经颈静脉将一导管置入肝静脉。窦床内注射少量造影剂可证实楔状静脉位置。

### 肝血流量评估

#### 持续灌注法

肝血流可用靛青绿(ICG)持续灌注法和肝静脉导管插入法[16,21]测量，流量可用 Fick 公式计算。

#### 血浆消失检测法

肝血流可通过在静脉内注射 ICG，后对外周动脉和肝静脉的(血浆)消失速率曲线进行分析来测量。

如果某物质的清除率是 100%，如用 $^{131}$I 热变性铝胶混合物，就可以不通过肝静脉导管插入术，只通过外周清除率来确定肝血流量。

在肝硬化患者中，有高达 20% 的血不通过正常渠道灌注入肝脏，所以肝清除率降低。在这种情况下，有必要应用肝静脉导管插入术来评估(肝清除术)肝血流量。

#### 奇静脉血流量

大多数流经胃-食管曲张静脉的血液最终汇入奇静脉，奇静脉的血流可用在荧光镜引导下将双恒温-稀释导管插入奇静脉进行测量[15]。有曲张静脉出血的酒精性肝硬化患者的奇静脉血流量约为 600mL/min，应用普萘洛尔可明显减少奇静脉血流。

#### 实验性门静脉闭塞与高压

急性闭塞后的存活率取决于侧支循环是否能充分建立，兔、猫和狗不能建立这种侧支循环，因而导致迅速死亡。猴子和人的侧支循环很充分，故通常能存活。

门静脉一个分支的急性闭塞并不致命，只会导致缺血小叶的肝细胞萎缩，而胆管、库普弗细胞和结缔组织可存活下来，未受累及的小叶肥大。

实验性门静脉高压可以通过以下方式产生：阻塞门静脉血管，将二氧化硅注入门静脉，用血吸虫感染小鼠，还可以通过试验造成肝硬化，或通过胆管阻塞等方法。实验建立了广泛的侧支循环，使脾肿大，但没有腹水产生。

### 门脉高压的分类

门静脉高压通常伴随着其流经区域的血流闭塞，门静脉高压被分成两类：①窦前性，又分肝内的或肝外的。②肝脏病因引起的(图 10.36，表 10.3)。这是一个实用性分类法。窦前性，包括肝窦被库普弗细胞和其他细胞增生堵塞，肝细胞功能相对正常。如果患者发生静脉曲张出血，很少发生肝功能衰竭。相反，肝内型出血后常发生肝功能衰竭。

### 肝外门静脉堵塞

这种堵塞会引起肝外窦前性门脉高压。堵塞可发生于门静脉循环路线的任何点。伴随的静脉代偿性扩张，力图将门静脉血液运送至肝脏，从而产生了这种条索样海绵状改变。门静脉由一纤维索条替代，因此在周围众多的小血管中难于识别(见图 10.27)。

#### 病原学

#### 感染

新生儿时脐部被感染(有或无脐静脉导管)是肝外门静脉堵塞的原因[143]。感染沿脐静脉播散到门静脉左支，并由此播散到门脉主干。急性阑尾炎和腹膜炎是年龄较大的儿童患肝外门静脉堵塞的主要原因。

在印度，门脉堵塞是常见病，占静脉曲张出血的 20%~30%。新生儿脱水、感染也是其病因。

门静脉堵塞可并发溃疡性结肠炎、克罗恩病。

门静脉梗阻可能继发于胆系感染，后者多由于胆

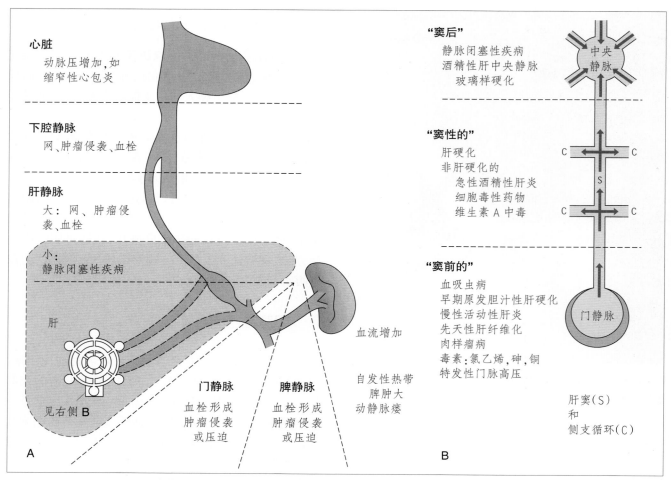

**图 10.36** 门脉高压的病因。(A)肝前、肝后;(B)肝内[NB 为重叠存在;在"窦前性"患者中,肝静脉楔压可能升高(特别是当疾病进展时),提示肝窦和(或)侧支循环受累。一些"窦后"疾病可能也有"窦性"因素][34]。

结石或原发性硬化性胆管炎所致。

**手术后**

切除脾后,门静脉、脾静脉常常受阻,特别是术前血小板计数正常者。血栓可从脾静脉播散到门脉主干。尤其是在有髓样化生的患者中,类似情况可由门-体分流术后的阻塞引发。

**表 10.3　门脉高压的分类**

| 窦前性 | 肝外 | 门脉堵塞 |
| --- | --- | --- |
| | | 脾静脉血流增加 |
| | 肝内 | 汇管区浸润 |
| | | 中毒 |
| | | 肝-门静脉硬化 |
| 肝性 | 肝内 | 肝硬化 |
| | 窦后 | 其他结节 |
| | | 肝静脉堵塞 |

门静脉血栓形成或许是复杂的、较困难的肝胆外科手术的并发症,如狭窄的修复和胆总管囊肿的切除术。

**外伤**

由于交通事故或刺伤造成门脉损伤者十分罕见。门静脉撕裂会造成 50% 的死亡率,控制出血的唯一方法是进行门脉结扎。

**高凝状态**

这是成人门脉血栓形成的常见原因,常常是由于潜在的骨髓增生性疾病所致[145]。尸检时那些死于门脉高压和骨髓增生性病的患者,门脉可见(大体和显微镜下)血栓性病变[151],并常伴腹水和食管静脉曲张。

儿童门脉堵塞同缺乏 C 蛋白、S 蛋白和(或)抗凝血酶Ⅲ有关,但大多数病例似乎不是遗传性的[38]。

**侵袭和压迫**

典型例证是肝细胞癌(HCC)。胰腺癌和其他邻近器官的癌症可导致门脉受阻。慢性胰腺炎常伴随脾静脉堵塞，但门脉很少受其影响（5.6%）[9]。

### 先天性

先天性闭塞可产生于门脉发生的左、右卵黄静脉沿线的任何部位。由于内脏静脉转入体循环，特别是转入下腔静脉，门静脉可缺如[92]。脐静脉缺乏侧支循环。

门脉的先天性异常通常与其他部位遗传缺陷相关联[92,99,152]。

### 肝硬化

肝硬化伴门静脉血栓形成的发生率很低[101]。HCC的侵袭是最常见的原因。脾切除后血小板增多症是另一致病因素。尸检时见到的附壁血栓可能是终末性的。通过影像学上见到的非充盈的门静脉，很容易被过度诊断为血栓形成，这通常表示向大的侧支或大的脾脏"盗血"。

### 其他

门脉血栓的形成偶见于妊娠或口服避孕药者，特别是年纪较大的妇女和长期服药者[23]。

门脉闭塞有时会伴随全身性静脉病，特别是血栓性静脉炎迁移。

腹膜后纤维化时，致密的结缔组织可能包绕门脉系统。

门脉闭塞后再通是白塞病（Behcet 病）的常见表现[8]。

### 未明病因

大约半数患者的病因不清，这些患者中有些伴有自身免疫性疾病，如甲状腺功能减退、糖尿病、恶性贫血、皮肌炎或类风湿性关节炎[152]。有些病例可继发于诊断不明的腹内感染，如阑尾炎、憩室炎等。

### 临床表现

可能表现为基础疾病，如真性红细胞增多症[151]或原发性肝癌。

食管静脉曲张出血最常见，在新生儿发病的病例，第一次出血大约在 4 岁时（图 10.37），10~15 岁时出血频率常增加，在青春期后逐渐减少。有些门脉闭塞的患者从不出血，有的延迟到 12 岁以后出血。如果补血充分，几天之内可恢复。除明显出血外，间断性小量出血也较常见，这种患者的诊断靠反复的大便隐血和缺铁性贫血来证实。

特别是儿童，出血可以由轻度间断性感染引起，机制不明。阿司匹林及类似药物也可以成为促发因素，过劳或吞咽大的丸剂似乎并不会造成出血。

脾常肿大，在儿童常表现为无症状脾肿大。脐周静脉看不到，但左侧腹部可见扩张的腹壁静脉。

肝脏大小、质地正常，肝细胞病变的特征（如黄疸、蜘蛛痣）缺如。在急性门脉血栓形成早期有一过性的腹水，当发生侧支循环时消失。腹水通常与引起肝细胞功能衰竭的因素有关，如出血或外科手术。老年人中所见的腹水则可能与衰老所致肝功能减退有关[144]。

成人常见肝性脑病，通常在出血、麻醉或感染后发生。慢性脑病可能见于有大的门-体循环的老年患者。

### 影像学

超声显示门脉内血栓的回声；彩色多普勒可见海绵样侧支中血流速度慢，且无门静脉血流信号[70,108]。

CT 显示门脉腔内非增强的充盈缺损——血栓，及肝门处有许多小静脉扩张（图 10.38）。

MRI 显示门脉腔内有一异常信号的区域（在 $T_1$ 加权像上为等信号，在 $T_2$ 加权像上为较强的信号（见图 5.22）。

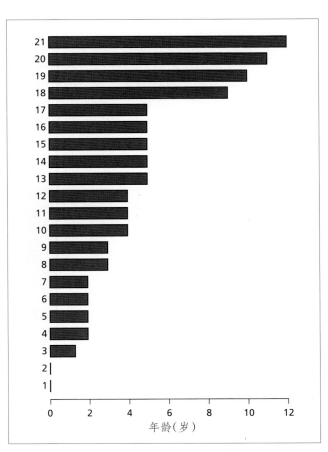

图 10.37　新生儿门脉阻塞。新生儿期门脉阻塞的 21 位患儿首次出血时的年龄[152]。

门脉血管造影显示门脉充盈缺损或显示不清。如果门脉血流进入广泛的侧支循环，可能看不到门静脉。

### 血液学

血红蛋白正常，可以在失血后降低。白细胞和血小板计数在脾大时可能减少。虽然数量不足，但循环中血小板与白细胞功能仍良好。

脾功能亢进不是脾切除的指征。凝血功能正常。

### 血清生物化学

肝功能化验正常。血清球蛋白升高可能与肠抗原越过肝脏直接进入侧支循环有关。胰腺功能低下与胰腺静脉血引流中断有关[153]。

### 预后

预后取决于基础病变。肝功正常者比肝硬化者预后更好。儿童预后非常好，如能小心防治再出血，预期可活到成年。随着时间推移，出血次数似乎减少。妊娠期可能出血，但不常见，其婴儿是正常的。

### 治疗

查找原因予以治疗，这比门脉高压更重要。如HCC侵蚀门脉，会妨碍对食管曲张静脉出血的积极治疗。与真性红细胞增多症有关的静脉曲张出血，在任何外科手术前应先减少血小板的数量，可使用抗凝剂。

静脉曲张并不需要进行预防性治疗。静脉可能不会破裂，且因侧支形成，出血的可能性很小。

急性门脉血栓形成后，抗凝治疗通常太晚，因为血凝块已机化。如果能在早期诊断，抗凝治疗可防止播散性血栓形成。

儿童出血时应给予适当治疗，包括输血。应配血并保护外周静脉；避免服用阿司匹林。对上呼吸道感染进行适当治疗，因为其可能促发出血。

静脉注射生长抑素可能是必要的；偶尔可用Sengstaken管(三腔两囊管)。

作为急诊处理，内镜下的硬化疗法是有价值的。

当大量或再出血时，可进行硬化治疗，但不适合治疗巨大胃底静脉曲张及充血性胃病。

可以肯定由于没有合适的静脉可供分流，手术治疗降低门脉压力是难以成功的。即便静脉造影显示似乎正常的静脉，结果也很差，可能和原始血栓的延展有关。

所有类型的手术效果都不满意，脾切除很少成功。

分流术(门–腔、肠系膜–腔或脾–腔)是最令人满意的治疗方法，但通常证明是不可能进行的。

当患者出血不止时，除大量输血之外，可做食管离断术。由于胃底静脉出血不能治疗，术后常见并发症。

TIPS通常是不可能的。

### 脾静脉阻塞

孤立的脾静脉阻塞会引起左侧的门脉高压。其可

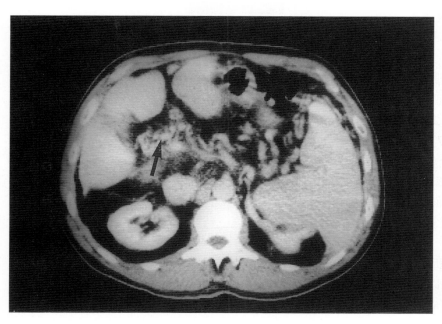

**图 10.38** 腹部 CT 增强扫描显示门静脉主干被小静脉索替代(箭头所示)。

由任何引起门脉受阻的因素所致（图 10.39），其中胰腺疾病，如癌（18%）、胰腺炎（65%）、假性囊肿和胰腺切除特别重要[9]。

如果阻塞在胃左静脉入口的远端，侧支循环绕过堵塞的脾静脉，通过胃短静脉进入胃底和食管下端，然后到达胃左静脉和门静脉。这导致胃底有很突出的静脉曲张，而少见于食管下端。

诊断依赖血管造影、CT 增强扫描或 MRI。脾切除术（阻断动脉血流入）可能有效，但若无静脉曲张出血则不必手术[81]。

### 肝动脉-门静脉瘘

门脉高压源于门静脉血流增加，由门静脉血流增加引起的肝内血流阻力增加也可能是重要的。汇管区显示小门脉分支血管壁增厚，伴有轻度纤维化和淋巴细胞浸润。瘘消失后肝内阻力增加可能持续。

这些瘘管通常为先天性的、外伤性的或同邻近恶性肿物有关[135]。肠系膜下动静脉瘘可能与急性缺血性结肠炎有关。

有大的瘘时，右上腹部可听到强动脉杂音。可能有明显疼痛，或伴门脉高压。

超声和增强 CT 显示粗大肝动脉和扩张的肝内门静脉。血管造影可证实诊断。

选择性非侵袭性瘘管栓塞可代替手术。

### 门脉-肝静脉分流

多为先天性，表示脐、肠系膜静脉系统持续存在，可在门脉主干和肝静脉之间或在左或右门静脉与肝静脉之间[26]。诊断依赖超声、增强 CT、MRI 和彩色多普勒成像，动脉血管造影可证实。

## 肝内窦前和窦性门脉高压（图 10.40）

### 汇管区病变

血吸虫门脉高压缘于虫卵引起的门脉小分支阻塞。

在先天性肝纤维化中，门脉高压可能是由于在纤维化门脉区缺少门静脉的终末分支。

曾报道门脉高压伴随骨髓增生性疾病，包括骨髓硬化、髓性白血病和霍奇金病[37]，其机制复杂。部分与汇管区造血组织浸润有关，但也可能由大小门脉分支的血栓性病变和结节再生性肥大造成[151]。

在系统性肥大细胞增多症中，门脉高压与继发于肥大细胞浸润的肝内血流阻力增加有关。脾血流增加伴脾动静脉分流和组织胺释放也可能与此有关。

原发性胆汁性肝硬化时，门脉高压有比结节性再

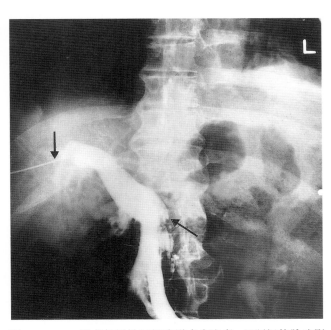

图 10.39　64 岁老年男性红细胞增多症患者。经肝门静脉造影（上箭头所示为穿过肝脏的针）显示脾静脉栓塞（下箭头所示）伴肠系膜上静脉和门静脉未闭。该患者经放射性磷减少红细胞和血小板计数后，通过脾切除成功治愈。

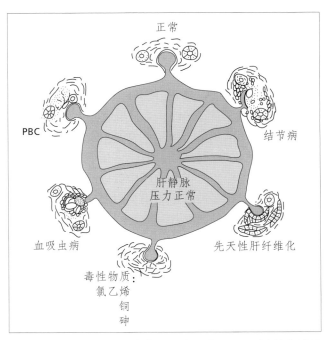

图 10.40　肝内窦前门静脉高压的病因学。PBC：原发性胆汁性肝硬化。

生病变发生更早的肝硬化特征(第 14 章)。其机制尚不清楚,可能是由于汇管区病变和细胞浸润引起的肝窦变窄。结节病的门脉高压可能是类似的,通常有明显的纤维化。

### 中毒性病因

损害物质主要在迪塞间隙由肝星形细胞摄入,这些是致纤维化原。小的门脉分支闭锁,引起肝内门脉高压。

无机砷引起门脉高压,见于银屑病用砷剂治疗的患者。

葡萄牙葡萄园喷雾工人的肝病可能与接触铜有关。可能并发血管肉瘤。

暴露于聚氯乙烯烟雾可导致门脉硬化,伴门脉高压和血管肉瘤。

可逆性门脉高压可见于维生素 A 中毒——维生素 A 储存于肝星形细胞。长期用细胞毒性药物,如 6-巯基嘌呤、硫唑嘌呤或甲氨蝶呤,可能导致窦周纤维化和门脉高压。

### 肝–门脉硬化

其标志是脾肿大、门静脉高压、脾功能亢进,而没有门静脉、脾静脉阻塞,且肝脏无明显病理变化[82]。病变为融合性。亦称为非硬化性门静脉纤维化、非硬化性门静脉高压和特发性门脉高压。Banti 综合征(现已不用)可能归入这一组。对肝内门静脉小支和窦内皮细胞的损害是其共有的特性。

肝内阻力增加提示肝血流阻塞,增加淋巴流可帮助降低升高的门静脉压[100]。

病因可能为感染、中毒,还有许多病例原因不明(图 10.41)。在儿童,门静脉小支内血栓形成可能是原发病因。

此病在日本多见于中年妇女;印度也有类似的疾病,称为非硬化性门静脉纤维化,多影响青年男性[130]。这与饮水中含砷和非正统的药中含砷有关。在这两个国家中,可能有多种肠道感染会对肝脏造成影响,但卫生条件改善后,这种病即会减少。

在美国[90]和英国[67]也有类似的报道。

肝活检显示硬化,有时可见肝内静脉(血管)闭塞,但这些变化(特别是纤维化)也可能很轻微。近肝门处大的门脉增粗肥厚,管腔狭窄,这种情况通常仅于尸检时才能见到。一些变化像是继发于再通的门静脉小支的部分血栓,通常伴有窦周纤维化,但可能仅用电子显微镜才能看到。

门脉造影示小的门脉分支狭窄并稀少。末梢分支无规律地呈锐角状分开。一些大的肝内门脉分支可能显示不清,因为其周围的细血管结构增加。肝静脉造影证实血管异常,且静脉之间的吻合处增多。

### 热带脾肿大综合征

常见于疟疾流行区的居民,患者的脾肿大、肝窦淋巴细胞增生、库普弗细胞增生、血清 IgM 和疟疾抗体滴度升高,且早期抗疟治疗有效。门脉高压不明显,静脉曲张出血少见[130]。

## 肝内门脉高压

### 肝硬化

所有类型的肝硬化都可能导致门脉高压,原发病变是门脉血流梗阻[85]。门静脉血直接流入侧支循环,其中一部分绕过肝细胞直接流入肝静脉小支(在纤维隔内)。这些门–肝静脉吻合产生于以前存在的包绕在隔内的肝窦(图 10.42)[114]。肝静脉进一步向外移位,直至其处于与门静脉小支连接的纤维隔内。再生结节同它们的门静脉血供分离而由肝动脉供养。硬化的肝内甚至可见更大的门脉–肝静脉吻合支。硬化肝脏内总血流的 1/3 可通过这些管道绕过肝窦来供养肝组织[134]。

门脉血流阻塞部分是由于结节压迫肝静脉分支[65](图 10.43),这会导致窦后性门脉高压。然而,在肝硬化时,肝静脉楔压和门静脉压力基本相同,在门

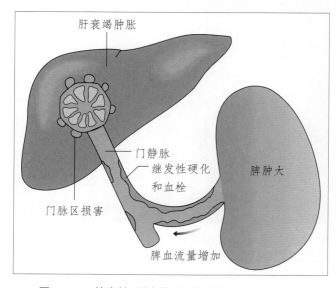

图 10.41　特发性"原发性"门静脉高压的影响因素。

静脉流入血管产生淤积。肝窦也可能成为血流最大的阻力。迪塞间隙的变化，特别是胶原化，易引起窦狭窄，这在患酒精性肝病时可能特别重要。患酒精性肝病时引起的肝细胞肿胀也可能减少窦血流[13]。因此，阻塞可发生在从门脉区经肝窦到肝静脉流出道的各个水平(图 10.44)。

在高压下肝动脉提供给肝少量血液，在低压下门静脉输送大量血液(见图 10.2)。在肝窦处两个系统达到平衡。正常情况下，在维持门脉压上肝动脉可能不起作用。肝硬化时，存在肝动脉–门脉分流，肝动脉肥大并相对增加血流量，帮助维持窦灌流。

### 非肝硬化结节

见第 30 章。

## 食管静脉曲张出血

### 破裂预测

65%的肝硬化静脉曲张患者在诊断后两年之内

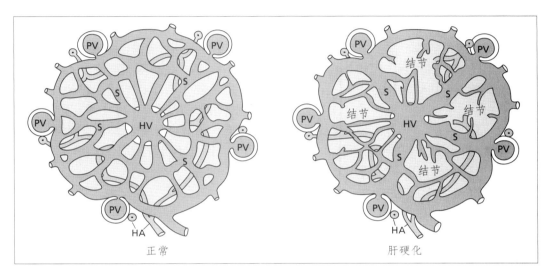

**图 10.42**　显示肝硬化患者的门静脉(PV)/肝静脉(HV)短路或在先前肝窦处(S)的内部埃克瘘形成。注意再生结节由肝动脉(HA)供血。

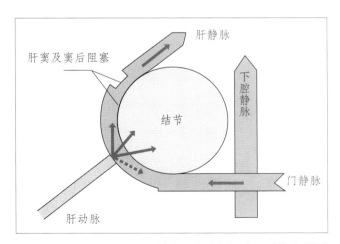

**图 10.43**　肝硬化的循环。结节阻塞肝窦间隙和肝静脉，结节主要由肝动脉供血。

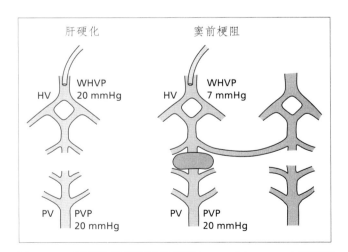

**图 10.44**　肝硬化患者肝静脉楔压(WHVP)(20mmHg)等于门静脉压力(PVP)(20mmHg)(经脐静脉测得)。中央肝静脉流出阻力通过肝窦传导至门静脉(PV)。窦前门脉高压中在小血管单位之间存在正常吻合支，防止阻塞导管产生大面积淤积。WHVP(7mmHg)因此低于门静脉主干压力(20mmHg)[117]。

不会出血,约 50%的患者在第一次出血时死亡。

内镜下评估,静脉曲张严重程度与出血的概率之间密切相关[22]。但曲张静脉内压并不重要,尽管门脉压高于 12mmHg 是静脉曲张形成及继发出血的必要条件[76]。

在内镜下见到红斑征,对出血危象有预测价值。

Child 分级用来评估肝硬化的肝细胞功能(表10.4),每个患者应据 Child 分级来进行评分,它是预测可能出血的一项重要指标。它的值与静脉曲张程度、内镜下红色征及治疗结果相关。

该分级法包括三个变量:静脉曲张程度、红色征和肝细胞功能,这三个变量是最好的出血预测指标(图 10.45)。

其中酒精性肝硬化时最危险[69]。

多普勒超声根据门静脉血流速、门静脉直径、脾脏大小和侧支循环来预测出血状况[132]。

### 出血的预防[18]

必须改善肝功能,如戒酒。不用阿司匹林和非类固醇抗炎药。但避免服用辛辣食物,及长期应用 H₂ 受体抑制剂并无保护作用。

普萘洛尔是非选择性 β-受体阻滞剂,主要通过收缩内脏血管和在一定程度上减少心脏射血来降低门静脉压,同时使肝动脉血流下降[54,87]。用药 12 小时后使安静状态时的脉搏减少 25%为合适剂量。该药在降低门脉压方面有明显的个体差异,即使应用大剂量,也有 20%~50%的患者无效,尤其是晚期肝硬化患者[46]。门脉压应维持在 12mmHg 或低于此值[54]。如果可能,应监测肝静脉楔压或内镜下门脉压。

此药不应用于有限制性气道疾病者,如有出血则更难以复苏,还可能诱发肝性脑病。普萘洛尔具有高度的首过效应,对晚期肝硬化肝脏清除延迟的患者会产生不可预期的结果。它还可引起精神抑郁。

源于 6 个试验的荟萃分析表明,普萘洛尔可显著性减少出血,但是对濒死患者无作用(图 10.46)[115]。另一项包括 9 个随机试验的荟萃分析显示普萘洛尔能明显降低出血率[104]。因为 70%静脉曲张的患者并不出血,因此选择哪些患者进行治疗有一定难度。推荐用于有较大静脉曲张和内镜下有红色征出血危险的患者[18,104]。用于治疗肝静脉压力梯度>12mmHg 的患者,不论曲张静脉大小。纳多洛尔有同样的效果。普萘洛尔是防止肝硬化胃静脉曲张出血的唯一性价比高的预防药物[142]。单硝酸异山梨酯在预防第一次出血时同样有效,但有导致死亡的危险,特别是在 50 岁以上的患者[52]。此外可用于单用 β-受体阻滞剂治疗失败的患者。

静脉硬化治疗和结扎治疗的疗效及性价比均不如血管活性药物。

荟萃分析显示预防性硬化治疗效果并不令人满意[104,147],因此不推荐使用。

### 出血的诊断

临床特点是门静脉高压伴上消化道出血。

**表 10.4 肝硬化时肝细胞功能的 Child 分级**

| 分组 | A | B | C |
|---|---|---|---|
| 血清胆红素(mg/dL) | <2 | 2~3 | >3 |
| 血清白蛋白(g/dL) | >3.5 | 3~3.5 | <3 |
| 腹水 | 无 | 易治 | 难治 |
| 神经系统异常 | 无 | 轻 | 明显、昏迷 |
| 营养 | 优 | 良 | 不良、消瘦 |

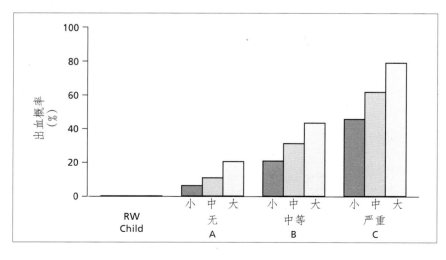

**图 10.45** 依据静脉曲张的大小(小、中、大)与在静脉曲张上红色征(RW)(无、中等、严重)和Child 分级(A、B、C)可确定 1 年出血的概率[97]。

出血可为慢性出血,表现为仅有黑便,而不是急性呕血。也有可能在肠道积血数日后才发生出血,并可持续数天。

肝硬化静脉曲张出血对肝细胞有损害作用,这可能与失血性贫血导致肝血氧供应不足,以及出血后蛋白分解代谢导致的肝脏代谢增加有关。血压下降使肝

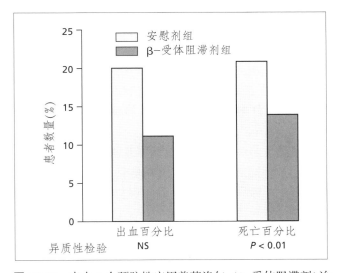

**图 10.46** 来自 6 个预防性应用普萘洛尔(β-受体阻滞剂)治疗试验的荟萃分析。因为存在明显差异,组中死亡的数据并不可靠。但出血明显减少[115]。

结节再生依赖的肝动脉血流减少,出现缺血性肝炎。肠氮质吸收增加可致肝性脑病(第 7 章)。肝功能恶化后可出现黄疸或腹水。

同时非静脉曲张性出血,如十二指肠溃疡、糜烂性胃炎、贲门黏膜撕裂综合征所致出血也是较常见的。

常用胃镜来确诊出血的确切病因(图 10.47)。

### 预后

65%的肝硬化患者的静脉曲张在诊断 2 年内不会破裂。然而,第一次出血后 6 周内死亡率为 30%~50%。

预后与肝病的严重性明显相关。预后凶险三联征分别为:黄疸、腹水、肝性脑病,病死率高达 80%。Child A 级和 B 级患者的一年存活率约为 85%,而 C 级的存活率仅为 30%(表 10.5)。生存评分基于肝性脑病、凝血酶原时间和前 72 小时输血的总量。肝病较重

**表 10.5** Pugh(Child)分级与住院患者食管静脉曲张出血死亡率

| 分级 | 患者数 | 住院死亡数(率) |
|---|---|---|
| A | 65 | 3(5%) |
| B | 68 | 12(18%) |
| C | 53 | 35(68%) |
| 总计 | 186 | 50(27%) |

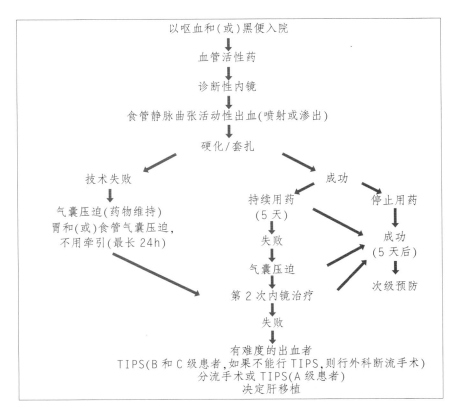

**图 10.47** 食管静脉曲张诊断的一般流程。只有熟练的内镜医生才能行急诊套扎治疗[19]。

的患者饮酒后预后更差。酒精性肝病患者如能戒酒则可以改善预后。持续慢性肝炎患者预后不佳,原发性胆汁性肝硬化患者对出血的耐受性好。

多普勒显示门脉血流速度慢者预示生存期短[157]。

在血吸虫病性肝硬化、印度和日本的非肝硬化性门脉高压、门静脉血栓形成的出血患者中,由于肝细胞功能相对较好,因此预后较佳。

### 急性静脉曲张出血的处理[19](图10.47)

记录 Child 分级(表 10.4),如果有持续出血者需严密观察。如果条件允许, 应送 ICU 由专业人员处理。建议予血流动力学监测(中心静脉压),输血达到血细胞比容为 0.3,血红蛋白少于或等于 10g/L。应避免过量输血。避免输入盐水, 应保持收缩压在 90mmHg 以上。

需纠正凝血缺陷,输入新鲜冰冻血浆和血小板悬液。常规予维生素 K₁ 静脉注射,虽然尚无对照研究,但给予质子泵抑制剂(如奥美拉唑)是有益的。因为由应激引起的黏膜溃疡很常见。

监测肝功能,维持水和电解质平衡。

细菌感染与出血控制失败相关[50]。短期预防应用抗生素(如环丙沙星等)可显著提高患者的长期生存率[10]。

内镜检查期间要特别重视对肺炎的预防。

预防肝性脑病可用乳果糖、磷酸盐灌肠。

尽量少用镇静催眠剂,必要时用奥沙西泮。酒精中毒引起的震颤性谵妄可用氯氮治疗。

腹水多时可给予放腹水及利尿治疗,如用螺内酯等。

要求多种治疗措施联合应用,对个体化治疗更加有益(图 10.47)。包括血管活性药、内镜硬化治疗和曲张静脉套扎、三腔两囊管、TIPS 和急诊手术。

#### 血管活性药物

在内镜诊治之前就应该应用血管活性药物,其能降低门脉压力[3,19,80]。甚至可以在患者入院前或到急诊室之前就进行治疗。早期处置可使活动性出血减少,内镜硬化治疗会变得更加容易。

血管加压素通过收缩内脏小动脉使进入消化道的血流阻力增加(图 10.48),并降低门脉压,从而控制静脉曲张出血。

血管加压素会引起冠状血管收缩,用药前应先作

心电图。用药中常有腹痛不适、面色发白和排便等症状。肠道缺血是另一种可能出现的并发症。

舌下含服硝酸甘油,可与加压素同时使用。

特利加压素与血管加压素类似, 但更加稳定,半衰期长, 副作用少,但价格昂贵。它的治疗效果类似生长抑素,但比生长抑素副作用大[42]。一般每 6 小时用特利加压素 2mg 静脉点滴,连用 48 小时;随后每 4~6 小时 1mg 静脉点滴,连用 3 天。

生长抑素通过增加内脏血流阻力降低门静脉压力,同时抑制许多血管舒张肽,包括胰高血糖素。在控制静脉曲张出血的作用上与血管加压素类似,但副作用少[71]。在急诊胃镜或硬化剂治疗之前, 首次可给 250μg 静脉注射, 随后 6mg/24h 静脉点滴, 连用 120 小时[3]。

奥曲肽是一种人工合成的生长抑素类似物,与后者有四个相同的氨基酸,半衰期更长(1~2h)。临床试验结果不一致,并且没有足够的资料证明其单独应用时对急性静脉曲张出血有效[30]。

#### 三腔两囊管(图10.49和图10.50)

随着血管活性药物、食管硬化治疗和 TIPS 的出现,食管填塞的使用明显减少。四腔管包括食管囊、胃囊、胃腔抽吸管和食管囊上方的持续吸引管腔。

需要两名,更确切地说是三名助手。从冰箱冰盒中取出的较硬的管更易置入。胃排空后,通过口插入

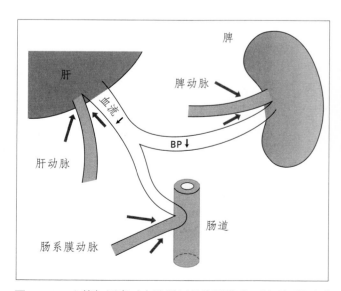

图 10.48 血管加压素对内脏循环的作用模式。肝、脾、肠系膜动脉如图:内脏血流(包括肝血流)和门静脉压力因动脉血管收缩(箭头所示)而下降。BP:血压。

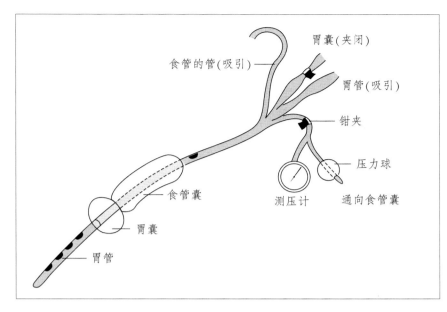

图 10.49　由 Pitcher 改进的三腔两囊管[113]。注意第四个食管的管位于食管囊上方吸引。

润滑过的三腔管至胃。胃部的气囊充气 250mL,双重钳夹,胃管持续吸引。往回拉管直到碰到阻力,然后食管的管充气到压力达 40mmHg, 比预期门脉压力高。管用带子固定以保证向面侧牵引。必要时将 500mL 盐水袋绑到管末端,用一滑轮挂到床边,提供更大的牵引。牵引力太小会使胃囊退回胃内;太大会引起干呕,亦促发胃食管溃疡形成。通过 X 线检查胃管的位置(图 10.50),床头抬高。

食管的管持续低压引流,偶尔抽吸。每小时要检查一次食管气囊压力和管的牵引力。12 小时后放松牵引,将食管气囊放气,胃囊充气。如果再次出血,重新牵引,食管囊重新充气压迫直到紧急硬化治疗、TIPS 或手术止血。

球囊压迫治疗是有效的,10%失败病例是由于胃底静脉曲张出血或非静脉曲张出血。拔管之后 50% 再出血。

并发症包括上气道梗阻。如果胃囊破裂或放气,食管囊可能上移至口咽部引起窒息。食管囊必须被放气,必要时剪断三腔两囊管。

长期或反复用三腔两囊管可并发食管下端溃疡。在胃管上持续吸引可预防吸入性肺炎。

本法可有效控制食管静脉曲张出血数小时或更长。并发症常见,并且在某种程度上与放置者经验少有关。患者对本法感觉不适。在从一个治疗中心转移至另一个治疗中心的过程中,或出血剧烈,以及静脉曲张硬化、TIPS 或手术不能马上进行时,置管非常有用。食管囊充气不能超过 24 小时,最好不超过 10 小时。

## 内镜硬化治疗和套扎

这种方法仍然是治疗急性静脉曲张出血的金标准,能控制 91%患者的出血[57]。尽管初始的血管活性药物和球囊压迫对保证视野清楚是必要的,但熟练者在出血时也能进行此项治疗。如再出血可进行第二次硬化治疗。如果需更多次硬化治疗,表明救治率不高,应改用其他治疗方法(图 10.47)。

胃的静脉曲张如距贲门较远则治疗较难。

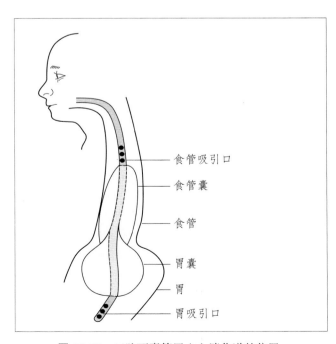

图 10.50　三腔两囊管置入上消化道的位置。

失败率约为 6%。Child C 级患者的生存率不能改变。良好的预后与操作者经验有关。经验少的术者不应使用内镜治疗食管静脉曲张出血。操作尽量在镇静状态进行。尽可能用口腔冲洗以保证无菌并注意口腔卫生。双通道内镜既保证视野又能进行安全注射。硬化剂可选择 1%十四烷基硫酸钠或 5%乙醇胺油酸酯。注射在胃食管结合部上方进行，每条静脉不超过 4mL（图 10.51）。并发症在慢性反复硬化治疗者比急性注射止血者更多见。影响因素包括硬化剂的量和 Child 分级。

术后患者都有一过性发热、吞咽困难和胸痛。

内镜静脉曲张结扎（套扎）术优于硬化疗法，特别适用于出血为喷射性而不是渗血时[79,80]；并发症少，包括吸入性肺炎、大的食管溃疡。术后可减少对血管收缩剂及输血的需要[79,80]。但出血时结扎困难，除了在部分专业治疗中心，其不能替代一般内镜硬化治疗。

该技术源于直肠的结扎术。曲张静脉被小的 O 型弹性环套扎并勒紧（图 10.52）[75]，内镜视野前端带有套圈装置，送入食管下端。

确定并吸入曲张静脉，牵拉引线放置弹性套圈。重复进行直至全部静脉被套扎。

### 紧急手术

由于硬化术、血管活性药、气囊压迫，特别是 TIPS 的应用，外科手术治疗已明显减少。当上述方法失败或不可行时考虑急诊手术，如门–腔端侧分流，可有效制止出血[102]。Child C 级患者死亡率高，术后肝性脑病发生率也高。如两次硬化术后仍有严重出血或再出血，TIPS 则为首选治疗。

急诊可通过钉枪技术行紧急食管断流术，但不作为预防性或选择性的手术。2 年内静脉曲张可复发并加重，常常再次出血[83]。

### 再出血的预防

肝硬化 Child A、B、C 级患者 1 年内再出血率分别为 25%、50%和 75%，预防有困难且存在争议。

普萘洛尔能降低状态良好患者的曲张血管的再出血率[77]，但对失代偿肝硬化患者无效。服用普萘洛尔几乎不能提高存活率[104]，可用于门静脉高压性胃病的治疗。

每周进行 1 次慢性静脉曲张硬化治疗，直到所有曲张静脉血栓形成，或许需要 3~5 次完成治疗。由于不能使生存率提高，因此不能表明密切内镜监测和反复注射能确保静脉曲张持续性根除。慢性静脉曲张硬化治疗可减少再出血的发生率和输血需要量，但对远期生存率没有影响[148]。低危患者使用普萘洛尔和硬化

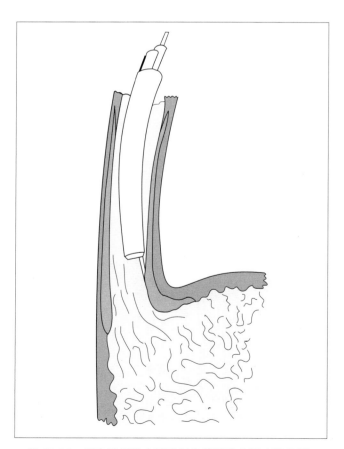

图 10.51　用光导纤维内镜进行食管静脉曲张直接注射。

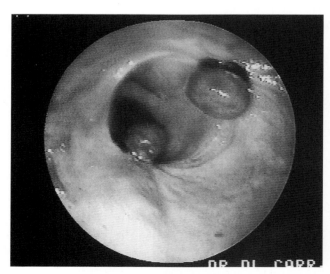

图 10.52　内镜静脉结扎。经内镜置入弹性套圈勒住曲张静脉。（见彩图）

治疗一样能成功闭塞静脉曲张[5]。

硬化治疗可有许多并发症如注射点出血,但是出血更多来自尚未治疗的曲张静脉或黏膜下深部溃疡,食管狭窄与化学性食管炎、溃疡或酸反流病相关,可造成吞咽困难。

穿孔出现于硬化治疗 5~7 天后,与溃疡形成过深有关[109]。

肺部并发症包括胸痛、吸入性肺炎、胸腔积液、纵隔炎[7]。硬化剂性肺栓塞可影响呼吸功能[123]。发热、菌血症也为常见并发症。

门脉血栓可影响后续的分流或肝移植。

静脉曲张也可能在胃、肛管、直肠和表皮等部位出现。

内镜下曲张静脉套扎可供选择,但静脉曲张复发率较高[79,80]。

慢性静脉曲张硬化治疗和套扎可减少再出血发生和输血需要量,但对远期生存率没有影响[148]。硬化疗法失败者可考虑门-腔分流术或肝移植。

## 门 - 体分流术(图 10.53)

门-体分流治疗的目的是降低门静脉压,维持整个肝脏特别是门静脉血流,降低肝性脑病的发生率。目前还没有能满足上述要求的术式。肝脏储备功能决定存活,分流后肝细胞功能会恶化。

### 门-腔分流术

1877 年 Eck[40]第一次为狗做了门-腔分流手术,目前该术式仍然为降低患者门脉压力最有效的方法。

门静脉可以端-侧(门静脉结扎)或侧-侧(保持其连续性)吻合与下腔静脉连接,门脉血压、肝静脉压下降,肝动脉血流增加。

由于术后肝性脑病发生率高,门-腔分流手术现在已不常用。此外术后门脉血液灌注减少,肝功能受损,使后续的肝移植更加困难。在出血发作控制后,对有些不享有三级保健或有胃曲张静脉出血而肝储备功能较好的患者仍可选择分流术。在部分早期原发胆汁性肝硬化、先天性肝纤维化肝功能较好和肝门部门脉阻塞的患者,分流术有益。

拟接受门腔分流术者应为有食管静脉曲张的出血患者。门静脉条件要好,患者年龄最好不超过 50岁。超过 40 岁后存活率下降,脑病出现的概率是常人的 2 倍。

患者无肝性脑病病史,属于 Child A 或 B 级。

### 肠系膜静脉-腔静脉分流术

应用涤纶移植片连接肠系膜上静脉和下腔静脉(图 10.54)[36]。该技术容易操作。随时间推移,分流闭塞常见,容易再出血[36]。不会影响以后进行肝移植。

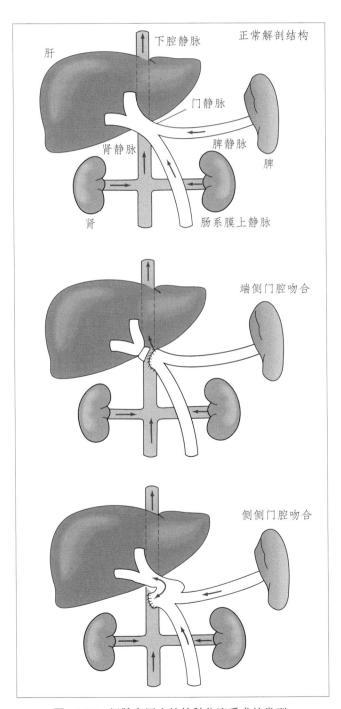

**图 10.53**　门脉高压症的外科分流手术的类型。

### 选择性远端脾－肾分流术 (图 10.55)

供应食管－胃侧支的静脉被分离，使门脉血借胃短－脾静脉通过脾－肾分流进入下腔静脉。希望保证门脉灌流，但并不是这样。

接受此类手术者的死亡率和脑病发生率与非选择性分流相同。有报道非酒精性肝病患者的疗效较好，但术后常并发胃静脉曲张[91]。手术不影响以后的肝移植。

由于选择性脾－肾分流术有相当技术难度，能够并愿意实施此类手术的外科医生越来越少。

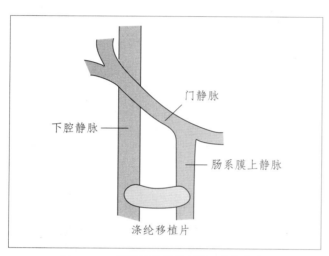

**图 10.54** 用涤纶移植片行肠－腔分流术。

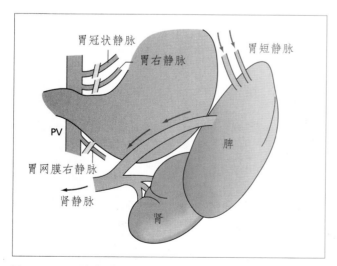

**图 10.55** 远端脾–肾静脉分流。给曲张静脉供血的(冠状、胃右、胃网膜右静脉)血管被结扎。建立脾–肾分流，保留脾脏，可能在胃短静脉产生血液逆流，流向肝脏的门脉血被保留。PV：门静脉。

### 门－体分流术的总结

Child A、B 级的低危患者分流术后死亡率大约为 5%；Child C 级分流术后的死亡率达 50%。

门体分流术可预防或减少胃食管静脉曲张出血。术后 6~12 个月静脉曲张变小或消失。

术后门脉压下降，肝血流减少，导致肝功损伤。肝功损伤及溶血均可导致黄疸。白蛋白降低，门脉压下降还可引起足踝部水肿。心输出量不能增加。分流状况可经超声、CT、MRI、多普勒或血管造影证实。

肝性脑病可能是短暂的。20%~40% 的患者呈现慢性肝性脑病，1/3 出现人格变化(第 7 章)。老年人脑病更常见。脑病的发病率与分流量的大小成正比。

并发截瘫或帕金森小脑综合征的脊髓病患者罕见(第 7 章)。

### TIPS (经颈静脉肝内门体分流术)

早期试图建立肝内门体分流很不理想，是因为未开发出肝静脉、门静脉球囊导管。Palmaz 可扩张支架能保证分流口开放，因此可以在门静脉肝内分支与肝静脉分支间植入金属支架(图 10.56 和图 10.57)[119,121,136]。

控制食管和胃曲张静脉的出血是主要适应证。术前可考虑给予血管活性药、硬化疗法等内科保守治疗，如失败则施行 TIPS。如患者活动性出血则疗效差。操作在镇静和局麻下实施。在超声下定位门脉分叉，经颈静脉插管入肝中静脉，通过导管针插入门静脉主要分支，导丝通过针和导管进入门静脉，移出针测门脉压梯度。针道经气球扩张，同时行肠系膜门脉造影。插入 Palmaz 金属球囊可扩张性支架或 Wall-

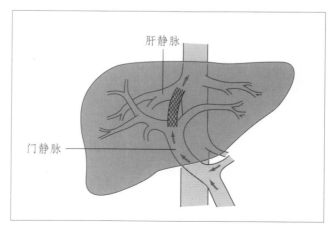

**图 10.56** TIPS。一个可扩张的金属支架被置于门静脉与肝静脉间形成肝内门体分流。

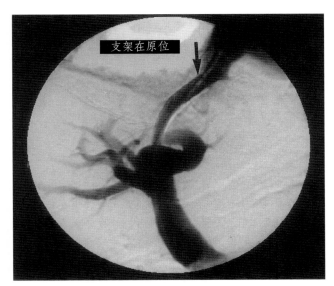

图 10.57　TIPS。门脉造影显示门-肝静脉分流，支架在原位（箭头所示）。

stent 自扩张金属支架，扩张到 8~12mm[73]。调整门脉压<12mmHg。如仍有门脉高压，可平行置入第二个支架[58]。全程由超声引导。时间为 1~2 个小时。TIPS 不影响以后的肝移植。

TIPS 操作起来很困难，必须有熟练的介入放射学专家参加。技术失败率为 5%~10%（表 10.6），约 1/3 患者需要做第二次。两次手术仍不能控制出血者达 10%。

操作中死亡率不足 1%。并发症包括腹腔内、胆系或肝被膜下出血。支架可能脱位，因此不得不用套圈器取出[124]。

感染可采取严格无菌操作、早期预防性应用抗生素并早期撤除中心静脉导管预防。

血管内溶血性贫血可能与支架金属网眼对红细胞的损伤有关[128]。高胆红素血症使分流术后死亡或肝移植的危险性增加[122]。脾肿大和脾功能亢进，特别是血小板减少不受影响[63,128]。

表 10.6　已报道的 TIPS 并发症的发生率

| 并发症 | % |
| --- | --- |
| 技术性失败 | 5~10 |
| 门静脉或脾静脉血栓 | 1~5 |
| 分流狭窄 | 33~66 |
| 肝性脑病 | 15~30 |
| 肝功能减退 | 1~5 |
| 慢性溶血 | 1~3 |

### 分流狭窄和关闭

门静脉-肝静脉之间压力梯度降低将导致分流闭塞。早期阻塞与血栓形成及技术因素有关[39]。晚期狭窄与假内膜增生和组织长入支架腔有关[39,125]。分流道闭塞后门脉高压复现。长期研究显示狭窄出现于术后 6 个月内的占 63%，出现于 2 年内的达 90%[125]。分流通畅的状况被给予了积极的研究。

分流通畅的随访是必不可少的。可用多普勒超声和门脉血管造影进行[78]。多普勒超声检查通畅不是特别敏感[103]。分流道闭塞可在局麻下进行分流修正术治疗。分流可用经皮导管扩张或进一步插入支架[74]。对于 Child A 级和 B 级肝硬化患者，可施行远端脾-肾分流术来治疗 TIPS 术后的狭窄[133]。

### 出血的控制

TIPS 可将门脉压降低 50%，它能控制门脉高压出血，无论源于胃、食管，还是小肠、结肠或吻合口。TIPS 对应用血管活性药物及硬化治疗失败者的急性曲张静脉出血的抢救特别有价值[27,126]。但不适合急性顽固性出血又不能行肝移植的 Child C 级患者[111]。

TIPS 预防再出血的效果并不很令人信服。门脉压力梯度必须保持在 12mmHg 以下才能有效，可是由于狭窄，1 年或 2 年内须再次治疗[24]。与手术分流比较不能提高生存率[88,89,126,127]和降低费用[156]。有报道 TIPS 的疗效优于[20,47]或等于[127]内镜硬化治疗[25]，优于静脉套扎[64]。

### TIPS 脑病

这是一种侧-侧门体分流，术后肝性脑病的发生率为 25%~30%，同门-体分流术相似[129]。脑病与患者年龄、Child 分级及分流口大小有关[118]。在分流 3 个月后脑病发生者减少，可能与支架自行关闭和脑适应有关[96]。可通过肝内放置较小的支架解决肝性脑病问题。难治性脑病提示应行肝移植治疗。

### 循环变化

肝硬化高动力循环持续[56]，心输出量及系统血容量增加。导致有心脏病的患者可能出现心力衰竭，并出现肺动脉高压[146]，并可暴露出酒精性肝硬化患者的亚临床心肌病[62]。

### 其他适应证

TIPS 可有效控制 Child B 级患者的腹水，但存活率并未增加(第9章),还能治疗肝性胸腔积液(第9章)。

肝-肺综合征是TIPS治疗的适应证(第6章),也能改善肝肾综合征患者的肾功能(第9章)。

### 结语

TIPS是建立门-肝静脉侧-侧分流的有效方法。它需要熟练的技术和经验。有许多并发症,包括肝性脑病、狭窄、感染、出血等,它适于其他治疗无效的急性曲张静脉大出血的患者。可用于预防Child A、B级患者再出血,为随后的肝移植作准备。其他相对适应证包括难治性腹水、肝肾综合征及柏-查综合征。

## 肝移植

肝硬化和曲张静脉出血患者的死亡是由于肝细胞功能衰竭而不是失血本身。治疗终点是死亡或肝移植。先前的静脉硬化治疗或门体分流术不影响移植后的存活率[59]。不可控的大出血以及终末期肝病必须考虑肝移植[41]。

前期的手术分流会使移植更加困难,尤其是肝门部已切开。脾-肾和肠-腔分流以及TIPS术不是禁忌。

肝移植会逆转大部分肝硬化的血流动力学和体液变化[94]。

## 门脉循环的药理调控

门脉高压是心输出量增加和外周阻力降低所致高动力状态的一部分。门脉高压时自体神经系统活性有明显变化。多种体液因子涉及药理的控制作用。理论上,门脉压力(血流)会随着心输出量的降低、内脏血流量的减少、内脏静脉扩张、肝内血管阻力降低或外科门-腔分流而降低(图10.58)。为保证肝脏供血和功能,减压应该通过降低阻力而不是减少血流。

### 结语

胃食管静脉曲张出血治疗的新方法通常是传统手术分流的变化,如TIPS。支持新方法的人起初热情很高,但随后十几年,各种方法的应用均有了相应的指征。临床试验的结果应该慎重看待,须注意待治疗患者的类型、肝硬化和门脉高压的病因学,以及肝细胞衰竭的程度(有多少属于Child C级)。随机化的时间很重要。当患者度过出血后前几天,再出血率和死亡率则迅速下降(图10.59)。

血管活性药、内镜硬化或结扎、食管填压、TIPS或食管断流术均可控制急性曲张静脉出血。由出血本身引起的死亡已不再发生。所有上述措施都有并发症,静脉曲张可再发,并可再次出血。

长期控制是困难的。外科分流和TIPS的并发症主要是肝性脑病。在一些个体可以成功,通常是那些代偿期肝硬化门脉高压和戒酒的患者。

远期的预后结果不同。肝功能C级的患者预后欠佳。门脉压力的监测很重要。使曲张静脉闭塞的内镜

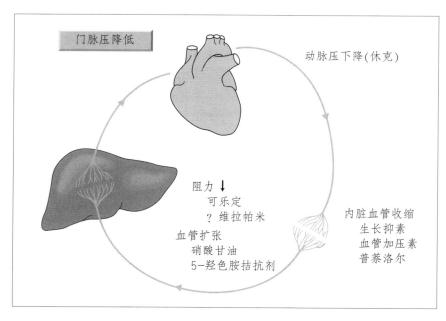

**图 10.58** 动脉血压下降、内脏血管收缩、门脉血管扩张或肝内阻力降低可使门脉压下降。

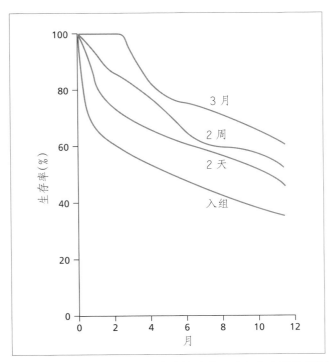

**图 10.59**　在任何试验中，生存率均取决于出血与入组的间隔时间[137]。

硬化治疗有许多并发症，但出血发生可减少。普萘洛尔和硬化治疗不能延长生存期。

在肝外门脉阻塞的患者，只要能保证适当的血流灌注，即使不施行手术，预后也较好。

在门脉压力降低后，卧床休息和良好饮食等医疗措施也很重要。尤其是酒精性肝病患者可以去除肝内脂肪。这会使手术结果的判定更加困难。

最终治疗是肝移植[141]。对肝硬化静脉曲张出血至少两次以上并需要大量输血的患者应考虑施行肝脏移植术治疗。

（张清泉　唐彤宇　译　白雪帆　叶婉君　牛俊奇　校）

## 参考文献

1　Armonis A, Patch D, Burroughs A. Hepatic venous pressure measurement: an old test as a new prognostic marker in cirrhosis. *Hepatology* 1997; **25**: 245.

2　Atkinson M, Sherlock S. Intrasplenic pressure as an index of the portal venous pressure. *Lancet* 1954; **i**: 1325.

3　Avgerinos A, Nevens F, Raptis S *et al*. Early administration of somatostatin and efficacy of sclerotherapy in acute oesophageal variceal bleeds; the European Acute Bleeding Oesophageal Variceal Episodes (ABOVE) randomized trial. *Lancet* 1997; **350**: 1495.

4　Ayuso C, Luburich P, Vilana R *et al*. Calcifications in the portal venous system: comparison of plain films, sonography, and CT. *Am. J. Roentgenol.* 1992; **159**: 321.

5　Barnard B, Lebrec D, Mathurin P *et al*. Propranolol and sclerotherapy in the prevention of gastrointestinal rebleeding in patients with cirrhosis: a meta-analysis. *J. Hepatol.* 1997; **26**: 312.

6　Baumgarten P von. Über völlstandiges Offenbleiben der Vena umbilicalis: zugleichein Beitrag zur Frage des Morbus Bantii. *Arb. Path. Anat. Inst. Tübingen* 1907; **6**: 93.

7　Baydur A, Korula J. Cardiorespiratory effects of endoscopic esophageal variceal sclerotherapy. *Am. J. Med.* 1990; **89**: 47.

8　Bayraktar Y, Balkanci F, Kansu E *et al*. Cavernous transformation of the portal vein: a common manifestation of Behçet's disease. *Am. J. Gastroenterol.* 1995; **90**: 1476.

9　Bernades P, Baetz A, Lévy P *et al*. Splenic and portal venous obstruction in chronic pancreatitis. A prospective longitudinal study of a medical-surgical series of 266 patients. *Dig. Dis. Sci.* 1992; **37**: 340.

10　Bernard B, Grange J-D, Khac EN *et al*. Antibiotic prophylaxis for the prevention of bacterial infections in cirrhotic patients with gastrointestinal bleeding; a meta-analysis. *Hepatology* 1999; **29**: 1655.

11　Bhathal PS, Grossman HJ. Reduction of the increased portal vascular resistance of the isolated perfused cirrhotic rat liver by vasodilators. *J. Hepatol.* 1985; **1**: 325.

12　Bisseru B, Patel JS. Cruveilhier–Baumgarten disease. *Gut* 1989; **30**: 136.

13　Blendis LM, Orrego H, Crossley IR *et al*. The role of hepatocyte enlargement in hepatic pressure in cirrhotic and non-cirrhotic liver disease. *Hepatology* 1982; **2**: 539.

14　Bornman PC, Krige JEJ, Terblanche J. Management of oesophageal varices. *Lancet* 1994; **343**: 1079.

15　Bosch J, Groszmann RJ. Measurement of azygous venous blood flow by a continuous thermal dilution technique: an index of blood flow through gastroesophageal collaterals in cirrhosis. *Hepatology* 1984; **4**: 424.

16　Bradley SE, Ingelfinger FJ, Bradley GP *et al*. Estimation of hepatic blood flow in man. *J. Clin. Invest.* 1945; **24**: 890.

17　Braun SD, Newman GE, Dunnick NR. Digital splenoportography. *Am. J. Roentgenol.* 1985; **144**: 1003.

18　Burroughs AK, Patch D. Primary prevention of bleeding from esophageal varices. *N. Engl. J. Med.* 1999; **340**: 1033.

19　Burroughs AK, Planas R, Svoboda P. Optimizing emergency care of upper gastrointestinal bleeding in cirrhotic patients. *Scand. J. Gastroenterol.* 1998; 33 (suppl. 226): 14.

20　Cabrera J, Maynar M, Granados R *et al*. Transjugular intrahepatic portosystemic shunt versus sclerotherapy in the elective treatment of variceal hemorrhage. *Gastroenterology* 1996; **110**: 832.

21　Caesar J, Shaldon S, Chiandussi L *et al*. The use of indocyanine green in the measurement of hepatic blood flow and as a test of hepatic function. *Clin. Sci.* 1961; **21**: 43.

22　Calès P, Zabotto B, Meskens C *et al*. Gastroesophageal endoscopic features in cirrhosis. Observer variability, interassociations, and relationship to hepatic dysfunction. *Gastroenterology* 1990; **98**: 156.

23　Capron JP, LeMay JL, Muir JF *et al*. Portal vein thrombosis and fatal pulmonary thromboembolism associated with oral contraceptive treatment. *J. Clin. Gastroenterol.* 1981; **3**: 295.

24　Casado M, Bosch J, Garcia-Pagan JC *et al*. Clinical events after transjugular intrahepatic portosystemic shunt: correlation with haemodynamic findings. *Gastroenterology* 1998; **114**: 1256.

25　Cello JP, Ring EJ, Olcott EW *et al*. Endoscopic sclerotherapy compared with percutaneous transjugular intrahepatic portsystemic shunt after initial sclerotherapy in patients with acute variceal haemorrhage. A randomized controlled trial. *Ann. Intern. Med.* 1997; **126**: 858.

26 Chagnon SF, Vallee CA, Barge J et al. Aneurysmal portal hepatic venous fistula: report of two cases. *Radiology* 1986; **159**: 693.

27 Chau TN, Patch D, Chan YW et al. 'Salvage' transjugular intrahepatic portosystemic shunts: gastric fundal compared with esophageal variceal bleeding. *Gastroenterology* 1998; **114**: 981.

28 Cruveilhier J. Anatomie pathologique du corps humain, vol. I. XVI livr. pl. vi, *Maladies du veines*. J.B. Baillière, Paris, 1829–35.

29 D'Amico G, Montalbano L, Traina M et al. Natural history of congestive gastropathy in cirrhosis. *Gastroenterology* 1990; **99**: 1558.

30 D'Amico G, Politi F, Morabito A et al. Octreotide compared with placebo in a treatment strategy for early rebleeding in cirrhosis: a double-blind randomized pragmatic trial. *Hepatology* 1998; **28**: 1206.

31 Dan SJ, Train JS, Cohen BA et al. Common bile duct varices: cholangiographic demonstration of a hazardous porto-systemic communication. *Am. J. Gastroenterol.* 1983; **78**: 42.

32 Debernardi-Venon W, Bandi J-C et al. CO$_2$ wedged hepatic venography in the evaluation of portal hypertension. *Gut* 2000; **46**: 856.

33 Dennis MA, Pretorius D, Manco-Johnson ML et al. CT detection of portal venous gas associated with suppurative cholangitis and cholecystitis. *Am. J. Roentgenol.* 1985; **145**: 1017.

34 Dick R, Dooley JS. Suspected portal hypertension. In Dooley JS, Dick R, Viamonte M et al., eds. *Imaging in Hepatobiliary Disease*. Blackwell Scientific Publications, Oxford, 1987; 147.

35 Douglass BE, Baggenstoss AH, Hollinshead WH. Variations in the portal systems of veins. *Proc. Mayo Clin.* 1950; **25**: 26.

36 Dowling JB. Ten years' experience with mesocaval grafts. *Surg. Gynecol. Obstet.* 1979; **149**: 518.

37 Dubois A, Dauzat M, Pignodel C et al. Portal hypertension in lymphoproliferative and myeloproliferative disorders: haemodynamic and histological correlations. *Hepatology* 1993; **17**: 246.

38 Dubuisson C, Boyer-Neumann C, Wolf M et al. Protein C, protein S and antithrombin III in children with portal vein obstruction. *J. Hepatol.* 1997; **27**: 132.

39 Ducoin H, El-Khoury J, Rousseau H et al. Histopathologic analysis of transjugular intrahepatic portosystemic shunts. *Hepatology* 1997; **25**: 1064.

40 Eck NV. On the question of ligature of the portal vein (trans. title). *Voyenno Med. J. (St Petersburg)* 1877; **130**: Sect. 2.1.

41 Ewaga H, Keeffe EB, Dort J et al. Liver transplantation for uncontrollable variceal bleeding. *Am. J. Gastroenterol.* 1994; **89**: 1823.

42 Feu F, Ruiz del Arbol L, Banares R et al. Double-blind randomized controlled trial comparing terlipressin and somatostatin for acute variceal haemorrhage. *Gastroenterology* 1996; **111**: 1291.

43 Finn JP, Kane RA, Edelman RR et al. Imaging of portal venous system in patients with cirrhosis: MR angiography vs. duplex Doppler sonography. *Am. J. Roentgenol.* 1993; **161**: 989.

44 Gaiani S, Bolondi L, Li Bassi S et al. Prevalence of sponta-

neous hepatofugal portal flow in liver cirrhosis. *Gastroenterology* 1991; **100**: 160.

45 Ganguly S, Sarin SK, Bhatia V et al. The prevalence and spectrum of colonic lesions in patients with cirrhotic and noncirrhotic portal hypertension. *Hepatology* 1995; **21**: 1226.

46 Garcia-Tsao G, Grace ND, Groszmann RJ et al. Short-term effects of propranolol on portal venous pressure. *Hepatology* 1986; **6**: 101.

47 Garcia-Villarreal L, Martinez-Lagares F, Sierra A et al. Transjugular intrahepatic portosystemic shunt versus endoscopic sclerotherapy for the prevention of variceal rebleeding after recent variceal hemorrhage. *Hepatology* 1999; **29**: 27.

48 Gerbes AL, Bilzer M, Gulberg V. Role of endothelins. *Digestion* 1998; **59**: 410.

49 Gertsch P, Fischer G, Kleber G et al. Manometry of esophageal varices: comparison of an endoscopic balloon technique with needle puncture. *Gastroenterology* 1993; **105**: 1159.

50 Goulis J, Patch D, Burroughs AK. Bacterial infection in the pathogenesis of variceal bleeding. *Lancet* 1999; **353**: 139.

51 Grossman HJ, Gorssman VL, Bhathal PS. The effect of hepatocyte enlargement on the haemodynamic characteristics of the isolated perfused rat liver preparation. *Hepatology* 1998; **27**: 446.

52 Groszmann RJ. Beta-adrenergic blockers and nitrovasodilators for the treatment of portal hypertension: the good, the bad, the ugly. *Gastroenterology* 1997; **113**: 1794.

53 Groszmann RJ. Hyperdynamic circulation of liver disease 40 years later: pathophysiology and clinical consequences. *Hepatology* 1994; **20**: 1359.

54 Groszmann RJ, Bosch J, Grace ND et al. Hemodynamic events in a prospective randomized trial of propranolol vs. placebo in the prevention of a first variceal haemorrhage. *Gastroenterology* 1990; **99**: 1401.

55 Gudjonsson H, Zeiler D, Gamelli RL et al. Colonic varices. Report of an unusual case diagnosed by radionuclide scanning, with review of the literature. *Gastroenterology* 1986; **91**: 1543.

56 Guevara M, Gines P, Bandi JC et al. Transjugular intrahepatic portosystemic shunt in hepatorenal syndrome: effects on renal function and vasoactive systems. *Hepatology* 1998; **28**: 416.

57 Hartigan PM, Gebhard RL, Gregory PB. Sclerotherapy for actively bleeding esophageal varices in male alcoholics with cirrhosis. Veterans Affairs Cooperative Variceal Sclerotherapy Group. *Gastrointest. Endosc.* 1997; **46**: 1.

58 Haskal ZJ, Ring EJ, LaBerge JM et al. Role of parallel transjugular intrahepatic portosystemic shunts in patients with persistent portal hypertension. *Radiology* 1992; **185**: 813.

59 Ho K-S, Lashner BA, Emond JC et al. Prior esophageal variceal bleeding does not adversely affect survival after orthotopic liver transplantation. *Hepatology* 1993; **18**: 66.

60 Hosking SW, Smart HL, Johnson AG et al. Anorectal varices, haemorrhoids and portal hypertension. *Lancet* 1989; **i**: 349.

61 Hou MC, Lin HC, Kou BIT et al. Sequential variceal pressure measurement by endoscopic needle puncture during maintenance sclerotherapy: the correlation between variceal pressure and variceal rebleeding. *J. Hepatol.* 1998; **29**: 772.

62 Huonker M, Schumacher YO, Ochs A et al. Cardiac function and haemodynamics in alcoholic cirrhosis and

effects of the transjugular intrahepatic portosystemic stent shunt. *Gut* 1999; **44**: 743.

63 Jabbour N, Zajko A, Orons P *et al.* Does transjugular intrahepatic portosystemic shunt (TIPS) resolve thrombo-cytopenia associated with cirrhosis? *Dig. Dis. Sci.* 1998; **43**: 2459.

64 Jalan R, Forrest EH, Stanley AJ *et al.* A randomized trial comparing transjugular intrahepatic portosystemic stent-shunt with variceal band ligation in the prevention of rebleeding from esophageal varices. *Hepatology* 1997; **26**: 1115.

65 Kelty RH, Baggenstoss AH, Butt HR. The relation of the regenerated liver nodule to the vascular bed in cirrhosis. *Gastroenterology* 1950; **15**: 285.

66 Kimura K, Ohto M, Matsutani S *et al.* Relative frequencies of portosystemic pathways and renal shunt formation through the 'posterior' gastric vein: portographic study in 460 patients. *Hepatology* 1990; **12**: 725.

67 Kingham JGC, Levinson DA, Stansfeld AG *et al.* Non-cirrhotic intrahepatic portal hypertension. A long-term follow-up study. *Q. J. Med.* 1981; **50**: 259.

68 Kitano S, Terblanche J, Kahn D *et al.* Venous anatomy of the lower oesophagus in portal hypertension: practical implications. *Br. J. Surg.* 1986; **73**: 525.

69 Kleber G, Sauerbruch T, Ansari H *et al.* Prediction of variceal hemorrhage in cirrhosis: a prospective follow-up study. *Gastroenterology* 1991; **100**: 1332.

70 Konno K, Ishida H, Uno A *et al.* Cavernous transformation of the portal vein (CTPV): role of colour Doppler sonography in the diagnosis. *Eur. J. Ultrasound* 1996; **3**: 231.

71 Kravetz D, Bosch J, Teres J *et al.* Comparison of intravenous somatostatin and vasopressin infusions in treatment of acute variceal haemorrhage. *Hepatology* 1984; **4**: 442.

72 Kudo M, Tomita S, Tochio H *et al.* Intrahepatic portosys-temic venous shunt: diagnosis by colour Doppler imaging. *Am. J. Gastroenterol.* 1993; **88**: 723.

73 La Berge JM, Ring EJ, Gordon RL *et al.* Creation of transjugular intrahepatic portosystemic shunts with the Wallstent endoprosthesis: results in 100 patients. *Radiology* 1993; **187**: 413.

74 La Berge JM, Somberg KA, Lake JR *et al.* Two-year outcome following transjugular intrahepatic portosystemic shunt for variceal bleeding: results in 90 patients. *Gastroenterol-ogy* 1995; **108**: 1143.

75 Laine L, Stein C, Sharma V. Randomized comparison of lig-ation vs. ligation plus sclerotherapy in patients with bleed-ing esophageal varices. *Gastroenterology* 1996; **110**: 529.

76 Lebrec D, de Fleury P, Rueff B. Portal hypertension, size of esophageal varices and risk of gastrointestinal bleeding in alcoholic cirrhosis. *Gastroenterology* 1980; **79**: 1139.

77 Lebrec D, Poynard T, Bernuau J *et al.* A randomized controlled study of propranolol for prevention of recurrent gastro-intestinal bleeding in patients with cirrhosis: a final report. *Hepatology* 1984; **4**: 355.

78 Lind CD, Malish TW, Chong WK *et al.* Incidence of shunt occlusion or stenosis following transjugular intrahepatic portosystemic shunt placement. *Gastroenterology* 1994; **106**: 1277.

79 Lo G-H, Lai K-H, Cheng J-S *et al.* Emergency banding ligation vs. sclerotherapy for the control of active bleeding from esophageal varices. *Hepatology* 1997; **25**: 1101.

80 Lo G-H, Lai K-H, Cheng JS *et al.* The additive effect of sclerotherapy to patients receiving repeated endoscopic variceal ligation: a prospective randomized trial. *Hepatol-ogy* 1998; **28**: 391.

81 Loftus JP, Nagorney DM, Ilstrup D *et al.* Sinistral portal hypertension. Splenectomy or expectant management. *Ann. Surg.* 1993; **217**: 35.

82 Ludwig J, Hashimoto E, Obata H *et al.* Idiopathic portal hypertension. *Hepatology* 1993; **17**: 1157.

83 McCormick PA, Kaye GL, Greenslade L *et al.* Esophageal staple transection as a salvage procedure after failure of acute injection sclerotherapy. *Hepatology* 1992; **15**: 403.

84 McCormack TT, Rose JD, Smith PM *et al.* Perforating veins and blood flow in oesophageal varices. *Lancet* 1983; **ii**: 1442.

85 McIndoe AH. Vascular lesions of portal cirrhosis. *Arch. Path.* 1928; **5**: 23.

86 Manenti F, Williams R. Injection of the splenic vasculature in portal hypertension. *Gut* 1966; **7**: 175.

87 Mastai R, Bosch J, Bruix J *et al.* β-blockade with propranolol and hepatic artery blood flow in patients with cirrhosis. *Hepatology* 1989; **10**: 269.

88 Merli M, Riggio O, Capocaccia L *et al.* Transjugular intrahepatic portosystemic shunt vs. endoscopic scle-rotherapy in preventing variceal rebleeding: preliminary results of a randomized controlled trial. *Hepatology* 1994; **20**: 107A.

89 Merli M, Salerno F, Riggio O *et al.* Transjugular intrahepatic portosystemic shunt vs. endoscopic sclerotherapy for the prevention of variceal bleeding in cirrhosis: a randomized multicentre trial. *Hepatology* 1998; **27**: 40.

90 Mikkelsen WP. Extrahepatic portal hypertension in children. *Am. J. Surg.* 1966; **111**: 333.

91 Millikan WJ, Warren WD, Henderson JM *et al.* The Emory prospective randomized trial: selective vs. non selective shunt to control variceal bleeding. Ten year follow-up. *Ann. Surg.* 1985; **201**: 712.

92 Morse SS, Taylor KJW, Strauss EB *et al.* Congenital absence of the portal vein in oculoauriculo-vertebral dysplasia (Goldenhar syndrome). *Pediatr. Radiol.* 1986; **16**: 437.

93 Nagral AS, Joshi AS, Bhatia SJ *et al.* Congestive jejunopathy in portal hypertension. *Gut* 1993; **34**: 694.

94 Navasa M, Feu F, Garcia-Pagán JC *et al.* Hemodynamic and humoral changes after liver transplantation in patients with cirrhosis. *Hepatology* 1993; **17**: 355.

95 Nevens F, Bustami R, Scheys I *et al.* Variceal pressure is a factor predicting the risk of a first variceal bleeding. A prospective cohort study in cirrhotic patients. *Hepatology* 1998; **27**: 15.

96 Nolte W, Wiltfang J, Schindler C *et al.* Portosystemic hepatic encephalopathy after transjugular intrahepatic portosystemic shunt in patients with cirrhosis: clinical, laboratory, psychometric and electroencephalographic investigations. *Hepatology* 1998; **28**: 1215.

97 North Italian Endoscopic Club for Study and Treatment of Esophageal Varices. Prediction of the first variceal haemorrhage in patients with cirrhosis of the liver and esophageal varices. A prospective multicentre study. *N. Engl. J. Med.* 1988; **319**: 983.

98 Oberti F, Sogni P, Cailmail S *et al.* Role of prostacyclin in haemodynamic alterations in conscious rats with extra-hepatic or intrahepatic portal hypertension. *Hepatology* 1993; **18**: 621.

99 Odièvre M, Pigé G, Alagille D. Congenital abnormalities associated with extrahepatic portal hypertension. *Arch. Dis. Child.* 1997; **52**: 383.

100 Oikawa H, Masuda T, Sato S-I *et al.* Changes in lymph vessels and portal veins in the portal tract of patients with idiopathic portal hypertension; a morphometric study.

*Hepatology* 1998; **27**: 1607.

101 Okuda K, Ohnishi K, Kimura K *et al*. Incidence of portal vein thrombosis in liver cirrhosis. An angiographic study in 708 patients. *Gastroenterology* 1985; **89**: 279.

102 Orloff MJ, Bell RH Jr, Orloff MS *et al*. Prospective random- ized trial of emergency portacaval shunt and emergency medical therapy in unselected cirrhotic patients with bleeding varices. *Hepatology* 1994; **20**: 863.

103 Owens CA, Bartolone C, Warner DL *et al*. The inaccuracy of duplex ultrasonography in predicting patency of trans- jugular intrahepatic portosystemic shunts. *Gastroenterol- ogy* 1998; **114**: 975.

104 Pagliaro L, D'Amico G, Sorensen TIA *et al*. Prevention of first bleeding in cirrhosis. A meta-analysis of randomized trials of nonsurgical treatment. *Ann. Intern. Med.* 1992; **117**: 59.

105 Pak J-M, Lee SS. Glucagon in portal hypertension. *J. Hepatol.* 1994; **20**: 825.

106 Panés J, Piqué JM, Bordas JM *et al*. Reduction of gastric hyperemia by glypressin and vasopressin administration in cirrhotic patients with portal hypertensive gastropathy. *Hepatology* 1994; **19**: 55.

107 Park JH, Cha SH, Han JK *et al*. Intrahepatic portosystemic venous shunt. *Am. J. Roentgenol.* 1990; **155**: 527.

108 Parvey HR, Raval B, Sandler CM. Portal vein thrombosis: imaging findings. *Am. J. Roentgenol.* 1994; **162**: 77.

109 Pasricha PJ, Fleischer DE, Kalloo AN. Endoscopic per- forations of the upper digestive tract: a review of their pathogenesis, prevention, and management. *Gastroenterol- ogy* 1994; **106**: 787.

110 Patch D, Armonis A, Sabin C *et al*. Single portal pressure measurement predicts survival in cirrhotic patients with recent bleeding. *Gut* 1999; **44**: 264.

111 Patch D, Nikolopoulou V, McCormick A *et al*. Factors related to early mortality after transjugular intrahepatic portosystemic shunt for failed endoscopic therapy in acute variceal bleeding. *J. Hepatol.* 1998; **28**: 454.

112 Payen J-L, Calès P, Voigt J-J *et al*. Severe portal hypertensive gastropathy and antral vascular ectasia are distinct entities in patients with cirrhosis. *Gastroenterology* 1995; **108**: 138.

113 Pitcher JL. Safety and effectiveness of the modified Sengstaken–Blakemore tube: a prospective study. *Gas- troenterology* 1971; **61**: 291.

114 Popper H, Elias H, Petty DE. Vascular pattern of the cirrhotic liver. *Am. J. Clin. Path.* 1952; **22**: 717.

115 Poynard T, Calès P, Pasta L *et al*. Beta-adrenergic antagonist drugs in the prevention of gastrointestinal bleeding in patients with cirrhosis and esophageal varices. An analysis of data and prognostic factors in 589 patients from four randomized clinical trials. Franco Italian Multicentre Study Group. *N. Engl. J. Med.* 1991; **324**: 1532.

116 Redvanly RD, Chezmar JL. CT arterial portography: technique, indications and applications. *Clin. Radiol.* 1997; **52**: 256.

117 Reynolds TB, Ito S, Iwatsuki S. Measurement of portal pressure and its clinical application. *Am. J. Med.* 1970; **49**: 649.

118 Riggio O, Merli M, Pedretti G *et al*. Hepatic encephalopa- thy after transjugular intrahepatic portosystemic shunt. Incidence and risk factors. *Dig. Dis. Sci.* 1996; **41**: 578.

119 Ring EJ, Lake JR, Roberts JP *et al*. Using transjugular intrahepatic portosystemic shunts to control variceal bleeding before liver transplantation. *Ann. Intern. Med.* 1992; **116**: 304.

120 Rockey D. The cellular pathogenesis of portal hyperten-

sion: stellate cell contractility, endothelin and nitric oxide. *Hepatology* 1997; **25**: 2.

121 Rössle M, Haag K, Ochs A *et al*. The transjugular intra- hepatic portosystemic stent-shunt procedure for variceal bleeding. *N. Engl. J. Med.* 1994; **330**: 165.

122 Rouillard SS, Bass NM, Roberts JP *et al*. Severe hyperbiliru- binemia after creation of transjugular intrahepatic portosystemic shunts: natural history and predictors of outcome. *Ann. Intern. Med.* 1998; **128**: 374.

123 Samuels T, Lovett MC, Campbell IT *et al*. Respiratory function after injection sclerotherapy of oesophageal varices. *Gut* 1994; **35**: 1459.

124 Sanchez RB, Roberts AC, Valji K *et al*. Wallstent misplaced during transjugular placement of an intrahepatic portosys- temic shunt: retrieval with a loop snare. *Am. J. Roentgenol.* 1992; **159**: 129.

125 Sanyal AJ, Contos MJ, Yager D *et al*. Development of pseudointima and stenosis after transjugular intrahepatic portosystemic shunts; characterization of cell phenotype and function. *Hepatology* 1998; **28**: 22.

126 Sanyal A, Freedman AM, Luketic VA *et al*. Transjugular intrahepatic portosystemic shunts for patients with active variceal haemorrhage unresponsive to sclerotherapy. *Gastroenterology* 1996; **111**: 138.

127 Sanyal AJ, Freedman AM, Luketic VA *et al*. Transjugular intrahepatic portosystemic shunts compared with endo- scopic sclerotherapy for the prevention of recurrent variceal hemorrhage. A randomized controlled trial. *Ann. Intern. Med.* 1997; **126**: 849.

128 Sanyal AJ, Freedman AM, Purdum PP *et al*. The haemato- logic consequences of transjugular intrahepatic portosys- temic shunts. *Hepatology* 1996; **23**: 32.

129 Sanyal AJ, Freedman AM, Shiffman ML *et al*. Portosys- temic encephalopathy after transjugular intrahepatic por- tosystemic shunt: results of a prospective controlled study. *Hepatology* 1994; **20**: 46.

130 Sarin SK. Progress report. Non-cirrhotic portal fibrosis. *Gut* 1989; **30**: 406.

131 Scandalis N, Archimandritis A, Kastanas K *et al*. Colonic findings in cirrhotics with portal hypertension. A prospec- tive colonoscopic and histological study. *J. Clin. Gastroen- terol.* 1994; **18**: 325.

132 Schmassmann A, Zuber M, Livers M *et al*. Recurrent bleeding after variceal haemorrhage: predictive value of portal venous duplex sonography. *Am. J. Roentgenol.* 1993; **160**: 41.

133 Selim N, Fendley MJ, Boyer TD *et al*. Conversion of failed transjugular intrahepatic portosystemic shunt to distal splenorenal shunt in patients with Child's A or B cirrhosis. *Ann. Surg.* 1998; **227**: 600.

134 Shaldon S, Chiandussi L, Guevara L *et al*. The measure- ment of hepatic blood flow and intrahepatic shunted blood flow by colloid heat denatured human serum albumin labelled with $I^{131}$. *J. Clin. Invest.* 1961; **40**: 1346.

135 Shields SJ, Byse BH, Grace ND. Arterioportal fistula: a role for pre-TIPSS arteriography and hepatic venous pressure measurements. *Am. J. Gastroenterol.* 1992; **87**: 1828.

136 Shiffman ML, Jeffers L, Hoofnagle JH *et al*. The role of transjugular intrahepatic portosystemic shunt for treat- ment of portal hypertension and its complications: a con- ference sponsored by the National Digestive Diseases Advisory Board. *Hepatology* 1995; **22**: 1519.

137 Smith JL, Graham D. Variceal haemorrhage—a critical evaluation of survival analysis. *Gastroenterology* 1982; **82**: 968.

138 Sogni P, Moreau R, Gadano A *et al*. The role of nitric oxide in the hyperdynamic circulatory syndrome associated with portal hypertension. *J. Hepatol.* 1995; **23**: 218.

139 Spahr L, Villeneuve J-P, DuFresne MP *et al*. Gastric antral vascular ectasia in cirrhotic patients: absence of relation with portal hypertension. *Gut* 1999; **44**: 739.

140 Spina GP, Arcidiacono R, Bosch J *et al*. Gastric endoscopic features in portal hypertension: final report of a consensus conference, Milan, Italy, 19 September 1992. *J. Hepatol.* 1994; **21**: 461.

141 Taylor CR. Computed tomography in the evaluation of the portal venous system. *J. Clin. Gastroenterol.* 1992; **14**: 167.

142 Teran JC, Imperiale TF, Mullen KD *et al*. Primary prophylaxis of variceal bleeding in cirrhosis: a cost-effectiveness analysis. *Gastroenterology* 1997; **112**: 473.

143 Thompson EN, Sherlock S. The aetiology of portal vein thrombosis with particular reference to the role of infection and exchange transfusion. *Q. J. Med.* 1964; **33**: 465.

144 Thompson EN, Williams R, Sherlock S. Liver function in extra-hepatic portal hypertension. *Lancet* 1964; **ii**: 1352.

145 Valla D, Casadevall N, Huisse MG *et al*. Etiology of portal thrombosis in adults. *Gastroenterology* 1988; **94**: 1063.

146 Van der Linden P, Le Moine O, Ghysels M *et al*. Pulmonary hypertension after transjugular intrahepatic portosystemic shunt: effects on right ventricular function. *Hepatology* 1996; **23**: 982.

147 Van Ruiswyk J, Byrd JC. Efficacy of prophylactic sclerotherapy for prevention of a first variceal haemorrhage. *Gastroenterology* 1992; **102**: 587.

148 Veterans Affairs Cooperative Variceal Sclerotherapy Group. Sclerotherapy for male alcoholic cirrhotic patients who have bled from esophageal varices: results of a randomized multicentre clinical trial. *Hepatology* 1994; **20**: 618.

149 Vianna A, Hayes PC, Moscoso G *et al*. Normal venous circulation of the gastroesophageal junction. A route to understanding varices. *Gastroenterology* 1987; **93**: 876.

150 Viggiano TR, Gostout CJ. Portal hypertensive intestinal vasculopathy: a review of the clinical, endoscopic, and histopathologic features. *Am. J. Gastroenterol.* 1992; **87**: 944.

151 Wanless IR, Peterson P, Das A *et al*. Hepatic vascular disease and portal hypertension in polycythemia vera and agnogenic myeloid metaplasia: a clinicopathological study of 145 patients examined at autopsy. *Hepatology* 1990; **12**: 1166.

152 Webb LJ, Sherlock S. The aetiology, presentation and natural history of extrahepatic portal venous obstruction *Q. J. Med.* 1979; **48**: 627.

153 Webb L, Smith-Laing G, Lake-Bakaar G *et al*. Pancreatic hypofunction in extrahepatic portal venous obstruction. *Gut* 1980; **21**: 227.

154 Weinshel E, Chen W, Falkenstein DB *et al*. Hemorrhoids or rectal varices: defining the cause of massive rectal hemorrhage in patients with portal hypertension. *Gastroenterology* 1986; **90**: 744.

155 Wheatley AM, Zhang X-Y. Intrahepatic modulation of portal pressure and its role in portal hypertension. *Digestion* 1998; **59**: 424.

156 Zacks SL, Sandler RS, Biddle AK *et al*. Decision analysis of transjugular intrahepatic portosystemic shunt vs. distal splenorenal shunt for portal hypertension. *Hepatology* 1999; **29**: 1399.

157 Zoli M, Iervese T, Merkel C *et al*. Prognostic significance of portal haemodynamics in patients with compensated cirrhosis. *J. Hepatol.* 1993; **17**: 56.

### 第 11 章

# 肝动脉和肝静脉:肝循环衰竭

## 肝动脉

肝动脉是腹腔动脉的分支,它沿胰腺表面走向十二指肠的第一部分,由此上行于小网膜层之间,在门静脉前方近内侧到达胆总管,在抵达肝门处分成左右两支,其分支包括胃右动脉和胃十二指肠动脉,亦常见到变异的分支。外科解剖是在供体肝上进行的[6]。通常肝总动脉起始于腹腔动脉形成胃十二指肠和肝固有动脉,肝固有动脉再分成左右两支。一支或肝副右动脉可能起源于肠系膜上动脉;另一支或肝副左动脉可能起源于胃左动脉。罕见者,整个肝总动脉作为肠系膜上动脉的分支或直接起源主动脉,这种异常结构在肝移植时很重要。

与肝下的血管及膈下动脉的吻合常发生于左右分支之间。

### 肝内解剖

肝动脉在邻近门脉分支处进入肝窦[17]。在人体中未见动脉–门脉直接吻合[17]。

肝动脉围绕胆管形成毛细血管丛。若干扰肝动脉血液供给会导致胆管损害 (手术或内镜时)(图11.1)[13]。肝动脉疾病,如结节性多动脉炎会导致胆管狭窄[2]。

门脉区结缔组织由肝动脉供血。

### 肝动脉血流

在进行人体肝脏手术时,肝动脉提供35%血供及50%的氧供[16],以保证肝脏有连续的血流灌注,以此来调节血中营养和激素的水平,尽可能使肝脏有较为稳定的清除率[10]。

肝硬化时,肝动脉血流大大增加,并与门–体静脉分流程度有关。肝动脉是肿瘤的主要供血血管,由于出血或其他原因导致动脉血压降低,门静脉氧含量降低,肝脏将越来越依赖肝动脉供氧。肝动脉和门静脉依照肝脏的需求量调整血供和氧供[10]。

### 肝动脉造影

肝动脉造影用于肝占位性病变——囊肿、脓肿、良性肿瘤、恶性肿瘤等(第31章),以及血管病变(动脉瘤、动静脉瘘)的诊断(图11.2)。经动脉导管栓塞用于治疗肿瘤、肝损伤、动脉瘤或动静脉瘘(图11.3和图11.4)。

经肝动脉导管将细胞毒性药物注入肝细胞肿瘤中或泵灌流治疗转移癌,特别是直肠–结肠癌(第31章)。

螺旋CT在诊断肝移植后肝动脉血栓的形成[11],以及在肝脏切除前了解肝内解剖结构的变异[15]等方面特别有价值。

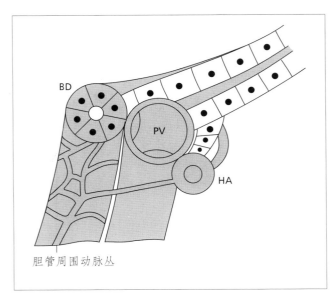

**图11.1** 肝动脉形成了胆管周围动脉丛以供应胆管。BD:胆管;PV:门静脉;HA:肝动脉。

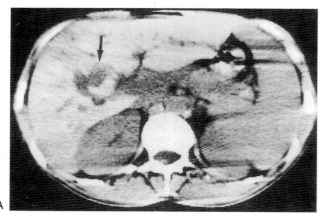
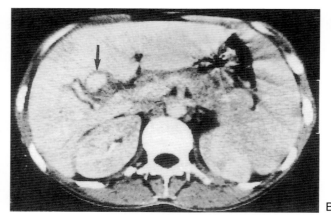

**图 11.2**　一位患有亚急性细菌性心内膜炎患者的肝动脉血管瘤。上腹部的 CT 扫描：加强前(A)后(B)比较。在高密度的造影剂注入后血管瘤表现为充盈状态(箭头所示)。

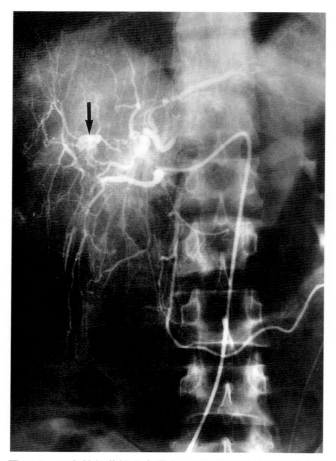

**图 11.3**　亚急性细菌性心内膜炎。下腹部动脉造影显示在距主分支 2.5cm 的肝右动脉的肝内分支上有一大小为 3cm 的假动脉瘤(箭头所示)。

### 肝动脉闭塞

　　闭塞部位和获得侧支循环的范围决定其结局及预后。如果分支在远离胃及胃十二指肠动脉的起始

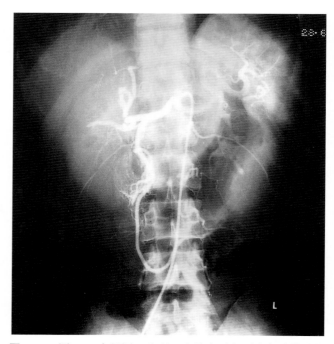

**图 11.4**　图 11.3 中的同一患者。在栓塞后行下腹部动脉造影显示动脉瘤及其滋养血管闭塞[8]。

段，则患者可能死亡。幸存者多因为形成了侧支循环。缓慢血栓形成比突然闭塞预后较好，而如果同时合并门静脉闭塞则往往会导致患者死亡。

　　梗死的范围取决于侧支动脉循环的情况。其直径很少超过 8cm，而且中心苍白，周围环绕充血出血带。梗死部位的肝细胞同没有糖原或细胞核的嗜酸性颗粒胞质的细胞无规律地聚积在一起。被膜下区则没有此种情况，因为此处有代偿的血液供应。

　　在休克、心力衰竭、糖尿病酸中毒、妊娠毒血症[9]、

肝移植后或系统性红斑狼疮[7]可发生无动脉闭塞的肝脏梗死区。如经扫描寻找,在经皮肝穿刺活检之后常发现有肝脏梗死。

### 病因学

肝动脉闭塞非常罕见,迄今为止被认为是致命的。然而肝动脉造影可早期诊断该病变并使其预后得以改善。部分病因是结节性多动脉炎、巨细胞性动脉炎和急性细菌性心内膜炎的栓塞。动脉的分支在胆囊切除术中被结扎,但通常可以复原。腹腔镜胆囊切除时可并发肝右动脉或胆囊动脉损伤[1]。腹部外伤、肝动脉插管常损伤闭塞肝动脉。而坏疽性胆囊炎可伴发肝动脉栓塞[14]。

### 临床表现

该病在患者死亡前很少被诊断出。他们的病因多为:细菌性心内膜炎、结节性多动脉炎或做过难度大的上腹部手术。突然右上腹部疼痛,随后出现虚脱、低血压。右上腹部触痛、肝缘触痛。黄疸快速加深,通常伴有发热、白细胞升高,肝功能测试显示肝细胞损伤。PT 延长,出现出血。若闭塞较大时,患者会进入昏迷状态,并于 10 天内死亡。

肝动脉造影很重要。它可显示肝动脉闭塞,并可见汇管区肝内动脉侧支循环。在悬韧带和相邻结构内可见肝外侧支动脉形成。

扫描　梗死区为圆形、卵圆形或楔形,并位于中心。超声中早期病变呈低回声。CT 显示为低衰减区,周围为楔形病变,闭塞的血管亦可显示。后期病变融合伴有清楚的边缘。MRI $T_1$ 加权像显示低信号,$T_2$ 加权像显示为高信号[9]。胆湖跟随大的梗死灶,其内可含气体。

治疗　病因治疗。抗生素可预防缺氧肝脏的继发感染,最主要的是处理急性肝细胞衰竭,经皮动脉栓塞可治疗肝动脉外伤。

### 肝移植后肝动脉病变

缺血性胆管炎是由缺血引起的胆管损伤[12],它常发生于移植术后相关肝动脉血栓形成或狭窄,或胆管周围动脉闭塞之后[5],并可导致节段性肝梗死、脓肿和胆汁瘤[5],可无症状或表现为复发性菌血症。

早期诊断可用多普勒超声。螺旋 CT 准确性较高[11]。

肝脏再次移植是肝移植后肝动脉病变的唯一治疗方法。

缺血性胆管炎表现为节段性狭窄,胆管扩张、胆汁流受阻,亦可发生在肝动脉化疗和全身性血管炎之后。

### 肝动脉瘤

肝动脉瘤较罕见,但在所有内脏动脉瘤中占 1/5,可并发细菌性心内膜炎、结节性多动脉炎或动脉硬化。外伤对肝动脉瘤的形成起着越来越重要的作用,如车祸,以及医源性创伤,如胆道手术、肝组织活检、介入治疗。假性动脉瘤可能并发慢性胰腺炎伴有假性囊肿形成,胆漏常伴随假性动脉瘤[3],它可能是先天性的。动脉瘤可发生在肝外或肝内,小到针头,大到葡萄样。

临床表现　经典的三联征为:黄疸[18]、腹痛、胆道出血,它们仅发生于 1/3 的患者。其引起的腹痛为持续性,有的长达 5 个月,直到动脉瘤破裂。

60%~80% 的患者首先表现为血管瘤破裂入腹腔、胆管树或胃肠道,结果导致腹腔积血、胆道出血或呕血。

诊断　可用超声、CT、肝动脉造影(图 11.2)进行诊断[8]。脉冲多普勒超声可能显示动脉瘤内湍流[4]。

治疗　肝内动脉瘤行血管造影栓塞(图 11.3 和 11.4)。肝总动脉瘤可通过手术近端或远端结扎治疗。

### 肝动静脉瘘

通常继发于钝器伤、肝活检或肿瘤,多为原发性肝癌。多处分流可能是遗传性出血性毛细血管扩张的一种表现,由于较为广泛,因此可发展为充血性心力衰竭。

大的分流在右上腹部可听到杂音,诊断依赖血管造影,常用的治疗方法为用可吸收的明胶海绵进行栓塞。

## 参考文献

1　Bacha EA, Stieber AC, Galloway JR *et al.* Non-biliary complication of laparoscopic cholecystectomy. *Lancet* 1994; **344**: 896.

2　Barquist ES, Goldstein N, Zinner MJ. Polyarteritis nodosa presenting as a biliary stricture. *Surgery* 1991; **109**: 16.

3　Croce MA, Fabian TC, Spiers JP *et al.* Traumatic hepatic artery pseudoaneurysm with haemobilia. *Am. J. Surg.* 1994; **168**: 235.

4　Falkoff GE, Taylor KJW, Morse S. Hepatic artery pseudo-aneurysm: diagnosis with real-time and pulsed Doppler US. *Radiology* 1986; **158**: 55.

5　Fisher A, Miller CM. Ischemic-type biliary strictures in liver allografts: the Achilles heel revisited? *Hepatology* 1995;

**21**: 589.

6 Hiatt JR, Gabbay J, Busuttil RW. Surgical anatomy of the hepatic arteries in 1000 cases. *Ann. Surg.* 1994; **220**: 50.

7 Khoury G, Tobi M, Oren M *et al.* Massive hepatic infarction in systemic lupus erythematosus. *Dig. Dis. Sci.* 1990; **35**: 1557.

8 Kibbler CC, Cohen DL, Cruickshank JK *et al.* Use of CT scanning in the diagnosis and management of hepatic artery aneurysm. *Gut* 1985; **26**: 752.

9 Kronthal AJ, Fishman EK, Kuhlman JE *et al.* Hepatic infarction in pre-eclampsia. *Radiology* 1990; **177**: 726.

10 Lautt WW, Greenaway CV. Conceptual review of the hepatic vascular bed. *Hepatology* 1987; **7**: 952.

11 Legmann P, Costes V, Tudoret L. Hepatic artery thrombosis after liver transplantation: diagnosis with spiral CT. *Am. J. Roentgenol.* 1995; **164**: 97.

12 Ludwig J, Batts KP, MacCarthy RL. Ischemic cholangitis in hepatic allografts. *Mayo Clin. Proc.* 1992; **67**: 519.

13 Sherlock S. The syndrome of disappearing intrahepatic bile ducts. *Lancet* 1987; **ii**: 493.

14 Simons RK, Sinanan MN, Coldwell DM. Gangrenous cholecystitis as a complication of hepatic artery embolization: case report. *Surgery* 1992; **112**: 106.

15 Soyer P, Bluemke DA, Choit MA *et al.* Variations in the intrahepatic portions of the hepatic and portal veins: findings on helical CT scans during arterial portography. *Am. J. Roentgenol.* 1995; **164**: 102.

16 Tygstrup N, Winkler K, Mellengaard K *et al.* Determination of the hepatic arterial blood flow and oxygen supply in man by clamping the hepatic artery during surgery. *J. Clin. Invest.* 1962; **41**: 447.

17 Yamamoto K, Sherman I, Phillips MJ *et al.* Three-dimensional observations of the hepatic arterial terminations in rat, hamster and human liver by scanning electron microscopy of micro vascular casts. *Hepatology* 1985; **5**: 452.

18 Zachary K, Geier S, Pellecchia D *et al.* Jaundice secondary to hepatic artery aneurysm: radiological appearance and clinical features. *Am. J. Gastroenterol.* 1986; **81**: 295.

## 肝静脉

肝静脉开始于 3 区,它们加入小叶下静脉后汇入较大的肝静脉,并在下腔静脉部分走行于肝内时注入下腔静脉。肝静脉的数目、大小、形态差别很大。一般有三支大的肝静脉,一支引流 2、3、4 部分,其余两支引流 5、6、7、8 部分(图 11.5)。许多小静脉形成肝尾叶的血供[14]。

通常,在门静脉、肝静脉之间没有吻合支,仅仅以肝窦相连(图 11.6)。肝硬化时在门静脉和肝静脉之间有吻合支,因而血液可灌注再生肝细胞结节 (见图 10.42)。在正常的或硬化的肝脏中均未发现肝动脉和肝静脉间有吻合支。

### 功能
游离肝静脉压接近 0.798kPa。

肝静脉血氧饱和度仅 67%。

犬的腔静脉入口处的肝静脉有肌层,并形成了泵机制。人的肝静脉中几乎无肌层。

因为肝脏是细菌的过滤器,所以肝静脉血通常是无菌的。

### 肝静脉可视化
肝静脉造影是将对比剂注入肝边缘静脉的基部。其结果是对比剂充盈肝窦区,同时充盈该区的门静脉系统。门脉的根血管可将对比剂携带到肝脏的其他部位,引起其他静脉分支亦可显影。肝硬化结节和肿瘤

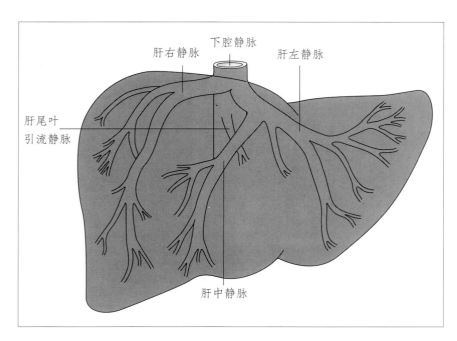

**图 11.5**　肝静脉系统的解剖。注意肝尾叶引流静脉。

由门静脉–肝静脉吻合支所包绕并可能显影。在硬化区肝窦为粗糙的、串珠样的、曲折的，也可能见到多瘤状的肝血管的分支。门静脉的充盈范围可能表明门静脉的肝内灌注区域。

　　扫描　主要肝静脉可通过应用超声、彩色多普勒成像、加强 CT 和 MRI 来观察。脂肪肝患者用 CT 扫描（不加强）可清晰显示静脉解剖（图 11.7）。

### 实验性肝静脉阻塞

　　常用方法是在肝静脉进入下腔静脉上方应用带子压缩下腔静脉，这样可阻断肝静脉血液回流[5]。在 3 区表现为出血、坏死，随后纤维化形成。肝淋巴管扩张，淋巴液通过肝被膜进入腹腔，形成含高蛋白的腹水。

## 柏－查（肝静脉阻塞）综合征[10,43,45]

　　此综合征与 Budd 和 Chiari 两个名字相关，虽然 Budd[6]的描述忽略了该病的特征，Chiari 的报道[9]也不是此综合征的首次报道。本综合征表现为肝大、腹痛、腹水，以及 3 区肝窦扩张和淤血。它可能是由从肝小叶的输出静脉到下腔静脉进入右心房的入口处任意部位的肝静脉阻塞所致（图 11.8）。类似的综合征可能由狭窄性心包炎或右心衰竭所致。

　　60% 的柏－查综合征病例伴有骨髓增生性疾病，特别是原发性真性红细胞增多症[46]。这些可能仅通过红细胞系骨髓集落试验即可诊断。患者常为年轻女性。

　　柏－查综合征可伴有系统性红斑狼疮[45]、循环狼疮抗凝物质[34]，有时伴有 DIC（弥散性血管内凝血）。抗

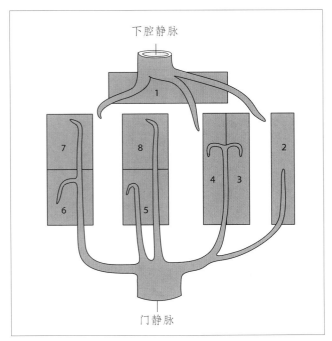

图 11.6　进入肝脏各段的四条主要的门静脉分支和引流入下腔静脉的肝静脉的示意图。

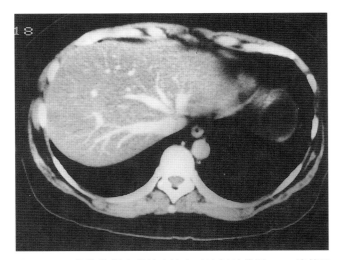

图 11.7　一位脂肪肝患者的未注入对比剂的普通 CT，清楚地显示肝静脉的解剖。

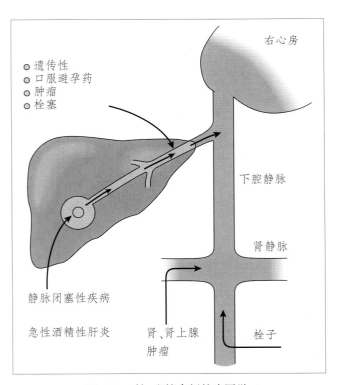

图 11.8　柏－查综合征的病因学。

磷脂综合征可能是原发的或继发于系统性红斑狼疮[33]。特发性肉芽肿性小静脉炎是另一伴随症,应用皮质类固醇治疗有效[49]。

可能伴有阵发性睡眠性血红蛋白尿,其严重程度从无症状到致命的综合征。

柏–查综合征与抗凝血因子缺乏有关。这些包括抗凝血酶Ⅲ缺乏,原发或继发于蛋白尿[11],蛋白 S 和蛋白 C 缺乏[8]。这可能与并发对抗凝激活的蛋白 C 的先天耐受有关(Ⅴ 因子)[12,40]。

白塞病并发肝静脉血栓是突发事件,通常与腔静脉栓子脱落至肝静脉入口有关[2]。

口服避孕药与其他血栓并发症的风险性相同[47],可增加凝血倾向。

妊娠中的肝静脉血栓已有报道(第 27 章)[21]。外伤可导致具有高凝状态患者的下腔静脉膜性闭塞[1]。

肝静脉可被严重的多囊肝病变机械性压迫[44]。

下腔静脉闭塞可继发于恶性疾病时的栓塞,如肾上腺或肾癌、肝细胞癌[41]、血管肉瘤[36]。罕见肿瘤包括肝静脉平滑肌肉瘤[24],睾丸癌转移到右心房[15]。Wilm瘤转移可能累及下腔静脉及肝静脉[37]。

右房黏液瘤可引起肝静脉闭塞。有报道曲霉病可侵袭肝静脉。

酒精和静脉闭塞病(VOD)侵及中央肝静脉后亦可发生柏–查综合征(第 20 章)。

肝移植后可有小肝静脉狭窄及静脉闭塞病(VOD)的表现。通常与应用硫唑嘌呤和细胞排斥反应相关[13]。

下腔静脉上肝段被膜闭塞通常是血栓形成的后果。可伴感染或高凝状态[3]。膜厚薄不一。日本、南非常见,印度少见[45]。可累及儿童。

临床表现比典型柏–查综合征较轻。躯干有明显的皮下静脉曲张,这种表现称为闭塞性肝–腔静脉病[31]。

柏–查综合征的诊断有所增加,且病情更轻,可能是由于常规应用影像学检查,尤其是超声检查。

### 病理改变

肝静脉从起始部到小的分支均表现为闭塞,血栓可来自闭塞的下腔静脉。血栓可能是化脓性的或者含有恶性肿瘤细胞,依病因而定。在慢性病例中,静脉壁肥厚,有些可能再通。另一些患者,血栓被纤维带代替,可见纤维网。

大的肝静脉病变通常是血栓形成性的。孤立的下腔静脉或小的肝静脉堵塞通常无血栓形成[23]。

肝脏肿大、呈紫色、表面光滑。静脉淤血明显,切面显示"肉豆蔻"样改变。在急性期,肝静脉近端堵塞,被膜下淋巴管扩张而突起。

慢性病例中,肝尾叶肥大并在下腔静脉通过肝脏后部时压迫下腔静脉(图 11.9)。阻塞较少累及的区域形成结节。第一次肝静脉血栓形成后,纤维化和再生结节可继续发展,常侵及门静脉系统。脾脏可能肿大,出现门–体循环。肠系膜血管可能有血栓形成。

组织学显示 3 区静脉扩张、出血、坏死(图 11.10和图 11.11)。肝实质的反应依血管堵塞分布情况而定[42]。持久的肝静脉堵塞引起中央静脉硬化,形成所谓的反相小叶。门静脉受累导致门静脉硬化,存在混合的形式。大的再生结节常见,并有新生动脉供血。

### 临床表现

这些表现取决于闭塞速度及肝静脉受累程度。极重者呈暴发过程,出现脑病,并在 2~3 周死亡;慢性肝

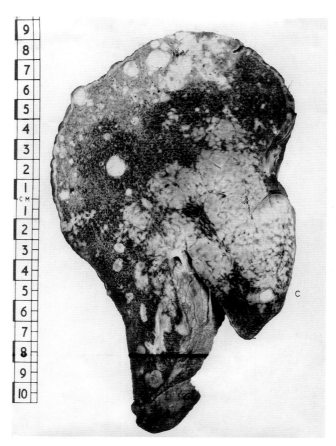

**图 11.9** 在尸检中肝静脉阻塞时的垂直肝脏切面。苍白的区域代表再生结节,而暗色的区域表示淤血。并可见肥大的尾叶(C)。

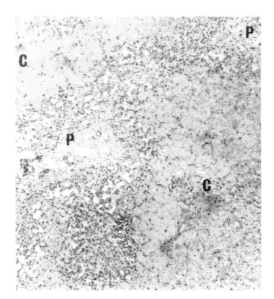

图 11.10 肝静脉闭塞(柏-查综合征)。肝脏病理显示明显的 3 区出血(C)。靠近汇管区(P)的肝细胞减少。(HE 染色,×100)

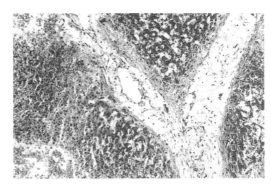

图 11.11 柏-查综合征。肝静脉的纵切面可见管腔的纤维化,管壁增厚,肝细胞环绕减少。(拒染细胞苯胺蓝色)(见彩图)

细胞病变者发展缓慢,易与其他类型肝硬化混淆。

急性型多为患有其他疾病的患者,如肾癌、肝细胞癌、血栓性静脉炎迁移或红细胞增多症。表现为腹痛、呕吐、肝大、腹水、轻度黄疸。水样腹泻是肠系膜静脉闭塞终末期不稳定的表现。如肝静脉全部关闭,出现谵妄、昏迷、肝细胞衰竭,并在几天之内死亡。

慢性型常见,患者在 1~6 月内发生肝大、触痛、腹水。黄疸较轻或无,除非 3 区细胞坏死明显。肝颈静脉回流呈阴性。出现门脉高压,脾肿大。肿大的尾叶在上腹部可触及,类似肿瘤。

无症状型可能无腹水、无肝大或腹痛[18]。偶尔通过影像技术或异常肝功能检查发现。这种情况可以用

大的肝静脉不完全堵塞或有大的静脉侧支形成来解释。

如果下腔静脉闭塞,则下肢水肿明显,腹部、下肢静脉、背部静脉怒张。蛋白尿呈阳性。

腹水和尿便失禁常在几个月内发生。

**生化** 血清胆红素水平很少超过 2mg/100mL (34μmol/L)。血清 ALP 水平升高,白蛋白减少。血清转氨酶升高,如很高,提示门静脉同时闭塞。凝血酶原时间明显延长,急性型尤甚。低蛋白血症与蛋白丢失相关。

腹水中蛋白含量理论上是升高的,但并不都如此。

**肝组织活检** 斑点状的 3 区可与苍白的汇管区鉴别。组织学上,3 区充血(图 11.10 和图 11.11)。应注意酒精性肝炎或肝静脉炎。

肝静脉造影可能失败或显示狭窄闭塞的肝静脉。邻近静脉扭曲,呈蜘蛛网样(图 11.12)[10]。这可能代表异常静脉侧支。导管通常不能沿肝静脉达到膈下 2~12cm。

下腔静脉造影证实下腔静脉未闭。由于肿大的尾叶扭曲,在部分肝段可显示狭窄(图 11.13)。测量下腔静脉压力可观察其是否开放,并评价膜或尾叶阻塞的程度。

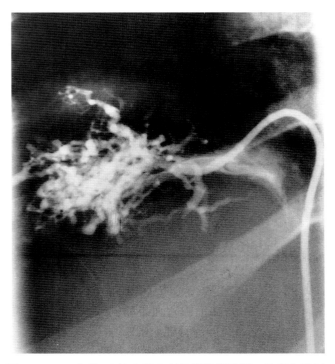

图 11.12 一位柏-查综合征患者的肝静脉造影。注意蜘蛛网样表现[10]。

选择性腹腔动脉造影。肝动脉较小。分支表现为延伸或消失，产生多个占位性病变样外观，类似转移瘤。在肝静脉期表现为门静脉床延迟排空。

超声显示肝静脉异常、尾叶肥大、增强的下腔静脉压力和反射性。在急性血栓时的早期阶段表现为低回声，晚期阶段由于纤维化表现为高回声。证实有腹水形成。

多普勒超声(DUS)显示肝静脉和肝后下腔静脉

血流方向异常。下腔静脉、肝静脉血流消失、反向、湍流或持续。彩色多普勒成像显示肝静脉、门静脉、下腔静脉异常，与静脉造影表现一致[26]。

探查到肝内分支血管是重要的，以区分肝硬化和在超声中显示不明显的肝静脉[26]。

螺旋CT扫描(图11.14)显示肝大，注入造影剂前为弥漫性低密度，注入造影剂后显示为斑片状增强。异常的肝实质改变与局部异常的门脉灌流相关。由于门脉灌流反向导致肝静脉完全阻塞区域注入造影剂后仍为低密度。被膜下区可能增强。

在非增强扫描中，肝尾叶呈高密度，伴有周围低灌注的肝实质(图11.14)。

下腔静脉和(或)肝静脉的血栓表现为增强后无变化的血管内充盈缺损[29]。

其CT表现容易与肝转移癌混淆。

MRI显示正常肝静脉无法向下腔静脉引流，侧支肝静脉形成，以及肝实质信号强度的变化(图11.15)。可见到尾叶使下腔静脉变形。

早期诊断依靠多普勒超声和MRI[20,27]。

### 诊断

有血栓形成倾向，或肝内及其附近有恶性肿瘤的患者，或应用口服避孕药，出现触痛性的肝大，伴有腹水者，应警惕该综合征(表11.1)。只有利用影像学技术确定阻塞部位后，才有可能进行诊断、评估预后和正确的治疗。

必须排除心衰和狭窄性心包炎。腹水的张力本身

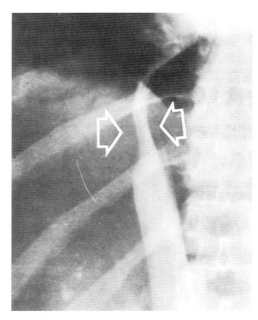

图11.13　下腔静脉图。前后位观显示下腔静脉的狭窄和扭曲(箭头所示)。左侧外部压力是由增大的尾叶所致[43]。

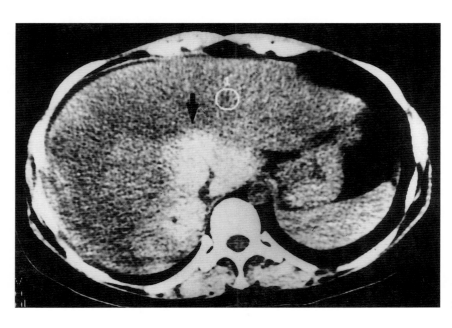

图11.14　CT扫描(未增强)显示肝尾叶(箭头所示)和其周围低灌注的肝实质。

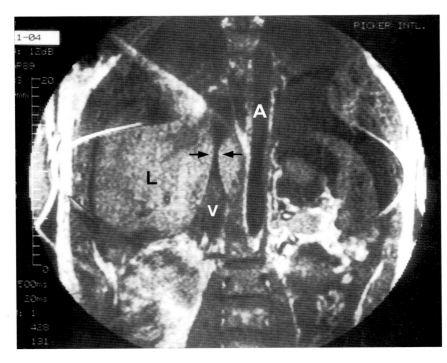

图 11.15　一位柏-查综合征患者的肝脏磁共振成像，显示不均匀信号的肝脏(L)、动脉(A)、下腔静脉(V)。下腔静脉狭窄(箭头所示)是由增大的肝尾叶压迫所致。

可提高颈静脉压力及改变心尖位置。

肝组织活检对于肝硬化的鉴别诊断非常有用。肝

**表 11.1　肝静脉闭塞(柏-查综合征)**

**表现**

　腹痛

　肝大

　腹水

**肝脏活检**

　3 区充血

**影像学**

　MRI(造影剂增强)

　多普勒超声

**病原学**

　骨髓增殖性疾病

　抗凝酶缺乏

　阵发性夜间血红蛋白尿

　恶性疾病

**治疗**

　病因

　　抗凝，静脉切开放血术

　　细胞毒性药物

　腹水(第 9 章)

　外科治疗

　　门-腔分流

　　TIPS

　　原位移植

硬化时腹水中蛋白通常较低。

门静脉血栓形成很少导致腹水。无黄疸，肝脏也不是很大。

下腔静脉血栓形成引起腹壁静脉怒张，但无腹水。如果肾静脉闭塞，尿中蛋白增加。肝静脉和下腔静脉血栓可能共存。

肝转移癌可通过临床表现和肝组织活检诊断。

　预后

急性型通常死于肝性脑病。血栓可能波及门静脉和肠系膜静脉，伴有肠梗死。慢性型若对症治疗可使生命延长几年[10]。

预后由病因、堵塞程度，以及能否纠正决定。凝血病，如红细胞增多症常在多处血管形成血栓，包括下腔静脉和门静脉。

食管静脉曲张出血通常为终末表现。

慢性者可存活数月至数年，有报道甚至可达 22 年。药物治疗仅短期有效。

　治疗

基础血液病早期治疗可改善远期存活率[17,28]。高凝状态行抗凝治疗，红细胞增多症或血小板增多症时，通过静脉切开放血术和细胞毒性药物减少血红蛋白和血小板。进行性的肝静脉损伤可由大的肝内及门脉系统侧支建立所阻止[18]。患有抗磷脂综合征的患者

应给予长期的抗凝治疗[33]。

腹水可由低盐饮食、利尿剂、穿刺放腹水治疗。较重的病例需增加强利尿剂的剂量，最终患者死于极度营养不良和肾功能衰竭。轻者进展很慢，不需急于处理。

手术时间的选择很难。一方面，血管重建将继续；另一方面，随着时间的延长，药物治疗效果不佳，外科治疗变得迫切。

### 门-体分流

门-体分流的目的是减少充血肝脏的压力，逆转门脉血流，以使门静脉成为流出道[19]。但只有肝合成功能允许时才可做此种分流术[38]。总的结果并不令人满意，主要是分流后会有血栓形成，特别是在那些有血液系统疾病的患者或应用支架的部位。如果分流有效，5 年存活率为 87%，如果分流有血栓形成则降至 38%[32]。另外，长期抗凝很重要。

肝功能逐渐恶化，患者最终可能需要肝移植[38]。事先已行分流术的患者行肝移植的几率会升高。

增大的肝尾叶增加肝下部下腔静脉的压力，因此可使门静脉压力升高。如果超过 2.66kPa，分流是不太可能的[22]。肝尾叶的解剖结构较大，使得进入门静脉较为困难。

如果门静脉也闭塞，那么分流术将无效。只有在肠系膜静脉未闭时移植才是有可能的。

临床上，如端对端的门-腔或肠系膜-腔分流在技术上有一定难度。常需要移植物，但却增加血栓形成的可能性[35]。肠系膜-腔插入术分流预后较好，同时不影响以后的肝移植。而肠系膜-心房分流在下腔静脉阻塞后很少应用[22]。

### TIPS

当进入肝静脉没有困难时，该技术是可行的[30]。当患者需要肝移植时，或肝静脉和下腔静脉压力梯度小于 1.33kPa 时可进行 TIPS [16]。长期开放者很少[4]。柏-查综合征引起的暴发性肝衰竭也可行 TIPS，以便进行肝移植[39]。

### 经皮经腔血管成形术

这用于球囊扩张治疗（图 11.16），亦用于肝移植后肝静脉闭塞治疗[50]。如果下腔静脉肝上部分受累，这种办法特别有用。作为球囊扩张治疗，多次扩张是必要的[25]。扩张后可放入血管内金属支架[48]，支架通常在血管成形术失败后再利用。

### 原位肝移植

这适用于尽管积极进行内科治疗，但患者病情

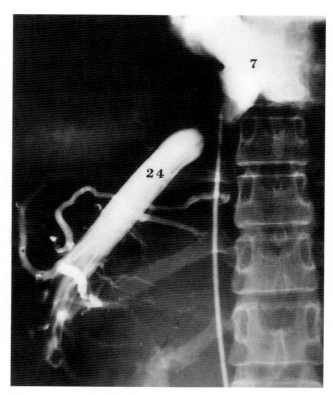

**图 11.16**　由右主肝静脉阻塞引起的柏-查综合征患者的肝静脉造影。阻塞远端的肝右静脉压力为 3.192kPa，其近端为 0.931kPa。（Courtesy of D.S.Zimmon）

仍出现恶化的情况。患者通常进展为伴有肝细胞衰竭的肝硬化[35]。移植前可能先进行 TIPS，以便为获得供体肝赢得更多的时间。外科分流术也许会失败。1 年存活率为 85%[38]，10 年存活率为 69%[35]。移植后血栓形成依旧是一个问题，因此早期抗凝治疗很重要[7]。在有潜在的血栓形成的条件下，抗凝治疗必须持续终生。肝移植导致蛋白 C、S 和抗凝因子 III 缺乏。

### 静脉闭塞疾病

见第 20 章。

### 肝静脉引起的疾病播散

肝静脉连接门静脉和体静脉系统。肝恶性肿瘤可由肝静脉播散到肺部等处。肝脓肿破裂进入肝静脉可产生转移性脓肿灶。一些肝寄生虫病，包括阿米巴病、包虫病、血吸虫病亦借此蔓延。肝硬化时发生门静脉-肝静脉吻合，可能使肠原微生物进入体循环而引起菌血症。

# 参考文献

1 Balian A, Valla D, Naveau S *et al*. Post-traumatic membranous obstruction of the inferior vena cava associated with a hypercoagulable state. *J. Hepatol.* 1998; **28**: 723.

2 Bayraktar Y, Balkanci F, Bayraktar M *et al*. Budd–Chiari syndrome: a common complication of Behçet's disease. *Am. J. Gastroenterol.* 1997; **92**: 858.

3 Blanshard C, Dodge G, Pasi J *et al*. Membranous obstruction of the inferior vena cava in a patient with factor V Leiden: evidence for post-thrombotic aetiology. *J. Hepatol.* 1997; **26**: 731.

4 Blum U, Rossle M, Haag K *et al*. Budd–Chiari syndrome: technical, haemodynamic and clinical results of treatment with transjugular intrahepatic portosystemic shunt. *Radiology* 1995; **197**: 805.

5 Bolton C, Barnard WG. The pathological occurrences in the liver in experimental venous stagnation. *J. Path. Bact.* 1931; **34**: 701.

6 Budd G. *On Diseases of the Liver*, 3rd edn. Blanchard & Lea, Philadelphia, 1857.

7 Campbell DA Jr, Rolles K, Jamieson N *et al*. Hepatic transplantation with perioperative and long-term anticoagulation as treatment for Budd–Chiari syndrome. *Surg. Gynecol. Obstet.* 1988; **166**: 511.

8 Casella JF, Bontempo FA, Markel H *et al*. Successful treatment of homozygous protein C deficiency by hepatic transplantation. *Lancet* 1988; **i**: 435.

9 Chiari H. Ueber die selbständige Phlebitis obliterans der Hauptstämme der Venae hepaticae als Todesurache. *Beitr. Path. Anat.* 1899; **26**: 1.

10 Clain D, Freston J, Kreel L *et al*. Clinical diagnosis of the Budd–Chiari syndrome. *Am. J. Med.* 1967; **43**: 544.

11 Das M, Carroll SF. Antithrombin III deficiency: an aetiology of Budd–Chiari syndrome. *Surgery* 1985; **97**: 242.

12 Denninger MH, Beldjord K, Durand F *et al*. Budd–Chiari syndrome and factor V Leiden mutation. *Lancet* 1995; **345**: 525 (letter).

13 Dhillon AP, Burroughs AK, Hudson M *et al*. Hepatic venular stenosis after orthotopic liver transplantation. *Hepatology* 1994; **19**: 106.

14 Dodds WJ, Erickson SJ, Taylor AJ *et al*. Caudate lobe of the liver: anatomy, embryology, and pathology. *Am. J. Roentgenol.* 1990; **154**: 87.

15 Feingold ML, Litwak RL, Geller SS *et al*. Budd–Chiari syndrome caused by a right atrial tumour. *Arch. Intern. Med.* 1971; **127**: 292.

16 Ganger GB, Klapman JB, McDonald V *et al*. Transjugular intrahepatic portosystemic shunt (TIPS) for Budd–Chiari syndrome or portal vein thrombosis. Review of indications and problems. *Am. J. Gastroenterol.* 1999; **94**: 603.

17 Ganguli SC, Ramzan NN, McKusick MA *et al*. Budd–Chiari syndrome in patients with haematological disease: a therapeutic challenge. *Hepatology* 1998; **27**: 1157.

18 Hadengue A, Poliquin M, Vilgrain V *et al*. The changing scene of hepatic vein thrombosis: recognition of asymptomatic cases. *Gastroenterology* 1994; **106**: 1042.

19 Hemming AW, Langer B, Greig P *et al*. Treatment of Budd–Chiari syndrome with portosystemic shunt or liver transplantation. *Am. J. Surg.* 1996; **171**: 176.

20 Kane RJ, Eustace S. Diagnosis of Budd–Chiari syndrome: comparison between sonography and magnetic resonance angiography. *Radiology* 1995; **195**: 117.

21 Khuroo MS, Datta DV. Budd–Chiari syndrome following pregnancy. Report of 16 cases with roentgenologic, haemodynamic and histological studies of the hepatic outflow tract. *Am. J. Med.* 1980; **68**: 113.

22 Klein AS, Sitzmann JV, Coleman J *et al*. Current management of the Budd–Chiari syndrome. *Ann. Surg.* 1990; **212**: 144.

23 Ludwig J, Hashimoto E, McGill DB *et al*. Classification of hepatic venous outflow obstruction: ambiguous terminology of the Budd–Chiari syndrome. *Mayo Clin. Proc.* 1990; **65**: 51.

24 McMahon HE, Ball HG III. Leiomyosarcoma of hepatic vein and the Budd–Chiari syndrome. *Gastroenterology* 1971; **61**: 239.

25 Martin LG, Henderson JM, Millikan WJ Jr *et al*. Angioplasty for long-term treatment of patients with Budd–Chiari syndrome. *Am. J. Roentgenol.* 1990; **154**: 1007.

26 Millener P, Grant EG, Rose S *et al*. Color Doppler imaging findings in patients with Budd–Chiari syndrome: correlation with venographic findings. *Am. J. Roentgenol.* 1993; **161**: 307.

27 Miller WJ, Federle MP, Straub EH *et al*. Budd–Chiari syndrome: imaging with pathologic correlation. *Abdom. Imaging* 1993; **18**: 329.

28 Min AD, Atillasoy EO, Schwartz ME *et al*. Reassessing the role of medical therapy in the management of hepatic vein thrombosis. *Liver Transplant Surg.* 1997; **3**: 423.

29 Mori H, Maeda H, Fukuda T *et al*. Acute thrombosis of the inferior vena cava and hepatic veins in patients with Budd–Chiari syndrome: CT demonstration. *Am. J. Roentgenol.* 1989; **153**: 987.

30 Ochs A, Sellinger M, Haag K *et al*. Transjugular intrahepatic portosystemic stent-shunt in the treatment of Budd–Chiari syndrome. *J. Hepatol.* 1993; **18**: 217.

31 Okuda K, Kate M, Shrestha SM. Proposal of a new nomenclature for Budd–Chiari syndrome: hepatic vein thrombosis vs. thrombosis of the inferior vena cava at its hepatic portion. *Hepatology* 1998; **28**: 1191.

32 Panis Y, Belghiti J, Valla D *et al*. Portosystemic shunt in Budd–Chiari syndrome: long-term survival and factors affecting shunt patency in 25 patients in Western countries. *Surgery* 1994; **115**: 276.

33 Pelletier S, Landi B, Piette J-C *et al*. Antiphospholipid syndrome as the second cause of non-tumorous Budd–Chiari syndrome. *J. Hepatol.* 1994; **21**: 76.

34 Pomeroy C, Knodell RG, Swaim WR *et al*. Budd–Chiari syndrome in a patient with the lupus anticoagulant. *Gastroenterology* 1984; **86**: 158.

35 Ringe B, Lang H, Oldhafer K-J *et al*. Which is the best surgery for Budd–Chiari syndrome: venous decompression or liver transplantation? A single-centre experience with 50 patients. *Hepatology* 1995; **21**: 1337.

36 Schluger LK, Cubukcu O, Klion F *et al*. Unexplained Budd–Chiari syndrome in a young man. *Hepatology* 1995; **21**: 584.

37 Schraut WH, Chilcote RR. Metastatic Wilms' tumour causing acute hepatic-vein occlusion (Budd–Chiari syndrome). *Gastroenterology* 1985; **88**: 576.

38 Shaked A, Goldstein RM, Klintmalm GB *et al*. Portosystemic shunt vs. orthotopic liver transplantation for the Budd–Chiari syndrome. *Surg. Gynecol. Obstet.* 1992; **174**: 453.

39 Shrestha R, Durham HD, Wachs M *et al*. Use of transjugular intrahepatic portosystemic shunt as a bridge to transplantation in fulminant hepatic failure due to Budd–Chiari syndrome. *Am. J. Gastroenterol.* 1997; **92**: 2304.

40 Svensson PJ, Dahlback B. Resistance to activated protein C

as a basis for venous thrombosis. *N. Engl. J. Med.* 1994; **330**: 517.

41 Takayasu K, Muramatsu Y, Moriyama N *et al*. Radiological study of idiopathic Budd–Chiari syndrome complicated by hepatocellular carcinoma. A report of four cases. *Am. J. Gastroenterol*. 1994; **88**: 249.

42 Tanaka M, Wanless IR, Pathology of the liver in Budd–Chiari syndrome: portal vein thrombosis and the histogenesis of veno-centric cirrhosis, veno-portal cirrhosis, and large regenerative nodules. *Hepatology* 1998; **27**: 488.

43 Tavill AS, Wood EJ, Kreel L *et al*. The Budd–Chiari syndrome: correlation between hepatic scintigraphy and the clinical, radiological and pathological findings in 19 cases of hepatic venous outflow obstruction. *Gastroenterology* 1975; **68**: 509.

44 Uddin W, Ramage JK, Portmann B *et al*. Hepatic venous outflow obstruction in patients with polycystic liver disease: pathogenesis and treatment. *Gut* 1995; **36**: 142.

45 Valla D, Benhamou J-P. Obstruction of the hepatic veins or supra-hepatic inferior vena cava. *Dig. Dis.* 1996; **14**: 99.

46 Valla D, Casadevall N, Lacombe C *et al*. Primary myeloproliferative disorder and hepatic vein thrombosis: a prospective study of erythroid colony formation *in vitro* in 20 patients with Budd–Chiari syndrome. *Ann. Intern. Med.* 1985; **103**: 329.

47 Valla D, Le MG, Poynard T *et al*. Risk of hepatic vein thrombosis in relation to recent use of oral contraceptives: a case–control study. *Gastroenterology* 1986; **90**: 807.

48 Venbrux AC, Savader SJ, Mitchell SE *et al*. Interventional management of Budd–Chiari syndrome. *Semin. Intervent. Radiol.* 1994; **11**: 312.

49 Young ID, Clark RN, Manley PN *et al*. Response to steroids in Budd–Chiari syndrome caused by idiopathic granulomatous venulitis. *Gastroenterology* 1988; **94**: 503.

50 Zajko AB, Claus D, Clapuyt P *et al*. Obstruction to hepatic venous drainage after liver transplantation: treatment with balloon angioplasty. *Radiology* 1989; **170**: 763.

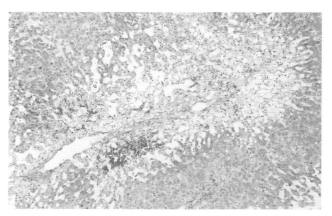

图 11.17　由冠状动脉血栓形成及长期高血压引起的急性心衰。3 区蓝色表现为肝细胞消失或坏死。肝窦扩张伴有区域性出血。(Picro–Mallory 染色, ×25)(见彩图)

## 循环衰竭

右心房压力升高容易传导到肝静脉。肝细胞对缺氧敏感,所以心衰、低血压或肝血流减少时将影响并损伤肝功能。同时肝左叶比肝右叶更易受损。

### 急性心衰和休克时肝脏病变

在急性心衰和休克时肝脏变化是常见的。在肝移植或肿瘤切除过程中肝血流中断之后有缺血性变化。

一些患者表现为轻度黄疸,黄疸多出现在有严重外伤的患者。血清转氨酶明显升高,PT 延长。

光镜下显示 3 区充血伴局部出血(图 11.17)。坏死病灶常伴嗜酸性肝细胞、水肿改变以及多形细胞浸润。坏死区网硬蛋白构架被保留。恢复时,特别是外伤后,有丝分裂明显。休克后可能发生弥漫性肝钙化[28],这可能与缺血后细胞内钙离子平衡失调有关。

### 肝病变机制

这种病变与持续时间有关。血压下降引起肝血流减少和肝动脉血管收缩。血中氧含量减少。3 区细胞比 1 区细胞在更低的氧分压下接受血液,较易出现缺氧和坏死。因此可引起强选择性的内脏血管收缩。

肝细胞损伤由缺氧引起,是代谢不全的基质和代谢产物蓄积的结果,其中的机制有多种。缺氧引起线粒体氧化磷酸化丧失,引起膜功能损害,蛋白合成减少,肝细胞离子稳态发生改变[3]。

低氧能诱导肝细胞内产生过氧化氢,并引起窦内皮细胞凋亡[21]。再灌流过程中,当大量氧自由基流出时,发生更多的组织损伤[31]。引起脂质过氧化伴膜完整性破坏。实验时,再灌流过程中形成的超氧化物可合并一氧化氮(NO)引起肝细胞损伤[18]。自由基过氧硝酸盐可能起主要作用。溶酶体膜可能被过氧化并释放酶到胞质中。尚无满意治疗方法,自由基捕获剂,如维生素 E、谷胱甘肽、维生素 C 的疗效尚在观察中。

### 缺血性肝炎

心输出量急剧下降时,血清转氨酶显著而快速地升高,因此命名为缺血性肝炎。其他的命名有急性肝损伤或缺氧性肝炎,临床表现与急性病毒性肝炎相似。

此类患者通常患有心脏病,常为缺血性或心肌病。在患有冠脉疾病的患者中,有 22% 出现低心输出量,肝血流减少及静脉充血[11]。不伴有炎症的 3 区坏死。尚无肝衰竭的临床表现。未观察到充血性心力衰竭。它可能与肾损害和高血糖症相关[10]。

在肝硬化患者,缺血性肝炎可并发静脉曲张出血[14]。

阻塞性睡眠呼吸暂停症引起的严重动脉缺氧可能是其病因[20]。

血清胆红素、ALP 轻度升高,血清转氨酶、乳酸脱氢酶(LDH)快速而显著升高[12]。贫血纠正后不到一周转为正常。病死率高达 58.6%,这取决于基本病因而并非肝损伤[12]。如果患者有慢性充血性心力衰竭,急性循环衰竭可导致暴发性肝衰竭(FHF)的表现[23]。

### 手术后黄疸

术后很快出现的黄疸可有多种病因。输血,特别是输库存血后,血清胆红素可升高。血液渗入组织是附加因素。

手术、麻醉、休克引起肝细胞功能损害。2%由于严重外伤发生休克的患者出现严重黄疸[24]。如果患者有初发的循环衰竭及心输出量减少,则其肝脏血流灌注明显减少,肾血流亦降低。

手术中麻醉药和其他药物的使用应考虑在内。脓毒症本身可引起严重黄疸,同时导致胆汁淤积。

罕见情况,术后 1~2 天可见胆汁淤积性黄疸。4~10 天达高峰,14~18 天消退。血清生化变化不一。有时血清转氨酶、ALP 升高。血清胆红素水平可升至 23~39mg/100mL,临床表现类似肝外胆道梗阻。这些患者都有休克发作及输血史。肝组织学显示轻度异常。胆汁淤积的机制不详,必要时可行肝穿刺活检。

严重腹外伤、术后腹腔内脓毒症的患者可发生黄疸,同时可引起严重多器官功能衰竭,预后不良[29]。黄疸多为胆汁淤积型,伴有血清结合胆红素升高、ALP升高,及血清转氨酶轻度升高。

内毒素血症和脓毒症可激活炎症介质,导致血管损伤、血管通透性增加、水肿、氧运输受损[5]。

肝动脉血流灌注减少后,胆管灌注也减少(缺血性胆管炎)[2]。

大鼠肝脏缺血后,随着膜及膜骨架结构的改变,胆管细胞内 ATP 逐渐消耗[9]。

### 心脏手术后黄疸

心肺分流术后的患者有 20%会发生黄疸[6,7],并且预后不佳。通常是在手术后第二天便出现黄疸。血清中升高的胆红素为结合胆红素,在存活者中,其水平在 2~4 周后降至正常。血清碱性磷酸酶可能正常或仅轻度升高,而转氨酶经常升至一个较高水平。老年患者特别危险。黄疸明显与多个瓣膜置换、输血过多、旁路时间长有关。

可能由许多因素引起。肝脏可能已经受到长时间心衰的损害。手术中低血压、休克、低温亦起作用。感染、用药(包括抗凝药)、麻醉必须考虑到。

肝血流降低,输血后血清胆红素增加。体外循环的管道导致红细胞寿命缩短,气体微栓子、血小板凝集物及杂质在血循环中增加。

现在乙型和丙型病毒性肝炎已很少见。可能会出现巨细胞病毒性肝炎。

### 充血性心力衰竭时的肝脏

#### 病理变化[16]

在因心力衰竭而死亡的患者中,肝脏的自溶非常迅速[26]。利用尸检进行评估并不可靠。

**肉眼改变** 肝脏肿大,呈紫红色,边缘圆钝。结节不明显,可见肝细胞形成的结节(再生性增生)。切面(图 11.18)可见增厚的肝静脉。肝脏可见出血,3 区黄(脂肪变性)红(出血)相间。

**组织学改变** 肝静脉扩张,肝窦充血。注入它的肝窦外周有较大范围的充血。在严重病例,有明显的肝细胞坏死区的出血。肝细胞不同程度变性,但 1 区被相对正常肝细胞包围,同 3 区萎缩的程度呈相反的表现。组织活检显示 1/3 的病例有脂肪变性。这与普通尸检的表现形成对比。细胞浸润不明显。

**3 区变性细胞常含棕色脂色素** 当这些细胞裂解后,色素被自由释放出来。重度黄疸者 1 区可见明显的胆栓。3 区 PAS 阳性,耐淀粉酶透明小体亦可见[15]。

**3 区网硬纤维浓聚** 胶原增加,中央静脉显示硬化。3 区静脉壁偏心性增厚或堵塞,静脉周围的瘢痕扩展到小叶[16]。如果心衰持续或复发,在中央静脉间形成纤维桥,以致未受影响的汇管区被纤维组织环所包绕(再生胆管)(图 11.19)。其后,汇管区受累并发生复杂的肝硬化。但真正的心源性肝硬化罕见。

#### 机制(图11.20)

缺氧导致 3 区肝细胞变性,肝窦扩张及胆管分泌减少。内毒素经过肠壁弥散至门静脉血中,使该作用增强[27]。当血流流经肝窦床时,肝脏通过增加摄氧量而进行代偿。迪塞间隙的胶原化在降低氧弥散中仅起微弱的作用。

坏死与低心输出量相关[1]。3 区的充血与肝静脉的压力增加相关[1]。

血栓开始在肝窦处形成,可播散到静脉形成继发

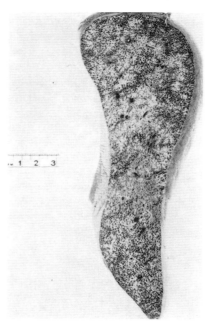

**图11.18**　因充血性心力衰竭而死亡的患者的肝脏切面。可见扩张的肝静脉。浅色的脂肪变性区与暗色的充血、出血区相间。

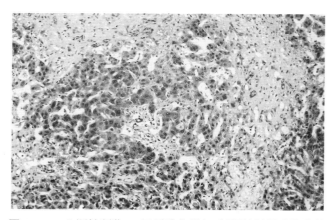

**图11.19**　心源性硬化。3区纤维化增加,间隔扩展并连接其他的中央静脉,将肝细胞形成的结节隔离。(HE染色)(见彩图)

灶,导致门静脉血栓、缺血、肝实质损害和纤维化[30]。

**临床表现**

轻度黄疸较常见,而严重的黄疸罕见,并伴有慢性充血性心力衰竭。住院患者,肺源性心脏病是血清胆红素水平升高的最常见原因。水肿区无黄疸,因胆红素与蛋白结合,蛋白含量低的液体不进入水肿区。

黄疸部分是肝源性的,3区坏死范围越大黄疸越严重(图11.21)[26]。

胆红素从梗死区或单从肺淤血释放出,过量的进入缺氧的肝脏。有轻度肝细胞损伤伴黄疸的心衰患者常有肺梗死[26]。血清中可见非结合胆红素。

患者常述有右上腹痛,为肝脏增大后肝被膜牵张所致。硬而光滑的肝脏下缘可达平脐处,并有触痛。

右心房压力升高易传导到肝静脉。值得注意的是在三尖瓣关闭不全时肝静脉压描记法类似右心房压力。可触到的肝脏收缩期搏动与压力传导相关。收缩期前肝脏搏动出现于三尖瓣狭窄时,双手触诊可感觉到。这种可扩张性不同于由主动脉或肥大的右心室引起的上腹部搏动。记录准确的搏动时间是重要的。

心力衰竭时,肝脏的压力增加,静脉回流增加,颈静脉压升高,这是由于右心衰竭无力处理增加的血流。肝颈静脉回流征可以鉴别颈静脉压力及评估肝脏和颈静脉间的静脉通道是否开放。当肝静脉阻塞,或主要纵隔或颈静脉关闭时反流消失,这对于诊断三尖瓣反流是有用的[19]。

所有门脉系统路径的压力可通过心房压力反映出来。多普勒超声显示在严重的心衰时门静脉的搏动

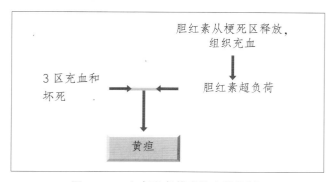

**图11.20**　心衰患者黄疸发生的机制。

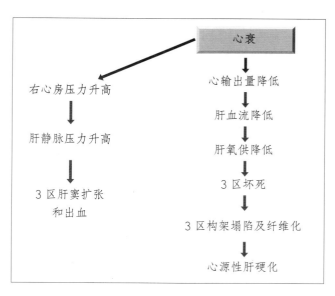

**图11.21**　心衰时肝脏组织学改变的可能机制。

增强[13]。

腹水与特别高的静脉压、低心输出量及严重的 3 区坏死相关。二尖瓣狭窄、三尖瓣关闭不全或狭窄性心包炎的患者，腹水可能超出水肿比例及心力衰竭的表现。腹水蛋白含量升高到 2.5g/dL 以上，与柏–查综合征的表现类似[25]。

脑缺氧可致神智错乱、嗜睡和昏迷。偶尔可见即将发生的肝性脑病的表现。脾肿大较常见。除非在较严重的与缩窄性心包炎相关的心源性硬化中，其他门脉高压的表现不常见。

加强 CT 显示，早期扫描见逆行性肝静脉不透光，在静脉期肝脏呈弥散性增强的斑片影[22]。

长期患有二尖瓣代偿失调性疾病伴三尖瓣关闭不全的患者或狭窄性心包炎的患者应怀疑心源性肝硬化。当上述情况经外科手术缓解后患病率可下降。

### 生化改变

生化改变很小，并与心衰的严重程度相一致。

在充血性衰竭时血清胆红素水平通常超过 1mg/dL，1/3 超过 2mg/dL[26]。当超过 5mg/dL，甚至达到 26.9mg/dL 时，黄疸可能加重。有晚期二尖瓣疾病和正常血清胆红素浓度的患者，有正常的胆红素摄取能力，但清除结合胆红素能力降低，这与肝血流减少有关[4]。以上都会引起术后黄疸。

血清 ALP 通常正常或轻度升高。血清白蛋白可能轻度降低。蛋白可能通过肠道丢失。

血清转氨酶在急性衰竭时高于慢性衰竭，并且与休克及 3 区坏死程度相一致。高浓度的转氨酶与黄疸的相关性可能类似于急性病毒性肝炎。

### 预后

预后取决于基础的心脏疾病。心源性黄疸，特别是重度黄疸，预后很差。

心源性肝硬化并不会引起不良的预后。如果心力衰竭对治疗有反应，心源性肝硬化可能会代偿。

### 缩窄性心包炎时的肝脏

临床表现及肝脏的病变与柏–查综合征相似。

肝被膜明显增厚，类似冰糖（慢性增生性肝周炎）。显微镜下可见心源性肝硬化表现。

无黄疸。肝大、质硬，可能出现搏动[8]。腹水量增多。

诊断时必须有来源于硬化或肝静脉阻塞的腹水[17]。本病表现有奇脉，静脉搏动，心包钙化。超声心动图、心电图、心脏插管有助于诊断。

治疗依心脏情况而定。如果心包切除术可行，对肝脏的预后好，但恢复可能较慢。成功手术后 6 个月，肝功能有改善、肝脏回缩。心源性肝硬化不能完全消退，但纤维化带可以变窄且无血管供应。

（张清泉　郑雁 译　王大伟　高沿航　牛俊奇 校）

### 参考文献

1　Arcidi JM Jr, Moore GM, Hutchins GM. Hepatic morphology in cardiac dysfunction. A clinicopathologic study of 1000 subjects at autopsy. *Am. J. Pathol.* 1981; **104**: 159.

2　Batts KP. Ischemic cholangitis. *Mayo Clin. Proc.* 1998; **73**: 380.

3　Berger ML, Reynolds RC, Hagler HK *et al.* Anoxic hepatocyte injury: role of reversible changes in elemental content and distribution. *Hepatology* 1989; **9**: 219.

4　Bohmer T, Kjekshus E, Nitter-Hauge S. Studies on the elevation of bilirubin preoperatively in patients with mitral valve disease. *Eur. Heart J.* 1994; **15**: 10.

5　Carrico JC, Meakins JL, Marshall JC *et al.* Multiple-organ failure syndrome. *Arch. Surg.* 1986; **121**: 196.

6　Chu C-M, Chang C-H, Liaw Y-F *et al.* Jaundice after open heart surgery: a prospective study. *Thorax* 1984; **39**: 52.

7　Collins JD, Bassendine MF, Ferner R *et al.* Incidence and prognostic importance of jaundice after cardiopulmonary bypass surgery. *Lancet* 1983; **i**: 1119.

8　Coralli RJ, Crawley IS. Hepatic pulsations in constrictive pericarditis. *Am. J. Cardiol.* 1986; **58**: 370.

9　Doctor RB, Dahl RH, Salter KD *et al.* Reorganization of cholangiocyte membrane domains represents an early event in rat liver ischaemia. *Hepatology* 1999; **29**: 1364.

10　Gitlin N, Serio KM. Ischemic hepatitis: widening horizons. *Am. J. Gastroenterol.* 1992; **87**: 831.

11　Henrion J, Descamps O, Luwaert R *et al.* Hypoxic hepatitis in patients with cardiac failure: incidence in a coronary care unit and measurement of hepatic blood flow. *J. Hepatol.* 1994; **21**: 696.

12　Hickman PE, Potter JM. Mortality associated with ischaemic hepatitis. *Aust. NZ J. Med.* 1990; **20**: 32.

13　Hosoki T, Arisawa J, Marukawa T *et al.* Portal blood flow in congestive heart failure: pulsed duplex sonographic findings. *Radiology* 1990; **174**: 733.

14　Kamiyama T, Miyakawa H, Tajiri K. Ischemic hepatitis in cirrhosis. Clinical features and prognostic implications. *J. Clin. Gastroenterol.* 1996; **22**: 126.

15　Klatt EC, Koss MN, Young TS *et al.* Hepatic hyaline globules associated with passive congestion. *Arch. Pathol. Lab. Med.* 1988; **112**: 510.

16　Lefkowitch JH, Mendez L. Morphologic features of hepatic injury in cardiac disease and shock. *J. Hepatol.* 1986; **2**: 313.

17　Lowe MD, Harcombe AA, Grace AA *et al.* Restrictive-constrictive heart failure masquerading as liver disease. *Br. Med. J.* 1998; **318**: 585.

18　Ma TT, Ischiropoulos H, Brass CA. Endotoxin-stimulated nitric oxide production increases injury and reduces rat liver chemiluminescence during reperfusion. *Gastroenterology* 1995; **108**: 463.

19　Maisel AS, Atwood JE, Goldberger AL. Hepatojugular reflux: useful in the bedside diagnosis of tricuspid regurgitation. *Ann. Intern. Med.* 1984; **101**: 781.

20　Mathurin P, Durand F, Ganne N *et al.* Ischemic hepatitis due to obstructive sleep apnea. *Gastroenterology* 1995; **109**: 1682.

21 Motoyama S, Minamiya Y, Saito S *et al.* Hydrogen peroxide derived from hepatocytes induces sinusoidal cell apoptosis in perfused hypoxic rat liver. *Gastroenterology* 1998; **114**: 153.

22 Moulton JS, Miller BL, Dodd GD III *et al.* Passive hepatic congestion in heart failure: CT abnormalities. *Am. J. Roentgenol.* 1988; **151**: 939.

23 Nouel O, Henrion J, Bernuau J *et al.* Fulminant hepatic failure due to transient circulatory failure in patients with chronic heart disease. *Dig. Dis. Sci.* 1980; **25**: 49.

24 Nunes G, Blaisdell FW, Margaretten W. Mechanism of hepatic dysfunction following shock and trauma. *Arch. Surg.* 1970; **100**: 646.

25 Runyon BA. Cardiac ascites: a characterization. *J. Clin. Gastroenterol.* 1988; **10**: 410.

26 Sherlock S. The liver in heart failure; relation of anatomical, functional and circulatory changes. *Br. Heart J.* 1951; **13**: 273.

27 Shibayama Y. The role of hepatic venous congestion and endotoxaemia in the production of fulminant hepatic failure secondary to congestive heart failure. *J. Pathol.* 1987; **151**: 133.

28 Shibuya A, Unuma T, Sugimoto M *et al.* Diffuse hepatic calcification as a sequela to shock liver. *Gastroenterology* 1985; **89**: 196.

29 te Boekhorst T, Urlus M, Doesburg W *et al.* Etiologic factors of jaundice in severely ill patients: a retrospective study in patients admitted to an intensive care unit with severe trauma or with septic intra-abdominal complications following surgery and without evidence of bile duct obstruction. *J. Hepatol.* 1988; **7**: 111.

30 Wanless IR, Liu JJ, Butany J. Role of thrombosis in the pathogenesis of congestive hepatic fibrosis (cardiac cirrhosis). *Hepatology* 1995; **21**: 1232.

31 Weisiger RA. Oxygen radicals and ischemic tissue injury. *Gastroenterology* 1986; **90**: 494.

## 胆红素代谢[37]

胆红素是血红素的终末产物，主要（80%～85%）来源于血红蛋白，仅少量来源于其他含血红素的蛋白，如细胞色素 P450（图 12.1）。每天形成胆红素约 300mg。血红蛋白产生胆红素的场所是在网状内皮细胞。

转化血红素成胆红素的酶是微粒体血红素氧化酶（图 12.2）。卟啉环断裂选择性地发生在 α-甲烷桥。α-桥碳原子被转变成一氧化碳，原来桥的功能被来源于分子氧的两个氧原子取代。产生的线性四吡咯有 IXα-胆绿素的结构，在细胞溶质酶——胆绿素还原酶的作用下可以转化为 IXα-胆红素。这样的线性四吡咯应是水溶性的，而胆红素是脂溶性的。脂溶性可用吡咯环的重新排列解释，即内部的氢键掩盖丙酸侧链，使胆红素不溶于水。这个键能被重氮反应中的乙醇打断，转化非结合的、间接的胆红素成为直接反应的胆红素。在活体内，稳定的氢键被葡萄糖醛酸酯化的丙酸基所改变。

循环中的胆红素中大约 20% 不是来源于成熟红细胞的血红素，其中一小部分来源于脾和骨髓的未成熟细胞。在溶血状态下这一部分是增加的。其余来源于血红素蛋白（如肌红蛋白）、细胞色素和未知来源，在肝内形成。

### 肝脏内胆红素的结合和转运（图12.3）

非结合胆红素通过紧密地与白蛋白结合在血浆中被转运。其中一小部分是可通过透析去除的，但这部分可因一些物质，如脂肪酸、有机阴离子，与胆红素竞争性地同白蛋白结合而增加。这对新生儿非常重要，一些药物如磺胺药、水杨酸盐能够促进胆红素弥散入脑，增加核黄疸的危险。

肝脏能从包括脂肪酸、胆汁酸及非胆汁酸盐中提取出有机阴离子，如胆红素，即使其与白蛋白紧密结合。研究表明，胆红素在窦状隙与白蛋白分离，弥散入肝细胞表面的未受扰水层[42]。此前一种预想的白蛋白受体尚未被证实。胆红素从血浆侧转运至细胞内的机

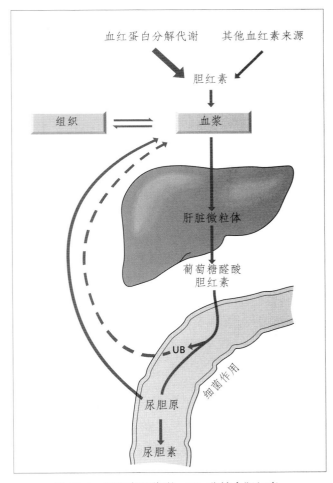

**图 12.1** 胆红素的代谢。UB：非结合胆红素。

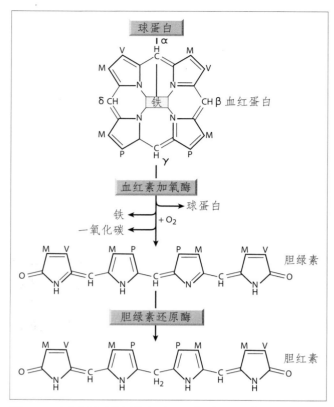

**图 12.2** 血红蛋白代谢为胆红素。M:甲基;P:丙酸盐;V:乙烯基。

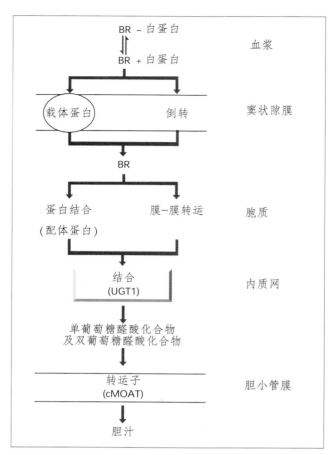

**图 12.3** 肝细胞的胆红素(BR)摄取、代谢及分泌。MOAT:多特异性有机阴离子转运体;UGT1:胆红素尿苷二磷酸葡萄糖醛酸转移酶1。

制涉及转运蛋白,如有机阴离子转运子[37]和(或)胆红素突然倒转(flip-flop)穿过膜[42]。因为在肝脏通过葡萄糖醛酸化,胆红素可以快速被代谢并排入胆汁,而且在胞质中与转运蛋白如谷胱甘肽-S-转移酶 (配体蛋白)结合,因此其摄取非常高效。

非结合胆红素是非极性的(脂溶性),通过结合而转变成极性的(水溶的)化合物,并排泄入胆汁。微粒体酶和胆红素尿苷二磷酸葡萄糖醛酸转移酶(UGT)负责把非结合胆红素转化为单葡萄糖醛酸化合物或双葡萄糖醛酸化合物。胆红素 UGT 是几种 UGT 同工酶之一,UGT 负责许多内源性代谢产物、激素、神经递质的结合反应。

表达胆红素 UGT 的基因在 2 号染色体上,该基因结构复杂(图 12.4)[5,11,36]。在 3' 末端的外显子 2~5 是 UGT 同工酶的永久组件。为得到完整的基因需要 1 个起始的外显子。外显子 1*1 编码胆红素 UGT1*1 的可变区,与所有胆红素的结合有关。另一个起始的外显子 1*4 编码另一个胆红素 UGT 的可变区,尽管能够检测到这种 mRNA ,但它似乎对于胆红素结合不起作用,甚至在胆红素 1*1 没有活性时也不起作用[3,5,36]。其他的起始外显子(外显子 1*6 和 1*7)编码

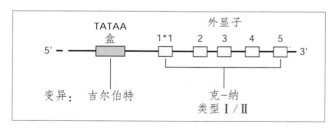

**图 12.4** 带有 5 个外显子和启动子区域(TATAA 盒)的胆红素 UGT1*1 的基因结构。还可能存在其他的第一外显子 (图中未显示),能够与第 2~5 外显子连接,并具有其他的底物特异性。

酚 UGT 酶亚型。因此,在外显子 1 的序列中选择任意一种便产生不同的底物特异性及酶的特性。

UGT1*1 的基因表达还与 5' 端 (相对于外显子 1*1)包含 TATAA 盒的启动子区域相关。

基因结构的细节与非结合高胆红素血症的发病机制有关[吉尔伯特综合征和克-纳综合征(Crigler-Najjar 综合征),后面会详述这两种疾病],肝内结合

酶减少或缺乏。

肝细胞性黄疸时 UGT 水平维持稳定，胆汁淤积时升高。新生儿时减少。

在人胆汁内主要的结合胆红素是双葡萄糖醛酸胆红素。一个简单的微粒体葡萄糖醛酸系统催化胆红素转化成单葡萄糖醛酸化合物和双葡萄糖醛酸化合物。溶血时，高胆红素负荷有利于单葡萄糖醛酸化合物形成，而如果胆红素负荷低或有酶诱导时，双葡萄糖醛酸化合物增加。

虽然胆红素结合成葡萄糖醛酸化合物是最重要的机制，但硫酸盐、木糖、葡萄糖同少量胆红素结合亦可发生，且在胆汁淤积时可能增加。

胆汁淤积性或肝细胞性黄疸晚期，尽管血清胆红素水平很高，但尿中胆红素却检测不到。这可能是由胆红素的第三型——胆红素结合单体引起，其共价结合于白蛋白，不能通过肾小球滤过进入尿液。

胆小管排泄胆红素由 ATP-依赖的多特异性有机阴离子转运体(cMOAT)，亦称多耐药蛋白(MRP-2)介导[23]。在胆红素从血浆向胆汁转运时葡萄糖醛酸化合物的胆汁排出是限速因子。

胆酸被胆盐输出泵(BSEP)排入胆汁。胆红素和胆酸的排出有不同机制，如杜宾-约翰逊综合征有结合胆红素排出的缺陷，而胆盐排泄通常是正常的。胆汁内高比例的结合胆红素同胆固醇、磷脂和胆盐形成混合的分子团。

胆汁内双葡萄糖醛酸化胆红素是极性的（水溶性），因而不从小肠吸收。在结肠，细菌 β-葡萄糖醛酸酶水解结合胆红素，然后还原成尿胆原和尿胆素，由粪便排出（见图 12.1）。新生儿缺乏肠内菌群，经 β 葡萄糖醛酸酶形成的非结合胆红素吸收增加，可加重核黄疸。细菌性胆管炎时，胆红素葡萄糖醛酸化合物在胆管内有一定程度的水解，并使非结合胆红素沉淀。这种机制可能与胆红素结石的产生有重要关系。

尿胆原是非极性的，可很好地从小肠吸收，但从结肠吸收很少。被正常吸收的少量尿胆原重新被肝脏排泄（肠肝循环），一部分被肾脏排出。肝细胞功能异常时，肝脏的重新排泄受损，更多的由尿排泄，这可解释酒精性肝病、发热、心衰、早期病毒性肝炎时的尿胆原尿症。

### 黄疸的组织分布

循环中蛋白结合胆红素不易进入蛋白低的组织液。如果蛋白水平升高，黄疸变得较明显。渗出液比漏出液黄。

黄疸患者脑脊液含少量胆红素，其浓度为血清胆红素的 1/100~1/10。脑膜炎时脑脊液黄色较深，典型的例证是韦尔病，同时存在黄疸和脑膜炎。

深度黄疸眼泪为黄色，这可解释黄视症(Xanthopsia)极罕见的症状。

新生儿基底节可染成黄色（核黄疸），这是由于循环中高浓度非结合胆红素（脂溶性）有亲神经组织的特性。

深度黄疸患者，尿、汗、精液、乳汁含胆红素。胆红素是滑液的正常成分。

瘫痪部位和水肿区域一般无黄染。

胆红素容易与弹力纤维结合，皮肤、巩膜、血管等处含有大量的弹力纤维，容易出现黄疸。这可以解释在从肝炎和胆汁淤积恢复的过程中皮肤黄疸的深度和血清胆红素水平之间存在的差异。

### 决定黄疸深度的因素

即使胆道完全堵塞，黄疸深度也有很大的差别。在初期快速加深之后，大约在堵塞 3 周后，尽管阻塞仍然存在，但血清胆红素水平有所下降。因为黄疸深度与胆红素的产生和肾脏排泄胆红素的能力有关。胆红素的产生速度相差很大，胆红素以外的其他不参与重氮基反应的产物可以在血红素分解代谢过程中产生。肠道黏膜可以允许来自血液的胆红素（可能为非结合的）通过。

在长期胆汁淤积中，皮肤呈绿色，可能是由于胆绿素不发生重氮基反应。

由于结合胆红素是水溶性的，可以渗透入体液，因此比非结合胆红素的黄染更明显。这就是肝细胞性和胆汁淤积性黄疸比溶血性黄疸颜色更深的原因。

## 黄疸的分类

一般分三类（图 12.5 和图 12.6）：肝前性、肝性和胆汁淤积性。有许多是重叠的，特别是肝性和胆汁淤积性黄疸。

**肝前性** 肝细胞胆红素负荷增加，常因溶血所致。表现特点为血清胆红素升高，以非结合胆红素为主，血清转氨酶、ALP 正常。胆红素不能在尿液中检测出来。这种非结合的高胆红素血症也可见于吉尔伯特综合征和克-纳综合征患者，他们有胆红素结合功能

黄疸
游离胆红素升高
(吉尔伯特溶血症)
胆汁淤积性
肝细胞性
急性
慢性
胆管扩张
胆管未扩张


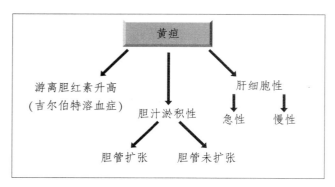

**图 12.5** 黄疸的分类。

障碍。

肝细胞性　这与肝细胞将结合胆红素分泌入胆管功能障碍有关,可能是肝细胞与微胆管间转运系统障碍所致。结合过程是完备的,因此结合胆红素可逆流入循环。血清生化检查显示肝脏酶学由于潜在的病因而升高,病毒性肝炎和药物性肝炎以转氨酶升高为主。黄疸通常迅速出现。疲乏、不适非常明显。如果肝损伤非常严重,可能出现肝功能衰竭的表现,伴肝性脑病、水肿、腹水及自发性或与静脉穿刺相关的瘀斑,这与肝脏凝血因子合成功能降低有关。在病程长的病例,血清白蛋白水平下降。

胆汁淤积性(第13章)　这是由于胆系病变,胆汁不能充分排泄入十二指肠所致,其原因是毛细胆管分泌障碍或在任何部位的胆道机械性梗阻。患者除原发疾病外,通常状态良好且伴有瘙痒。黄疸逐渐加重。血清结合胆红素、碱性磷酸酶、γ-GT、总胆固醇、结合胆酸升高。脂肪痢导致体重减轻和脂溶性维生素 A、D、E、K 及钙吸收不良。

## 黄疸的诊断(表12.1和表12.2,图12.7)

最基本的要求:详询病史,细致查体,并进行常规

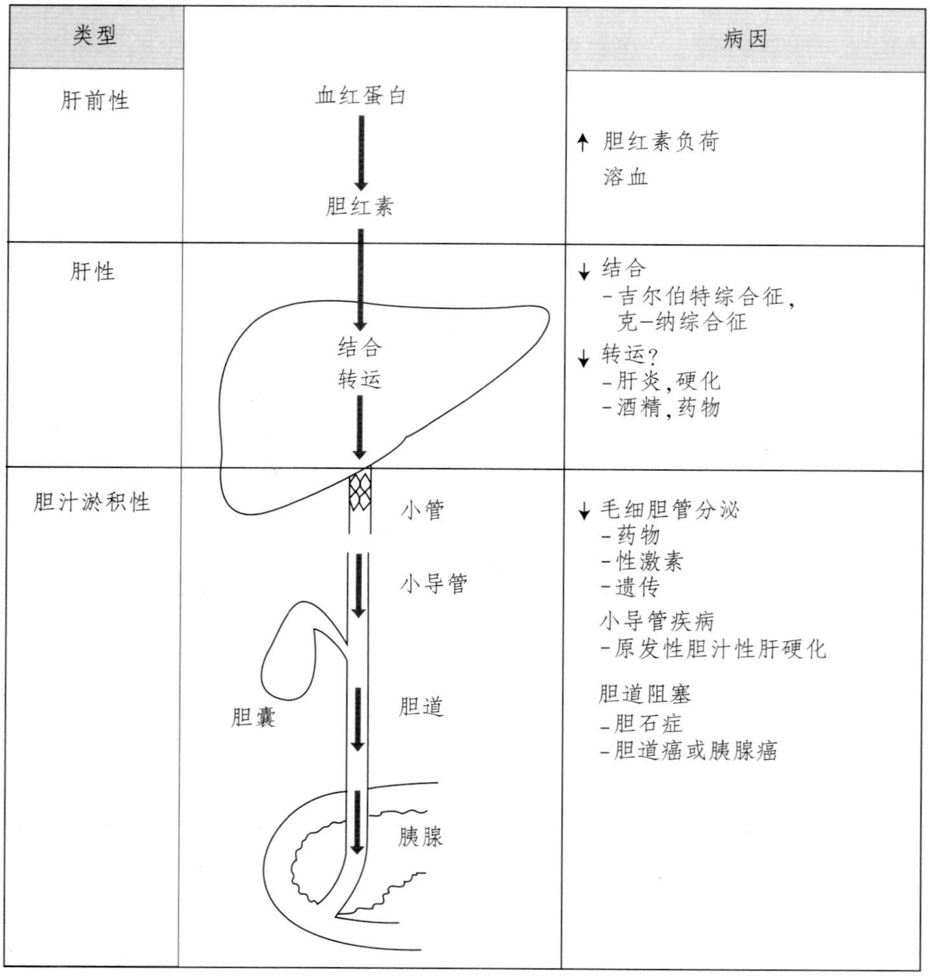

类型
病因
肝前性
血红蛋白
胆红素
↑ 胆红素负荷
溶血
肝性
结合
转运
↓ 结合
-吉尔伯特综合征,
克-纳综合征
↓ 转运?
-肝炎,硬化
-酒精,药物
胆汁淤积性
小管
小导管
胆囊
胆道
胰腺
↓ 毛细胆管分泌
-药物
-性激素
-遗传
小导管疾病
-原发性胆汁性肝硬化
胆道阻塞
-胆石症
-胆道癌或胰腺癌


**图 12.6** 黄疸的分类及病因。

**表 12.1　黄疸患者诊断的初始步骤**

临床病史、体检
尿、便常规
血清生化检查
　胆红素
　转氨酶(ALT、AST)
　碱性磷酸酶、γ-GT
　白蛋白
　定量免疫球蛋白
血常规
　血红蛋白、白细胞、血小板
血涂片
凝血酶原时间(静脉给予维生素 K 前、后)
胸片

ALT：丙氨酸转氨酶；AST：天冬氨酸转氨酶；γ-GT：γ-谷氨酰转肽酶。

生化和血液检查。应观察大便，并做潜血试验。尿常规以检测胆红素、尿胆原。特殊检查如超声、肝组织活检及胆管造影依黄疸的分类而定。

### 临床病史

需注明职业，尤其与酒精有关的职业或接触携带韦尔病大鼠的职业。

来源地(地中海、非洲或远东)可能提示有乙型肝炎或丙型肝炎。

家族史对于黄疸、肝炎和贫血的诊断是非常重要的。阳性家族史对于诊断溶血性黄疸、先天性高胆红素血症和肝炎是有帮助的。

应记录与黄疸患者的接触史，尤其是托儿所、露营地、医院及学校。密切注意有肾脏病史和药物滥用史的患者，注意其前 6 个月的任何注射情况。"注射"包括血液检查、药物滥用、结核菌素试验、牙齿治疗、文身及输注血液或血浆。询问患者之前所进行的可能具有肝毒性的药物治疗情况。并将食用贝类食物及此前曾去过肝炎流行地区的情况记录下来。

以前出现的消化不良、脂肪不耐受及胆绞痛提示胆总管结石病。

胆道术后黄疸提示胆道遗留结石、创伤性狭窄或肝炎。恶性肿瘤术后黄疸可能由于肝脏的转移肿瘤所引起。在医院治疗时由败血症和(或)休克所导致的黄疸较常见，并常被疑为病毒性或药物性肝损伤[41]。

伴黄疸的酒精性肝病患者常有厌食、晨起恶心、腹泻、轻度发热。患者常主诉肝区疼痛。

患癌症者常常出现进行性的健康状况下降和体重减轻。

起病的情形是非常重要的。进行性的恶心、厌食及厌烟(吸烟者)，几天后出现黄疸提示病毒性肝炎或药物性黄疸。胆汁淤积性黄疸进展较慢，常伴有持续瘙痒。发热伴寒战提示有与胆结石或胆道狭窄相关的胆管炎。

几天内尿色加深及粪便灰白见于肝细胞性或阻塞性黄疸。溶血性黄疸大便颜色正常。

肝细胞性黄疸的患者可感觉不适，胆汁淤积性黄疸患者则可只出现瘙痒或黄疸，所有其他症状均由梗阻的原因所导致。

不同程度的持续轻度黄疸提示溶血。代偿性肝硬化的黄疸通常较轻，而且是变化的，大便正常。如合并急性酒精性肝炎可出现深度黄疸，灰白便。

胆石绞痛可持续数小时，且是非间断性疼痛。背

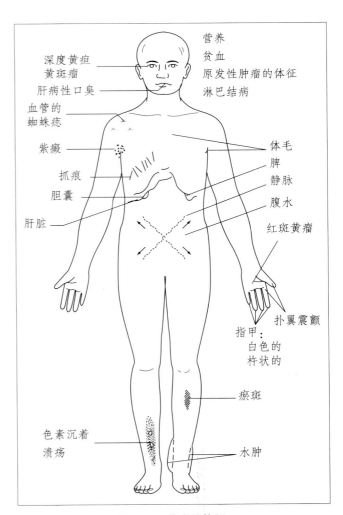

**图 12.7　黄疸的体征。**

表 12.2　急性黄疸常见类型的一般特征

| | 胆总管结石 | 壶腹区周围癌 | 急性病毒性肝炎 | 药物胆汁淤积性黄疸 |
|---|---|---|---|---|
| 病史 | 消化不良、以前有发作 | 无 | 接触史、注射史、输血史或无 | 用药 |
| 疼痛 | 持续的上腹部疼痛、胆绞痛或无 | 持续上腹部疼痛、背部痛或无 | 肝区痛或无 | 无 |
| 瘙痒 | ± | + | 一过性的 | + |
| 黄疸进展速度 | 慢 | 慢 | 快 | 快 |
| 黄疸类型 | 波动或持续 | 持续 | 快速出现,恢复慢 | 不一定,通常很轻 |
| 体重减轻 | 轻到中度 | 进行性 | 轻 | 轻 |
| **体格检查** | | | | |
| 特异质 | 常为女性,肥胖 | 多为 40 岁以上 | 常见于年轻人 | 常为老年女性,精神病患者 |
| 黄疸深度 | 中 | 深 | 可变 | 可变,时有皮疹 |
| 腹水 | 0 | 少见 | 如果病情重或持续时间长可出现 | 0 |
| 肝 | 肿大、轻度触痛 | 肿大,无触痛 | 肿大,有触痛 | 轻度肿大 |
| 胆囊触诊 | 0 | +(有时) | 0 | 0 |
| 胆囊区触痛 | + | 0 | 0 | 0 |
| 脾触诊 | 0 | 偶尔 | 约 20% | 0 |
| 体温 | ↑ | 不经常 | ↑仅起病时 | ↑起病时 |
| **实验室检查** | | | | |
| 白细胞数 | ↑或正常 | ↑或正常 | ↓ | 正常 |
| 白细胞分类 | 多形核白细胞↑ | − | 淋巴细胞↑ | 发病时嗜酸性粒细胞增多 |
| 大便颜色 | 间断灰白 | 灰白 | 不定,浅到深色 | 灰白 |
| 大便潜血 | 0 | ± | 0 | 0 |
| 尿胆原 | + | 无 | −(早期),+(晚期) | −(早期) |
| 血清胆红素($\mu$mol/L) | 通常 50~170 | 逐步升至 250~500 | 与病情严重程度相关 | 不定 |
| 血清 ALP（超过正常倍数） | >3× | >3× | <3× | <3× |
| 血清 AST（超过正常倍数） | <5× | <5× | >10× | >5× |
| 超声和 CT | 结石±胆管扩张 | 胆管扩张±肿瘤 | 脾大 | 正常 |

或上腹部疼痛可能与胰腺癌有关。

### 检查(见图12.7)

**年龄和性别**　经产的、中年、肥胖女性易患胆结石。随着年龄增加,甲型肝炎的发病率逐渐降低,但乙型肝炎、丙型肝炎的发病率并不降低。恶性胆管梗阻的发病率随年龄增加。药物性黄疸在儿童中罕见。

**常规检查**　贫血可能提示溶血性黄疸、肝癌或肝硬化。明显体重减轻提示癌症。溶血性黄疸的患者为轻度黄色,肝细胞性黄疸的患者为橘黄色,持久的胆汁梗阻性黄疸的患者为黄绿色。弓背体位 (hunched-up position)提示胰腺癌。对于酗酒的肝硬化患者应记录其皮肤的体征。怀疑转移癌时应仔细检查乳腺、甲状腺、胃、结肠、直肠、肺,寻找原发肿瘤。应记录淋巴结病变。

**精神状态**　轻度智力下降伴人格改变提示肝细胞性黄疸。肝病性口臭、扑翼样震颤提示出现肝性脑病。

**皮肤变化**　瘀斑提示凝血功能缺陷。前臂、腋下、胫前紫癜可能与肝硬化血小板减少有关。肝硬化的其他皮肤表现包括蜘蛛痣、肝掌、指甲变白、第二性征体毛的减少。

在慢性胆汁淤积性黄疸,可见皮肤抓痕,黑色素沉着,杵状指,眼睑、伸肌面、掌褶处黄瘤,以及角化过度。

在某些类型的先天性溶血性贫血,可见胫前色素沉着及溃疡。

应查找皮肤恶性结节。多发性静脉血栓提示胰体癌。踝部水肿可能提示肝硬化或由于肝或胰腺恶性肿瘤引起的下腔静脉堵塞。

**腹部检查** 脐周腹壁静脉扩张提示门脉侧支循环形成和肝硬化。腹水可能由肝硬化或恶性肿瘤引起。单个的很大的肝脏结节提示肝癌。肝变小提示重型肝炎或肝硬化,可排除肝外胆汁淤积,肝外胆汁淤积的肝脏增大且表面光滑。在酒精性肝病中,脂肪性改变和肝硬化可使肝脏均匀增大。肝炎、充血性心衰、酒精中毒、细菌性胆管炎及偶尔在恶性疾病中,肝脏边缘可有触痛。肝区动脉杂音提示急性酒精性肝炎或原发性肝癌。

胆总管结石可有胆囊触痛,墨菲征阳性。可触到,甚至看到肿大的胆囊,这提示有胰腺癌。

为寻找原发性肿瘤应认真进行腹部检查,其中直肠检查是必要的。

**尿和便** 胆红素尿是病毒性肝炎、药物性黄疸的早期表现。持久的尿胆原缺乏提示胆总管完全堵塞,尿胆原持续过高而胆红素阴性提示溶血性黄疸。

持续灰白便提示胆道堵塞。潜血阳性可能是壶腹、胰腺或消化道的癌症或门脉高压。

### 血清生化检查

血清胆红素能够证实黄疸,并能提示其深度,用于监测病情进展。ALP 的值高出正常值的 3 倍,没有骨骼疾病,且伴有 γ-GT 升高,强烈提示胆汁淤积;ALP 的升高亦可见于非胆汁性肝硬化患者。

短期黄疸时,血清白蛋白、球蛋白几乎没有变化,但在慢性肝细胞性黄疸,通常白蛋白减少,球蛋白升高。电泳分析显示:胆汁淤积性黄疸的 $\alpha_2$、β 球蛋白升高;肝细胞性黄疸的 γ-球蛋白升高。

肝炎患者血清转氨酶升高,而胆汁淤积性黄疸患者血清转氨酶水平一般较低。由于胆结石引起的急性胆管阻塞的患者有时也可见血清转氨酶短暂升高。

### 血液学

白细胞总数降低而淋巴细胞相对增多提示肝细胞性黄疸。多形核白细胞增加可见于酒精性肝炎、重型病毒性肝炎。白细胞增加见于急性胆管炎或恶性肿瘤。如果怀疑溶血,应进行网织红细胞计数检查、血涂片检查、红细胞脆性检查、Coombs 试验和骨髓检查。

如凝血酶原时间延长,静脉给予维生素 $K_1$10mg,连用 3 天,胆汁淤积型患者能恢复正常,而肝细胞性黄疸患者无明显变化。

### 诊断常规

临床评估可将患者分为肝细胞性、浸润性、可能肝外胆道堵塞和肝外胆道堵塞[10]。可以采用不同的诊断方法(图 12.8)。具体方案根据临床评估、具备的设施和每种检查的风险决定。费用也是需要考虑的因素。

一小部分肝外胆管梗阻的患者被误诊为肝内胆汁淤积,而大部分肝内疾病的患者最初被认为患有肝外梗阻。

计算机模式是以临床病史和入院后 6 小时内的血液、生化检查为基础的[29]。这些技术的采用均衡了肝病专科医生较非专科的内科医生强的情况。电脑为基础的系统诊断整体准确率达到 70%,与经验丰富的肝病专科医生相当,但肝病专科医生在做出正确诊断时需要会诊的问题要少一些[7]。

### X线检查

胸部平片能显示原发性、继发性肿瘤,以及由于肝脏增大或肝脏结节导致的右侧横膈膜的不规则和上移。

### 胆管显像

如果患者为胆汁淤积,则应采用胆管显像(见第 13 章)。区分肝细胞性黄疸与外科的主要胆道阻塞性黄疸的第一个步骤是进行超声检查,来显示肝内胆管是否扩张(图 12.8 和图 13.18)。通常接下来会做内镜检查(ERCP),尽管在 MRI 方面的进展使得非介入性 MRCP 检查成为一种替代方法,尤其有内镜检查的相对禁忌证时 (见第 32 章)。如果必须做胆管造影,而 ERCP 已经失败, 或之前已经进行过胆道旁路手术,

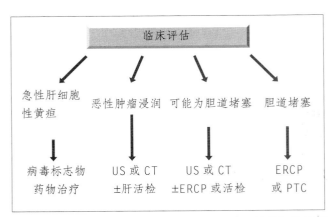

**图 12.8** 诊断黄疸的一个逐步解析方法。CT:计算机体层摄影;ERCP:经内镜逆行胰胆管造影术;PTC:经皮肝穿刺胆道造影;US:超声。

可进行经皮穿刺胆管造影。

### 病毒标志物

可用于检查 HAV、HBV、CMV、EBV 感染（见第 16 和 17 章）。血清中 HCV 抗体在感染后 2~4 个月转为阳性(见第 18 章)。

### 肝脏穿刺活检

急性黄疸一般不做肝活检，只有诊断困难或怀疑肝内病因时才考虑做。深度黄疸不是肝活检的禁忌证。如果影像学检查显示胆管扩张，则适于做胆管造影而不适合做肝脏活检。

如果患者凝血缺陷不能常规经皮肝脏穿刺时，经颈或在 CT 或超声引导下活检伴在穿刺部位进行填塞是有用的(见第 3 章)。

急性病毒性肝炎容易诊断，但胆汁淤积患者的诊断最有难度。不过大多数情况下，经验丰富的肝病专科医生能够区分由于药物或原发性胆汁性肝硬化造成的肝内胆汁淤积和主要胆管阻塞的表现。

### 腹腔镜

暗绿色肝伴巨大胆囊的表现利于肝外胆道梗阻的诊断。直视下肿瘤结节可辨认，并对肿瘤结节行穿刺活检。淡黄绿色肝提示肝炎和肝硬化较明显。腹腔镜下区分由于药物所致的肝内胆汁淤积和由于主要肝胆管肿瘤所致的肝外胆道梗阻有困难。

应把镜下所见的情况拍摄成录像资料。存在黄疸时，腹腔镜探查要比肝穿刺活检安全，但如果必要，两者可以联合使用。

### 剖腹探查

在多种扫描技术尚未使用之前，有时为了明确黄疸的病因，需对患者进行剖腹探查，但这可能会造成患者急性肝脏或肾脏衰竭。目前由于诊断的方法众多，因此剖腹探查便不再适于作为诊断的方法。

## 家族性非溶血性高胆红素血症(表12.3)

尽管血清胆红素正常上限一般被定为 17μmol/L (0.8mg/dL)，但发现约有 5% 健康供血者的胆红素水平偏高，可达 20~50μmol/L。在排除溶血及其他肝病的情况下，被称为家族性胆红素代谢异常。最常见的是 Gilbert 综合征，也可为其他综合征。该病预后较好。确诊是重要的，尤其要与慢性肝病相鉴别，可使患者消除顾虑。确诊要以家族史、病程、无肝细胞病灶、无脾肿大、排除溶血、转氨酶正常为依据，如有必要还要做肝组织活检。

### 原发性高胆红素血症

这是一种由骨髓中早期标记的胆红素产生增加引起的非常罕见的疾病。其病因可能是正常红细胞前体成熟障碍(红细胞合成障碍)。其临床表现为代偿性溶血。外周红细胞的破坏是正常的。这种疾病可能是家族性的[1]。

### 吉尔伯特综合征

本病以 Augustin Gilbert(1858~1927)命名，他是一位巴黎医师[40]。该综合征被定义为：良性、家族性、轻度、非结合高胆红素血症(血清胆红素 17~85μmol/L，即 1~5mg/dL)，其并非由于溶血所致，且肝功能、组织学检查正常。患者占人口的 2%~5%。

本病多在常规体检或因其他原因（如病毒性肝炎)进行血液检查时偶然发现，预后良好。黄疸轻，呈间断性。间发感染或饥饿时加重，伴疲乏、恶心、肝区不适。这些症状可能不比正常对照组明显[21]。没有其他异常体征，脾脏不可触及。

吉尔伯特综合征患者在肝脏胆红素葡萄糖醛酸化方面存在缺陷，约为正常值的 30%。胆汁中含过多的单葡萄糖醛酸胆红素，其含量超过了双葡萄糖醛酸

**表 12.3　单独的血清胆红素升高**

| 类型 | 诊断要点 |
|---|---|
| **非结合胆红素** | |
| 溶血 | 脾肿大；血涂片；网织红细胞升高；Coombs 试验 |
| 吉尔伯特综合征 | 家族性；饥饿时胆红素升高，用苯巴比妥治疗后下降；肝组织活检正常，但结合酶下降。血清转氨酶正常；DNA 分析 |
| 克-纳综合征 | |
| I 型 | 肝内无结合酶；对苯巴比妥无应答；基因表达分析；核黄疸风险；肝移植有效 |
| II 型 | 肝内结合酶缺乏或减少；对苯巴比妥有反应 |
| **结合胆红素** | |
| 杜宾-约翰逊综合征 | 肝活检呈黑色；胆囊造影不显影；BSP 试验二次升高 |
| 罗特尔(Rotor)型 | 肝组织活检正常；胆囊造影正常；BSP 试验无色素摄取 |

BSP：磺溴酞钠。

胆红素。玻利维亚松鼠猴可作为本病的动物模型[26]。

吉尔伯特综合征的遗传学基础已被发现，在编码UGT1*1(见图12.4)基因的启动子区域(A(TA)₆TAA)有一个额外的 TA 双核苷酸，即变成了(A(TA)₇TAA)[3,19]。这是常染色体隐性遗传性疾病,患者为这种异常的纯合型。

在启动子区域基因型和肝胆红素 UGT 酶活性的表达之间存在密切的相关性[27]。7/7 基因型的个体的酶活性最低,杂合子(6/7 基因型)的酶活性介于 7/7基因型和正常 6/6 基因型之间。

对东苏格兰和加拿大因纽特人的调查表明,在那些检测的人中有 12%~17%为基因型 A (TA)₇TAA 等位基因的纯合体[5]。这种基因型不是总与血清胆红素的水平有关,因为环境因素如酒精的摄取,也影响肝胆红素 UGT 酶的活性。

其他不同的 A(TA)nTAA 纯和体的患者的血清总胆红素也有所增高,包括 5/6、5/7 和 7/8 型[5]。

在日本人和其他亚洲人中,TATAA 盒的突变率非常低,约为 3%。研究表明,UGT1*1 基因本身突变的杂合型可能有轻度的高胆红素血症,临床表现与吉尔伯特综合征相似[15]。

启动子序列变长被认为会干扰转录因子 IID 的结合,导致 UGT1*1 基因表达减少。然而,虽然诊断吉尔伯特综合征必须有酶水平降低,但是仅有此因素是不够的,其他因素如肝胆红素摄取减少[24]和隐性溶血在高胆红素血症的发生中也可能起作用。磺溴酞钠(BSP)[24]和甲苯磺丁脲(不需要结合的药物)的清除率可能有轻度损伤。

在吉尔伯特综合征中发现的 TATAA 盒的变化是决定 ABO 血型不合新生儿和非结合高胆红素血症时间延长的新生儿中非结合高胆红素血症的主要因素[13,18]。在肝移植后持续非结合高胆红素血症提示可能是供体肝的 TATAA 盒异常[12]。在遗传性血液病的个体中,这种启动子的变化也影响高胆红素血症的水平[30],包括β-地中海贫血,其也与胆石形成有关[26]。

专科诊断性的检查包括饥饿时血清胆红素增加(图 12.9)[23],服用能够诱导肝结合酶(图 12.10)的苯巴比妥后下降,静脉给予能够增加红细胞渗透脆性的烟碱酸后升高。

薄层色谱法显示非结合胆红素比例明显高于正常人、慢性溶血或慢性肝炎患者,这是具有诊断意义的。饥饿时血清胆汁酸正常或偏低。在肝活检中,胆红素结合酶的值偏低。但吉尔伯特综合征的诊断通常较简单,无需寻求一些专科的方法。胆红素水平升高以

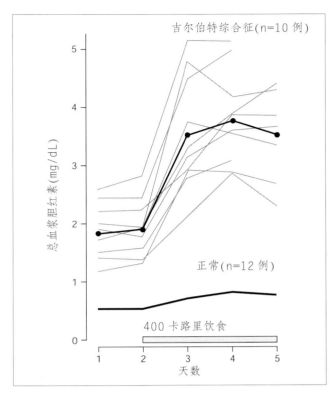

**图 12.9** 吉尔伯特综合征。给予 400 卡路里饮食后血清非结合胆红素水平增加的情况[22]。

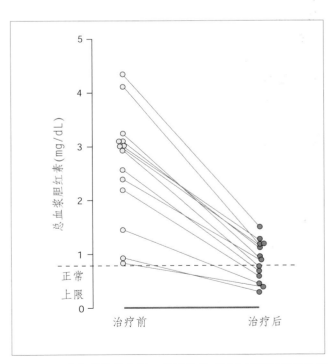

**图 12.10** 吉尔伯特综合征。苯巴比妥对于血清胆红素的作用(60mg,每天三次)[2]。

非结合的为主,肝酶正常,无溶血迹象,这通常足以确诊一些无症状、无异常体征的患者。

吉尔伯特综合征患者的寿命是正常的,唯一需要的是确诊。高胆红素血症是终生的,但不增加发病率[21]。

使用苯巴比妥可使血清胆红素水平下降[2],但由于很少有明显的黄疸,所以很少有患者能从此治疗中受益。患者应被告知,间发性感染、反复呕吐或饥饿可导致黄疸出现。患者的人寿保险属于正常风险范围内。

## 克-纳综合征[11,20]

它是家族性非溶血性黄疸的极端形式,与血清中非常高的非结合胆红素值有关。遗传特征是常染色体隐性遗传。结合酶的缺陷能够在肝脏中发现。胆汁中的总色素是微量的。

### Ⅰ型

在未经治疗的患者中,血清胆红素的水平超过350μmol/L。在肝脏中检测不到胆红素结合酶。胆汁中包含微量的胆红素结合物[11]。由于血清中胆红素水平最终稳定,因此患者一定有一些胆红素代谢替代途径。

分子缺陷发生于胆红素 UGT1*1 基因的五个外显子(1*1~5)之一(见图 12.4)。通过对在 COS 细胞或成纤维细胞中表达的克-纳Ⅰ型突变的分析显示,无结合胆红素活性[33]。

在世界文献中大约有 170 例克-纳Ⅰ型病例的报道[11]。总的患病率尚不清楚。在应用光疗之前,患者可在 1~2 岁间死于核黄疸。在这种并发症中,由于非结合胆红素水平升高,基底神经节和颅神经核黄染。细胞外非结合胆红素通过使凋亡增加而损伤神经元和星形胶质细胞[34]。胆红素脑病可能导致中枢性耳聋、眼球运动麻痹、共济失调、舞蹈症、智力低下、癫痫、痉挛状态及死亡。克-纳综合征的这种并发症通常见于非常年轻的患者,但也可能在年龄较大的患者中发生。

每天进行光疗以保持血清胆红素水平维持在350μmol/L 以下。口服磷酸钙会增强光疗的效果[38]。其对苯巴比妥治疗无效。放血术和血浆置换被用来减少血清中的胆红素,但仅有暂时的疗效。光疗把非结合胆红素降解为包括发光胆红素在内的产物,而发光胆红素是水溶性的,能够排入胆汁。一些光疗降解产物可能自发地恢复为非结合胆红素的天然异构体,而口服钙盐治疗能够阻止它们的重吸收。减少血

清胆红素水平的替代方法是通过血红素加氧酶的作用抑制血红蛋白降解为胆红素。原卟啉(一种血红素加氧酶抑制剂)已被证实能够使非结合胆红素暂时(5~7 周)降低约 30%[28]。

原位的或原位-辅助的肝移植是Ⅰ型克-纳唯一确定的治疗方法。建议肝移植应早做,尤其是当光疗不起作用时[39]。尽管光疗最初很成功,但青春期后其疗效会降低。由于缺乏顺应性和(或)发生促进高胆红素血症的情况,包括感染、药物的相互作用、创伤及手术,通常会有发生核黄疸的危险。

一项对 57 例Ⅰ型克-纳患者的调查显示,37%的患者接受了肝移植[39]。26%的患者发生脑部损伤,但其中半数的损伤是轻度的,而且肝移植仍然是适合的。

在一个病例报道中[9],经皮肝穿刺向门脉内注射正常肝细胞的实验性治疗成功地降低了血清胆红素的水平和缩短了光疗的疗程。

在耿氏大鼠(一种 Wistar 大鼠的突变品系),胆红素 UGT 缺失,有非结合高胆红素血症。这种遗传缺陷与Ⅰ型克-纳相当,伴有所有 UGT 酶共同存在的一个外显子缺失,产生提前成熟的终止密码子,导致合成剪切的、无活性的 UGT 异形体。对耿氏大鼠已经实验性地应用了几种基因治疗的方法,并取得了不同程度的成功[37]。在实验中,通过应用嵌合性寡核苷酸特异位点修复,这种代谢缺陷被纠正[16]。

### Ⅱ型

胆红素结合酶减少到肝脏内正常值的 10%以下,尽管存在,但常规方法检测不到。血清胆红素通常不超过 350μmol/L。在一岁以内半数的患者存在黄疸,但也可到 30 岁才出现。在饥饿或合并疾病时可以出现高胆红素血症的急性加重,并可能出现胆红素脑病[20]。患者对苯巴比妥反应明显,并可以活到成年。

胆红素 UGT1*1 基因的 DNA 分析(见图 12.4)提示外显子 1*1~5[4,11]的突变。但这些突变的表达分析表明残存的酶的活性(解释了血清胆红素浓度较克-纳Ⅰ型低的原因)、胆汁中葡萄糖醛酸的存在及苯巴比妥的作用。

一些克-纳综合征患者的亲属的血清胆红素浓度增加,比真的克-纳综合征患者低,但比吉尔伯特综合征患者高[19]。对 UGT1*1 基因的分析提示这些患者是复合杂合子,一个等位基因有吉尔伯特的 TATAA 盒的突变,而另一个有克-纳突变[3,36]。

Ⅱ型并不总是良性的,应给予光疗和苯巴比妥以使血清胆红素水平低于 340μmol/L(26mg/dL)。

区分 I 型、II 型克-纳综合征可以通过观察其对苯巴比妥治疗的反应来判断。I 型患者对治疗无反应。II 型患者血清胆红素水平下降超过 25%，但也有例外存在，一些 II 型患者对苯巴比妥治疗无反应。这些患者的具体诊断可以通过体外在 COS 细胞或成纤维细胞中突变 DNA 的表达来确定。但这种方法太昂贵以致无法常规应用[33]。一种替代方法是使用苯巴比妥后，分析十二指肠胆汁。在 II 型患者胆汁中单、双结合物增加，而 I 型中检测到微量的单结合的胆红素[35]。

### 杜宾－约翰逊综合征

杜宾-约翰逊综合征是一种慢性的、良性的、间断性黄疸发作的疾病，伴结合和非结合(一部分)高胆红素血症，以及胆红素尿。为常染色体隐性遗传，最常见于中东伊朗和犹太人。此病由编码 cMOAT 的基因突变所致[23]。这种转运缺陷决定了其诊断的方法，即延长的磺溴酞钠试验[17]。静脉注射 BSP 后最初血清中水平下降，其后上升，在 120 分钟时其值超过 45 分钟时的水平(图 12.11)，这是由正常情况下经过 cMOAT 分泌入胆汁的结合性谷胱甘肽逆流入血循环所致，所以在这个过程中转运的缺陷使粪卟啉 I 在尿中排泄增加。对纯合的转运小管基因上存在突变的 T 调节细胞缺失的大鼠的研究显示，它们以上述表现及其他生化学缺陷为特征。

肉眼观，肝脏呈暗绿色(黑色肝黄疸)(图 12.12)。在切片上，肝细胞呈棕色色素，既不是铁亦不是胆汁(图 12.13)。在肝内色素和血清胆红素水平之间没有相关性。这种色素的化学性质尚未确定。曾经以为是黑色素，现在资料支持：酪氨酸、苯丙氨酸、色氨酸阴离子的代谢产物分泌受损[14]。

电镜显示与溶酶体有关的致密体中的色素(图 12.14)。

无瘙痒，血清 ALP、胆酸正常。

静脉给予对比介质的胆囊造影不显影，但 $^{99m}$Tc-HIDA 排泄试验显示正常的肝、胆管和胆囊。

### 罗特尔型

为慢性家族性结合性高胆红素血症的一种相似类型，与杜宾-约翰逊综合征类似，主要区别在于其肝细胞内无棕色色素[32]。电镜见线粒体、过氧化物酶体异常[8]。

胆囊造影显像也有区别，BSP 试验中没有二次升

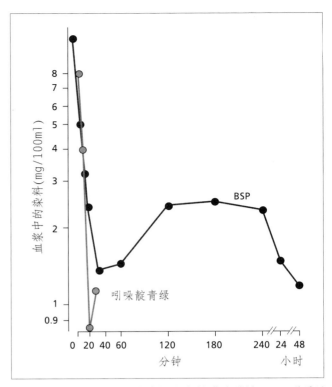

**图 12.11** 杜宾-约翰逊综合征患者的磺溴酞钠(BSP)耐受试验(5mg/kg，静脉注射)。在第 40 分钟，BSP 水平大致下降至正常水平，在第 120、180 和 240 分钟再次升高。在第 48 小时，血中仍然能够检测到染料。同时显示出吲哚靛青绿试验，其在第 20 分钟时正常，但在第 30 分钟时有升高趋势。

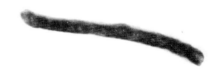

**图 12.12** 杜宾-约翰逊综合征患者的肝穿刺活检显示棕黑色。(见彩图)

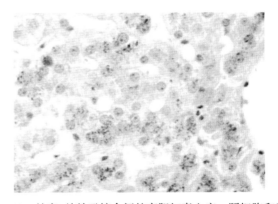

**图 12.13** 杜宾-约翰逊综合征的高胆红素血症。肝细胞和库普弗细胞内充满黑色色素，该色素呈脂褐素染色反应。(HE 染色，×275)(见彩图)

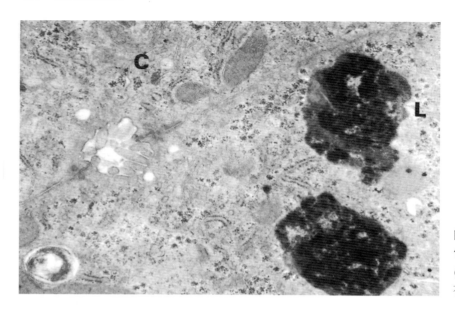

图 12.14 杜宾-约翰逊综合征。电镜显示正常的带有完整微绒毛的胆小管（C）。溶酶体（L）增大，形状不规则，包含颗粒状物质，并常有膜包围的脂滴。

高。引起 BSP 潴留的异常与肝脏摄取障碍有关，而在杜宾-约翰逊综合征其与排泄有关。99mTc-HIDA 排泄试验无法显示肝、胆囊、胆管。

同胆汁淤积型一样，总尿粪卟啉升高。

家族史研究结果为常染色体遗传。罗特尔型预后良好。

### 家族性非溶血性高胆红素血症群

各种先天性高胆红素血症综合征之间有很多重叠。不管肝细胞是否有色素，患者被发现有相似的结合性高胆红素血症的家族史。在非结合性高胆红素血症的患者，发现有肝脏的色素沉着[6]。在一个大的家族中首发的患者有典型的杜宾-约翰逊表现，但在家族中最常见的异常是非结合性高胆红素血症[6]。在另一个家族中，在同一个患者结合性和非结合性高胆红素血症交替出现[31]。这些情况使区分群体和决定遗传性方面更加复杂。

（张清泉 汪杨 译 尤红 阚慕洁 牛俊奇 校）

### 参考文献

1 Arias IM. Chronic unconjugated hyperbilirubinaemia (CUH) with increased production of bile pigment not derived from the haemoglobin of mature, circulating erythrocytes. *J. Clin. Invest.* 1962; **41**: 1341.

2 Black M, Sherlock S. Treatment of Gilbert's syndrome with phenobarbitone. *Lancet* 1970; **i**: 1359.

3 Bosma PJ, Chowdhury JR, Bakker C *et al.* The genetic basis of the reduced expression of bilirubin UDP-glucuronosyltransferase 1 in Gilbert's syndrome. *N. Engl. J. Med.* 1995;

**333**: 1171.

4 Bosma PJ, Goldhoorn B, Elferink RPJO *et al.* A mutation in bilirubin uridine 5'-diphosphate-glucuronosyltransferase isoform 1 causing Crigler–Najjar syndrome Type II. *Gastroenterology* 1993; **105**: 216.

5 Burchell B, Hume R. Molecular genetic basis of Gilbert's syndrome. *J. Gastroenterol. Hepatol.* 1999; **14**: 960.

6 Butt HR, Anderson VE, Foulk WT *et al.* Studies of chronic idiopathic jaundice (Dubin–Johnson syndrome). II. Evaluation of a large family with the trait. *Gastroenterology* 1966; **51**: 619.

7 Camma C, Garofalo G, Almasio P *et al.* A performance evaluation of the expert system 'jaundice' in comparison with that of three hepatologists. *J. Hepatol.* 1991; **13**: 279.

8 Evans J, Lefkowitch J, Lim CK *et al.* Fecal porphyrin abnormalities in a patient with features of Rotor's syndrome. *Gastroenterology* 1981; **81**: 1125.

9 Fox, IJ, Chowdhury JR, Kaufman SS *et al.* Treatment of the Crigler–Najjar syndrome type I with hepatocyte transplantation. *N. Engl. J. Med.* 1998; **338**: 1422.

10 Frank BB. Clinical evaluation of jaundice. A guideline of the patient care committee of the American Gastroenterological Association. *JAMA* 1989; **262**: 3031.

11 Jansen PLM. Diagnosis and management of Crigler–Najjar syndrome. *Eur. J. Paediatr.* 1999; **158** (Suppl. 2): S89.

12 Jansen PLM, Bosma PJ, Bakker C *et al.* Persistent unconjugated hyperbilirubinemia after liver transplantation due to an abnormal bilirubin UDP-glucuronosyltransferase gene promotor sequence in the donor. *J. Hepatol.* 1997; **27**: 1.

13 Kaplan M, Hammerman C, Renbaum P *et al.* Gilbert's syndrome and hyperbilirubinaemia in ABO-incompatible neonates. *Lancet* 2000; **356**: 652.

14 Kitamura T, Alroy J, Gatmaitan Z *et al.* Defective biliary excretion of epinephrine metabolites in mutant (TR−) rats: relation to the pathogenesis of black liver in the Dubin–Johnson syndrome and Corriedale sheep with an analogous excretory defect. *Hepatology* 1992; **15**: 1154.

15 Koiwai O, Nishizawa M, Hasada K *et al.* Gilbert's syndrome is caused by heterozygous missense mutation in the gene for bilirubin UDP-glucuronosyltransferase. *Hum. Mol. Gen.* 1995; **4**:1183.

16 Kren BT, Parashar B, Bandyopadhyay P *et al.* Correction of the UDP-glucuronosyltransferase gene defect in the Gunn rat model of Crigler–Najjar syndrome type I with a chimeric oligonucleotide. *Proc. Natl. Acad. Sci. USA* 1999; **96**: 10349.

17 Mandema E, De Fraiture WH, Nieweg HO *et al.* Familial chronic idiopathic jaundice (Dubin–Sprinz disease) with a note on bromsulphalein metabolism in this disease. *Am. J. Med.* 1960; **28**: 42.

18 Monaghan G, McLellan A, McGeehan A *et al.* Gilbert's syndrome is a contributory factor in prolonged unconjugated hyperbilirubinemia of the newborn. *J. Paediatr.* 1999; **134**: 441.

19 Monaghan G, Ryan M, Seddon R *et al.* Genetic variation in bilirubin UDP-glucuronosyltransferase gene promoter and Gilbert's syndrome. *Lancet* 1996; **347**: 578.

20 Nowicki MJ, Poley JR *et al.* The hereditary hyperbilirubinaemias. *Bailliere's Clin. Gastroenterol.* 1998; **12**: 355.

21 Olsson R, Stigendal L. Clinical experience with isolated hyperbilirubinemia. *Scand. J. Gastroenterol.* 1989; **24**: 617.

22 Owens D, Sherlock S. The diagnosis of Gilbert's syndrome: role of the reduced caloric intake test. *Br. Med. J.* 1973; **iii**: 559.

23 Paulusma CC, Kool M, Bosma PJ *et al.* A mutation in the human canalicular multispecific organic anion transporter gene causes the Dublin–Johnson syndrome. *Hepatology* 1997; **25**: 1539.

24 Persico M, Persico, E, Bakker CTM *et al.* Hepatic uptake of organic anions affects the plasma bilirubin level in subjects with Gilbert's syndrome mutations in UGT1A1. *Hepatology* 2001; **33**: 627.

25 Portman OW, Chowdhury JR, Chowdhury NR *et al.* A non-human primate model of Gilbert's syndrome. *Hepatology* 1984; **4**: 175.

26 Premawardhena A, Fisher CA, Fathiu F *et al.* Genetic determinants of jaundice and gallstones in haemoglobin E β thalassaemia. *Lancet* 2001; **357**: 1945.

27 Raijmakers MTM, Jansen PLM, Steegers EAP *et al.* Association of human liver bilirubin UDP-glucuronyltransferase activity with a polymorphism in the promoter region of the UGT1A1 gene. *J. Hepatol.* 2000; **33**: 348.

28 Rubaltelli FF, Guerrini P, Reddie E *et al.* Tin-protoporphyrin in the management of children with Crigler–Najjar disease. *Paediatrics* 1989; **84**: 728.

29 Saint-Marc Girardin M-F, Le Minor M, Alperovitch A *et al.* Computer-aided selection of diagnostic tests in jaundiced patients. *Gut* 1985; **26**: 961.

30 Sampietro M, Iolascon A. Molecular pathology of Crigler–Najjar type I and II and Gilbert's syndromes. *Haematologica* 1999; **84**: 150.

31 Satler J. Another variant of constitutional familial hepatic dysfunction with permanent jaundice and with alternating serum bilirubin relations. *Acta Hepatosplen.* 1966; **13**: 38.

32 Schiff L, Billing BH, Oikawa Y. Familial nonhemolytic jaundice with conjugated bilirubin in the serum. A case study. *N. Engl. J. Med.* 1959; **260**: 1314.

33 Seppen J, Bosma PJ, Goldhoorn, BG *et al.* Discrimination between Crigler–Najjar type I and II by expression of mutant bilirubin uridine diphosphate glucuronosyl transferase. *J. Clin. Invest.* 1994; **94**: 2385.

34 Silva RFM, Rodrigues CMP, Brites D. Bilirubin-induced apoptosis in cultured rat neural cells is aggravated by chenodeoxycholic acid but prevented by ursodeoxycholic acid. *J. Hepatol.* 2001; **34**: 402.

35 Sinaasappel M, Jansen PLM. The differential diagnosis of Crigler–Najjar disease, types 1 and 2, by bile pigment analysis. *Gastroenterology* 1991; **100**: 783.

36 Strassburg CP, Manns MP. Jaundice, genes and promoters. *J. Hepatol.* 2000; **33**: 476.

37 Tiribelli C, Ostrow JD. New concepts in bilirubin and jaundice: report of the Third International Bilirubin Workshop, April 6–8, 1995, Trieste, Italy. *Hepatology* 1996; **24**: 1296.

38 van der Veere CN, Jansen PLM, Sinaasappel M *et al.* Oral calcium phosphate: a new therapy for Crigler–Najjar disease? *Gastroenterology* 1997; **112**: 455.

39 van der Veere CN, Sinaasappel M, McDonagh AF *et al.* Current therapy of Crigler–Najjar syndrome type I: report of a world registry. *Hepatology* 1996; **24**: 311.

40 Watson KJR, Gollan JL. Gilbert's syndrome. *Clin. Gastroenterol.* 1989; **3**: 337.

41 Whitehead MW, Hainsworth I, Kingham JGC. The causes of obvious jaundice in South West Wales: perceptions versus reality. *Gut* 2001; **48**: 409.

42 Zucker SD, Goessling W, Gollan JL. Kinetics of bilirubin transfer between serum albumin and membrane vesicles. *J. Biol. Chem.* 1995; **270**: 1974.

### 第 13 章

# 胆汁淤积

胆汁淤积的定义是胆汁不能正常排入十二指肠,这可能是由肝细胞到瓦特壶腹之间的某些部位病变所引起的。"阻塞性黄疸"这个词已不用,因为在许多病例中胆道并无明显机械性堵塞。

长期胆汁淤积产生胆汁性肝硬化,发生时间从数月到数年。这种转变在临床上并不是以突然的变化反映出来的。术语"胆汁性肝硬化"是病理学诊断,指当出现肝硬化的特征性表现时,例如肝脏结节形成、脑病或液体潴留,才有这一诊断。

## 胆管系统解剖学

胆盐、结合胆红素、胆固醇、磷脂、蛋白质、电解质和水由肝细胞分泌到小胆管(图 13.1)。胆汁分泌装置是由小胆管膜及其转运蛋白、细胞内器和肝细胞骨架组成(图 13.2)。肝细胞间的紧密连接密封胆汁间隙,使之不与血液接触。

胆小管膜含有转运蛋白,这种转运蛋白转运胆酸、胆红素、阳离子和阴离子。微绒毛增加了它的表面积。细胞器包括高尔基体和溶酶体。囊泡可以转运蛋白,如将 IgA 从窦状隙转运到小胆管,以及将新合成的胆固醇、磷脂、胆酸膜转运体从微粒体转运到小胆管膜。

小胆管周围胞浆含有肝细胞骨架成分:微管、微丝、中间丝[84]。微管是由微管蛋白多聚化形成的,并提供细胞内网,特别是靠近基侧膜和高尔基体处。在脂质分泌和在某些情况下的胆酸分泌的过程中,它们参与受体介导的小泡跨细胞作用。它们的形成受秋水仙碱的抑制。

微丝形成涉及肌动蛋白多聚化(F)和游离(G)之间的交互作用。小胆管的运动和收缩依靠聚积在小管膜周围的微丝。毒伞素增加肌动蛋白的多聚化,细胞弛缓素 B 减少肌动蛋白的多聚化,二者都抑制小胆管运动并产生胆汁淤积。

中间丝由细胞角蛋白组成,它们在胞浆膜、核、细胞器和细胞骨架之间形成网络。中间丝断裂影响细胞器的转运过程,使小胆管间隙消失。

小胆管分泌受穿过紧密连接的肝细胞间(旁细胞流)的水及电解质的调节。这种转运来自于小管分泌物和与迪塞间隙接续的细胞内液体之间的渗透梯度。紧密连接的破坏导致可溶性大分子自由通过进入小胆管,伴有渗透梯度消失和胆汁淤积。胆小管的胆汁亦可逆流入窦状隙。

小胆管胆汁排入胆管,有时称做毛细胆管或

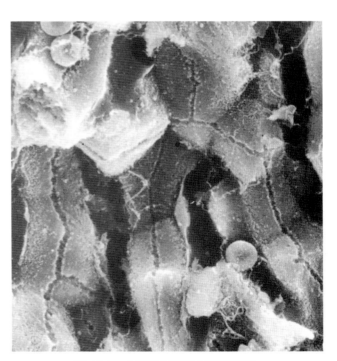

**图 13.1** 小胆管系统的扫描电镜图。

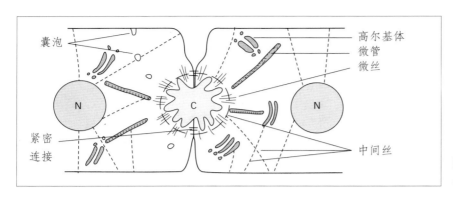

图 13.2　胆汁分泌装置。小胆管的超微结构 (C)，细胞骨架和细胞器(N)。

赫氏小管(图 13.3)，这些大多见于汇管区。以后进入小叶间胆管，这是第一次胆汁通道与肝动脉、门静脉的分支并行。这些亦见于汇管区。这些管道单位相互连接形成间隔胆管，如此等等，直到在肝门部，肝的右叶和左叶两个主要肝管出现。

小胆管远侧至赫氏小管，内衬有 4~5 个胆管上皮细胞，彼此间紧密连接，并附于基底膜上。微绒毛突出管腔[5]。大胆管基底膜的胆管上皮细胞是大的、柱状的。大小胆管上的胆管上皮细胞的特性是不一样的[5,49]。

## 胆汁分泌

胆汁分泌相对不受灌注压的支配。胆汁由肝细胞产生，由内衬在胆道上的胆管上皮细胞调节。胆汁形成依赖于肝细胞基侧膜和小管膜及胆管上皮细胞基侧膜和顶膜的能量依赖性转运过程。包括有机分子、电解质和水的经上皮运动，以及邻近细胞间(细胞旁路)溶质的通过[58,83]。人每天总胆汁流约 600mL(图 13.4)。肝细胞提供两种成分：胆盐依赖性胆汁(≈225mL/d)和非胆盐依赖性胆汁(≈225mL/d)。小胆管细胞提供另外 150mL/d 的胆汁。

促进胆汁形成的最重要因素是结合胆盐进入胆小管，这是胆盐依赖部分。水随着有渗透活性的胆盐流出，在胆汁流和胆盐分泌之间有密切的关系。结合胆盐肠肝循环依赖它们在回肠被钠泵重吸收，经血循环、窦状隙转运到肝细胞的小胆管膜。

非胆盐依赖性胆汁流表现为：当阻断胆盐分泌时仍有胆汁的分泌。这意味着有一种非胆盐依赖性机制在起作用，它使在没有胆盐分泌的情况下仍能分泌胆汁。在这种情况下，有渗透活性的溶质，如谷胱甘肽、碳酸氢盐可产生水流。

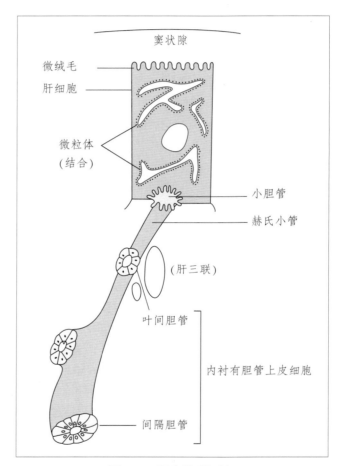

图 13.3　肝内胆系解剖。

### 细胞机制

肝细胞是极化的分泌上皮细胞，有基侧膜(窦状隙端和侧端)和顶(胆管端)膜(图 13.5)。

胆汁形成需要通过基侧膜(窦状隙端)摄入胆酸和其他有机、无机离子，通过肝细胞转运，通过小管膜排泄。随后，来源于肝细胞的水沿细胞旁路渗透性滤过。

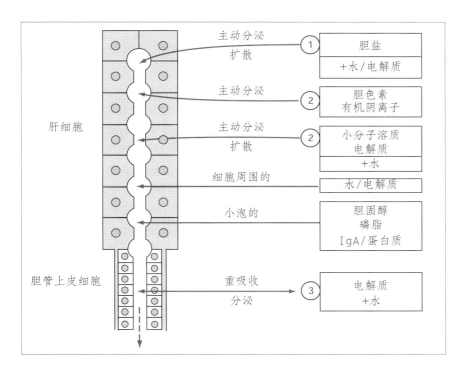

图 13.4　胆汁形成机制。(1)胆盐依赖的(≈225mL/d);(2)非胆盐依赖的(≈225mL/d);(3)分泌素刺激的胆管流(≈150mL/d)。

分泌过程依赖于基侧膜和小管膜的一些转运蛋白的存在(图 13.5)。驱动整个过程的是基侧膜上的Na⁺/K⁺-ATP 酶，其维持肝细胞和其周围环境之间的化学梯度与电位差。这个转运器使细胞内三个钠离子与细胞外两个钾离子发生交换,如此维持钠(外高内低)钾(外低内高)梯度。此外,由于电解质交换不平衡,与细胞外相比,细胞内是负电压($-35\text{mV}$),这利于摄取正电荷离子、排泄负电荷离子。Na⁺/K⁺-ATP 酶存在于基侧膜,而在小管膜不存在。在其他转运器中,这种转运器受细胞膜流动性改变的影响。

**窦状隙摄取**

在肝细胞基侧膜有有机阴离子摄取的多个转运系统,其部分底物特异性重叠(图 13.5)。钠依赖的牛磺胆酸盐复合转运蛋白(NTCP)转运与牛磺酸或甘氨酸结合的胆酸。有机阴离子转运蛋白(OATP)是钠非依赖性的,并可携带许多分子,包括胆酸、磺溴酞钠及其他有机阴离子。也有有机阳离子转运装置(OCT1)[43,58,83]。有人认为有不明确的转运体可将胆红素转运至肝细胞[66]。

在基侧面的其他离子转运体是涉及控制细胞内 pH 的 Na⁺-H⁺交换器。Na⁺-HCO₃⁻共同转运体亦有这种功能。基侧膜也包括对硫酸、非酯化脂肪酸和有机阳离子的摄取。

**肝细胞内转运**

通过细胞转运胆酸涉及胞质蛋白。主要蛋白是

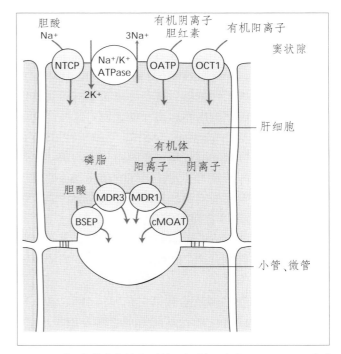

图 13.5　胆汁形成中的主要转运机制。注意 Na⁺/K⁺-ATP 酶或钠泵（中央顶部）、窦状隙钠依赖的牛磺胆酸盐复合转运蛋白(NTCP)、窦状隙多种特异性有机阴离子转运蛋白(OATP)和有机阳离子转运装置 1(OCT1)。小胆管膜转运体是:BSEP,小管胆盐输出泵;cMOAT,多特异性有机阴离子转运体;MDR1,ATP 依赖的有机阳离子转运体;MDR3,ATP 依赖的磷脂转运体(flippase)。其他转运系统包括窦状隙 Na⁺-H⁺交换器,和小胆管碳酸氢盐转运器。

3-α-羟类固醇脱氢酶(3-α-hydroxysteroid dehydrogenase)。谷胱甘肽-S-转移酶和脂肪酸结合蛋白不太重要。内质网和高尔基体同胆酸的转移有关。胆盐的小泡转运似乎仅与高速、超生理流速有关。

经细胞小泡途径转运液体相蛋白和配体如 Ig A 和低密度脂蛋白(LDL)。从基侧膜转运到胆小管区需要 10 分钟,这一机制仅占总胆汁流的一小部分,并且是微小管依赖性的。

### 胆小管分泌

胆小管膜是肝细胞浆膜的一个特殊部分,包含负责携带分子逆高浓度梯度进入胆汁的转运体。它也含有酶,如碱性磷酸酶、γ-谷氨酰转肽酶。

这些转运装置主要属于 ATP 结合的盒式蛋白,这些蛋白的数百种在多种不同的生物中已被发现,包括原核生物、植物、昆虫和哺乳动物。它们是 ATP 酶依赖的。小管多特异性有机阴离子转运体(cMOAT,亦称 MRP-2,为多重耐药蛋白家族成员),可携带葡萄糖醛酸和谷胱甘肽 S 结合载体,如双葡萄糖醛酸酯。小胆管胆盐输出泵(BSEP)携带胆酸,部分由细胞内负电位驱动。非依赖胆酸流可通过 $Cl^-/HCO_3^-$ 交换器,依赖于谷胱甘肽转运和碳酸氢盐的小胆管分泌。

P-糖蛋白家族中两个成员在小胆管转运中是重要的,两者都是 ATP 依赖的[64]。多重耐药蛋白 1(MDR1)是疏水有机阳离子转运器,其名称来源于其负责将细胞毒性药物从癌细胞内转运出,使它们对这些药物耐药。其内源性底物尚未明确。MDR3 是磷脂转运蛋白,作用像磷脂酰胆碱的翻转酶,在磷脂分泌入胆汁中是重要的。这个和其他胆小管转运体的功能和重要性已通过实验室敲除模型阐明,并认识了人类胆汁淤积综合征,发现了转运体基因突变(见下)。

水和无机离子(特别是钠)由于渗透梯度通过紧密连接进入胆管胆汁中。紧密连接是一负电荷的半通透性屏障。

胆汁分泌受许多激素和第二信使(包括 cAMP 和蛋白激酶 C)的影响。胆汁从胆管通过涉及微丝,其负责胆小管运动和收缩。

### 胆汁的胆管调节

虽然小的和较大的胆管上皮都有胆管细胞,但这些细胞的功能根据它们所在胆管系统的部位不同而有所不同。靠近小胆管和赫氏小管的较小的胆管细胞提供内层的上皮,对胆汁调节作用很小或无作用;这些细胞可能与低分化的原始细胞作用相同,当受损伤时,其能增生并获得大胆管细胞的功能特征。通过这

些细胞可能有亲脂性分子包括未结合的胆酸和胆红素的被动吸收,但目前尚在研究中[49]。

分布于大胆管的胆管细胞参与激素调控的富含碳酸氢盐溶液——所谓的小管胆汁流量的分泌。它们表达分泌素受体、囊性纤维化跨膜传导调节器(CFTR)、氯-碳酸氢盐交换器和生长抑素受体。在分泌素与它的基侧膜受体结合后,细胞内 cAMP 合成增加,其能激活蛋白激酶 A (PKA),随后激活氯通道(CFTR)。氯-碳酸氢盐交换器的功能依赖于通过 CFTR 将氯离子运送到胆管,胆管腔内的氯在与碳酸氢盐交换时被重新吸收入小胆管细胞。

生长抑素与其在大胆管细胞基侧面的受体(SSTR2)相互作用,抑制 cAMP 合成,逆转上面所提到的机制,减少氯通道的开放和氯-碳酸氢盐交换活性[5,49]。

几种其他的胃肠道激素、肽和神经通道影响小胆管的分泌。蛙皮素和血管活性肠肽(VIP)通过刺激氯-碳酸氢盐交换器增加胆汁流量。胃泌素、胰岛素和内皮素抑制分泌素诱导的富含碳酸氢盐的胆汁分泌。乙酰胆碱增加基础的和分泌素刺激的碳酸氢盐分泌。

胆管细胞在牛磺胆酸盐重吸收方面也可能起作用(经顶端载体,类似回肠胆酸运输体)[79]。

胆管细胞顶膜、基侧膜还有水通道蛋白。分泌素激发水通道蛋白 1 进入胆管细胞顶膜,这可促进水转入胆汁[56]。水通道蛋白 4 在基侧膜促进水进入细胞[57]。这样胆管胆汁的形成依靠胆管细胞离子转运体和水通道的调节。

熊去氧胆酸(UDCA)和其他脱羟胆酸通过非离子弥散穿过胆管上皮。胆酸重新循环到肝(肝管分流)进而排泄。这可解释 UDCA 的利胆作用伴高的胆汁碳酸氢盐分泌[79]。

胆汁正常分泌压通常为 15~25cmH$_2$O (1mmHg=1.3cmH$_2$O)。压力升高到 35cmH$_2$O 能引起胆流量抑制,并因之出现黄疸。胆红素、胆酸分泌可停止,产生白色胆汁,外观似清亮的含黏液的液体。

### 转运体的遗传缺陷

在上面已描述过的某些转运体中发现了突变,增加了我们对它们功能的了解。进行性家族性肝内胆汁淤积(PFIC)综合征包括其亚型,这种疾病的基因缺陷已经被发现,基因图谱已被绘制。

BSEP 基因变异和胆小管 BSEP 的缺乏见于 2 型 PFIC 患者。

MDR3 基因变异引起 3 型 PFIC。因胆汁流量未损而无胆汁淤积。肝胆损伤被认为是胆汁中缺少磷

脂,导致胆酸对胆管上皮细胞和肝细胞造成损伤。

1 型 PFIC 遗传异常和良性复发性肝内胆汁淤积,在一些家族中被定位在染色体 18q21,但并不是所有的家族都这样[59]。所涉及的(FIC1 型)的基因是 P 型 ATP 酶,但是它在肝内的功能和造成胆汁淤积的发病机制都是未知的。

转运胆红素和胆红素葡萄糖醛酸穿过小胆管膜的 cMOAT/MRP-2 发生变异,可能在杜宾-约翰逊综合征的发病中起作用[44]。

## 胆汁淤积综合征

### 定义

胆汁淤积是胆汁流量或形成受到干扰。它能发生于肝细胞基侧(窦状隙)膜至瓦特壶腹之间的任何部位。

功能上,胆汁淤积界定为小胆管胆汁减少。存在肝分泌的水和(或)有机阴离子(胆红素、胆酸)减少。

形态上,胆汁淤积界定为胆汁蓄积在肝细胞和胆道内。

临床上,胆汁淤积是由胆汁正常排泄的所有物质在血中潴留。血清胆酸增加。临床特征是瘙痒(但并不总是存在)。血清 ALP(胆汁同工酶)、r-GT 明显升高。

### 分类

胆汁淤积分为肝内和肝外,急性和慢性。

肝外胆汁淤积的条件是胆管的堵塞,通常在肝外,但生长在肝内主胆管的肝门胆管癌也包括在内。最常见原因是胆总管结石(第 34 章),其他原因是胰腺和瓦特壶腹癌(第 36 章)、良性胆道狭窄(第 35 章)和胆管癌(第 37 章)。通常这些原因引起的是急性胆汁淤积。

肝内胆汁淤积没有主要胆管堵塞的表现(在胆管造影上)。原因是药物引起的胆汁淤积、胆汁淤积性肝炎(第 16 章)、激素、原发性胆汁性肝硬化(第 14 章)、败血症。原发硬化性胆管炎(第 15 章)可能产生肝内和肝外胆汁淤积,取决于胆管的大小和是否存在胆总管的狭窄。罕见的肝内胆汁淤积的原因有 Byler 病(PFIC I 型)、良性复发性胆汁淤积、霍奇金病、淀粉样变性。肝内胆汁淤积可能是急性的,如药物引起的,或是慢性的,如原发性胆汁性肝硬化(PBC)和原发性硬化性胆管炎(PSC)。

区分肝外、肝内胆汁淤积很重要。但单凭症状和生化改变可能不能区分。需要系统诊断来鉴别这两种情况。

急性和慢性的胆汁淤积患者可能都有瘙痒、肥胖和维生素 K 的缺乏。慢性胆汁淤积的患者可能还存在高脂血症和骨骼疾病。

### 发病机制

胆管狭窄或结石堵塞是明确的。PBC、PSC 的发病机制在其他章节中(第 14 章和第 15 章)会有论述。药物、激素、脓毒症影响肝细胞骨架和膜(表 13.1)。

**膜流动性**  我们知道炔雌醇减少窦状隙浆膜的流动性。在实验中,这能被甲基供体 S-腺苷-L 蛋氨酸(SAME)预防。

**膜转运体**  内毒素减少 $Na^+/K^+$-ATP 酶活性,环孢素 A 抑制 ATP 依赖性胆酸通过小管膜转运。在一个与肠炎有关的胆汁淤积的实验模型中,有小管多特异性有机阴离子转运体(cMOAT)表达减少,可能是由于内毒素水平升高[50]。肝细胞摄取和分泌胆酸减少[87]。

**细胞骨架**  由于负责胆小管紧张性和收缩的微丝或紧密连接的破坏,胆小管膜的完整性可能发生改变。由于毒伞素所致的胆汁淤积与微丝的肌动蛋白解聚有关。氯丙嗪亦影响肌动蛋白多聚化。细胞松弛素 B 和雄性激素破坏微丝,小胆管收缩力变小。雌激素和毒伞素破坏紧密连接,导致迪塞间隙细胞内液和小胆管胆汁之间正常屏障消失,溶质直接从小胆管进入血液,或者相反。

**囊泡转运**  这依赖微管的完整性,这些可以被秋水仙碱和氯丙嗪破坏。

**小管异常**  炎症和上皮变化可以干扰胆汁流量,但可能是继发的而非原发。

### 淤积胆酸的影响

胆汁淤积时肝细胞损伤的机制尚未完全了解,但可能与有毒物质,特别是疏水胆酸有关。它有许多作用,包括线粒体产生的氧自由基。虽然初始的细胞损害可能是免疫学性的、毒性的或遗传性的,但胆酸可加重损害,根据胆酸浓度不同可产生坏死或凋亡[74]。

**表 13.1  胆汁淤积的细胞机制**

| | |
|---|---|
| 膜脂质/流动性 | 有变化 |
| $Na^+/K^+$-ATP 酶/其他载体 | 抑制 |
| 细胞骨架 | 破坏 |
| 胆小管完整性(膜、紧密连接) | 丢失 |

低浓度发生凋亡,高浓度发生坏死。线粒体功能障碍和损伤似乎涉及两者。UDCA 预防胆汁淤积时肝细胞凋亡,是通过抑制线粒体膜脱极化和通道形成起作用[74]。除细胞死亡以外,胆汁淤积还损害酶活性。胆管结扎降低线粒体呼吸链酶活性和 β-氧化。堵塞解除之后,这种情况并不能完全恢复[51]。

病理学

有些病变同胆汁淤积及其时间长短有关。本章不包含特殊疾病的特殊表现,在相应章节中有描述。

胆汁淤积性肝脏的大体表现为肿大、绿色、边缘钝,晚期出现结节。

光镜　3 区肝细胞、库普弗细胞和小胆管显示明显胆红素淤滞(图 13.6)。肝细胞可呈羽毛样变性,可能是由于胆盐淤积,伴有泡沫细胞和周围的单核细胞。细胞坏死、再生、结节样增生轻微。

汇管区(1 区)由于胆盐的促有丝分裂作用显示胆小管增生(图 13.7)。肝细胞转变成胆管细胞并形成

基底膜。胆汁成分经小管细胞的再吸收可能导致微小结石形成。

随着胆管阻塞,迅速引起肝脏病变。36 小时就可以见到胆汁淤积。早期胆管增生,后期发生汇管区纤维化。约 2 周后,肝损伤的程度同持续时间无关。胆汁湖表明小叶间胆管破裂。

上行性胆管炎时组织学显示与胆管有关的多形核白细胞聚积。窦状隙亦含有许多白细胞。

1 区可见纤维化,如果梗阻解除,这种病变可逆转。1 区纤维化扩展同邻近区连接(图 13.8),最终 3 区被结缔组织环包围(图 13.9)。早期肝静脉与门静脉关系正常,可与胆汁性肝硬化进行鉴别。持续的小管周围纤维化导致胆管消失,病变是不可逆的。

1 区水肿和炎症与胆汁反流到淋巴系统及白三烯有关。1 区可见马洛里(Mallory)小体伴炎症和纤维化出现。地衣红染色证明,在门脉区周围肝细胞可看到铜相关蛋白。

HLA Ⅰ 类抗原在肝细胞内正常表达,关于 Ⅱ 类抗原表达的文献报告是矛盾的。HLA Ⅱ 抗原似乎在正常儿童的肝细胞中不存在,而存在于一些自身免疫性肝脏疾病和 PSC 患者中[55]。

胆汁性肝硬化发生于长期胆汁淤积之后,汇管区

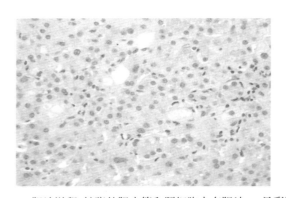

图 13.6　胆汁淤积:扩张的胆小管和肝细胞内有胆汁。(见彩图)

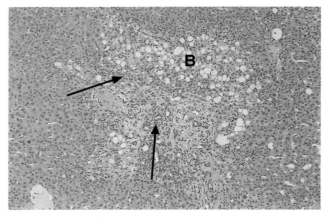

图 13.7　胆管梗阻。汇管区扩张和胆管增生(箭头所示),伴周围肝细胞气球样(羽毛样)变性(B)。(HE 染色,×40)(见彩图)

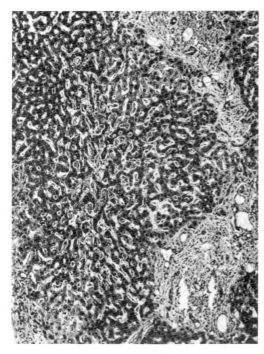

图 13.8　未解除梗阻的胆总管显示汇管区胆管增生和纤维化,向一起聚集。在中央区可见胆红素聚集。肝小叶结构是正常的。(HE 染色,×67)

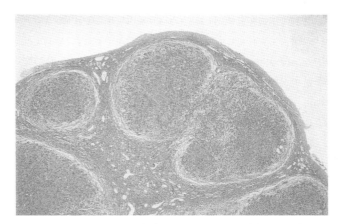

**图 13.9** 胆汁性肝硬化。低倍视野显示明显的结节周围水肿和部分融合的结节——这是典型特征。(HE 染色,×15)(见彩图)

纤维组织带相互融合,小叶相应变小。纤维桥连接汇管区和中心区(图 13.9)。随后肝细胞结节性再生,但胆道梗阻后出现的肝硬化少见,因为胰头癌引起胆总管完全阻塞时,在结节形成前患者已经死亡。胆汁性肝硬化与部分胆道堵塞有关,如良性胆管狭窄或原发硬化性胆管炎。

胆汁性肝硬化与非胆汁性肝硬化相比,肝脏大而且绿。结节边界清楚。如果胆汁淤积解除,汇管区纤维化和胆汁淤积逐渐消失。

**电镜下** 可见各种原因引起的小胆管病变,包括扩张、水肿、变钝、变形、微绒毛变稀少。高尔基体空泡化。小胆管周围含有胆汁的囊泡出现,这些代表光镜下看到的羽毛状肝细胞。溶酶体增生并含结合铜的金属蛋白。

内质网肥大。所有的这些病变在胆汁淤积的病因学中都是非特异的。

**其他器官的病变** 由于网状内皮增生和单核细胞增加引起脾大而硬;后期肝硬化导致门脉高压和脾肿大。

肠内容物量大、油质过多,胆汁淤积越严重,大便越灰白。

肾肿大,胆汁染色。远曲小管、集合管内含胆红素管型。管型内可有多量的细胞浸润,肾小管上皮破坏。周围结缔组织可见炎性浸润、水肿。无瘢痕形成。

### 临床表现

急性、慢性胆汁淤积突出的特点是皮肤瘙痒和吸收障碍。骨病(肝性骨营养不良)和胆固醇沉积(黄色瘤、黄斑瘤)见于慢性胆汁淤积,慢性胆汁淤积也伴有黑色素导致的皮肤色素沉着。胆汁淤积性患者的全身情况较肝细胞性黄疸患者要好,后者表现为全身不适和虚弱。体检时肝大而硬、边缘平滑、无触痛。除非发展到胆汁性肝硬化,脾肿大不常见。大便是灰白色的。

瘙痒归因于胆酸滞留,但即使用最先进的生化方法也未证明瘙痒与血清或皮肤自然产生的胆酸浓度有关[29]。况且到肝衰竭末期,当瘙痒消失时,血清胆酸依然很高。

瘙痒与胆汁淤积的关系说明引起瘙痒的物质是在胆汁中正常排泄的某些物质。肝细胞衰竭时瘙痒消失,这表明引起瘙痒的物质是由肝细胞产生的。用考来烯胺可以结合许多化合物,其治疗胆汁淤积性瘙痒有效,说明瘙痒并不是仅由一种特殊物质引起。

现在的注意力集中在通过中枢神经传导介质机制产生的与瘙痒有关的物质[9,46]。

实验研究和治疗试验证明,通过增加中枢性阿片类神经介质,内啡肽可能与瘙痒有关。内啡肽激动剂诱导内啡肽受体介导的中枢性瘙痒。有证据表明,体内内啡肽积聚的胆汁淤积动物有阿片类物质增加时,纳洛酮可以使之逆转。内啡肽拮抗剂可减少胆汁淤积患者的瘙痒[6,89],并可能产生阿片类撤除样反应[47]。

但是,阿片类制剂并不是唯一牵涉瘙痒的神经介质。止吐剂(一种 5-HT$_3$ 血清素受体拮抗剂)亦可改善瘙痒[60,75],尽管并不是所有的实验都发现这样做有明显的益处[61]。

如何解决上述问题及有时会出现的严重胆汁淤积并发症,需要进一步的研究,以找到一种口服的、有效的、可靠的没有副作用的疗法。

疲乏是一项令人厌烦的症状,可出现于 70%~80% 的慢性胆汁淤积患者,但该症状与胆汁淤积有多大关系仍不太清楚。出现该症状后可影响生活质量。实验研究表明,胆汁淤积患者有行为改变,提示有中枢性的机制,包括肾上腺激素释放轴的血清神经介质和(或)神经内分泌缺陷[9,80-82]。但是胆汁淤积患者疲劳的发生机制尚不明确[48]。

脂肪泻与黄疸深度成正比,原因是肠道内缺乏足够的胆盐,导致脂肪性食物及脂溶性维生素(A、D、E、K)(图 13.10 和图 13.11)消化吸收障碍。脂类微粒溶液缺乏。大便量大、松软、苍白,有异味。大便颜色深浅能很好地提示胆汁淤积是严重的、间歇的还是有好转。

**脂溶性维生素** 短期胆汁淤积时要求侵入性技术来诊断和治疗,维生素 K 的替代治疗对于纠正凝血时间的延长是必要的。

在长期胆汁淤积中,血浆维生素 A 水平降低,肝储备功能是正常的,缺乏主要是由于吸收不良。如果胆汁淤积长期存在,肝脏储备消耗殆尽,随后会出现

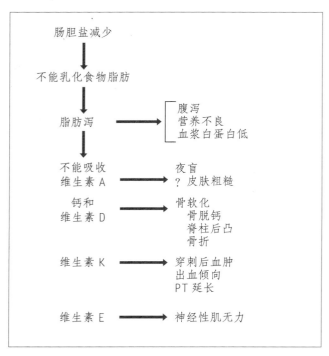

**图 13.10**　慢性胆汁淤积性黄疸中肠内胆汁缺乏的影响。

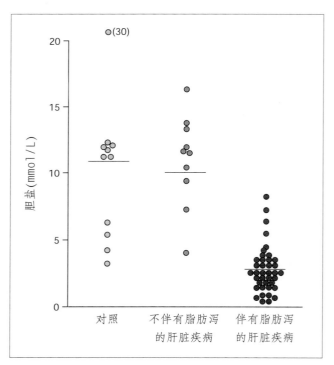

**图 13.11**　伴有或不伴有脂肪泻的非酒精性肝病患者的肠内胆盐浓度。

夜盲症[86]。维生素 D 缺乏也会发生,导致骨软化。

维生素 E 缺乏,在儿童胆汁淤积的患者中有过报道[77]。表现为小脑共济失调、后索功能障碍、末梢神经病变和视网膜变性。如果血清胆红素超过 100μmol/L (6mg/dL),几乎所有胆汁淤积的成年患者将会有维生素 E 低于正常水平。但成人似乎不发生特殊的神经综合征。

黄色瘤　见于慢性胆汁淤积,现在由于早期诊疗、肝移植,黄色瘤的发病较以前减少。睑黄瘤扁平或略高出皮面、黄色、柔软,通常见于眼周(图 13.12)。亦可见于掌褶、乳房下和颈部(图 13.13)、胸部或后背。结节性病变现在也不常见,出现在晚期,在伸肌表面、压力点和瘢痕内可以见到。在黄疸消退或晚期肝细胞衰竭时,如果胆固醇水平下降,这些表现可消失。

**肝性骨营养不良**[36,90]

骨骼疾病是慢性肝脏疾病的并发症,在慢性胆汁淤积中已对其进行了详尽的研究。可发生骨骼疼痛和骨折。发生机制可能为骨质疏松和骨软化。研究表明,尽管潜在的骨软化已经存在, 但在大多数 PBC 和 PSC 患者中,骨质疏松是骨变化的主要原因。近来研究提示骨质疏松的危险因素是:低体重、糖皮质激素治疗、女性、年老,而不是胆汁淤积本身[63]。

骨骼疾病表现为低体重、背痛(通常是胸、腰部)、椎体压缩和骨折(尤其是肋骨,微小创伤即可发生骨折)。脊柱 X 线表明椎骨压缩和密度降低(图 13.14)。

骨矿物质密度可用双光子吸收仪测定。在 1/3 的 PBC 患者和约 10% 的 PSC 患者中, 骨密度值低于骨

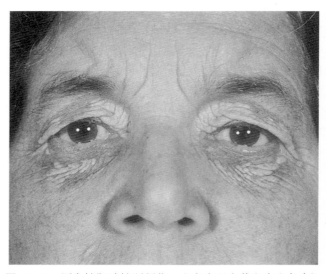

**图 13.12**　原发性胆汁性肝硬化。患者表现出黄斑瘤和色素沉着。(见彩图)

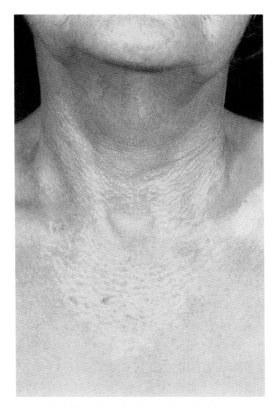

**图 13.13** 原发性胆汁性肝硬化。颈部的黄瘤皮损。(见彩图)

折阈[2,53]。PSC 患者的骨质疏松与病情进展相关(图
13.15)[37]。

　　骨骼疾病的发病机制尚不确定,但可能是多因素
的。正常骨内环境稳定依赖于经成骨细胞的成骨及破
骨细胞的破骨之间的平衡。骨重建开始于骨静止区内
皮细胞(分裂末期的成骨细胞)的退缩。破骨细胞黏附
和吸收骨,形成空隙。这些细胞接着被成骨细胞代替,

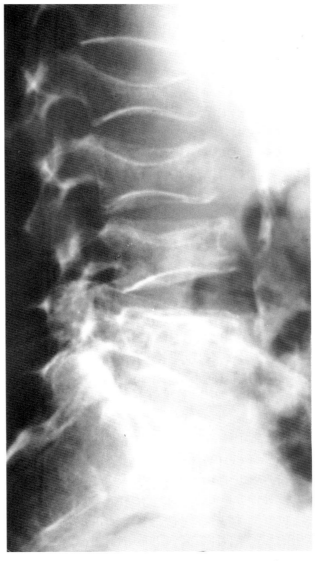

**图 13.14** 有 3 年黄疸病史的原发性胆汁性肝硬化患者。腰段
脊柱显示严重双面凹陷畸形和椎体压缩。

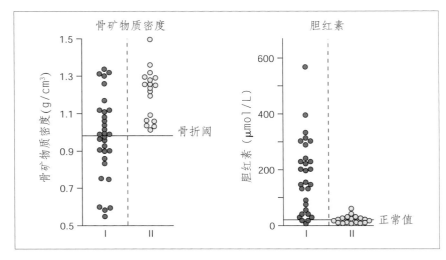

**图 13.15** 晚期硬化性胆管炎( I 组)和新诊
断的原发性硬化性胆管炎( II 组)患者的骨
矿物质密度(BMD)和血清胆红素浓度[37]。

成骨细胞用新的骨(类骨质,一种胶原基质和其他蛋白)来填补空隙。接着类骨质矿化,这一过程取决于钙和维生素 D。骨代谢疾病的两种主要形式是骨质疏松和骨软化症。在骨质疏松中存在骨丢失(骨基质和矿物质)。在骨软化症中,存在类骨质的矿化缺陷。为了建立胆汁淤积中骨骼疾病的形成过程,骨活检和一些特殊分析技术是必要的。

研究表明,大多数肝性骨营养不良患者存在骨质疏松。在慢性胆汁淤积的肝脏疾病中可见骨质形成减少和吸收增加。研究还提示,在肝硬化前期患者骨质形成减少,在晚期骨质吸收增加[36]。无肝脏疾病的绝经后妇女,骨质的生成和吸收都增加,但骨质吸收超过骨质形成。绝经后 PBC 患者更易发生肝性骨病。

慢性胆汁淤积性肝病中骨质疏松的原因很多(表13.2),而且还没有完全了解。参与正常骨代谢的因素如维生素 D、降钙素、甲状旁腺素、生长激素和性激素可能起一定作用。其他原因包括不运动、营养不良、肌肉量减少。维生素 D 水平降低可能由于吸收不良、饮食不足和日晒时间不足。但是,使用维生素 D 治疗,不能纠正骨骼疾病。维生素 D(在肝脏通过 25-羟基化,在肾脏通过 1-羟基化)的活化是正常的。

在正常个体和那些原发性骨质疏松的患者中,维生素 D 受体(VDR)等位基因的多态性与骨矿物质密度相关。VDR 基因型也与骨质疏松的程度和 PBC 患者的椎骨骨折相关[78]。

黄疸患者的血浆可抑制成骨细胞的增殖。起抑制作用的是非结合胆红素而不是胆盐[42]。

使用 UDCA 治疗不能降低 PBC 患者的骨质丢失率[53]。肝移植可改善骨密度,但要在移植后的 1~5 年[3]。在恢复前,自发性的骨折很普遍[23],35%的 PBC 患者

在第一年出现这种情况。免疫抑制剂皮质类固醇的使用可能是骨折率增加的一部分原因。肝移植数月后,维生素 D 水平可能不会恢复正常[3],推荐继续应用维生素 D[3]。

测量慢性胆汁淤积患者的维生素 D 水平是很重要的,因为尽管骨软化症不常见,但它可能存在而且很容易纠正。血清碱性磷酸酶同工酶的分析可显示是否存在过多的骨同工酶及其胆汁/肝脏形式。血清钙和磷的评估不能预测骨变化。X 线可能显示骨软化的变化,例如假性骨折和疏松区。手部表现出骨质疏松。骨活检显示在骨小梁周围呈现广泛的、未钙化的骨缝。维生素 D 缺乏的原因可能很多。胆汁淤积患者不能出去日晒或是不能摄取足够的食物。因脂肪泻导致吸收不良。长期使用考来烯胺可能加重这种缺乏。

骨骼疾病的另一表现是痛性骨关节病,见于腕及踝关节(图 13.16)[24]。这是慢性肝病非特异的并发症。

### 铜代谢变化

约 80%吸收的铜由胆汁正常排泄,从大便丢失。在所有类型胆汁淤积中,特别是慢性的(如 PBC、PSC 或胆道闭锁),肝脏中铜含量等于或超过肝豆状核变性(威尔逊病)中的水平,但类似于凯-弗环的角膜染色环少见[27]。

肝铜可以通过肝活检测量或若丹明组织化学染色证明。铜相关蛋白可以通过地衣红染色显现。这些方法对于诊断胆汁淤积需依情况而定。在胆汁淤积中,残留的铜可能不是肝毒性的。电镜表明它们在高

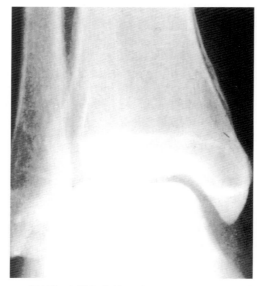

**图 13.16**　慢性胆汁淤积中的骨关节病。在胫骨的下端可以看见新的骨膜下骨。

**表 13.2　慢性胆汁淤积肝病时导致骨骼疾病危险性增加的因素**

| 一般情况 | 缺少体力活动 |
| --- | --- |
|  | 低体重指数 |
|  | 老年 |
|  | 女性 |
|  | 日照少 |
| 胆汁淤积 | 缺少维生素 D 和 K |
|  | 可利用钙减少 |
|  | 血清胆红素升高 |
| 基因 | 维生素 D 受体基因型 |
| 激素 | 绝经/性腺功能减退 |
|  | 皮质类固醇治疗 |

电子密度的溶酶体中。没有观察到细胞器变化和威尔逊病中与细胞溶质和线粒体内铜相关的氧化磷酸化缺陷[31]。

### 肝细胞衰竭的过程

肝衰竭是缓慢的,在胆汁淤积存在的情况下肝细胞功能基本没人注意。慢性黄疸 3~5 年之后,迅速加深的黄疸、腹水、水肿、低蛋白血症提示肝细胞衰竭。皮肤瘙痒减轻,但出血倾向不能用胃肠外应用维生素 K 控制。肝性脑病是末期表现。

### 肝外影响(图13.17)[22]

瘙痒和黄疸是不言自明的,但胆汁淤积还有许多其他的不那么明显的影响。这些影响主要在胆道梗阻的情况下研究过。在患者脱水、失血、手术或非手术操作时它们可引起严重并发症。心血管系统应答不正常,末梢血管对低血压收缩应答受损。肾脏对低血压、低氧损害易感性增加[28]。对脓毒症的应答和伤口愈合过程受损。PT 延长可用维生素 K 纠正,但是由于血小板功能异常,凝血功能可能一直不正常。胃黏膜易发生溃疡。这些变化是多因素的。胆酸、胆红素已经被证实可改变细胞代谢和功能。血清脂质变化影响膜结构和功能。

实验性胆汁淤积性肝病伴有肾、心、脑的脂质过氧化增加[54]。胆汁淤积损害肝窦状隙内皮细胞功能[92]。这可由内毒素血症和被激活的库普弗细胞释放的 TNF、IL-1 引起。慢性胆道结扎导致对脂多糖-内毒素(一种革兰阴性菌的膜外成分)的敏感性增加[35]。N-乙

酰半胱氨酸可通过抗氧化途径起保护作用[69],亦可部分预防肾功不全[39]。

这样尽管深度黄疸的胆汁淤积患者可能没有瘙痒,但在手术和非手术过程应激时有代谢和功能的变化,可引起急性肾衰、出血、伤口裂开并增加脓毒症的危险性。

### 血液学

胆汁淤积中的变化包括血涂片上靶形细胞的出现,这与胆固醇在红细胞表面积聚相关。这样就增加了红细胞的表面积,导致靶形细胞的形成。

在肝外胆汁淤积中,贫血意味着感染、失血或恶性疾病。多形核白细胞提示胆管炎或潜在的新生肿瘤。

### 生物化学

血清中胆汁的所有成分都会增加。结合胆红素产生正常但是存在排泄缺陷。

血清结合胆红素水平增加。在胆汁淤积未解除时,结合胆红素在前 3 周内缓慢升高,然后上下起伏,总是呈升高的趋势。当胆汁淤积解除后,其血清值慢慢下降至正常。这部分是由于胆汁-白蛋白的形成,其中胆红素和白蛋白以共价键结合。

血清 ALP 水平升高,常高于正常上限的 3 倍。血清 γ-GT 水平升高,这是由于来自肝和胆质膜的酶的合成或释放增加。

血清总胆固醇增加,但并非所有患者。在慢性胆汁淤积中总血脂明显增加,尤其是磷脂、总胆固醇。这些变化可能反映了肝脏合成增加、胆汁胆固醇和卵磷

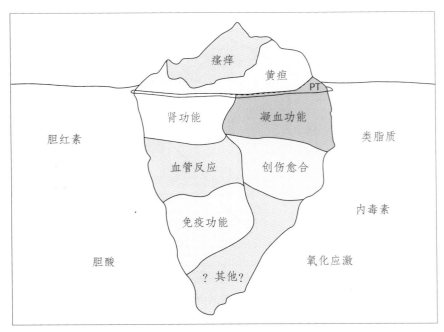

**图 13.17**  胆汁淤积的肝外影响。瘙痒和黄疸是明显的(在该图的顶部),但是还有许多其他的影响,这一点是内科医生应该了解的。致病因素包括胆红素、胆酸、类脂质、内毒素血症和氧化应激。(PT:凝血酶原时间)

脂反流入血，以及血浆磷脂胆固醇酰基转移酶(LCAT)活性降低。甘油三酯轻微升高。尽管血脂升高，但血清依然清亮而非乳浊样。这可能是磷脂的表面活性的作用，使其他脂质呈可溶状态。晚期血清胆固醇下降。

血清脂蛋白增加，这是由于 LDL（$\alpha_2, \beta$）升高。HDL 降低。

胆汁淤积时肝脏分泌许多种特殊的脂蛋白,这些蛋白可能与血浆 LCAT 的水平低有关。胆汁淤积时的脂蛋白与在动脉粥样硬化中发现的那些不同。动脉粥样硬化不是长期胆汁淤积的并发症。在电镜下这些非正常脂蛋白显示为盘状的微粒。

脂蛋白-X(LP-X)为圆形颗粒,直径为 70nm,与低密度脂蛋白形成有关。在肝内和肝外胆汁淤积时均增加,但无实际的诊断价值。

胆汁淤积时血液中胆盐增加。

血清白蛋白和球蛋白的浓度在急性胆汁淤积时正常。但随着胆汁性肝硬化的发展,白蛋白逐渐降低。

血清 AST 通常<100IU/L。

**尿液**　出现结合胆红素。尿胆原排泄与到达十二指肠胆汁的量成正比。

### 细菌学

胆道梗阻或 PSC 的发热患者应做血培养。败血症(特别是由革兰阴性菌引起的)在胆结石、恶性梗阻或硬化性胆管炎患者行侵袭性操作后易于发生。患有部分胆道梗阻和胆管炎的患者胆汁内有大量病原菌污染,可与结肠相比。是否引起全身脓毒症取决于胆道压力及其堵塞程度。

### 诊断方法

临床表现、明确的病史、体检常能提示胆汁淤积的原因。疼痛多与胆管结石、肿瘤或胆囊疾病相关。畏寒和发热可能提示由胆管结石或创伤性狭窄引起的胆管炎(Charcot 弛张热)。患者可能已经使用药物治疗,同胆汁淤积的发展相吻合。溃疡性结肠炎提示 PSC 的可能性。体检中,肝结节提示肝转移癌,其他腹部肿块可能提示原发灶,如胃癌或结肠癌。直肠镜、乙状肠镜、纤维结肠镜检可发现肠癌。肿大的胆囊提示非结石性胆道阻塞。

然而临床和生化检查评估是不可靠的。有时小部分肝外梗阻的患者被错误地诊断为肝内胆汁淤积,而大部分肝内胆汁淤积的患者被认为是肝外梗阻。诊断

规程(图 13.18)是重要的。首先是超声检查,这可以区分伴有胆管扩张的胆汁淤积和不伴有胆管扩张的胆汁淤积。如果超声显示存在胆管扩张,需进行胆管造影(第 32 章)。

磁共振胰胆管造影术(MRCP)为非侵袭性胆管成像,其诊断的精确性类似直接的胆管造影(PTC、ERCP)。当胆管病诊断困难时,MRCP 可作为首选。对没有影像支持而又不适宜做侵入性检查的老年患者,MRCP 也具有一定的诊断价值。

如果需要直接的胆管造影,首选 ERCP,除非由于十二指肠狭窄或做过肝管空肠吻合术而无法进入十二指肠乳头。如果不能做 ERCP 或失败,但又是治疗所必需的,可采用 PTC。可经内镜和经皮技术对梗阻胆管系统进行引流,尽管后者的并发症多一些。

如超声未显示胆管扩张者,根据临床情况作下一步检查。如怀疑胆管病,例如结石、PSC,可选择 MRCP 或 ERCP。如果胆管造影正常,就必须考虑肝活检。如根据临床资料,怀疑药物或炎症所致肝内胆汁淤积,应首先进行肝活检。如有证据表明大胆管病变,MRCP、ERCP 检查是必要的。

对胆汁淤积患者进行肝活检是安全的,但对于深度黄疸,事先应注射维生素 K 以纠正凝血酶原时间。但是,随着扫描和胆管造影技术的发展,胆道梗阻的患者通常都不会冒着胆汁漏出的风险进行肝脏穿刺。对于这种患者,肝活检不是诊断所必需的方法。

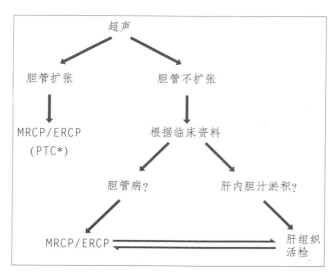

**图 13.18**　胆汁淤积的诊断。ERCP：内镜逆行胰胆管造影术;MRCP：磁共振胰胆管造影术;PTC：经皮肝胆管造影术;* 如果 ERCP 失败。

诊断的可能性

### 肝外胆汁淤积

原因包括胆总管结石(第34章)、胰头和壶腹癌(第36章)、胆管癌(第37章)、良性胆管狭窄(第35章)和胆管感染(第29章)。在PSC(第15章)中,良性胆管狭窄和胆管癌易导致胆管梗阻。

### 不伴肝内胆管扩张的大胆管病

偶尔,有的累及胆总管的疾病并不导致肝内胆管扩张和类似肝内胆汁淤积。如胆总管结石,仅引起间断性的梗阻,可以没有肝内胆管扩张。超声可能误导,但病史可以提示结石的可能性。还有一些情况,可以影响肝内和肝外胆管,使得肝内和肝外的胆汁淤积的诊断重叠。这些疾病包括PSC、PSC并发长期胆道结石和脓毒症,还有结节病罕见的胆道变化(第28章)。

### 肝内胆汁淤积(图13.19,表13.3)

肝内胆汁淤积的原因在肝内,有时在肝细胞远端微粒体,但是在主要胆道的上部。临床和生化表现与肝外胆汁淤积相同。肝多无肿大及触痛。无发热性胆管炎。肝内胆管无扩张。这里主要讨论三种类型。

#### 肝细胞性

胆汁淤积是复杂的,主要有肝细胞内膜的原发性损伤。胆盐通过有缺损的胆小管漏出导致胆盐依赖性胆汁流量减少。胆小管ATP酶受抑制,干扰胆盐的分泌。在内质网,胆固醇羟化成胆酸受损,减少了胆盐依赖性胆汁流量。

胆汁淤积性病毒性肝炎(第16章)。病毒接触史和前驱症状可能有助于诊断。肝活检可诊断急性病毒性肝炎。胆管造影可以用来排除胆道疾病。

急性酒精性肝炎(第22章)可以是胆汁淤积型的。酗酒史、肝大触痛和皮肤上的蜘蛛痣对诊断有帮助。肝组织活检可用于诊断。可伴有慢性胰腺炎。

在一些原因不明的大结节性肝硬化的患者中,胆汁淤积可能是突出表现。

#### 小胆管膜变化

口服避孕药(第20章)和在妊娠后三个月(第27章)发生的胆汁淤积属于这类。

药物包括丙嗪、长效磺胺类、抗生素、抗甲状腺药物(第20章)。病史很重要,肝组织活检是常用的诊断方法。

#### 良性复发性肝内胆汁淤积

这种少见的疾病表现为胆汁淤积性黄疸的多次发作[12,18]。目前打算将良性这一词语删除,而改为复发性家族性肝内胆汁淤积这一名称,因为在一些患者中,胆汁淤积发作降低了生活质量以致到了需要考虑肝移植的程度[85]。主要的胆管阻塞必须通过内镜或经皮胆管造影排除。应该排除其他可以引起胆汁淤积的原因,例如药物。当然,会有数月或数年的无症状期。有报道一位患者经历了22次发作和3次剖腹术[88]。另一位患者在38年内发作27次。

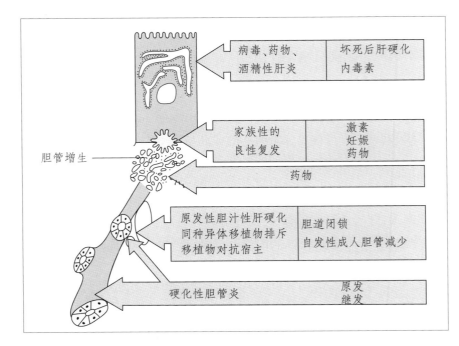

**图13.19** 根据胆管系统可能受累的主要位点进行的肝内胆汁淤积的分类。

表 13.3　肝内胆汁淤积

| 类型 | 诊断要点 |
| --- | --- |
| 肝细胞性 | |
| 　病毒性肝炎 | 病史、发病过程、病毒标志 |
| 　酒精性肝炎 | 饮酒史、肝大触痛、蜘蛛痣、肝组织活检 |
| 　药物 | 用药史、于用药 6 周内起病、肝组织活检 |
| 　性激素(小管性) | 用药史、停药好转、肝组织活检 |
| 　良性复发性胆汁淤积 | 反复发作、胆管造影正常、在发作间期肝脏正常 |
| 　进行性家族性胆汁淤积 | 婴儿期发病 |
| 　胆酸 | 罕见、常为家族性 |
| 胆汁 | |
| 　肝内闭锁 | 病史、年龄、肝组织活检 |
| 　原发性胆汁性肝硬化 | 女性、瘙痒、抗线粒体抗体(+)、血清 IgM 升高、肝组织活检 |
| 　原发性硬化性胆管炎 | 并发溃疡性结肠炎、ERCP |

发病时皮肤瘙痒，偶有流感样症状和呕吐。25%~50%的患者有腹痛[12]。经常有疲乏、厌食、体重减轻。血清 ALP 升高，而转氨酶接近正常。黄疸持续 3~4 个月。

肝组织学表明胆汁淤积伴胆管阻塞、汇管区扩张、单核细胞和某些肝细胞变性，这些主要在 1 区。缓解期肝组织学和肝功能正常[88]。

病因学　本病是常染色体隐性遗传病。涉及的基因位点已经作为 PFIC1 被定位到 FIC1 的位点[15]。候补基因的作用仍然未知。

环境因素提示过敏体质，有些患者有皮疹。在每年的特定时候可能复发。

治疗　发作是自限性的，持续时间不一。糖皮质激素治疗可能有些作用。S-腺苷蛋氨酸无效，UDCA 的治疗结果是有争议的。

### 进行性家族性肝内胆汁淤积[44]

本病为常染色体隐性遗传病，以婴儿期家族性的胆汁淤积为特征(也见第 26 章，表 26.6)。已认识的有三种类型。

PFIC 1 型(Byler 病)为常染色体隐性遗传病，发生于 Amish 人群(Jacob 和 Nancy Byler 的后裔)。肝内胆汁淤积反复发作导致永久性胆汁淤积、纤维化、肝硬化、肝衰竭。10 岁以内必须进行肝移植。特征性的表现是 γ-GT 不升高或轻度升高。遗传学研究已经指出，在 Amish 后裔中 PFIC1 的基因位点在染色体 18q21-q22 上。这一部位包括 FIC1 基因，其编码 P 型 ATP 酶。在 PFIC 的 Amish 患者中发现单一特异性突变[14]。引起这种情况的致病机制尚不清楚。在一些非 Amish 的家族中，基因缺陷在相同的 FIC1 位点。但是其他 PFIC 综合征的非 Amish 的患者 (Byler 综合征) 却有着不同的组织学表现，而且这种情况和 FIC 的位点无关联[59]。

PFIC 2 型是由于 BSEP 突变所致。同 PFIC1 型比较，PFIC2 通常始于非特异性巨细胞肝炎，可能与肝内新生儿巨细胞性肝炎无法区别。患病后通常表现为永久性黄疸。进行性胆汁淤积常需要肝移植。

PFIC 3 型是由于 MDR3 基因突变所致。胆盐进入胆小管和胆管但无保护性的磷脂。血清 γ-GT 明显升高。活检显示有广泛的胆管增生。本型症状较 PFIC 1 型和 PFIC 2 型出现晚，可见于成年人[41]。常需肝移植。尽管在其他的 PFIC 亚型中也有妊娠期肝内胆汁淤积的发生，但 PFIC 3 型的发生率尤其高[40]。

### 其他

严重细菌感染时的胆汁淤积，尤其在儿童期或术后，属于肝细胞病变，其也与内毒素对 $Na^+/K^+$-ATP 酶的作用有关。

长期胃肠道外营养易发生胆汁淤积，特别是婴幼儿(第 26 章)，亦见于成人[72]，可能由于肠道内细菌对鹅去氧胆酸的脱羟基作用造成胆结石形成之故。

霍奇金病可能合并有严重的胆汁淤积。这不一定和溶血增加、肝细胞浸润或主要的胆管受损有关。在成功的治疗后，肝内小胆管溶解可能造成胆管的缺失[18]。

不能溶解的胆汁沉淀。未结合胆红素可能沉淀，形成肝内色素结石或囊性纤维化中浓缩的胆汁。

在红细胞生成性原卟啉病中的原卟啉可能参与胆小管的作用。

肝内胆管闭锁(先天性胆系病)(第 26 章)引起的胆汁淤积可能和病毒破坏肝内胆管有关。肝内胆管数量减少在成人或青少年中呈增加趋势[13,25]。这种情况可能是家族性[16]的或药物诱导的[20,73]，或是儿童非典型病例类型的迟发型[13]。

泽尔韦格综合征[26]　此病少见，一般发生于 6 个月内的婴幼儿，以进行性胆汁淤积和肝肿大为特点。可伴有智力发育迟缓、特征性面容、肌张力减退和肾囊肿。其病因为肝过氧化物酶缺陷，且胆汁酸氧化异常导致血和胆汁中出现 C27 胆汁酸。患者只有几年的存活期。可以口服胆汁酸治疗[76]。

PBC 见第 14 章。

PSC 见第 15 章。

## 治疗

### 胆道减压:切除术(图 13.20)

是否行外科治疗主要取决于梗阻的原因和患者的临床状态。胆总管内的结石可以通过内镜下十二指肠大乳头括约肌切开术而取出(第 34 章)。对于恶性梗阻,应评价可耐受手术的患者肿瘤的可切除性。如果不适宜手术或不能切除,内镜下支架术可以引流胆管;但如内镜途径操作失败,可采用经皮穿刺途径。外科的旁路术也可以作为一种选择。选择哪种方法应视患者的状态、设备和技术而定。

无论采用哪一种方法,为避免并发症的发生,操作前患者的准备很重要。并发症包括肾衰竭 (5%~10%)[28]和败血症。凝血功能异常可静脉应用维生素 K 纠正。脱水和低血压可引起急性肾小管坏死,可以通过静脉补液预防此症,一般给予 0.9%氯化钠,并严密监测液体平衡。甘露醇可以保护肾功能,但应用前一定要充分补液,但有试验质疑其益处[34]。一部分术后患者肾功衰竭可能因肠道吸收的循环内毒素增加引起。为减少肠源性内毒素,口服脱氧胆酸或乳果糖可能防止此症[67];但如果术前已有肾功能衰竭,则术后无保护性作用。

无论外科还是非外科治疗方法,为防止术后败血症,可预防应用抗生素。治疗后是否继续应用抗生素取决于是否有败血症的证据和胆道减压是否成功。

增加术后发病率和死亡率的因素有:早期红细胞压积≤30%,血清胆红素>200μmol/L (12mg/dL)和恶性肿瘤侵袭范围[21]。经皮穿刺引流或内镜下支架可以缓解术前深度黄疸,但随机对照试验尚未证实其益处[52]。

### 内科治疗

#### 皮肤瘙痒(表13.4)

**胆汁引流**　通过内或外胆汁引流,可减轻胆汁梗阻患者的瘙痒。经 24~48 小时,瘙痒消失或明显改善。

**考来烯胺**　对于部分胆道梗阻的患者,考来烯胺可以在 4~5 天内止痒。现认为它在肠道内结合胆盐,继而通过粪便排出而起作用。但除非我们对瘙痒的病理生理了解得更为确切,否则对考来烯胺的作用机制只能停留在猜测阶段。早餐前后各服用一小袋(4g),以便药物到达十二指肠时恰逢胆囊收缩。如果病情需要,可在中餐和晚餐前各服一袋。维持剂量是 12g/天。此药可引起恶心,所以患者不愿意服用。考来烯胺对PBC、PSC、胆道闭锁和胆道狭窄引起的瘙痒尤为有效。可引起血清胆汁酸和胆固醇水平下降,皮肤黄染减轻或消失。

考来烯胺可使脂肪通过粪便途径排出增加,甚至正常个体亦是如此,所以治疗瘙痒的剂量应控制在最小量。由于维生素 K 吸收障碍,可引起低凝血酶原血症。

考来烯胺可结合钙、其他脂溶性维生素及参与肝肠循环的药物,如地高辛。所以考来烯胺和其他药物必须分开服用。

**熊去氧胆酸** [13~15mg/(kg·d))] 可以减轻 PBC患者的瘙痒症状,它通过利胆作用或减少有毒胆盐的量来起作用[71]。尽管它的应用和药物相关性胆汁淤积的生化学有关[70],但具体在胆汁淤积中的止痒作用尚未证实。

**抗组胺药物**　它的止痒作用来源于其镇静作用。

**苯巴比妥**在其他治疗无效时,可能会缓解患者的瘙痒症状。

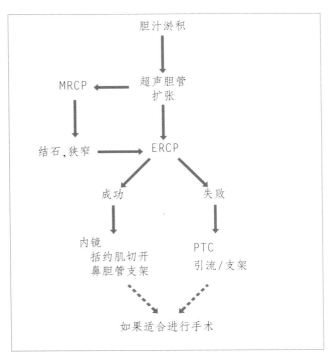

**图 13.20**　胆管堵塞的治疗选择。

**表 13.4　瘙痒的药物治疗**

| | |
|---|---|
| 常规用药 | 考来烯胺 |
| 效果不肯定 | 抗组织胺;熊去氧胆酸;苯巴比妥 |
| 小心应用 | 利福平 |
| 实验性 | 纳洛酮,纳美芬;昂丹司琼;S-腺苷蛋氨酸;丙泊酚 |

纳洛酮为静脉用的阿片受体拮抗剂,在随机对照实验中证明可缓解瘙痒症状[6],但不适合长期应用。口服阿片受体拮抗剂——纳美芬(nalmefene)[7,10]和纳曲酮(naltrexone)[89],对于瘙痒治疗有效。但这两种药物现只是处于试验阶段,并未应用于临床。

昂丹司琼在有安慰剂对照的小型试验中证明可以减轻瘙痒[75],但随后的试验质疑了其疗效[60,61]。

丙泊酚为静脉用催眠药物,可以缓解80%患者的瘙痒症状[11],但目前只有短期疗效得到证实。

S-腺苷蛋氨酸有多种作用,其中有可以改善膜流动性的作用,并作为抗氧化剂曾用于治疗胆汁淤积性疾病[65]。结果并不是一致的,目前这种药物仍处于试验阶段。

利福平(300~450mg/d)可在 7 日内缓解瘙痒症状[19,30],作用机制可能为酶诱导或抑制胆酸的摄取。可能的副作用包括胆囊结石形成的风险增加、25-羟维生素 $D_3$ 水平下降、药物的相互作用、肝毒性及耐药菌的产生。儿童较长时间(平均 18 个月)应用此药并未有临床或生化学方面毒性作用的报道[91]。但应用此药的患者仍需仔细选择和经常监测。

**类固醇** 糖皮质激素可以缓解瘙痒症状,但代价为严重的骨质变薄,尤其是绝经后妇女。

光照射治疗(10 000 lx)在一项试验性研究中证明有效[8]。它的作用基于胆汁淤积性瘙痒的昼夜节律性改变。

**回肠改道** 对于存在胆汁淤积和顽固性瘙痒的儿童患者,可以缓解瘙痒症状,改善生活质量[38]。

**血浆置换** 用于治疗顽固性瘙痒伴高胆固醇血症、黄瘤病变,本法虽暂时有效,但花费高、时间长。

肝移植是一种部分有效的、实验性的治疗,主要针对一些长期胆汁淤积患者治疗困难的情况。顽固性瘙痒也许是肝移植的适应证。

**营养**(表13.5)

营养的问题主要源于胆盐的缺乏。可以采纳一些饮食上的建议来解决这些问题。应该给这样的患者提供足够的营养和蛋白质。临床上,明显脂肪泻的患者,中性脂肪耐受及吸收差,同时钙的吸收也会明显降低。如果患者的脂肪泻加重并成为一个临床的问题,我们应该采取措施对其进行控制。中链甘油三酯(MCT)可以提供附加的脂肪,在无胆汁酸存在的情况下,人体可以很好地消化、吸收 MCT,并以游离脂肪酸的形式吸收入门静脉。经常的供应形式为 Liquigen或者烹调或做沙拉用的 MCT(椰子)油。同时补充钙

剂。

急性胆汁淤积时,维生素 K 可能缺乏,显示凝血酶原时间延长。可以连续 2~3 天每日静脉补充维生素K(10mg)。1~2 天内,凝血酶原时间可以纠正。

慢性病例中,应该监测凝血酶原时间、血中维生素 A、D 水平,并补充维生素 A、D、K。替代疗法时采用口服还是静脉途径,应该依据缺乏、黄疸、脂肪泻的严重程度以及缺乏是否纠正而决定。如果不能检测维生素水平,一旦患者有黄疸可给予经验性的替代治疗。容易出现血肿提示维生素 K 缺乏。

夜盲症的患者,口服补充维生素 A 较肌内注射更为有效[86]。维生素 E 亦不被吸收[11],应该补充醋酸盐形式的维生素 E(10mg/d)。对于慢性胆汁淤积的儿童,补充维生素 E 时,可以注射给药。其他人群可以每日200mg 口服。

**骨改变**[90]

胆汁淤积性疾病存在时,骨量减少主要可引起骨质疏松。维生素 D 吸收不良,继而引起骨软化,但此症并不常见。有必要监测血中 25-羟维生素 $D_3$ 水平,骨密度计量监测可以衡量骨量减少的程度。

发现维生素 D 缺乏时,应给予补充维生素 D,一次 50 000 单位,每周 3 次口服[36],或 100 000 单位,每月肌内注射一次。如果口服补充维生素 D 不能使血中维生素 D 的水平恢复正常,可以口服加量或改为静脉途径补充。但如不能监测维生素 D 的水平,可以根据经验预防性补充维生素 D,这种疗法在有黄疸,或虽无黄疸但有长时间胆汁淤积的患者尤为适合。除

**表 13.5 慢性胆汁淤积治疗**

| | | |
|---|---|---|
| 脂肪食谱(如果有脂肪泻) | | |
| 　减少中性脂肪(40g/d) | | |
| 　加中链甘油三酯(至 40g/d) | | |
| 脂溶性维生素 * | 口服 | 维生素 K 10mg/d |
| | | 维生素 A 25 000U/d |
| | | 维生素 D 400~4 000U/d |
| | 静脉注射 | 维生素 K 10mg/月 |
| | 肌内注射 | 维生素 A 100 000U/3 个月 |
| | 肌内注射 | 维生素 D 100 000U/月 |
| 钙 | | |
| 　过量的低脂牛奶 | | |
| 　口服钙 | | |

\* 初始剂量和用药途径取决于缺少和胆汁淤积的严重程度及顺应性。维持剂量取决于用药后反应。维生素E见正文。

非能监测维生素 D 水平,一般静脉补充途径较口服合适。

对于有症状的骨软化患者,可口服或静脉给予 1,25-二羟维生素 $D_3$,但有引起低钙血症的危险。1,25-二羟维生素 $D_3$ 生物活性强,半衰期短。另一种选择为 $1\alpha$-维生素 $D_3$,它的代谢活性来自肝脏对其的 25-羟基化作用。

在慢性胆汁淤积性疾病中采取措施预防骨质疏松的研究很少。鼓励含钙的平衡饮食,每日经口摄取至少 1.5g 成分钙(泡腾剂钙)或葡萄糖酸钙。患者亦应该多摄入脱脂牛奶,接受安全剂量的阳光或紫外线照射,并多运动,但如骨量减少,应当适量运动或在监测下按制定的运动计划活动。

糖皮质激素可加重骨质疏松,应避免应用。

对于停经的患者,采用雌激素替代疗法。对于 PBC 患者,此种治疗不会增加胆汁淤积程度,且可以减少骨丢失[17,62]。

双膦酸盐对于胆汁淤积性骨病治疗可能是有效的,一项关于依替膦酸盐和氟化钠(钙和维生素 D 的补充物)的对照研究证明,依替膦酸盐更为有效,它可增加椎骨密度[33]。对于 PBC 患者的骨量减少,阿仑膦酸盐的治疗效果可能较依替膦酸盐更佳[68]。尽管对 PBC 患者行氟化物治疗的小型实验研究证实骨密度有所改善[32],但对于绝经后患者骨质疏松的较大型试验证明氟化物治疗并不能减少骨折的发生率。降钙素亦未显示其益处。

肝脏移植后,肝病相关性骨病可加重,应该继续补充钙剂和维生素 D。

对于骨膜疼痛反应尚无特殊办法解决。单纯镇痛药物可能有效,如果存在关节病,物理疗法可能有效。

(张清泉 徐慧宁 译 段钟平 牛俊奇 校)

## 参考文献

1 Alvarez F, Landrieu P, Laget P et al. Nervous and ocular disorders in children with cholestasis and vitamin A and E deficiencies. *Hepatology* 1983; **3**: 410.

2 Angulo P, Therneau TM, Jorgensen RA et al. Bone disease in patients with primary sclerosing cholangitis: prevalence, severity and prediction of progression. *J. Hepatol.* 1998; **29**: 729

3 Argao EA, Balistreri WF, Hollis BW et al. Effect of orthotopic liver transplantation on bone mineral content and serum vitamin D metabolites in infants and children with chronic cholestasis. *Hepatology* 1994; **20**: 598.

4 Badley BWD, Murphy GM, Bouchier IAD et al. Dimin-ished micellar phase lipid in patients with chronic nonalco-holic liver disease and steatorrhea. *Gastroenterology* 1970; **58**: 781.

5 Baiocchi L, LeSage G, Glaser S et al. Regulation of cholangio-cyte bile secretion. *J. Hepatol.* 1999; **31**: 179.

6 Bergasa NV, Alling DW, Talbot TL et al. Effects of naloxone infusions in patients with pruritus of cholestasis: a double-blind randomized controlled trial. *Ann. Intern. Med.* 1995; **123**: 161.

7 Bergasa NV, Alling DW, Talbot TL et al. Oral nalmefene therapy reduces scratching activity due to the pruritus of cholestasis: a controlled study. *J. Am. Acad. Dermatol.* 1999; **41**: 431.

8 Bergasa NV, Link MJ Keogh M et al. Pilot study of bright-light therapy reflected towards the eyes for pruritus of chronic liver disease. *Am. J. Gastroenterol.* 2001; **96**: 1563.

9 Bergasa NV, Mehlman JK, Jones EA. Pruritus and fatigue in primary biliary cirrhosis. *Bailliere's Clin. Gastroenterol.* 2000; **14**: 643.

10 Bergasa NV, Schmitt JM, Talbot TL et al. Open-label trial of oral nalmefene therapy for the pruritus of cholestasis. *Hepatology* 1998; **27**: 679.

11 Borgeat A, Wilder-Smith OHG, Mentha G. Subhypnotic doses of propofol relieve pruritus associated with liver disease. *Gastroenterology* 1993; **104**: 244.

12 Brenard R, Geubel AP, Benhamou J-P. Benign recurrent intrahepatic cholestasis. *J. Clin. Gastroenterol.* 1989; **11**: 546.

13 Bruguera M, Llach J, Rodes J. Non-syndromic paucity of intrahepatic bile ducts in infancy and idiopathic ductopenia in adulthood: the same syndrome? *Hepatology* 1992; **15**: 830.

14 Bull LN, Juijn JA, Liao M et al. Fine-resolution mapping by haplotype evaluation: the examples of PFIC1 and BRIC. *Human Genet.* 1999; **104**: 241.

15 Bull LN, van-Eijk MJ, Pawlikowska L et al. A gene encoding a P-type ATPase mutated in two forms of hereditary cholestasis. *Nature Genet.* 1998; **18**: 219.

16 Burak KW, Pearson DC, Swain MG et al. Familial idiopathic adulthood ductopenia: a report of five cases in three genera-tions. *J. Hepatol.* 2000; **32**: 159.

17 Crippin JS, Jorgensen RA, Dickson ER et al. Hepatic osteodystrophy in primary biliary cirrhosis: effects of medical treatment. *Am. J. Gastroenterol.* 1994; **89**: 47.

18 Crosbie OM, Crown JP, Nolan NPM et al. Resolution of para-neoplastic bile duct paucity following successful treatment of Hodgkin's disease. *Hepatology* 1997; **26**: 5.

19 Cynamon HA, Andres JM, Iafrate RP. Rifampin relieves pruritus in children with cholestatic liver disease. *Gastroen-terology* 1990; **98**: 1013.

20 Degott C, Feldmann G, Larrey D et al. Drug-induced pro-longed cholestasis in adults: a histological semiquantitative study demonstrating progressive ductopenia. *Hepatology* 1992; **15**: 244.

21 Dixon JM, Armstrong CP, Duffey SW et al. Factors affecting morbidity and mortality after surgery for obstructive jaun-dice: a review of 373 patients. *Gut* 1983; **24**: 845.

22 Dooley JS. Extrahepatic biliary obstruction: systemic effects, diagnosis, management. In Benhamou J-P, Bircher J, McIntre N, Rizzetto M, Rodes J, eds. *Oxford Textbook of Clinical Hepa-tology*. Oxford University Press, Oxford, 1999, p. 1581.

23 Eastell R, Dickson ER, Hodgson SF et al. Rates of vertebral loss before and after liver transplantation in women with primary biliary cirrhosis. *Hepatology* 1991; **14**: 296.

24 Epstein O, Dick R, Sherlock S. Prospective study of periosti-tis and finger clubbing in primary biliary cirrhosis and other forms of chronic liver disease. *Gut* 1981; **22**: 203.

25 Faa G, Van Eyken P, Demelia L *et al*. Idiopathic adulthood ductopenia presenting with chronic recurrent cholestasis. *J. Hepatol.* 1991; **12**: 14.

26 FitzPatrick DR. Zellweger syndrome and associated phenotypes. *J. Med. Genet.* 1996; **33**: 863.

27 Fleming CR, Dickson ER, Hollenhorst RW *et al*. Pigmented corneal rings in a patient with primary biliary cirrhosis. *Gastroenterology* 1975; **69**: 220.

28 Fogarty BJ, Parks RW, Rowlands BJ *et al*. Renal dysfunction in obstructive jaundice. *Br. J. Surg.* 1995; **82**: 877.

29 Freedman MR, Holzbach RT, Ferguson DR. Pruritus in cholestasis: no direct causative role for bile acid retention. *Am. J. Med.* 1981; **70**: 1011.

30 Ghent CN, Carruthers SG. Treatment of pruritis in primary biliary cirrhosis with rifampin. Results of a double-blind, crossover, randomized trial. *Gastroenterology* 1988; **94**: 488.

31 Gu M, Cooper JM, Butler P *et al*. Oxidative-phosphorylation defects in liver of patients with Wilson's disease. *Lancet* 2000; **356**: 469.

32 Guanabens N, Pares A, del Rio L *et al*. Sodium fluoride prevents bone loss in primary biliary cirrhosis. *J. Hepatol.* 1992; **15**: 345.

33 Guanabens N, Pares A, Monegal A *et al*. Etidronate vs. fluoride for treatment of osteopenia in primary biliary cirrhosis: preliminary results after 2 years. *Gastroenterology* 1997; **113**: 219.

34 Gubern JM, Sancho JJ, Simo J *et al*. A randomised trial on the effect of mannitol on postoperative renal function in patients with obstructive jaundice. *Surgery* 1988; **103**: 39.

35 Harry D, Anand R, Holt S *et al*. Increased sensitivity to endotoxemia in the bile duct-ligated cirrhotic rat. *Hepatology* 1999; **30**: 1198.

36 Hay JE. Bone disease in cholestatic liver disease. *Gastroenterology* 1995; **108**: 276.

37 Hay JE, Lindor KD, Wiesner RH *et al*. The metabolic bone disease of primary sclerosing cholangitis. *Hepatology* 1991; **14**: 257.

38 Hollands CM, Rivera-Pedrogo FJ, Gonzalez-Vallina R *et al*. Ileal exclusion for Byler's disease: an alternative surgical approach with promising early results for pruritus. *J. Pediatr. Surg.* 1998; **33**: 220.

39 Holt S, Marley R, Fernando B *et al*. Acute cholestasis-induced renal failure: effects of antioxidants and ligands for the thromboxane A(2) receptor. *Kidney Int.* 1999; **55**: 271.

40 Jacquemin E, Cresteil D, Manouvrier S *et al*. Heterozygous nonsense mutation of the MDR3 gene in familial intrahepatic cholestasis of pregnancy. *Lancet* 1999; **353**: 210.

41 Jacquemin E, De Vree JML, Cresteil D *et al*. The wide spectrum of multidrug resistance 3 deficiency: from neonatal cholestasis to cirrhosis of adulthood. *Gastroenterology* 2001; **120**: 1448.

42 Janes CH, Dickson ER, Okazaki R *et al*. Role of hyperbilirubinaemia in the impairment of osteoblast proliferation associated with cholestatic jaundice. *J. Clin. Invest.* 1995; **95**: 2581.

43 Jansen PLM, Moller M. Genetic cholestasis: lessons from the molecular physiology of bile formation. *Can. J. Gastroenterol.* 2000; **14**: 233.

44 Jansen PLM, Moller M. The molecular genetics of familial intrahepatic cholestasis. *Gut* 2000; **47**: 1.

45 Jeffrey GP, Muller DPR, Burroughs AK *et al*. Vitamin E deficiency and its clinical significance in adults with primary biliary cirrhosis and other forms of chronic liver disease. *J. Hepatol.* 1987; **4**: 307.

46 Jones EA, Bergasa NV. The pruritis of cholestasis. *Hepatology* 1999; **29**: 1003.

47 Jones EA, Dekker LR. Florid opioid withdrawal-like reaction precipitated by naltrexone in a patient with chronic cholestasis. *Gastroenterology* 2000; **118**: 431.

48 Jones EA, Yurdaydin C. Is fatigue associated with cholestasis mediated by altered central neurotransmission? *Hepatology* 1997; **25**: 492.

49 Kanno N, LeSage G, Glaser S *et al*. Functional heterogeneity of the intrahepatic biliary epithelium. *Hepatology* 2000; **31**: 555.

50 Kawaguchi T, Sakisaka S, Mitsuyama K *et al*. Cholestasis with altered structure and function of hepatocyte tight junction and decreased expression of canalicular multispecific organic anion transporter in a rat model of colitis. *Hepatology* 2000; **31**: 1285.

51 Krähenbuhl L, Schäfer M, Krähenbuhl S. Reversibility of hepatic mitochondral damage in rats with long-term cholestasis. *J. Hepatol.* 1998; **28**: 1000.

52 Lai ECS, Mok FPT, Fan ST *et al*. Preoperative endoscopic drainage for malignant obstructive jaundice. *Br. J. Surg.* 1994; **81**: 1195.

53 Lindor KD, Janes CH, Crippin JS *et al*. Bone disease in primary biliary cirrhosis: does ursodeoxycholic acid make a difference? *Hepatology* 1995; **21**: 389.

54 Ljubuncic P, Tanne Z, Bomzon A. Evidence of a systemic phenomenon for oxidative stress in cholestatic liver disease. *Gut* 2000; **47**: 710.

55 Lobo-Yeo A, Senaldi G, Portmann B *et al*. Class I and class II major histocompatibility complex antigen expression on hepatocytes: a study in children with liver disease. *Hepatology* 1990; **12**: 224.

56 Marinelli RA, LaRusso NF. Aquaporin water channels in liver: their significance in bile formation. *Hepatology* 1997; **26**: 1081.

57 Marinelli RA, Pham LD, Tietz PS *et al*. Expression of aquaporin-4 water channels in rat cholangiocytes. *Hepatology* 2000; **31**: 1313.

58 Müller M, Jansen PLM. The secretory function of the liver: new aspects of hepatobiliary transport. *J. Hepatol.* 1998; **28**: 344.

59 Morton, DH, Salen G, Batta AK *et al*. Abnormal hepatic sinusoidal bile acid transport in an Amish kindred is not linked to FIC1 and is improved by ursodiol. *Gastroenterology* 2000; **119**: 188.

60 Muller C, Pongratz S, Pidlich J *et al*. Treatment of pruritus of chronic liver disease with the 5-hydroxy-tryptamine receptor type 3 antagonist ondansetron: a randomized, placebo-controlled, double-blind cross-over trial. *Eur. J. Gastroenterol. Hepatol.* 1998; **10**: 865.

61 O'Donohue JW, Haigh C, Williams R. Ondansetron in the treatment of the pruritis of cholestasis: a randomised controlled trial. *Gastroenterology* 1997; **112**: A1349.

62 Olsson R, Mattsson L-A, Obrant K *et al*. Estrogen-progestogen therapy for low bone mineral density in primary biliary cirrhosis. *Liver* 1999; **19**: 188.

63 Ormarsdottir S, Ljunggren O, Mallmin H *et al*. Low body mass and use of corticosteroids, but not cholestasis, are risk factors in patients with chronic liver disease. *J. Hepatol.* 1999; **31**: 84.

64 Oude Elferink RPJ, Groen AK. The role of mdr2 P-glycoprotein in biliary lipid secretion. Cross-talk between cancer research and biliary physiology. *J. Hepatol.* 1995; **23**: 617.

65 Osman E, Owen JS, Burroughs AK. Review article: *S*-adenosyl-L-methionine—a new therapeutic agent in liver

disease? *Aliment. Pharmacol. Ther.* 1993; **7**: 21.

66 Ostrow JD, Mukerjee P, Tiribelli C. Structure and binding of unconjugated bilirubin: relevance for physiological and pathophysiological function. *J. Lipid Res.* 1994; **35**: 1715.

67 Pain JA, Cahill CJ, Gilbert JM *et al*. Prevention of postoperative renal dysfunction in patients with obstructive jaundice: a multicentre study of bile salts and lactulose. *Br. J. Surg.* 1991; **78**: 467.

68 Pares A, Guañabens N, Ros I *et al*. Alendronate is more effective than etidronate for increasing bone mass in osteopenic patients with primary biliary cirrhosis (abstract). *Hepatology* 1999; **30**: 472A.

69 Pastor A, Collado P, Almar M *et al*. Antioxidant enzyme status in biliary obstructed rats: effects of *N*-acetylcysteine. *J. Hepatol.* 1997; **27**: 363.

70 Piotrowicz A, Polkey M, Wilkinson M. Ursodeoxycholic acid for the treatment of flucloxacillin-associated cholestasis. *J. Hepatol.* 1995; **22**: 119.

71 Poupon RE, Poupon R, Balkau B *et al*. Ursodiol for the long-term treatment of primary biliary cirrhosis. *N. Engl. J. Med.* 1994; **330**: 1342.

72 Quigley EMM, Marsh MN, Shaffer JL *et al*. Hepatobiliary complications of total parenteral nutrition. *Gastroenterology* 1993; **104**: 286.

73 Richardet J-P, Mallat A, Zafrani ES *et al*. Prolonged cholestasis with ductopenia after administration of amoxicillin/ clavulanic acid. *Dig. Dis. Sci.* 1999; **44**: 1997.

74 Rodrigues CMP, Steer CJ. Mitochondrial membrane perturbations in cholestasis. *J. Hepatol.* 2000; **32**: 135.

75 Schwörer H, Hartmann H, Ramadori G. Relief of cholestatic pruritus by a novel class of drug: 5-hydroxytryptamine type 3 (5-HT3) receptor antagonists; effectiveness of ondansetron. *Pain* 1995; **61**: 33.

76 Setchell KDR, Bragetti P, Zimmer-Nechemias L *et al*. Oral bile acid treatment and the patient with Zellweger syndrome. *Hepatology* 1992; **15**: 198.

77 Sokol RJ, Heubi JE, Iannaccone S *et al*. Mechanism causing vitamin E deficiency during chronic childhood cholestasis. *Gastroenterology* 1983; **83**: 1172.

78 Springer JE, Cole DEC, Rubin LA *et al*. Vitamin D-receptor genotypes as independent genetic predictors of decreased bone mineral density in primary biliary cirrhosis. *Gastroenterology* 2000; **118**: 145.

79 Strazzabosco M. New insights into cholangiocyte physiology. *J. Hepatol.* 1997; **27**: 945.

80 Swain MG, Le T. Chronic cholestasis in rats induces anhedonia and a loss of social interest. *Hepatology* 1998; **28**: 6.

81 Swain MG, Maric M. Defective corticotropin-releasing hormone mediated neuroendocrine and behavioural responses in cholestatic rats: implications for cholestatic liver disease-related sickness behaviours. *Hepatology* 1995; **22**: 1560.

82 Swain MG, Maric M. Improvement in cholestasis-associated fatigue with a serotonin receptor agonist using a novel rat model of fatigue assessment. *Hepatology* 1997; **25**: 291.

83 Trauner M, Meier PJ, Boyer JL. Molecular regulation of hepatocellular transport systems in cholestasis. *J. Hepatol.* 1999; **31**: 165.

84 Tsukada N, Ackerley CA, Phillips MJ. The structure and organization of the bile canalicular cytoskeleton with special reference to actin and actin-binding proteins. *Hepatology* 1995; **21**: 1106.

85 Tygstrup N, Steig BA, Juijn JA *et al*. Recurrent familial intrahepatic cholestasis in the Faeroe Islands. Phenotypic heterogeneity but genetic homogeneity. *Hepatology* 1999; **29**: 506.

86 Walt RP, Kemp CM, Lyness L *et al*. Vitamin A treatment for night blindness in primary biliary cirrhosis. *Br. Med. J.* 1984; **288**: 1030.

87 Weidenbach H, Leiz S, Nussler AK *et al*. Disturbed bile secretion and cytochrome P-450 function during the acute state of experimental colitis in rats. *J. Hepatol.* 2000; **32**: 708.

88 Williams R, Cartter MA, Sherlock S *et al*. Idiopathic recurrent cholestasis: a study of the functional and pathological lesions in four cases. *Q. J. Med.* 1964; **33**: 387.

89 Wolfhagen FJH, Sternieri E, Hop WCJ *et al*. Oral naltrexone treatment for cholestatic pruritus: a double-blind, placebo-controlled study. *Gastroenterology* 1997; **113**: 1264.

90 Wolfhagen FHJ, van Buuren HR, Vleggaar FP *et al*. Management of osteoporosis in primary biliary cirrhosis. *Bailliere's Clin. Gastroenterol.* 2000; **14**: 629.

91 Yerushalmi B, Sokol RJ, Narkewicz MR *et al*. Use of rifampin for severe pruritus in children with chronic cholestasis. *J. Pediatr. Gastroenterol. Nutr.* 1999; **29**: 442.

92 Yoshidome H, Miyazaki M, Shimizu H *et al*. Obstructive jaundice impairs hepatic sinusoidal endothelial cell function and renders liver susceptible to hepatic ischemia/ reperfusion. *J. Hepatol.* 2000; **33**: 59.

### 第 14 章

# 原发性胆汁性肝硬化

原发性胆汁性肝硬化(PBC)病因不明,表现为肝内胆管进行性破坏。1851 年首先由 Addison 和 Gull[1]提出,后来 Hanot[37]也曾报道过。由于此病与血清胆固醇水平升高及皮肤黄瘤有关,因此也称为"黄瘤性胆汁性肝硬化"(xanthomatous biliary cirrhosis)。Ahrens 等人[3]将这种疾病称为"原发性胆汁性肝硬化"。但在病程早期再生结节并不明显,且不出现肝硬化。

### 病原学

明显的免疫功能紊乱与肝内胆管破坏有关[31]。和 Ⅱ 类限制性 T4 淋巴细胞一样,细胞毒性 T 细胞也浸润胆管上皮 [111],最终胆管上皮被细胞毒性 T 细胞攻击,活化 T 细胞产生的细胞因子造成肝细胞损害[61]。抑制性 T 细胞数量减少,功能下降(图 14.1)[7]。HLA-Ⅰ 类抗原表达上调和 HLA Ⅱ 类抗原的重新表达与免疫介导的胆管破坏一致[7]。

已经证明在胆管上有 HLA Ⅱ 类抗原的异常表达,但仅发生于 PBC 晚期。这提示胆管上有抗原,但这个过程可能发生在淋巴结,而不是在肝脏。HLA-D8(自身免疫型 HLA)仅见于少数患者。

辅助性 T 细胞和细胞毒性 T 细胞在发病机制中非常重要。细胞毒性 T 细胞可有效地产生细胞因子。Th2 型 CD4 细胞在汇管区占据优势,促进肥大细胞和嗜酸细胞的活化[69]。对肝源性 T 细胞克隆的分析显示Th1 细胞占优势,但仍有相当大的异质性存在[38]。可能因为早期 Th2 形式占优势,而后 Th1 占优势,两种形式可相互转换。

上皮样肉芽肿提示有迟发型过敏反应。通常出现在早期发展阶段,并且可能反映预后的改善[55]。

铜在肝内以非肝毒性的形式蓄积。

#### 线粒体抗原和抗体

差不多 100% 的 PBC 患者其抗线粒体循环抗体

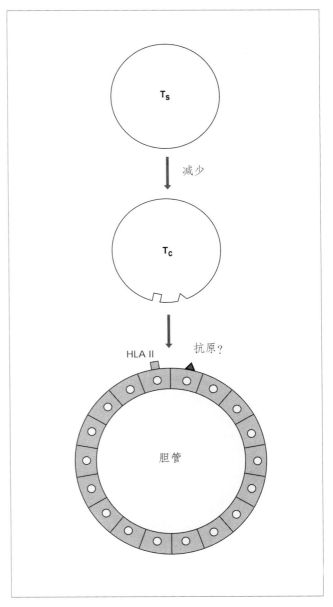

**图 14.1** PBC:胆管上显示 HLA Ⅱ 类抗原和另一种未知抗原。抑制性 T 细胞(Ts)被抑制,对胆管抗原的耐受力破坏。Tc:细胞毒性 T 细胞。

均呈阳性[107]。它们是非器官、非种属特异性的。抗体所针对的抗原位于线粒体内膜上(图 14.2)[97]。对 PBC 特异的血清抗原成分是 M2。已证明四种 M2 抗原多肽都是线粒体酶丙酮酸脱氢酶复合物(PDC)的组成部分。E1 是一种 50kDa 的 2-酮酸脱氢酶复合体,E2 为 74kDa 的酯酰基转移酶复合体,E3 为 50kDa 的 2-酮戊二酸复合体。蛋白 X 是丙酮酸脱氢酶复合物中分子量为 52kDa 的一个成员,并与 E2 交叉反应。ELISA 用于测定 E2 和 M2 复合物的成分。其在诊断 PBC 时敏感性为 88%,特异性为 96%[8,100]。血清中抗 M2 阴性不可能是 PBC。ELISA 特异性检验尚未普及,血清抗线粒体检验常通过对鼠肾脏酶底物的间接免疫荧光法进行。这项技术很难,并且会产生假阴性结果。

E2 的三维结构已被确定[44]。

线粒体抗体检测的意义,特别是与病原学的关系尚未明确[72]。PBC 患者早期胆管上皮细胞已有 PDC 的 E2 成分的表达[49]。

经常可以检测到其他血清自身抗体,特别是抗核抗体(ANA),1/3 患者都有这种抗体。

还存在其他一些线粒体抗原和抗体。抗 M9 与早期 PBC 有关,可见于 PBC 患者的健康亲属和处理 PBC 患者血清的工作人员。10%~15%正常人中 M9 呈阳性。M4、M8 仅见于 M2 阳性患者。M3 与药物反应有关,M6 与异丙烟肼有关,M5 与胶原病有关。

可能与感染有关。胆管堵塞时蓄积的抗原刺激物可能是感染的[39]。细菌和哺乳动物线粒体成分有某些类似之处。线粒体抗体与革兰阴性和革兰阳性细菌的亚细胞成分有交叉反应[29]。大肠杆菌细胞壁所释放的病原体在病原学上可能与胆道的破坏有关,但尚未研究清楚[17,43,96]。PBC 患者革兰阴性菌尿路感染的发病率增加。

PBC 患者的肝活检发现有戈登分枝杆菌,提示与分枝杆菌感染有关[106]。但是从 PBC 患者的肝活检中未发现分枝杆菌的 DNA[74],因此,这种假说尚未被证实。

由于 35%的 PBC 患者对 HIV-1 感染有关的蛋白质有反应性[62],提示有反转录病毒感染,但在方法学上却受到质疑[108]。

PBC 患者的淋巴结中包含有一个可遗传的因子,可诱导正常人胆管上皮细胞表达类似 PBC 时见到的抗原[87]。

以上所有同感染有关的假说尚未被确定[99]。但是,它们确实提示与攻击胆管上皮自身抗体有关的抗原最终将被发现,并且可能具有感染性。

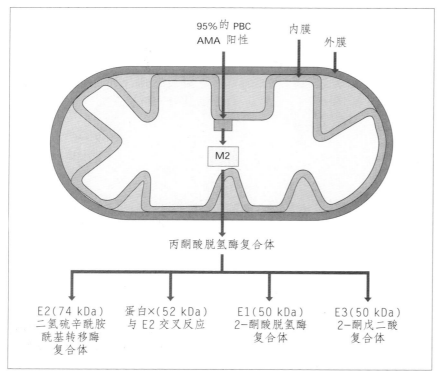

图 14.2 线粒体抗体与抗原。AMA:抗线粒体抗体。

## 流行病学和遗传学

亚洲人、白种人、犹太人、黑人和东方人都容易受累。发病率的变化依赖于医生警觉性的提高、诊断方法的改进(特别是血清线粒体检测的开展)，以及更多无症状患者的发现。

该病有家族聚集性。第二代较早期出现[12]，母女发病率最高[48]。患者亲属的线粒体抗体检出率升高[28]。

英国谢菲尔德的一项研究报告显示，PBC 发病与供水有关[102]。但是在加拿大安大略并没有发现种族易感体质和地理聚集性[110]，这说明供水的环境因素与发病无关。尚需要进行更多的流行病学研究。

C4A-QO 是一种 HLA Ⅲ 类等位基因，与许多自身免疫性疾病有关。基因分型表明 C4A-QO 等位基因的发病率增加，带有 DRw8 及 C4A-QO 等位基因的PBC 患者的比例较高[60]。患 PBC 的一位母亲和两个妹妹具有相同的组织相容性单倍型。

具有自身免疫遗传易感性的 PBC 患者，可能会经历更多的肝脏过程，HLA-B8、DR3 或 DR4 的存在已经证明了这点[58]。

6 号染色体上的易感性等位基因包括 HLA-DPB1*0301(德国人)[64]和 DRB1*0803(日本人)[75]。6 号染色体上 TNF-α 启动子基因的多态性已经被描述[23]。

细胞毒性 T 淋巴细胞相关抗原 4(CTLA-4)的多态性可增加对 PBC 的易感性[2]。它是第一种相关的非组织相容性复合体。

在不同的研究中，相互矛盾的结果很难解释，但可能与样本数目、种族差异以及病例混合有关[23]。这些结果的确提示了一种在家族性 PBC 中起作用的明显的免疫遗传背景。环境因素可能对遗传易感宿主有影响。

## 临床表现

### 概述(表14.1)[93]

90%的 PBC 患者为女性。该病在女性中流行的原因还不清楚。患者年龄多为 40~60 岁，但也有小至 20 岁或大至 80 岁的患者[67]。10%男性患者的疾病过程相似。该病起病隐袭，最常见瘙痒，而没有黄疸。患者最初可能到皮肤科就诊。可能永远不出现黄疸，但多数患者在瘙痒开始后 6 个月到两年出现黄疸。在约 1/4 的患者，瘙痒与黄疸同时开始。在瘙痒之前出现黄疸者极少见，只有黄疸而无瘙痒者更为罕见。瘙痒症状可发生于妊娠期间，易与妊娠胆汁淤积性黄疸混淆。

慢性右上腹疼痛常见(17%)，可持续或缓解[54]。需进行ERCP 才能诊断。常出现乏力[18]。

检查显示患者营养状态良好，有时出现皮肤色素沉着。黄疸或轻或无。肝脏常肿大、质硬;脾可扪及。

### 无症状患者

生化检查应用广泛，常是通过血清碱性磷酸酶水平的升高，使患者在无症状时得以诊断的人数越来越多。在发现阳性线粒体抗体滴度 ≥1:40 后进行肝脏活检，几乎都是异常的，并且常符合 PBC 的特点，即使患者没有症状且血清碱性磷酸酶水平正常也是如此。

在对已知与 PBC 有关的疾病 (如甲状腺病或胶原病)做进一步检查或家族调查时，也可能诊断 PBC。

异常体征可能缺乏，而线粒体抗体总是存在。血清碱性磷酸酶和胆红素可正常或仅轻度升高。血清胆固醇和转氨酶也可正常。

### 病程

无症状患者常能存活至少 10 年(图 14.3)[59,93]。有症状和黄疸患者大约存活 7 年[90]。

腹泻可能为脂性腹泻。体重缓慢减轻。无发热，腹痛不常见但可持续。常出现疲乏，并且使 60%的患者受累[18]。其与抑郁有关，根据经验[98]，患者生活质量下降，可以通过疲乏严重性评分进行评估[82]。

皮肤黄瘤常见，有时呈急性发展，但是许多患者在整个病程中保持在黄瘤前状态，最后黄瘤可消失。

手指、踝部及大腿皮肤可能变厚、变硬。手指疼痛(特别是在户外) 以及脚趾疼痛可能是由黄瘤性末梢神经病变所致[101]。背部可见蝴蝶斑区域，患者挠抓时难以触到该区域。

表 14.1　就诊时原发性胆汁性肝硬化的诊断[91]

**有症状患者**

中年女性,皮肤瘙痒伴慢性进行性黄疸

可触及肝脏

血清胆红素约为正常值的 2 倍;碱性磷酸酶大约为正常值的 4 倍;天冬氨酸转氨酶约为正常值 2 倍;白蛋白正常

血清线粒体抗体 1:40

肝脏组织学表现支持

ERCP(如果诊断可疑):正常的肝内胆管

**无症状患者**

常规实验室检查

碱性磷酸酶升高

血清抗线粒体抗体阳性

调查其他疾病,特别是胶原病或甲状腺疾病

肝大

患深度黄疸者骨变化明显。这与维生素 D 受体基因型有关，预示着 PBC 患者骨矿质的密度较低[95]。晚期患者主诉有后背及肋骨疼痛，有时可能发生病理性骨折。

十二指肠溃疡及出血常见。

结节形成前亦可见食管静脉曲张破裂出血[50]。这时门脉高压可能是窦状隙前性的。在 5.6 年里，265 名患者中有 83 名（31%）发生了食管静脉曲张，其中 40 名（48%）发生出血[32]。

肝细胞癌罕见，但其发病危险性，尤其在男性患者中有所增加[46,73]。

**相关疾病**

PBC 几乎与所有的自身免疫性疾病有关。胶原病，特别是类风湿性关节炎、皮肌炎、混合性结缔组织病和系统性红斑狼疮[36]非常常见。

4% 的 PBC 与硬皮病有关且有全身性肢端硬皮（CREST）综合征[83]。硬皮病通常限于指（趾）硬皮病，

偶尔累及面部和上下肢，并且可能出现角膜结膜炎[81]。这些患者常出现着丝粒抗体[24]。CD8+T 细胞的克隆性扩增与 PBC 和 CREST 有关[63]。已发现 75% 的患者有由眼及口干组成的伴或不伴关节炎的干燥综合征。

其他皮肤损害包括免疫复合物毛细血管炎和扁平苔藓。20% 患者有自身免疫性甲状腺炎。亦有 Graves 病的报道。

乳糜泄中 PBC 的患病率为 3%，而 PBC 患者的乳糜泄的患病率为 6%[53]。PBC 患者应该通过抗肌内膜抗体进行乳糜泄筛查，必要时进行十二指肠活检[71]。

PBC 与自身免疫性血小板减少、自身免疫性溶血性贫血[19]及胰岛素受体抗体有关。溃疡性结肠炎是另一种罕见的相关疾病[16]。

肾脏合并症包括 IgM 相关性膜性肾小球肾炎。

远端肾小管铜沉淀可致肾小管酸中毒。低尿酸和高尿酸血症是肾小管损伤的进一步表现。35% 的病例可出现菌尿症，可能无症状[14]。

选择性免疫球蛋白 A 缺陷的相关性提示发病机制不需要 IgA 依赖性的免疫机制。

PBC 患者癌的总体发生率与死亡率仅有轻度升高[45]。乳腺癌发病的增加尚未得到证实。

杵状指（趾）常见，偶尔有肥大性骨关节病[26]。

胰腺功能不全继发于低胆汁流，以及对胰管的免疫损伤。

通过 ERCP 发现，39% 胆结石病例为胆色素型。偶有症状，但很少转移至胆管。

肺部异常包括淋巴细胞性间质性肺炎[109]。气体交换可能异常。对肺间质巨细胞已做过描述，常伴有干燥综合征[103]。X 线检查可见结节、间质纤维化及纵隔淋巴结病。

肢端硬皮综合征常伴有淋巴细胞间质性肺炎和肺血管异常。

CT 扫描显示，81% 的患者在胃肝韧带及肝门区可见肿大的结节，也可见肿大的心旁和肠系膜结节。

**生化检查**

初期，有症状患者的血清胆红素值常低于 35μmol/L（2mg/100mL）。血清碱性磷酸酶和 γ 谷氨酰转肽酶升高。血清总胆固醇升高，但不是不变的。白蛋白水平常为正常，总球蛋白仅中度升高。血清 IgM 常高。虽然其升高可利于诊断，但诊断结果不一定可靠。

**肝活检**[86]

唯一有诊断意义的病变是间隔或小叶间胆管受损，肝活检标本中并不常见，但手术标本中常见（图

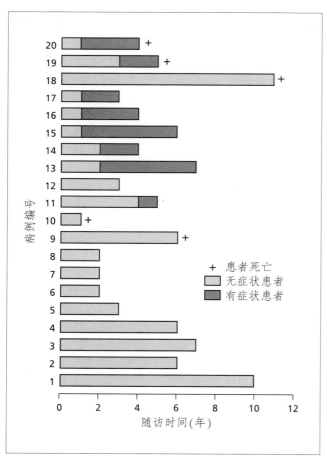

**图 14.3** 20 名诊断 PBC 时无症状患者的病程。注意一名患者持续无症状达 10 年[57]。

14.4)。

病变起初为小胆管上皮受损。组织学测量检查显示直径<70~80μm 的胆管破坏,特别是在疾病早期[70]。上皮细胞肿胀、不规则、嗜酸性增强。胆管腔不规则,基底膜破裂。有时胆管破裂,受损胆管周围出现细胞反应,包括淋巴细胞、浆细胞、嗜酸性细胞和组织细胞。在 1 区常形成肉芽肿(图 14.4)。

胆管受破坏,其位置以淋巴样细胞聚集为标志,并且胆管开始增生(图 14.5)。1 区可见肝动脉分支,但不伴有胆管。纤维化从 1 区向周围扩张,有不同程度的碎片状坏死。组织化学检查可显示大量的铜和铜相关蛋白。纤维间隔逐渐使肝脏结构变形,并形成再生性结节 (图 14.6 和图 14.7)。分布常不规则,在肝活检标本的部分可见肝硬化,而另外部分则无肝硬化。在某些区域,小叶结构可保留一段时间。病变早期,1区可见胆汁淤积。

同酒精性肝病一样,大约 25%病例的肝细胞可见玻璃样变。

组织学上分四期[88]:Ⅰ 期 ,鲜红色胆管病变;Ⅱ期,小胆管增生;Ⅲ期,纤维化(间隔纤维化和桥接形成);Ⅳ期,肝硬化。这种分期具有局限性,因为肝脏病变是局灶性的,所以不同部分以不同速度进展,各期可重叠。

### 诊断(表 14.2)

有许多类似 PBC 的疾病, 主要区别是它们缺少血清线粒体抗体。

非典型病例需要通过 MR、内镜或经皮胆管造影显示胆管。其中包括男性以及血清线粒体抗体检查阴性、非结论性的肝活检表现或明显腹部疼痛的患者。

广泛的组织肉芽肿可能提示胆汁淤积性结节病

(表 14.3)(第 28 章)[68]。但结节病无线粒体抗体。肝组织活检显示大量形成良好的肉芽肿, 且胆管损伤比 PBC 轻。

在 PBC 患者中通过支气管肺泡灌洗术可发现 T 淋巴细胞(主要是 T4 阳性细胞)和活化的肺泡巨噬细

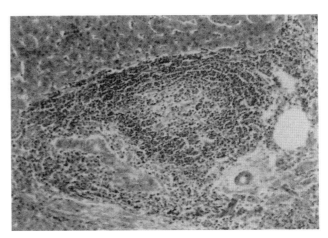

**图 14.4**　肝门区见一完整的肉芽肿。附近胆管被破坏。

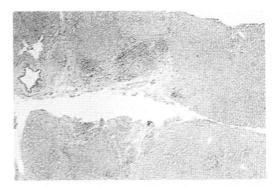

**图 14.5**　Ⅱ期损害,以淋巴样细胞聚集为标志。胆管开始增生。(HE 染色,×10)

**表 14.2　原发性胆汁性肝硬化的鉴别诊断**[91]

| 疾病 | 特点 | MAb | 肝活检 |
|---|---|---|---|
| PBC | 女性,瘙痒,ALP 升高 | 阳性 | 胆管损伤,淋巴样细胞聚集,轻微的碎屑样坏死,完整的小叶,间隔周围胆汁淤积 |
| PSC | 主要是男性,溃疡性结肠炎,胆管造影可诊断 | 阴性或低滴度 | 胆管增生性纤维化,洋葱皮样胆管纤维化 |
| 胆汁淤积性结节病 | 性别无差异,黑种人,瘙痒,ALP 升高,胸部 X 线片改变 | 阴性 | 许多肉芽肿,中等程度的胆管变化 |
| 自身免疫性胆管病 | 女性,ALP 升高,ANA 高滴度阳性 | 阴性 | 胆管损坏,淋巴样细胞聚集,轻微的碎屑样坏死 |
| 胆汁淤积性药物反应 | 病史,常在服药后 6 周内发病,急性发病 | 阴性 | 汇管区单核细胞反应有时伴嗜酸性粒细胞浸润,肉芽肿和脂肪变 |

ANA:抗核抗体;MAb:线粒体抗体;ALP:血清碱性磷酸酶。

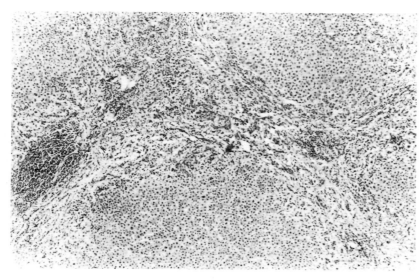

**图 14.6** 可见纤维化和淋巴样细胞聚集的间隔。胆管不明显。开始出现增生性"再生结节"[93]。(HE 染色,×48)

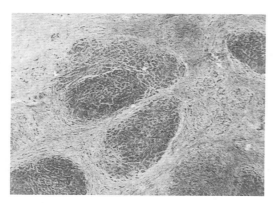

**图 14.7** Ⅳ期:发生胆汁性肝硬化。

**表 14.3　PBC 与胆汁淤积性结节病鉴别**

| | 结节病 | PBC |
|---|---|---|
| 性　别 | 无差别 | 80%为女性 |
| 年　龄 | 年轻人 | 中年 |
| 皮肤瘙痒症 | + | + |
| 黄　疸 | + | + |
| 呼吸道并发症 | + | − |
| 肝脾肿大 | + | + |
| ALP | ↑ | ↑ |
| 肝门淋巴结病 | 常见 | 罕见 |
| 肝肉芽肿 | 弥散,聚集 | 形成欠佳,混合细胞包围 |
| 血清血管紧张素转换酶 | ↑ | ↑ |
| MAb | − | +(98%) |
| Kveim-Siltzbach 试验 | + | − |
| 气管肺泡灌洗术 | | |
| 　淋巴细胞增多 | + | + |
| 　有活性的巨噬细胞 | + | + |

胞。在结节病患者中有类似的发现,二者可重叠,有时无法鉴别。

在后期,很难与自身免疫性慢性活动性肝炎鉴别。肝功能的生化检查形式常有所不同。支持 PBC 的肝活检特征包括完整的小叶、1 区轻度坏死和间隔周围胆汁淤积。

慢性丙型肝炎病毒感染有时可伴有长期胆汁淤积,但生化检查提示有肝细胞病变,且丙型肝炎病毒血清学检查为阳性。

在自身免疫性胆管炎中,生化和肝组织学的临床特点与 PBC 相似[9]。血清线粒体抗体一般阴性,而抗核抗体为高滴度。

在原发性硬化性胆管炎(PSC),线粒体抗体常是阴性或低滴度的,并且胆管造影显示典型的胆管不规则。

特发性成人胆管缺少症以小叶间胆管缺失为标志。病因不明,但某些病例可能为小胆管的原发性硬化性胆管炎[13]。

通过服药史,起病急,即在用药 4~6 周后出现迅速加深的黄疸,可排除胆汁淤积性药物反应。

### 预后

无症状患者的病程不定且难以预测,对患者及其家属进行劝导很困难[94]。有的患者永远没有症状,有的则会进行性加重(图 14.8)。现在,晚期 PBC 患者并不意味着死亡,但可能需要进行肝移植。

关于由无症状发展到有症状的时间,报道结果不一,可能取决于被研究的患者和入选方式。疾病的持

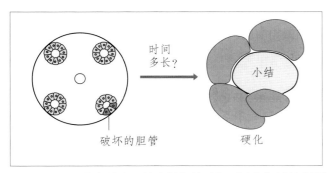

**图 14.8** PBC 的自然史：从急性胆管破坏到晚期胆汁性肝硬化所用的时间不确定[92]。

续时间取决于首次诊断的时间。转诊中心如梅奥 (Mayo) 诊所或皇家自由 (Royal Free) 医院的患者常病情较重，因此比区域性转诊中心的患者更易快速进展为有症状。基本上，当病程进展到一定程度时，无症状患者会出现症状 (表 14.4)[59]。

预后对于决定肝移植最佳时间特别重要。当血清胆红素值持续大于 100μmol/L (6mg/dL) 时，患者的生存时间不会超过 2 年 (图 14.9)[27,89]。其他预测生存时间减少的特征包括症状、年龄、肝脾肿大、腹水和血清白蛋白低于 3g/dL。

在平均 5.6 年的存活期中，31% 的患者会出现血管曲张，并且其中 48% 会出血。在血清胆红素升高和疾病组织学进展期的患者中，更易发生血管曲张。一旦发生血管曲张，一年的存活率为 83%，三年存活率为 59%。初次出血后 1 年存活率为 65%，3 年存活率为 46%[32]。

自身免疫性疾病如甲状腺炎或干燥综合征与存活率降低有关。

梅奥诊所的预后模型取决于年龄、血清胆红素、白蛋白、凝血酶原时间以及有无水肿 (表 14.5)[22]。可预测存活率，并且有不依赖于肝组织活检的优点[51]。一项格拉斯哥的研究包括肝组织活检表现[33]。

没有任何一个模型能对患者的生存率进行准确估计，因为这些模型没有考虑连续的时间依赖因素，

不能预测威胁生命的事件，如静脉曲张出血。

终末期大约持续一年，以快速黄疸加深伴黄瘤和皮肤瘙痒消失为特征。血清白蛋白和总胆固醇水平降低，出现水肿和腹水。最后出现肝性脑病，并伴不能控

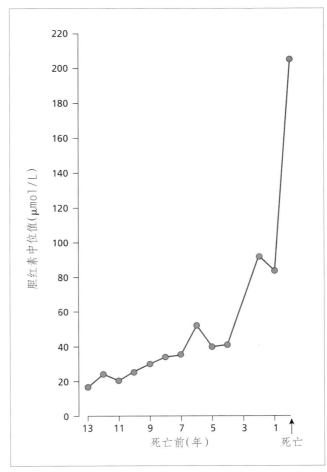

**图 14.9** PBC 肝衰竭的进展。该线性图来源于对患者从诊断到死亡进行系列随访得到的大量血清胆红素结果的中位数。从该线性图中可推断出任何给定胆红素值的预期生存时间[27]。

| 胆红素 (μmol/L) | 预期生存年数 |
|---|---|
| <34 | 8~13 |
| 35~100 | 2~7 |
| >100 | <2 |
| (17μmol/L=1mg) | |

**表 14.5** 梅奥诊所的生存期模型[22]

| |
|---|
| 年龄 |
| 血清 |
| 　胆红素 |
| 　白蛋白 |
| 凝血酶原时间 |
| 水肿 |

**表 14.4** 原发性胆汁性肝硬化的进展[65]

| AMA | 生化 | 症状 | 进展时间 (年) |
|---|---|---|---|
| + | 0 | 0 | 80% 会进展 |
| + | + | 0 | 40% 在 6 年内进展 |
| + | + | + | 70% 在 10 年内进展 (50% 在 5 年内) |

制的出血,常源于食管静脉曲张。并发感染(有时为革兰阴性败血症)可能是致命的。

### 治疗[40]

一般措施适用于所有胆汁淤积的患者。它们包括维持营养和补充脂溶性维生素。瘙痒常用考来烯胺控制,但口服纳美芬和阿片受体拮抗剂在开放性试验中的结果是乐观的[10](见第 13 章)。

骨软化少见,可补充维生素 D 和钙剂纠正。主要的问题是骨质疏松症,其可能与损害成骨细胞功能的毒素的聚集有关。降钙素无效。双膦酸盐可能是有用的,可试用 cyclical editronate[35]。雌激素刺激骨形成,闭经后的 PBC 女性患者应给予激素替代治疗[85]。

关于 PBC 可能是一种自身免疫性疾病的认识,导致自身免疫抑制性药物的试用[92]。试验药物包括硫唑嘌呤、D-青霉胺、苯丁酸氮芥、环孢素 A 和皮质类固醇。对生存率、生化检验、肝活检的研究结果是不确定的。甲氨蝶呤是最新的一种药物,但是 6 年后,接受该药物治疗的患者梅奥评分和胆红素水平比对照组高[42]。甲氨蝶呤对熊去氧胆酸无应答者可能有用[11,15]。秋水仙碱基本无效。联合治疗可能更有用,特别是熊去氧胆酸联合硫唑嘌呤或可的松[56],或甲氨蝶呤联合其他药物如秋水仙碱。但是目前尚没有明显效果的报道。

### 熊去氧胆酸(UDCA)

这是一种对肝脏无毒性的亲水性胆酸。其可保护肝细胞膜对抗亲水胆酸的去垢作用。它可刺激毒性胆酸排泄,增加肝内阴离子交换。亦可减少 HLA I 类在胆管上的表达,因此减少 T 细胞对胆管的溶细胞性攻击。其刺激外周血单核细胞,抑制免疫球蛋白和 IL-2、IL-4 的产生[112],抑制 NO 合成酶的产生。

法国初期的研究证明,熊去氧胆酸能改善肝功能,延缓疾病的进展,降低死亡或肝移植的可能性[80]。但如果入选试验时血清胆红素水平很高并出现肝硬化,那么使用效果不佳[78,79]。熊去氧胆酸对瘙痒和疲乏无影响。一项多中心对照研究证明,熊去氧胆酸可减少死亡或肝移植的时间[79],但不能治愈疾病。一项对来自西班牙早期病例进行的为期 6 年的随访研究显示,生化及组织学有所改善,但死亡或肝移植时间没有区别[76]。8 项试验的荟萃分析显示,在病死率、与肝相关的死亡及肝移植方面,治疗组的结果不比对照组好[34]。

关于疗效的肝组织学结果报道不一。炎症和坏死可减轻,但治疗 4 年后胆管增生和碎屑样坏死与对照组相似[76]。纤维化可进展或稳定[21,41]。但在组织学阶段

的进展上可能无明显影响[4]。

熊去氧胆酸应早期用药,晚饭后一次口服 13~15mg/(kg·d)较好[77]。梅奥模型[22]在预测存活率时仍旧有效[51]。熊去氧胆酸不是治疗 PBC 的万能药,但是除非患者已到终末期或需要进行肝移植,一般都应给药。很难决定对早期和无症状的患者应用熊去氧胆酸进行治疗,必须根据个人情况,以及治疗费用而定。目前,PBC 没有令人满意的特异性药物治疗方法。

已报道的试验常太短、太小或对照差。由于疾病的自然史漫长且不断变化,所以难以确定有统计学意义的远期疗效[92]。任何试验都必须注明每一等级的患者数目。处于早期、无症状、好阶段的患者可能不需要进行治疗,而预后差的患者可能因接近晚期而无应答。

食管静脉曲张的出血可能是早期的,并且在真正的结节性肝硬化形成以前。因此,门腔分流能改善这些患者的病情并不奇怪。肝性脑病不常见。这些鼓舞人心的疗法特别适用于危险性低的患者。经颈静脉肝内门-体静脉分流(TIPS)也可能有用。

胆结石一般不予处理,除非产生症状或出现在胆总管内。胆囊切除术很少需要,并且耐受性差。

### 肝移植

适应证为生活质量太差以至于患者居家不出,有顽固性瘙痒、肝细胞衰竭(深度黄疸、肝性脑病、腹水)或静脉曲张出血。如果早期进行,则效果较好且花费低。有关年龄、肾衰、Child 分级和 UNOS(美国器官共享网络)标准的危险评分模型,可用于预测肝移植对术中输血需求、重症护理的时间和严重并发症的影响[84]。如果危险评分低,则手术效果好[52]。当血清胆红素水平达到 9g/dL(150μmol/L)时,移植中心可考虑进行移植。6 个月的生存可能性低于 0.85,是应用另一模型确定移植的最佳时间[20]。未进行肝移植的患者,生存期大约为 8 个月。

据报道,肝移植后一年生存率为 85%~90%,5 年生存率为 60%~70%[104]。大约 10% 的患者需要进行二次肝移植,如果发生在术后 30 天后结局会更不好[52]。移植的肝脏中几乎都有疾病复发[5]。线粒体抗体水平升高,患者会出现症状。这点可通过手术后在胆管上皮细胞发现的 E2 着色而证实[105]。但是,鉴别排斥与疾病复发非常困难,因为许多患者的疾病通常呈非进展性。10% 的患者后来可发生恶性肿瘤。在最初的 1~3 个月,骨密度降低,该结果有可能是灾难性的。这种恶化可能与卧床休息和皮质类固醇治疗有关。9~12个月后,骨形成和骨密度会有明显的改善[25]。

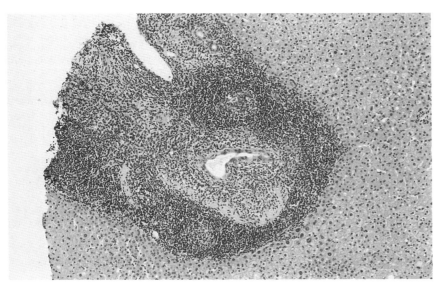

**图 14.10**　自身免疫性胆管病变。肝活检取自青年男性，其有轻度瘙痒症、高碱性磷酸酶和 γ–GT。未检测到血清 M2。ANA 以高滴度出现。组织学显示受损伤的 1 区胆管有明显的炎症。表现与 PBC 相似。（HE 染色，×400）

## 免疫性胆管病变

大约 5% 的 PBC 患者其血清线粒体抗体检测呈阴性。血清抗核抗体和抗肌动蛋白抗体常以高滴度出现[9,66]。患者通常是无症状的。肝脏组织学检查与 PBC 相同（图 14.10）。泼尼松龙可导致一些临床和生化改善。但是，肝组织学检查显示炎症较轻、胆管持续损害及血清 γ–GT 水平很高。这些患者是 PBC 与慢性自身免疫性肝炎的重叠型。

## 参考文献

1　Addison T, Gull W. On a certain affection of the skin—vitiligoidea—α plana, β tuberosa. *Guy's Hosp. Rep.* 1851; **7**: 265.

2　Agarwal K, Jones DEJ, Daly AK *et al*. CTL A-4 gene polymorphism confers susceptibility to primary biliary cirrhosis. *J. Hepatol.* 2000; **32**: 538

3　Ahrens EH Jr, Payne MA, Kunkel HG *et al*. Primary biliary cirrhosis. *Medicine (Baltimore)* 1950; **29**: 299.

4　Angulo P, Batts KP, Therneau TM *et al*. Long-term ursodeoxycholic acid delays histological progression in primary biliary cirrhosis. *Hepatology* 1999; **29**: 644.

5　Balan V, Batts KP, Porayko MK *et al*. Histological evidence for recurrence of primary biliary cirrhosis after liver transplantation. *Hepatology* 1993; **18**: 1392.

6　Balasubramaniam K, Grambsch PM, Wiesner RH *et al*. Diminished survival in asymptomatic primary biliary cirrhosis. A prospective study. *Gastroenterology* 1990; **98**: 1567.

7　Ballardini G, Mirakian R, Bianchi FB *et al*. Aberrant expression of HLA-DR antigens on bile duct epithelium in primary biliary cirrhosis: relevance to pathogenesis. *Lancet* 1984; **ii**: 1009.

8　Bassendine MF, Yeaman SJ. Serological markers of primary biliary cirrhosis: diagnosis, prognosis and subsets. *Hepatology* 1992; **15**: 545.

9　Ben-Ari Z, Dhillon AP, Sherlock S. Autoimmune cholangiopathy: part of the spectrum of autoimmune chronic active hepatitis. *Hepatology* 1993; **18**: 10.

10　Bergasa NV, Schmitt JM, Talbot TL *et al*. Open-label trial of oral nalmefene for the pruritus of cholestasis. *Hepatology* 1998; **27**: 679.

11　Bonis PAL, Kaplan M. Methotrexate improves biochemical tests in patients with primary biliary cirrhosis who respond incompletely to ursodiol. *Gastroenterology* 1999; **117**: 397.

12　Brind AM, Bray GP, Portmann BC *et al*. Prevalence and pattern of familial disease in primary biliary cirrhosis. *Gut* 1995; **36**: 615.

13　Bruguera M, Llach J, Rodés J. Nonsyndromic paucity of intrahepatic bile ducts in infancy and idiopathic ductopenia in adulthood: the same syndrome? *Hepatology* 1992; **15**: 830.

14　Burroughs AK, Rosenstein IJ, Epstein O *et al*. Bacteriuria and primary biliary cirrhosis. *Gut* 1984; **25**: 133.

15　Buscher H-P, Zietzschmann Y, Gerok W. Positive responses to methotrexate and ursodeoxycholic acid in patients with primary biliary cirrhosis responding insufficiently to ursodeoxycholic acid alone. *J. Hepatol.* 1993; **18**: 9.

16　Bush A, Mitchison H, Walt R *et al*. Primary biliary cirrhosis and ulcerative colitis. *Gastroenterology* 1987; **92**: 2009.

17　Butler P, Valle F, Hamilton-Miller JMT *et al*. M2 mitochondria antibodies and urinary rough mutant bacteria in patients with primary biliary cirrhosis and in patients with recurrent bacteriuria. *J. Hepatol.* 1993; **17**: 408.

18　Cauch-Dudek K, Abbey S, Stewart DE *et al*. Fatigue in primary biliary cirrhosis. *Gut* 1998; **43**: 705.

19　Chen C-Y, Lu C-L, Chiu C-F *et al*. Primary biliary cirrhosis associated with mixed type autoimmune haemolytic anaemia and sicca syndrome: a case report and review of the literature. *Am. J. Gastroenterol.* 1997; **92**: 1547.

20　Christensen E, Grunson B, Neuberger J. Optimal timing of liver transplantation for patients with primary biliary cirrhosis: use of prognostic modelling. *J. Hepatol.* 1999; **30**: 285.

21　Degott C, Zafrani ES, Callard P. Histopathological study of primary biliary cirrhosis and the effects of ursodeoxycholic acid treatment on histology progression. *Hepatology* 1999;

**29**: 1007.

22  Dickson ER, Grambsch PM, Fleming TR et al. Prognosis in primary biliary cirrhosis: model for decision making. *Hepatology* 1989; **10**: 1.

23  Donaldson PT. TNF gene polymorphisms in primary biliary cirrhosis: a critical appraisal. *J. Hepatol.* 1999; **31**: 366.

24  Dörner T, Held C, Trebeljahr G et al. Serologic characteristics in primary biliary cirrhosis associated with sicca syndrome. *Scand. J. Gastroenterol.* 1994; **29**: 655.

25  Eastell R, Dickson ER, Hodgson SF et al. Rates of vertebral bone loss before and after liver transplantation in women with primary biliary cirrhosis. *Hepatology* 1991; **14**: 296.

26  Epstein O, Dick R, Sherlock S. Prospective study of periostitis and finger clubbing in primary biliary cirrhosis and other forms of chronic liver disease. *Gut* 1981; **22**: 203.

27  Epstein O, Fraga E, Sherlock S. Importance of clinical staging for prognosis in primary biliary cirrhosis. *Gut* 1985; **26**: A1126.

28  Feizi T, Naccarato R, Sherlock S et al. Mitochondrial and other tissue antibodies in relatives of patients with biliary cirrhosis. *Clin. Exp. Immunol.* 1972; **10**: 609.

29  Flannery GR, Burroughs AK, Butler P. Antimitochondrial antibodies in primary biliary cirrhosis recognize both specific peptides and shared epitopes of the M2 family of antigens. *Hepatology* 1989; **10**: 370.

30  Fox RA, Scheuer PJ, James DG et al. Impaired delayed hypersensitivity in primary biliary cirrhosis. *Lancet* 1969; **i**: 959.

31  Gershwin ME, Mackay IR. Primary biliary cirrhosis: paradigm or paradox for autoimmunity. *Gastroenterology* 1991; **100**: 822.

32  Gores GJ, Wiesner RH, Dickson ER et al. Prospective evaluation of esophageal varices in primary biliary cirrhosis: development, natural history and influence on survival. *Gastroenterology* 1989; **96**: 1552.

33  Goudie BM, Burt AD, Macfarlane GJ et al. Risk factors and prognosis in primary biliary cirrhosis. *Am. J. Gastroenterol.* 1989; **84**: 713.

34  Goulis J, Leandro G, Burroughs AK. Randomized controlled trials of ursodeoxycholic acid therapy for primary biliary cirrhosis: a meta-analysis. *Lancet* 1999; **354**: 1653.

35  Guanaben SN, Pare SA, Monegal A et al. Etidronate vs. fluoride for treatment of osteopenia in primary biliary cirrhosis: preliminary results after 2 years. *Gastroenterology* 1997; **113**: 219.

36  Hall S, Axelsen PH, Larson DE et al. Systemic lupus erythematosus developing in patients with primary biliary cirrhosis. *Ann. Intern. Med.* 1984; **100**: 388.

37  Hanot V. *Etude sur une Forme de Cirrhose Hypertrophique de Foie (Cirrhose Hypertrophique avec Ictère Chronique).* Baillière, Paris, 1876.

38  Harada K, Van de Water J, Leung PSC et al. *In situ* nucleic acid hybridization of cytokines in primary biliary cirrhosis: predominance of the Th1 subset. *Hepatology* 1997; **25**: 791.

39  Haydon GH, Neuberger J. PBC: an infectious disease? *Gut* 2000; **47**: 586.

40  Heathcote EJ. Management of primary biliary cirrhosis. *Hepatology* 2000; **31**: 1005.

41  Heathcote EJ. Cutch-Dudek K, Walker V et al. The Canadian multicenter double-blind randomized controlled trial of ursodeoxycholic acid in primary biliary cirrhosis. *Hepatology* 1994; **19**: 1149.

42  Hendrikse M, Rigney F, Giaffer MH et al. Low-dose methotrexate in primary biliary cirrhosis. Long-term results of a placebo-controlled trial. *Hepatology* 1997; **26**: 248 A.

43  Hopf U, Möller B, Stemerowicz R et al. Relation between *Escherichia coli* R (rough) forms in gut, lipid A in a liver, and primary biliary cirrhosis. *Lancet* 1989; **ii**: 1419.

44  Howard MJ, Fuller C, Broadhurst RW et al. Three-dimensional structure of the major autoantigen in primary biliary cirrhosis. *Gastroenterology* 1998; **115**: 139.

45  Howel D, Metcalf JV, Gray J et al. Cancer risk in primary biliary cirrhosis: a study in northern England. *Gut* 1999; **45**: 756.

46  Jones DEJ, Metcalf JV, Collier JD et al. Hepatocellular carcinoma in primary biliary cirrhosis and its impact on outcomes. *Hepatology* 1997; **26**: 1138.

47  Jones DEJ, Palmer JM, James OFW et al. T-cell responses to components of pyruvate dehydrogenase complex in primary biliary cirrhosis. *Hepatology* 1995; **21**: 995.

48  Jones DEJ, Watt FE, Metcalf JV et al. Familial primary biliary cirrhosis revisited: a geographically based population study. *J. Hepatol.* 1999; **30**: 402.

49  Joplin RE, Johnson GD, Matthews JB et al. Distribution of pyruvate dehydrogenase dihydrolipoamide acetyltransferase (PDC-E2) and another mitochondrial marker in salivary gland and biliary epithelium from patients with primary biliary cirrhosis. *Hepatology* 1994; **19**: 1375.

50  Kew MC, Varma RR, Dos Santos HA et al. Portal hypertension in primary biliary cirrhosis. *Gut* 1971; **12**: 830.

51  Kilmurry MR, Heathcote EJ, Cauch-Dudek K et al. Is the Mayo model for predicting survival useful after the introduction of ursodeoxycholic acid treatment for primary biliary cirrhosis? *Hepatology* 1996; **23**: 1148.

52  Kim WR, Wiesner RH, Therneau TM et al. Optimal timing of liver transplantation for primary biliary cirrhosis. *Hepatology* 1998; **28**: 33.

53  Kingham JGC, Parker DR. The association between primary biliary cirrhosis and coeliac disease: a study of relevant prevalence. *Gut* 1998; **42**: 120.

54  Laurin JM, DeSotel CK, Jorgensen RA et al. The natural history of abdominal pain associated with primary biliary cirrhosis. *Am. J. Gastroenterol.* 1994; **89**: 1840.

55  Lee RG, Epstein O, Jauregui H et al. Granulomas in primary biliary cirrhosis: a prognostic feature. *Gastroenterology* 1981; **81**: 983.

56  Leuschner M, Guildutuna S, Yan T et al. Ursodeoxycholic acid and prednisolone vs. ursodeoxycholic acid and placebo in the treatment of early stages of primary biliary cirrhosis. *J. Hepatol.* 1996; **25**: 49.

57  Long RG, Scheuer PJ, Sherlock S. Presentation and course of asymptomatic primary biliary cirrhosis. *Gastroenterology* 1977; **72**: 1204.

58  Lohse AW, Meyer GVM, Buschenfelde K-H et al. Characterization of the overlap syndrome of primary biliary cirrhosis (PBC) and autoimmune hepatitis: evidence for it being a hepatic form of PBC in genetically susceptible individuals. *Hepatology* 1999; **29**: 1078.

59  Mahl TC, Shockcor W, Boyer JL. Primary biliary cirrhosis: survival of a large cohort of symptomatic and asymptomatic patients followed for 24 years. *J. Hepatol.* 1994; **20**: 707.

60  Manns MP, Bremm A, Schneider PM et al. HLA DRw8 and complement C4 deficiency as risk factors in primary biliary cirrhosis. *Gastroenterology* 1991; **101**: 1367.

61  Martinez OM, Villanueva JC, Gershwin E et al. Cytokine patterns and cytotoxic mediators in primary biliary cirrhosis. *Hepatology* 1995; **21**: 113.

62 Mason AL, Lizhe X, Guo L *et al*. Detection of retroviral anti-bodies in primary biliary cirrhosis and other idiopathic biliary disorders. *Lancet* 1998; **351**: 1620.

63 Mayo MJ, Jenkins RN, Combes B *et al*. Association of clonally expanded T cells with the syndrome of primary biliary cirrhosis and limited scleroderma. *Hepatology* 1999; **29**: 1635.

64 Mella JG, Roschmann E, Maier K-P *et al*. Association of primary biliary cirrhosis with the allele HLA-DPB1*0301 in a German population. *Hepatology* 1995; **21**: 398.

65 Metcalf J, Mitchison H, Palmer J *et al*. Natural history of primary biliary cirrhosis. *Lancet* 1996; **348**: 1399.

66 Michieletti P, Wanless IR, Katz A *et al*. Antimitochondrial antibody negative primary biliary cirrhosis: a distinct syn-drome of autoimmune cholangitis. *Gut* 1994; **35**: 260.

67 Mistry P, Seymour CA. Primary biliary cirrhosis—from Thomas Addison to the 1990s. *Q. J. Med*. 1992; **82**: 185.

68 Murphy JR, Sjögren MH, Kikendall JW *et al*. Small bile duct abnormalities in sarcoidosis. *J. Clin. Gastroenterol*. 1990; **12**: 555.

69 Nakamura A, Yamazaki K, Suzuki K *et al*. Increased portal tract infiltration of mast cells and eosinophils in primary biliary cirrhosis. *Am. J. Gastroenterol*. 1997; **82**: 2245.

70 Nakanuma Y, Ohta G. Histometric and serial section obser-vations of the intrahepatic bile ducts in primary biliary cir-rhosis. *Gastroenterology* 1979; **76**: 1326.

71 Neuberger J. PBC and the gut: the villi atrophy, the plot thickens. *Gut* 1999; **44**: 594.

72 Neuberger J, Thomson R. PBC and AMA—what is the con-nection? *Hepatology* 1999; **29**: 271.

73 Nijhawan PK, Therneau TM, Dickson ER *et al*. Incidence of cancer in primary biliary cirrhosis: the Mayo experience. *Hepatology* 1999; **29**: 1396.

74 O'Donohue J, Fidler H, Garcia-Barcelo M *et al*. Mycobacter-ial DNA not detected in liver sections from patients with primary biliary cirrhosis. *J. Hepatol*. 1998; **28**: 433.

75 Onishi S, Sakamaki T, Maeda T *et al*. DNA typing of HLA class II genes; DRB1*0803 increases the susceptibility of Japanese to primary biliary cirrhosis. *J. Hepatol*. 1994; **21**: 1053.

76 Pares A, Caballeria I, Rodes J *et al*. Long-term effects of ursodeoxycholic acid in primary biliary cirrhosis: results of a double-blind controlled multicentric trial. *J. Hepatol*. 2000; **32**: 561.

77 Pasha R, Heathcote J, Gabriel S *et al*. Cost-effectiveness of ursodeoxycholic acid therapy in primary biliary cirrho-sis. *Hepatology* 1999; **29**: 21.

78 Poupon RE, Bonnard A-M, Chretiens Y *et al*. Ten-year sur-vival in ursodeoxycholic acid-treated patients with primary biliary cirrhosis. *Hepatology* 1999; **29**: 1668.

79 Poupon RE, Lindor KD, Cauch-Dudek K *et al*. Combined analysis of randomized controlled trials of ursodeoxy-cholic acid in primary biliary cirrhosis. *Gastroenterology* 1997; **113**: 884.

80 Poupon RE, Poupon R, Balkau B *et al*. Ursodiol for the long-term treatment of primary biliary cirrhosis. *N. Engl. J. Med*. 1994; **330**: 1342.

81 Powell FC, Schroeter AL, Dickson ER. Primary biliary cir-rhosis and the CREST syndrome. A report of 22 cases. *Q. J. Med*. 1987; **62**: 75.

82 Prince MI, James OFW, Holland NP *et al*. Validation of a fatigue impact score in primary biliary cirrhosis: towards a standard for clinical and trial use. *J. Hepatol*. 2000; **32**: 368.

83 Reynolds TB, Denison EK, Frankl HD *et al*. Primary biliary

84 Ricci P, Therneau TM, Malinchoc M *et al*. A prognostic model for the outcome of liver transplantation in patients with cholestatic liver disease. *Hepatology* 1997; **25**: 672.

85 Rosen H. Bones and primary biliary cirrhosis. *Hepatology* 1995; **21**: 253.

86 Rubin E, Schaffner F, Popper H. Primary biliary cirrhosis: chronic nonsuppurative destructive cholangitis. *Am. J. Pathol*. 1965; **46**: 387.

87 Sadamoto T, Joplin R, Keogh A *et al*. Expression of pyruvate-dehydrogenase complex PDC-E-2 on biliary epithelial cells induced by lymph nodes from primary biliary cirrhosis. *Lancet* 1998; **352**: 1595.

88 Scheuer PJ. Primary biliary cirrhosis. *Proc. R. Soc. Med*. 1967; **60**: 1257.

89 Shapiro JM, Smith H, Schaffner F. Serum bilirubin: a prog-nostic factor in primary biliary cirrhosis. *Gut* 1979; **20**: 137.

90 Sherlock S. Primary biliary cirrhosis (chronic intrahepatic obstructive jaundice). *Gastroenterology* 1959; **31**: 574.

91 Sherlock S. Primary biliary cirrhosis: clarifying the issues. *Am. J. Med*. 1994; **96** (suppl. 1A): 27S.

92 Sherlock S. Therapeutic trials in primary biliary cirrhosis. *Q. J. Med*. 1994; **87**: 701.

93 Sherlock S, Scheuer PJ. The presentation and diagnosis of 100 patients with primary biliary cirrhosis. *N. Engl. J. Med*. 1973; **289**: 674.

94 Springer J, Cauch-Dudet K, O'Rourke K *et al*. Asympto-matic primary biliary cirrhosis: a study of the natural history and prognosis. *Am. J. Gastroenterol*. 1999; **94**: 47.

95 Springer JE, Cole DEC, Rubin LA *et al*. Vitamin D-receptor genotypes as independent genetic predictors of decreased bone mineral density in primary biliary cirrhosis. *Gastroen-terology* 2000; **118**: 145.

96 Stemerowicz R, Hopf U, Möller B *et al*. Are antimitochon-drial antibodies in primary biliary cirrhosis induced by R (rough) mutants of enterobacteriacea? *Lancet* 1988; **ii**: 1166.

97 Surh CD, Roche TE, Danner DJ *et al*. Antimitochondrial autoantibodies in primary biliary cirrhosis recognize cross-reactive epitope(s) on protein X and dihy-drolipoamide acetyltransferase of pyruvate dehydroge-nase complex. *Hepatology* 1989; **10**: 127.

98 Swain MG, Le T. Chronic cholestasis in rats induces amhe-donia and loss of social interest. *Hepatology* 1998; **28**: 6.

99 Tanaka A, Prindiville TP, Gish R *et al*. Are infectious agents involved in primary biliary cirrhosis? A PCR approach. *J. Hepatol*. 1999; **31**: 664.

100 Teoh K-L, Rowley MJ, Zafirakis H *et al*. Enzyme inhibitory autoantibodies to pyruvate dehydrogenase complex in primary biliary cirrhosis: applications of a semiautomated assay. *Hepatology* 1994; **20**: 1220.

101 Thomas PK, Walker JG. Xanthomatous neuropathy in primary biliary cirrhosis. *Brain* 1965; **88**: 1079.

102 Triger DR. Primary biliary cirrhosis: an epidemiological study. *Br. Med. J*. 1980; **281**: 772.

103 Tsianos EV, Hoofnagle JH, Fox PC *et al*. Sjögren's syndrome in patients with primary biliary cirrhosis. *Hepatology* 1990; **11**: 730.

104 Tzakis AG, Carcassonne C, Todo S *et al*. Liver transplanta-tion for primary biliary cirrhosis. *Semin. Liver Dis*. 1989; **9**: 144.

105 Van de Water J, Gerson L, Ferrell L *et al*. Immunohisto-chemical evidence of disease recurrence after liver trans-plantation for primary biliary cirrhosis. *Hepatology* 1996; **24**: 1079.

cirrhosis with scleroderma, Raynaud's phenomenon and telangiectasia: new syndrome. *Am. J. Med*. 1971; **50**: 302.

106 Vilagut I, Villa J, Pares A *et al. Mycobacterium gordonae* DNA in liver tissue of patients with primary biliary cirrhosis. *J. Hepatol.* 1994; **21**: S87 (abstract).

107 Walker JG, Doniach D, Roitt IM *et al.* Serological tests in diagnosis of primary biliary cirrhosis. *Lancet* 1965; **i**: 827.

108 Weber P, Berger A, Doerr HW. Detection of retroviral antibodies in primary biliary cirrhosis. *Lancet* 1998; **352**: 149 (letter).

109 Weissman E, Becker NH. Interstitial lung disease in primary biliary cirrhosis. *Am. J. Med. Sci.* 1983; **285**: 21.

110 Witt-Sullivan H, Heathcote J, Cauch K *et al.* The demography of primary biliary cirrhosis in Ontario, Canada. *Hepatology* 1990; **12**: 98.

111 Yamada G, Hodo I, Tobe K *et al.* Ultrastructural immunocytochemical analysis of lymphocytes infiltrating bile duct epithelia in primary biliary cirrhosis. *Hepatology* 1986; **6**: 385.

112 Yoshikawa M, Tsujii T, Matsumura K *et al.* Immunomodulatory effects of ursodeoxycholic acid on immune responses. *Hepatology* 1996; **16**: 158.

## 自身免疫性胆管炎

关于 PBC 和自身免疫性慢性肝炎重叠的描述日益增加 [10]，有时这些重叠被称为线粒体抗体阴性的 PBC。起初，这些重叠是于肝脏活组织检查中发现。由于对血清线粒体抗体的检测粗糙且无特异性，因此很难解释。抗线粒体抗体（AMA）阴性患者常出现在临床试验或肝移植中[1,8,11]。

自身免疫性胆管炎很罕见。患者常是女性，伴有缓慢发生的胆汁淤积。生化改变同胆汁淤积。在 AMA 阴性的患者和 AMA 阳性的 PBC 患者未发现明显的生化差异。事实上，其肝脏组织学表现与 PBC 不能相区别。自身免疫性胆管炎无肝细胞玫瑰花结和多核细胞，但是与自身免疫性慢性肝炎和 PBC 一样，肝门区大量浆细胞浸润常见（见图 14.10）[4]。

虽然抗核抗体滴度很高，甚至超过了 PBC，但血清线粒体抗体检验仍呈阴性。血清 IgM 较低。

这种疾病与腹腔疾病有关[3]。

这种疾病可能与 PBC–自身免疫性肝炎重叠综合征不同。仅有一种不常见的特征，例如 PBC 患者平滑肌低滴度或自身免疫性肝炎患者胆管上皮细胞异常[2]。肝脏组织学特征可能重叠。尚不能确定自身免疫性胆管炎是一种独立的疾病，还是仅为 PBC[6]或自身免疫性肝炎的变异体。但是，AMA 阳性和 AMA 阴性 PBC 间的基因联系不同[12]。

### 预后与治疗

预后可与 PBC 相同。在一项长达 20 年的随访中，连续的组织学检查显示了纤维化在 10 年内的进展[9]。

泼尼松龙治疗可使血清转氨酶水平降低，以及肝脏组织学标本中炎症活动性的证据减少[7]。但血 γ–GT 仍然很高，胆管损害持续发生并可能增加。泼尼松龙对胆管损害没有影响[7]。这些损害可能是不可逆转的。但每日仅需 5~15mg 的小剂量即可治疗。推荐应用熊去氧胆酸治疗[5]，其对重叠综合征的作用可能比典型的 PBC 差。如果分类是基于病原学因素而不是自身抗体（其仅是标记），结果可能更满意。遗憾的是，PBC、自身免疫性胆管炎和自身免疫性肝炎的原因仍未知。自身免疫性胆管炎是 PBC 和自身免疫性肝炎的重叠，与 PBC 非常相似，但缺乏血清线粒体抗体。

（张清泉 闫秀萍 译 张福奎 贾继东 牛俊奇 校）

## 参考文献

1 Ben-Ari Z, Dhillon AP, Sherlock S. Autoimmune cholangiopathy: part of the spectrum of autoimmune chronic active hepatitis. *Hepatology* 1993; **18**: 10.

2 Chazouilleres O, Wendum D, Serfaty L *et al.* Primary biliary cirrhosis—autoimmune hepatitis overlap syndrome: clinical features and response to therapy. *Hepatology* 1998; **28**: 296.

3 Gogos CA, Nikolopoulou V, Zolata V *et al.* Autoimmune cholangitis in a patient with celiac disease: a case report and review of the literature. *J. Hepatol.* 1999; **30**: 321.

4 Goodman ZD, McNally PR, Do DR *et al.* Autoimmune cholangitis: a variant of primary biliary cirrhosis. Clinicopathologic and serologic correlations in 200 cases. *Dig. Dis. Sci.* 1995; **40**: 1232.

5 Lindor KD, Dickson ER, Baldus WP *et al.* Ursodeoxycholic acid in the treatment of primary biliary cirrhosis. *Gastroenterology* 1994; **106**: 1284.

6 Lohse AW, Meyer GVM, Buschenfelde K-H *et al.* Characterization of the overlap syndrome of primary biliary cirrhosis (PBC) and autoimmune hepatitis: evidence for it being a hepatic form of PBC in genetically susceptible individuals. *Hepatology* 1999; **29**: 1078.

7 Masumoto T, Ninomiya T, Michitaka K *et al.* Three patients with autoimmune cholangiopathy treated with prednisolone. *J. Gastroenterol.* 1998; **33**: 909.

8 Michieletti P, Wanless IR, Katz A *et al.* Antimitochondrial antibody negative primary biliary cirrhosis. A distinct syndrome of autoimmune cholangitis. *Gut* 1994; **35**: 260.

9 Okuno T, Seto Y, Okaxloue T *et al.* Chronic active hepatitis with histological features of primary biliary cirrhosis. *Dig. Dis. Sci.* 1987; **32**: 775.

10 Sherlock S. Overview of chronic cholestasis conditions in adults. Terminology and definitions. *Clin. Liver Dis.* 1998; **2**: 217.

11 Sherlock S. Autoimmune cholangitis: a unique entity? *Mayo Clin. Proc.* 1998; **73**: 184.

12 Stone J, Wade JA, Cauch-Dudek K *et al.* Genomic associations in AMA-positive and AMA-negative primary biliary cirrhosis. *Gastroenterology* 1998; **114**; A1346 (abstract).

### 第 15 章

# 硬化性胆管炎

硬化性胆管炎有许多病因(表 15.1),其终末阶段可发展为肝纤维化,并导致肝内和(或)肝外胆管消失。疾病早期主要影响胆管系统,肝细胞损害轻微;晚期可发生肝衰竭。本病预后较原发性肝细胞性疾病好,但是,最后仍可发展成胆汁性肝硬化和肝细胞衰竭。

## 原发性硬化性胆管炎(PSC)

原发性硬化性胆管炎的病因不明[3]。慢性纤维性炎症长期侵及各部分的胆管系统,引起胆系闭塞,最终导致胆汁性肝硬化[13,39]。胆系的不同部分受累程度不同,可局限于肝内或肝外胆管内,但最终小叶间、小叶间隔及节段胆管会被纤维条索代替。汇管区(1区)的小胆管被侵犯可导致胆管周围炎[70]或小胆管PSC[7]。

诊断标准为胆管造影上胆系普遍呈串珠状和胆管狭窄。须排除胆管癌。无特异的诊断实验方法。

### 病原学

与炎症性肠病相关。75%病例并发溃疡性结肠炎[20,56]。在溃疡性结肠炎患者中,PSC 的发病率接近 5%,肝脏异常的发病率为 10%~15%[56]。PSC 可并发大肠的克罗恩病[40,59]。

溃疡性结肠炎的临床过程和进展不影响 PSC 的发生和进展[1]。全结肠切除不能防止 PSC 的发生。胆管炎可先于结肠炎 3 年之久[64]。

### 遗传学

有很强的遗传倾向。与 I 类 HLA-B8 之间有相关性[14]。亦与单倍型 DR3 有关,已知合并 B8-DR3 与自身免疫疾病有关。与 DR2 和 DR3 有双重相关[19]。病程加速与 DR4 有关[50]。一般认为 HLA-DRw52A 有预测预后的价值[23]。但没有证据表明 PSC 是一种单基因遗传疾病。相似的 HLA 模式也见于正常人群。

### 免疫学

抗组织成分的循环抗体以低滴度阳性存在或呈阴性。如果碱性磷酸酶水平升高,70%的患者血清中发现有抗中性粒细胞胞浆抗体(ANCA),但 30%~40% 有溃疡性结肠炎或自身免疫性慢性肝炎但无 PSC 的患者,其 ANCA 亦呈阳性[62]。这一试验敏感,但无特异性,ANCA 亦无致病作用。集中于中性粒细胞核的 pANCA 可能不典型[67]。即使在肝移植后抗体也会持续存在[25]。

血清中存在对抗结肠和胆管上皮细胞所共有的交叉反应肽的自身抗体[48]。

循环免疫复合物增加[8],免疫复合物清除减少[51],补体代谢增加。免疫学异常多见,但本病可能是免疫介导,而非自身免疫性疾病。

### 与感染的关系

类似的胆管造影图像和肝组织学变化见于已知的感染(如隐孢子菌)和免疫缺陷病。PSC 可能有感染的基础。与溃疡性结肠炎的联系可能是通过门脉细菌血症,但未证实(图 15.1)。实验发现,大鼠释放毒性细菌肽入结肠,从而引发胆管炎[27]。遗传上易感大鼠的盲袢细菌过度增殖可诱发胆管周围炎[41]。给兔子中央静脉注射灭活的大肠埃希杆菌,出现类似人类胆管周围炎的表现[36]。

可能是细菌感染以及对感染的遗传易感性所致,但仅有少数资料支持这一说法[30]。溃疡性结肠炎不持续存在,疾病与结肠炎的严重程度不相关。抗生素治疗无效,而结肠切除术效果亦欠佳[12]。PSC 的病因至今还不明确。临床上迫切需要一种可行早期诊断的特异性血清学检查,以便开展对照治疗试验。

### 临床表现(表15.2)[13]

多为男性,受感染的男性通常是女性的 2 倍,并且多发于 25~45 岁。

表 15.1　硬化性胆管炎分型

**原发**
有或无溃疡性结肠炎
**感染**
　细菌性
　　通常有胆管堵塞
　　"盲袋"(sump)综合征
　机会性
　　通常伴有原发或继发免疫缺陷
**血管**
　肝动脉闭塞
　肝动脉细胞毒素

表 15.2　29 例 PSC 患者的临床表现[13]

| 症状 | n | % |
| --- | --- | --- |
| 黄疸 | 21 | 72 |
| 瘙痒症 | 20 | 69 |
| 体重减轻 | 23 | 79 |
| 右上腹疼痛 | 21 | 72 |
| 急性胆管炎 | 13 | 45 |
| 出血性食管静脉曲张 | 4 | 14 |
| 周身不适 | 1 | 3 |
| 无症状 | 2 | 7 |
| 合计 | 29 | |

n:患者例数。

早期无症状，多在 ALP 升高尤其是溃疡性结肠炎筛查时才被发现。然而，即使 ALP 正常，胆管造影仍可见 PSC。这种疾病甚至会在献血者血清转氨酶升高时被发现[31]。即使无症状，患者也会有潜在的晚期肝病、肝硬化、窦前性门脉高压(通常是)，而无胆管炎或胆汁淤积的征象。患者可能被当做"隐源性"肝硬化治疗许多年。

临床表现为体重减轻、疲乏、瘙痒、右上腹部疼病、间断性黄疸。上述症状提示病情在发展。通常无发热，除非进行胆管手术或内镜检查伴发上行胆管炎时。患者偶有发热、寒战、右上腹痛、瘙痒和黄疸，类似急性细菌性胆管炎[39]。血培养罕见阳性，抗生素治疗无效。

溃疡性结肠炎(克罗恩病罕见)可以通过结肠镜及直肠活检进行检查。结肠炎多为慢性、弥漫性、轻度或中度。胆管炎的活动性与结肠炎的活动性呈负相关，可长期缓解。PSC 可在结肠炎前后诊断，病程与有无结肠炎无关。

### 儿童疾病表现[73]

多数患者年龄为 13 岁，但也有 2 岁的患者。50%患者有炎性肠病，50%患者的 ALP 正常。这种疾病可表现为类似具有 HLA-B8-DR2 单倍体型的自身免疫性慢性肝炎。肝内病变突出，肝外狭窄不常见。晚期，脾肿大和凝血酶原时间延长提示预后不良，会导致死亡或需行肝移植。

### 实验室检查

血清检查显示胆汁淤积的表现，ALP 比正常值高 3 倍以上。血清胆红素水平波动很大，可超过

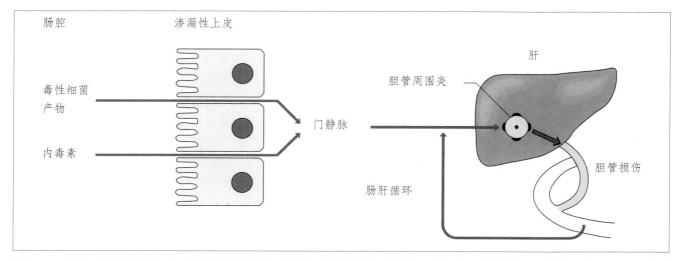

**图 15.1**　在溃疡性结肠炎中肠上皮细胞通透性增加，毒性细菌产物如内毒素进入固有膜，通过门静脉最终到肝脏，可引起胆管周围炎、胆汁排泄和大的胆管损伤。这些毒性产物可能进行肠肝循环。

10mg/dL（170μmol/L），这种情况并不很常见。像所有胆汁淤积患者一样，血清铜、血浆铜蓝蛋白和肝铜含量增加。40%~50%患者的血清 γ–球蛋白及 IgM 升高。

抗核抗体（ANA）、抗平滑肌抗体（SMA）可为低滴度阳性，抗线粒体抗体（AMA）为阴性。

嗜酸性粒细胞增多罕见。

### 肝病理变化（表 15.3）[13]

对肝移植时切除肝的胆管灌注研究显示：肝内胆管和胆囊管存在，伴胆管转化为纤维条索，最后完全消失[46]。

汇管区可见大小淋巴细胞及多形核细胞浸润，偶见巨噬细胞及嗜酸性粒细胞（图 15.2）。小叶间胆管显示偶有上皮脱落的胆管周围炎。小叶内可有炎细胞积聚，库普弗细胞肿胀突出。除非黄疸很深，否则胆汁淤积不明显。

最后小胆管被纤维组织丛包围（"洋葱皮"样），汇管区发生纤维化（图 15.3）。其余胆管仅可显示纤维环（图 15.4），汇管区变为星状（图 15.5）。

这种病理表现无诊断性价值，但胆管减少、胆管增生及铜沉积伴碎片状坏死强烈提示 PSC，需要进行胆管造影[13]。

胆总管组织学检查显示无法确诊的纤维化和炎症。

### 影像学检查

ERCP 表现有诊断价值，并伴有肝内、肝外胆管不规则狭窄和串珠样扩张（图 15.6）。狭窄段短（0.5~2cm 长），与外观正常的间隔段或轻度扩张的节段呈一定角度。沿胆总管可见憩室样外凸[47]。

胆管造影可显示仅肝内胆管、肝外胆管或一个肝管受累，小胆管病变时外观正常[7]。

超声显示胆管变厚。

CT 显示局部不连续的小胆管扩张，类似少见的、弥散性的胆管癌[58]。

MRI 胆管造影显示末梢胆管轻微扩张，与几个肝段的中心胆管没有连接[21]。肝实质可能被增强[29]。

### 胆管癌

10%的 PSC 患者并发胆管癌。尸检时发现胆管癌的发生率为 30%，并且 10%~20%肝移植者发现并发胆管癌。它可合并有大小胆管病，常伴有溃疡性结肠炎（图 15.7）。诊断后的平均生存期仅为 6 个月。

胆管癌极难诊断。进行性黄疸提示该病，但可能已经太晚而无法进行有效的治疗。血清肿瘤标记物 CA19-9 有诊断价值，但能检测出阳性时，可能已经在病变的晚期[55]。

提示性的 ERCP 特征为胆管局限性扩张、进行性狭窄和胆管内息肉[47]。应进行胆管刷细胞学和活体组织检查[37]。但胆管癌可能硬化并有假阴性结果。肿瘤远处胆管发育不良有提示性[6]。应该考虑胆管内细针吸引细胞学检查或影像指导下的刷检[28]。高端的影像学技术，特别是反复操作，可增加阳性诊断的机会。如果能进行 CT、胆管造影及 MRI 检查，胆管癌的确诊率可达 83%[11]。可包括影像指导下的刷检。延迟成像的对比增强 CT 特别重要。

**表 15.3　29 例 PSC 患者组织学改变[13]**

| | − | + | ++ |
|---|---|---|---|
| **门脉的改变** | | | |
| 炎症 | 0 | 17 | 12 |
| 胆管萎缩 | 12 | 10 | 7 |
| 胆管周围纤维化 | 18 | 9 | 2 |
| 胆管增生 | 4 | 7 | 18 |
| **肝小叶的改变** | | | |
| 碎屑坏死 | 10 | 8 | 11 |
| 局灶坏死 | 11 | 18 | 0 |
| 局灶炎症 | 12 | 17 | 0 |
| 库普弗细胞增生 | 5 | 11 | 13 |

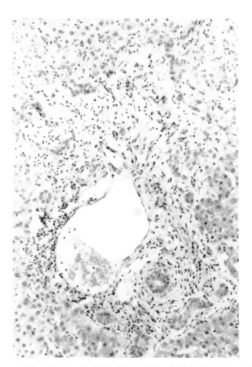

**图 15.2**　硬化性胆管炎和胆管周围炎。炎症细胞浸润及胆管的增生引起汇管区水肿及扩张。（HE 染色，×160）

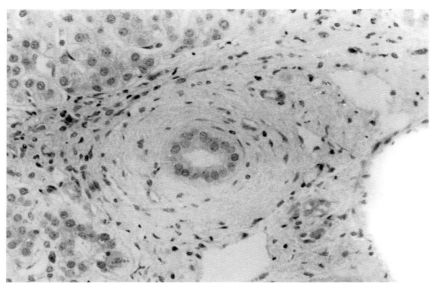

**图 15.3**　肝内胆管出现异常上皮细胞及胆管周围同心圆样胶原生成("洋葱皮"样)。

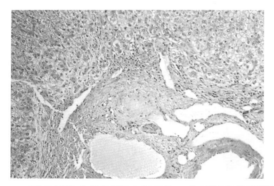

**图 15.4**　严重纤维化的汇管区内可见一表示闭塞的胆管的环形结构。

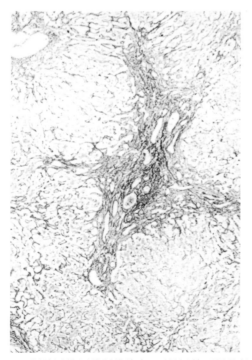

**图 15.5**　肝脏活检网状纤维染色,可见汇管区星状扩张。

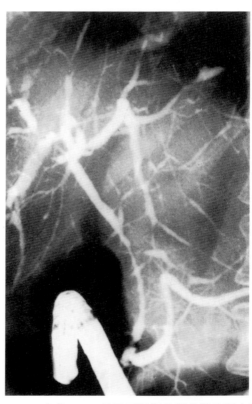

**图 15.6**　PSC 患者 ERCP 显示不规则的胆总管和肝内胆管串珠样改变。

PET 利用放射标记的示踪剂, 可检出小的胆管癌[32]。其在恶性组织和非恶性组织中的清除率不同。

**与结肠–直肠癌的关系**

有文献称,PSC 合并溃疡性结肠炎的患者发生直肠–结肠癌的危险高于单患溃疡性结肠炎患者[9]。但其风险似乎不高[44]。尽管如此,PSC 合并溃疡性结肠炎

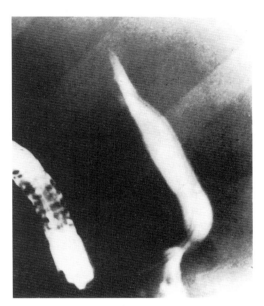

**图 15.7**　胆管癌 ERCP 显示胆总管乳头状终止。

**表 15.4　原发性硬化性胆管炎和原发性胆汁性肝硬化**

| | PSC | PBC |
|---|---|---|
| 性别 | 66% 为男性 | 90% 为女性 |
| 症状 | 乏力、黄疸、瘙痒、胆管炎、体重减轻、右上腹压痛 | 瘙痒、黄疸 |
| 血清线粒体抗体 | 阴性 | 阳性 |
| 胆管造影（胆管） | 串珠样，不规则 | 干枝状 |
| 肝活检 | | |
| 　胆管损伤 | + | + |
| 　肉芽肿 | − | + |
| 　铜 | + | + |
| 伴随的疾病 | 溃疡性结肠炎 | 关节炎 |
| | 眶后和腹膜后纤维化 | 干燥综合征 |
| | 免疫缺陷症 | 自身免疫性疾病 |
| | 胆管癌 | 甲状腺炎 |

的患者在肝移植前后应定期检查结肠癌[43]。

### 诊断

胆管造影及线粒体抗体检查阴性可将原发性硬化性胆管炎（PSC）和原发性胆汁性肝硬化（PBC）相鉴别（表 15.4）。PSC 表现为慢性肝炎，特别是在儿童中[73]，或表现为隐源性肝硬化。血清 ALP 升高为诊断线索，提示应进行胆管造影。

与术后胆道狭窄或胆总管结石引起的继发性硬化性胆管炎的区别依赖于以前的手术病史及结石的证据。

还要与肝内动脉氟尿苷注射引起的缺血性胆管损伤、先天性胆管异常、免疫抑制（AIDS）患者或肝移植后的感染性胆管病变、胆管肿瘤及组织细胞增多症 X 相鉴别。

### 预后

确诊后的平均生存期为 10~12 年[14,23,71]。对无症状患者 6 年的随访显示，70% 患者的疾病会不断发展，1/3 的患者会发生肝衰竭[39,57]。尽管如此，许多患者仍可以多年无症状。最后出现黄疸加深、肝衰竭，甚至伴发胆管癌[39,57]。

肝外胆管受累的预后比单纯肝内胆管受累差（图 15.8），女性患者存活率比男性低[61]。

直肠结肠切除术后，围口部静脉曲张可能出血[49,72]。

生存模型用于评价临床实验中不同患者的治疗，并且用来确定肝脏移植的时间。梅奥临床模型是基于 406 名患者的血清胆红素、组织学分期和是否有脾肿大。这种方法在疾病早期阶段可能很有效[18,34]。瑞典的预后模型依据 305 名患者，并且把年龄、血清胆红素及组织学分期作为预后不良的指标[10]。8% 的胆管癌是在手术中被发现，44% 在确诊时没有症状。

无论是在研究领域还是在临床诊断中，简单的 Child-Pugh 分级都是一种非常满意的方法[63]。由于疾病的多样性，模型很少用于个例。此外，模型也不用于确定胆管癌患者[10]。

### 治疗

除肝移植以外，尚无满意的治疗方法。慢性胆汁淤积、瘙痒应予以对症处理。补充脂溶性维生素尤其重要。

免疫抑制剂（包括肾上腺皮质类固醇、甲氨蝶呤、D-青霉胺和硫唑嘌呤）均无确定疗效[30]。上述药物的联合治疗正在研究中。尽管熊去氧胆酸可改善生化学参数，但并没有显现出临床益处，在对疾病的进展、并发症、死亡及肝移植的需要上没有作用[42]。单独服用熊去氧胆酸的随机对照实验显示，其生化学指标有所改善，但症状及影像学没有改变[60]。

**内镜治疗**　明显的胆管狭窄、胆结石或碎片可用内镜扩张胆管或插入支架进行治疗，但尚无对照试验对该疗法进行评价[38,73]。应避免胆管手术，因为其存在并发胆管炎的危险[22]。

ERCP 期间可以用抗生素来控制胆管炎发作。有的患者需长期使用抗生素，但肝移植前一个月应停药，以避免移植后引起致命的真菌感染。

### 肝移植

大多数治疗中心术后 3 年生存率为 85%[2]。关于

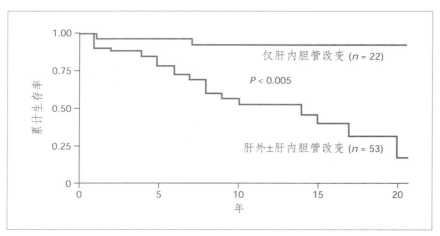

图 15.8　根据胆管造影改变的分布,PSC 患者的累计生存率。

手术时机尚存争议。问题是移植时 10%~36% 的患者被发现有胆管癌,其术后 1 年生存率仅为 30%[52]。可推荐进行早期肝移植,以减少手术危险和防止胆管癌的发生[22]。如果手术时发现胆管癌,应立即关腹,并且给供肝找另一位受者(图 15.9)。

现在已证实,当 Mayo 评分超过 4 分时应进行移植。血清胆红素升高并不是胆管癌的最佳预测指标。Cox 回归显示下列因素为肝移植前有意义的指标:炎性肠病、腹水、以前有上腹部手术史、血清肌酐数值及胆管的恶性肿瘤[54]。

肝移植后 PSC 可复发[26],但其组织学表现很难与排斥反应和肝动脉病变相鉴别。

既往胆管手术史会加大肝移植的难度,手术时间更长,输血量更大。如果受体有胆管病变,则需要行胆总管空肠吻合术。因此,肝移植后胆管并发症常见。

肝移植后结肠炎通常可以得到改善,但仍可发生结肠癌[43]。

## 感染性硬化性胆管炎

患者有一个明显的感染因素,感染所引起的硬化性胆管炎患者可能显示和 PSC 患者一样的生化学、肝脏组织学和胆管造影特征。

### 细菌性胆管炎

细菌性胆管炎通常是部分性胆管阻塞。感染多来源于肠。胆管狭窄可引起小肠上段细菌过度生长。

受损胆管壁内多形核白细胞浸润,上皮破坏。最后胆管被纤维索取代。其原因包括胆总管结石、胆管狭窄和胆肠吻合狭窄。胆管消失不可逆。有观点认为即使胆道阻塞的原因(例如胆囊结石)已经去除,伴有胆汁性肝硬化的胆道破坏仍持续存在。

如果胆总管或肝管与十二指肠袢进行吻合,肠道微生物持续进入胆系,可引起细菌性胆管炎而无胆管堵塞(图 15.10)。类似情况可发生于括约肌成形术后。

华支睾吸虫感染在胆管被吸虫堵塞后伴发的硬化性胆管炎与继发性感染有关,多为大肠埃希杆菌所致。

多发性脓肿可导致硬化性胆管炎的表现 (图 15.11 和图 15.12)[65]。

### 免疫性缺陷相关的机会性胆管炎

机会性微生物能侵及胆管,引起硬化性胆管炎表现。多有先天的或后天的免疫缺陷背景。

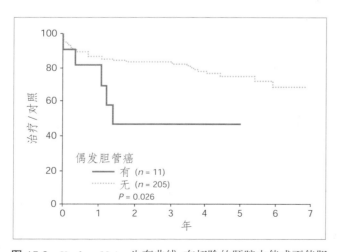

图 15.9　Kaplan-Meier 生存曲线:在切除的肝脏中伴或不伴胆管癌的 PSC 患者肝移植后的生存曲线。5 年存活率分别为 0.47±0.17 和 0.75±0.04,二者的差别具有显著的统计学意义[2]。

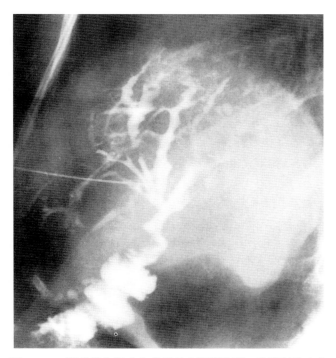

**图 15.10** 胆总管空肠吻合术后经皮胆管造影。造影剂进入空肠段没有梗阻,但可见肝内硬化性胆管炎,形成狭窄及串珠样改变。

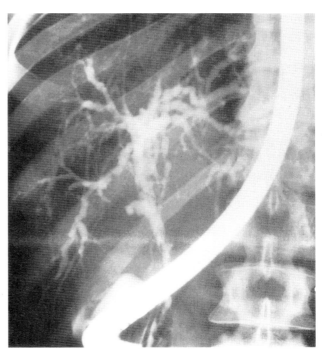

**图 15.11** 在烧伤引起的皮肤严重脓毒症的患者,ERCP 显示肝内胆系不规则变形。此图类似 PSC。

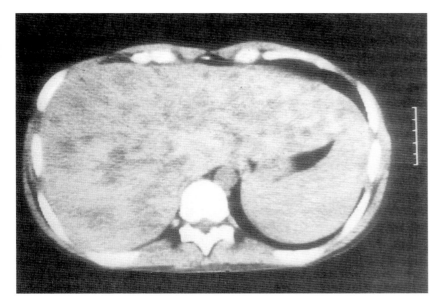

**图 15.12** 图 15.11 的患者的 CT 显示由于转移性脓肿形成的多发性占位性病变。

在新生儿阶段,巨细胞病毒和呼肠病毒 III 型都有嗜肝管上皮特性,并能引起闭塞性胆管炎。

相关的免疫缺陷综合征包括家族性联合免疫缺陷、高免疫球蛋白 M 免疫缺陷[17]、血管免疫母细胞性淋巴结病[4]、X-连锁免疫缺陷[53]和短暂 T 细胞异常的免疫缺陷[16,24]。病原微生物是巨细胞病毒、隐孢子菌单独或合并感染。隐球菌、白色念珠菌和克雷白肺炎杆菌可能是相关的菌株[15]。

胆系异常与 AIDS 有关。在一个调查中,患 AIDS 合并胆管病变的 26 例患者中有 20 例的胆管造影明显异常。其中 14 例为硬化性胆管炎,伴或不伴乳头狭窄。

PSC 和 AIDS 胆管病的不同在于病变胆管周围的炎细胞浸润。PSC 富含 $T_4$ 淋巴细胞,而 AIDS 中这个特异性亚群被耗尽[60]。

### 移植物抗宿主病

人体肝移植发生排斥时以及在异体骨髓移植后移植物抗宿主病的患者中可见到胆管 HLA Ⅱ 类抗原的异常表达(图 15.13)。排斥反应表现为进行性非化脓性胆管炎,最终导致小叶间胆管消失。胆管上皮被单核细胞穿透,伴局部坏死和上皮破裂。类似情况见于异体骨髓移植后的移植物抗宿主病。在一例这样的患者中,明显的胆汁淤积持续了 10 年,并且系列肝活检证实为进行性胆汁性纤维化和肝硬化[35],其最后死于肝衰竭。

## 血管性胆管炎

胆管由肝动脉充分供血,形成胆管周围血管丛。供血被干扰导致胆管贫血性坏死,最后胆管消失。肝动脉分支损伤,如胆囊切除,导致胆管壁缺血,损伤胆管黏膜,胆汁进入胆管壁,从而引起纤维化和狭窄[66]。相似的情况可见于肝移植的并发症[74],特别是受体的

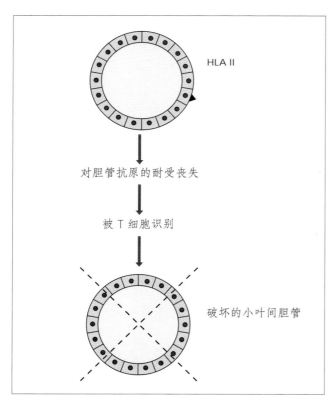

**图 15.13** 肝脏排斥反应(移植物抗宿主病)。HLA 抗原在胆管排列,对胆管抗原的耐受丧失,胆管抗原被细胞毒性 T 细胞识别,小叶间胆管被破坏。

胆管过短而使之失去动脉血供时。

继发于肝动脉内膜肥厚的胆管缺血是慢性移植物排斥的少见表现。

弥漫性小动脉炎作为系统性动脉炎的一部分,可随之发生胆管消失。

5-氟尿嘧啶(5-FUDR)能通过泵输入肝动脉治疗结肠-直肠癌肝转移。胆管狭窄可随之发生[33,45],表现与 PSC 相似。胆管缺失可能很严重,以致需要进行肝移植。

## 药物相关的胆管炎

胆管炎的原因与注射到包虫囊的杀头节溶液有关。仅一部分胆管受到影响[5]。数月内,狭窄将引起黄疸、胆汁性肝硬化和门脉高压。

## 组织细胞增多症X

胆管造影表现与 PSC 相同,可并发于组织细胞增多症 X[68]。胆管病变从增生到肉芽肿、黄瘤,最后为纤维化阶段。其临床表现类似 PSC。

(张清泉 齐晓艳 译　张福奎 贾继东 牛俊奇 校)

**参考文献**

1　Aadlund E, Schrumpf E, Fausa O et al. Primary sclerosing cholangitis: a long-term follow up study. *Scand. J. Gastroenterol.* 1987; **22**: 655.

2　Abu-Elmagd KM, Malinchoc M, Dickson ER et al. Efficacy of hepatic transplantation in patients with primary sclerosing cholangitis. *Surg. Gynecol. Obstet.* 1993; **177**: 335.

3　Angulo P, Lindor KD. Primary sclerosing cholangitis. *Hepatology* 1999; **30**: 325.

4　Bass NM, Chapman RW, O'Reilly A et al. Primary sclerosing cholangitis associated with angioimmunoblastic lymphadenopathy. *Gastroenterology* 1983; **85**: 420.

5　Belghiti J, Benhamou J-P, Heuly S et al. Caustic sclerosing cholangitis. A complication of the surgical treatment of hydatid disease of the liver. *Arch. Surg.* 1986; **121**: 1162.

6　Berquist A, Glaumann H, Persson B et al. Risk factors and clinical presentation of hepatobiliary carcinoma in patients with primary sclerosing cholangitis: a case–control study. *Hepatology* 1998; **27**: 311.

7　Boberg KM, Schrumpf E, Fausa O et al. Hepatobiliary disease in ulcerative colitis. An analysis of 18 patients with hepatobiliary lesions classified as small-duct primary sclerosing cholangitis. *Scand. J. Gastroenterol.* 1994; **29**: 744.

8　Bodenheimer HC, LaRusso NF, Thayer WR et al. Elevated circulating immune complexes in primary sclerosing cholangitis. *Hepatology* 1983; **3**: 150.

9　Broome U, Lofberg R, Veress B et al. Primary sclerosing

cholangitis and ulcerative colitis: evidence for increased neoplastic potential. *Hepatology* 1995; **22**: 1404.

10 Broome U, Olsson R, Loof L *et al*. Natural history and prognostic factors in 305 Swedish patients with primary sclerosing cholangitis. *Gut* 1996; **38**: 610.

11 Campbell WL, Ferris JV, Holbart BL *et al*. Biliary tract carcinoma complicating primary sclerosing cholangitis: evaluation with CT, cholangiography, US and MR imaging. *Radiology* 1998; **207**: 41.

12 Cangemi JR, Wiesner RH, Beaver SJ *et al*. Effect of procto-colectomy for chronic ulcerative colitis on the natural history of primary sclerosing cholangitis. *Gastroenterology* 1989; **96**: 790.

13 Chapman RWG, Arborgh BAM, Rhodes JM *et al*. Primary sclerosing cholangitis—a review of its clinical features, cholangiography and hepatic histology. *Gut* 1980; **21**: 870.

14 Chapman RWG, Varghese Z, Gaul R *et al*. Association of primary sclerosing cholangitis with HLA-B8. *Gut* 1983; **24**: 38.

15 Cockerill FR, Hurley DV, Malagelada JR *et al*. Polymicrobial cholangitis and Kaposi's sarcoma in blood product transfusion-related acquired immune deficiency syndrome. *Am. J. Med.* 1986; **80**: 1237.

16 Davis JJ, Heyman MB, Ferrell L *et al*. Sclerosing cholangitis associated with chronic cryptosporidiosis in a child with a congenital immunodeficiency disorder. *Am. J. Gastroenterol.* 1987; **82**: 1196.

17 Di Palma JA, Strobel CT, Farrow JG. Primary sclerosing cholangitis associated with hyperimmunoglobulin M immuno-deficiency (dysgammaglobulinemia). *Gastroenterology* 1986; **91**: 464.

18 Dickson ER, Murtaugh PA, Wiesner RH *et al*. Primary sclerosing cholangitis: refinement and validation of survival models. *Gastroenterology* 1992; **103**: 1893.

19 Donaldson PT, Farrant JM, Wilkinson ML *et al*. Dual association of HLA DR2 and DR3 with primary sclerosing cholangitis. *Hepatology* 1991; **13**: 129.

20 El-Shabrawi M, Wilkinson ML, Portmann B *et al*. Primary sclerosing cholangitis in childhood. *Gastroenterology* 1987; **92**: 1226.

21 Ernst O, Asselah T, Sergent G *et al*. MR cholangiography in primary sclerosing cholangitis. *Am. J. Roentgenol.* 1998; **171**: 1027.

22 Farges O, Malassagne B, Sebagh M *et al*. Primary sclerosing cholangitis: liver transplantation or biliary surgery. *Surgery* 1995; **117**: 146.

23 Farrant JM, Hayllar KM, Wilkinson ML *et al*. Natural history and prognostic variables in primary sclerosing cholangitis. *Gastroenterology* 1991; **100**: 1710.

24 Gremse DA, Bucuvalas JC, Bongiovanni GL. Papillary stenosis and sclerosing cholangitis in an immunodeficient child. *Gastroenterology* 1989; **96**: 1600.

25 Haagsma EB, Mulder AHL, Bouw ASH *et al*. Neutrophil cytoplasmic autoantibodies after liver transplantation in patients with primary sclerosing cholangitis. *J. Hepatol.* 1993; **19**: 8.

26 Harrison RF, Davies MH, Neuberger JM *et al*. Fibrous and obliterative cholangitis in liver allografts: evidence of recurrent primary sclerosing cholangitis. *Hepatology* 1994; **20**: 356.

27 Hobson CH, Butt TJ, Ferry DM *et al*. Enterohepatic circulation of bacterial chemotactic peptide in rats with experimental colitis. *Gastroenterology* 1988; **94**: 1006.

28 Howell DA, Beveridge RP, Bosco J *et al*. Endoscopic needle aspiration biopsy at ERCP in the diagnosis of biliary strictures. *Gastrointest. Endosc.* 1992; **38**: 531.

29 Ito K, Mitchell DG, Outwater EK *et al*. Primary sclerosing cholangitis. MR imaging features. *Am. J. Roentgenol.* 1999; **172**: 1527.

30 Kaplan MM. Toward better treatment of primary sclerosing cholangitis. *N. Engl. J. Med.* 1997; **336**: 719.

31 Keeffe EB. Diagnosis of primary sclerosing cholangitis in a blood donor with elevated serum alanine aminotransferase. *Gastroenterology* 1989; **96**: 1358.

32 Keiding S, Hansen SB, Rasmussen HH *et al*. Detection of cholangiocarcinoma in primary sclerosing cholangitis by positron emission tomography. *Hepatology* 1998; **28**: 700.

33 Kemeny MM, Battifora H, Blayney DW *et al*. Sclerosing cholangitis after continuous hepatic artery infusion of FUDR. *Ann. Surg.* 1985; **202**: 176.

34 Kim WR, Poterucha JJ, Wiesner RH *et al*. The relative role of the Child–Pugh classification and the Mayo natural history in the assessment of survival in patients with primary sclerosing cholangitis. *Hepatology* 1999; **29**: 1643.

35 Knapp AB, Crawford JM, Rappeport JM *et al*. Cirrhosis as a consequence of graft-versus-host disease. *Gastroenterology* 1987; **92**: 513.

36 Kono K, Ohnishi K, Omata M *et al*. Experimental portal fibrosis produced by intraportal injection of killed nonpathogenic *Escherichia coli* in rabbits. *Gastroenterology* 1998; **94**: 787.

37 Kurzawinski TR, Deery A, Dooley JS *et al*. A prospective study of biliary cytology in 100 patients with bile duct strictures. *Hepatology* 1993; **18**: 1399.

38 Lee JG, Schutz SM, England RE *et al*. Endoscopic therapy of sclerosing cholangitis. *Hepatology* 1995; **21**: 661.

39 Lee Y-M, Kaplan MM. Primary sclerosing cholangitis. *N. Engl. J. Med.* 1995; **332**: 924.

40 Lefkowitch JH. Primary sclerosing cholangitis. *Arch. Intern. Med.* 1982; **142**: 1157.

41 Lichtman SN, Sartor RB, Keku J *et al*. Hepatic inflammation in rats with experimental small intestinal bacterial overgrowth. *Gastroenterology* 1990; **98**: 414.

42 Lindor KD for the Mayo Primary Sclerosing Cholangitis-Ursodeoxycholic Acid Study Group. Ursodiol for primary sclerosing cholangitis. *N. Engl. J. Med.* 1997; **336**: 691.

43 Loftus EV Jr, Aguilar HI, Sandborn WJ *et al*. Risk of colorectal neoplasia in patients with primary sclerosing cholangitis and ulceraive colitis following orthotropic liver transplantation. *Hepatology* 1998; **27**: 685.

44 Loftus EV Jr, Sandborn WJ, Tremaine WJ *et al*. Risk of colorectal neoplasia in patients with primary sclerosing cholangitis. *Gastroenterology* 1996; **110**: 432.

45 Ludwig J, Kim CH, Wiesner RH *et al*. Floxuridine-induced sclerosing cholangitis: an ischemic cholangiopathy? *Hepatology* 1989; **9**: 215.

46 Ludwig J, MacCarty RL, LaRusso NF. Intrahepatic cholangiectases and large duct obliteration in primary sclerosing cholangitis. *Hepatology* 1986; **6**: 560.

47 MacCarty RL, LaRusso NF, Wiesner RH *et al*. Primary sclerosing cholangitis: findings on cholangiography and pancreatography. *Radiology* 1983; **149**: 39.

48 Mandal A, Dasgupta A, Jeffers L *et al*. Autoantibodies in sclerosing cholangitis against a shared peptide in biliary and colon epithelium. *Gastroenterology* 1994; **106**: 185.

49 Martin FM, Rossi RL, Nugent FW *et al*. Surgical aspects of sclerosing cholangitis: results in 178 patients. *Ann. Surg.* 1990; **212**: 551.

50 Mehal WZ, Dennis Lo Y-M, Wordsworth BP *et al*. HLA DR4 is a marker for rapid disease progression in primary scleros-

ing cholangitis. *Gastroenterology* 1994; **106**: 160.

51 Minuk GY, Hershfield NB, Lee WY *et al.* Reticulo-endothelial system Fc receptor-mediated clearance of IgG-tagged erythrocytes from the circulation of patients with idiopathic ulcerative colitis and chronic liver disease. *Hepatology* 1986; **6**: 1.

52 Nashan B, Schlitt HJ, Tusch G *et al.* Biliary malignancies in primary sclerosing cholangitis: timing for liver transplantation. *Hepatology* 1996; **23**: 1105.

53 Naveh Y, Mendelsohn H, Spira G *et al.* Primary sclerosing cholangitis associated with immunodeficiency. *Am. J. Dis. Child.* 1983; **137**: 114.

54 Neuberger J, Gunson B, Komolmit P *et al.* Pretransplant prediction of prognosis after liver transplantation in primary sclerosing cholangitis using a Cox regression model. *Hepatology* 1999; **29**: 1375.

55 Nichols JC, Gores GJ, LaRusso NF *et al.* Diagnostic role of serum CA 19-9 for cholangiocarcinoma in patients with primary sclerosing cholangitis. *Mayo Clin. Proc.* 1993; **68**: 874.

56 Olsson R, Danielsson Å, Järnerot G *et al.* Prevalence of primary sclerosing cholangitis in patients with ulcerative colitis. *Gastroenterology* 1991; **100**: 1319.

57 Porayko MK, Wiesner RH, LaRusso NF *et al.* Patients with asymptomatic primary sclerosing cholangitis frequently have progressive disease. *Gastroenterology* 1990; **98**: 1594.

58 Rahn RH III, Koehler RE, Weyman PJ *et al.* CT appearance of sclerosing cholangitis. *Am. J. Roentgenol.* 1983; **141**: 549.

59 Rasmussen HH, Fallingborg JF, Mortensen PB *et al.* Hepatobiliary dysfunction and primary sclerosing cholangitis in patients with Crohn's disease. *Scand. J. Gastroenterol.* 1997; **32**: 604.

60 Roulot D, Valla D, Brun-Vezinet F *et al.* Cholangitis in the acquired immuno-deficiency syndrome: report of two cases and review of the literature. *Gut* 1987; **28**: 1653.

61 Schrumpf E, Abdelnoor M, Fausa O *et al.* Risk factors in primary sclerosing cholangitis. *J. Hepatol.* 1994; **21**: 1061.

62 Seibold F, Weber P, Klein P *et al.* Clinical significance of antibodies against neutrophils in patients with inflammatory bowel disease and primary sclerosing cholangitis. *Gut* 1992; **33**: 657.

63 Shetty K, Rybicki L, Carey WD. The Child–Pugh classification as a prognostic indicator for survival in primary sclerosing cholangitis. *Hepatology* 1997; **25**: 1049.

64 Steckman M, Drossman DA, Lesesne HR. Hepatobiliary disease that precedes ulcerative colitis. *J. Clin. Gastroenterol.* 1990; **6**: 425.

65 Steinhart AH, Simons M, Stone R *et al.* Multiple hepatic abscesses: cholangiographic changes simulating sclerosing cholangitis and resolution after percutaneous drainage. *Am. J. Gastroenterol.* 1990; **85**: 306.

66 Terblanche J, Allison HE, Northover JMA. An ischemic basis for biliary strictures. *Surgery* 1983; **94**: 52.

67 Terjung B, Herzog V, Worman HJ *et al.* Atypical anti-neutrophil cytoplasmic antibodies with perinuclear fluorescence in chronic inflammatory bowel diseases and hepatobiliary disorders colocalize with nuclear lamina proteins. *Hepatology* 1998; **28**: 332.

68 Thompson HH, Pitt HA, Lewin KJ *et al.* Sclerosing cholangitis and histocytosis X. *Gut* 1984; **25**: 526.

69 Van Hoogstraten HJF, Wolfhagen FJH, van de Meebert PC *et al.* Ursodeoxycholic acid therapy for primary sclerosing cholangitis: results of a 2-year randomized controlled trial to evaluate single versus multiple daily doses. *J. Hepatol.* 1998; **29**: 417.

70 Wee A, Ludwig J. Pericholangitis in chronic ulcerative colitis: primary sclerosing cholangitis of the small bile ducts? *Ann. Intern. Med.* 1985; **102**: 581.

71 Wiesner RH, Grambsch PM, Dickson ER *et al.* Primary sclerosing cholangitis: natural history, prognostic factors and survival analysis. *Hepatology* 1989; **10**: 430.

72 Wiesner RH, LaRusso NF, Dozois RR *et al.* Peristomal varices after proctocolectomy in patients with primary sclerosing cholangitis. *Gastroenterology* 1986; **90**: 316.

73 Wilschanski M, Chait P, Wade JA *et al.* Primary sclerosing cholangitis in 32 children: clinical, laboratory, and radiographic features. *Hepatology* 1995; **22**: 1415.

74 Zajko AB, Campbell WL, Logsdon GA *et al.* Cholangiographic findings in hepatic artery occlusion after liver transplantation. *Am. J. Roentgenol.* 1987; **149**: 485.

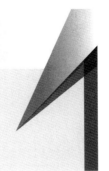

### 第 16 章

# 病毒性肝炎：一般表现，甲型肝炎病毒、戊型肝炎病毒和其他病毒

## 概述

最早提到甲型肝炎(流行性黄疸)的是希波格拉底 (Hippocrates)。最早的记载是公元前 751 年的西欧，在一封由教皇 Zacharias 写给美因兹大主教 St Boniface 的信中。从那以后流行性黄疸多次暴发，特别是在战争期间。在法葡战争、南北战争以及一战期间，肝炎成为一个非常严重的问题。二战期间肝炎曾大范围流行，尤其在中东和意大利[11]。

肝炎分很多临床类型(表 16.1)。甲型肝炎为一种自限性、粪口传播疾病。乙型肝炎为非肠道传播疾病，易于慢性化。丁型肝炎亦为非肠道传播疾病，只感染乙型肝炎感染者。丙型肝炎非肠道传播，慢性化程度较高。戊型肝炎经肠道传播，多由被污染的水源引起，是发展中国家常见的一种自限性肝炎。其他病毒引起的肝炎有增多的可能[7]。

## 病理学

各种病毒性肝炎都有一个基本的病理改变。基本的病变是整个肝脏的急性炎症[2]。肝细胞变性坏死伴白细胞、组织细胞反应和浸润。3 区显示坏死最明显，汇管区的细胞构成最多(图 16.1 至图 16.3)。窦状隙显示单核细胞浸润，并有多形核白细胞和嗜酸性粒细胞。存活的肝细胞保留糖原，脂肪变性罕见。3 区肝细胞可见嗜酸性变(嗜酸性小体)，气球样变和多形及多核巨细胞，有丝分裂有时明显，3 区可见胆汁淤积，可见局灶性点状坏死。胆管常增生，胆管损坏

表 16.1　甲、乙、丙、丁、戊型肝炎对比

| | 甲型 | 乙型 | 丙型 | 丁型 | 戊型 |
|---|---|---|---|---|---|
| 基因组 | RNA | DNA | RNA | RNA | RNA |
| 家族 | 小病毒科 | 肝病毒科 | 黄病毒科 | 类病毒 | 杯状病毒科 |
| 潜伏期(日) | 15~45 | 30~180 | 15~150 | 30~180 | 15~60 |
| 传染方式 | 粪、口 | 血、唾液 | 血、唾液 | 血 | 粪、口 |
| 急性发病 | 依年龄 | 轻或重 | 通常轻 | 轻或重 | 通常轻 |
| 发疹 | + | + | + | + | + |
| 血清诊断 | 抗-HAV IgM | 抗-HBc IgM<br>HBsAg<br>HBV-DNA | 抗-HCV<br>HCV-RNA | 抗-HDV IgM | 抗-HEV IgM |
| ALT 峰值 | 800~1000 | 1000~1500 | 300~800 | 1000~1500 | 800~1000 |
| 　波动 | 无 | 无 | 有 | 无 | 无 |
| 预防 | 疫苗 | 疫苗 | — | — | — |
| 慢性化 | 无 | 有 | 多 | 有 | 无 |
| 治疗 | 对症 | 对症、抗病毒 | 对症、抗病毒 | 对症、抗病毒 | 对症 |

ALT：谷丙转氨酶。

有时出现[7]。

即使在组织破坏严重时，网状支架通常保留完好，它提供肝细胞再生时的骨架。炎症细胞逐渐消退，并且几个月内仍可见有些新的1区汇管区结缔组织(图16.4)。整个恢复过程中网状内皮系统活性增加，可见可染色的脂肪轻度增加，库普弗细胞含脂褐素和铁。

偶尔可见融合性(亚大块)坏死，通常出现在3区，影响邻近的肝细胞。

大面积暴发性坏死时会影响整个腺泡。肝脏萎缩，萎缩最严重的患者大多都很快死亡。肝柔软、皱缩，肝左叶不成比例地缩小。存活超过2周的患者可见到结节再生(图16.5)。切面显示槟榔样外观，出血的红色区和坏死的黄色区交替存在。由于急性肝炎存在时迅速发生肝脏自溶，故尸检时坏死总比活体时严重。

如坏死从3区扩展至1区，网状支架塌陷留下结缔组织隔，这就是桥状坏死(表16.6)。随后可出现并发展为纤维隔、再生结节和肝硬化。更常见的是随之而来的瘢痕形成(坏死后瘢痕)(图16.7)。

急性病毒性肝炎之后可发展为慢性肝炎、肝硬化和肝细胞癌。

### 其他器官变化

局部淋巴结肿大，脾肿大与细胞增殖和脾静脉充血相关。骨髓中度再生不良，但细胞成熟通常正常。死亡病例中约15%有胃肠道溃疡，特别是盲肠溃疡。

脑部可见神经节细胞急性非特异性变性，偶见急性胰腺炎和心肌炎，多器官发现出血。

病毒性肝炎是多系统的感染，累及多个器官。

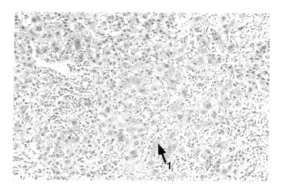

图16.1 病毒性肝炎：3区(中心箭头所指)明显的肝细胞消失，1区(汇管区)扩张，伴有细胞浸润和胆管增生。(HE染色，×40)

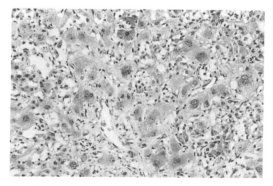

图16.2 病毒性肝炎：3区显示细胞水肿，有丝分裂以及嗜酸性小体。(HE染色×80)

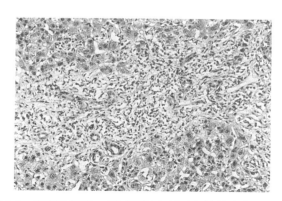

图16.3 病毒性肝炎：1区(汇管区)显示急性的炎症反应伴有胆管增生。(HE染色×50)

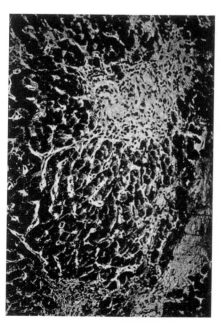

图16.4 黄疸33天后可见汇管区残留的瘢痕形成(贝斯特卡红染色×100)[9]。

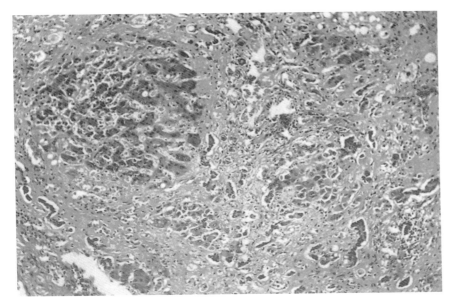

图 16.5 急性病毒性肝炎。亚急性肝坏死伴有结节再生。(HE 染色,×120)

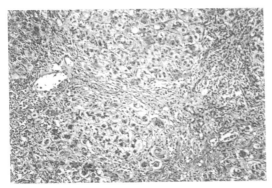

图 16.6 急性病毒性肝炎。1 区和 2 区之间形成纤维隔(桥接)。(HE 染色,×40)

## 临床类型

### 急性肝炎

要注意种族、接触史、近期旅游史、注射、文身、牙科手术、输血、同性恋或食用贝壳类动物史以及近两个月的服药史。

一般来说,甲、乙和丙型肝炎临床过程相似。乙、丙型肝炎可伴有血清病样综合征。

最轻的患者仅表现为血清转氨酶升高而无临床症状。而有些患者无黄疸,却有流感样综合征和胃肠道症状。这些患者除非有明确的接触史,否则诊断困难。有的患者病情渐渐加重,从出现黄疸(通常自愈)直到更重的暴发型肝炎、致命性的病毒性肝炎。

成人黄疸性肝炎前驱期症状明显,通常持续 3 或 4 天,甚至长达数周,其间主要表现为周身不适,有消化道症状,特别是厌食、恶心,晚期可能出现轻度发热,一般没有寒战。右上腹部胀痛、颠簸时加重,厌烟、厌酒。不适感存在,夜晚加重;患者感到沮丧。

偶尔头痛严重;儿童伴发颈项强直,可能提示脑膜炎。脑脊液中淋巴细胞、蛋白可能增高。

前驱期后进入黄疸期,尿色如浓茶水样、大便色浅。这预示着黄疸加重后症状好转。体温恢复正常,可

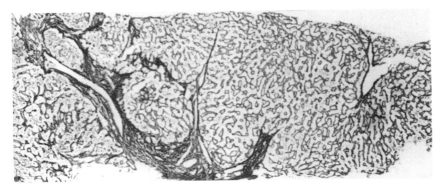

图 16.7 坏死后瘢痕。肝活检标本显示瘢痕形成,累及汇管区并向外延伸。(网硬蛋白染色,×34)

能有心动过缓、食欲增加、呕吐、腹部不适好转,可有短期皮肤瘙痒。如持续恶心和(或)嗜睡或意识模糊提示紧急转院,因为这反映了肝脏功能恶化,开始肝功衰竭。

70%的患者出现肝大,触诊边缘光滑,质地柔软。约20%的患者可扪及脾脏,少数可出现一过性血管痣。

成人1~4周黄疸期之后,通常进入持续恢复期,恢复特别快,黄疸轻或无黄疸。大便颜色正常。食欲恢复。在表观的恢复之后,疲乏无力可持续数周。临床和生化指标的恢复一般在发病后的6个月内。然而,乙型和丙型肝炎可能发展成慢性肝炎。

神经系统并发症包括格林-巴利综合征,可见于各型病毒性肝炎[10]。

### 持续的胆汁淤积

发病急,黄疸出现并且加深,但3周内患者开始瘙痒。几周后患者感觉良好,体重不减且除了黄疸和轻度肝大外无其他体征。黄疸持续8~29周后即恢复正常,甲型肝炎尤其如此[4]。

肝活检显示明显胆汁淤积,可掩盖明确的、轻度的肝炎。

这种类型需与外科的梗阻性黄疸相区别[4]。急性发作时肝脏仅中度增大是最有价值的线索。通过病史可排除药物引起的胆汁淤积。

如有怀疑,超声、肝活检有助鉴别。

本型预后较好,临床完全恢复,肝脏恢复正常[8]。

### 复发

急性肝炎康复后有1.8%~15%复发,特别是甲型肝炎。表现如初次发作,但一般较轻,更多的是仅见血清转氨酶升高,有时又出现黄疸。过早活动可促使复发。有的患者多次复发,最终完全康复。有些患者复发提示进展为慢性肝炎。

### 急性肝衰竭(暴发型肝炎)(第8章)

本型少见,通常于10内击垮患者。因病情进展过于迅速,故黄疸不显著且易误诊为急性精神病或脑膜脑炎。另一种情况是典型的急性发作后,患者深度黄疸。凶险预兆是反复呕吐、肝臭、意识模糊和嗜睡。扑翼样震颤可能是一过性的,肌肉强直常见。随之迅速昏迷,发展为急性肝衰竭。体温升高、黄疸加重、肝脏萎缩。可出现弥散性出血。

急性肝衰竭白细胞升高,而病毒性肝炎一般白细胞减少。急性肝衰竭生化改变(第8章)。血清胆红素和转氨酶升高并不能很好地说明预后。当患者临床病情恶化时,转氨酶反而下降。凝血紊乱,因此凝血酶原时间是最好的预后指标。

病程与不同类型的肝炎病毒有关(表16.2)[3]。

甲、乙、戊型肝炎合并有急性暴发型肝炎。在欧美,丙肝偶尔与暴发性肝炎有关,暴发性肝炎多由其他病毒感染引起[5]。

不同肝炎类型引发暴发型肝炎的发生率,主要取决于患者的情况和乙肝病毒携带的流行趋势。在英国及加利福尼亚,以非甲、非乙和非丙型肝炎为主。而在丹麦、希腊则以乙型肝炎为主。

暴发性肝炎的临床表现有三种主要的类型[3]。甲型肝炎最常见发热。非甲、非乙和非丙型肝炎出现脑病前病程较长。乙型肝炎的PT时间延长最明显。从发病到出现肝性脑病的病程长的患者预后不良,可能与该组内非甲、非乙、非丙型肝炎患者多相关(表16.2)。

### 肝炎后综合征

成人急性肝炎后有持续时间不等的不适感觉。通常是数周,但可以持续数月。这称做肝炎后综合征[9]。其特点是焦虑、疲乏、体重不增、厌食、不能耐受酒精、右上腹部不适。肋下可扪及肝脏边缘,有触痛。

血清转氨酶可达正常上限3倍。持续波动预示慢性化,多见于乙型或丙型肝炎。

肝脏组织学变化可能和无症状恢复期患者相同。

根据全面检查确定治疗方案。如果急性感染甲型肝炎病毒则除外慢性;若是乙型、丙型肝炎病毒则必须考虑慢性化。

## 实验室检查

### 尿和便

黄疸前尿中出现胆红素。后来尽管血清黄疸仍高,但尿胆红素消失。

黄疸出现前的后期可以查到尿胆原。黄疸高时,进入肠道的胆红素很少,所以尿胆原消失。尿胆原的再次出现表明恢复期的开始。

黄疸早期大便颜色变浅。可有中度脂肪泻。大便颜色恢复提示病情好转。

表 16.2　英国暴发性肝炎的病因、病程以及存活率[3]

|  | 甲型 | 乙型 | 非甲、非乙、非丙 |
|---|---|---|---|
| 百分比(%) | 31.5 | 24.7 | 43.8 |
| 病程(天) | 10 | 7 | 21 |
| 存活率(%) | 43.4 | 16.6 | 9.3 |

### 血液变化

血清总胆红素变化较大。黄疸较深预示病程较长。发病早期结合胆红素可升高,即使此时总胆红素水平仍正常。

血清碱性磷酸酶通常低于正常值上限的 3 倍。血清白蛋白和球蛋白的比值不变。血清铁和铁蛋白升高。

约 1/3 患者急性期血清 IgM、IgG 升高。

血清转氨酶的测定对早期诊断、无黄疸病例检测以及流行病学隐性病例调查很有意义。转氨酶一般在出现黄疸前后 1 或 2 天达到最高值。病程后期逐渐下降,甚至在病情恶化时也下降。转氨酶高低对预后无特殊意义。完全恢复的患者仍可持续升高 6 个月。

### 血液学变化

黄疸前期的特征是白细胞减少、淋巴细胞减少和中性粒细胞减少。黄疸出现后转为正常。5%~28%患者出现异形淋巴细胞, 类似传染性单核细胞增多症。急性 Coombs 试验阳性的溶血性贫血是罕见并发症[6]。溶血性贫血特别见于 G-6PD 缺乏者[1]。

再生障碍性贫血罕见,它出现于急性发病后数周或数月,可能特别严重而不可逆。在甲、乙、丙肝时不常见,可能为感染至今未知的非甲、非乙、非丙型病毒。骨髓移植为有效治疗法。

严重病例 PT 延长,用维生素 K 治疗不能完全恢复正常。

在黄疸前期血红细胞沉降率(ERS)加快,黄疸期恢复正常,但黄疸消退期再次升高。完全康复后降至正常。

### 肝穿刺活检

急性期多不做肝活检。但老年人为了鉴别肝脏损伤是肝外因素、肝内胆汁淤积还是药物引起的损伤,有时需要肝穿刺活检。肝穿刺活检可以用来诊断慢性并发症的存在和类型,但不宜在急性期后马上进行,因为正常恢复期和慢性肝炎很难鉴别。

### 鉴别诊断

黄疸前期:肝炎可以误诊为其他急性传染病、急腹症(尤其是急性阑尾炎)、急性胃肠炎。尿胆红素(+),血清转氨酶升高,肝大、触痛最有益于诊断。肝炎与传染性单核细胞增多症的区别见表 16.4。病毒标记检测是必要的。

黄疸期:必须与外科胆汁淤积鉴别,在第 12 章讲述。

急性病毒性肝炎与药物性肝炎的鉴别,主要依赖用药史。

有疑问的病例肝穿刺活检是有价值的。试图进行外科手术诊断是得不偿失的。

还要与韦尔病鉴别,在第 29 章讲述。

黄疸后期:鉴别器质性与非器质性并发症需进行慢性肝炎诊断的常规检查,因此需要行肝穿刺活检。

### 预后(表 16.2)

乙型肝炎病死率高。波士顿医院进行的一项针对 1675 名患者的研究表明,1/8 的患者死于乙肝和丙肝,200 人中只有 1 人死于甲型肝炎。许多非黄疸型病例未纳入统计范围,整体死亡率较低。

在英国,感染其他病毒(非甲、非乙、非丙型)引起的死亡率相当高[3]。

老年人以及一般健康状况差的患者预后较差。暴发性肝炎 15 岁以下者少见, 生存率男女相同。

### 治疗

### 预防

义务告知有利于早期确诊和辨别感染的方式,例如:食物、水源污染、性传播、输血传播。疫苗的问题将在后面讨论。

### 急性期治疗

治疗不能改变病程。早期治疗效果不可预测,故应卧床休息,专用浴室。依惯例这种强制性治疗应直到黄疸消退。如患者年轻或者身体比较健康,可适当放松要求,即使有黄疸的情况下,若患者感觉无不适症状,可不必卧床。通常饭后须休息。若病情反复,则需立即卧床休息。此种放松要求的患者后期并发症的发病率并未增加。

直到患者症状消失,肝脏无触痛,血清胆红素低于 25μmol/L,才视为恢复期结束。恢复期为住院时间或在家卧床休息时间的 2 倍。

常采用传统的低脂、高糖食品,很符合食欲缺乏患者的口味。此外,硬性坚持低脂肪食物并无益处。

患者食欲恢复后, 高蛋白饮食可以促进病情恢复。肝炎患者的常规饮食中包括有促进食欲的食品。不必额外补充维生素、氨基酸、降脂药。

皮质类固醇不能加速病情恢复,或无助于免疫功能。肝炎为自愈性疾病,除甲型肝炎引起的胆汁淤积偶尔使用皮质类固醇外,一般并无益处。用药需持续至病情恢复,提前停药可导致病情反复。激素的应用只能鼓舞患者和医生,但对治愈过程没什么影响。

有前驱昏迷的急性肝细胞衰竭征兆的患者,需采取其他积极措施,详见第 8 章。

### 随访

出院后 3~4 周应随访,如有必要以后 3 个月每月随访一次。要特别注意肝脾的大小及黄疸的复发。检查应包括血清胆红素、转氨酶水平,以及乙型和丙型肝炎病毒标志物的变化。

活动绝不可过度。戒酒至少 6 个月,最好 1 年。患者常不愿戒酒,但过量饮酒会导致肝炎复发。饮食不必特殊限制。

### 参考文献

1 Chan TK, Todd D. Haemolysis complicating viral hepatitis in patients with glucose-6-phosphate dehydrogenase deficiency. *Br. Med. J.* 1975; **i**: 131.

2 Dible JH, McMichael J, Sherlock SPV. Pathology of acute hepatitis. Aspiration biopsy studies of epidemic, arsenotherapy and serum jaundice. *Lancet* 1943; **ii**: 402.

3 Gimson AES, White YS, Eddleston ALWF *et al.* Clinical and prognostic differences in fulminant hepatitis type A, B, and non-A, non-B. *Gut* 1983; **24**: 1194.

4 Gordon SG, Reddy KR, Schiff L *et al.* Prolonged intrahepatic cholestasis secondary to acute hepatitis A. *Ann. Intern. Med.* 1984; **101**: 635.

5 Kuwada SK, Patel VM, Hollinger FB *et al.* Non-A, non-B fulminant hepatitis is also non-E, and non-C. *Am. J. Gastroenterol.* 1994; **89**: 57.

6 Lyons DJ, Gilvarry JM, Fielding JF. Severe haemolysis associated with hepatitis A and normal glucose-6-phosphate dehydrogenase status. *Gut* 1990; **31**: 838.

7 Poulsen H, Christoffersen P. Abnormal bile duct epithelium in liver biopsies with histological signs of viral hepatitis. *Acta Path. Microbiol. Scand.* 1969; **76**: 383.

8 Shaldon S, Sherlock S. Virus hepatitis with features of prolonged bile retention. *Br. Med. J.* 1957; **2**: 734.

9 Sherlock S, Walshe VM. The post-hepatitis syndrome. *Lancet* 1946; **ii**: 482.

10 Tabor E. Guillain–Barré syndrome and other neurologic syndromes in hepatitis A, B, non-A, non-B. *J. Med. Virol.* 1987; **21**: 207.

11 Zuckerman AJ. The chronicle of viral hepatitis. *Bull. Hyg. Trop. Dis.* 1977; **54**: 113.

## 甲型肝炎病毒(HAV)

在发达国家,甲型肝炎占临床肝炎的 20%~25%。是由 27nm 立方对称的微小 RNA 病毒引起的 (图16.8)[5]。衣壳由 60 个壳粒(capsomeres)组成,每个壳粒由 4 个相同的病毒蛋白,VP1、VP2、VP3 和 VP4 组成。仅识别出一个血清型。

该病毒由胃肠吸收到达肝后被肝细胞吞饮 (图16.9)。病毒蛋白被合成,包装进入囊内,释放入胆汁。

病毒不直接致病,肝细胞受损害是由 T 细胞介导和免疫应答引起的。

病毒可感染狨猴、黑猩猩,并能在体外培养 (图16.10)。在埃希大肠杆菌内曾克隆 DNA 互补的基因组 HAV RNA。

大便 HAV 病毒检测转阴时出现的血清抗体(抗-HAV),在几个月内达高峰,而且在血中可持续数年(图 16.11)。抗 HAV-IgG 可防止进一步感染。血清 HAV-IgM 的出现有助于临床诊断并暗示近期感染。这种抗体仅持续 2~6 个月(图 16.11),极少数以低滴度可持续一年。

PCR 显示,病毒的大便排泄可持续数月[23]。未识别出慢性带毒状态。

### 流行病学

本病散发或流行性发生,潜伏期为 15~50 天。常为粪-口途径传播。肠道外传播极少发生,但潜伏期患者献血输给别人可能传播疾病[8]。

5~14 岁儿童最易感,成人常被儿童传染。

人群拥挤、卫生条件差容易传播。条件改善后,流行率已在世界范围内降低(图 16.12)。年发病率北欧和日本为每 100 000 人 5 人,美国 1993 年为 9.1 人,非洲和部分南美为 60 人[1,2]。在发展中国家,到 10 岁时 90% 的儿童抗体阳性。无免疫力的成人到流行区旅行面临危险。发展中国家的医务人员易感。

有报道称,在接受溶媒去垢处理因子Ⅷ浓缩剂治疗的血友病患者中曾出现甲型肝炎暴发[14]。最常见的散发病例是人-人接触传播。托幼中心的儿童以及性乱交男性易发病。

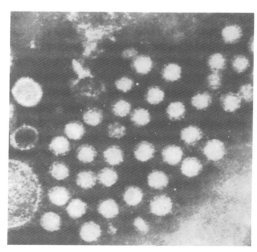

**图 16.8** 电镜下粪便中的甲型肝炎病毒抗原颗粒,可见 27nm 的球形体(×250 000)。

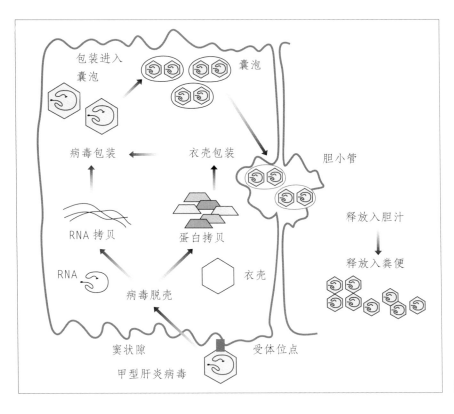

**图 16.9** 甲型肝炎病毒的复制周期。

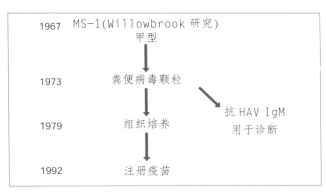

**图 16.10** 甲型肝炎发展史的标志。

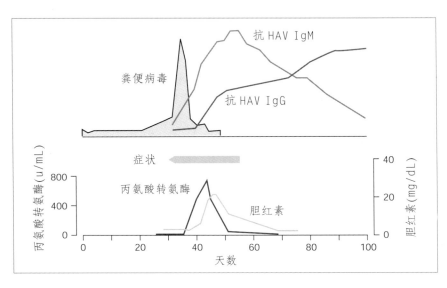

**图 16.11** 急性甲型肝炎病程。

由水源、食物传播引起的暴发流行曾有报道。水果相关的流行与食用者卫生条件差以及用人类生活污水作为土壤肥料有关[9]。

食用来自污染水源的生蛤蜊和牡蛎曾引起暴发流行。蒸蛤蜊并不能杀死病毒，因为其内部的温度不够高。

食品制备过程中污染导致经其他食品如三明治、橙汁、土豆色拉和肉造成的传播。

### 临床病程

肝炎通常病情轻，尤其是儿童常为亚临床型或似急性胃肠炎而逐渐好转。成人病情较重、病程长。

急性甲型肝炎患者肝穿刺活检可见特殊红色的汇管区损伤，表现为扩张、明显的细胞浸润和界板侵蚀。胆汁淤积明显。令人惊讶的是，甲型肝炎从不会导致进行性慢性肝炎或肝硬化。可形成纤维蛋白环状肉芽肿[16]。

成人可患胆汁淤积性甲型肝炎[7]。黄疸持续42~110天且皮肤瘙痒严重。血清抗-HAV IgM阳性。预后极好。短期用泼尼松龙30mg，3周内减至停用，可以降低黄疸并缓解瘙痒。

肾病综合征并发免疫复合物性、肾小球系膜增生性肾小球肾炎曾有报道[25]。

在遗传易感个体中，甲型肝炎可激发慢性自身免疫性肝炎Ⅰ型[19]。这可能与T细胞抑制-诱导细胞缺陷有关。

复发性甲型肝炎在患者发病30~90天后偶尔会复发。血清转氨酶不会回到正常值。临床表现和生化改变类似第一次发病，便中可查到HAV[18]。复发病程可持续数月，但最后会康复[6]。

少数复发伴有关节炎、血管炎和冷球蛋白血症[4]。

### 预后

甲型肝炎预后良好，可以完全康复。大流行期间病死率不超过千分之一，HAV引发的病例在暴发性病毒性肝炎总病例中不到1%。但老年患者的发病率、病死率和治疗费用较高[1]。未住院的成年患者，症状持续约34天，33天不能工作。住院的成年患者，病程持续较长（68天），33天不能工作。

一般不会发生慢性化。随访第一次世界大战时大范围流行[3]未发现有长期后遗症。

### 预防

黄疸出现前2周粪便中排泄出病毒。无黄疸患者的排毒期与此类似。因此在确诊之前病毒已经传播。故隔离对防止疾病的传播意义不大。

HAV对热、酸或乙醚的抵抗力较强，但甲醛溶液1:4000 37℃ 72小时可灭活，浓度1 ppm的含氯消毒剂30分钟可灭活，亦可用微波消毒。

#### 血清免疫球蛋白（ISG）预防

其效果主要依据抗体滴度及血浆来源。血清免疫球蛋白已逐渐被疫苗取代，疫苗在1~2周内即可达到一定抗体水平。血清免疫球蛋白仍用于急性暴露个体的预防，如家庭成员接触时。对于控制高发区甲型肝炎流行或阻断社区传播或共源暴发没有效果。

应在接触病原后2周内注射，预防作用持续4~6个月。注射第一次疫苗时可加注免疫球蛋白，但HAV抗体滴度将会下降[24]。

#### 甲型肝炎疫苗（表16.3）

病毒颗粒经甲醛灭活。这种疫苗安全且有免疫原性[21,22]。副作用为注射部位疼痛。第一次注射1mL疫苗，6~12个月后加强一次。单剂量注射后15天内迅速产生保护作用，并可持续1年。加强后95%获得血清转化，可确保长期保护[17]。在1945年后出生的、居住在低流行国家和很少有机会接触该疾病的人，疫苗接种前检测HAV抗体是必要的（图16.12）。

在纽约的犹太社区，儿童注射单剂量的甲醛灭活疫苗预防率很高[22]。泰国的一次大型儿童研究中，双倍剂量注射甲型肝炎疫苗可保护免遭HAV感染至少一年[10]。

#### 减毒活疫苗

该疫苗在细胞培养中由HAV制备而来。价廉且大量应用于中国等发展中国家。皮下注射减毒活疫苗是安全有效的[15]。

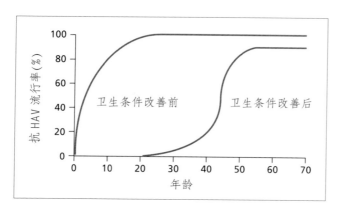

**图16.12**　随着卫生条件改善，甲型肝炎流行趋势转变。老年人对甲型肝炎免疫力低下。

**表 16.3 甲型肝炎疫苗**

---

甲醛灭活

双倍剂量，开始注射一次，6~12 个月后加强注射一次

适用人群

　旅游观光人员

　职业接触人员

　疾病流行

　? 儿童计划免疫

　? 慢性肝病患者(丙型肝炎病毒)

---

### 甲型肝炎疫苗的适应证(表16.3)

甲型肝炎疫苗适用于去卫生条件较差地区旅游的游客。未经疫苗注射的游客，每月发病率在 3‰~6‰。日托中心的儿童、员工、护士和孩子家长，特别是 ICU 病房的护士都应接种疫苗。全球甲肝控制需要在儿童期(常规 2~10 岁)早期群体免疫[12,13]。最终将与其他疫苗联合接种。世界范围内的免疫接种任重而道远。

食品生产者以及污水处理工作者应注射甲型肝炎疫苗。军队也应接种疫苗，尤其即将赴卫生条件较差地区驻扎前更应积极预防。

男性同性恋患者应注射甲型肝炎疫苗。

甲型肝炎病毒感染对患有慢性肝脏疾病的患者影响较大，尤其是慢性丙肝患者[20]。这部分患者注射甲型肝炎疫苗有效[11]。尽管经济条件可能受限，但仍应尽可能给予那些非终末期肝病患者接种。对于曾有可能接触过甲型肝炎病毒的患者应做甲型肝炎抗体检测。

### 参考文献

1 Berge JJ, Drennan DP, Jacobs RJ et al. The cost of hepatitis A infections in American adolescents and adults in 1997. *Hepatology* 2000; **31**: 469.

2 Center for Disease Control. Prevention of hepatitis through active or passive immunization, recommendations of the Advisory Committee of Immunization Practices (ACIP). *MMWR* 1999; **48**: 1.

3 Cullinan ER, King RC, Rivers JS. The prognosis of infective hepatitis. A preliminary account of a long-term follow-up. *Br. Med. J.* 1958; **i**: 1315.

4 Dan M, Yaniv R. Cholestatic hepatitis, cutaneous vasculitis and vascular deposits of immunoglobulin M and complement associated with hepatitis A virus infection. *Am. J. Med.* 1990; **89**: 103.

5 Feinstone SM, Kapikian AZ, Purcell RH. Hepatitis A: detection by immune electron microscopy of a virus-like antigen associated with acute illness. *Science* 1973; **182**: 1026.

6 Glikson M, Galun E, Oren R et al. Relapsing hepatitis A. Review of 14 cases and literature survey. *Medicine (Baltimore)* 1992; **71**: 14.

7 Gordon SG, Reddy KR, Schiff L et al. Prolonged intrahepatic cholestasis secondary to acute hepatitis A. *Ann. Intern. Med.* 1984; **101**: 635.

8 Hollinger FB, Khan NC, Oefinger PE. Post-transfusion hepatitis type A. *JAMA* 1983; **250**: 2313.

9 Hutin YJF, Pool V, Cramer EH et al. A multistate, food-borne outbreak of hepatitis. *N. Engl. J. Med.* 1999; **340**: 595.

10 Innis BL, Snitbhan R, Kunasol P et al. Protection against hepatitis A by an inactivated vaccine. *JAMA* 1994; **271**: 1328.

11 Keeffe EB, Iwarson S, McMahon BJ et al. Safety and immunogenicity of hepatitis A vaccine in patients with chronic liver disease. *Hepatology* 1998; **27**: 881.

12 Koff RS. Hepatitis A. *Lancet* 1998; **341**: 1643.

13 Koff RS. The case for routine childhood vaccination against hepatitis A. *N. Engl. J. Med.* 1999; **340**: 644.

14 Mannuccio PM, Godvin S, Gringeri A et al. Transmission of hepatitis A to patients with haemophilia by factor VIII concentrates treated with organic solvent and detergent to inactivate viruses. *Ann. Intern. Med.* 1994; **120**: 1.

15 Mao JS, Chai SA, Xic RY et al. Further evaluation of the safety and protective efficacy of live attenuated hepatitis A vaccine (H-2 strain). *Vaccine* 1997; **15**: 944.

16 Ponz E, Garcia-Pagán JC, Bruguera M et al. Hepatic fibrin-ring granulomas in a patient with hepatitis A. *Gastroenterology* 1991; **100**: 268.

17 Sjögren MH, Hoke CH, Binn LN et al. Immunogenicity of an inactivated hepatitis A vaccine. *Ann. Intern. Med.* 1991; **114**: 470.

18 Sjögren MH, Tanno H, Fay O et al. Hepatitis A virus in stool during clinical relapse. *Ann. Intern. Med.* 1987; **106**: 221.

19 Vento S, Garofano T, Di Perri G et al. Identification of hepatitis A virus as a trigger for autoimmune chronic hepatitis type I in susceptible individuals. *Lancet* 1991; **337**: 1183.

20 Vento S, Garafano T, Renzini C et al. Fulminant hepatitis associated with hepatitis A virus superinfection in patients with chronic hepatitis C. *N. Engl. J. Med.* 1998; **338**: 286.

21 Werzberger A, Kuter R, Nalin D. Six years follow-up after hepatitis A vaccination. *N. Engl. J. Med.* 1998; **338**: 1160.

22 Werzberger A, Mensch B, Kuter B et al. A controlled trial of a formalin-inactivated hepatitis A vaccine in healthy children. *N. Engl. J. Med.* 1992; **327**: 453.

23 Yotsuyanagi H, Koike K, Yasuda K et al. Prolonged fecal excretion of hepatitis A virus in adult patients with hepatitis A virus as determined by polymerase chain reaction. *Hepatology* 1996; **24**: 10.

24 Zaaijer HL, Leentvaar-Kuijpers A, Rotman H et al. Hepatitis A antibody titres after infection and immunization: implications for passive and active immunization. *J. Med. Virol.* 1993; **40**: 22.

25 Zikos D, Grewal KS, Craig K et al. Nephrotic syndrome and acute renal failure associated with hepatitis A viral infection. *Am. J. Gastroenterol.* 1995; **90**: 295.

### 戊型肝炎病毒(HEV)

戊型肝炎为发展中国家散发和主要流行性病毒性肝炎[2]。过去的许多肝炎大流行被认为是由于甲肝病毒，现在证实为戊型肝炎病毒。本病为肠道传播，通常是由污染水源引起传播。

HEV 病毒是 32~34 nm 的 RNA 病毒，无被膜，有三个开放阅读框架 (ORF)。其类似杯状病毒但未归

类,已被纳入一个新科,称为疱疹病毒科。它是细胞病变病毒,引起轻微的免疫损伤。

HEV 被分泌到胆汁中,故胆汁内含大量病毒。大便排泄病毒较少,这也是为什么二级传播病例较少的原因。

已从缅甸[13]、墨西哥[16]、巴基斯坦、中国[9]获得了核酸病毒核酸序列。从世界各地分离的 HEV 株有明显不同的核酸序列。从大便中分离病毒困难,低的粪便排毒可以解释二级传播率低[11]。病后可能获得免疫,抗体长期的保护性还不明确。

## 临床表现

大体上,戊型肝炎类似甲型肝炎。主要患病者为年轻成人,儿童罕见[3]。病程为自限性。针对志愿者的研究表明,戊型肝炎病毒在血中的潜伏期为 22~46 天,粪便中为 34~36 天[5]。发病突然。大多数有黄疸,没有肝外表现。不发生慢性化。

流行。其感染多由被污染的饮用水造成。水源性暴发流行多发生在雨季。病死率为 1%~2%,孕妇高达 10%~20%。患者死于暴发性肝衰竭。

散发的戊型肝炎病例,为流行区急性病毒性肝炎的常见病因。可表现有中度或重度症状,包括急性肝衰竭、亚急性肝衰竭、长期胆汁淤积型肝炎[1]。急性、亚急性肝衰竭病死率达 45%。不同于流行性戊型肝炎,散发戊型肝炎在妊娠妇女中病死率不高[8]。

### 诊断性检查

通过 ELISA 分析应用重组体抗原和克隆 HEV 人造多肽素检测抗–HEV IgM 和 IgG[6]。可通过 PCR 检测到 HEV RNA[12]。

急性发病后 10~12 天内可检测到 IgM HEV,6 个月后多数转阴。病后 10~12 天可检测到抗 HEV IgG 并保持长期阳性。HEV–RNA 早期为阳性,3 周后转阴。

几乎所有发展中国家抗体检测均呈阳性。埃及儿童[7]、克什米尔人[8]和卡塔尔[14]移居者都可检出抗–HEV。西方国家诊断的患者通常为到流行区的访问者[4,15]。核酸分析能确定传染来源。虽然意大利的静脉吸毒者及美国的献血者可在体内查到抗–HEV,但西方发达国家很少见感染[10]。

### 肝活检

肝活检显示肝内胆汁淤积、假腺泡形成、肝细胞气球样变性以及 1 区明显的多形核白细胞浸润(图

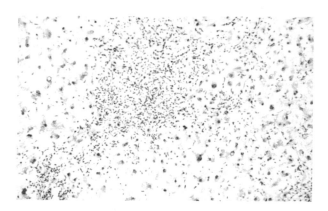

**图 16.13** 患急性戊型肝炎的阿拉伯孕妇肝活检显示胆汁淤积,假腺体形成,气球样变以及明显的汇管区细胞浸润。患者最终痊愈。(HE 染色,×100)

16.13)。暴发病例可见大块、亚大块坏死,桥状坏死是亚重肝的突出特点。随访 5~10 年未见肝硬化。

### 预防

通过净化水源以及卫生健康教育进行预防。因为有一个共同的基因型,所以疫苗预防是可能的。

## 参考文献

1 Acharya SK, Dasarathy S, Kumer TL et al. Fulminant hepatitis in a tropical population, clinical course, aetiology and early predictors of outcome. *Hepatology* 1996; **23**: 1443.

2 Aggarwal R, Naik SR. Epidemiology of hepatitis E past, present and future. *Top. Gastroenterol.* 1997; **18**: 19.

3 Arankalle VA, Tsarev SA, Chadha MS et al. Age-specific prevalences of antibodies to hepatitis A and E viruses in Pune, India, 1982 and 1992. *J. Infect. Dis.* 1995; **171**: 447.

4 Buisson Y, Coursaget P, Bercion R et al. Hepatitis E virus infection in soldiers sent to endemic regions. *Lancet* 1994; **344**: 1165.

5 Chauhan A, Jameel S, Dilawari JB et al. Hepatitis E virus transmission to a volunteer. *Lancet* 1993; **341**: 149.

6 DeGuzman LJ, Pitrak DL, Dawson GJ et al. Diagnosis of acute hepatitis E infection using enzyme immunoassay. *Dig. Dis. Sci.* 1994; **39**: 1691.

7 Goldsmith R, Yarbough PO, Reyes GR et al. Enzyme-linked immunosorbent assay for diagnosis of acute sporadic hepatitis E in Egyptian children. *Lancet* 1992; **339**: 328.

8 Khuroo MS, Rustgi VK, Dawson GJ et al. Spectrum of hepatitis E virus infection in India. *J. Med. Virol.* 1994; **43**: 281.

9 Krawczynski K. Hepatitis E. *Hepatology* 1993; **17**: 932.

10 Lok ASF, Soldevila-Pico C. Epidemiology and serologic diagnosis of hepatitis E. *J. Hepatol.* 1994; **20**: 567.

11 Nanda SK, Ansari IH, Acharya SK et al. Protracted viremia during acute sporadic hepatitis E virus infection. *Gastroenterology* 1995; **108**: 225.

12 Ray R, Aggarwal R, Salunke PN et al. Hepatitis E virus genome in stools of hepatitis patients during large epidemic in North India. *Lancet* 1991; **338**: 783.

13 Reyes GR, Purdy MA, Jungsuh PK et al. Isolation of a cDNA

from the virus responsible for enterically transmitted non-A, non-B hepatitis. *Science* 1990; **247**: 1335.

14 Shidrawi RG, Skidmore SJ, Coleman JC et al. Hepatitis E—an important cause of important non-A, non-B hepatitis among migrant workers in Qatar. *J. Med. Virol.* 1994; **43**: 412.

15 Skidmore SJ, Yarbrough PO, Gabor KA et al. Imported hepatitis E in UK. *Lancet* 1991; **337**: 1541.

16 Velázquez O, Stetler HC, Avila C et al. Epidemic transmission of enterically transmitted non-A, non-B hepatitis in Mexico, 1986–87. *JAMA* 1990; **263**: 3281.

17 Wu J-C, Sheen JJ, Chiang T-Y et al. The impact of travelling to endemic areas on the spread of hepatitis E virus infection: epidemiological and molecular analysis. *Hepatology* 1998; **27**: 1415.

## 庚型肝炎病毒(HGV)

有些肝病的病因仍不清楚。25%的暴发性肝炎病因不明；17.5%的肝硬化为隐源性。60%输血后肝炎一直未查明病因。新发现2种新型病毒，但其与人类肝病的关系尚不明确。

HGV 是从慢性肝炎患者中克隆出来的，其血浆可传播肝炎给小绢猴[6]。HGV 属于黄病毒族，与 HCV 有 25%的同源性[5]。美国献血者中发现 1%~2%阳性。危险因素类似丙型肝炎。肝组织检出 HGV 可能是血清污染所致[7]。是否为嗜肝病毒尚不清楚。持续感染常见，但不导致慢性肝病[2]。它不是特发性暴发肝衰竭的主要病原[8]，在慢性肝炎上亦不起重要作用[2]。肝移植接受者中流行，但对移植肝没有长期有害作用[4]。与 HCV 同时感染时不加重丙型肝炎病情[1]。

HGV 似乎不是重要的人类病原体。

**参考文献**

1 Alter HJ, Nakatsuji Y, Melpolder J et al. The incidence of transfusion associated hepatitis G virus infection and its relation to liver disease. *N. Engl. J. Med.* 1997; **336**: 747.

2 Alter MJ, Gallagher M, Morris TT et al. Acute non A-E hepatitis in the United States and the role of hepatitis G virus infection. *N. Engl. J. Med.* 1997; **336**: 741.

3 Guilera M, Satz JC, Lopez-Labrador FX et al. Hepatitis G virus infection in chronic liver disease. *Gut* 1998; **42**: 107.

4 Haagsma EB, Cuypers HTM, Gouw AS et al. High prevalence of hepatitis G virus after liver transplantation without apparent influence on long-term graft function. *J. Hepatol.* 1997; **26**: 921.

5 Leary TP, Muerhoff AS, Simon SJN et al. Sequence and genomic organization of GBV-C: a novel member of the flaviviridae associated with human non-A-E hepatitis. *J. Med. Virol.* 1996; **48**: 60.

6 Linnen J, Wages J Jr, Zhang-Keek ZY et al. Molecular cloning and disease association of hepatitis G virus: a transfusion-transmissable agent. *Science* 1996; **271**: 505.

7 Pessoa MG, Terbault NA, Detmer J et al. Quantification of hepatitis G and C viruses in the liver: evidence that hepatitis G virus is not hepatotropic. *Hepatology* 1998; **27**: 877.

8 Satz JC, Sans M, Mas A et al. Hepatitis G virus infection in fulminant hepatic failure. *Gut* 1997; **41**: 696.

## TT型肝炎病毒(TTV)

1997 年日本报道了在 1 例非甲–非庚型输血后肝炎患者(其首字母为 TT)中检出该病毒[3]。TTV 为无被膜单链 DNA 病毒，属环状病毒科。在 1%的美国供血者血中发现该病毒[1]，其流行性取决于调查方法，尤其是 PCR 检测所用的引物组[2]。它不是肝炎的致病因素，常见于急性慢性肝病患者，但无临床意义[1,4]。由于在正常人群中携带率较高[1]，该病毒不太可能是引起肝脏疾病的重要病因。

**参考文献**

1 Charlton M, Adjel P, Poterucha J et al. TT-virus in North American blood donors, patients with fulminant hepatic failure and cryptogenic cirrhosis. *Hepatology* 1998; **28**: 839.

2 Mizokami M, Albrecht JK, Kato T et al. TT virus infection in patients with chronic hepatitis C virus infection—effect of primers, prevalence and clinical significance. *J. Hepatol.* 2000; **32**: 339.

3 Nishikawa T, Okamoto H, Konishi K et al. A novel DNA virus (TTV) associated with elevated transaminase levels in post-transfusion hepatitis of unknown aetiology. *Biochem. Bio. Phys. Res. Comm.* 1997; **241**: 92.

4 Parquet M, Del C, Yatsuhashi H, Koga M et al. Prevalence and clinical characteristics of TT virus (TTV) in patients with sporadic acute hepatitis of unknown aetiology. *J. Hepatol.* 1999; **31**: 985.

## 黄热病

这种急性感染是由于 B 组虫媒病毒通过被感染的蚊子叮咬传播给人[3]。城市黄热病病毒只感染人类，丛林黄热病可感染野生猴。

两个流行地区是南美洲和赤道非洲。

*病理学*

人类的肝脏组织学显示主要是中区嗜酸性肝细胞坏死(康斯尔曼小体)。蜡样色素常有，炎症少见。在电子显微镜下未见到病毒颗粒。嗜酸性小体由圆形胞浆块组成，其中细胞器官、脂肪空泡、蜡样色素和残余小体紧密地聚集在一起[2]。表现与其他肝脏疾病中发现的嗜酸性小体不同。无炎症，核内包涵体(Torres体)具有诊断性。痊愈后可完全再生，无慢性化。

*临床特点*

经 3~6 天潜伏期后，以突然发热、寒战、头痛、背痛、衰竭和呕吐起病,常有血液学的改变。血压下降,广泛出血,黄疸和蛋白尿明显,并有相对心动过缓。精神错乱进展为昏迷,严重者可在 9 天内死亡。痊愈后,体温恢复正常,且康复进展迅速。无后遗症,有终身免疫。大多数感染可能较轻,检测不到黄疸,仅有一部分出现全身症状。

### 诊断

实验室通过检测黄热病毒的特异性 IgM 抗体而确诊。黄热病毒抗原可在长达 8 年前制作的甲醛溶液固定、石蜡包埋的组织块中检测到[1]。

凝血酶原缺乏与肝脏损伤的严重程度平行。在致命的病例中,血清胆固醇和葡萄糖水平降低。血清转氨酶水平相对升高。

### 治疗

没有特异性的治疗方法。死亡主要源于肾脏损伤。肝脏损伤是自限性的、短期的,不需要特殊治疗。

预防包括至少在赴疫区 10 天前接种疫苗,并防止蚊虫叮咬。

### 参考文献

1 Hall WC, Crowell TP, Watts DM *et al.* Demonstration of yellow fever and dengue antigens in formalin-fixed, paraffin-embedded human liver by immunohistochemical analysis. *Am. J. Trop. Med. Hyg.* 1991; **45**: 408.
2 Vieira WT, Gayotto LC, Dé Lima CP *et al.* Histopathology of the human liver in yellow fever with special emphasis on the diagnostic role of the Councilman body. *Histopathology* 1983; **7**: 195.
3 World Health Organization. Present status of yellow fever: memorandum from a PAHO meeting. *Bull. WHO* 1986; **64**: 511.

# 传染性单核细胞增多症(EB病毒)

该病由人疱疹病毒Ⅳ型(EBV)感染,引起全身性网状内皮反应[2]。

儿童的原发感染通常无症状。在青少年和年轻人中,感染后引起肝炎,酷似 HAV、HBV、HCV 肝炎。临床表现为发热,尤其是成年人,并伴右上腹部不适。可无咽炎和淋巴结肿大。老年人可引发暴发性肝炎[3]。在易感人群中,感染可激发自身免疫性肝炎[5]。在免疫抑制患者中, 不管是先天的或者是器官或骨髓移植者,或 AIDS 患者,EBV 感染均合并有淋巴组织增生紊乱,特别是肝移植儿童的表现更是如此(第 38 章)[4]。

### 肝组织学变化

发病 5 天内肝组织可见病变,10~30 天达到高峰。

窦状隙和汇管区有大的、单核细胞浸润 (图 16.14)。多形核白细胞和淋巴细胞增多,库普弗细胞增生。临床表现类似白血病。肝脏的病变类似早期甲型、乙型和丙型病毒性肝炎。肝脏组织结构保持不变。

3 区局部坏死可能是随机分布。没有周围的细胞反应。

后期双核肝细胞和有丝分裂明显。细胞再生超出坏死的比例。临床痊愈后,异常细胞消失,尽管可能需要长达 8 个月的时间。无慢性肝炎和肝硬化后遗症。

### 临床特点

偶见深度黄疸[1]。这不是由于肝门腺体肿大而引起的。

持续感染是引起慢性病变的原因。

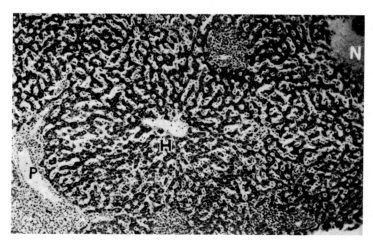

图 16.14 传染性单核细胞增多症。窦状隙和汇管区(P)充满了单核细胞。在右上角可见一小的局部坏死(N)。H:中央静脉。(贝斯特卡红染色,×70)

免疫应答决定了临床和病理表现。应用单克隆抗体可以提供病毒性肝炎的直接证据。

### 诊断

血清白蛋白可轻度降低,球蛋白轻度升高。

约 1/2 的患者出现高胆红素血症。80%的患者血清转氨酶可升高达正常值 20 倍。其数值常低于急性甲型、乙型或丙型肝炎早期的转氨酶值。约 1/3 的患者血清碱性磷酸酶升高,比胆红素增高更常见。

单点试验阳性。血清抗 EBV 衣壳抗原的 IgM 抗体升高具有特异性诊断价值。

在免疫抑制患者中,特别是移植后淋巴组织增生性疾病中,肝活检标本免疫荧光检测可显示 EBV 蛋白。PCR 用于血液和组织中原位杂交检测 EBV DNA[2]。

### 与病毒性肝炎的鉴别(表 16.4)

虽然病毒性肝炎与传染性单核细胞增多症的鉴别常较容易,但有时轻度的非黄疸性肝炎患者或严重的单核细胞增多症可能无法鉴别。

表 16.4　传染性单核细胞增生症与病毒性肝炎比较

| | 传染性单核细胞增生症 | 病毒性肝炎 |
|---|---|---|
| 流行病学 | 提示 | 提示 |
| **发病** | | |
| 发热 | + | + |
| 厌食 | − | + |
| 咽痛 | + | − |
| 皮疹 | + | 少见 |
| 瘙痒 | − | + |
| **查体** | | |
| 淋巴结肿大 | ++ | ± |
| 黄疸 | 轻,短暂 | 进展,持续 |
| 肝 | 大;无触痛 | 大、触痛 |
| 脾 | 大和触痛 | 大、无触痛 |
| 灰白便 | − | + |
| 黄尿 | ± | ++ |
| **外周血象** | | |
| 白细胞 | 升高;有特征性异形细胞 | 减少,淋巴细胞相对较高 |
| 嗜异性抗体 | + | − |
| 抗−EBV IgM | 有 | 无 |
| HBsAg | − | 乙型,阳性 |
| 抗−HAV IgM | − | 甲型,阳性 |
| **肝活检** | 弥漫单核细胞浸润;局部坏死 | 3 区"点状"坏死;单核细胞浸润 |

### 参考文献

1　Fuhrman SA, Gill R, Horwitz CA *et al.* Marked hyperbilirubinemia in infectious mononucleosis. *Arch. Intern. Med.* 1987; **147**: 850.
2　Markin RS. Manifestations of Epstein–Barr virus-associated disorders in liver. *Liver* 1994; **14**: 1.
3　Papatheodoridis GV, Delladetsima JK, Kavallierou L *et al.* Fulminant hepatitis due to Epstein–Barr virus infection. *J. Hepatol.* 1995; **23**: 348.
4　Smets F, Bodeus M, Goubau P *et al.* Characteristics of Epstein–Barr virus primary infection in paediatric liver transplant recipients. *J. Hepatol.* 2000; **32**: 100.
5　Vento S, Guella L, Mirandola F *et al.* Epstein–Barr virus as a trigger for autoimmune hepatitis in susceptible individuals. *Lancet* 1995; **346**: 608.

## 其他病毒

所有病毒均可感染肝脏及其他器官。组织学改变常常是非特异性的,包括脂肪变性或汇管区局部坏死和淋巴细胞浸润。生化检测常无变化,或转氨酶轻度升高。有时,当合并甲型、乙型或丙型肝炎时,患者可能有明显的黄疸。

AIDS 的流行增加了由多种罕见病毒引起的肝炎发生率,而且是致命性的(第 29 章)。这些罕见病毒引起的肝炎还可发生于接受大剂量免疫抑制药物的患者中,如肝脏和骨髓移植的接受者,或网状细胞增多症患者。可见于新生儿(第 26 章),而且常发生在输血后。

### 巨细胞病毒

在新生儿,巨细胞病毒常为隐性的。婴儿早期明确的巨细胞病毒感染少见。但在伴有呼吸窘迫综合征时,巨细胞病毒可导致致命性肺炎。成人的临床特点个体间差异很大。

巨细胞病毒可引起与 EBV 相关性单核细胞增多症非常相似的疾病。患者常无咽炎和颈后淋巴结病。血清转氨酶和碱性磷酸酶升高,外周血可见非典型淋巴细胞。单点试验常为阴性。

表现类似急性甲型、乙型或丙型肝炎。起病相似,但随着发热消退,黄疸出现。黄疸持续 2~3 周,甚至长达 3 个月。

有时大片肝坏死可能是致命的。

在既往长期不明原因发热而无淋巴结病的健康成年患者中,可能发生肉芽肿性肝炎[1]。这些患者的肝组织学检查可见非干酪样肉芽肿。在免疫抑制患者中,组织学检查可见特征性包涵体。

在 AIDS 患者中,胆管炎、乳突样狭窄和硬化性胆管炎可伴发巨细胞病毒感染(第 29 章)。

巨细胞病毒感染是输血后肝炎的一个罕见原因。

在免疫抑制如白血病患者中,巨细胞病毒可引起全身性疾病,肝炎只是其中一部分。

肾脏的成年或儿童受者, 特别是肝脏移植受者,巨细胞病毒肝炎是一个常见的问题[4]。这种感染常常是原发性感染,而不是因免疫抑制使体内潜伏的病毒再活化,并且供者为巨细胞病毒抗体阳性(第 29 章)。

诊断依赖于从尿或唾液内分离出病毒。补体结合抗体升高,并可发现抗巨细胞病毒 IgM 抗体。肝组织活检常不能发现病毒,但是通过在肝细胞发现内核与胞浆包涵体已证实肝脏直接受到累及[9]。

### 单纯性疱疹病毒

所有的人对 I 、II 型人疱疹病毒均普遍易感。

婴儿疱疹肝炎可能是全身疱疹病的一部分。

成人中播散的单纯疱疹很罕见。病毒仅仅感染那些有现患疾病的患者 (例如溃疡性结肠炎)、AIDS 患者、接受免疫抑制治疗或器官移植的患者。暴发性肝衰竭也可感染既往健康的人群和免疫功能正常的人群[3]。其可并发生殖器疱疹[8],并可发生于妊娠时[5]。

通常无黏膜与皮肤的疱疹。病初有发热、虚脱、转氨酶明显升高和白细胞减少。无黄疸。可发生暴发性肝衰竭伴致命性凝血功能障碍。

肝组织活检显示含有病毒包涵体的肝细胞周围斑片状凝血性坏死(图 16.15)[3]。电子显微镜检查可发现肝脏中的病毒, 还可从肝脏中培养出相应的病毒,应用免疫过氧化酶染色也可在感染的肝细胞中发现病毒。

可用阿昔洛韦或更昔洛韦治疗。

### 其他病毒

柯萨奇病毒 B 可引起成人肝炎。从肝炎儿童血浆中也已分离出 A 组、IV 型柯萨奇病毒,并且在恢复期可从血清中检测到补体结合抗体。

在正常和免疫功能低下的个体中,可表现为合并水痘和水痘–带状疱疹的肝炎[6]。在儿童患者中,应该与瑞氏综合征相鉴别[6]。

麻疹可感染年龄较大的人群。80%的成人患者有肝脏损伤,5%有黄疸[2]。主要发生于重症患者中。可彻底康复。

风疹可能与血清转氨酶升高有关,可被误诊为丙

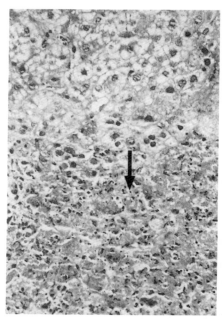

图 16.15　II 型疱疹病毒肝炎。可见到一个凝血性坏死的区域(箭头所示)。附近的肝细胞显示有核内病毒包涵体。(HE 染色,×100)

型肝炎[11]。

副黏病毒。组织学上含大合胞体巨大肝细胞的严重的散发肝炎可能与副黏病毒有关[7]。病原学证明和分类尚待解决。

### 参考文献

1　Clarke J, Craig RM, Saffro R et al. Cytomegalovirus granulomatous hepatitis. *Am. J. Med.* 1979; **66**: 264.

2　Gavish D, Kleinman Y, Morag A et al. Hepatitis and jaundice associated with measles in young adults. *Arch. Intern. Med.* 1983; **13**: 674.

3　Goodman ZD, Ishak KG, Sesterhenn IA et al. Herpes simplex hepatitis in apparently immunocompetent adults. *Am. J. Clin. Pathol.* 1986; **85**: 694.

4　King SM, Petric M, Superina R et al. Cytomegalovirus infections in paediatric liver transplantation. *Am. J. Dis. Child.* 1990; **144**: 1307.

5　Klein NA, Mabie WC, Shaver DC et al. Herpes simplex virus hepatitis in pregnancy. Two patients successfully treated with acyclovir. *Gastroenterology* 1991; **100**: 239.

6　Myers MG. Hepatic cellular injury during varicella. *Arch. Dis. Child.* 1982; **57**: 317.

7　Phillips MJ, Blendis LM, Poucell S et al. Syncytial giant-cell hepatitis. Sporadic hepatitis with distinctive pathological features, a severe clinical course, and paramyxoviral features. *N. Engl. J. Med.* 1991; **324**: 455.

8　Rubin MH, Ward DM, Painter J. Fulminant hepatic failure caused by genital herpes in a healthy person. *JAMA* 1985; **253**: 1299.

9　Sacks SL, Freeman HJ. Cytomegalovirus hepatitis: evidence for direct hepatic viral infection using monoclonal antibodies. *Gastroenterology* 1984; **86**: 346.

10 Shlien RD, Meyers S, Lee JA *et al*. Fulminant herpes simplex hepatitis in a patient with ulcerative colitis. *Gut* 1988; **29**: 257.

11 Zeldis JB, Miller JG, Dienstag JL. Hepatitis in an adult with rubella. *Am. J. Med.* 1985; **79**: 515.

## 外来病毒引起的肝炎

这些非常危险的病毒以肝脏为主要目标[2]。它们包括马尔堡病毒、拉沙热病毒和埃博拉病毒。当人类到未开发的地区时，以及生态学改变时，这些病毒的致病意义更加重要，并且这些病毒还是医学或实验室人员处理患者或患者的血液时的一个重要感染源。

拉沙热（Lassa fever）是由一种沙粒病毒从啮齿类动物传染给人类或从人类传播给人类的疾病。主要发现于西非。这种病例的死亡率为 36%~67%。通过发病最初几天在血中检出病毒和在第 5 天后检查 IgM 抗体可作出诊断。应用利巴韦林可成功治疗。

肝脏可见几乎无炎症的个别肝细胞嗜酸性坏死。常见桥状坏死。

马尔堡病毒疾病是由于长尾猴传播的一种 RNA 病毒所致。1967 年，在德国一实验室与猴接触的人中暴发了这种疾病[4]。另据报道，南非和肯尼亚也有此病患者[5]。

4~7 天潜伏期后，患者出现头痛、发热、呕吐、典型的皮疹、出血倾向和中枢神经系统受累。血清转氨酶水平非常高。

肝脏病理学显示单个细胞嗜酸性坏死和库普弗细胞极度活跃。接着出现坏死的离心和放射状扩散、胞浆包涵体和汇管区细胞构成。严重感染的患者有明显的脂肪变性。病毒可在初次感染后 2~3 个月持续存在于人体内。

埃博拉病毒感染的临床过程，肝脏组织学和电子显微镜表现与马尔堡病毒相似[1]。扎伊尔和苏丹已有报道，并且有生物学家感染的报告。

### 治疗

对这些外来病毒感染没有特异的治疗方法。对症治疗，有必要进行严格的预防以避免接触传播。

（张清泉 于雷 译 魏来 金清龙 校）

**参考文献**

1 Ellis DS, Simpson DIH, Francis DP *et al*. Ultra-structure of Ebola virus particles in human liver. *J. Clin. Pathol.* 1978; **31**: 201.

2 Howard CR, Ellis DS, Simpson DIH. Exotic viruses and the liver. *Semin. Liver Dis.* 1984; **4**: 361.

3 McCormick JB, King IJ, Webb PA *et al*. Lassa fever. Effective therapy with ribavirin. *N. Engl. J. Med.* 1986; **314**: 20.

4 Martini GA, Knauff HG, Schmidt HA *et al*. Uber eine bisher unbekannte von Affen eingeschleppte Infektions-krankheit: Marburg-Virus-Krankheit. *Dtsch. Med. Wschr.* 1968; **57**: 559.

5 Smith DH, Johnson BK, Isaacson M. Marburg-virus disease in Kenya. *Lancet* 1982; **i**: 816.

### 第 17 章

# 乙型肝炎和丁型肝炎病毒

## 乙型肝炎病毒(HBV)

1965 年，遗传学家 Blumberg 及其同事在美国费城进行的一项研究中发现，2 名多次接受输血的血友病患者的血清中有一种抗体能与一名澳大利亚土著居民的抗原起反应[8]。此后，在病毒性肝炎患者中也发现这一抗原。由于这一抗原是从一名澳大利亚土著居民的血清中被发现的，所以最早称为澳大利亚抗原。1977 年 Blumberg 由于这项发现荣获诺贝尔奖。现在都知道澳大利亚抗原位于乙型肝炎病毒的表面，即乙型肝炎病毒表面抗原(HBsAg)。

现今，全世界有 20 亿以上的人感染过 HBV，其中有 3.5 亿为慢性感染携带者，他们没有明显的肝病表现。然而，大多数人将进展为慢性肝炎、肝硬化及肝细胞癌。全球范围内的 HBV 感染流行率正在下降(图 17.1)，这不仅与疫苗接种有关，亦与更好的卫生及在与艾滋病的斗争中认识到与共用注射器及针头的危险有关(图 17.1)[27]。世界卫生组织相信，到 2001 年，HBV 携带率会下降 80%，但已经感染的患者仍须治疗。

乙型肝炎病毒(HBV)是一种有壳的小 DNA 病毒(图 17.2)。核心在细胞核内形成，表面颗粒形成于胞浆。核心含 DNA 聚合酶。DNA 结构是双股环状，有一个 600~2100 核苷酸的单股间隙。DNA 聚合酶反应可修补这个间隙。核心含核心抗原，另一个抗原为"e"抗

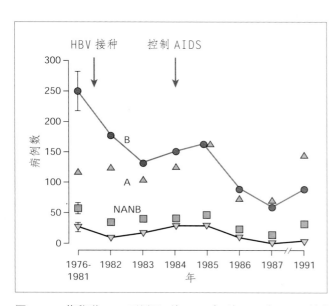

**图 17.1** 苏黎世(110 万居民)从 1976 年到 1991 年 HBV 的发病情况。●乙型肝炎；▲甲型肝炎；■非甲非乙型肝炎；▼未分型。(摘自参考文献 27)

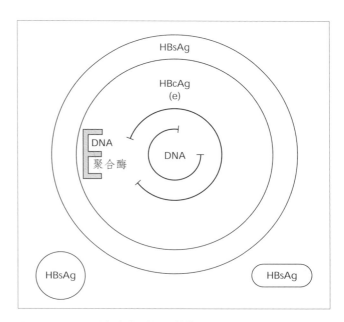

**图 17.2** 乙型肝炎病毒颗粒的结构图(HBV:Dane 颗粒)。核心含有 DNA 聚合酶、双链 DNA、核心抗原和"e"抗原。HBsAg 构成表面。血清有游离的球形和管形 HBsAg。

原(HBe)是核心的一个蛋白亚单位。HBV 序列常整合到肝细胞 DNA 上(图 17.3)。双股 DNA 基因组有 4 个开放阅读框架(ORF)(图 17.4)。S 基因编码 HBsAg。肝细胞受体识别前 S1 区，这种作用在慢性肝炎的发病中可能起到重要作用(前 S2 区功能相似)。C 基因编码核心抗原(HBcAg)。P 基因编码指定的 DNA 聚合酶。X 基因编码一种具有转录活化功能的蛋白，这种蛋白可能与病毒复制有关[29]。

乙型肝炎病毒、土拨鼠肝炎病毒、地松鼠肝炎病毒、北京鸭乙型肝炎病毒同属嗜肝病毒。

### 乙型肝炎表面抗原亚型

HBsAg 颗粒的表面具有复杂的抗原性，即 HBV 决定簇。HBV 是由共同抗原决定簇"a"及其他亚型决定簇"d"、"y"、"w"、"r"组成的，因此形成四个主要抗原决定簇是 adw、adr、ayw 和 ayr。这种抗原决定簇在流行病学调查时十分有用。

### HBV变异

HBV 是 DNA 病毒，反转录酶和 DNA 聚合酶参与复制，HBV 变异与不同的阅读框架的变异相关(图 17.5)。核苷酸的替代、缺失、重复、插入和重排，可能没有影响，也可能削减病毒的复制，或者可改变宿主的易感性，也可以使病毒逃逸宿主的免疫攻击。这种作用是多种多样的，与患者的免疫状态、疫苗接种和治疗效果都有关系。

前 C 区鸟嘌呤变异为腺嘌呤，阻止了 HBeAg 的分泌。HBV DNA 阳性，但 HBeAg 阴性的患者通常病变较活跃[1,11,12]。前 C 区变异的流行有地理差异，并与暴发性疾病有关。

表面区域的变异与携带者的母亲生下的婴儿可转变为 HBsAg 阳性有关，尽管婴儿已进行了成功的疫苗接种。在"a"决定簇区的 145 位精氨酸代替甘氨酸，这一"a"决定簇区是疫苗免疫后促进产生抗体部位(图 17.6)。X 基因变异亦有报道，但其意义尚未肯定[7]。

聚合酶区 YMDD 的变异与某些病例的拉米夫定耐药有关。

变异可能决定临床过程，可能倾向于发生暴发性疾病。血清 HBeAg 作为感染的指标一般意义较小。在一些变异存在的患者中，免疫使用的 HBV 疫苗也许应该改变。

### 肝毒性损伤的机制

病毒并不直接对感染细胞致病或使感染细胞裂解，但也许会导致细胞凋亡，这要依赖于宿主细胞的免疫应答[23]。病毒持续存在可能是由于细胞毒性 T 淋巴细胞(CTL)不能特异性识别 HBV 抗原(图17.7)[38]。肝细胞损伤开始于 CTL 特异性识别 HBV 抗原。宿主源性抗原非特异的炎细胞包括巨噬细胞、中性粒细胞和 CTL 在局部聚集，导致炎症和血清转氨酶升高。在自限性急性感染过程中表现为轻至中度病变，最终病毒感染终止，疾病痊愈。有些病例非特异性炎症十分严重，以致大量肝细胞损伤，临床表现为暴发性肝炎。

如果免疫应答特别弱，将不会出现或仅出现很轻的肝损伤，但病毒持续复制，并引起慢性肝炎。如果免疫应答明显减弱，几乎没有肝损伤，肝功能正常，肝内含大量病毒，这就是无症状"健康"携带者。在白血病、

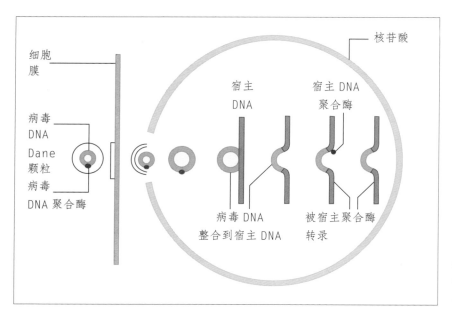

**图 17.3** 乙型肝炎病毒进入肝细胞，病毒核心到达核内。首先用病毒自身的 DNA 进行复制。然后病毒 DNA 与宿主 DNA 整合，宿主 DNA 聚合酶转录病毒。

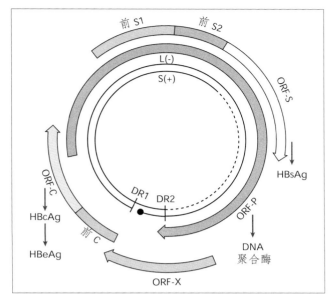

**图 17.4**　HBV 基因结构示意图:4 个开放阅读框架（ORF）、聚合酶(P)、表面抗原(S)、核心抗原和 X,前 S1、S2 区。

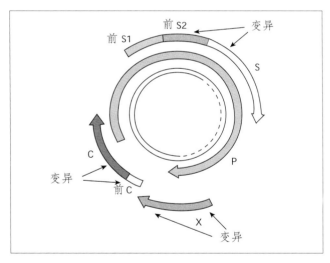

**图 17.5**　HBV 变异位点。

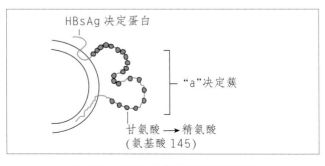

**图 17.6**　HBV:疫苗诱导的逃逸变异。

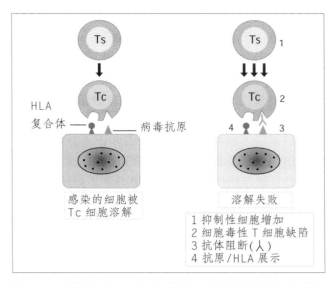

**图 17.7**　感染肝细胞 T 淋巴细胞溶解和慢性肝炎溶解失败的机制。Tc:细胞毒性 T 细胞;Ts:抑制性 T 细胞。

肝衰竭或器官移植等应用免疫抑制剂者和男性同性恋、AIDS 患者、新生儿等,体液和细胞免疫功能下降在发病机制上尤其重要。

在有些成年时获得的乙型肝炎患者,肝细胞膜表达 HLA I 类抗原缺陷[63]。

抗原特异性活化的 CTL 引起多种多样的淋巴因子/细胞因子的释放, 这些因子聚集和激活非特异的抗原效应细胞,导致肝细胞损害。这些细胞因子可能导致直接细胞病变,但主要的机制是非细胞性的。

### 急性乙型肝炎

#### HBV感染的分期(图17.8,表17.1)

感染 HBV 后的临床表现不相一致(见图 17.11)。急性感染表现可无黄疸, 也可为极重的暴发型肝炎。以前健康的成人, 感染 4~6 个月后抗原从血清中清除。首次感染越急速,越不易转为慢性。

新生儿感染后多呈免疫耐受状态,血清内有大量病毒复制,HBeAg(+),但是肝功正常,肝组织学变化轻微,98%以上发展成慢性, 而成人仅有 10%的慢性

**表 17.1　乙型肝炎感染的各阶段**

| 年龄 | 时期 | HBV DNA | AST | 肝活检 |
|---|---|---|---|---|
| 新生儿 | 免疫耐受 | +++ | 正常 | 慢性肝炎(极轻) |
| 10~20 岁 | 免疫清除 | ++ | 明显升高 | 慢性肝炎(严重) |
| 35 岁以上 | 静止期 | 低 | 正常 | 肝硬化、肝细胞癌 |

率(图 17.8)。

儿童、青年处于免疫清除期,循环 HBV DNA 降低,但 HBeAg 仍呈阳性,HBcAg 和其他可能的病毒抗原可存在于肝细胞膜上。此时患者有高度的传染性,且肝炎进展较为迅速。老年患者病变静止,循环 HBV DNA 很低,血清 HBeAg 阴性,HBeAb 阳性。

后期肝细胞分泌 HBsAg,但没有核心标志物。血清转氨酶正常或轻度升高,肝活检组织学显示非活动性慢性肝炎、肝硬化或者肝癌。然而,有些患者体内病毒仍在复制,肝细胞核内能检出整合型的 HBV DNA。在这几个阶段间的时间间隔是不尽相同的。不同地区不同人种间也不尽相同。在亚洲,更多的为较长的免疫耐受期,HBeAg 阳性,高滴度的 HBV DNA。而欧洲则具有长的无症状期,HBeAg 阴性,生化检查正常,肝癌危险也减少。

### 血清学诊断(表17.2)

HBsAg 出现于 HBV 感染后 6 周,通常于症状出现后 3 个月转阴(图 17.9),阳性持续超过 6 个月意味着发展成携带状态。

抗-HBs 大约出现于发病后 3 个月,并持续存在。HBsAb 通常较低,有 10%~15% 的急性乙型肝炎患者不产生 HBsAb。HBsAb(+)说明康复和对乙型肝炎免疫。过去认为 HBsAg 与 HBsAb 互相排斥,但是仍有 1/3 的 HBsAg 携带者 HBsAb 同样阳性,具体的机制并不清楚,可能是同时感染不同的 HBV 亚型之故。

HBeAg 意味病毒复制,具传染性。急性肝炎时一过性阳性,比 HBsAg 持续时间短。持续阳性超过 10 周提示慢性化。

抗-HBe 表明传染性降低,患者可能完全康复。

HBcAg 在血清中检测不到,但是可以检测到抗-HBc。抗-HBc IgM 滴度高提示急性乙型肝炎,在 5%~6% 的急性乙型肝炎和尤其在暴发性肝炎患者中,HBs Ag 转阴后可以测到抗-HBc IgM。抗-HBc IgM 高

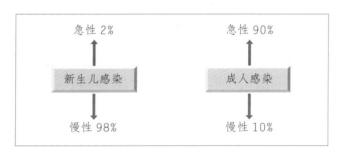

**图 17.8** 急性肝炎在成人与新生儿的病程。

**表 17.2 乙型和丁型肝炎:血清标志物的意义**

| 标志物 | 意义 |
| --- | --- |
| HBsAg | 急性或慢性 HBsAg 携带 |
| 抗-HBc IgM | 急性乙型肝炎(高滴度),慢性乙型肝炎(低滴度) |
| 抗-HBc IgG | 过去暴露于 HBV(HBs Ag 阴性);慢性乙型肝炎(HBs Ag 阳性) |
| 抗-HBs | 对乙型肝炎免疫 |
| HBeAg | 急性乙型肝炎,持续阳性表示持续感染状态 |
| 抗-HBe | 康复或持续感染状态 |
| HBV DNA | 持续感染状态 |
| 抗-HDV IgM | 急或慢性感染 |
| 抗-HDV IgG | 慢性感染(高浓度,同时抗-HDV IgM 阳性),既往感染(低浓度,同时抗-HDV IgM 阴性) |

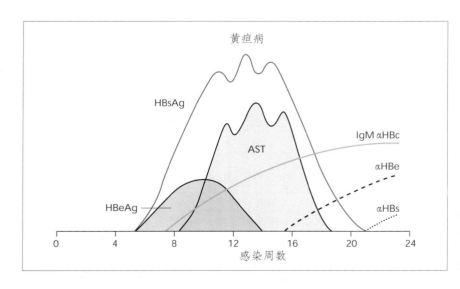

**图 17.9** 急性乙型肝炎病程。HBsAg:乙型肝炎表面抗原;HBeAg: 乙型肝炎 e 抗原;IgMαHBc:IgM 型乙型肝炎核心抗体;AST:谷草转氨酶;αHBe:e 抗体;αHBs:乙型肝炎表面抗体。

滴度阳性可用于鉴别急性乙型肝炎和重叠其他病毒的感染。持久的抗-HBc IgM 阳性意味着慢性化，通常为慢性肝炎。低滴度的抗-HBc IgG 及 HBs Ab 阳性说明以前感染过乙型肝炎病毒。高滴度的抗-HBc IgG 不伴有 HBs Ab 说明病毒持续感染[34]，这种情况的重要意义尚不清楚，也许意味着过去曾有过急性感染，或者不能产生 HBs Ab，在一些病例免疫复合物相关的 HBs Ag 和 HBV DNA 阳性，一些患者病毒持续感染[57]。

HBV DNA 是病毒复制最敏感可靠的参数，PCR 可以检出。运用 PCR 技术可以在血清中以及 HBsAg 消失的肝脏中发现病毒，尤其是在那些已经接受抗病毒治疗的患者中更有意义[48]运用 PCR 检测 HBV DNA 可以很好地预测病毒的血清浓度。HBV DNA 和血清转氨酶相关，和 HBsAg 的存在平行[3]。前 C 区变异的乙型肝炎患者 HBeAg 阴性，但 HBV DNA 阳性。

### 肝细胞内HBV

携带者和慢性乙型肝炎患者肝细胞内的 HBs Ag 可用地衣红染色染为橘色(图 17.10)，但是急性期不存在。HBcAg 亦不同程度地存在于肝内，可以广泛见于无症状的携带者及病变不活动、免疫抑制的患者；集中见于肝脏炎症较重或者晚期病变的患者。

用 PCR 方法可以在甲醛固定石蜡包埋的肝组织中检测到 HBV DNA[61]。

用免疫电子显微镜可在内质网、胞质内找到 HBeAg[73]。

### 体液传染性

含有 HBV 的血液或其他体液均具有传染性，仅体液 HBsAg 阳性不一定有传染性，但是 HBeAg 阳性的男性唾液、尿、精液存在 HBV DNA。

末梢血单核细胞含 HBV DNA[4]。尸检在淋巴结、脾、肾、胰、脑、某些内分泌组织中发现复制病毒中间体[74]。肝外病毒增殖对乙型肝炎移植患者特别重要，因为可发生移植肝被 HBV 感染。

### 流行病学(表 17.3)

本病以非胃肠道的方式或直接接触传播，常常为性接触。HBsAg 携带率世界范围内有差异，英国、美国、斯堪的那维亚国家为 0.1%~0.2%；希腊、意大利南部大于 3%；非洲、远东达到 10%~15%。在任何社区中暴露于乙型肝炎的机会都是相当高的。在一些独立的社区 HBs Ag 的携带率甚至更高。阿拉斯加、爱斯基摩 HBsAg 携带率达 45%[47]，澳大利亚土著人为 85%。

高 HBsAg 携带率地区感染方式常为母婴传播，通常不是经脐静脉血，而是在分娩时或分娩后与婴儿的密切接触传播。足月生传染的机会增加，母亲为 HBeAg 阳性者较阴性者传染性更强。生后 2 个月内婴儿出现抗原血症并趋向持续阳性[9]。

在非洲、希腊和远东这些高流行区，儿童之间可相互传播，通过接吻、共用牙具、剃须刀、注射器[49]可水平传播。在日托中心孩子们密切接触可能传染。家庭中性接触也是危险因素。

男性同性恋之间的传播与变态的接触如男性肛交、多人乱交等有关。

吸血昆虫，如蚊、臭虫可能是传播媒介，特别是在热带，但到处喷杀虫剂未能有效防止 HBV 传播[50]。

刚比亚报道，MHC Ⅱ 等位基因 DRBI*1302 在儿童和成人中与保护 HBV 持续感染有关[63]。

输血在那些不筛检血液的国家中是主要传播原因之一，志愿者血源可能比有偿血源安全。

非肠道感染常见于医疗器械，如牙科、打耳孔、修指甲、神经系统检查、疫苗接种、注射、针刺、文身、自体血疗[69]。

通过用锐利的、未消毒的器具进行胃肠道以外途

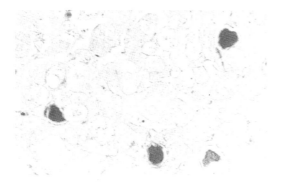

**图 17.10**  地衣红染色显示包含 HBsAg 的肝细胞(棕色)。(见彩图)

**表 17.3　急、慢性乙型肝炎易感人群**

来自乙型肝炎高发区(地中海、非洲、远东)的移民

吸毒者

同性恋

HBsAg 阳性母亲所生婴儿

医院工作人员

肾衰竭、透析患者、癌症、器官移植患者

精神病、孤儿院、智残收养院的工作人员和患者

输血后患者

径的吸毒可传染肝炎,并且死亡率较高,经常存在多重打击和慢性损伤。肝脏活检显示除了急慢性肝损伤外,还可以看到其他物质,如白粉等非法的注射药物。

医院工作人员特别是接触血液者发病率高于一般人,尤其是从事肾脏透析或肿瘤疾病的人。存在免疫抑制或者有这类相关疾病的患者可以成为慢性携带者。患者陪员通过非胃肠道的血源,如刺破或者皮肤的擦伤感染。外科医生和牙科医生更多的是在为高滴度 HBsAg 和 HBeAg 阳性的患者做手术时被感染,因为手套破口或者手被剪伤时有发生,缝合线进入皮肤也是危险因素。

从医务工作者传播 HBV 的主要途径是外科医生[70]。在英国,所有外科医生和其他从事侵入性操作的医务工作者都必须有接种证明。从事医疗和口腔科的学生必须出示免疫接种证明。

严格执行消毒过程可以防止 HBV 通过内镜的传播。

智力迟缓的儿童机构的工作人员及儿童(尤其是 Down 综合征的儿童)携带率均较高[35]。

### 临床病程(图 17.11)

可表现为无黄疸。亚临床发病极其常见,无黄疸比黄疸型易慢性化。

成人的 HBV 急性感染,比 HAV、HCV 感染表现重,但主要特点相似,为自限性、良性,黄疸型的病程持续通常不足 4 个月,黄疸很少超过 4 周。偶尔良性过程延长伴有血清转氨酶的升高超过 100 天。复发罕见。伴长期深度黄疸的胆汁淤积性肝炎少见。

可能有提示免疫复合疾病的表现。发病初期可能出现血清病样综合征,约发生于黄疸出现前一周,亦可见于慢性乙型肝炎。通常发热、荨麻疹样皮疹(儿童少见)、丘疹性皮炎,对称性关节痛,非游走性,影响小关节。类风湿性因子阴性。该综合征通常为一过性,但可持续存在。

暴发型少见,病后最初 4 周病情快速加重,与免疫应答过强,快速清除病毒有关。HBsAg 快速转阴,抗-HBs 增加,病毒很快清除。当抗-HBc IgM 出现时即可诊断。

无症状的 HBsAg 携带者可以重叠感染 HAV、HDV 或 HCV,促发暴发性肝炎。

亚急性肝坏死表现为病情在 1~3 个月逐渐加重。

**肝外表现**

肝外表现常与含 HBsAg 的循环免疫复合物有关,伴随肝病通常较轻。急、慢性乙型肝炎可发生于低球蛋白血症的患者。

多血管炎:侵及中小血管,出现于疾病早期。血管病变处可查到含 HBsAg 的免疫复合物,该免疫复合物在血液中的浓度与疾病的活跃程度有关。多血管炎是乙型肝炎比较罕见的并发症[46]。血浆置换,阿糖腺苷可用于治疗[65]。

肾小球肾炎:伴随 HBV 感染,多见于儿童[43],肝病轻,患者血清 HBsAg 为阳性。肾小球基底膜可查到免疫复合物 HBsAg 及其抗体、HBeAg 及其抗体、HBcAg 及其抗体[66]。儿童应用干扰素治疗病情缓解,发生于 HBeAg 血清学的转换之后。儿童肾小球肾炎可在 6 个月至 2 年内自然痊愈。成人好转慢,1/3 的患者病情进展且对干扰素应答不佳[37]。

特发性混合性冷球蛋白血症为罕见的 HBV 并发症,但在 HCV 常见(第 18 章)。

格林-巴利综合征(急性感染性多发性神经炎)有报道,血清和脑脊液内查到含表面抗原的免疫复合物[55]。

**HBV 携带者**

分别有 98% 的新生儿和 10% 的成人被 HBV 感染后,在 6 个月内不能从血清中清除 HBsAg(见图

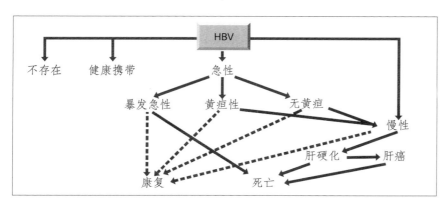

**图 17.11** 暴露 HBV 后可能的结局。

17.8)。大多这样的患者成为携带者并可能持续很长时间，HBsAg 很难转阴，除非到老年。男性成为携带者的可能性是女性的 6 倍。

携带表面抗原且来自于乙型肝炎高发区的医疗工作者常常处于进退两难的地步。HBsAg 阳性肝炎的医疗工作者，HBsAg 清除后对乙型肝炎有免疫力。一旦成为携带者，处境会很困难。

"健康"携带者，肝活检可呈现不同变化，从非特异性的轻微炎症到慢性肝炎、肝硬化。血清生化学指标并不能反映出这种改变，只能依靠病理检查。携带者偶然会有轻微的肝脏改变，相比之下有严重肝病的患者常合并有胃肠疾患。HBsAg 阳性供血者，几乎 95%肝活检正常，仅 1.6%进行到慢性肝炎或肝硬化[22]。

### 慢性器质性后遗症

感染 HBV 后有不同的结局(图 17.11)。有的免疫功能好可没有临床表现，可能存在抗–HBs，另一些急性发作，从黄疸型到暴发型。健康成人感染后多清除病毒，症状出现后 4~6 周抗原转阴。慢性肝病多为持续抗原血症。首次感染越急速明显，越不易转为慢性。

暴发型肝炎存活者，最终病毒清除，HBeAg 转阴，不发展成慢性肝炎。免疫不健全的人，如新生儿、男性同性恋者、AIDS 患者、白血病、癌症、肾功衰竭或脏器移植，以及长期免疫抑制治疗的患者，感染 HBV 后易发生慢性肝炎或病毒携带。

### 预防

#### 乙型肝炎免疫球蛋白(HBIG)

HBIG 为含高效价抗体滴度的血清免疫球蛋白，用于被动免疫及感染 HBV 后 (数小时) 的预防 (表 17.4)[60]。乙型肝炎的免疫常给予 HBIG，尤其是对于存在再次感染危险的患者，包括急性感染的性伴侣、HBsAg 阳性的母亲所生的新生儿、通过针头接触乙型肝炎病毒的人群(表 17.5 和表 17.6)。

反复接种 HBIG 用于供体 HBsAg 阳性的肝移植患者，防止乙型肝炎再感染(见第 38 章)。

#### 乙型肝炎疫苗

目前应用的疫苗制备来源于非感染性 HBsAg 的外表面。血浆来源和基因重组的乙型肝炎疫苗同样有效安全。

乙型肝炎疫苗可以有效地阻止乙型肝炎病毒在乱交的男性同性恋者(图 17.12)[62]、肝病患者、医务人员、母亲 HBsAg 阳性的新生儿、Down 综合征及其他智力低下的儿童及阿拉斯加[47]没有免疫的人群之间

的传播。在冈比亚，新生儿疫苗接种可有效控制 84%的乙型肝炎的感染，对于慢性携带者 94%有效[71]。在塞内加耳，12 岁以下大约有 81%的儿童在校期间加强接种并产生抗体。疫苗的保护率达 88%[18]。

健康人接种重组乙型肝炎疫苗 10μg(1mL)，1 个月后重复注射，6 个月后加强注射，免疫成功率至少为 94%。主要是三角肌注射。

疫苗免疫前检测：HBsAb 或者 HBcAb 阳性者无需疫苗免疫。

免疫前检测的效价比要取决于社区中血清乙型肝炎标志物的流行情况。

发现单独的抗–HBs 阳性不是一定表示获得了对乙型肝炎(感染后)的免疫，抗–HBc 除了说明有免疫力外，更提示感染。

免疫保护期：接种成功者免疫保护可在抗–HBs 免疫应答消失至不能测出后继续存在。免疫记忆提供持续的免疫保护[64]。一般认为，初次免疫成功后，5~7 年如处在被 HBV 感染的环境，可追加免疫一次[24]。加强期间抗体的水平也许能反映体内存在大量高滴度的抗体。

#### 抗体应答

健康的年轻患者中有 85%~100%的长期保护依赖于抗体应答，完成基础免疫的 1~3 个月可以检测到抗–HBs。

无应答者抗–HBs 峰值<10IU/L，无免疫保护作用。

低应答者抗–HBs 峰值为 10~100iu/L，一般 5~7 年内测不到抗–HBs，应加免疫。

好的免疫答者，峰值>100IU/L，通常为长期免疫。

免疫失败与疫苗质量、臀部肌肉而不是三角肌注射有关。年龄大、免疫耐受者、HIV 感染者(表 17.7)易失败，接种量需要增加到 20μg(2mL)。

有 5%~10%的正常人无免疫应答，一些人重新接种可能有反应。

表 17.4　乙型病毒性肝炎的免疫预防

| 类型 | 免疫球蛋白 | 适应证 | 用法 |
|---|---|---|---|
| B(成人) | HBIG | 接触 HBsAg 阳性血液，性乱交者 | 0.06mL/kg，立即注射，首次联合疫苗 * |
| B(婴儿) | HBIG | 母亲 HBsAg 阳性 | 0.5mL，立即注射，首次联合疫苗 * |

*：如果抗–HBc 阴性全程接种疫苗。

*：全程接种疫苗。

### 免疫适应证(见表17.5)

那些护理乙型肝炎患者、从事肾透析、肝移植、肿瘤、治疗同性恋的泌尿外科人员及照顾智力低下儿童的护理人员必须接种疫苗。外科医生和牙科医生及助手、医学院的学生、经常接触血液的实验室人员也应考虑免疫接种。HBV 的高发区均应接种。

急性乙型肝炎者具有高传染性,其性伴侣也应接种并给予 HBIG。HBV 携带者在明确抗体状态后,其伴侣、亲密接触的家人也应疫苗免疫。

同性恋者如果没有自然形成抗体就应接种疫苗免疫,吸毒者也应如此。

母亲 HBsAg 阳性尤其是 HBeAg 阳性所生的婴儿应该接种疫苗并在出生的时候给予 HBIG。即便是在患病率较低的国家不仅要对高危携带孕妇还要对所有的孕妇都检测 HBsAg。最好在妊娠第 14 周检测,对于没有进行常规检查的孕妇应在分娩时快速检测[28]。

HBV 疫苗对于美国乙型肝炎总发病率控制的效果十分令人失望。同性恋之间的传播率下降,但是静脉吸毒增加了非吸毒者及与之亲密接触的社会的、性伙伴间的传播。

此外,青少年在婴儿期疫苗免疫的基础上追加免疫使年轻人在接触危险因素,如夫妻生活、吸毒、加入医疗工作之前就已经获得免疫保护。

不幸的是,HBV 疫苗接种项目的执行并不顺利,原因可能是成本或者觉悟认识问题。虽然疫苗接种在一些发病率较低的国家花费与成效比也是值得的,但是一些富裕国家最应受谴责[52]。

#### 其他疫苗

大多数简单的疫苗是由初次感染患者[35]的血清加热而制备。这样的疫苗是基于 Krugman[35]的实验,他煮沸 HBV 阳性患者的血清,发现对乙型肝炎有保护作用。这样的疫苗粗糙、免疫力高、价格低。

前 S 区。前区(S)的变异常见于携带者为母亲的新生儿,尽管婴儿成功的疫苗免疫仍然 HBsAg 阳性。这种变异发生在 S 区促使抗体产生的 "a" 决定簇上(见图 17.5 和图 17.6)。新的疫苗含有前 S1 和前 S2 区,并且对常规疫苗应答失败的人有效。新疫苗也对那些标准免疫下不能产生大量抗体的患者有效[75]。

## 慢性乙型肝炎

慢性乙型肝炎主要见于男性。HBV 感染危险增加的人群包括与感染者性接触者、从事接触人类血液的工作者、肝移植或用免疫抑制剂的人、吸毒者、同性恋者。母亲 HBeAg 阳性所生的新生儿有 80%~90%的概率发展为慢性感染。而健康的成人在急性感染后慢性化的概率就很低(大约为 5.5%)[32]。两者间可以没有什么必然的联系。慢性肝炎可在急性肝炎未愈时随后出现。急性感染常常是轻微的。

感染 HBV 后,血清转氨酶随黄疸而波动。病毒消失后,仅肝功异常,可有轻微的乏力伴有不适。通常常

**表 17.6　偶然接触 HBsAg 阳性血液者的预防措施**

检查感染源的 HBsAg;受害者的 HBsAg 和 HBcAb

立即给予首次剂量为 0.06ml/kgHBIG 加首次剂量的乙型肝炎疫苗

|  | HBsAg | HBcAb | 受害者的进一步治疗 |
|---|---|---|---|
| 受害者 | 阴性 | 阳性 | 不需免疫 |
| 感染源 | 阳性 |  | 继续免疫过程 |
|  | 阴性 |  | 不进行免疫;或如果受害者可能继续接触乙型肝炎病毒,继续免疫过程 |

**表 17.5　肝炎免疫适应证**

外科及牙科医生包括医学生

接触血液的医院和实验室人员

肿瘤及血液学疾病、肾脏、精神失常、肝脏疾病的患者和从事本病的医务人员

精神失常者

偶然接触 HBsAg 阳性血液

与 HBsAg 阳性携带者密切接触的家人和性伴侣

母亲 HBsAg 阳性的婴儿

作为扩大的免疫计划(EPI)的部分儿童

吸毒者

同性恋男子

高发区旅行者

**表 17.7　对乙型肝炎疫苗的抗体应答无效**

年龄大于 50 岁

基础疾病

HIV 阳性

基因型(HLA-B8)

臀大肌注射

冷冻疫苗

不详

规的检查可以确诊。

有时诊断是在供血检查或常规血液筛选时发现 HBsAg 阳性的,此时血清转氨酶中度升高。

慢性乙型肝炎常无明显症状,症状与肝损伤严重程度不相关。

大约一半的慢性乙型肝炎患者可表现黄疸、腹水、门脉高压,肝性脑病常见。患者通常没有明显的急性感染病史,一些患者有症状时就已经发展为肝癌。

### 临床复发和再活动

临床稳定的患者可以复发。表现为疲乏无力,转氨酶升高,可能与 HBeAg 血清转换有关(图 17.13)。肝活检显示急性界面肝炎,最终多数好转,同时转氨酶也下降。

每年有 10%~15% 的患者可自发血清转换, 或可

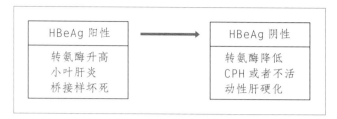

**图 17.13** 慢性乙型肝炎患者从 HBeAg 阳性到 HBeAg 阴性的变化。CPH:慢性持续性肝炎。

能发生在抗病毒治疗之后。HBV DNA 可能阳性,甚至在出现抗-HBe 之后。有些 HBeAg 阳性患者,病毒复制突然增加,转氨酶升高,最终未见 HBeAg 转阴。

一些患者可自发再活动, 从 HBeAg 阴性转为 HBeAg 阳性和 HBV DNA 阳性。临床表现从无症状到暴发型肝衰竭的表现。HIV 阳性患者慢性乙型肝炎再活动时病情加重。

再活动可仅仅表现为抗-HBc IgM 阳性, 临床及血清学改变不明显。

再活动可在癌症化疗、类风湿性关节炎用低剂量甲氨蝶呤[25]、器官移植后或 HBeAg 阳性患者用糖皮质激素后发生。

严重恶化与前 C 变异有关[54],此时 HBeAg 阴性,HBV DNA 阳性。

重叠感染 HDV 可明显加速慢性肝炎的进展。

重叠感染 HAV、HCV 也应考虑在内。

另外,乙型肝炎病毒携带者病情加重要想到肝细胞癌的可能。

### 实验室检查

AST、γ-球蛋白、血清胆红素轻度升高,白蛋白通常正常,此时肝病的临床表现轻微。平滑肌抗体(SMA)如果存在浓度可较低。血清线粒体抗体(AMA)阴性。

血清 HBsAg 存在。在病程晚期阶段,血液中很难检测到 HBsAg,但抗-HBc IgM 通常阳性。HBeAg、抗-HBe 和 HBV DNA 可阳性。

HBsAg 阴性的患者可用 PCR 技术检测出 HBV DNA。

### 肝活检

组织学检查很不一致,可为慢性肝炎、活动性肝硬化或肝细胞癌。没有特征性的诊断病理表现,但地衣红染色可见 HBsAg 毛玻璃样细胞, 或免疫过氧化

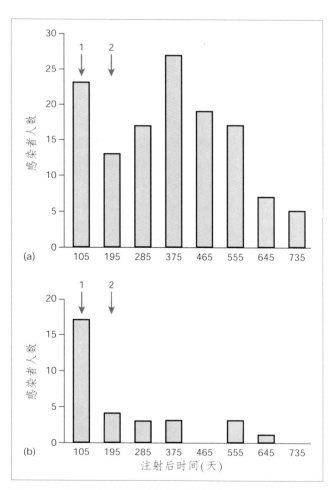

**图 17.12** 乙型肝炎疫苗的效果。结果来自乙型肝炎疫苗对 1083 例男性同性恋者的双盲试验。a 组为安慰剂组,b 组疫苗接种后 735 天。箭头表示第一次、第二次注射。

酶查到 HBcAg 均可诊断。HBV 复制的量与组织学活动度无关[51]。

### 病程和预后

临床经过多种多样(图 17.14)。许多患者呈稳定代偿状态。无症状者更是如此,肝组织学为轻度慢性肝炎表现。

以前稳定的 HBV 携带者病情突然恶化有诸多解释。患者 HBV 从复制状态转变成整合状态,随后通常病情缓解,可能永久性的,转氨酶降至正常,肝组织学好转,每年 10%~20% 的患者有这一过程。

预后与病情有关,女性预后较好。40 岁以上,有腹水的患者预后差。自然史存在地域和年龄差异。HBV DNA 阳性的意大利儿童在其成年前,不考虑以前的抗病毒治疗,随着转氨酶的正常有 70% 的患者 HBeAb 阳性、HBV DNA 阴性。25% 可以清除 HBsAg[9,10]。相反,仅有 2% 的健康中国携带者或者慢性肝炎患者平均 4.0±2.3 年才能清除 HBsAg[41]。

患者年龄超过 40 岁,HBeAg 阴性的肝硬化患者更有可能清除 HBsAg。

一般来说,HBV 健康携带者预后好。蒙特利尔一项对健康 HBV 携带者 16 年的随访提示:多数患者无症状,死于肝硬化、肝癌的危险率很低,HBsAg 年清除率约 0.7%[68]。同样,在意大利转氨酶正常的携带者预后较好。对美国军人 1942 年感染 HBV 的患者的随访

显示,肝细胞癌发病率略有增加,非酒精性脂肪肝的死亡率低[19]。免疫力较强的男性很少感染。

HBV 感染的患者肝移植后 HBV 易复发,尤其是 HBV DNA 和 HBeAg 阳性者更易复发(见第 38 章)。

### 治疗

必须明确患者是否有传染性,尤其是 HBeAg 阳性者。与之有密切接触的家人和性伙伴都需检查 HBsAg 和 HBsAb,如果为阴性,应该接种疫苗。

卧床休息意义不大,渐进性的锻炼有一定益处,饮食应正常。应戒酒,因为饮酒可加重对 HBsAg 携带的影响。但是对于已经成为生活习惯的患者每日一到两杯葡萄酒或啤酒是允许的。

大多慢性乙型肝炎的患者生活正常,但过分的保证会使患者不注重自我保护。

#### 抗病毒治疗

目的是控制传染性、根除病毒,防止发生肝硬化。但 HBeAg、HBV DNA 永久转阴不易达到,HBsAg 通常不转阴。抗病毒治疗确实可降低传染性,肝脏坏死性炎症减轻,能防止肝硬化、肝癌的发生。

病史短的急性肝炎伴有 ALT 高水平、HBV DNA 低水平者更容易对抗病毒治疗有反应(表 17.8)。

干扰素-α (IFN-α) 已获批准治疗慢性 HBV 感染,它增强 HLA I 类抗原的表达,感染 HBV 肝细胞的破坏机制加强(图 17.15),亦有抗病毒的作用。

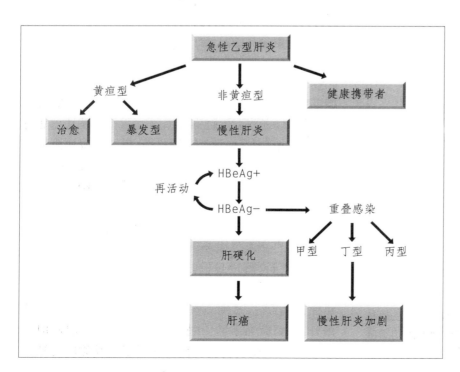

图 17.14　HBV 感染自然病史。

在美国的使用方法：每天五百万单位或一千万单位，每周 3 次，连续给药 16 周。增加剂量或者延长治疗疗程不能增加应答率。

早期副作用较短暂，常发生在开始用药第一周内注射后的 4~8 小时（表 17.9）。可有精神症状，尤其是对那些早期有过神经疾病的患者。自身免疫的改变通常发生在 4~6 个月之后，表现为血清 ANA、AMA、抗甲状腺抗体阳性。早期抗甲状腺抗体阳性是应用干扰素的禁忌证。合并细菌感染，尤其对肝硬化患者也是干扰素的禁忌证。

HBeAg 及 HBV DNA 转阴和大约 8 周时感染细胞溶解使转氨酶一过性升高提示阳性应答，（图 17.15）。干扰素治疗可使 30%~40% 的高加索患者持续 HBeAg 及 HBV DNA 转阴，但是疾病的进展似乎被阻断了（表 17.10）[53,72]。这种现象同样见于白种人、健康者、肝病代偿者。仅有 17% 的中国人的 HBeAg、HBV DNA 转阴[44]。

肝硬化失代偿者不良反应明显，尤其是感染较重的患者。一些患者对较低剂量即有应答（1 百万单位，每周 3 次）。

干扰素–α 治疗乙型肝炎相关性肾小球肾炎可达长期好转[15]。

前 C 区变异者（HBeAg 阴性，HBV DNA 阳性）应答率为 25% 左右。

复发者再用干扰素–α 治疗偶尔成功[13]。

拉米夫定。本药抑制 HBV DNA 复制必须的反转录酶、HBV DNA 聚合酶。

核苷类似物干扰线粒体的功能，可引起严重的副作用。这些严重的副作用导致可引起死亡的非阿尿苷（Fialuridine）[45]从市场撤出。幸运的是，拉米夫定是一

**表 17.8　慢性乙型肝炎患者接受抗病毒治疗后决定应答的因素**

较好者
　女性
　非同性恋者
　适应者
　新近感染者
　血清转氨酶高者
　肝脏活检活动者
　高滴度 HBV DNA
较差者
　同性恋者
　HIV 阳性者
　早期获病者
　东方人

**表 17.9　干扰素的副作用**

早期
　类似流感表现
　一过性肌痛
　头痛
　恶心
晚期
　乏力
　肌肉痛
　易激惹
　焦虑和抑郁
　体重下降
　腹泻
　脱发
　骨抑制
　细菌感染
　自身免疫抗体
　视束神经病
　扁平苔藓加重

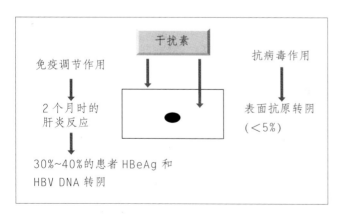

**图 17.15**　干扰素用于治疗慢性乙型肝炎，它是一种免疫调节剂，可使 30%~40% 的患者 HBeAg 和 HBV DNA 转阴。HBsAg 转阴者不足 5%。

**表 17.10　干扰素对 HBeAg 阳性患者的作用：多中心分析 (15 项研究)[72]**

| | 丢失率（%） | |
| --- | --- | --- |
| | HBsAg | HBeAg |
| 干扰素 | 7.8 | 33 |
| 自发性 | 1.8 | 12 |

种较弱的线粒体 DNA 的复制细胞酶的抑制剂，严重的副作用较少见。

本药口服 100~300mg/d，由肾脏排出，对肾功能减退的患者调整剂量是必要的。

治疗一年结束后，对照临床试验结果表明 PCR 检测 70%~100% 患者 HBV DNA 转阴。高加索人或中国人仅有 17% 的患者 HBeAg 转阴，治疗两年 24% 的患者 HBeAg 转阴[36]，大多数患者 ALT 下降或正常，组织学改善。

ALT 水平高者效果更好[14]，ALT 正常者不应用药。

治疗一年后，45% 的初次阳性的患者 HBV DNA 转阴，ALT 正常。停止治疗 16 周后，仅 15%HBV DNA 仍然阴性[59]。停药后复发病情加重是由于病毒变异导致耐药，病毒血症再发[31]引起的，可导致肝功能失代偿[6,40]。因此很难决定何时停药。也许待 HBeAg 血清转换，治疗 18 个月后方可停药[20,21]。

肝硬化，特别是失代偿者治疗时要谨慎，虽然有些患者生化检查、病理 Child 分级有所改善使肝移植成为可能[67]。

混合感染 HIV 者，拉米夫定 300mg/d 抑制 HBV 复制，但每年有 20% 患者对拉米夫定耐药[5]。

联合治疗。拉米夫定联合 IFN-α 增加 HBeAg 血清转阴率[58]。加用利巴韦林亦有报导[16]。中国报告，拉米夫定加泛昔洛韦优于单药治疗[39]。

初步的的研究结果显示开始用泼尼松，增强随后的拉米夫定治疗的效果[42]。

拉米夫定耐药。遗憾的是，拉米夫定治疗病毒耐药率很高。一年后 27%、两年后 58% 的患者发生耐药。

耐药的标志是在高度保守的聚合酶活性位点 YMDD 结构域发生氨基酸变异[2,40]，这些变异损害病毒复制，但病毒仍有致病性。

拉米夫定用于肝移植前的预防和肝移植后复发的治疗，改善了肝移植的结局[26,56]，肝移植的患者发生耐药反应也应当继续用。

### 其他治疗

阿德福韦可抑制 HBV 聚合酶，正处在试验中，但肾毒性还是一个问题。

洛布卡韦正处于试验阶段，最初提倡使用，但是动物实验证明有致癌作用。

EMS 200475，是新的鸟苷酸类似物，尚未用于临床[33]。

### 免疫治疗

慢性 HBV 的患者缺少长期的多克隆非特异性细胞应答，可用乙型肝炎疫苗重复注射刺激[17]免疫系统进行非特异性细胞应答。

DNA 疫苗正在研究中，可提供特异性 T 细胞应答引起细胞介导的免疫[30]。

### 分子治疗

分子治疗试图直接干扰病毒复制，反义寡核苷酸和反义 RNA 结合到特异 RNA 靶位引起转录停止和降解。

核酶是 RNA 酶，催化 RNA 断裂和拼接反应。

永久失活突变体和胞内抗体可干扰核衣壳的组装。所有这些分子治疗还处于临床前阶段。

### 突出的问题

慢性 HBV 治疗尚有许多未解决的问题：患者应如何选药，用干扰素或拉米夫定？拉米夫定应用至少 2 年，但究竟应用几年，成功或失败该何时停药？拉米夫定的耐药性限制了它的应用，其变异体的临床意义仍然不清楚。

### 筛查 HCC

HBsAg 阳性的慢性乙型肝炎或肝硬化患者，特别是男性，45 岁以上者应定期查超声以便早期发现 HCC，考虑可否外科切除治疗（见第 31 章）。血清 AFP、超声每半年应复查一次。

### 参考文献

1 Akahane Y, Yamanaka T, Suzuki H et al. Chronic active hepatitis with hepatitis B virus DNA and antibody against e antigen in the serum. Disturbed synthesis and secretion of e antigen from hepatocytes due to a point mutation in the precore region. *Gastroenterology* 1990; **99**: 1113.

2 Atkins M, Gray DF. Lamivudine resistance in chronic hepatitis. *J. Hepatol.* 1998; **28**: 169.

3 Baker BL, Di Bisceglie AM, Kaneko S et al. Determination of hepatitis B virus DNA in serum using the polymerase chain reaction: clinical significance and correlation with serological and biochemical markers. *Hepatology* 1991; **13**: 632.

4 Bartolome J, Moraleda G, Molina J et al. Hepatitis B virus DNA in liver and peripheral blood mononuclear cells during reduction in virus replication. *Gastroenterology* 1990; **99**: 1745.

5 Benhamou Y, Mochet M, Thibault V et al. Long-term incidence of hepatitis B virus resistance to lamivudine in human immunodeficiency virus-infected patients. *Hepatology* 1999; **30**: 1302.

6 Bessesen M, Ives D, Condrea YL et al. Chronic active hepatitis B exacerbations in human immunodeficiency virus-infected patients following development of resistance to withdrawal of lamivudine. *Clin. Infect. Dis.* 1999; **28**: 1302.

7 Bloom HE. Variants of hepatitis B, C and D viruses: molecular biology and clinical significance. *Digestion* 1995; **56**: 85.

8 Blumberg BS, Alter HJ, Visnich S. A 'new' antigen in leukaemia sera. *JAMA* 1965; **191**: 541.

9 Bortolotti F, Cardrobbi P, Crivellaro C *et al.* Long-term outcome of chronic type B hepatitis in patients who acquire hepatitis B virus infection in childhood. *Gastroenterology* 1990; **99**: 805.

10 Bortolotti F, Jara P, Barbera C *et al.* Long-term effect of alpha interferon in children with chronic hepatitis B. *Gut* 2000; **46**: 715.

11 Brunetto MR, Stemler M, Schodel F *et al.* Identification of HBV variants which cannot produce precore derived HBeAg and may be responsible for severe hepatitis. *Ital. J. Gastroenterol.* 1989; **21**: 151.

12 Carman WF, Hadziyannis S, McGarvey MJ *et al.* Mutation preventing formation of hepatitis B e antigen in patients with chronic hepatitis B infection. *Lancet* 1989; **ii**: 588.

13 Carreno V, Marcellin P, Hadziyannis S *et al.* Retreatment of chronic hepatitis B e antigen-positive patients with recombinant interferon alfa-2a. *Hepatology* 1999; **29**: 277.

14 Chien RN, Liaw Y-F, Atkins M. Pre-therapy alanine transferase level as a determinant for hepatitis B e antigen seroconversion during lamivudine therapy in patients with chronic hepatitis B. *Hepatology* 1999; **30**: 770.

15 Conjeevaram HS, Hoofnagle JH, Austin HA *et al.* Long-term outcome of hepatitis B virus-related glomerulonephritis after therapy with interferon alfa. *Gastroenterology* 1995; **109**: 540.

16 Cotonat T, Quiroga JA, Lopez-Alcorocho JM *et al.* Pilot study of combination therapy with ribavirin and interferon alfa for the retreatment of chronic hepatitis B e antibody-positive patients. *Hepatology* 2000; **31**: 502.

17 Couillin I, Pol S, Mancini M *et al.* Specific vaccine therapy in chronic hepatitis B: induction of specific T-cell proliferative responses for envelope antigens. *J. Infect. Dis.* 1999; **180**: 15.

18 Coursaget P, Leboulleux D, Soumare M *et al.* Twelve-year follow-up study of hepatitis B immunization of Senegalese infants. *J. Hepatol.* 1994; **21**: 250.

19 Di Bisceglie AM, Goodman ZD, Ishak KG *et al.* Long-term clinical and histopathological follow-up of clinical post-transfusion hepatitis. *Hepatology* 1991; **14**: 969.

20 Dienstag JL, Schiff ER, Mitchell M *et al.* Extended lamivudine retreatment for chronic hepatitis B: maintenance of viral suppression after discontinuation of therapy. *Hepatology* 1999; **30**: 1082.

21 Dienstag JL, Schiff ER, Wright TL *et al.* Lamivudine as initial treatment for chronic hepatitis B in the United States. *N. Engl. J. Med.* 1999; **341**: 1256.

22 Dragosics B, Ferenci P, Hitchman E *et al.* Long-term follow-up study of asymptomatic HBsAg-positive voluntary blood donors in Austria: a clinical and histological evaluation of 242 cases. *Hepatology* 1987; **7**: 302.

23 Dudley FJ, Fox RA, Sherlock S. Cellular immunity and hepatitis associated (Australia) antigen liver disease. *Lancet* 1972; **i**: 743.

24 European Consensus Group of Hepatitis B Immunity. Are booster immunizations needed for lifelong hepatitis B immunity? *Lancet* 2000; **255**: 561.

25 Flowers MA, Heathcote J, Wanless IR *et al.* Fulminant hepatitis as a consequence of reactivation of hepatitis B virus infection after discontinuation of low-dose methotrexate therapy. *Ann. Intern. Med.* 1990; **112**: 381.

26 Grellier L, Mutimer D, Ahmed M *et al.* Lamivudine prophylaxis against reinfection in liver transplantation for hepatitis B cirrhosis. *Lancet* 1996; **348**: 1212.

27 Grob P. Introduction to epidemiology and risk of hepatitis B. *Vaccine* 1995; **13**: 514.

28 Grosheide PM, Wladimiroff JW, Heijtink RA *et al.* Proposal for routine antenatal screening at 14 weeks for hepatitis B surface antigen. *Br. Med. J.* 1995; **311**: 1197.

29 Haruna Y, Hayashi N, Katayama K *et al.* Expression of X protein and hepatitis B virus replication in chronic hepatitis. *Hepatology* 1991; **13**: 418.

30 Heathcote J, McHutchinson J, Lee S *et al.* A pilot study of the CY-1899 T-cell vaccine in subjects chronically infected with the hepatitis B virus. *Hepatology* 1999; **30**: 531.

31 Honkoop P, de Man RA, Niesters HGM *et al.* Acute exacerbation of chronic hepatitis B virus infection after withdrawal of lamivudine therapy. *Hepatology* 2000; **32**: 635.

32 Hyams KC. Risks of chronicity following acute hepatitis B virus infection: a review. *Clin. Infect. Dis.* 1995; **20**: 992.

33 Innaimo SF, Seifer M, Bissacchi GS *et al.* Identification of EMS-200475 as a potent and selective inhibitor of hepatitis B virus. *Antimicrob. Agents Chemother.* 1997; **41**: 1444.

34 Joller-Jemelka HI, Wicki AN, Grob PJ. Detection of HBs antigen in 'anti-HBe alone' positive sera. *J. Hepatol.* 1994; **21**: 269.

35 Krugman S, Overby LR, Mushahwar IK *et al.* Viral hepatitis type B: studies on natural history and prevention re-examined. *N. Engl. J. Med.* 1979; **300**: 101.

36 Lai CL, Chien RN, Leung NW *et al.* A one-year trial of lamivudine for chronic hepatitis B. *N. Engl. J. Med.* 1998; **339**: 61.

37 Lai KN, Li PKT, Lui SF *et al.* Membranous nephropathy related to hepatitis B virus in adults. *N. Engl. J. Med.* 1991; **324**: 1457.

38 Lau JYN, Wright TL. Molecular virology and pathogensis of hepatitis B. *Lancet* 1992; **342**: 1335.

39 Law GKK, Tsang M, Hou J *et al.* Combination therapy with lamivudine and famciclovir for chronic hepatitis B-infected Chinese patients: a viral dynamics study. *Hepatology* 2000; **32**: 394.

40 Liaw Y-F, Chien RN, Leung N *et al.* Acute exacerbations and hepatitis B virus clearance after emergence of YMDD motif mutation during lamivudine therapy. *Hepatology* 1998; **30**: 567.

41 Liaw Y-F, Sheen I-S, Chen T-J *et al.* Incidence, determinants and significance of delayed clearance of serum HbsAg in chronic hepatitis B virus infection: a prospective study. *Hepatology* 1991; **13**: 627.

42 Liaw Y-F, Tsai S-L, Chien R-N *et al.* Prednisolone priming enhances Th1 response and efficacy of subsequent lamivudine therapy in patients with chronic hepatitis B. *Hepatology* 2000; **32**: 604.

43 Lin C-Y. Hepatitis B virus-associated membranous nephropathy: clinical featuers, immunological profiles and outcome. *Nephron* 1990; **55**: 37.

44 Lok ASF, Ma OCK, Lau JYN. Interferon alpha therapy in patients with chronic hepatitis B patients treated with interferon alfa. *Gastroenterology* 1993; **105**: 1883.

45 McKenzie R, Fruied MW, Sallie R *et al.* Hepatic failure and lactic acidosis due to fialuridine (FIAU), an investigational nucleoside analogue for chronic hepatitis B. *N. Engl. J. Med.* 1995; **333**: 1099.

46 McMahon BJ, Heyward WL, Templin DW *et al.* Hepatitis B-associated polyarteritis nodosa in Alaskan Eskimos: clinical and epidemiologic features and long-term follow-up. *Hepatology* 1989; **9**: 97.

47 McMahon BJ, Rhoades ER, Hayward WL *et al.* A comprehensive programme to reduce the incidence of hepatitis B virus infection and its sequelae in Alaskan natives. *Lancet* 1987; **ii**: 1134.

48 Marcellin P, Martinot-Peignoux M, Loriot M-A *et al.* Persistence of hepatitis B virus DNA demonstrated by polymerase chain reaction in serum and liver after loss of HBsAg induced by antiviral therapy. *Ann. Intern. Med.* 1990; **112**: 227.

49 Mayans MV, Hall AJ, Inskip HM *et al.* Risk factors for transmission of hepatitis B virus to Gambian children. *Lancet* 1990; **336**: 1107.

50 Mayans MV, Hall AJ, Inskip HM *et al.* Do bedbugs transmit hepatitis B? *Lancet* 1994; **343**: 761.

51 Mills CT, Lee E, Perillo R. Relationship between histology, aminotransferase levels, and viral replication in chronic hepatitis B. *Gastroenterology* 1990; **99**: 519.

52 MMWR. Protection against viral hepatitis. Recommendations of the Immunization Practices Advisory Committee (ACIP). *MMWR* 1990; **39**: 1.

53 Niederau C, Heintges T, Lange S *et al.* Long-term follow-up of HBeAg-positive patients treated with interferon alfa for chronic hepatitis B. *N. Engl. J. Med.* 1996; **334**: 1422.

54 Omata M, Ehata T, Yokosuka O *et al.* Mutations in the precore region of hepatitis B virus DNA in patients with fulminant and severe hepatitis. *N. Engl. J. Med.* 1991; **324**: 1699.

55 Penner E, Maida E, Mamoli B *et al.* Serum and cerebrospinal fluid immune complexes containing hepatitis B surface antigen in Guillain–Barré syndrome. *Gastroenterology* 1982; **82**: 576.

56 Perrillo R, Rakela J, Dienstag J *et al.* Multicentre study of lamivudine therapy for hepatitis B after liver transplantation. *Hepatology* 1999; **29**: 1581.

57 Sanchez-Quijano A, Jauregui JI, Leal M *et al.* Hepatitis B virus occult infection in subjects with persistent isolated anti-HBc reactivity. *J. Hepatol.* 1993; **17**: 288.

58 Schalm SW, Heathcote J, Cianciar AJ *et al.* Lamivudine and interferon combination treatment of patients with chronic hepatitis B infection: a randomized trial. *Gut* 2000; **46**: 562.

59 Schiff E, Karavalcin S, Grimm I *et al.* A placebo-controlled study of lamivudine and interferon alpha-2b in patients with chronic hepatitis B who previously failed interferon therapy. *Hepatology* 1998; **28**: 388A.

60 Seeff LB, Koff RS. Passive and active immunoprophylaxis of hepatitis B. *Gastroenterology* 1984; **86**: 958.

61 Shindo M, Okuno T, Arai K *et al.* Detection of hepatitis B virus DNA in paraffin-embedded liver tissues in chronic hepatitis B or non-A, non-B hepatitis using the polymerase chain reaction. *Hepatology* 1991; **13**: 167.

62 Szmunes SW, Stevens CE, Harley EJ *et al.* Hepatitis B vaccine: demonstration of efficacy in a controlled trial in a high-risk population in the United States. *N. Engl. J. Med.* 1980; **303**: 833.

63 Thursz MR, Kwiatkowski D, Allsopp CEM *et al.* Association between an MHC class II allele and clearance of hepatitis B virus in The Gambia. *N. Engl. J. Med.* 1995; **332**: 1065.

64 Tilzey AJ. Hepatitis B vaccine boosting: the debate continues. *Lancet* 1995; **345**: 1000.

65 Trepo CG, Ouzan D. Successful therapy of polyarteritis due to hepatitis B virus by combination of plasma exchanges and adenine arabinoside therapy. *Hepatology* 1985; **5**: 1022 (abstract).

66 Venkatasehan VS, Lieberman K, Kim DU *et al.* Hepatitis B-associated glomerulonephritis: pathology, pathogenesis and clinical course. *Medicine (Baltimore)* 1990; **69**: 200.

67 Villeneuve J-P, Condreay LD, Bernard W *et al.* Lamivudine treatment for decompensated cirrhosis resulting from chronic hepatitis B. *Hepatology* 2000; **31**: 207.

68 Villeneuve J-P, Desrochers M, Infante-Rivard C *et al.* Long-term, follow-up study of asymptomatic hepatitis B surface antigen-positive carriers in Montreal. *Gastroenterology* 1994; **106**: 1000.

69 Webster GJM, Hallett R, Whalley SA *et al.* Molecular epidemiology of a large outbreak of hepatitis B linked to auto-haemotherapy. *Lancet* 2000; **356**: 379.

70 Welch J, Webster M, Tilzey AJ *et al.* Hepatitis B infections after gynaecological surgery. *Lancet* 1989; **i**: 205.

71 Whittle HC, Maine N, Pilkington J *et al.* Long-term efficacy of continuing hepatitis B vaccination in two Gambian villages. *Lancet* 1995; **345**: 1089.

72 Wong DKH, Chung AM, O'Rourke K *et al.* Effects of alpha-interferon in patients with hepatitis B antigen-positive chronic hepatitis B. A meta analysis. *Ann. Intern. Med.* 1993; **119**: 312.

73 Yamada G, Takaguchi K, Matsueda K *et al.* Immunoelectron microscopic observation of intrahepatic HBeAg in patients with chronic hepatitis B. *Hepatology* 1990; **12**: 133.

74 Yoffe B, Burns DK, Bhatt HS *et al.* Extra-hepatic hepatitis B virus DNA sequences in patients with acute hepatitis B infection. *Hepatology* 1990; **12**: 187.

75 Zuckerman JN, Sabin C, Craig FM *et al.* Immune response to a new hepatitis B vaccine in healthcare workers who had not responded to standard vaccine: randomised double blind dose–response study. *Br. Med. J.* 1997; **314**: 329.

## 丁型肝炎病毒（HDV）

HDV 是很小的（36nm）、外裹 HBsAg 的 RNA 病毒（图 17.16）[19]。它本身不能复制，但当 HBV 存在使其被活化时有传染性。它类似植物星状病毒，没有其他特殊病毒它不能复制。两种病毒间的相互作用是很复杂的。HDV 合成可能抑制感染细胞内 HBV 标志物的出现，甚至完全抑制 HBV 复制。

HDV 为单股、环状、反义 RNA，有高度传染性，在 HBsAg 阳性的患者可引起丁型肝炎。

至少有三个基因型，有不同的地理分布和临床表现[6,28]。

HBV 和 HDV 可同时感染（co-infection），HBsAg 慢性携带者亦可感染 HDV（superinfection）（图 17.17 和图 17.18）。

### 流行病学

HDV 感染不是一种新病。美国 1947 年库存血分析发现 HDV–IgM[7]，巴西 1930 年对肝标本的检测也发现 HDV。

HDV 感染的传播主要通过静脉吸毒[15],HBV 感染人群均有感染可能性。在同性恋男性[26]中不常见,但可影响到护工、受血者、血友病患者、移民和发育障碍者[12]等。丁型肝炎可通过异性恋播散[15]。在意大利的南部家庭传播常见[3]。儿童亦可被传染。丁型肝炎感染可以被 HIV 感染所激活。

丁型肝炎呈世界性分布,但南欧、巴尔干、地中海、印度南部、中国台湾、非洲的某些地区特别多见。日本冲绳亦是流行区[22]。

巴西亚马孙河流域、哥伦比亚[2]、委内瑞拉[4]、厄瓜多尔[11]亦有报道。这些贫困地区的儿童感染率和死亡率都很高。

由于乙型肝炎疫苗的接种,HBV、HDV 的感染明显降低,尤其是在意大利表现更为突出[20,25]。

诊断(表 17.11)

急性丁型肝炎的诊断依据血清升高的抗-HDV IgG 滴度。

同时感染通过存在高滴度的抗-HBc IgM 及抗-HDV IgM 而诊断。这些标志物在发病一周时出现,抗-HDV IgM 持续 5~6 周,最长可达 12 周[1]。当抗-HDV IgM 转阴时,出现抗-HDV IgG。在前者消失后,后者出现前可能有一个均阴性的窗口期。抗-HDV IgM 转阴预示 HDV 感染痊愈,持久阳性预示慢性化[9]。

HBsAg 常低滴度阳性, 也可以检测不到。抗-HBc IgM 亦受到抑制。因此,当检测不到丁型肝炎标志物,容易被误诊为急性丙型肝炎。

重叠感染以早期出现抗-HDV IgM 为标志,通常相继出现抗-HDV IgG,并且两者持续存在[5]。这些患者通常抗-HBc IgM 阴性, 但可能有低滴度的这一抗体存在。慢性 HDV 感染伴慢性肝炎、活动性肝硬化通

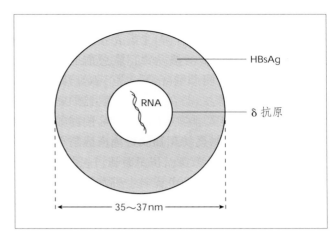

**图 17.16**　丁型肝炎病毒是小的 RNA 颗粒,外周包裹 HBsAg。

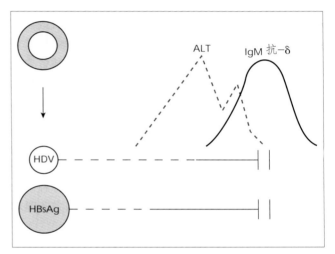

**图 17.17**　HBV、HDV 同时感染时导致急性乙型肝炎, 引起转氨酶(ALT)的升高。HDV 的感染伴随 ALT 升高的第 2 高峰,并在血液中出现 HDV IgM。清除 HDV 的同时可清除 HBsAg[19]。

**表 17.11**　HDV 病毒感染的诊断

| | 急性同时感染 | | |
|---|---|---|---|
| | 早期 | 恢复期 | 慢性 |
| **血清** | | | |
| 抗-HDV IgG | + | +(低滴度) | +(高滴度) |
| 抗-HDV IgM | +(晚期) | - | + |
| HDAg | + | - | + |
| HDV RNA | + | - | + |
| **肝脏** | | | |
| HDAg | + | - | + |
| HDV RNA | + | - | + |

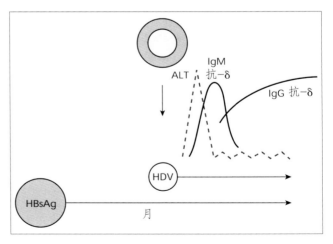

**图 17.18**　HBsAg 携带者合并感染丁型肝炎病毒后引发急性肝炎,HDV-IgG 紧随 HDV-IgM 出现在血液中[19]。

常抗-HDV IgM 阳性。

急慢性丁型肝炎感染应用 PCR 技术可以在血清和肝内查到 HDV RNA[16,27]。

### 临床特点(图 17.17 和图 17.18)

同时感染多为自限性,HDV 存在不超出 HBs 抗原血症期,长期结局良好。临床表现不能与单纯乙型肝炎区别,但可能出现天冬氨酸转氨酶双相升高,第二相由于急性感染 HDV 所致[8]。

重叠感染急性发作可能很重, 甚至是暴发型;病变也可以很轻,仅见血清转氨酶的升高。在任何 HBV 携带者都应考虑 HDV 感染, 通常发生在临床稳定的乙型肝炎复发时。

HDV 感染干扰 HBV 的复制合成, 患者通常 HBeAg 和 HBV DNA 阴性,HBsAg 转阴为 2%~10%。但慢性丁型肝炎很常见,结果促发肝硬化。

可能发生 HDV 病毒血症再活化[10]。如 HBV DNA 持续阳性[24],预后不良。HBsAg 阳性者感染 HDV,发生肝癌者并不常见,这可能是由于 HDV 抑制了 HBV 或病情快速进展, 在肝癌未发生前患者即死亡的缘故。但是当在晚期慢性肝病发现丁型肝炎时似乎不影响生存率,肝癌也可能是这些患者的并发症。

### 肝组织学

炎症、局灶融合和桥接坏死是明显的,可见嗜酸细胞小体。

南美、厄瓜多尔非洲人群中丁型肝炎流行,以肝细胞内小泡脂肪变、强烈的嗜酸性坏死和肝内大量 HDV 抗原最为明显(图 17.19)[4]。这些变化也见于感染 HDV 的纽约吸毒者[14],可见桑葚胚(morular)细胞。

用免疫过氧化酶染色在肝细胞核内可见到 HDV 抗原(图 17.20),慢性丁型肝炎比急性多见。肝硬化时减少,常与病毒血症相关[27]。

### 预防

预防乙型肝炎的方法,尤其接种乙型肝炎疫苗可以大大减少丁型肝炎的发病率。易于感染丁型肝炎的患者也应接种乙型肝炎疫苗。

HBV 携带者必须知道继续吸毒有可能感染丁型肝炎。

### 治疗

治疗的效果并不满意。大量、长期使用干扰素可

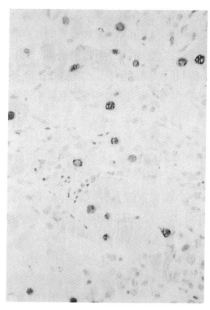

**图 17.19** 巴西北部一名 3 岁女孩的急性暴发性丁型肝炎病理片,这个女孩在出现症状的 3 天后死亡。尸检显示在大的肝细胞核区中心有小泡性脂肪变(桑葚样、蔬菜型细胞)。(免疫过氧化物酶染色,×500)(见彩图)

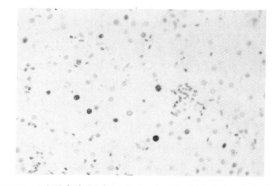

**图 17.20** 丁型病毒肝炎:免疫过氧化物酶染色后显示 HDV 在肝细胞核内(×100)。(见彩图)

使 AST 降低,病情好转,但常复发[18,21]。

拉米夫定不能改善丁型肝炎患者的病情或降低 HDV RNA 水平[13]。

HDV 和 HBV 晚期肝病肝移植的患者乙型肝炎的复发减少[17]。患者肝细胞含有大量 HDV,但是仅在持续 HBV 感染时才会有慢性肝炎的表现(第 38 章)。移植后的患者 HDV 病毒颗粒可表现为典型的 HDV,并且需要 HBV 感染的帮助[23]。

(张清泉 于雷 荆雪 译 张树林 高润平 校)

# 参考文献

1　Aragona M, Macagno S, Caredda F *et al.* Serological response to the hepatitis delta virus in hepatitis D. *Lancet* 1987; **i**: 478.

2　Bensabath G, Hadler SC, Soares MCP *et al.* Hepatitis delta virus infection and Labrea hepatitis. Prevalence and role in fulminant hepatitis in the Amazon Basin. *JAMA* 1987; **258**: 479.

3　Bonino F, Caporaso N, Dentico P *et al.* Familiar clustering and spreading of hepatitis delta virus infection. *J. Hepatol.* 1985; **1**: 221.

4　Buitrago B, Popper H, Hadler SC *et al.* Specific histological features of Santa Marta hepatitis: a severe form of hepatitis delta-virus infection in northern South America. *Hepatology* 1986; **6**: 1285.

5　Buti M, Amengual J, Esteban R *et al.* Serological profile of tissue autoantibodies during acute and chronic delta hepatitis. *J. Hepatol.* 1989; **9**: 345.

6　Cortrina M, Buti M, Jardi R *et al.* Hepatitis delta genotypes in chronic delta infection in the north-east of Spain (Catalonia). *J. Hepatol.* 1998; **28**: 971.

7　De Cock KM, Govindarajan S, Chin KP *et al.* Delta hepatitis in the Los Angeles area: a report of 126 cases. *Am. Intern. Med.* 1986; **105**: 108.

8　Govindarajan S, De Cock KM, Redeker AG. Natural course of delta superinfection in chronic hepatitis B virus-infected patients: histopathologic study with multiple liver biopsies. *Hepatology* 1986; **6**: 640.

9　Govindarajan S, Gupta S, Valinluck B *et al.* Correlation of IgM antihepatitis D virus (HDV) to HDV RNA in sera of chronic HDV. *Hepatology* 1989; **10**: 34.

10　Govindarajan S, Smedile, A, De Cock KM *et al.* Study of reactivation of chronic hepatitis delta infection. *J. Hepatol.* 1989; **9**: 204.

11　Hadler SC, De Monzon M, Ponzetto A *et al.* Delta virus infection and severe hepatitis: an epidemic in the Yupca Indians of Venezuela. *Ann. Intern. Med.* 1984; **100**: 339.

12　Hershow RC, Chomel BB, Graham DR *et al.* Hepatitis D virus infection in Illinois state facilities for the developmentally disabled. *Ann. Intern. Med.* 1989; **110**: 779.

13　Lau DT-Y, Doo E, Park Y *et al.* Lamivudine for chronic delta hepatitis. *Hepatology* 1999; **30**: 546.

14　Lefkowitch JH, Goldstein H, Yatto R *et al.* Cytopathic liver injury in acute delta virus hepatitis. *Gastroenterology* 1987; **92**: 1262.

15　Lettau LA, McCarthy JG, Smith MH *et al.* Outbreak of severe hepatitis due to delta and hepatitis B viruses in parenteral drug abusers and their contacts. *N. Engl. J. Med.* 1987; **317**: 1256.

16　Madejón A, Castillo I, Bartolomé J *et al.* Detection of HDV-RNA by PCR in serum of patients with chronic HDV infection. *J. Hepatol.* 1990; **11**: 381.

17　Ottobrelli A, Marzano A, Smedile A *et al.* Patterns of hepatitis delta virus reinfection and disease in liver transplantation. *Gastroenterology* 1991; **101**: 1649.

18　Porres JC, Carreño V, Bartolomé J *et al.* Treatment of chronic delta infection with recombinant human interferon alpha 2c at high doses. *J. Hepatol.* 1989; **9**: 338.

19　Rizzetto M. The delta agent. *Hepatology* 1983; **3**: 729.

20　Rosina F, Conoscitore P, Cuppone R *et al.* Changing pattern of chronic hepatitis D in Southern Europe. *Gastroenterology* 1999; **117**: 163.

21　Rosina F, Pintus C, Meschievitz C *et al.* A randomized controlled trial of a 12-month course of recombinant human interferon-alpha in chronic delta (type D) hepatitis: a multicentre Italian study. *Hepatology* 1991; **13**: 1052.

22　Sakugawa H, Nakasone H, Shokita H *et al.* Seroepidemiological study of hepatitis delta virus infection in Okinawa, Japan. *J. Med. Virol.* 1995; **45**: 312.

23　Smedile A, Casey JL, Cote PJ *et al.* Heptatitis D viremia following orthotopic liver transplantation involves a typical HDV virion with a hepatitis B surface antigen envelope. *Hepatology* 1998; **27**: 1723.

24　Smedile A, Rosina F, Saracco G *et al.* Hepatitis B virus replication modulates pathogenesis of hepatitis D virus in chronic hepatitis D. *Hepatology* 1991; **13**: 413.

25　Stroffolini T, Ferrigno L, Cialdea L *et al.* Incidence and risk factors of acute delta hepatitis in Italy: results from a national surveillance system. *J. Hepatol.* 1994; **21**: 1123.

26　Weisfuse IB, Hadler SC, Fields HA *et al.* Delta hepatitis in homosexual men in the United States. *Hepatology* 1989; **9**: 872.

27　Wu J-C, Chen T-A, Huang Y-S *et al.* Natural history of hepatitis D viral superinfection: significance of viremia detected by polymerase chain reaction. *Gastroenterology* 1995; **108**: 796.

28　Wu J-C, Choo K-B, Chen C-M *et al.* Genotyping of hepatitis D virus by restriction-fragment length polymerase and relation to outcome of hepatitis D. *Lancet* 1995; **346**: 939.

第 **18** 章

丙型肝炎病毒

甲型、乙型肝炎的诊断方法不能用于所有急性和慢性肝炎的确诊。因此，一直怀疑存在第三种重要肝炎病毒。由于缺少特异性诊断方法，当时把这种病毒引起的肝炎称作非甲、非乙型肝炎。现在，第三种肝炎病毒已经被确定并称之为丙型肝炎病毒，该病毒克隆被证实源于感染非甲、非乙型肝炎病毒[119]的黑猩猩肝脏，并经抗-HCV 抗体检测确认。丙型肝炎是影响人类健康的重要疾病，调查显示全球慢性丙型肝炎的流行率平均是 3%（0.1%~5%）。全世界慢性 HCV 携带者约有 1.75 亿，估计美国有 200 万，西欧有 500 万。HCV 感染占急性肝炎的 20%，慢性肝炎的 70%，终末期肝硬化的 40%，肝细胞肝癌（HCC）的 60%，肝移植的 30%。是肝移植最常见的适应证，新的症状性感染发生率估计为每年 1/100 000~3/100 000。实际情况显然高于此，因为还有许多无症状的感染者。通过血制品途径感染的发生率正在下降，目前已接近零。

由于预防措施的改进，HCV 经过医疗相关途径的传播明显减少，静脉药瘾依旧是重要传播方式。但由于公众对共用注射器传播疾病危害性的认识提高，并通过注射器交换的方案，这种方式的传播在某些国家减少了。但由于大量已经感染病例的存在，并继续发展为肝硬化和肝癌，所以这些患者用于检查和治疗的花费仍旧是惊人的。

## 分子病毒学

由于缺少有效的细胞培养系统，HCV 的结构和复制尚未完全清楚。

HCV 被归类为黄病毒科家族的成员。该家族的其他成员包括古典黄病毒，如黄热病病毒、登革热病毒、牛腹泻病毒。这个家族的所有成员都是小包膜病毒，含反义单链 RNA，编码病毒多蛋白（图 18.1）[26]。病毒基因组包括 5'非编码区，一个长的开放读框编码大约 3000 个氨基酸组成的多蛋白前体和一个 3'非编码区。5'非编码区高度保守，因此在病毒多蛋白翻译过程中起关键作用。5'非编码区已成为发展核酸为基础的抗病毒药物，如反义寡核苷酸和核糖体的靶位点。结构蛋白由核心蛋白和两个被膜糖蛋白 E1 和 E2组成。

### HCV 准种

HCV 是以密切相关的称为准种的异质性病毒序列的混合形式存在于人体内。尽管全基因组可发生变异，但研究集中在高度变异区 HV01 位于 E2NS1 区的终末端，其差异的程度与肝脏疾病的进展有关[50]。治疗后变异使 HCV 能够逃避抗病毒药物的作用[45]。低异质性增加抗病毒治疗应答，因为有较少的变异株能够逃避免疫监视并抵抗治疗[60]。

### 基因型

HCV 显示高度的异质性，特别是在病毒包膜区。HCV 分为 6 个主要的基因型，有至少 50 个密切相关的变异株[106]。不同基因型的流行率存在显著的地理分布差异（表 18.1）。

基因型间主要的临床意义是对抗病毒治疗的应答不同。单用干扰素-α 和联合应用利巴韦林治疗，1型应答最差，而 2、3 型应答较好[15]。关于 1b 型引起较严重的肝病的观点尚未得到证实[93]。

4 型主要分布在中东，对干扰素治疗应答也较差。

其他的基因型并不用于常规的调查研究，检测方法主要依靠不同基因区的序列分析[106]，采用这种方法可以鉴定出存在于欧洲、其他西方国家和日本的主要基因型。这项检查费用昂贵，用于抗病毒治疗前的基

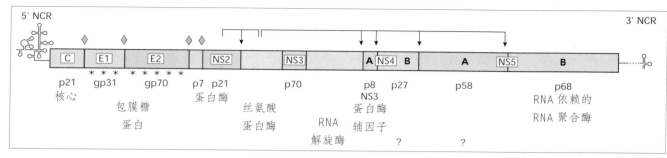

**图 18.1** 丙型肝炎病毒的基因组。E1 和 E2 区域的星号提示外膜蛋白的糖基化。菱形表示内质网信号肽酶裂解 HCV 多肽前体的片断。箭头表示 HCV NS2~3 和 NS3 蛋白酶。NCR：非编码区。

**表 18.1 HCV 基因型的地理分布**

| 地区 | 基因型 |
| --- | --- |
| 欧洲 | 1、2、3 |
| 澳洲 | 1、2、3 |
| 美国 | 1、2、3 |
| 远东 | 1、2 |
| 中东 | 4 |
| 北非 | 4 |
| 南非 | 5 |
| 东南亚 | 6 |

本检查。基因 1 型往往预后不良，治疗需 1 年，而不是 6 个月（见表 18.5 和 18.6）[20]。

## 血清学试验

ELISA 法检测抗-HCV 较满意。用于常规筛查，特别是献血人员筛查，而对于血液透析和免疫低下的患者不够敏感。

cDNA PCR 法用于检查肝和血清 [34] 中的 HCV RNA，此法非常敏感、操作繁杂、耗时、价格昂贵，也易受到实验室间误差[125]的影响。

定量检测方法是支链 DNA（bDNA）信号扩增技术，这种方法昂贵且比 PCR 敏感性差，但易于操作。bDNA 信号扩增方法是建立在杂交的基础上，用 5'非编码区的特异性探针杂交表面的 HCV bDNA。这种检测方法的低限是 $2×10^5$ HCV 基因组等价物/mL，这种方法的灵敏度不如 Amplicor 方法，不能完全检出治疗前的样本中的病毒。

HCV 扩增试剂盒可以用相当稳定的 rTth DNA 聚合酶[67]在单独的反应中扩增 HCV RNA，检测低限

是 1 000 基因组等价物/mL。这种技术或 bDNA 检测技术可以用于随访治疗[77,78]。

低危人群，如血库和其他一般的筛查人群，可有接近 25% 的结果为假阳性，此时可用重组免疫印迹（RIBA）法加以确认（图 18.2）。如果抗-HCV 阳性，应作定量的 HCV RNA 检查。

高危人群，怀疑 HCV 感染，抗-HCV 阳性者应作定量的 HCV RNA 证实。

ELISA 法在感染 HCV 后的 11 周即可检出抗HCV，发作后的 20 周几乎全部检出阳性（图 18.3）。急性肝炎原因不明者首先作 ELISA 检查，如非甲、非乙型肝炎，必须作定量的 HCV RNA 检测。慢性肝炎原因不明者，ELISA 检查阴性的患者，尤其是血液透析和免疫低下者，必须做 HCV RNA 的检查。

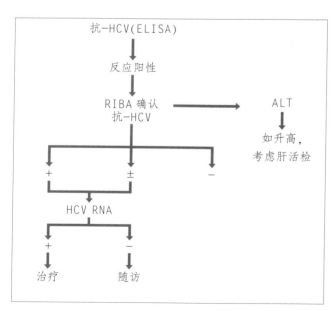

**图 18.2** 抗-HCV ELISA 阳性患者进一步评估规程[27]。

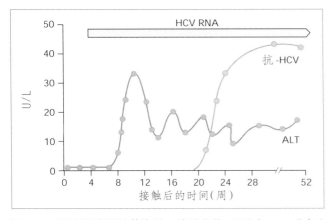

图 18.3 丙型肝炎慢性传染的血清学变化。显示在 ALT 升高之前出现 HCV RNA 并持续。抗-HCV 阳性延迟出现，通常在发病的第 11 到第 20 周。随着慢性过程的进展，ALT 特征性地波动。

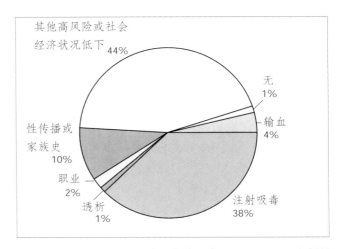

图 18.4 美国急性丙型肝炎的危险因素(1990~1993)。包括性传播或家庭接触、医护人员、多次接受血制品和药瘾。其他的高危人群包括社会经济状况低下和多个性伙伴。

## 免疫应答

病毒特异性 CD4+ 和 Th1+ T 细胞应答可在急性期清除病毒，长期维持活性是持久控制病毒感染所必需的[39,86]。

病程经过和 HLA I 类等位基因 (HLA A、B、C)之间没有联系。HLA I 类等位基因递呈病毒抗原给 CD8± 细胞毒性 T 淋巴细胞。HLA II 类等位基因 DRB1*1101 和 DQB1*0301 与病毒清除有关[110]。

自身抗体(ANA、SMA、RF)血清学检测可能呈弱阳性，但未显示病因作用[66]。

## 流行病学

### 输血

有 0.01%~2% 的供血者携带 HCV[4,103,105]。目前在美国，同急性丙型肝炎相关的危险因素是药瘾 (吸毒)、输血、医护人员、性或家庭内接触、社会经济状况低下(图 18.4)[4]。埃及供血者流行率最高[1]。抗-HCV 阳性率在农村儿童为 12%，征募新兵为 22.1%，肝脾肿大的儿童为 16.4%[1]。

用第二代试剂盒对献血员筛查抗-HCV 后，HCV 感染大大地减少[31,41,54]。

### 其他血制品

地中海贫血患者需反复输血，抗-HCV 阳性率在 10%~50%。

直到 1964 年，治疗性凝血因子才能有效去除 HCV，这导致反复用凝血因子的血友患者抗 HCV 的阳性率几乎达 100%[70,117]。蒸汽热消毒的引入和重组凝血因子的合成控制了这种传播方式。

原发性低丙种球蛋白血症的患者在使用污染的免疫蛋白后可发生丙型肝炎[113,122]。

在爱尔兰[92]和德国[30]，污染的抗猕猴 D 免疫球蛋白曾引起丙型肝炎的大规模暴发。

### 胃肠道外接触

接触 HCV 阳性患者的针针刺后，RNA 阳性率为 3%~10%[82,107]。

牙医易感染 HCV，可能源于患者的血液和唾液的污染。

口腔外科医师特别危险[59]，受感染的医师还可再感染患者[32]。

透析患者感染 HCV 不仅来源于输血，还来源于未严格遵守操作规程的透析技术[89]。透析时间越长，感染机会越多。

药瘾者共用注射器、针头占美国丙型肝炎传播的大多数[85]。注射可能发生于多年前，到就医时已经忘记了[21]。

### 性交和家庭内传播

这种可能性很低。人群调查发现，16 岁前抗 HCV 者很少，这可能提示性传播是重要的方式[108]。性传播流行率有地区性差别。可在抗–HCV 阳性血友病患者的配偶中发现抗–HCV 阳性。另外,HCV 阳性可能与有多个性伙伴有关系[5]。但是在西班牙,注射药瘾者性伙伴的阳性率仅为 6%[31]。

94 位因污染的免疫球蛋白而感染 HCV 妇女的丈夫,其血清样本中没有检测到 HCV RNA[79],231 个儿童中仅有 3 个血清 HCV 阳性。

如果一方 HCV 阳性,性伙伴固定的人可以不改变性生活。有多个性伙伴的人应该用安全性方式。同性恋中抗–HCV 阳性 3%,妓女 6%。异性恋通过性传播的在临床上占 4%。

家庭内传播罕见,但也有报告[50,58]。

垂直传播少见,如果母亲 HCV RNA 阳性,则感染的机会增加[88]。母亲若同时 HIV 阳性则传染性增加[126]。若在妊娠最后 3 个月患急性丙型肝炎,则垂直传播的危险增加,乳汁没有传染性[72]。

母亲抗–HCV 阳性所生的婴儿,出生后 6 个月抗–HCV 阳性,之后转阴,可能是被动传递,HCV RNA 阴性。

### 无明显危险因素的感染

没有危险因素的成千上万的携带者从何而来?可能是家族传播,但罕见。可能通过共用牙具、刮脸刀、未消毒的注射器和针头而感染。还有可能是静脉吸毒,不清洁的传统治疗方法,未经消毒的刀行针刺疗法和文身等[58]。

最直接的危险因素是既往有输血史或者静脉吸毒史。

丙型肝炎传染性远不如乙型肝炎,其传播必须有大量的感染性物质。

### 自然病程(图 18.5)

丙型肝炎病情进展缓慢,一般情况下,约 15% 的患者自然康复。另有 25% 的患者无症状、ALT 正常且组织学变化轻微[20]。

因此,40% 的患者预后良好,ALT 升高的大多数慢性肝炎患者有轻度组织学变化,长期后果尚不清楚,但大多并非死于肝脏疾病[3],20% 的患者在 10~20 年后发展成肝硬化。肝硬化患者肝癌的发生率每年为 1%~4%。

其他联合因素如 HBV 和 HDV 重叠感染致病情加重[64],饮酒也是重要的危险因素,对这部分患者应

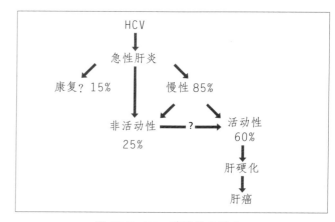

**图 18.5** HCV 感染的自然史。

该记录酒精的摄入量[91]。

### 临床过程[73]

#### 急性丙型肝炎

对急性丙型肝炎的研究主要依赖感染时间明确的输血后丙型肝炎患者。其他传播途径如静脉药瘾后肝炎的临床表现难以证实。

潜伏期为 7~8 周(2~26 周),多无前驱症状,有黄疸的仅占 20%,症状类似其他型病毒性肝炎。感染后 1~2 周血清 HCV RNA 阳性,在 7~8 周时血清谷丙转氨酶(ALT)升高,可达正常上限的 15 倍。临床诊断主要依据病毒标志物。黄疸型肝炎罕见,且是否发生暴发型肝炎存在争议[51]。抗–HIV 阳性者病情进展迅速[76]。

自限性者 ALT 复常,HCV RNA 转阴,症状消失、痊愈。抗–HCV 阳性持续多年。可并发再生障碍性贫血[9]、粒细胞减少症和末梢神经病。

#### 慢性丙型肝炎

HCV 感染后约 85% 不能清除病毒,发展成轻重不一的慢性丙型肝炎[73](图 18.5)。病毒载量波动,在许多患者中随时间推移而逐渐降低[33]。疾病进展隐匿,能迁延几十年。

##### ALT正常的慢性丙型肝炎

尽管 HCV RNA 阳性,但接近 1/3 的慢性丙型肝炎表现为 ALT 正常。常常在献血、体检或检查其他病时发现已感染了 HCV。大多数患者的肝组织学变化轻,HCV RNA 定量比 ALT 升高者低,向纤维化发展缓慢[53]。

#### ALT升高的慢性丙型肝炎

肝病严重程度差别很大,轻者约占 50%[73]。主要症状是疲乏无力,肌肉酸痛[10]。一旦确诊,生活质量降低[96]。临床症状、ALT 水平和肝组织学评分之间无相关性。

病情发展缓慢,ALT 波动多年,每次升高可能反映了 HCV 病毒血症的加重或准种的变化。

在新近诊断的 ALT 升高的丙型肝炎患者中,中、重度慢性丙型肝炎占 50%,多无异常体征,ALT 升高至正常上限的 2~10 倍,但 ALT 不是反映疾病活动的良好标志[46]。血清胆红素、白蛋白、PT 通常正常。HCV RNA 往往大于 $10^5$ 基因组等价物/mL,是病情活动的重要原因。

应尽可能地检查 HCV 基因型,1b 型病情重。对抗病毒治疗应答不良,肝移植后易复发和发展成肝癌,4 型抗病毒治疗无效。

考虑与自身免疫性肝炎相鉴别时应检查自身抗体,特别是当考虑干扰素治疗时更应如此。

肝活检是区分慢性肝炎轻、中、重度的最确切方法。

#### 肝硬化

近 20~30 年中,有 20%~30%的 HCV 感染患者发展成肝硬化。通常临床表现隐匿,至疾病晚期方出现终末期肝病的表现。无症状者可能依靠肝活检,或出现黄疸和上消化道出血时得以诊断。门脉高压罕见,约 1/2 患者就诊时可发现脾肿大。食管静脉破裂出血常见于晚期,脾大时血小板减少,提示已进展至肝硬化。

#### 肝细胞癌(第 31 章)

多在肝硬化基础上发生,可发生于代偿期。代偿期肝硬化长期无明显的临床表现,因此所有肝硬化患者都应每 6 个月定期监测一次甲胎蛋白和超声检查,特别是男性患者和 40 岁以上的患者。

### 肝组织学变化

不作为诊断的依据,但常有特征性的组织学表现[99]。典型特征是汇管区淋巴细胞聚集和滤泡,可单独出现或作为汇管区弥漫性浸润的一部分 (图 18.6 和图 18.7)[99]。淋巴细胞聚集的核心是许多 T 辅助性诱导性淋巴细胞与 B 细胞混合,外围主要是 T 抑制性/细胞毒性淋巴细胞[37]。它们的存在与自身免疫特征无关。

在不同患者中胆管损害表现不同[8],界面肝炎表现不明显,但通常存在小叶肝细胞炎症。75%的患者有脂肪变性,其机制不清。特征性表现是轻度慢性肝炎,慢性肝炎可与肝硬化并存,或只表现为非活动性肝硬化。病理表现与当时的 ALT 水平及病期似无关系。

PCR 检测法能在肝组织内检测到 HCV RNA[52]。

肝活检对于 HCV 感染诊断和治疗越来越重要,应评价炎症活动和纤维化的评分(第 19 章)。当采集标本量较小或发生大结节性肝硬化时难以作出明确的诊断。肝活检对于诊断和预后是必要的,尤其在决定治疗方面。

### 丙型肝炎和血清自身抗体

5%的自身免疫性肝炎患者抗-HCV 假阳性;约 10%的丙型肝炎患者血清自身抗体阳性[19]。但这两种病是完全不同的(表 18.2)[80],丙型肝炎的临床表现不会因自身抗体的出现而有所变化。

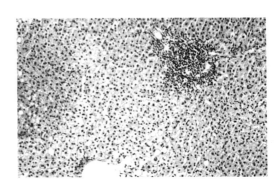

**图 18.6** 慢性丙型肝炎。肝活检显示轻度的慢性活动性肝炎,有正常的区域结构,汇管区增大,集合淋巴结。窦状隙有细胞浸润。(HE 染色,×70)(见彩图)

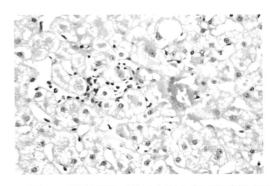

**图 18.7** 图 18.6 更高倍镜下显示血窦有淋巴细胞浸润和嗜酸性小体。(HE 染色,×100)(见彩图)

表 18.2　丙型肝炎和自身免疫性肝炎的比较

| | 自身免疫性肝炎 | 丙型肝炎 |
|---|---|---|
| 年龄 | 中青年 | 所有年龄 |
| 性别 | 女性多 | 两性均等 |
| 转氨酶 | | |
| 　谷草转氨酶 | 常见 | 少见 |
| 　（正常 10 倍） | | |
| 　病情波动 | 很少见 | 多见 |
| HCV RNA | （−） | （+） |
| 接触血液 | （−） | 常有 |
| 激素治疗后反应 | 谷丙转氨酶迅速下降 | 无应答或中度下降 |

　　HCV 和 LKM-I 抗体阳性之间存在某种联系。慢性 HCV 感染和 LKM-I 慢性自身免疫性肝炎有共同的抗原位点，然而在具体分析时，所报道的位点又存在不同[121]。两个疾病临床表现有着显著的差别，丙型肝炎患者常为老年男性，且抗 LKM-I 滴度低。

　　伴慢性丙型肝炎的自身免疫性肝炎患者干扰素治疗会加重病情[38]，而且，不能通过治疗前自身抗体水平来预测。常表现为血清 ALT 和自身抗体滴度突然升高，对免疫抑制应答较好。

### 相关疾病[16,90]

　　冷球蛋白血症　约 80% 的冷球蛋白血症与 HCV 感染有关[2]。临床三联症为无力、节段性、非游走性关节痛和紫癜（图 18.8）。虽然，约 36% 的 HCV 感染者可出现冷球蛋白血症，但这些典型的临床特点少见。南欧比北欧阳性率高[120]，也可出现在肝移植后，可能与 HCV RNA 水平升高有关[43]。这可能出现在较严重肝病的患者中[100]。

　　HCV 不仅嗜肝细胞，而且嗜淋巴细胞。慢性 HCV 抗原刺激引起多克隆 B-细胞活化。免疫复合物由 HCV、抗-HCV、单克隆 IgM 类风湿因子、多克隆 IgG 和补体组成（表 18.3）。HCV 浓度在免疫复合物中比血清中高许多倍[120]。

　　并发的小血管脉管炎亦可能伤及肾脏，如膜性增生性肾小球肾炎[129]。

　　冷球蛋白血症可演变成隐匿性、低度、B 细胞非霍奇金淋巴瘤[95]。

　　50% 的患者用干扰素-α 治疗有效。表现为血管炎、肾功能好转，HCV 和冷球蛋白水平降低[22]，但 80% 的患者会复发，而相关性的慢性肝病通常表现轻微。

　　淋巴细胞性唾液腺炎类似干燥综合征，但无干燥综合征的特征[90]。

　　并存甲状腺炎，甚至在干扰素治疗前[113]也是如此。

　　HCV 感染与慢性皮肤卟啉症有关[35]，HCV 可能激发迟发性皮肤卟啉症[49]。

　　扁平苔藓亦是丙型肝炎肝外表现之一[44,90]。

　　并存酒精性肝病可使 HCV 负荷增加，促进疾病发展。

　　在第 31 章讨论 HCV 与肝细胞癌的强相关性。

### 诊断

　　必须排除药物性肝病的可能。

　　乙型肝炎的病原标志物阴性，但 HCV、HBV 重叠感染时，HBsAg 和 HBV DNA 太低检测不到时容易误诊。

　　自身免疫性慢性肝炎常有转氨酶和 γ-球蛋白以及自身抗体滴度的明显升高。

　　除外肝豆状核变性。

### 预后

　　HCV 感染预后差别很大[28]。既往健康的人在感染

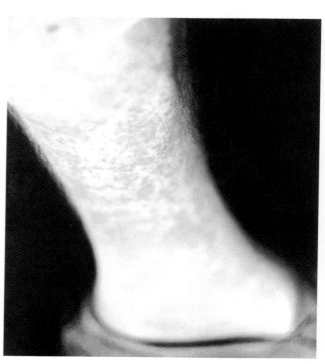

图 18.8　60 岁的慢性丙型肝炎和冷球蛋白血症患者的皮肤有可触及的紫癜。（见彩图）

**表 18.3　HCV 感染相关冷球蛋白血症的免疫复合体**

| | |
|---|---|
| 组成成分 | HCV 和抗-HCV |
| | 单克隆 IgM 类风湿因子 |
| | 多克隆 IgG |
| | 补体 |
| 临床相关疾病 | 血管炎 |
| | 紫癜 |
| | 多关节炎 |
| | 非霍奇金淋巴瘤 |
| | 肾小球性肾炎 |
| 治疗 | 干扰素-α 有效（是否联合利巴韦林还不明确） |
| | 80%复发 |

HCV 后肝病进展很慢。美国报告，预备役年轻人 8568 例，HCV 阳性 17 人，45 年随访，仅 2 例发生肝病[101]。另有报道，因接受 HCV 污染的球蛋白而感染 HCV 的年轻女性，随访 17 年，发生慢性肝病的很少[55]。

如患者已发生纤维化、肝硬化，预后较差[102]。但还难以明确哪些患者在多少年后发展为进展性的肝纤维化[93]。5 年内，18%的代偿期患者发展为失代偿，70% 发展成肝细胞癌[36]，每年死亡率 2%~5%。

意大利一项研究显示，135 例输血后肝炎患者，77%发展成慢性肝炎。15 年时行肝活检，65 例发生肝硬化，其中 1/2 发生危及生命的并发症[114]。日本一项研究表明，输血后肝炎经过 20~25 年发生肝硬化，大约 30 年发生肝细胞癌[57]。在美国，一组输血后慢性丙型肝炎患者送到三级治疗中心后病情逐渐加重，最终死于肝功能衰竭和肝细胞肝癌[112]。

药物性相关的肝病比散发的肝病病情进展缓慢[36,42,56]。输血后肝炎的患者，18 年内 18%进展或死于肝细胞癌[29,112]。

年龄大的病死率高，男性比女性预后差，可能与肝癌发生率高有关。

HCV 基因 1b 和 4 型发生并发症较多[81]，但基因型并非独立的因素，往往因病程较长而加重了肝功能的损害和纤维化的发展。

病毒载量似乎不影响预后，合并 HBV、HIV 感染时预后更差[12]。

嗜酒与存活寿命降低有关，然而 HCV 患者被告知诊断为丙型肝炎后往往酒精摄入量减少，因此，很难作出确切评估。

血清白蛋白是评价肝功能衰竭和肝细胞癌等并发症的重要指标，是肝移植前必须评价的标志。白蛋白小于 3g/dL 的患者，5 年后肝脏相关的死亡和肝移植的机会达 75%[56]。血清胆红素及肝脏相关死亡和肝移植也有关系，但意义次于白蛋白。ALT 与预后的关系不大，但是明显增高时提示病情加重。HCV 感染后 20 年之内很少进展为肝功能衰竭和肝细胞癌。许多患者没有出现这些并发症。应该明确疾病进展较快的那些患者，早期发现和防止肝硬化及肝细胞肝癌的发生。

## 预防：疫苗

疫苗研究的主要障碍是除了黑猩猩外，尚缺乏良好的实验动物模型。同时，还缺乏能繁殖病毒的有效的细胞培养体系。

有研究试图表达个别可溶形式的结构蛋白来合成重组疫苗。遗憾的是这些重组表面蛋白所诱导产生的抗体反应迟且弱，不能对异源或同源的 HCV 感染产生免疫反应[17]。

动物模型中 DNA 的免疫作用是有前景的，然而针对 HCV 结构蛋白免疫应答的人体试验尚待进一步研究[61]。

已经利用昆虫表达体系合成了类 HCV 分子，能够激发针对 HCV 结构蛋白不同区域的体液免疫应答[11]。有可能成为候选疫苗。T 细胞的外源刺激可能是另一种有效的策略。HCV 核心、NS3 和 NS4 区域的 T 细胞表位是主要免疫表位并且保守。它们可能是预防性和治疗性 T 细胞疫苗的理想成分[62]。

## 治疗（图 18.9）

### 患者选择[20]（表 18.4）

应该做肝活检　中、重度坏死炎症和(或)纤维化应考虑抗病毒治疗[87]。对于轻度肝组织学改变难以决定是否治疗，对这部分患者应定期随访，如有可能，3 年后应重复肝活检，回顾性评估肝组织学变化[73]。

年龄　生理年龄比实际年龄更重要，在决定治疗时，必须考虑一般健康状态和心血管功能。

临床表现　肝组织学和临床表现间的关系不大。治疗后 HCV RNA 持续降低。病毒血症严重、高负荷（HCV RNA>2×10⁶ 病毒基因组等价物/mL）对治疗反应差，但亦是治疗的适应证。

基因型　条件允许时应检查 HCV 基因型。1 型应答差，2、3 型应答好。1 型应答差归因于 HCV NS5A

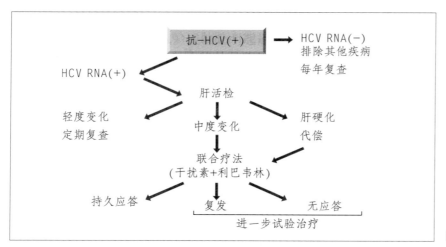

**图18.9**　HCV阳性患者处理规程。

**表18.4　有利用慢性HCV抗病毒治疗产生良好应答的因素**

**宿主**
　年龄小于45岁
　女性
　无肥胖
　病程不到5年
　无HBV感染
　无免疫抑制
　不嗜酒
　ALT中度升高
　γ-GT正常
　肝组织学炎症活动度低评分
　无肝硬化
　肝脏铁负荷低
**病毒**
　HCV RNA低负荷
　基因型2、3

蛋白的氨基酸变异[84]。

　　同时感染HIV　稳定的患者(CD4+计数超过200)可抗病毒治疗,并应考虑药物间交互作用。

　　肝硬化　代偿期患者能治疗,而失代偿期患者一般来说除外。

　　ALT持续正常者　肝病表现通常较轻,不应进行抗病毒治疗。每4~6个月复查ALT是很必要的。

　　急性丙型肝炎感染　是否采用抗病毒治疗尚未肯定,但自然恢复的可能性小(约15%),患者和医生应共同决定是否治疗。

　　儿童[97]　干扰素抗病毒治疗与成人相似,应该按成人的标准接受治疗。对生长发育的影响尚不清楚。

是否联合利巴韦林需要更多的资料。

　　禁忌证　酗酒者;由于重复感染的风险和依从性低,药瘾者暂不予以治疗;组织学变化轻微的,特别是老年人和合并其他疾病者应除外。

### 监测治疗

　　条件允许时应行肝活检,记录基因型。HCV RNA定量检测在治疗前,治疗后3个月,治疗结束及结束后6个月各查一次[20]。治疗前及治疗期间所有患者应复查甲状腺功能。

　　由于利巴韦林可致畸,孕妇禁用。治疗中及治疗后6个月内应避孕。

　　血常规检查在治疗前及治疗后前4周内每周检查一次,治疗期间每3个月复查,治疗后6个月复查。超声检查可评估肝脾大小、形状、脾大、门脉内径并发现其他占位性病变。

### 应答评估

　　停止治疗后6个月HCV RNA阴性和ALT正常者,在疗效评估上必须区别治疗终点应答(ETR)和持续应答(SR)。在ETR后,部分患者反复。一旦获得SR,复发者很少见,长期疗效很好[74]。

### 治疗的优化

**未治疗过的患者**

　　干扰素-α联合利巴韦林是目前治疗无禁忌证的慢性丙型肝炎的标准选择[20,23]。用聚乙二醇干扰素-α联合+利巴韦林治疗丙型肝炎,基因1型有高的持续应答率[71]。聚乙二醇干扰素对患者来说更加方便,是初治丙型肝炎患者治疗的首选。

干扰素-利巴韦林联合治疗 利巴韦林为口服的鸟苷类似物,有广谱抗 RNA、DNA 病毒活性,包括黄病毒家族。同时,还具有免疫调节作用,单用于丙型肝炎可降低 ALT、肝组织学好转,但 HCV RNA 不降低,停药后复发,联合应用干扰素-α,可增强抗病毒疗效。

对以前未治疗过的丙型肝炎患者,两组随机结果如表 18.5 所示。

以前未治疗过的患者的 6 组随机对照临床研究显示干扰素和利巴韦林联合治疗的持久应答率是干扰素单独治疗的 3 倍(表 18.6)[98],尽管基因型 1 比基因型 2 和 3 持久应答率低,但与单独干扰素治疗相比仍有明显的改善。

推荐剂量利巴韦林 1000~1200mg/日 (根据患者的体重<75kg,或者>75kg,)分两次口服,干扰素-α,300 万单位,每周 3 次注射(表 18.7)。24 周后,HCV RNA 仍阳性则停药,因继续用药应答的可能性很小。如为基因 1 型,HCV RNA 转阴,再用药 24 周,因为 SR 在 48 周比 24 周高 (28%:16%)[69]。治疗 24 周 HCV RNA 转阴的 2、3 型患者应停药,因为疗效与 48 周相似,持久应答率分别为 64% 和 66%。

资料显示,以病毒载量<或者>$2 \times 10^6$ 基因组等价物/mL 为界,病毒载量不同,持久应答率不同。然而目前这项检查并不用来指导疗程,由于病毒载量自然发生波动,HCV RNA 定量试验存在差异。

两药并用费用高 基因 1 型感染者,在治疗 24 周 HCV RNA 阴性者,治疗 1 年,可取得较好的效果[124]。

联合治疗的绝对禁忌 精神病、重度抑郁症、自杀倾向、中性粒细胞明显减少、血小板减少、冠心病、心律失常、失代偿肝硬化、肾移植者不适宜用干扰素单独治疗。利巴韦林不可用于无安全避孕措施者和妊娠者。如有肾功不全、贫血、严重心脏病亦不能用。应

#### 表 18.5 两种疗法的比较[69,94]

| | | 干扰素-α$_{2b}$ 联合利巴韦林 | 干扰素-α$_{2b}$ |
|---|---|---|---|
| 疗程 | | 48 周[69,94] | 48 周 |
| 持久应答 | 研究 1 组 | 38% | 13% |
| | 研究 2 组 | 43% | 19% |
| | | | |
| 疗程 | | 24 周[69] | 24 周 |
| 持久应答 | | 31% | 6% |
| 组织学改善 | | 明显 | 欠明显 |

#### 表 18.6 慢性丙型肝炎[98]代偿和失代偿肝硬化 6 组实验干扰素(IFN)和利巴韦林(RV)治疗的持久应答率(%)[98]

| 患者 | 治疗 | 基因型 | |
|---|---|---|---|
| | | 1 | 2 和 3 |
| 无肝硬化 | IFN | 8 | 24 |
| | IFN+RV | 23 | 65 |
| 肝硬化 | IFN | 1 | 5 |
| | IFN+RV | 7 | 24 |

#### 表 18.7 慢性丙型肝炎:干扰素和利巴韦林治疗

**治疗前**

  PCR 血清 HCV RNA

  肝活检

  基因型

  常规生化

  血常规

  PT

  腹部超声

  甲状腺抗体/功能

**6 个月疗程**

  干扰素-α300 万单位,每周 3 次 *

  利巴韦林 1000~1200mg/d

**6 个月疗程治疗结束时**

| HCV RNA 阳性 | 停止治疗 | |
|---|---|---|
| HCV RNA 阴性 | 基因 1 型 | 基因 2、3 型 |
| | 继续治疗 6 个月以上 | 停药 |

**治疗后 6 个月**

  血清 HCV RNA

  血清 ALT

---

* 如果可能用聚乙二醇干扰素-α(见正文)。

用利巴韦林时,血红蛋白应超过 12g/dL,中性粒细胞超过 $1.5 \times 10^9$/L,血小板超过 $75 \times 10^9$/L。

联合治疗的副作用 治疗中常因副作用而需要减少剂量。一项研究中,随机联合治疗 48 周,因副作用停药者有 21%[69]。利巴韦林由于膜氧化损害引起剂量依赖性贫血[25],因此治疗中必须检查血红蛋白、胆红素,严重者血红蛋白可降至 3~4g/dL,促发贫血性心脏病发作。利巴韦林亦可引起高尿酸血症。

干扰素的副作用见第17章(表17.8) 抗 LKM 抗体阳性的丙型肝炎患者,用干扰素-α 副作用会增加,必须密切关注肝功变化[111]。治疗前甲状腺自身抗体阳性者,存在发生甲状腺功能不全的危险[75,116]。

聚乙二醇干扰素联合利巴韦林 聚乙二醇干扰素是干扰素-α共价结合40kDa或12kDa的分支状聚乙二醇分子。用药后,干扰素在血清中持续存在一周[40]。这避免了非聚乙二醇干扰素血药浓度的大幅度波动。非聚乙二醇干扰素半衰期短,在两次用药间病毒复制反弹(2天)[109]。因为HCV病毒的半衰期是2.7小时,每天可复制$12×10^6$新病毒,干扰素浓度的变化容易产生耐药。许多方法试图避免这些副作用,包括加大每日剂量[118]。然而依从性和治疗费用是该治疗的不利因素。

聚乙二醇干扰素有更持久的抗病毒作用。每周一次注射,方便患者,顺从性好。

聚乙二醇干扰素-α2b(每周剂量1.5μg/kg)与利巴韦林(800mg/d)联合治疗48周比普通干扰素-α2b和利巴韦林联合治疗的持久应答率明显增高 (54%比47%)[71],在基因1型(42%比33%)和无桥接纤维化/肝硬化者(57%比49%)尤其明显。因药物副作用分别在42%和34%的患者必须减少药物剂量。两种药物剂量的优化需要进一步研究[65,71],目前的临床研究正在选择确定合适的疗程。

### 利巴韦林禁忌或有副作用的患者

干扰素-α单用适用于这类患者。研究显示聚乙二醇干扰素-α比普通干扰素有效。聚乙二醇干扰素-α2a,180μg/周,疗程48周,SR39%,普通干扰素为19%[127],差别非常显著。另一项研究显示,聚乙二醇干扰素-α2b(每周1.0μg/kg),疗程48周,SR为25%,普通干扰素为12%[65]。在部分研究中聚乙二醇干扰素治疗减少剂量和停药后应答率有轻度升高[48,65,127]。

普通干扰素-α300万单位,每周注射3次,治疗12个月。治疗3个月HCV RNA仍为阳性者应停药。如果在第一疗程结束后HCV RNA阴性但病情反复者应考虑重复治疗。延长治疗到60周可以增加持久应答率。在治疗前病毒载量高的患者长期治疗更有疗效。

### 代偿期丙型肝炎肝硬化患者

利巴韦林和干扰素-α联合治疗比单用干扰素-α疗效好(表18.6)[69,94,98]。聚乙二醇干扰素/利巴韦林和非聚乙二醇干扰素/利巴韦林的整体疗效是相似的[71]。如果不能用利巴韦林,单用聚乙二醇干扰素-α2a(每周180μg/kg),疗程48周,其持久应答率比单用普通干扰素高,分别为30%和8%(表18.8)[48]。

### 单用干扰素治疗后复发患者的治疗

联合治疗适宜于这些患者,在一项随机研究中,

**表18.8** 代偿期丙型肝炎肝硬化:180μg/周聚乙二醇干扰素-α2a和3次/周非聚乙二醇干扰素治疗的比较[48]

| | ETR(%) | SR(%) |
|---|---|---|
| 聚乙二醇干扰素 | 44 | 30 |
| 非聚乙二醇干扰素 | 14 | 8 |

ETR,治疗终点应答;SR,持续应答。

联合利巴韦林治疗后持久应答率(49%)优于干扰素-α2a再次治疗的应答率(5%)[24]。有利巴韦林禁忌证的患者,大剂量长疗程干扰素治疗和聚乙二醇干扰素治疗是一种选择[20]。

对于联合治疗后复发的患者,联合治疗或单独干扰素治疗无应答的患者,目前尚无指导治疗标准[23]。

复合干扰素是由天然干扰素中最常见的氨基酸组成的,可用于复发者或干扰素-α治疗无应答者[47]。对于这些患者仍需进一步研究寻找最优的治疗方法。

### 其他治疗

熊去氧胆酸 不影响HCV RNA的清除和肝组织学变化[7]。金刚烷胺曾同IFN-α合用,疗效存在争议,这种联合疗法的作用目前尚不清楚[128]。

新的抗病毒药 对HCV分子生物学的研究证实了病毒不同基因区具有特定的功能,治疗可针对特异区的编码功能,使之受抑制而不能复制,包括针对HCV基因组5'非翻译区核糖体结合靶位点的反义寡核苷酸[68]。蛋白酶、螺旋酶抑制剂在研发中。遗憾的是,它们都没有达到临床研究阶段。肌苷单磷酸脱氢酶(IMPDH)抑制剂正在试验中。

### 结论

干扰素-α和利巴韦林联合治疗是目前治疗丙型肝炎的标准疗法。持续病毒应答的机会可达到30%~65%,这取决于多种因素,特别是HCV基因型的不同。不能用利巴韦林者可单用干扰素,聚乙二醇干扰素-α尤其使用方便,根据目前完整的大规模临床研究,聚乙二醇干扰素-α单独和联合利巴韦林治疗疗效均佳。

治疗费用和条件限制了世界范围内成千上万的患者的治疗。治疗过程中的监测尤其是基因型和HCV RNA检测也增加了费用。

虽然不能完全抑制病毒,但因为病毒抑制剂治疗

可延缓、减轻肝纤维化,预防肝癌,所以抗病毒治疗还在探讨中。抗病毒治疗有降低肝细胞癌风险的作用,尤其对于应答者[123],但仍需进行长期的随访。

## 肝移植

慢性肝炎时不考虑肝移植,仅当发展为进展性肝硬化时应做肝移植。术前要考虑患者年龄、精神状态、经济情况、感染、既往上腹部手术等因素(第 38 章)。门脉高压、凝血障碍的肝硬化,肝移植困难。肝硬化肝脏的小部分切除可能也是困难的。

移植后通常丙型肝炎复发,大多数患者有肝炎的组织学改变,有时有肝硬化[104]。60%的患者出现生化上的异常,但无症状[14]。移植后存活率类似于因其他原因而肝移植的患者。HCV 阳性供肝可移植给丙型肝炎患者[115]。

(张清泉　傅婷婷　译　魏来　华瑞　校)

## 参考文献

1 Abdel-Wahab MF, Zakaria S, Kamel M et al. High sero-prevalence of hepatitis C infection among risk groups in Egypt. Am. J. Trop. Med. Hyg. 1994; **51**: 563.

2 Agnello V, Chung RT, Kaplan IM. A role for hepatitis C virus infection in type II cryoglobulinaemia. N. Engl. J. Med. 1992; **327**: 1490.

3 Alter HJ, Seeff LB. Recovery, persistence, and sequelae in hepatitis C virus infection: a perspective on long-term outcome. Semin. Liver Dis. 2000; **20**: 17.

4 Alter MJ. Epidemiology of hepatitis C in the West. Semin. Liver Dis. 1995; **15**: 5.

5 Alter MJ, Coleman PJ, Alexander WJ et al. Importance of heterosexual activity in the transmission of hepatitis B and non-A, non-B hepatitis. JAMA 1989, **262**: 1201.

6 Alter MJ, Margolis HS, Krawcqnski K et al. The natural history of community-acquired hepatitis C in the United States. N. Engl. J. Med. 1992; **327**: 1899.

7 Attili AF, Rusticali A, Varriale M et al. The effect of ursodeoxycholic acid on serum enzymes and liver histology in patients with chronic active hepatitis. A 12-month double-blind, placebo-controlled trial. J. Hepatol. 1994; **20**: 315.

8 Bach N, Thung SN, Schaffner F. The histological features of chronic hepatitis C and autoimmune chronic active hepatitis: a comparative analysis. Hepatology 1992; **15**: 572.

9 Bannister P, Miloszewski K, Barnard D et al. Fatal marrow aplasia associated with non-A, non-B hepatitis. Br. Med. J. 1983; **286**: 1314.

10 Barkhuizen A, Rosen HR, Wolf S et al. Musculosketal pain and fatigue are associated with chronic hepatitis C. Am. J. Gastroenterol. 1999; **94**: 1355.

11 Baumert TF, Vergalla J, Satol J et al. Hepatitis C virus-like particles synthesized in insect cells as a potential vaccine candidate. Gastroenterology 1999; **117**: 1379.

12 Benhamou Y, Bochet M, Di Martino V et al. Liver fibrosis progression in human immunodeficiency virus and hepatitis C virus coinfected patients. Hepatology 1999; **30**: 1034.

13 Bjoro K, Froland SS, Yun Z et al. Hepatitis C infection in patients with primary hypogammaglobulinemia after treatment with contaminated immune globulin. N. Engl. J. Med. 1994; **331**: 1607.

14 Böker KHW, Dalley G, Bahr MJ et al. Long-term outcome of hepatitis C virus infection after liver transplantation. Hepatology 1997; **25**: 203.

15 Brechot C. Hepatitis C virus genetic variability: clinical implications. Am. J. Gastroenterol. 1994; **89**: S41.

16 Cacoub P, Renou C, Rosenthal E et al. Extrahepatic manifestations associated with hepatitis C virus infection. A prospective multicentre study of 321 patients. Medicine (Baltimore) 2000; **79**: 47.

17 Choo Q-L, Kuo G, Ralston R et al. Vaccination of chimpanzees against infection by the hepatitis C virus. Proc. Natl. Acad. Sci. USA 1994; **91**: 1294.

18 Choo Q-L, Kuo G, Weiner AJ et al. Isolation of a cDNA clone derived from blood-borne non-A, non-B, viral hepatitis genome. Science 1989; **244**: 359.

19 Clifford BD, Donahue D, Smith L et al. High prevalence of serological markers of autoimmunity in patients with chronic hepatitis C. Hepatology 1995; **21**: 613.

20 Consensus Panel. EASL consensus conference on hepatitis C. J. Hepatol. 1999; **30**: 956.

21 Contry-Cantilena C, Van Raden M, Gibble J et al. Routes of infection, viremia, and liver disease in blood donors found to have hepatitis C infection. N. Engl. J. Med. 1996; **334**: 1691.

22 Cresta P, Musset L, Cacoub P et al. Response to interferon alpha treatment and disappearing of cryoglobulinaemia in patients infected by hepatitis C virus. Gut 1999; **45**: 122.

23 Davis GL. Current therapy for chronic hepatitis C. Gastroenterology 2000; **118**: S104.

24 Davis GL, Esteban-Mur R, Rustgi V et al. Interferon alfa-2b alone or in combination with ribavirin for the treatment of relapse of chronic hepatitis C. N. Engl. J. Med. 1998; **339**: 1439.

25 De Franceschi L, Fattovich G, Turrini F et al. Hemolytic anaemia induced by ribavirin therapy in patients with chronic hepatitis C virus infection: role of membrane oxidative damage. Hepatology 2000; **31**: 997.

26 De Francisco R. Molecular virology of the hepatitis C virus. J. Hepatol. 1999; **31** (suppl. 1): 47.

27 De Medina M, Schiff ER. Hepatitis C: diagnostic assays. Semin. Liver Dis. 1995; **15**: 33.

28 Di Bisceglie AM. Natural history of hepatitis C. Its impact on clinical management. Hepatology 2000; **31**: 1014.

29 Di Bisceglie AM, Goodman ZD, Ishak KG et al. Long-term clinical and histopathological follow-up of clinical post-transfusion hepatitis. Hepatology 1991; **14**: 968.

30 Dittmann S, Roggendorf M, Dukrop J et al. Long-term persistence of hepatitis C virus antibodies in a single source outbreak. J. Hepatol. 1991; **13**: 323.

31 Esteban JI, Esteban R, Viladomiu L et al. Hepatitis C virus antibodies among risk groups in Spain. Lancet 1989; **2**: 294.

32 Esteban JI, Gomez J, Martell M et al. Transmission of hepatitis C virus by a cardiac surgeon. N. Engl. J. Med. 1996; **334**: 555.

33 Fanning L, Kenny-Walsh E, Levis J et al. Natural fluctuations of hepatitis C viral load in a homogeneous patient population: a prospective study. *Hepatology* 2000; **31**: 225.

34 Farci P, Alter HJ, Wong D et al. A long-term study of hepatitis C virus replication in non-A, non-B hepatitis. *N. Engl. J. Med.* 1991; **325**: 98.

35 Fargion S, Piperno A, Cappellini MD et al. Hepatitis C virus and prophyria cutanea tarda: evidence of a strong association. *Hepatology* 1992; **16**: 1322.

36 Fattovich G, Giustini G, Degos C et al. Morbidity and mortality in compensated cirrhosis type C: a retrospective follow-up study of 384 patients. *Gastroenterology* 1997; **112**: 463.

37 Freni MA, Artuso D, Gerken G et al. Focal lymphocytic aggregates in chronic hepatitis C: occurrence, immunohistochemical characterization and relation to markers of autoimmunity. *Hepatology* 1995; **22**: 389.

38 Garcia-Buey L, Garcia-Monzon C, Rodriguez S et al. Latent autoimmune hepatitis triggered during interferon therapy in patients with chronic hepatitis C. *Gastroenterology* 1995; **108**: 1770.

39 Gerlach JT, Diepoider HM, Jung M-C et al. Recurrence of hepatitis C virus after loss of virus-specific CD4+ T-cell response in acute hepatitis C. *Gastroenterology* 1999; **117**: 933.

40 Glue P, Rouier-Panis R, Sabo R et al. A dose-ranging study of pegylated interferon alfa-2b and ribavirin in chronic hepatitis C. *Hepatology* 2000; **32**: 647.

41 Gonzalez A, Esteban JI, Madoz P et al. Efficacy of screening donors for antibodies to the hepatitis C virus to prevent transfusion-associated hepatitis: final report of a prospective trial. *Hepatology* 1995; **22**: 439.

42 Gordon SC, Bayati N, Silverman A. Clinical outcome of hepatitis C as a function of mode of transmission. *Hepatology* 1998; **28**: 562.

43 Gourlay J, Ferrell LD, Roberts JP et al. Cryoglobulinaemia presenting after liver transplantation. *Gastroenterology* 1996; **110**: 265.

44 Gumber SC, Chopra S. Hepatitis C: a multifaceted disease. Review of extrahepatic manifestations. *Ann. Intern. Med.* 1995; **123**: 615.

45 Hassoba HM, Bzowej N, Berenguer M et al. Evolution of viral quasi species in interferon-treated patients with chronic C virus infection. *J. Hepatol.* 1999; **31**: 618.

46 Healy CJ, Chapman RWG, Fleming KA. Liver histology in hepatitis C infection: a comparison between patients with persistently normal or abnormal transaminases. *Gut* 1995; **37**: 274.

47 Heathcote EJL, James S, Mullen KD et al. Chronic hepatitis C patients with break-through during interferon therapy can successfully be retreated with consensus interferon. *Hepatology* 1999; **30**: 562.

48 Heathcote EJ, Shiffman ML, Cooksley JE et al. Peginterferon alfa-2a in patients with chronic hepatitis C and cirrhosis. *N. Engl. J. Med.* 2000; **343**: 1673.

49 Herrero C, Vicente A, Bruguera M et al. Is hepatitis C virus infection a trigger of prophyria cutanea tarda? *Lancet* 1993; **341**: 788.

50 Honda M, Kaneko S, Sakai A et al. Degree of diversity of hepatitis C virus quasispeces and progression of liver disease. *Hepatology* 1994; **20**: 1144.

51 Hoofnagle JH, Carrithers RL, Shapiro C et al. Fulminant hepatic failure: summary of a workshop. *Hepatology* 1995; **21**: 240.

52 Hosoda K, Omata M, Yukosuka O et al. Non-A, non-B chronic hepatitis is chronic hepatitis C: a sensitive assay for detection of hepatitis C virus RNA in the liver. *Hepatology* 1992; **15**: 777.

53 Jamal MM, Soni A, Quinn PG et al. Clinical features of hepatitis-C infected patients with persistently normal alanine transferase levels in the south-western United States. *Hepatology* 1999; **30**: 1307.

54 Japanese Red Cross Non-A, Non-B Hepatitis Research Group. Effect of screening for hepatitis C virus antibody and hepatitis B virus core antibody on incidence of post-transfusion hepatitis. *Lancet* 1991; **338**: 1040.

55 Kenny-Walsh E. Clinical outcomes after hepatitis C infection from contaminated anti-D immune globulin. Irish Hepatology Research Group. *N. Engl. J. Med.* 1999; **140**: 1228.

56 Khan MH, Farrell GC, Byth K et al. Which patients with hepatitis C develop liver complications? *Hepatology* 2000; **31**: 513.

57 Kiyosawa K, Sodeyama T, Tanaka E et al. Inter-relationship of blood tranfusion, non-A, non-B hepatitis and hepatocellular carcinoma: analysis by detection of antibody to hepatitis C virus. *Hepatology* 1990; **12**: 671.

58 Kiyosawa K, Tanaka E, Sodeyama T et al. Transmission of hepatitis C in an isolated area in Japan: community-acquired infection. *Gastroenterology* 1994; **106**: 1596.

59 Klein RS, Freeman K, Taylor PE et al. Occupational risk for hepatitis C virus infection among New York City dentists. *Lancet* 1991; **338**: 1539.

60 Koizumi K, Enomoto N, Kurosaki M et al. Diversity of quasispecies in various disease stages of chronic hepatitis C virus infection and its significance in interferon treatment. *Hepatology* 1995; **22**: 30.

61 Koziel M, Liang T. DNA vaccines and viral hepatitis. Are we going around in circles? *Gastroenterology* 1997; **112**: 1410.

62 Lamonaca V, Missale G, Urbani S et al. Conserved hepatitis C virus sequences are highly immunogenic for CD4+ T-cells: implications for vaccine development. *Hepatology* 1999; **30**: 1088.

63 Lau JYN, Davis GL, Kniffen J et al. Significance of serum hepatitis C virus RNA levels in chronic hepatitis C. *Lancet* 1993; **341**: 1501.

64 Liaw YF. Role of hepatitis C virus in dual and triple hepatitis virus infection. *Hepatology* 1995; **22**: 1101.

65 Lindsay KL, Trepo C, Heintges T et al. A randomised, double-blind trial comparing pegylated interferon alfa-2b to interferon alfa-2b as initial treatment for chronic hepatitis C. *Hepatology* 2001; **34**: 395.

66 Lunel F. Hepatitis C virus and autoimmunity: fortuitous association or reality? *Gastroenterology* 1994; **107**: 1550.

67 Lunel F, Cresta P, Vitour D et al. Comparative evaluation of hepatitis C virus RNA quantification by branched DNA, NASBA and monitor assays. *Hepatology* 1999; **29**: 528.

68 Macejak DG, Jensen SF, Domenico K et al. Inhibition of hepatitis C virus (HCV)-RNA-dependent transaction and replication of a chimeric HCV poliovirus using synthetic stabilized ribozymes. *Hepatology* 2000; **31**: 769.

69 McHutchinson JG, Gordon SC, Schiff ER et al. Interferon alfa-2b alone or in combination with ribavirin as initial treatment for hepatitis C. *N. Engl. J. Med.* 1998; **339**: 1485.

70 Makris M, Preston FE, Triger DR et al. Hepatitis C antibody and chronic liver disease in haemophilia. *Lancet* 1990; **335**: 1117.

71 Manns MP, McHutchinson JG, Gordon SC et al. Peginter-

feron alfa-2b plus ribavirin compared with interferon alfa-2b plus ribavirin for initial treatment of chronic hepatitis C: a randomised trial. *Lancet* 2001; **358**: 958.

72 Manzini P, Saracco G, Cerchier A *et al*. Human immunodeficiency virus infection as risk factor for mother-to-child hepatitic C virus transmission: persistence of anti-hepatitis C virus in children is associated with the mother's antihepatitis C immunoblotting patterns. *Hepatology* 1995; **21**: 328.

73 Marcellin P. Hepatitis C: the clinical spectrum of the disease. *J. Hepatol.* 1999; **31** (suppl. 1): 9.

74 Marcellin P, Boyer N, Gervais A *et al*. Long-term histologic improvement and loss of detectable intrahepatic HCV RNA in patients with chronic hepatitis C and sustained response to interferon-alfa therapy. *Ann. Intern. Med.* 1997; **127**: 875.

75 Marcellin P, Pouteau M, Benhamou J-P. Hepatitis C virus infection, alpha interferon therapy and thyroid dysfunction. *J. Hepatol.* 1995; **22**: 364.

76 Martin P, Di Bisceglie AM, Kassianides C et al. Rapidly progressive non-A, non-B hepatitis in patients with human immunodeficiency virus infection. *Gastroenterology* 1989; **97**: 1559.

77 Martinot-Peignous M, Boyer N *et al*. A new step toward standardization of serum hepatitis C virus-RNA quantification in patients with chronic hepatitis C. *Hepatology* 2000; **31**: 726.

78 Martinot-Peignous M, Marcellin P, Gournay J *et al*. Detection and quantification of serum HCV-RNA by branched DNA amplification in anti-HCV positive blood donors. *J. Hepatol.* 1994; **20**: 676.

79 Meisel H, Reip A, Faltus B *et al*. Transmission of hepatitis C virus to children and husbands by women infected with contaminated anti-D immunoglobulin. *Lancet* 1995; **345**: 1209.

80 Meyer zum Buschenfelde K-H, Lohse AW. Immune hepatitis. *N. Engl. J. Med.* 1995; **333**: 1004.

81 Mita E, Hayashi N, Kanazawa Y *et al*. Hepatitis C virus genotype and RNA titre in progression of type C chronic liver disease. *J. Hepatol.* 1994; **21**: 486.

82 Mitsui T, Iwano K, Masuko K *et al*. Hepatitis C infection in medical personnel atter needlestick accident. *Hepatology* 1992; **16**: 1109.

83 Moradpour D, Blum HE. Hepatitis C—virology and diagnosis. *Falk. Liver week Basle* 1998.

84 Murakami T, Enomoto N, Kubosaki M *et al*. Mutations in nonstructural protein 5 A gene and response to interferon in hepatitis C virus genotype 1 infection. *Hepatology* 1999; **30**: 1045.

85 Murphy EL, Bryzman SM, Glynn SA *et al*. Risk factors for hepatitis C virus infection in United States blood donors. *Hepatology* 2000; **31**: 756.

86 Naoumov NV. Hepatitis C virus-specific CD4+ T-cells: do they help or damage? *Gastroenterology* 1999; **117**: 1012.

87 National Institutes of Health. Consensus development conference. Panel statement: management of hepatitis C. *Hepatology* 1997; Suppl. 1: 25.

88 Ohto H, Terazawa S, Sasaki N *et al*. Transmission of hepatitis C virus from mothers and infants. *N. Engl. J. Med.* 1994; **330**: 744.

89 Okuda K, Hayashi H, Kobayashi S *et al*. Mode of hepatitis C infection not associated with blood transfusion among chronic haemodialysis patients. *J. Hepatol.* 1995; **23**: 28.

90 Pawlotsky J-M, Yahia MB, Andre C *et al*. Immunological disorders in C virus chronic active hepatitis: a prospective

case-controlled study. *Hepatology* 1994; **19**: 841.

91 Pessione F, Degos F, Marcellin P *et al*. Effect of alcohol consumption on serum hepatitis C virus RNA and histological lesions in chronic hepatitis C. *Hepatology* 1998; **27**: 1717.

92 Power JP, Lawlor E, Davidson F *et al*. Molecular epidemiology of an outbreak of infection with hepatitis C virus in recipients of anti-D immunoglobulin. *Lancet* 1995; **345**: 1211.

93 Poynard T, Bedossa P, Opolon P *et al*. Natural history of liver fibrosis progression in patients with chronic hepatitis C. *Lancet* 1997; **349**: 825.

94 Poynard T, Marcellin P, Lee SS *et al*. Randomised trial of interferon α 2b plus ribavirin for 48 weeks or for 24 weeks versus interferon α 2b plus placebo for 48 weeks for treatment of chronic infection with hepatitis C virus. *Lancet* 1998; **352**: 1426.

95 Rasul I, Shepherd FA, Kamel-Reid S *et al*. Detection of occult low-grade B-cell non-Hodgkin's lymphoma in patients with chronic hepatitis C infection and mixed cryoglobulinemia. *Hepatology* 1999; **29**: 543.

96 Rodger AJ, Jolley D, Thompson SC *et al*. The impact of a diagnosis of hepatitis C virus on quality of life. *Hepatology* 1999; **30**: 1299.

97 Sawada A, Tajiri H, Kozawara K *et al*. Favourable response to lymphoblastoid interferon-alpha in children with chronic hepatitis C. *J. Hepatol.* 1998; **28**: 184.

98 Schalm SW, Weiland O, Hawsen BE *et al*. Interferon-ribavirin for chronic hepatitis C with and without cirrhosis: analysis of individual patient data of six controlled trials. *Gastroenterology* 1999; **117**: 408.

99 Scheuer PJ, Ashrafzadeh P, Sherlock S *et al*. The pathology of hepatitis C. *Hepatology* 1992; **15**: 567.

100 Schmidt WN, Stapleton JT, La Brecque DB *et al*. Hepatitis C virus (HCV) infection and cryoglobulinemia: analysis of whole blood and plasma HCV-RNA concentrations and correlation with liver histology. *Hepatology* 2000; **33**: 737.

101 Seeff LB, Miller RN, Rabkin CS *et al*. 45-year follow-up of hepatitis C virus infection in healthy young adults. *Ann. Intern. Med.* 2000; **132**: 105.

102 Serfaty L, Annatire H, Chazowillieres O *et al*. Determinants of outcome of compensated hepatitis C virus-related cirrhosis. *Hepatology* 1998; **27**: 1435.

103 Shakil AO, Conrry-Cantilena C, Alter HJ *et al*. Volunteer blood donors with antibody to hepatitis C virus: clinical, biochemical and virologic and histological features. *Ann. Intern. Med.* 1995; **123**: 330.

104 Sheiner PA. Hepatitis C after liver transplantation. *Semin. Liver Dis.* 2000; **20**: 201.

105 Sherlock S. Chronic hepatitis C. *Disease-a-Month* 1994; **40**: 122.

106 Simmonds P. Viral heterogeneity of the hepatitis C virus. *J. Hepatol.* 1999; **31** (Suppl. 1): 54.

107 Sodeyama T, Kiyosawa K, Urushihara A *et al*. Detection of hepatitis C virus markers and hepatitis C virus genomic RNA after needlestick accident. *Arch. Intern. Med.* 1993; **153**: 1565.

108 Tedder RS, Gibson RJC, Briggs M *et al*. Hepatitis C virus: evidence for sexual transmission. *Br. Med. J.* 1991; **302**: 1299.

109 Thomas HC, Torok ME, Forton DM *et al*. Possible mechanisms of action and reasons for failure of antiviral therapy in chronic hepatitis C. *J. Hepatol.* 1999; **31** (suppl. 1): 152.

110 Thursz M, Yallon R, Goldin R *et al.* Influence of MHC class II genotype on outcome of infection with hepatitis C virus. *Lancet* 1999; **354**: 2119.

111 Todros L, Saracco G, Durazzo M *et al.* Efficacy and safety of interferon alfa therapy in chronic hepatitis C with autoantibodies to liver–kidney microsomes. *Hepatology* 1995; **22**: 1374.

112 Tong MJ, el-Farra NS, Reikes AR *et al.* Clinical outcomes after tranfusion-associated hepatitis C. *N. Engl. J. Med.* 1995; **332**: 1463.

113 Tran A, Quaranta J-F, Benzaken S *et al.* High prevalence of thyroid autoantibodies in a prospective series of patients with chronic hepatitis C before interferon therapy. *Hepatology* 1993; **18**: 253.

114 Tremolada F, Casarin C, Alberti A *et al.* Long-term follow-up of non-A, non-B (type C) post-tranfusion hepatitis. *J. Hepatol.* 1992; **16**: 273.

115 Vargas HE, Laskus T, Wang L-F *et al.* Outcome of liver transplantation in hepatitis C virus-infected patients who received hepatitis C virus-infected grafts. *Gastroenterology* 1999; **117**: 149.

116 Watanabe U, Hashimoto E, Hisamitsu T *et al.* The risk factor for development of thyroid disease during interferon-alpha therapy for chronic hepatitis C. *Am. J. Gastroenterol.* 1994; **89**: 399.

117 Watson HG, Ludlam CA, Rebus S *et al.* Use of several second-generation serological assays to determine the true prevalence of hepatitis C virus infection in haemophiliacs treated with non-virus inactivated factor VII and IX concentrates. *Br. J. Haematol.* 1992; **80**: 514.

118 Weiland O. New pieces in the hepatitis C treatment puzzle. *J. Hepatol.* 2000; **33**: 452.

119 Weiner AJ, Kuo G, Bradley DW *et al.* Detection of hepatitis C viral sequences in non-A, non-B hepatitis. *Lancet* 1990; **335**: 1.

120 Weiner SF, Berg T, Berthold H *et al.* A clinical and virologic study of hepatitis C virus-related cryoglobulinemia in Germany. *J. Hepatol.* 1998; **29**: 375.

121 Yamamoto AM, Cresteil D, Homberg JC *et al.* Characterization of antiliver–kidney microsome antibody (anti-LKM1) from hepatitis C virus-positive and virus-negative sera. *Gastroenterology* 1993; **104**: 1762.

122 Yap PL, McOmish F, Webster ADB *et al.* Hepatitis C virus transmission by intravenous immunoglobulin. *J. Hepatol.* 1994; **21**: 455.

123 Yoshida H, Shiratori Y, Moriyama M *et al.* Interferon therapy reduces the risk for hepatocellular carcinoma: national surveillance program of cirrhotic and noncirrhotic patients with chronic hepatitis C in Japan. *Ann. Intern. Med.* 1999; **131**: 174.

124 Younossi ZM, Singer ME, McHutchinson JC *et al.* Cost effectiveness of interferon alfa 2b combined with ribavirin for the treatment of chronic hepatitis C. *Hepatology* 1999; **30**: 1318.

125 Zaaijer HL, Cuypers HTM, Reesink HW. Reliability of polymerase chain reaction for detection of hepatitis C virus. *Lancet* 1993; **341**: 722.

126 Zanetti AR, Tanzi E, Paccagnini S *et al.* Mother-to-infant transmission of hepatitis C virus. *Lancet* 1995; **345**: 289.

127 Zeuzem S, Feinman SV, Rasenack J *et al.* Peginterferon alfa-2a in patients with chronic hepatitis C. *N. Engl. J. Med.* 2000; **343**: 1666.

128 Zeuzem S, Teuber G, Naumann U *et al.* Randomized, double-blind, placebo, controlled trial of interferon-alfa 2a with and without amantadine as initial treatment for chronic hepatitis C. *Hepatology* 2000; **32**: 835.

129 Zignego AL, Brechot C. Extra-hepatic manifestations of HCV infection: facts and controversies. *J. Hepatol.* 1999; **31**: 369.

# 第**19**章

# 慢性肝炎：一般特征和自身免疫性慢性疾病

肝脏的慢性炎症性疾病发展的一般规律为由急性肝炎至慢性肝炎最终导致肝硬化。无论什么病因，都具有相同的基本肝脏组织学变化，内科医生必须清楚表现形式和相关实验室检查结果所提供的诊断信息（表19.1）。

慢性肝炎是肝脏慢性炎症性的反应。

### 临床表现

临床表现最重要的症状是乏力。献血检查时可能检出肝炎病毒（乙型肝炎、丙型肝炎），异常生化试验或病毒标志物可在常规体检时查出。在少数情况下，急性病毒性肝炎不能完全恢复时转为慢性肝炎。

慢性肝炎与种族有关，且同性恋、吸毒者或与HBV携带者有血液接触的人易患。

输血或有输血制品史或滥用药物史，无论有多久，多提示丙型肝炎。有的患者可能会带来一张图表描述多个月或多年的转氨酶水平的波动。

可能提示有可能自身免疫性病因，但在某些患者尚不知病因。

症状包括恶心、上腹部疼痛、肌肉和关节疼痛。问诊调查可能有所帮助但其结果较难解释。

临床体征包括黄疸、罕见的蜘蛛痣、增大或缩小的肝脏和脾脏肿大。

临床上可诊断的症状性门脉高压（腹水、食管静脉曲张破裂出血等）出现较晚。血清转氨酶通常增高，γ-球蛋白浓度也增高。除严重疾病外，血清胆红素、白蛋白、碱性磷酸酶正常。

血清转氨酶水平并不一定反映肝脏活检所示的疾病的严重程度，但可用于近似分级。

轻度：小于100 IU/L（可达正常上限的3倍）；
中度：100～400 IU/L（可达正常上限的10倍）；
重度：大于400 IU/L（超过正常上限的10倍）。

### 肝脏组织学[22]

汇管区主要因淋巴细胞和浆细胞的炎性浸润而扩大（图19.1和图19.2）。随着病变的严重程度增加可有纤维化的发生。炎症扩散至肝小叶，侵蚀界板（图19.3）。单个肝细胞出现肿胀（气球样变性）、皱缩（嗜酸性变）及嗜酸性小体形成。胆汁淤积罕见，胆管损伤常见于丙型肝炎病毒相关性病例。组织学表现类似急性病毒性肝炎，但持续时间长，主要表现为小叶内炎症和坏死。坏死可为灶性（点状），累及单个或一组细胞。

最严重的改变是出现肝脏大片状融合坏死，伴成组分割的肝细胞呈现玫瑰花结样改变（图19.4至图19.6）。

连接血管与血管结构的融合坏死叫做桥接坏死（图19.1），其发生于汇管区之间或汇管区与终末小静脉之间，后者病变更为严重。

肝硬化是指广泛纤维化伴结节形成（详见第21章），以致不能辨认正常的肝小叶结构（图19.7），是慢性肝炎的最终结局。

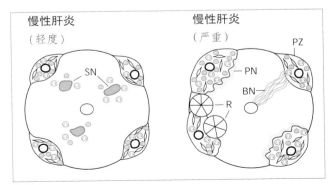

**图19.1** 慢性肝炎组织学改变形式。BN：桥接坏死；PN：碎片状坏死；PZ：汇管区；R：玫瑰花结样；SN：点状坏死。

### 表 19.1　疑似慢性肝炎的调查

**临床表现**
　乏力,全身不适
　献血前检查——乙型肝炎、丙型肝炎检查阳性
　急性肝炎后——临床、生化或两方面均未恢复
　常规体检发现肝功能异常或乙型或丙型肝炎病毒标志物阳性
　异常体检发现——肝大、脾大、黄疸
　既往输血史
　既往用药史

**详细的病史和体格检查**
　常规实验室检查

**肝功能检查**
　胆红素
　天冬氨酸转氨酶
　丙氨酸转氨酶
　γ-球蛋白
　白蛋白
　碱性磷酸酶

**血液学**
　血红蛋白
　白细胞计数
　血小板计数
　凝血酶原时间

**特殊检查**
　血清抗体
　　抗核抗体
　　抗平滑肌抗体
　　抗线粒体抗体
　　抗肝脏/肾脏微粒体抗体
　HBsAg
　HBeAg
　HBeAb
　HBV DNA
　抗-HCV 和 HCV RNA
　血清铁、转铁蛋白
　血清铁蛋白
　血清铜蓝蛋白和铜
　裂隙灯检查角膜
　甲胎球蛋白

**穿刺肝脏活检**
　苏木精、伊红染色,结缔组织染色

**超声**
　肝脏、脾脏、门静脉

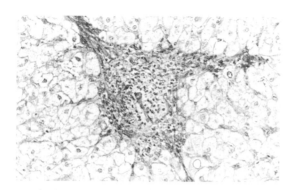

图 19.2　轻度慢性肝炎。肝脏活检标本,示炎症扩散至汇管区,但界板边界清楚,无界面性肝炎。(HE 染色,×100)(见彩图)

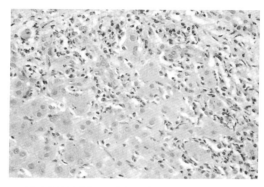

图 19.3　轻度慢性肝炎。肝脏活检标本, 示汇管区界板坏死。(HE 染色,×100)(见彩图)

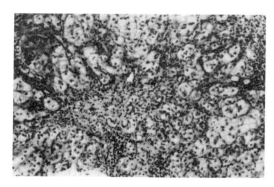

图 19.4　重度慢性肝炎。小叶结构完全紊乱,肝细胞被结缔组织间隔分割,似玫瑰花结样,余下的细胞大且胞浆清晰,淋巴细胞和浆细胞浸润显著。(HE 染色,×40)(见彩图)

## 肝脏活检的作用(表 19.2)

肝脏活检对于诊断和提示可能的病因是必要的。

可以确定肝脏活动性的分级及评估疾病的分期。确定是否存在肝硬化。评价治疗效果。

　　肝脏病灶的严重程度随取材部位不同而变化。这说明活检组织小,存在样本误差的概率大。

　　急性肝炎时,区别汇管区周围坏死和单纯的炎性

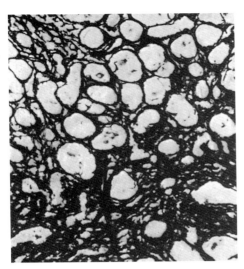

**图 19.5** 与图 19.4 同一病例。网状纤维染色示纤维组织条索分割肝脏细胞。(×120)

**表 19.2 慢性肝炎的肝脏活检**

明确诊断
提出可能的病因学
炎症活动分级
肝纤维化分期
确诊肝硬化
评估治疗

细胞浸润是比较困难的。

胆汁淤积型疾病中，汇管区周围的肝细胞可肿胀继而坏死。然而，淋巴细胞分布通常稀疏，中性粒细胞增多，肝细胞内铜沉积的含量增加。

小标本诊断肝硬化的难点将在第 21 章讨论。这需要一个有经验的、熟知网状纤维染色的病理学家。

### 分类

慢性肝炎的分类依据病因学、临床分级、组织学分级(炎症坏死活动)和分期(纤维化程度)(表 19.3)[8,12]。

### 病因学

常见的临床表现、生化检查结果及肝脏组织学改变与不止一种病因相关(图 19.8)。有三个主要类型：一是与持续乙肝感染相关，二是与慢性丙型肝炎感染有关，三是因与血清自身抗体阳性有关而称为自身免疫性肝炎(表 19.4)。

新生儿、少数免疫功能受抑制的患者、其他病毒如巨细胞病毒感染也可导致慢性肝炎。同样的临床、功能及形态学特点也可能是某些药物所致 (第 20 章)。$\alpha_1$ 抗胰蛋白酶缺乏可导致慢性肝炎，但多表现为新生儿的胆汁淤积(第 25 章)。酒精性肝病患者的肝脏活检可呈现慢性肝炎的表现(第 22 章)。

### 临床分级

转氨酶用来估计临床严重程度。肝硬化一旦形

**表 19.3 慢性肝炎分类[35]**

| 病因学 | 主要性别 | 主要年龄分布 | 伴随情况 | 诊断性检查 | 组织学特点 |
|---|---|---|---|---|---|
| 乙型、丁型肝炎 | 男性 | 任何年龄 | 亚洲、非洲、地中海后裔，医疗保健工作人员，同性恋，吸毒者，免疫抑制状态 | HBsAg<br>HBeAg<br>抗-HBe<br>HBV DNA<br>抗-HDV | 通常轻度改变。毛玻璃样细胞，地衣红阳性，肝细胞核内 δ 抗原 |
| 丙型肝炎 | 无性别差异 | 任何年龄 | 输血及血制品、吸毒史 | 抗-HCV<br>HCV RNA | 脂肪，小叶结构组成淋巴聚集 |
| 自身免疫性 | 女性 | 14~25 岁及绝经后期 | 多器官病变 (糖尿病、关节疼痛、溶血性贫血、肾炎) | 抗核抗体阳性(70%)<br>平滑肌抗体阳性(70%)<br>血清 γ-球蛋白高 | 玫瑰花结，浆细胞浸润，桥接现象<br>Florid 图片 |
| 药物 | 女性 | 中老年 | 异烟肼，甲基多巴，丹曲林，丙硫氧嘧啶等 | 病史，肝脏组织学 | 嗜酸性粒细胞，脂肪，肉芽肿 |
| 威尔逊病 | 无性别差异 | 10~30 岁 | 家族史，溶血，神经学标志 | 凯-弗环<br>血清铜，血浆铜蓝蛋白，尿铜，肝脏铜 | 气球样变的肝细胞，糖原核仁，脂肪 |

表 19.4　慢性活动性肝炎:型的比较

| | 自身免疫性I型 | 乙型肝炎 | 丙型肝炎 |
|---|---|---|---|
| 性别 | 女性 | 男性 | 无性别差异 |
| 年龄段 | 15~25 岁 | 老年人 | 所有年龄 |
| | 绝经期 | 新生儿 | |
| 血清 HBsAg | 缺如 | 存在 | 缺如 |
| 血清 Anti-HCV | 缺如 | 缺如 | 存在 |
| 自身免疫性疾病 | 常见 | 罕见 | 偶见 |
| 血清 γ-球蛋白增高 | 显著 | 中度 | 中度 |
| 平滑肌抗体和 ANF(抗核因子) | 高滴度(70%) | 低或无滴度 | 低或无滴度 |
| 原发性肝癌危险性 | 低 | 高 | 高 |
| 对皮质类固醇的反应性 | 好 | 差 | 差 |

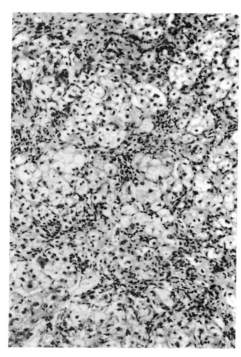

图 19.6　重度慢性肝炎,可见孤立的细胞群、纤维化及许多浆细胞。(HE 染色,×40)

成,即可用 Child 分级,内容包括胆红素、白蛋白、凝血酶原时间、有无肝性脑病和腹水(第 10、21 章)。

### 组织学分级和分期

1981 年,Knodell 等提出了组织学活动度指数(HAI),是一个评分系统,将肝内病变分为四项,三项是关于炎症坏死,一项是关于纤维化[26]。这一评分系统用来分级分期。依据坏死炎症来分级,判断疾病进展情况(表 19.5)。根据纤维化、修复来分期,预示疾病长期进展(表 19.6)。

观察者间误差和观察者自身误差对分级的影响比对分期的影响大。分级分期有许多评分系统[3]。这在病毒性肝炎中尤其重要,因其治疗疗效用分级分期来衡量。

**分类举例**

表 19.8 示两种类型慢性肝炎的提示性资料,炎症活动评分和分期在评估肝硬化发展时尤其重要。

表 19.5　组织学活动度指数(HAI)(排除纤维化):分级[26]

| 组成 | 评分 |
|---|---|
| 汇管区周围坏死伴或不伴桥接坏死 | 0~10 |
| 小叶内肝细胞变性和局灶性坏死 | 0~4 |
| 汇管区炎症 | 0~4 |

表 19.6　HAI 评分(除外纤维化)与慢性肝炎诊断的相关性

| HAI | 诊断 |
|---|---|
| 1~3 | 最小 |
| 4~6 | 轻度 |
| 9~12 | 中度 |
| 13~18 | 重度 |

表 19.7　慢性肝炎分级的评分系统,依据纤维化和结构改变[12]

| 评分 | 分级 | 描述 |
|---|---|---|
| 0 | 无 | — |
| 1 | 轻度 | 汇管区扩大 |
| 2 | 中度 | 汇管之间形成间隔 |
| 3 | 重度 | 桥接伴有扭曲 |
| 4 | 硬化 | 硬化 |

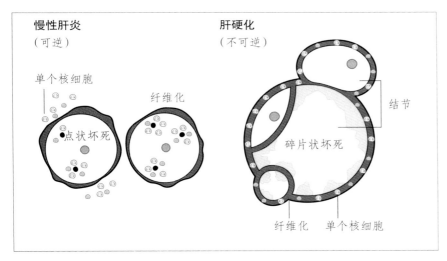

**图 19.7**　慢性肝炎小叶结构存在。肝硬化时结节再生致肝脏基本结构丢失。慢性肝炎原则上是可逆的，肝硬化不可逆。

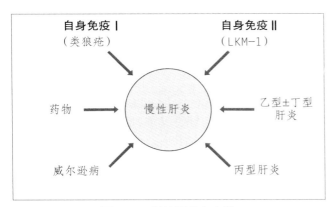

**图 19.8**　慢性肝炎疾病谱。

### 肝毒性的免疫机制

慢性肝炎是免疫因素致肝脏细胞长期损伤的典型肝脏疾病。

肝脏组织学显示淋巴细胞、浆细胞的严重浸润，伴有汇管区周围界面炎。存在高球蛋白血症和循环组织抗体。有一种假定慢性肝炎时肝细胞膜组成成分作为抗原参与免疫反应。在慢性肝炎中呈现出针对肝细胞抗原的细胞介导的免疫，这一过程由致敏淋巴细胞和单核细胞介导。

**表 19.8　慢性肝炎分类举例**

| 病因学 | 临床 | 严重程度 | | |
| --- | --- | --- | --- | --- |
| | | Child 分级 | 组织学 (评分*) | 分级 (评分**) |
| 丙型肝炎 | 轻度 | A | 轻度(5) | 轻度(1) |
| 自身免疫性 | 中度 | B | 中度(12) | 重度(3) |

\* 见表 19.6；\*\* 见表 19.7。

慢性肝炎是一个疾病进展的阶段，而不是疾病的全过程。

### 自身免疫性慢性肝炎

这是一种病因尚不清楚的慢性肝脏疾病，以自身免疫反应异常和遗传倾向性为特点。自身免疫性肝炎必须与病毒(尤其是 HCV)和药物(如氟烷)导致的继发性自身免疫反应区别。

其特点为以女性居多、高球蛋白血症、循环自身抗体阳性、与 HLA-DR3 和 HLA-DR4 相关[30]。排除病因明确的如病毒、药物、酒精导致的肝炎。通常对免疫抑制剂治疗有应答。根据循环自身抗体分为不同类型(表 19.9)[21]。

一般来说，那些临床特点比较明显、转氨酶较高、γ 球蛋白水平较高、肝组织损伤活动度较高而病因不清的患者，其对皮质类固醇治疗的反应优于已知病因的患者。

#### 1型(曾称做类狼疮)

这一类型包括绝大部分自身免疫性慢性肝炎。与高滴度的循环抗-DNA 和抗肌动蛋白(平滑肌)有关。这一类型将在以后部分详细描述。

#### 2型

2 型与抗肝肾微粒体(LKM)1 型抗体有关，分为 2a 和 2b 两种亚型。

**2a 型**　[20]　细胞色素单氧化酶 P450 2D6 是靶抗原，抗体与特异的氨基酸序列反应。这在非特异性反

表 19.9  慢性肝脏疾病血液循环中自身抗体

| 类型 | 抗体 | | | | |
| --- | --- | --- | --- | --- | --- |
| | ANA | SMA | LKM | AMA | SLA |
| 1(狼疮样) | +++ | +++ | − | − | ++ |
| 2a | − | − | +++ | − | |
| 2b | − | − | + | − | |
| 3 | + | + | − | − | ++ |
| 自身免疫性胆管炎 | +++ | + | − | − | |
| 原发性胆汁性肝硬化 | − | ± | − | +++ | |

ANA:抗核抗体;SMA:平滑肌(肌动蛋白)抗体;LKM:肝-肾微粒体抗体;AMA:抗线粒体抗体;SLA:可溶性肝抗原。

应的患者中是缺乏的,如 HCV。这与重度慢性肝炎相关。其他自身抗体通常缺如,这一类型大部分累及欧洲而不是美国的女孩。对皮质类固醇治疗反应良好,可以发现肝外免疫疾病,如糖尿病。这一疾病在儿童中呈暴发性。

**2b型**  除了美国或英国,7%以上的欧洲慢性丙型肝炎感染者 LKM-1 抗体阳性。这一抗体和细胞色素 P450 2D6 反应相关,他们可能共享原位点(分子模拟)。然而,进一步的详细微粒体分析显示,丙肝患者 LKM-1 抗体直接抗细胞色素 P450 2D6 的蛋白质的不同抗原位点,因而表现出自身免疫 LKM 的阳性。2b 型患者往往以男性和老年人为多。和其他自身免疫性疾病的关系尚不清楚。抗病毒治疗比免疫抑制治疗效果好。

### 3型

特点为存在针对可溶性肝抗原(SLA)和肝胰抗原(LPA)的抗体[28]。缺乏抗 LKM 的患者可能存在抗核抗体。抗-SLA 抗体也可成为 1 型自身免疫性慢性肝炎的标志物[9]。已经克隆出 SLA、LPA 抗体的靶抗原[39]。

### 慢性丁型肝炎

某些慢性 HDV 感染的患者具有抗 LKM-3 的循环抗体。其微粒体靶点是尿苷二磷酸葡萄糖醛酸转移酶。这一抗体与疾病进展的关系尚不明确。

### 原发性胆汁性肝硬化和免疫性胆管炎

两者均为胆汁淤积综合征。原发性胆汁性肝硬化以血清线粒体抗体阳性为特点(第 14 章),免疫性胆管炎以抗 DNA 和肌动蛋白的抗体为特点(第 14 章)[2]。

# 慢性自身免疫性肝炎(1型)

1950 年,Waldenatröm[38]描述了主要见于年轻人的慢性肝炎,尤其是女性。这一综合征被赋予多个名字[1],现在被称为"慢性自身免疫性肝炎"。这种情况似乎越来越少,可能与能够更加确切地诊断其他原因引起的慢性肝炎有关,比如药物相关性或乙型、丙型肝炎。

### 病因学

病因不明。免疫学变化显著。血清 γ-球蛋白水平显著增高。约 15% 的患者发现 LE(红斑狼疮)细胞试验阳性后称之为"类狼疮肝炎"。很大一部分患者体内检出组织抗体。

慢性(类狼疮)肝炎时肝脏很少表现出传统的狼疮病灶,这一点与传统的系统性红斑狼疮不同。而且,系统性红斑狼疮患者血液中无平滑肌抗体和线粒体抗体。

### 免疫机制和自身抗体[28]

自身免疫性慢性肝炎是一种免疫调节紊乱的疾病,它以抑制性(调节性)T 细胞缺陷为特点。它产生针对肝细胞表面抗原的抗体。免疫调节器官的缺陷是原发性还是继发于该组织抗原性的后天变化尚不明确。

汇管区浸润的单核细胞包括 B 淋巴细胞、辅助性T细胞伴有相对少的细胞毒性或抑制性细胞。这与抗体依赖性细胞毒性是主要效应机制的观点一致(图 19.9)。

患者具有长期高滴度的麻疹抗体,主要原因是免

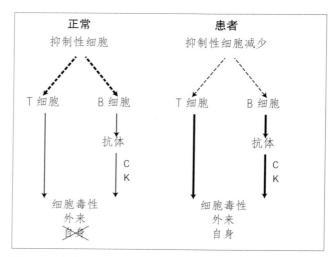

**图 19.9**  自身免疫性慢性肝炎中肝细胞损伤的免疫机制。在抑制性(调节性)T 细胞缺陷的患者中,细胞毒性不仅作用于外源抗原且对自身抗原也有作用。C:细胞毒性 T 细胞;K:杀伤 T 细胞。

疫系亢进而不是持续存在的病毒的复活[24]。

肝细胞膜上的靶抗原的性质尚不知晓。针对膜蛋白的细胞介导的免疫已被证实。周围血液循环中肝脏膜特异性活化的 T 细胞在慢性肝炎的免疫攻击中可能发挥重要作用。

患者体内检出许多血清自身抗体，它们的发病机制不详，但具有重要的诊断意义。没有证据表明抗细胞抗原的抗体本身可以介导自身免疫攻击。

抗核抗体在约 80% 的患者血清中出现。免疫荧光的同源性和斑点性是相同的。年轻患者中斑点形式更多见，且伴有更高的血清转氨酶水平[10]。

平滑肌（肌动蛋白）抗体在约 70% 的自身免疫性慢性肝炎患者中，约 50% 的原发性胆汁性肝硬化患者中存在。急性甲型、乙型病毒性肝炎或传染性单核细胞增多症患者中也出现低滴度的平滑肌抗体。高于 1:40 的滴度除了自身免疫性慢性肝炎 1 型外很少出现。平滑肌抗体的抗原与 S-肌动蛋白和骨骼肌相关，也出现于细胞膜和肝细胞的细胞骨架成分上，所以平滑肌抗体的出现可被认为是肝细胞损伤的结果。

人唾液酸糖蛋白受体抗体。其抗原是肝特异性蛋白（LSP）的一种成分。它的存在与炎症活动密切相关[37]。

线粒体抗体。通常缺如或滴度很低。

### 遗传学[11,15]

女性占主要群体（8:1）的特点与其他自身免疫性疾病相似。这一疾病具有家族性[19]。

效应 T 淋巴细胞只能识别被自体 HLA 分子递呈到损伤的肝细胞表面的抗原（图 19.10）[15]。HLA 分子、被其递呈的抗原肽、T 细胞受体之间的相互作用具有决定性的意义。某些等位基因在 HLA 上的位置使个体易感与其相关的疾病。遗传只决定易感性，并不一定就患病，而疾病一定是某一抗原激发的。

主要组织相容性复合物位于 6 号染色体短臂上。MHC Ⅰ 类、Ⅱ 类基因具有高度多态性。1 型自身免疫性肝炎在白种人中与 HLA-A1-B8-DR3 或 HLA-DR4 具有双重关联。日本患者主要与 HLA-DR4 相关联。关于 2 型自身免疫性肝炎只有有限的数据。关于 HLA Ⅱ 类高变异区的分析说明，71 位的赖氨酸对于白种人的 1 型自身免疫性肝炎有重要意义，而 13 位氨基酸对于日本人的 1 型自身免疫性肝炎具有重要意义。

补体基因也具多态性，被认为是 HLA Ⅲ 类基因。MHC Ⅲ 类等位基因，C4A-QO，在 1 型、2 型自身免疫性肝炎中显著增高。HLA 分类将应用于鉴定自身免疫性

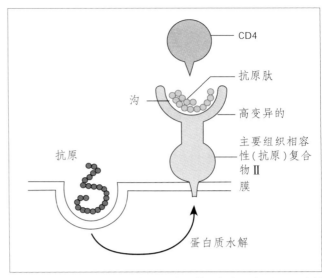

图 19.10　自身免疫性肝病的免疫遗传。假定的抗原通过胞饮作用进入肝细胞，HLA Ⅱ 类分子与含抗原的内涵体融合，抗原经蛋白水解作用裂解为肽。HLA Ⅱ 类肽复合物运送至血浆胞膜表达于一沟内，递呈至 CD4 淋巴细胞，沟内 HLA Ⅱ 类的高变异性易造成自身免疫性慢性肝炎。

慢性肝炎的易感性。但是识别递呈至淋巴细胞的 HLA 沟内抗原肽的性质是进一步研究的必要条件。

### 肝脏病理学

病变是一种严重的慢性肝炎。炎症活动是多样性的，某些区域接近正常。

1 区可见细胞浸润，主要是淋巴细胞和浆细胞，浸润细胞主要在肝细胞之间。形成的间隔把成群的肝细胞分割成玫瑰花样。脂肪改变不明显，可以看到塌陷的结构。结缔组织包围实质肝。硬化发展快，且通常为大结节性。慢性肝炎和肝硬化几乎同时存在并进展。

随着炎症活动渐减，细胞减少，坏死减少，纤维化逐渐增强。病程长的患者经尸体剖检，发现病变是非活动性肝硬化。很多病例仔细观察就可发现界面坏死和玫瑰花结形成。

缓解期疾病呈非活动性，因小叶未恢复正常结构，再生不明显，且仍可发现损伤。

1/3 的患者疾病早期出现肝硬化，通常在发病后 2 年内出现[33]。反复发生的坏死伴进一步间质塌陷和纤维化导致更加严重的肝硬化。最后，肝脏变小且严重的肝硬化。

### 临床特点（表 19.10）

这种疾病主要但不完全是在青春期的年轻人中

表现出一高峰,继而在 40~60 岁时进一步升高,其中 75% 的患者为女性。

发病隐匿,患者通常自觉不适,发现黄疸。1/4 的病例中疾病表现类似急性病毒性肝炎。只有当黄疸持续不降时,内科医生才注意到存在慢性化的肝脏紊乱。是否急性病毒性肝炎引发了这一疾病,或者只是长期慢性肝炎的患者一次间发感染,尚不清楚。

很多情况下,肝脏疾病表现与所陈述的症状出现的时间不一致。慢性肝炎通常在出现黄疸及确诊前有若干月或若干年的无症状期。如果常规体检出现肝脏疾病的特点或肝功能生化检查异常,患者有可能很快会被确诊有慢性自身免疫性肝炎。

虽然血清胆红素水平通常增高,但有些患者不出现黄疸。症状明显的黄疸经常是散发存在。极少数情况下可以见到重度胆汁淤积性黄疸。

闭经很常见,规律月经是好的征象。然而,如果确实发生一段时间闭经,可能和症状加重,黄疸加深有关。

**表 19.10　自身免疫性慢性活动性肝炎典型特点**

通常为女性
15~25 岁或绝经期
血清
　转氨酶×10
　γ-球蛋白×2
肝脏活检:活动性、非诊断性
抗核抗体(ANA)>1:40 弥漫性
抗肌动蛋白>1:40
皮质类固醇治疗有显著反应性

**表 19.11　81 例自身免疫性慢性肝炎相关病损[33]**

| 紫癜 | 2 |
| --- | --- |
| 红斑 | 4 |
| 关节痛 | 9 |
| 淋巴结病 | 2 |
| 肺部浸润 | 7 |
| 胸膜炎 | 2 |
| 风湿性心脏病 | 4 |
| 溃疡性结肠炎 | 5 |
| 糖尿病 | 3 |
| 桥本甲状腺炎 | 2 |
| 肾小管缺陷 | 3 |
| 狼疮肾 | 3 |
| 溶血性贫血 | 1 |

其他主诉如鼻出血、齿龈出血、轻微伤害即可出血等。

体格检查发现女孩身材较高,高于正常,但看起来健康(图 19.11)。蜘蛛痣实质上经常出现,它们可以很小,也可随疾病活动的变化而出现或消失。青紫色皮肤条纹有时见于大腿、侧腹壁;在严重情况下,上臂、乳房、背部(图 19.12)也可见。使用皮质类固醇之前也可出现满月脸。痤疮显著,并可见多毛症。

早期腹部检查可见肝脏右肋下可达 4cm,质地硬,左叶不成比例性增大,晚期肝脏不可触及。腹水、浮肿、肝性脑病为晚期特点。

反复发生的活动性肝脏疾病加重这一过程。

**相关疾病**

慢性自身免疫性肝炎不是局限于肝脏的疾病(表 19.11)。

病情较重的患者可有持续性发热[33],这些患者也可有急性、复发性、非致畸性、游走性的累及大关节的多关节炎。很多情况下有疼痛与僵硬,而无明显的肿胀,这些变化通常可完全消退。

相关的皮肤情况包括过敏性毛细管炎、痤疮、红斑、红斑狼疮样改变、紫癜。

脾大可出现,通常伴有广泛性淋巴结病,很可能与淋巴增生有关。

肾脏活检示轻度肾小球肾炎。肾小球上的免疫复合物局限于免疫复合物相关性肾脏疾病。约一半的患

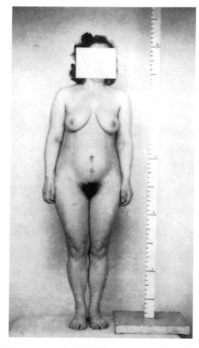

**图 19.11**　活动性青少年肝硬化。图为营养发育良好的女孩。

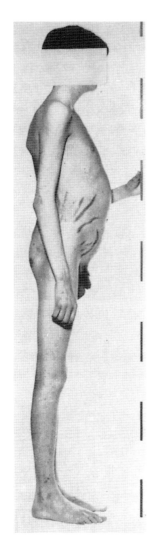

**图 19.12**　活动性慢性类狼疮肝炎。可见图中男孩细高伴有腹水，上腹壁和上肢可见条纹。

者肾小球抗体与肾脏损伤程度无关。

　　肺部改变包括胸膜炎、短暂性肺部浸润和萎陷。胸片斑片样改变可能与扩张的前毛细血管有关。多发性肺部动静脉吻合症也可见（第 6 章），也可出现纤维性肺泡炎。

　　原发性肺动脉高压在一例具有多器官病变的患者中有所描述[5]。

　　内分泌系统的改变包括类库兴综合征、痤疮、多毛症、皮肤条纹。男孩可有乳房发育。桥本甲状腺炎及其他甲状腺异常如黏液性水肿、甲状腺毒症也可见。诊断慢性肝炎前后，患者可并发糖尿病。

　　轻度贫血、白细胞减少症、血小板减少症与增大的脾脏有关。Coombs 试验阳性的溶血性贫血是另一罕见的并发症。极少情况下，也可出现高嗜酸细胞综

合征[7]。

　　溃疡性结肠炎与慢性活动性肝炎同时或随后出现。肝细胞癌有报道，但非常罕见[4]。

### 生物化学

　　生化检查示活动性疾病（见表 19.10）。除了浓度约为 2~10mg/dL（35~170μmol/L）的高胆红素血症外，血清 γ-球蛋白水平亦高于正常上限的 2 倍（图 19.13）。电泳示多克隆丙种球蛋白病，单克隆罕见。血清转氨酶通常增高 10 倍以上。血清白蛋白可维持至肝脏衰竭的晚期。疾病发展过程中血清转氨酶和 γ-球蛋白水平自发性下降。

　　血清甲胎蛋白水平可升高至正常上限 2 倍以上，皮质类固醇治疗开始后其水平下降。

### 血液学

　　血小板减少和白细胞减少可在晚期出现门脉高压和巨脾之前频繁发生。轻度贫血也常见。疾病早期肝细胞功能尚可时凝血酶原时间就可延长。

### 肝穿刺活检

　　这是一项很有价值的检查，但因凝血障碍难于进行。或许需要进行经颈静脉肝脏活检。如果可以进行活检，可以见到典型的重度慢性肝炎的病理表现。

### 鉴别诊断（图 19.14）

　　明确是否存在肝硬化需进行肝脏穿刺活检。

　　检测乙型肝炎病毒标志物可区别乙肝阳性慢性肝炎。

　　丙型肝炎患者可有循环自身抗体。第一代 HCV 抗体试验某些患者出现假阳性，与血清球蛋白水平增高相关，但第二代试验有时也可出现阳性。HCV 感染的患者可有针对 LKM-1 的循环自身抗体（见表19.9）。

　　与威尔逊病相鉴别是重要的。肝脏疾病家族史很重要。该病经常出现溶血和腹水。需要裂隙灯检查以明确有无凯-弗环。血清铜和铜蓝蛋白降低，尿铜水平

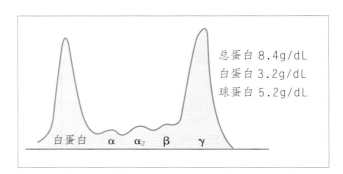

总蛋白 8.4g/dL
白蛋白 3.2g/dL
球蛋白 5.2g/dL

白蛋白　α　α₂　β　γ

**图 19.13**　血清蛋白电泳。注意高浓度的 γ-球蛋白。

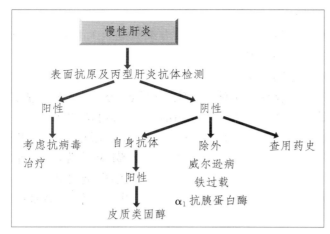

**图 19.14**　慢性肝炎鉴别诊断和治疗。

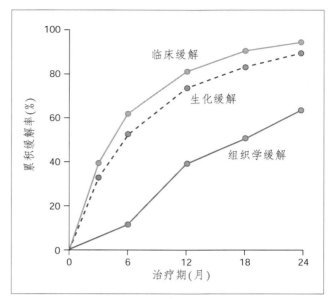

**图 19.15**　泼尼松龙治疗重度慢性自身免疫性肝炎疗效。

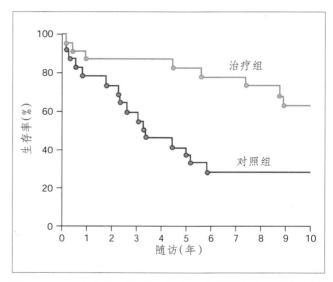

**图 19.16**　皇家自由医院泼尼松龙治疗慢性自身免疫性肝炎疗效观察的晚期结果。注意治疗组生存率的提高。

增高即可诊断。肝铜增加。

　　须排除摄入药物所至的肝损害，如呋喃妥因、甲基多巴、异烟肼等。

　　慢性肝病可与溃疡性结肠炎共存。必须鉴别两者共存的情况和硬化性胆管炎所至并发的溃疡性结肠炎，后者血清碱性磷酸酶通常增高，血清平滑肌抗体缺如。ERCP 可诊断。

　　酒精性肝病。其病史、慢性酒精中毒、肝脏肿大有助于诊断。肝脏组织学显示脂肪（自身免疫性肝炎中罕见）、酒精透明小体、病灶浸润和 III 区较重的肝脏损伤。

　　血色病。检测血清转铁蛋白饱和度和铁蛋白含量即可排除。

### 治疗

　　临床试验表明对重度 1 型慢性自身免疫性肝炎行皮质类固醇治疗可延长存活时间[6,29,36]。

　　治疗开始 2 年效果显著（图 19.15 和图 19.16）[25]。乏力减轻、食欲增加，发热和关节痛得到控制，月经恢复。血清胆红素、转氨酶、γ-球蛋白水平降低。这些变化很显著，可成为自身免疫性肝炎的诊断依据。肝脏组织学示炎症活动减少，但慢性肝炎进展为肝硬化的过程仍在继续。

　　肝脏活检应在治疗之前进行。如果因凝血障碍不能活检，应在皮质类固醇治疗进入缓解期后马上进行。

　　泼尼松龙常规剂量为 30mg/d（或 40mg/d），一周后减量至维持量 10~15mg/d（表 19.12）。

　　通常 6 个月内即可达到生化、组织学缓解。泼尼松龙治疗一般需要 2~3 年或更长，通常终身服用（表 19.13）。过早停药会导致疾病复发[18]，虽然 1~2 个月内可以将病情再次控制住，但仍有少数死亡。

　　可以用稍大剂量泼尼松龙。因为该法严重副作用的发病率增高、组织学缓解率低时不推荐隔日一次服用泼尼松龙。

　　轻度病变的患者通常为中老年的男性和女性，考虑到泼尼松龙对这一人群的副作用更难以接受，可用低剂量维持。

　　泼尼松龙治疗所致并发症包括满月脸、痤疮、肥胖、多毛症、条纹。女性患者不希望出现这些并发症。更严重的有 10 岁以下儿童出现生长迟滞，伴糖尿病、

表 19.12 泼尼松龙治疗自身免疫性慢性肝炎

**第一周**
10mg 泼尼松龙 每日 3 次(30mg/d)

**第二和第三周**
泼尼松龙减少至维持量(10~15mg/d)

**每月**
临床体检——肝脏检查

**第 6 个月**
完整检查——临床和生化

**无缓解**
继续用维持量治疗 6 个月,可考虑加用硫唑嘌呤(50~100mg/d)
最大剂量:20mg 泼尼松龙加 100mg 硫唑嘌呤

表 19.13 自身免疫性肝炎:泼尼松龙治疗疗程

**至少 2 年直到**
血清
　抗核抗体阴性
　胆红素
　γ-球蛋白正常
　转氨酶正常
肝脏活检显示非活动性(通常 2 年以上)

严重感染。

骨质丢失甚至在每日仅 10mg 泼尼松龙治疗时仍可出现,且丢失程度与疗程相关,故主张补充钙剂、鼓励锻炼。每 1~2 年检查骨质密度。绝经后期女性接受激素替代治疗。

泼尼松龙每日剂量小于 15mg 时,副作用少见,如果剂量超过这一值或出现严重并发症,需另找替代方法。

如果每日 20mg 的泼尼松龙不能使病情缓解,可加用硫唑嘌呤 50~100 mg/d,这不是常规治疗。数月甚至数年长期应用此类药物有明显缺点。其他需应用硫唑嘌呤的适应证有患者出现严重的类库欣征表现,伴有疾病如糖尿病以及诱发缓解的治疗量所产生的其他副作用。

较大剂量(2mg/kg)硫唑嘌呤曾单独用于联合治疗后的患者,至少可维持一年的完全缓解[23],出现的副作用包括关节痛、骨髓抑制、患癌危险率增加。

环孢素 A 用于对皮质类固醇耐药的患者[17],由于该药毒性较大,应该在传统治疗失败时作为最后方法使用。

皮质类固醇治疗未能诱发缓解,疾病晚期出现肝硬化晚期出现各种并发症时考虑肝移植。其存活率可与经皮质类固醇治疗进入缓解期的患者生存率

相似[34]。移植后自身免疫性慢性肝炎可复发[14]。

病程和预后

病程变化大,呈波动性,间断出现恶化、黄疸、不适加重,最终几乎全部的患者不可避免地发展为肝硬化。

10 年存活率 63%[25]。皮质类固醇治疗 2 年后进入第一个缓解期,1/3 的患者获得 5 年缓解,2/3 复发,需要重新治疗。但继续应用皮质类固醇会产生更多副作用,平均存活率为 12.2 年。疾病活动最活跃的最初 2 年死亡率极高。早期诊断或免疫抑制治疗充分的情况下持续缓解较易达到。皮质类固醇治疗可延长生命,但大多数患者最终达肝硬化晚期。

绝经后期女性对皮质类固醇初治有反应,但有较多的长期并发症出现。

DR3 等位基因的患者较 DR4 的患者疾病出现较早,病情不易缓解且易复发,他们需要肝移植[11]。

很少以食管静脉曲张为首发症状。但是食管静脉曲张破裂出血,肝细胞衰竭是导致死亡的常见原因。

慢性活动性肝炎患者怀孕的情况将在后面的章节讨论(第 27 章)。

融合巨细胞性肝炎

这类慢性肝炎曾认为与副黏病毒感染有关 [32],但尚未证实。它很可能与多种肝脏疾病有关,包括自身免疫性慢性肝炎、原发性硬化性胆管炎、HCV 感染[13,27]。

(张清泉 王崇 译 王江滨 牛俊奇 校)

**参考文献**

1 Bearn AG, Kunkel HG, Slater RJ. The problem of chronic liver disease in young women. *Am. J. Med.* 1956; **21**: 3.

2 Ben-Ari Z, Dhillon AP, Sherlock S. Autoimmune cholangiopathy: part of the spectrum of autoimmune chronic active hepatitis. *Hepatology* 1993; **18**: 10.

3 Brunt EM. Grading and staging: the histopathological lesions of chronic hepatitis: the Knodell histology activity index and beyond. *Hepatology* 2000; **31**: 241.

4 Burroughs AK, Bassendine MF, Thomas HC et al. Primary liver cell cancer in autoimmune chronic liver disease. *Br. Med. J.* 1981; **282**: 273.

5 Cohen N, Mendelow H. Concurrent 'active juvenile cirrhosis' and 'primary pulmonary hypertension'. *Am. J. Med.* 1965; **39**: 127.

6 Cook GC, Mulligan R, Sherlock S. Controlled prospective trial of corticosteroid therapy in active chronic hepatitis. *Q. J. Med.* 1971; **40**: 159.

7 Croffy B, Kopelman R, Kaplan M. Hypereosinophilic syndrome. Association with chronic active hepatitis. *Dig. Dis. Sci.* 1988; **33**: 233.

8 Czaja AJ. Chronic active hepatitis: the challenge for a new

nomenclature. *Ann. Intern. Med.* 1993; **119**: 510.

9 Czaja AJ, Manns MP, McFarlane IG *et al.* Autoimmune hepatitis: the investigational and clinical challenges. *Hepatology* 2000; **31**: 1194.

10 Czaja AJ, Nishioka M, Morshed SA *et al.* Patterns of nuclear immunofluorescence and reactivities to recombinant nuclear antigens in autoimmune hepatitis. *Gastroenterology* 1994; **107**: 200.

11 Czaja AJ, Strettel MDJ, Thomson LJ et al. Associations between alleles of the major histocompatibility complex and type 1 autoimmune hepatitis. *Hepatology* 1997; **25**: 317.

12 Desmet VJ, Gerber M, Hoofnagle JH *et al.* Classification of chronic hepatitis: diagnosis, grading and staging. *Hepatology* 1994; **19**: 1513.

13 Devaney K, Goodman ZD, Ishak KG. Post infantile giant-cell transformation in hepatitis. *Hepatology* 1992; **16**: 327.

14 Devlin J, Donaldson P, Portmann B *et al.* Recurrence of autoimmune hepatitis following liver transplantation. *Liver Transplant Surg.* 1995; **1**: 162.

15 Donaldson P, Doherty D, Underhill J *et al.* The molecular genetics of autoimmune liver disease. *Hepatology* 1994; **20**: 225.

16 Gurian LE, Rogoff TM, Ware AJ *et al.* The immunological diagnosis of chronic active 'auto-immune' hepatitis: distinction from systemic lupus erythematosus. *Hepatology* 1985; **5**: 397.

17 Hayams JS, Ballows M, Leichtner AM. Cyclosporin treatment of autoimmune chronic active hepatitis. *Gastroenterology* 1987; **93**: 890.

18 Hegarty JE, Nouri Aria KT, Portmann B *et al.* Relapse following treatment withdrawal in patients with autoimmune chronic active hepatitis. *Hepatology* 1983; **3**: 685.

19 Hodges S, Loboyeo A, Donaldson P *et al.* Autoimmune chronic active hepatitis in a family. *Gut* 1991; **32**: 299.

20 Homberg JC, Abuaf N, Bernard O *et al.* Chronic active hepatitis associated with antiliver/kidney microsome antibody type 1: a second type of 'autoimmune' hepatitis. *Hepatology* 1987; **7**: 1333.

21 International Autoimmune Hepatitis Group. Report: review of criteria for diagnosis of autoimmune hepatitis. *J. Hepatol.* 1999; **31**: 929.

22 Ishak KG. Pathologic features of chronic hepatitis: a review and update. *Am. J. Clin. Pathol.* 2000; **113**: 40.

23 Johnson PJ, McFarlane IG, Williams R. Azathioprine for long-term maintenance of remission in autoimmune hepatitis. *N. Engl. J. Med.* 1995; **333**: 958.

24 Kalland K-H, Endresen C, Haukenes G *et al.* Measles-specific nucleotide sequences and autoimmune chronic active hepatitis. *Lancet* 1989; **1**: 1390 (letter).

25 Kirk AP, Jain S, Pocock S *et al.* Late results of Royal Free Hospital controlled trial of prednisolone therapy in hepatitis B surface antigen-negative chronic active hepatitis. *Gut* 1980; **21**: 78.

26 Knodell RG, Ishak KG, Black WC *et al.* Formulation and application of a numerical scoring system for assessing histological activity in asymptomatic chronic active hepatitis. *Hepatology* 1981; **4**: 431.

27 Lau JYN, Konkoulis G, Mieli-Vergano G *et al.* Syncytial giant-cell hepatitis: a specific disease entity? *J. Hepatol.* 1992; **15**: 216.

28 Manns MP, Strassburg CP. Autoimmune hepatitis: clinical challenges. *Gastroenterology* 2001; **120**: 1502.

29 Murray-Lyon IM, Stern RB, Williams R. Controlled trial of prednisone and azathioprine in active chronic hepatitis. *Lancet* 1973; **i**: 735.

30 Obermayer-Straub P, Strassburg CP, Manns MP. Autoimmune hepatitis. *J. Hepatol.* 2000; **32** (suppl. 1); 181.

31 Philipp T, Durazzo M, Trautwein C *et al.* Recognition of uridine diphosphate glucuronyl transferases by LKM-3 antibodies in chronic hepatitis D. *Lancet* 1994; **344**: 578.

32 Phillips MJ, Blendis LM, Paucell S *et al.* Syncytial giant-cell hepatitis. Sporadic hepatitis with distinctive pathologic features, a severe clinical course and paramyxoviral features. *N. Engl. J. Med.* 1991; **324**: 455.

33 Read AE, Harrison CV, Sherlock S. 'Juvenile cirrhosis'; part of a system disease. The effect of corticosteroid therapy. *Gut* 1963; **4**: 378.

34 Sanchez-Urdazpal L, Czaja AJ, Van Hock B *et al.* Prognostic features and role of liver transplantation in severe corticosteroid-treated autoimmune chronic active hepatitis. *Hepatology* 1991; **15**: 215.

35 Sherlock S. Chronic hepatitis and cirrhosis. *Hepatology* 1984; **4**: 25S.

36 Soloway RD, Summerskill WH, Baggenstoss AH *et al.* Clinical, biochemical, and histological remission of severe chronic active liver disease: a controlled study of treatments and early prognosis. *Gastroenterology* 1972; **63**: 820.

37 Treichel U, Poralla T, Hess G *et al.* Autoantibodies to human asialoglycoprotein receptor in autoimmune-type chronic hepatitis. *Hepatology* 1990; **11**: 606.

38 Waldenström J. *Leber, Blutproteine und Nahrungsweiss Stoffwechs Krh*, Sonderband: XV, p. 8. Tagung, Bad Kissingen, 1950.

39 Wies I, Brunner S, Henninger J *et al.* Identification of target antigen for SLA/LP autoantibodies in autoimmune hepatitis. *Lancet* 2000; **355**: 1510.

40 Yamamoto AM, Cresteil D, Homberg JC *et al.* Characterization of antiliver–kidney microsome antibody (anti-LKM I) from hepatitis C virus-positive and virus-negative sera. *Gastroenterology* 1993; **104**: 1762.

# 第20章

# 药物和肝脏

肝脏与药物代谢关系密切，特别是口服药（图20.1）。这些药物必须是脂溶性的，以便通过肠细胞膜。然后它们必须被运送到肝脏并转化成水溶性（更具极性）化合物，以便经胆汁或尿排出。

药物能引起类似几乎所有自然发生的肝病的毒性反应（表20.1）。住院患者中所有黄疸患者大约2%是由药物引起的，美国暴发性肝衰竭的病例中约1/4被认为与药物有关。对于任何肝病患者，了解其过去3个月服用过的药物是必要的，医生要对它们予以鉴别。

如果可能，药物相关性肝病的早期怀疑对准确诊断是非常重要的。如果出现症状或血清转氨酶升高后继续用药，严重性会大大地增加。这为一些疏忽的情况提供了理由。

肝脏对药物的反应依赖于药物吸收与环境因素和遗传之间的相互作用（图20.2）。

个别药物可引起一种类型以上的反应。在肝性、胆汁淤积性和过敏性反应之间可能有重叠，如氟烷，能引起3区肝细胞坏死，也可引起急性肝炎样表现。氯丙嗪引起肝性、胆汁淤积性黄疸。甲基多巴引起急性或慢性肝炎、肝硬化、肝肉芽肿或胆汁淤积。

### 药代动力学[60,70]

口服药物的肝脏清除率依赖于药物代谢酶的效能、固有清除率、肝血流、血浆蛋白结合的程度（图20.3）。药物在药理作用方面的差别取决于不同药物动力学因子相对的重要性（表20.2）[127]。

被肝脏快速吸收的药物（高固有清除率）可以说有高首次通过代谢。它们的肝脏吸收限速因素是肝血流。实际上，它们的清除率可以用来测定肝血流，吲哚青绿（indocyanin green）就是这种药物。这些药物通常是高度脂溶性，如果肝血流降低，如肝硬化、心力衰竭，高首过率药物的全身影响将会提高。服用普萘洛尔或西咪替丁（降低肝血流）会有类似的作用。

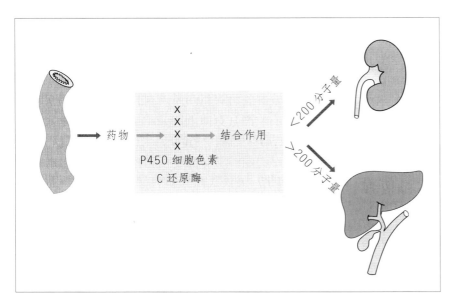

**图20.1** 肝脏的药物代谢。

表 20.1 肝药物反应分类

| 类型 | 表现 | 例证 |
|---|---|---|
| 3 区坏死 | 剂量依赖,多器官衰竭 | 四氯化碳,对乙酰氨基酚,氟烷 |
| 线粒体细胞病 | 儿童,瑞氏样综合征,肝硬化 | 丙戊酸 |
| 脂肪性肝炎 | 半衰期长,肝硬化 | 哌克昔林,胺碘酮 |
| 急性肝炎 | 桥接坏死,短期、急性、长期、慢性 | 甲基多巴,异烟肼,氟烷,酮康唑 |
| 全身超敏反应 | 常见肉芽肿 | 磺胺类、奎尼丁、别嘌呤醇 |
| 纤维化 | 门脉高压,肝硬化 | 甲氨蝶呤,氯乙烯,维生素 A |
| 胆汁淤积 | | |
| 　小胆管 | 剂量依赖,可逆 | 性激素 |
| 　肝-小胆管 | 可逆阻塞性黄疸 | 氯丙嗪,红霉素,呋喃妥因,硫唑嘌呤 |
| 　胆管 | 年龄相关,肾衰 | 苯噁洛芬 |
| **血管** | | |
| 静脉闭塞病 | 剂量依赖 | 放疗,细胞毒药物 |
| 窦扩张和紫癜 | | 硫唑嘌呤、性激素 |
| 肝静脉闭塞 | 栓塞作用 | 性激素 |
| 门静脉闭塞 | 栓塞作用 | 性激素 |
| **胆道** | | |
| 硬化性胆管炎 | 胆汁淤积 | 肝动脉 FUDR |
| 胆泥 | 胆绞痛 | 头孢曲松 |
| **新生物** | | |
| 局限性结节状增生 | 良性,占位 | 性激素 |
| 腺瘤 | 可破裂,常退化 | 性激素 |
| 肝细胞癌 | 罕见,相对良性 | 达那唑,性激素和蛋白同化激素 |

FUDR:5-氟-2'-脱氧尿苷。

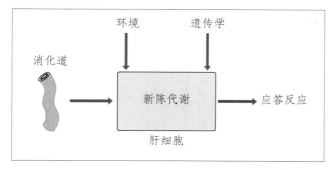

图 20.2 肝脏对药物的反应依赖于药物吸收与环境因素和遗传之间的相互作用。

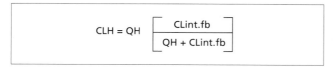

图 20.3 肝脏对药物清除率的计算公式。Clint:肝固有清除率;fb:血浆蛋白结合;QH:肝血流[10]。

由于高首过吸收,某些药物,如硝酸甘油,必须舌下服用,以避免进入门脉,躲过首过效应。同样,利多卡因必须静脉给药。

低固有清除率的药物,如茶碱,依靠酶的功能,受肝血流的影响很小。

血浆蛋白结合限制药物对肝酶的递交,这会受到血浆蛋白合成及降解变化的影响。

**肝脏药物代谢**

1 相　主要药物代谢系统存在于肝细胞微粒体部分(滑面内质网),有关的酶是功能性单一细胞色素 C 还原酶和细胞色素 P450 的混合物。胞质内还原型 NADPH 是辅助因子。由于羟基或氧化给药物提供了更多的极化。另外,一相药物代谢反应包括由胞质内的乙醇脱氢酶将乙醇转化成乙醛。

酶诱导剂包括巴比妥酸盐、乙醇、麻醉剂、降糖药、抗惊厥药、灰黄霉素、利福平、保泰松、甲丙氨酯。药物治疗后肝肿大可能与酶诱导作用有关。

2 相　这些生物转化涉及药物或药物代谢产物同

**表 20.2　根据从正常受试者所获得的药代动力学参数药物分类[70]**

| | 肝脏提取 | 蛋白结合 | 分流对全身有效性的影响 | 例证 |
|---|---|---|---|---|
| 限制酶,不敏感结合 | 低 | 低 (<90%) | 0 | 安替匹林<br>异戊巴比妥<br>咖啡因<br>胆茶碱<br>氨基匹林 |
| 限制酶,敏感结合 | 低 | 高 (>90%) | 0 | 氯氮<br>安定<br>苯妥英<br>吲哚美辛<br>保泰松<br>利福平<br>甲苯磺丁脲<br>华法林 |
| 血流和酶敏感性 | 中等 | 无影响 | + | 对乙酰氨基酚<br>氯丙嗪<br>异烟肼<br>Merperidine<br>美托洛尔<br>去甲替林<br>奎尼丁 |
| 血流限制 | 高 | 无影响 | +++ | 半乳糖<br>靛蓝花青<br>拉贝洛尔<br>利多卡因<br>吗啡<br>喷他佐辛<br>丙氧酚<br>普萘洛尔<br>维拉帕米 |

内源性小分子的结合反应，相关的酶通常不仅限于肝，但肝内浓度高。

**活性转移**　这个系统位于肝细胞胆汁极，机制是能量依赖并能被饱和。

**胆道和尿道排泄**　决定代谢的药物最终是由胆汁还是由尿排泄的因素有多种，有些尚不清楚。高极化物质固定由胆汁排泄，在结合之后这些物质极性更强。分子量超过 200 的趋向由胆汁排泄，分子量小于 200 的主要由尿道排泄。

### P450系统

被肝细胞内质网内血红蛋白 P450 系统代谢的药物，产生毒性代谢产物。至少有 50 种 P450 已被验明，

无疑会更多。每一种 P450 蛋白由独特基因编码[158]，同药物代谢有关的人类 P450 是 P450I，P450Ⅱ，P450Ⅲ 三个家族的成员 (图 20.4，表 20.3)。每个 P450 有特殊的底物结合位点，能结合一些药物，但不是所有药物，每个 P450 能代谢许多药物。P450 催化活性的遗传差别可决定特异体质、对药物的不良反应，由于 P450-Ⅱ-D6 异常表达导致异喹胍 (一种抗心律失常药)不良代谢便是一个例证[46]。这个酶系统也代谢大多数 β-阻滞剂和抗精神病药。异喹胍不良代谢可以通过 PCR 扩增细胞色素 P450-II-D6 突变基因部分予以鉴定，这增加了将来患者对药物的异常应答反应能够被鉴定的可能。

P450-II-E1 与对乙酰氨基酚亲电子代谢产物的产生有关。

P450-III-A 与环孢素和其他药物，特别是红霉素、固醇类、酮康唑代谢有关。P450-II-C 多态性影响美芬妥英、安定和其他许多药物的代谢。

#### 酶诱导和药物交互作用

由 P450 酶增加的酶诱导 (表 20.3)导致毒性代谢产物增加，P450 的表达和由苯巴比妥的诱导保持在移植肝细胞内而不涉及腺胞部位或带/窦的微环境[86]。

两种活性药物竞争一个酶结合位点，导致低亲合力的药物代谢更慢，因而有更长的作用。

乙醇诱导 P450-Ⅱ-E1，从而提高对乙酰氨基酚的毒性(见图 20.10)。同样，用异烟肼治疗的患者，亦诱导 P450-Ⅱ-E1，增加对乙酰的毒性。

P450-Ⅲ-A 代谢环孢素，被利福平和固醇类诱导，这可以解释服用这些药物时，血清环孢素水平降低。环孢素、他克莫司(FK506)、红霉素、酮康唑竞争性地与 P450-Ⅲ-A 结合和代谢，服用这些药物之后环孢素水平升高。

奥美拉唑诱导 P450-I-A[31]，这在前致癌原、致癌原和许多药物的生物转化中是重要的，服用奥美拉唑之后恶性肿瘤发生的可能性增加。

将来可能会确定 P450 系统的轮廓，检测这些可能不利的药物反应。选择性的抑制剂和诱导剂可能用于改变 P450 系统。

#### 免疫性肝毒性

代谢产物同细胞蛋白作为半抗原(hapten)，引起免疫性肝损伤 (图 20.5)，P450 与之相关。几种 P450 同工酶在肝细胞膜上存在并可诱导，对抗它们的免疫作用可导致肝细胞的免疫性破坏[82]。

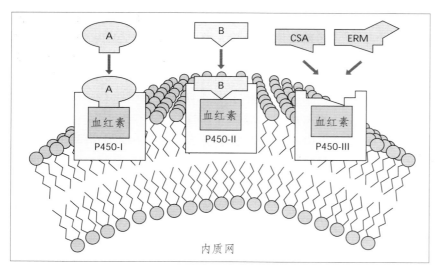

图 20.4 同药物代谢有关的 P450 是 P450I，P450 Ⅱ，P450 Ⅲ 三个家族的成员，每个 P450 有独特的催化特性，环孢素(CSA)和红霉素(ERM)结合 P450–Ⅲ 家族中的 P450 并被其代谢[158]。

### 肝脏药物损伤的危险因素[77]

#### 肝脏病[128]

药物代谢的损伤与肝细胞衰竭的程度成正比，肝硬化时最大。药物的半衰期和凝血酶原时间、血清白蛋白水平、肝性脑病和腹水之间存在相关性[38]。

损伤药物代谢的原因多种多样。肝血流减少损伤药物代谢特别是高首次通过的药物[17]，损伤氧化代谢尤其见于巴比妥和氯氮。吗啡是一种高清除率药物，通常以葡萄糖醛酸化形式被灭活，进而被清除，然而对于肝病患者，某些药物的葡萄糖醛酸化可能受损[54]。

肝病白蛋白合成减少，降低了血浆蛋白与药物的结合，如苯二氮䓬类药物，只是靠肝脏生物转化、高蛋白结合被清除，而低白蛋白限制了它们的清除。肝细胞病药物从血浆中清除减少，分布容量增加，可以用蛋白结合减少来解释。

肝病时大脑对镇静剂敏感性增加，可能与大脑受体增加有关。

### 年龄和性别

儿童罕见肝脏药物反应，除偶尔过量外他们甚至可以耐受，儿童服用过量对乙酰氨基酚比成人服用同等血清浓度的对乙酰氨基酚肝脏损害要小得多。然而，丙戊酸盐肝脏毒性影响儿童，氟烷和柳氮磺吡啶则很少影响儿童。

老年人经由 1 相处理药物的能力降低，但 2 相生物转化没有变化[127]，这与细胞色素 P450 活性降低无关，而与肝容积和肝血流减少有关。

表 20.3　人类肝脏 P450s 的特征[158]

| P450 | 药物底物 | 可能诱导剂 |
|---|---|---|
| I–A1 | 致癌物 | 奥美拉唑 |
| I–A2 | 咖啡因 | 吸烟 |
|  | 茶碱 | 对乙酰氨基酚 |
| II–c* | 美芬妥英,替尼酸 | 未证实 |
|  | 地西泮,甲苯磺丁脲 |  |
|  | 保泰松 |  |
| II–D* | 异喹胍,多数 β–阻滞剂 | 未证实 |
|  | 许多精神安定药,恩卡尼 |  |
|  | 可待因 |  |
| II–E1 | 对乙酰氨基酚 | 乙醇 |
|  | 乙醇 | 异烟肼 |
| III* | 环孢素 A | 抗癫痫药 |
|  | 红霉素 | 利福平 |
|  | 酮康唑 | 糖皮质激素 |
|  | 硝苯地平,雌激素 |  |
|  | 咪达唑仑/三唑仑 |  |
|  | 立多卡因 |  |

* 存在大量亚科成员，这些亚科成员可以有不同的催化特性和规则。

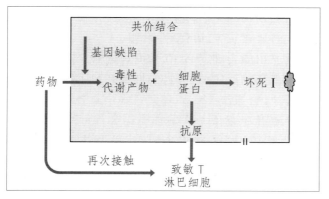

图 20.5　肝毒性、直接相关的代谢产物和免疫超敏反应的机制。

女性肝脏药物不良反应比男性多。

胎儿 P450 酶水平很低，甚至没有，出生后可增加，小叶内分布会改变[117]。

### 药物对胆红素代谢的干扰

药物能影响胆红素代谢的任何阶段。这种反应是能预见的、可逆的，成人没有严重后果。但新生儿脑中非结合胆红素升高，可加重胆红素脑病（核黄疸）。这种情况可由与胆红素竞争性结合白蛋白的药物，如水杨酸盐和磺胺类药物而加重。吉尔伯特综合征、慢性肝炎或原发性胆汁性肝硬化的成年人，服用干扰胆红素代谢的药物可加重黄疸。

溶血反应使胆红素对肝细胞负荷增加，作为单纯的缺陷这是罕见的，通常合并超敏反应，后者降低肝细胞功能。磺胺类、非那西汀、利巴韦林或奎宁能引起这种反应，这些药亦可促发 G-6-PD 缺乏患者溶血。

有害药物可经母乳传播给婴儿，新生儿合成维生素 K 制剂对新生儿的毒性作用部分是因为促进溶血作用。

某些药物干扰胆红素在肝细胞内的摄取和转运，包括胆囊造影剂，利福平。新生儿转运蛋白可能减少，使得他们对同胆红素竞争转运的药物敏感，这些药会加重核黄疸。

经胆小管排泄的药物引起胆汁淤积，如性激素。

### 药物性肝病的诊断（表20.4）

药物相关性肝病的常见原因是：抗生素、NSAID、心血管药物和中枢神经系统药物，实际上包括现代所有治疗用药，每种药都应被怀疑，药品制造商以及药物安全机构都应接触。

病史必须包括：剂量、给药途径、时间、以前用药以及合并用药情况。

发作（挑战）通常在开始用药后 5~90 天之内。停药后 8 天 ALT 降低 50%。精心设计的再诱导试验，因伦理原因通常是不可能的。但意外挑战阳性对诊断很有价值。

肝脏反应的其他原因，如病毒性肝炎、自身免疫性肝病或胆道闭塞必须被排除。

疑难病例肝穿刺活检具有诊断价值，药物相关的反应被脂肪变性、肉芽肿、胆管病变、带状肝细胞坏死和普遍的肝细胞病变证实。

## 肝细胞3区坏死

药物的直接作用很少引起肝细胞损伤，而毒性代谢产物通常起主要作用（图 20.6）。药物代谢酶激活化学稳定的药物，产生亲电子的代谢产物。这些强化烷化剂（Alkylating）、芳化剂（arylating）、酰化剂（acylating）共价结合于肝分子（这些分子对肝细胞活性是必不可少的）进而细胞内物质，如能够优先与毒性代谢产物结合的谷胱甘肽被耗尽。结果是肝细胞坏死（图 20.6 和图 20.7）。此外细胞色素 P450 氧化反应产生的非配对电子代谢产物，这些自由基亦能共价结合肝细胞蛋白和细胞膜的非饱和脂肪酸，引起脂质过氧化和膜损伤。最后结果是肝细胞凋亡（与胞质钙泵衰竭，抑制线粒体功能有关）（图 20.6 和图 20.7）。3 区坏死最明显，那里药物代谢酶的浓度最高，而肝窦血氧张力最低。亦可见脂肪变性但炎症反应很轻。

肝坏死是剂量依赖性的，有动物模型。其他器官亦受累，尤其是肾脏。轻者黄疸程度轻、时间短，血清生化检测显示转氨酶明显升高，凝血酶原时间迅速延长。光学显微镜清晰显示 3 区肝细胞坏死，分散的脂肪变性和很轻的炎症反应（图 20.8）。门脉周围纤维化有时明显。对乙酰氨基酚是药物导致这种坏死的最好例证。

另一类药物也可以引起 3 区坏死，但发生比率小。其机制并非直接的剂量依赖的毒性反应，推测与代谢特异体质有关。氟烷可造成融合性带状或大块坏死。还原代谢产物和氧化代谢产物均能具有反应性，与细胞大分子结合并引起脂质过氧化以及药物代谢和其他酶的灭活。

### 酶诱导和抑制的效应

由于酶诱导，用苯巴比妥预先处理的大鼠，在用四氯化碳之后显示了 3 区坏死加重。

饮酒大大提高了对乙酰的毒性，4~8g 能引起严重肝损伤（图 20.9）[131,170]。这显然是由于乙醇诱导 P450-3a（P450-Ⅱ-E1），而 P450-3a 在毒性代谢产物的产生过程中是重要的。这也涉及在亚硝胺的 α-碳上的氧合作用（图 20.10）。理论上酗酒能够增加癌症的危险性。西咪替丁抑制 P450 混合功能氧化酶活体，

**表 20.4　药物相关肝病的调查**

| | 说明 |
| --- | --- |
| 可疑的任何药 | 与药物生产商及药物安全机构接触 |
| 用药史 | 所有药物剂量、时间、以前用药情况 |
| 停药 | 转氨酶迅速降低 |
| 挑战试验 | 意外的，精心设计的不可能 |
| 排除其他肝病 | 病毒性肝炎，自身免疫肝炎，胆道闭塞 |
| 肝活检 | 如果必要，脂肪变性、肉芽肿、带状炎症、胆道病 |

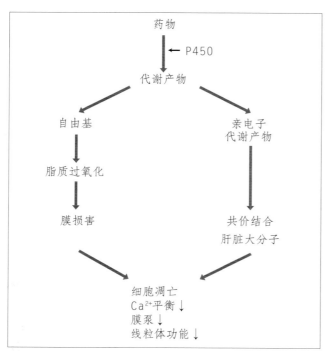

图20.6 代谢产物相关的直接肝细胞坏死机制。

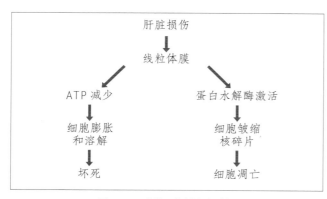

图20.7 肝细胞凋亡机制。

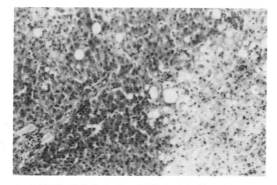

图20.8 四氯化碳意外中毒。图的右半部分,肝细胞坏死以及水肿变性、脂肪变性,左半部分存活的肝细胞显示偶有脂肪变性,汇管区未受影响。(见彩图)

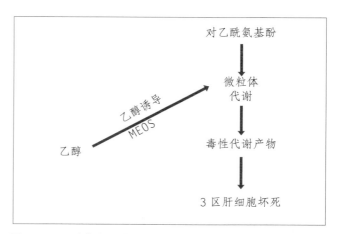

图20.9 乙醇作为一种酶诱导剂,使对乙酰氨基酚毒性代谢产物增加,从而加剧肝坏死。MEOS:微粒体酶氧化系统。

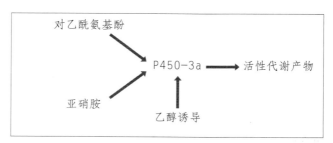

图20.10 乙醇通过诱导P450-Ⅱ-E1药物代谢酶,使对乙酰氨基酚毒性和致癌的亚硝胺增加。

减轻对乙酰氨基酚的肝脏毒性。

服用诱导微粒体酶的药物如苯妥英,引起 γ-谷氨酰转肽酶(γ-GT)升高[59]。

### 四氯化碳

可因意外或自杀而服用。可能是吸入的,如干洗、充填灭火器,也可能混在饮料中。

肝损害由代谢产物诱导,这取决于细胞色素 P450 依赖的单氧化酶,它位于小静脉周围肝细胞滑面内质网,这种作用由酶诱导剂如乙醇、巴比妥盐类而提高,由蛋白营养不良导致药物代谢酶抑制而降低。

#### 临床表现

呕吐、腹痛、腹泻,随后 48 小时内出现黄疸。肝脏可肿大和压痛,自发性出血反映了凝血酶原的严重降低,血清转氨酶值非常高(图 20.11),血清白蛋白降低。

严重时急性肾功能衰竭可掩盖肝脏损伤,急性出血性胃炎明显。由于四氯化碳是一种麻醉剂,患者嗜睡。

### 病理学

3 区肝细胞水肿样变性，表现为清晰的细胞质，固缩的细胞核（见图 20.8）。脂肪变性可从几小滴到弥漫性肝细胞变性，汇管区多形核细胞浸润轻，纤维化少见，治愈后肝脏恢复正常。

### 预后

急性期会由于肾功衰竭而死亡，急性期后存活者无后遗症。大鼠反复给药导致肝硬化，这种后果在人类未发现，甚至肝细胞可能因反复接触药物而更有抵抗力，人类肝硬化发生中四氯化碳不是病因。

### 治疗

工人中筛选试验应包括肝大并压痛、尿胆原检测、血清转氨酶和 γ-GT 等常规检查。

急性中毒时高热量、高碳水化合物饮食，按常规急性肝肾功能衰竭处理，包括透析。迅速用乙酰半胱氨酸治疗可以最低限度减少肝肾损伤。

### 相关化合物

青少年摄入含有三氯乙烯的液体，或含有甲苯的胶，导致肝坏死和肾衰竭而出现黄疸。

接触工业用 1,1,1-三氯乙烷溶剂，能引起与四氯化碳多少相似的表现。

苯酚衍生物包括三硝基甲苯（TNT）、二硝基苯酚、甲苯，最大的作用是骨髓发育不全，影响到肝脏可能是急性病变，而慢性后遗症罕见。

接触工业有机溶剂可以导致转氨酶异常，短期接触（小于 3 个月）二甲基甲酰胺溶剂导致消化症状，转氨酶明显升高，局部肝细胞坏死，微泡脂肪变性[119]。长期接触（大于 1 年），症状轻微，转氨酶中度升高，肝脏活检显示微泡脂肪变性和突出的滑面内质网，电子显微镜显示 PAS 阳性包涵体和不正常的线粒体。

工业化肝损伤可能缺乏诊断依据，长期接触有害溶剂者的预后仍然不确定。

### 鹅膏毒菌

食用各种鹅膏毒菌，包括鬼笔鹅膏和春生鹅膏导致急性肝衰竭。疾病表现为三期：第一期，食用后 8~12 小时，恶心、痉挛性腹痛，米泔水样腹泻，持续 3~4 天。第二期，以明显好转为特征。第三期，肝、肾中枢神经系统变性，大量细胞破坏，肝 3 区坏死，没有炎症，在死亡病例中可见脂肪变性，尽管处于恢复中仍可危及生命。

毒蕈素抑制肌动蛋白聚合作用，引起胆汁淤积。鹅膏毒菌通过抑制 RNA 而抑制蛋白合成。

支持措施均可使用，血液透析可能有用，肝移植已经成功应用[19]。

### 对乙酰氨基酚

对乙酰氨基酚没有直接肝毒性，而是代谢后产生的不稳定的毒性代谢产物 N-乙酰-P-苯醌亚胺的间接毒性（图 20.12）。这种毒性代谢产物是由细胞色素 P450-Ⅱ-E1 产生的，由谷胱甘肽灭活，当谷胱甘肽耗竭时，肝细胞受损。诱导 P450-Ⅱ-E1 的物质，乙醇、异烟肼、抗惊厥药或营养不良等，可提高对乙酰的肝毒性。成人 7.5~10g 可致肝坏死。不过，由于早期呕吐及不可靠的病史导致计量很难估计，可能更少[16]。饮酒者 4~8g/d 即可造成肝脏损害，如果有潜在的肝病甚至更少[170]（图 20.12）。

在英国，服用过量对乙酰氨基酚作为自杀手段。而在美国城乡医院，偶尔误服对乙酰氨基酚具有更高的死亡率和患病率，可能是因为频繁地长期酗酒。

### 临床表现

服药后数小时内患者出现恶心、呕吐但意识清楚。大约在 48 小时后似有好转，然而在大约第 3 或第 4 天时病情恶化，黄疸伴肝区压痛。血清转氨酶和凝血酶原变化明显，甚至比病毒性肝炎或急性酒精性肝炎更高（图 20.13）。更严重的后果是出现急性肝坏死

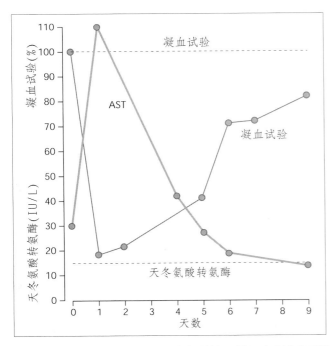

**图 20.11** 吸入四氯化碳自杀的年轻男性。凝血试验迅速下降及转氨酶（AST）升高，第 6 天基本恢复正常。

体征。未治者 25%~30% 发生急性肾小管坏死。心肌损伤和低血糖明显。

肝脏组织显示 3 区肝细胞坏死,脂肪变性,很少炎症。网状纤维塌陷可能是融合的,大块的,但无肝硬化。

### 预后

入住普通医院的 201 个患者总死亡率为 3.5%[95]。代谢性酸中毒、严重的或进行性凝血病、任何程度的脑病、肾功衰竭是危重表现,应毫不迟疑地将患者转到专科中心[103]。

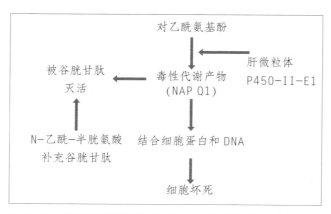

**图 20.12** 对乙酰氨基酚肝损伤和 N-乙酰-半胱氨酸治疗机制。

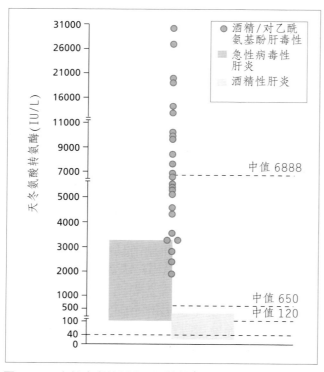

**图 20.13** 急性病毒性肝炎、酒精性肝炎以及酒精和对乙酰氨基酚(ACM)并用的患者血清天冬氨酸转氨酶水平[131]。

死亡通常发生于服药后 4~18 天,老年人心肺、肾脏功能不全增加了适度服用对乙酰氨基酚后损伤的危险性[14]。

### 治疗

洗胃,收住院。肝坏死的特点是缓发,不要受一时性好转的蒙蔽。

急性肝衰竭的治疗见第 8 章,肾衰可能出现早并占主导地位,迅速开始静脉补液。

所有血清对乙酰氨基酚浓度大于 150mg/L 的患者应当用乙酰半胱氨酸治疗,对于已知危险因素的患者,治疗阈值为 100mg/L。在时间对应浓度的半对数曲线图上,将 4 小时对应 200mg/L 和 12 小时对应 50mg/L 两点以一条线连接起来,数值低于这条线,表明临床肝脏损害轻微。但是,150mg/L 治疗线更好,所有由于对乙酰氨基酚而导致肝脏损害的患者都应服用乙酰半胱氨酸,甚至服用对乙酰氨基酚后延迟超过 15 小时发作的患者也应治疗。

治疗的目的是补充肝细胞的谷胱甘肽,然而谷胱甘肽很少进入肝细胞,因而应用其前体药物乙酰半胱氨酸,它可穿入肝细胞内。静脉补充乙酰半胱氨酸(mucomist,parvolex),能迅速水解成半胱氨酸,这就是选择性治疗[48]。服用对乙酰氨基酚后 16 小时以内应用 N-乙酰半胱氨酸非常有效,肝脏几乎没有损害[88]。

对于暴发病例肝移植有效,但是极少患者需要肝移植[8]。因为存活者是健康的,心理康复没有问题[95]。

### 水杨酸盐

用水杨酸盐治疗急性风湿热、青少年和成年人类风湿性关节炎以及系统性红斑狼疮的患者可发生急性肝损伤,甚至可发展为慢性肝炎。即使血清水杨酸盐水平低于 25mg/100mL 亦可造成肝损伤。

### 体温过高[49]

中暑伴有肝细胞损伤,10% 的严重者可死亡。病理学可见明显脂肪微泡、充血、胆汁淤积(有时是胆管)、含铁血黄素沉着、原始细胞窦状浸润。在死亡病例中门静脉扩张显著。生物化学可见黄疸、转氨酶升高,凝血酶原和白蛋白水平下降,这种损伤是由于缺氧和直接的热损伤。一些改变与内毒素血症有关,肥胖是一个危险因素。

劳累性的中暑以虚脱、惊厥、低血压、高热显著,横纹肌溶解和小脑神经损伤是并发症,中心降温和补液为治疗手段,亦可考虑肝移植。

## 体温过低

尽管实验动物改变明显,但在人类不显著,低温对肝脏不会有严重的影响。

## 烧伤

烧伤后 36~48 小时内肝脏改变与四氯化碳中毒的肝脏改变十分相似,主要反映在同样的肝功轻度改变上。

## 肝细胞1区坏死

这一类型的肝损害类似 3 区,但最严重的部位在 1 区(汇管区周围)区域。

### 硫酸亚铁

意外服用大量硫酸亚铁发生 1 区凝固性变性,核固缩和破碎,轻微或无炎症。

### 磷

红磷相对无毒性,但黄磷 60mg 即可致命,通常是意外服用或服用鼠药或爆竹自杀。

中毒引起急性胃刺激症状,洗胃可发现磷。患者呼气带有特征性的大蒜味,粪便常常发磷光(phosphorescent)。服用后 3~4 天出现黄疸。通常暴发昏迷,24 小时或头 4 天内死亡。

肝穿见 1 区坏死,大、中型脂肪滴,炎症轻。

大约一半患者可以康复,并且最终可能完全康复,无特殊治疗方法。

## 线粒体细胞病

某些药物可能对线粒体功能有突出作用,引起呼吸链酶的抑制。临床表现为呕吐、淡漠、乳酸酸中毒,低血糖以及代谢性酸中毒。脂肪酸线粒体 β-氧化作用同微泡脂肪肝有关。电镜显示线粒体损伤,这种病是多系统的。

### 丙戊酸钠

据报道有 11% 服用丙戊酸盐的患者血清转氨酶升高,无症状,停止服药或减少剂量转氨酶可恢复正常。但更多的患者可导致严重的肝损伤,甚至死亡[113]。通常为年轻患者,年龄在 2 个半月到 34 岁之间,其中 69% 在 10 岁以下。男性多见,症状通常在用药 1~2 个月出现,治疗 6~12 个月后消失。呕吐、神志障碍伴低血糖、凝血障碍,还可见微泡脂肪变性综合征。

肝穿见微泡脂肪变性,主要在 1 区。3 区见不同程度肝细胞坏死,电镜见明显线粒体病变。

丙戊酸盐或其代谢产物之一,特别是 2-丙基-戊酸的药物疗法,可干扰线粒体功能,特别是脂肪酸的 β-氧化作用。复方药(polypharmacy)如抗癫痫药,用于幼儿可能是致命性肝毒性的危险因素。血氨升高提示线粒体尿素循环酶受抑制,甚至在健康受试者中,丙戊酸盐亦可诱导血氨升高抑制尿素合成[52]。对丙戊酸盐有严重反应的患者可能有尿素循环酶先天性缺陷,尽管有 1 例遗传性氨甲酰基转移酶缺乏的患者服用丙戊酸盐后死亡[52],但还没有被证实。

### 四环素

四环素抑制能从肝细胞中分泌磷脂的转运蛋白中产生,从而导致脂肪肝。

患有肾盂肾炎的孕妇静脉滴注大量四环素,导致肝肾功能衰竭而死亡[130],妊娠急性脂肪肝亦与四环素有关。尽管大剂量静脉注射四环素对显著的肝毒性可能是必要的,但妊娠期亦应避免应用。

### 他克林

他克林是胆碱酯酶抑制剂,50%的血清转氨酶升高与之有关。25%超过正常上限 3 倍,2%超过 20 倍[159]。治疗 4~6 周后出现转氨酶升高,通常无症状,有个别出现黄疸的报道。停药后转氨酶下降,轻型病例通常不具挑战性。

这种药物可能有直接的肝毒性,所引起的反应不是免疫过敏反应,而是与毒性代谢产物有关。弱碱性他克林对人类和动物线粒体发挥作用[9],使细胞能量消耗增加而不伴有 ATP 形成增加,低剂量导致细胞功能异常,更高的剂量导致细胞死亡[9]。

### 抗病毒核苷类似物

非阿尿苷(FIAU)、氟化吡啶核苷类似物的临床试验表明,其用于治疗慢性乙型肝炎有致命的副作用[85]。8~12 周后志愿者出现肝衰竭、乳酸酸中毒、低血糖、凝血障碍、神经病变、肾衰竭,甚至死亡。肝活检显示微泡脂肪变性以及线粒体异常,其机制可能是 FIAU 整合入线粒体基因组,取代胸腺嘧啶脱氧核苷[107]。

已有报道地达诺新(ddI)治疗HIV感染的患者发生合并严重乳酸酸中毒的暴发性肝炎[10]。叠氮胸苷(AZT)和23-双脱氧胞苷(ddC)的某些副作用可能是由于线粒体DNA合成的抑制。

拉米夫定不导致严重的肝脏损害,不抑制完整细胞中线粒体的DNA复制[148]。

### 蜡状芽孢杆菌

催吐被污染的食物中的毒素,由于线粒体毒性能引起暴发性肝衰竭[87]。

## 脂肪肝炎

这种反应被称为非酒精性脂肪肝(NASH),组织学上有时类似于急性酒精性肝炎。电镜可见溶酶体磷脂质病,3区可见马洛里透明小体,不同于真正酒精性肝炎。

### 马来酸哌克昔林

马来酸哌克昔林是一种抗咽痛药物,现已不用,它引起的肝脏组织学改变类似急性酒精性肝炎。这种反应的患者缺乏与异喹胍氧化作用有关的基因,这种缺陷导致了肝脏微粒体一氧化物酶反应不完全。

### 胺碘酮

抗心律失常药,可引起肺、角膜、甲状腺、末梢神经以及肝脏损害[155],15%~50%的患者服用后出现肝功生化检测异常[121]。

用药1年后,有的1个月内产生肝脏毒性,从单纯无症状转氨酶升高到暴发性致命性病变,病情轻重差别大。肝脏毒性通常明显表现为血清转氨酶增加而黄疸少见,可能无症状,仅在常规随访时查出,不一定肝大。严重的胆汁郁积可以是特征性病变,可以形成致命性肝硬化,儿童可被影响。

胺碘酮体内分布量非常大,半衰期非常长,以致停药数月后血清水平依旧很高(图20.14)。胺碘酮及其主要代谢产物N-去乙胺碘酮在停药后存在于肝脏数月[138]。发病率及副作用的严重程度与血清药物浓度有关。剂量必须维持在210~600mg/d。

胺碘酮是碘化的,可以导致CT肝扫描密度增加,这与肝损害无关。

肝脏组织学显示急性酒精性肝炎样改变,伴有纤维化,有时胆管增生明显。电镜显示载满磷脂溶酶体的板层状小体,含有髓磷脂[78](图20.15)。这些改变在使用胺碘酮治疗的患者身上不断被发现,意味着药物接触而不是药物毒性。假定溶酶体小体载满碘,肿胀的颗粒状3区巨噬细胞可能是胺碘酮肝脏毒性的一个早期标志。药物本身或其代谢产物可抑制分解代谢

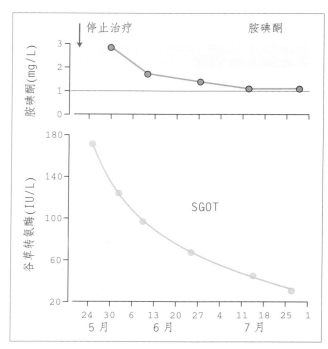

图20.14 一名63岁医生谷草转氨酶(SGOT)和血清胺碘酮水平,停止治疗2个月后血清胺碘酮存留时间。

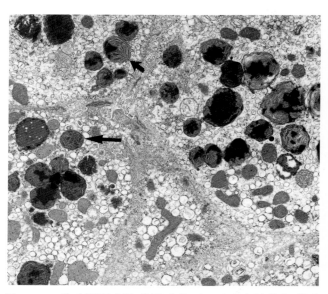

图20.15 胺碘酮肝毒性:肝脏电镜下显示含有髓磷脂(箭头所示)的溶酶体板层状小体。

磷脂的溶酶体磷脂酶。

肠外营养和甲氧苄啶协同复方新诺明治疗可见相似的磷脂质病[93]。

### 合成雌激素

酒精性肝炎样表现与大剂量人工合成雌二醇治疗前列腺癌有关[132]。

### 钙通道阻滞剂

硝苯地平与脂肪肝有关，不过尚待进一步证实。地尔硫䓬治疗后 18 天内出现发热或头痛、转氨酶异常，肝穿见许多界限清楚的肉芽肿[125]。

## 纤维化

纤维化是许多药物反应的一部分，对有些药物则为主要特征。纤维组织沉积于迪塞间隙，阻塞窦血流，引起非肝硬化性门脉高压和肝细胞功能障碍。这种损伤与毒性药物代谢产物有关，除甲氨蝶呤损伤在 1 区外，其他药物均在 3 区。

### 甲氨蝶呤

肝毒性源于其微粒体毒性代谢产物，它诱导纤维化，最终导致肝硬化（图 20.16），还可发生原发性肝癌。肝毒性可能发生于长期治疗牛皮癣、类风湿性关节炎和白血病后。治疗类风湿性关节炎造成肝毒性的可能性要比治疗牛皮癣低[161]，症状性肝病罕见。连续肝活检通常显示良性表现，不过 45 例类风湿性关节炎的患者中有 3 例发生严重肝病[109]。纤维化从轻到

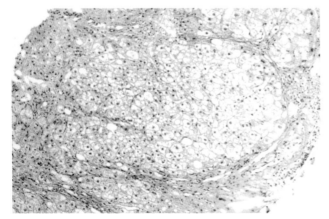

**图 20.16** 甲氨蝶呤肝损伤。带状结构保持，汇管区纤维组织和单核细胞膨胀。肝细胞脂肪变性。（HE 染色，×65）（见彩图）

重，甚至发展为肝硬化，这时应该停药。

纤维化是用药剂量、用药时间依赖性的。每周以 12 小时的间隔给 3 个 5mg 的剂量（即每周 15mg）似乎安全。基线肝活检仅仅表明酗酒或有肝病病史者用药危险性高。血清转氨酶不能很好地反应基础肝病，应每月检查一次，如血清转氨酶升高提示应做肝穿活检。所有病例 2 年或甲氨蝶呤累积剂量超过 1.5g 应行常规肝穿活检。

超声可能有助于检测肝纤维化，并提示停药。严重甲氨蝶呤肝脏中毒病例可行肝移植[44]。

### 其他细胞毒性药物

这些药物具有广泛的细胞毒性。然而，肝脏对细胞毒性药物有惊人的抵抗力，可能是由于它的低增生率和广泛的解毒能力。

大量应用细胞毒性药物引起血清转氨酶升高。甲氨蝶呤、硫唑嘌呤、环磷酰胺引起 3 区坏死、纤维化、肝硬化。白血病应用细胞毒性药物治疗后，有些患者汇管区发生轻度硬化、导致特发性门脉高压症[134]。

静脉闭塞病（VOD）与环磷酰胺、白消安(busulphan)和放疗有关。阿糖胞苷可引起胆汁淤积，与剂量有关；硫唑嘌呤引起肝内小胆管损伤。窦扩张、紫癜、肿瘤与性激素和蛋白同化激素治疗有关。一种药可提高另一种药的毒性，如 6-疏基嘌呤的毒性可被多柔比星加重。

接受肾移植的患者或急性淋巴性白血病儿童，其长期应用细胞毒性药物可导致慢性肝炎、纤维化和门脉高压症。

### 砷

有机三价化合物毒性大。1% 三氧化二砷（福勒溶液）长期治疗牛皮癣引起非硬化性门脉高压症[100]。急性砷中毒（杀人的）能引起窦周纤维化和 VOD[66]。

在印度，饮水或天然药中的砷与特发性门脉高压有关。肝脏表现为汇管区纤维化和门静脉分支硬化（图 20.17），并发血管肉瘤。

### 氯乙烯

工人接触氯乙烯单体许多年之后发生肝毒性（图 20.18）。最早变化是 1 区门脉小支硬化、脾大、门脉高压，后期发生肝血管肉瘤和肝紫癜病。接触乙烯基单体早期组织学指示性改变是局灶肝细胞和局灶肝细胞及窦状细胞混合增生，随后发生被膜下肝门、窦周纤维化。

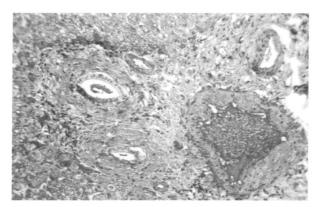

**图 20.17** 治疗牛皮癣后砷引起的肝脏毒性。1 带由于纤维化和门静脉根部硬化而扩张。(马洛里三色染色法)(见彩图)

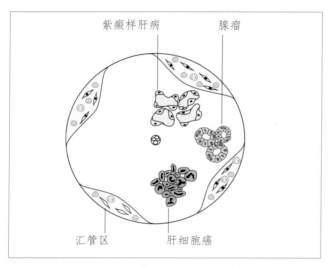

**图 20.18** 氯化乙烯、砷、二氧化钍对肝脏的毒性作用。

### 维生素A

维生素 A 在皮肤病、时尚饮食、预防癌症、性腺发育不全等方面的应用日益增多，一天 25 000IU 连用 6 年或一天 50 000IU 连用 2 年可产生毒性[42]。酗酒加重其毒性。

患者表现为恶心、呕吐、肝大、生化检查异常以及门脉高压。腹水形成，可以是渗出液或漏出液。组织学显示贮脂(Ito)细胞超常增生并伴有空泡变性，这种空泡可以在紫外线下发荧光。可发生肝纤维化、肝硬化[42]。

维生素 A 在肝脏内代谢缓慢，停止治疗后在肝脏内可存留数月。

### 维生素A类（Retinoid）

这些维生素 A 衍生物广泛地用于治疗皮肤病。

阿维 A 酯，结构类似于视黄醇，可引起严重的肝脏反应。已有报道，阿曲汀[151]、异维甲酸代谢产物可以引起肝毒性。

## 血管变化

### 窦扩张

1 区肝窦局灶性扩张可并发于避孕或促蛋白合成类固醇治疗，可导致肝大、腹痛、血清酶升高。肝血管造影可见肝动脉伸展变细的分支，由于一些区域充盈欠佳导致对比度改变而呈现片状实质样图像。

停用激素后情况好转。

类似的变化见于肾移植后应用硫唑嘌呤，1~3 年后可发生肝纤维化、肝硬化。

### 肝紫癜病

大量血充盈的腔有或无窦状细胞(图 20.19)，它们随机分布，直径从 1 毫米到几厘米不等[168]。电镜显示红细胞通过内皮屏障的通道以及窦周形成纤维化。这些改变构成了主要的变化[167]。

肝紫癜病见于口服避孕药的妇女、服用雄激素和合成类固醇的男性、服用他莫昔芬的患者，亦有报道见于接受肾移植的患者，亦可见于服用达那唑之后。

### 静脉闭塞病（VOD）

小的 3 区肝静脉对毒性肝损伤特别敏感，可见内皮下水肿，随后胶原化。本病最早发现于牙买加，由于作药茶饮用千里光属植物吡咯里西啶类生物碱，造成

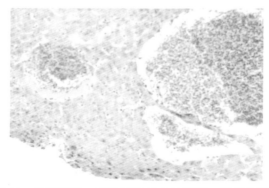

**图 20.19** 肝紫癜病。可见扩张充血的管腔，管壁轮廓不明显。(见彩图)

肝脏微小静脉的损伤。此后印度[146]、以色列、埃及甚至亚利桑那亦有报道，与小麦污染有关[146]。

急性期肝大疼痛、腹水、黄疸不明显。患者可康复、死亡或进入亚急性期。亚急性期肝大，反复出现腹水。慢性型类似其他型肝硬化，肝穿确诊。

硫唑嘌呤引起内皮炎，接受肝肾移植患者长期应用硫唑嘌呤可引发窦扩张、紫癜、VOD 以及结节再生[141]。

细胞毒疗法应用环磷酰胺、BNCU、硫唑嘌呤、白消胺、VP-16 全身照射超过 12Gy 可发生 VOD。骨髓移植后接受高剂量细胞减灭(cytoreductive)疗法亦可发生 VOD，有广泛 3 区结构损伤，包括肝细胞、肝窦，特别是小的肝静脉。以黄疸、肝脏肿大疼痛、体重增加(腹水)为标志。25%的患者病情严重，在 100 天内死亡。

肝放疗。肝对放疗低耐受，剂量达到或超过 35Gy 或每周 10Gy 可致放射性肝炎。治疗后 1~3 个月发生 VOD。这种损伤可能是暂时的，也可能由于肝衰竭而导致死亡。组织学可见 3 区出血，肝小静脉纤维化和闭塞。

口服避孕药、肾移植患者服用硫唑嘌呤（第 11 章）之后可发生肝静脉闭塞(柏-查综合征)[150]。

## 急性肝炎

其反应是免疫过敏反应，药物代谢产物共价结合于特定的 P450 膜，这种代谢产物 P-450 作为新的抗原刺激免疫系统产生自身抗体(图 20.20)[122]。代谢和免疫易感的人，免疫反应非常严重，足以破坏肝细胞。

只有一小部分患者用药会引起反应，没有方法预测谁是易感者。反应与剂量无关，不过常见于多次接触者。发作延迟到大约接触后 1 周，通常为开始治疗后 12 周以内。

肝脏反应的临床表现通常类似于急性病毒性肝炎，生化检查提示肝细胞受损，血清 γ-球蛋白升高。

恢复的患者，2~3 周后血清胆红素水平达高峰，严重者死于肝衰竭。临床确诊的患者死亡率比病毒性肝炎高；达到肝性脑病的患者，死亡率 70%。

大量药物可引起急性肝炎，这种副作用当药物已经被允许在一般市场上销售时才被认识到。专业教科书应当讲解这些个体药物[18,38,144,169]，任何药物都应被怀疑。一种药物能够引起多种反应，这些反应可以是急性肝炎、胆汁郁积、超敏反应重叠。

肝组织学实际可能无法与急性病毒性肝炎鉴别[55]，轻者斑点状坏死，逐渐扩大；重者达到弥漫性肝损伤，

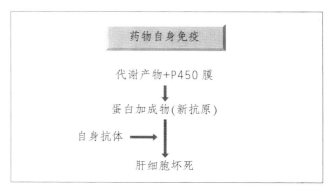

图 20.20　药物相关自身免疫肝细胞坏死的可能机制。

塌陷。桥状坏死常见，可见炎细胞浸润，慢性肝炎有时为后遗症。

反应趋向严重，尤其是出现肝损伤后继续用药，药物相关的急性暴发性肝衰竭必须考虑肝移植(第 8 章)，糖皮质激素疗效不肯定。

老年妇女危险性更高，儿童药物急性肝炎不常见。

### 异烟肼

应用异烟肼头 10 周，10%~36%的患者转氨酶升高，1%发展为肝炎，50 岁以上可高达 2%，女性尤其危险。

异烟肼乙酰化之后转变成肼，肼又被药物代谢酶转变成强效酰化剂，导致肝坏死(图 20.21)[91]，但还没有被证实。

异烟肼与酶诱导剂如利福平合用会增加危险性[139]。麻醉药、对乙酰氨基酚、乙醇提高异烟肼毒性；另一方面，对氨基水杨酸是一种酶抑制剂，这可以解释以往对氨基水杨酸与异烟肼联用治疗结核病相对

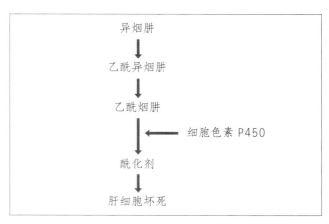

图 20.21　异烟肼肝损伤的可能机制。

安全,而加入吡嗪酰胺明显增加死亡率[33]。

由于 N-乙酰转化酶减少或缺乏引起迟钝的乙酰化表型。尽管日本患者更易患快乙酰化[165],但肝细胞毒性与乙酰化的关系仍未确定。

可能发生免疫性肝损伤,但过敏反应表现少见,发生亚临床肝损伤的人数颇高。

治疗头 8 周血清转氨酶升高常见,通常无临床症状。尽管继续应用异烟肼,转氨酶可下降,但是治疗开始前以及 4 周后应当监测转氨酶。如果升高,应当每隔几周重复检测,转氨酶升高水平可指导停药。

#### 临床表现

治疗 2~3 个月后,可见非特异性症状,包括恶心、体重减轻,黄疸出现前可持续 1~4 周。

通常停药后肝炎迅速好转,但是如果形成黄疸,会有 10% 的死亡率[11]。

如果出现症状或血清转氨酶升高而继续用药,病情会大大加重。如果继续用药 2 个月以上,反应会更加严重[11]。营养不良,酗酒会增加危险性[105]。

肝穿可见急性肝炎,继续用药可发展成慢性肝炎,如果此时停药,可不再进展。

#### 利福平

多与异烟肼联用。利福平本身可引起轻度肝炎,不过通常是一个全身超敏反应。

#### 吡嗪酰胺

这种药是抗结核药中肝脏毒性最大的药物之一,可能是超敏反应引起肝损伤[25],与异烟肼、利福平联用时肝毒性增加。

#### 甲基多巴

血清转氨酶升高者占 5%,不过继续用药,转氨酶一般会下降。这可能与药物代谢产物有关,人类微粒体能将甲基多巴转变为具有毒性的芳香基物质。

甲基多巴肝脏毒性亦与免疫相关的代谢激活并产生药物相关抗原有关。

患者常为绝经期后,应用甲基多巴 1~4 周,通常在用药头 3 个月内出现反应。前驱症状是发热,时间短暂。肝穿显示桥状多小叶坏死,急性期可死亡,不过通常停药后临床改善。

#### 其他降压药

这些药物与异喹胍(P450-Ⅱ-D6)具有相同的遗传多态性,美托洛尔、阿替洛尔、拉贝洛尔、醋丁洛尔及肼屈嗪衍化物已被报道具有肝脏毒性。

依那普利(Enalapril)是血管紧张素转换酶抑制剂,亦是肝炎嗜酸性粒细胞增多症的原因[123]。维拉帕米亦可引起急性肝炎样反应。

#### 氟烷

氟烷相关的肝损害非常罕见,大概有两种类型:轻者血清转氨酶升高;少数患者暴发性,这些患者通常以前接触过氟烷。

#### 机制

低氧血症时还原代谢产物肝脏毒性大,活性代谢物能够引起脂质过氧化,灭活药物代谢酶。

氟烷在脂肪组织中贮存,可以被缓慢释放。肥胖症通常发生氟烷性肝炎。

淋巴细胞增加细胞毒性,具有家族性。

多次接触(图 20.22)、热型、偶然的嗜酸性粒细胞升高、皮疹之间的联系表明了免疫过敏反应机制。大约 20% 的氟烷被细胞色素 P450 （主要是细胞色素 P450-Ⅱ-E1） 生物转化成不稳定的中间物三氟乙酰氯化物[62],再与肝脏蛋白质共价结合引起细胞损伤。对于某些患者,三氟乙酰蛋白质可引起免疫反应导致暴发性肝炎。

#### 临床表现

氟烷性肝炎在多次麻醉后非常常见,肥胖、老年妇女似乎危险性更高,儿童亦可被影响。

第一次手术后 7 天以上 （8~13 天） 出现发热、寒战,通常伴有不适,非特异性胃肠症状,包括右上腹痛。术后 1~11 天几次接触后体温显著升高(图 20.22),发热后迅速出现黄疸,大约出现在接触一次后 10~28 天和多次麻醉后 3~17 天。这种黄疸出现的延迟有助于排除其他原因的术后黄疸,其他原因的术后黄疸出现时间通常为一周左右。

白细胞总数通常正常,偶尔有嗜酸性粒细胞升高。血清胆红素水平可能很高,尤其是在死亡病例中,不过 40% 的患者低于 170μmol/L(10mg/dL)。亦可能无黄疸。血清转氨酶变化范围与病毒性肝炎转氨酶变化相同,血清碱性磷酸酶偶尔升高。如果患者出现黄疸,死亡率非常高,总体说来,310 名病例中 139 人死亡(死亡率 46%)。如果出现昏迷以及一期凝血酶原时间显著延长,患者必死。

#### 肝脏改变

肝脏改变很难与急性病毒性肝炎相鉴别 （图 20.23）。药物导致肝窦白细胞浸润、肉芽肿以及脂肪变性。坏死可能是亚大块的、融合性的或大块的。

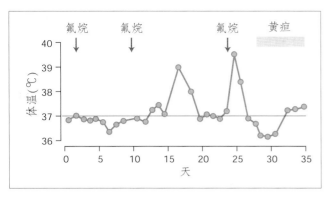

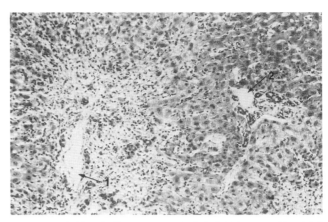

图 20.22 多次接触氟烷(Halo)导致肝炎。氟烷麻醉的发热反应。第 3 次麻醉后患者出现黄疸,迅速进入昏迷前期,第 4 天进入深昏迷状态,第 7 天死亡。

图 20.24 氟烷肝损伤。3 区(1)边界清晰的坏死,汇管区没有炎性反应(2)。(HE 染色,×220)(见彩图)

### 其他卤化麻醉剂

这些麻醉剂代谢少,迅速排泄,所以比氟烷的肝脏毒性小很多。然而,它们形成三氟酰基加合物与代谢率成比例[101]。恩氟烷[79]、异氟烷[126]、地氟烷[90]可引起肝炎,均非常罕见。尽管费用增加,恩氟烷和异氟烷应当替换氟烷,不过不能短期内连续使用。氟甲氧氟烷代谢产物能够被氟烷性肝炎患者的抗体识别,因此易感个体多次麻醉由一个药剂转换成另一个药剂,不一定减小肝脏损害的危险性。

#### 氢氟碳

由于臭氧不足,工厂使用氢氟碳替代氯氟碳可引起肝脏损伤,其机制同氟烷相似[53]。

### 全身抗真菌药

酮康唑治疗甲癣(onychomycosis)时无症状的转氨酶升高者占 17.5%[21]。2.9% 发生明显肝炎,老年患者,通常为女性,易受影响。用药通常在 4 周以上,不少于 10 天[143],血清转氨酶通常自发性下降,不过如果转氨酶超过正常上限 3 倍,必须立刻停药。致命性反应罕见,需肝移植[68]。

氟康唑,如长期应用需密切进行肝脏毒性监测。

依曲康唑(Itraconazole),用药 6 周罕见肝损伤[75]。

特比萘芬(Terbinafine),已有报道可引起胆汁淤积为主的肝脏损害,约为 1/50000[154]。反应通常自行消失,但也有持续胆汁淤积的报道[76]。

### 肿瘤科用药

肝脏毒性和 VOD 前面已有叙述。

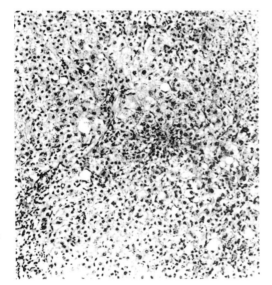

图 20.23 氟烷性肝炎。肝脏组织学显示单核细胞大量浸润、3 区坏死以及细胞肿胀,肝细胞柱瓦解,这些表现实际与急性病毒性肝炎相同。(HE 染色,×96)

第 1 周的表现可以是直接代谢相关的肝脏损伤,或者 3 区大块坏死,包括全部腺泡的 2/3 或者更多(图 20.24)。

#### 结论

第一次麻醉后稍有可疑出现轻微反应即不应重复应用氟烷,任何患者行第二次麻醉时都应仔细阅读所有病历记录。

基础肝病不是危险因素。

短期内需要多次麻醉的不应使用氟烷,第一次使用氟烷麻醉 6 个月内不应再次使用氟烷麻醉。

尽管氟烷麻醉存在危险性,尤其是重复使用已经众所周知,但由于经济限制,氟烷在发展中国家仍在继续应用。

氟他胺(Flutamide)是抗雄性激素药物,用于治疗前列腺癌,可引起肝炎、胆汁郁积性黄疸[23,163]。

Cytoproterone[13]和依托泊苷能引起急性肝炎。

### 神经系统调节药

匹莫林(Pemoline)是中枢神经系统兴奋剂,用于儿童。可引起急性肝炎,可能与代谢产物有关,这种代谢产物能致命[98]。也可引起自身免疫性慢性肝炎[140]。

双硫仑(Disulfiram)用于治疗慢性酒精中毒,可引起急性肝炎,这种急性肝炎有时是致命的,为肝移植指征[115]。可出现抗特异的细胞色素 P450 自身抗体[35]。

氯氮平 (Clozapin) 用于治疗精神分裂症,30%~50%可引起转氨酶升高而无症状,136000 病例中 84 例发生黄疸性肝炎(发病率 0.06%)[84],暴发性肝炎极罕见(0.001%)。

托卡朋(Tolcapone)用于治疗帕金森病,它通过阻断分解左旋多巴的酶而发挥作用,从而强化了左旋多巴的作用。用药者 1.7%可引起转氨酶升高[4],肝脏反应可能是致命性的,治疗期间必须检测肝功。欧委会已经建议中止对该药的使用;美国允许继续使用,但必须密切监测肝功。

替扎尼定(Tizanidine)为中枢性肌肉松弛剂,可引起严重肝损伤[28]。

### 持续释放烟酸

肝脏毒性与释放时间模式有关,而与晶体形式无关。用药 2~4g/d,1~4 周发生反应,为肝细胞坏死,胆汁淤积,可致命[27]。

### 磺胺类药及其衍生物

柳氮磺胺吡啶(Sulfasalazine)的肝脏反应通常是全身反应的一部分,包括血清病样反应。患者通常用药不足一个月,再用药试验阳性,与 HLA-B8-DR3 有关。反应可以致命,儿童亦可受累。

复方新诺明(增效磺胺甲基异噁唑)。

乙胺嘧啶-磺胺多辛 (Pyrimethamine-sulfadoxin, fansidax)反应为严重皮肤反应,一过性肝损伤,偶可致命。磺胺多辛可能是肝毒素。

### 非类固醇抗炎药(NSAID)

大多数 NSAID 具有肝毒性,通常认为是一种特异反应或超敏反应 [114],最轻反应仅为血清转氨酶升

高,但可出现致命的肝衰竭。急性有症状的肝病不常见,但是用药的头 6 个月应检测肝功。

水杨酸盐毒性与剂量、用药时间、年龄有关,年轻人特别危险。

舒林酸(Sulindac),反应可能是肝细胞、胆汁淤积或混合型[147],有超敏反应的标志,包括开始用药 8 周内发病、发热、发疹、恶心、呕吐,偶尔嗜酸性粒细胞升高。

双氯芬酸[6],明显肝炎见于用药患者的 1/10000~5/10000,常见于老年妇女,表现为急性肝炎,反应可能严重,抗核抗体可能阳性。

肝损伤与免疫性代谢产物相关。可测到肝/蛋白双氯芬酸加合物[43]。已证实抗体细胞介导双氯芬酸损伤肝细胞[65]。

在用药的头 8 周应查肝功,反应可致命,重复用药试验(+)。

尼美舒利(Nimesulide),反应为胆汁淤积性或免疫代谢性,药物抑制环氧合酶 2 型[152]。

吡罗昔康(Piroxican)肝毒性,用药 1.5~15 个月发作,可致命[108]。

别嘌醇(Allopurinol)能引起肝脏反应,包括纤维蛋白环肉芽肿[142]。

普罗帕酮(Propafenone)能引起急性肝脏反应,并可致命[92]。

羟氯喹(Hydroxychloroquine)与暴发性肝病有关。

萘普生(Naproxen)极少引起肝功异常。

### 抗甲状腺药

丙硫氧嘧啶,用药头 2 个月转氨酶升高常见,但通常为一过性,无症状。如无症状,血清胆红素不升高可继续谨慎应用[80]。

卡比马唑(Carbimazole)[104]、甲巯咪唑[102]可引起胆汁淤积[104]。

### 奎尼丁、奎宁

用药后 6~12 天出现发疹、发热,肝活检显示炎细胞浸润和肉芽肿,立刻停药可消退,继续用药可引起慢性肝损伤。

### 曲格列酮

该药减少 2 型糖尿病外周胰岛素抵抗,然而患者出现肝功能异常,并且已有死亡病例报道[5,63,99]。这药现在已经不用。

#### 抗惊厥药

儿童持续癫痫发作可以导致急性 3 区缺血性损伤[149]，血清酶水平显著升高，随后 2 周下降。

苯妥英，成人开始治疗后 2~4 周发病，表现极像传染性单核细胞增多症，嗜酸性粒细胞通常增加。

发生黄疸的患者死亡率 50%，通常由于链球菌皮肤感染，患者可能有基因缺陷，因而致毒性代谢产物蓄积，糖皮质激素治疗可能有效。

丹曲林（Dantrolene）能引起严重的、经常是致命的肝脏毒性，肝脏改变包括肝炎、胆管炎、慢性肝炎、肝硬化，应用已被严格限制。

卡马西平（Carbamazepine），该药有广谱的肝脏不良反应，最常见为肝细胞坏死及肉芽肿（图 20.25）。然而，有时为瘙痒、发热、右上腹部疼痛，提示胆管炎。肝脏组织学显示明显的胆汁淤积[72]。

## 慢性肝炎

药物引起的慢性肝炎在临床表现、生化、血清学、组织学特征上酷似自身免疫性慢性肝炎，停药后患者康复，在大量患者身上发现抗细胞器抗体。

用药后引起慢性肝炎者首推缓泻剂双醋酚丁，目前这种药在世界大部分地区已经不用[120]。

用甲基多巴治疗多年后可发生隐匿性慢性肝炎，无急性发作史，停药后好转。

阿尔维林（Alverine）是平滑肌松弛剂，具有罂粟碱样作用，能引起抗核（抗核纤层蛋白 A 和 C）抗体阳性的慢性肝炎[89]。

呋喃妥因（Nitrofurantoin）与慢性肝炎有关，常为女性，在用药后 4 周~11 年发病[12]。肺纤维化是另一个并发症，肝毒性与活性代谢产物有关，可由 CD8+T 细胞介导[61]。

其他原因包括氯美辛、非诺贝特、异烟肼、罂粟碱和丹曲林。

米诺环素（Minocyclin）能引起系统性红斑狼疮样综合征，表现极像自身免疫性慢性肝炎[45,47]。

#### 草药

替代治疗药物应用的日益增多导致了许多关于毒性的报道[69]。然而许多草药的肝脏毒性仍然未知，而且许多草药含有多种成分，可能被化学物质、重金属、微生物污染。患者常自行用药，病史不可靠。肝脏损伤谱很宽，从急性肝炎、慢性肝炎和肝硬化到胆汁淤积和 VOD。

吡咯啶类生物碱，如千里光属（Seneci）和野百合属（Crotolaria）植物常同灌木茶有关，能引起 VOD（见第 349 页）。

石蚕属（Germander）植物在茶里使用，具有抗胆汁分泌、抗毒血症功用。使用后 2 个月可发生黄疸，转氨酶明显升高，停用后消失[74]。毒性代谢产物是通过 P453-A 产生的[81]。

Chaparral 沙巴拉用于治疗许多病，如体重减轻、虚弱无力、癌症、皮肤病。给药后 3~52 周出现黄疸[133]，停药后通常消退。但可发生急性暴发性肝衰竭，需肝移植，肝硬化可能为后遗症。

中草药可以用于治疗湿疹、失眠、哮喘。有肝毒性的制剂包括金不换[111,162]、茵陈蒿汤[164]、麻黄[97]。

其他具有肝脏毒性的草药包括紫草科、桑寄生属、缬草属、黄芩属植物，还有许多有待认识。

#### 娱乐性毒品

Ecstasy（狂喜）是人工合成的安非他命衍化物，用作兴奋剂，如狂欢夜时。中毒表现类似急性病毒性肝炎[3,34]，发病时限不可预知，通常用药 1~3 周发病，但持续应用可延迟。转氨酶极高，肝组织学变化为急性肝炎，可能具有自身免疫性肝病的特点。

肝炎可能极重而应进行肝移植[36]，停药后可康复，继续用药可致隐匿性慢性肝炎，甚至肝硬化[40]。再用药可复发。

可卡因滥用。急性可卡因中毒和横纹肌溶解的患者都有肝损伤的生物化学表现[137]。肝组织学表明 3 区肝细胞坏死，1 区微泡脂肪变性[156]。反应性代谢产物是由 N-甲基化和 P450 催化产生的盐酸普罗卡因一氧化二氮，肝损伤是由于过氧化物、自由基形成共

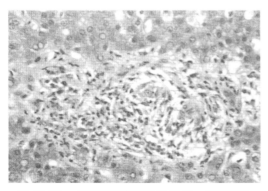

图 20.25　卡马西平肉芽肿性肝炎。（见彩图）

价结合于肝蛋白。苯巴比妥降低可卡因的毒性，乙醇等其他诱导物提高可卡因的毒性。休克和高血压造成 3 区坏死。

## 毛细胆管胆汁淤积

各种雄性、雌性类固醇能引起毛细胆管胆汁淤积。含在避孕药丸内的雌激素是很好例证。由于活性成分减少，胆汁淤积亦在下降，雌激素是引起胆汁淤积的重要原因，虽然黄体酮（progestin）可加重胆汁淤积。

药物与胆管装置互动，由于 $Na^+/K^+-ATP$ 酶活性抑制取独立于胆流的胆盐排出减少。易感性与胆汁转运器遗传变异有关，性激素对毛细胆管多特异有机阴离子转运器（cMOAT）有影响[15]。

窦膜变导致流动性差，细胞周围的渗透性（紧密连接）可能增加，细胞骨架受到影响，伴毛细胆管周围微丝不能收缩[110]。

有妊娠胆汁淤积遗传素质的人，应用性类固醇是存在危险的（第 27 章），有 PBC 先兆的患者亦提高性类固醇的作用。理论上讲，急性肝炎患者应用性类固醇存在危险，但妇女肝炎愈后可恢复使用避孕药而并不引起肝损害。

原因通常但不总是 C17-烷基化睾酮，反应与剂量有关，是可逆的。

患者表现为瘙痒，不同程度的胆红素血症，血清转氨酶不同程度升高，大约 1/3 可超过 5 倍正常值。血清碱性磷酸酶不成比例地偏低。

肝穿：结构正常，3 区胆汁淤积伴周围反应。电镜：胆汁淤积，轻度的肝细胞损伤。

预后极好，极少有患者黄疸严重且持续时间长，但通常停药后康复。再用药易复发。

### 环孢素A

它抑制 ATP 依赖的胆盐运输[56]，为剂量依赖的毛细胆管 MOAT 抑制。男性中临床胆汁淤积罕见，表现为高胆红素血症，生化检查有或无生物化学轻度胆汁淤积。

环孢素被 P450-Ⅲ-A 酶代谢（见图 20.4），酶诱导和竞争性抑制可解释药物，如酮康唑和红霉素的交互作用[157]。

### 环丙沙星

喹诺酮类药物包括环丙沙星和氧氟沙星能引起

较强的中心带胆汁淤积，少许炎细胞浸润。黄疸为一过性，转氨酶很快恢复正常[50,67]。

## 肝-毛细胆管胆汁淤积

突出表现为胆汁淤积，此外肝细胞受损，有过敏和肝对药物反应的重叠。免疫破坏过程局限于胆管，干扰胆汁分泌泵和毛细胆管运输装置。

急性胆汁淤积反应通常较轻，持续不足 3 个月，然而胆汁淤积可延长（表 20.5）。如果仅 ALP、γ-GT 持续升高为主则较次要。然而，持续胆汁淤积超过 6 个月，并持续瘙痒，持久胆汁淤积则应引起重视。胆管减少的慢性期界定为小叶间胆管缺失至少占小汇管区的 50%[30]，通常能康复，但有时需作肝移植。

许多药物引起胆汁淤积。青霉素衍生物（奥格门汀、氟氯西林）、磺胺类药（复方新诺明）、红霉素类、丙

**表 20.5　药物引起的胆汁淤积**

| | |
|---|---|
| 急性＜3 个月 | |
| 迁延 | |
| 　轻度 | 血清磷酸酶持续升高 |
| 　重度 | 黄疸＞6 个月 |
| | 瘙痒 |
| | 痊愈或胆管缺失→移植 |

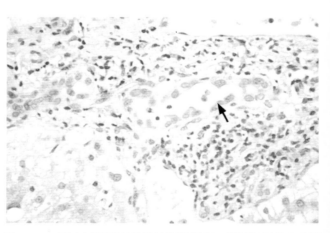

图 20.26　丙卡巴肼引起的慢性胆汁淤积：肝活组织检查表明汇管区（1 区）明显扩张，伴有大量单核细胞和一些纤维组织，含一个受损的胆管（箭头所示）。持续 6 个月黄疸后痊愈。（HE 染色，×100）（见彩图）

嗪类、丙卡巴肼(图20.26)等特别重要。

### 氯丙嗪

用药者仅 1%~2% 发生胆汁淤积。反应与用量无关,80%~90% 在用药头 4 周发病。可能与超敏反应有关,肝内可见过多嗜酸性粒细胞(图20.27)。

氯丙嗪降低毛细胆管功能,减少胆汁流量[57],游离的氯丙嗪基可能是肝毒素。

氯丙嗪胆汁转化的遗传变异理论上能够导致胆汁淤积的代谢产物选择性蓄积。

#### 临床表现

发病类似病毒性肝炎,前驱症状持续 4~5 天。同时或一周内出现胆汁郁积性黄疸,持续 1~4 周,瘙痒可出现在黄疸之前。通常可完全恢复。

血清生化显示为胆汁淤积性黄疸的特征,碱性磷酸酶持续升高可能是仅有的改变,早期外周血可见嗜酸性粒细胞升高。

#### 肝脏改变

光学显微镜显示汇管区胆汁淤积,单核细胞、嗜酸性粒细胞浸润(图 20.27),甚至在无并发症的病例中也可有显著肝脏损伤,可见肉芽肿。

#### 预后及治疗

氯丙嗪所致黄疸致命者罕见,黄疸偶尔持续 3 个月以上,甚至 3 年[118],表现为长期胆汁淤积性黄疸。伴有脂肪泻、消瘦,临床表现类似原发性胆汁性肝硬化,但是更多呈暴发性发作。与必然进展的原发性胆汁性肝硬化相比,通常很快康复,但是胆汁淤积可持续 6 个月甚至持久淤积形成胆汁性肝硬化,最终需要肝移植。

原发性胆汁性肝硬化线粒体抗体检测阴性或低

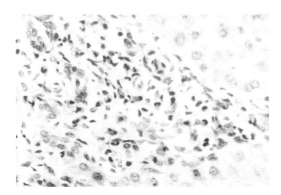

**图 20.27**　氯丙嗪引起的肝炎汇管区可见明显的嗜酸性粒细胞。(见彩图)

滴定度。

通常氯丙嗪引起黄疸的病例不需积极治疗,停药后会完全康复。糖皮质激素不影响病程,可用熊去氧胆酸治疗瘙痒。

### 其他丙嗪类药物

其他吩噻嗪衍生物如丙嗪、丙氯拉嗪(Prochlorperazine)、密哌嗪(mepazine)或三氟拉嗪(trifluoperazine)有基本相似的表现,可以重叠治疗。

### 青霉素

阿莫西林引起肝脏损伤极度罕见,但阿莫西林和克拉维酸混悬剂奥格门汀常引起胆汁淤积,多见于男性持续用药者[73,83],通常短期存在胆汁淤积,而不是总存在。克拉维酸是重要肝脏毒性成分。

氟氯西林通常在老年人用药 2 周以上引起胆汁淤积性黄疸[37],黄疸可出现在用药 8 周内或停药后,这使得药物与黄疸之间的关系很难被确定。胆汁淤积可慢性化。

### 磺胺类

甲氧苄啶–磺胺甲基异噁唑(复方新诺明)引起胆汁淤积性反应罕见,通常 6 个月内自行消失[11],但仍有胆汁淤积持续 1~2 年[64]并有胆管消失者[166]。

### 红霉素

引起肝脏反应的通常是依托红霉素,但丙酸酯乙烷红霉素、琥乙红霉素、克拉霉素亦可导致胆汁淤积。

2 例对依托红霉素有反应的患者 12~15 年后给予琥乙红霉素,出现了进一步的胆汁淤积性反应[58]。

用药后 1~4 周发病,表现为右上腹疼痛,可较严重。类似胆道病变,发热、瘙痒、黄疸,血液中可见嗜酸性粒细胞和非典型淋巴细胞增加。

肝穿见胆汁淤积,肝细胞受损和嗜酸小体。汇管区胆管壁见白细胞、嗜酸性粒细胞浸润,胆管细胞可见有丝分裂。尸检胆囊显示炎症。

### 氟哌啶醇

该药引起类似于氯丙嗪的胆汁淤积性反应罕见,但可变成慢性[32]。

### 西咪替丁和雷尼替丁[153]

西咪替丁或雷尼替丁能引起轻微的、非致命性的胆汁淤积性黄疸,而且罕见,通常发生在用药 4 周以内。

### 口服降糖药

氯磺丙脲、格列本脲(优降糖)、醋磺环己脲可导致胆汁淤积。

### 他莫昔芬

他莫昔芬可引起胆汁淤积及 NASH[22,112]。

### 其他原因

赛庚啶(抑制食欲)[71]和噻苯达唑可引起长期胆汁淤积。

胆汁淤积还与金制剂、硫唑嘌呤、肼屈嗪[96]、卡托普利[116]、普罗帕酮[92]、呋喃妥因(图 20.28)、喹啉、依诺沙星[2]等有关。

### 右丙氧芬

这种止痛剂能够引起反复黄疸、上腹部疼痛和寒战,类似胆道病[124]。

### 胆管胆汁淤积

胆管、毛细胆管充满浓密胆汁,周围无任何炎症反应。这种栓子含胆红素,可能与药物代谢产物混在一起。胆管胆汁淤积与苯噁洛芬关系密切,苯噁洛芬半衰期年轻人为 30 小时,而老年人为 111 小时[145],5 例老年患者死于黄疸和肾衰竭,药物及其代谢产物可能引起全身中毒,这种药现在已经不用。

### 胆泥

胆泥并发于抗生素头孢曲松治疗,患者可无症状或有可逆的胆绞痛[106],为剂量依赖型[135]。胆泥和胆酸有共同的肝脏运输途径,并与胆囊脂类排泄相互作用,胆泥由少量胆固醇、胆红素组成,但主要成分为头孢曲松的钙盐。

### 硬化性胆管炎(第15章)

病因包括肝脏动脉输注细胞毒药物,如 5-氟尿嘧啶核苷、噻苯哒唑、注入包虫囊的腐蚀剂以及西班牙毒油综合征。

上腹部放疗 10 年可引起胆管狭窄[20]。

### 肝脏结节和肿瘤

肝脏结节和肿瘤在第 30 章有详细的讨论。

肝脏腺瘤与使用性激素有关,特别是口服避孕药丸[7]。由于现在的药丸减少了激素量,所以发病率正在下降。如果可能,治疗应保守,因为停药后肿瘤可能自行消退。应避孕。

服用激素的妇女,特别是常年服用者,应警惕腺瘤发生的可能。如腺瘤被确诊,妇女必须警惕破裂的

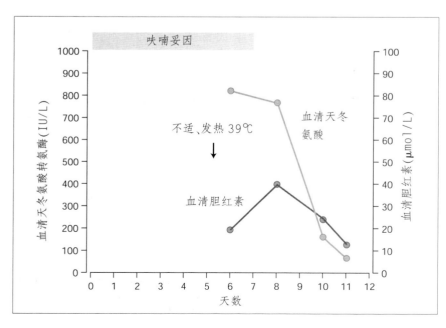

图 20.28　呋喃妥因治疗泌尿道感染 5 天后出现伴有黄疸的全身反应,停药后患者迅速恢复。

可能,并清楚任何原因不明的右上腹部疼痛或腹部膨胀的重要意义。并发症可能需要外科手术治疗,特别是腹膜内或肿瘤内部出血,严重的腹痛以及贫血。

### 肝细胞癌

口服避孕药 8 年以上的妇女可能发生 HCC,发病率低,但逐渐升高。肿瘤发生于非肝硬化患者,转移罕见,不浸润[51]。口服避孕药的年轻妇女比未应用激素的发展中肝细胞癌患者存活时间更长,症状更少见,血清甲胎蛋白水平更低。肿瘤血管丰富,腹腔积血常见。

达那唑(Danazol)与腺瘤和癌发生有关[39]。

血管病变可伴随腺瘤或局部结节增生,出现大量大的动脉和静脉,肝窦可局灶性扩张,可能出现紫癜(Peliosis)。

局部结节增生与激素的关系不如腺瘤大,它对男性和女性都有影响,包括儿童。但育龄妇女多见,她们中部分人可能从未用过性激素。无症状的患者应定期检查,有症状者停药后可消退。另一部分人,尤其是有并发症的应外科手术切除。

雄激素和同化类固醇与腺瘤、紫癜、结节再生性增生,特别是肝细胞癌有关,可能与血管肉瘤有关。这些药可用于再生障碍性贫血、垂体功能低下、类无睾症(eunuchoidism)、阳痿、女性变性(Transsexual)[160]以及运动员增加肌肉块[26]。雄性激素比雌性激素引起肝细胞癌更多见,可能由于用量更大。肝脏异常发生率可能非常高,用甲睾酮治疗的 60 例患者中有 19 例肝功异常[160]。

雄激素、合成类固醇、氯化烯、二氧化钍和无机砷可导致血管肉瘤。

上皮样血管内皮瘤是一种罕见的恶性血管瘤,与口服避孕药[29]、氯化烯[41]有关。

## 结语

新药上市前必须作基本的急性、慢性毒性试验,至少一种以上物种或菌株作为实验对象,该药及其已知的代谢产物都必须做。必须注意药物与蛋白结合的特性,药物作为肝脏酶诱导剂的作用必须进行研究,临床试验必须包括常规的治疗前后血清胆红素和转氨酶水平的评价。在签订知情同意书后,肝穿在确定药物和肝脏损伤之间的关系及确定损伤类型上特别有帮助。

治疗的头 4 周血清转氨酶可以升高,尽管继续用药,转氨酶可下降。当药物可能导致肝脏反应如异烟肼,开始治疗后 3~4 周检查血清转氨酶是明智的。如果血清转氨酶高于正常 3 倍应停药;如果低于 3 倍,一周后应再次检查血清转氨酶,如果升高,应作为停药指标。出现肝脏反应后继续用药是致命的最常见原因。

引起一过性血清转氨酶升高,而无其他明显肝脏损害的药物的安全性仍不清楚,许多广泛应用的有价值的药物归于此类。在许多情况下挑拨试验是确定药物肝脏毒性的唯一方法,但如果后果可能严重,则在伦理上是行不通的。但是不良反应报告者和药物制造商要特别注意意外挑战的结果和停药的影响。

在治疗范围内使用一种药物如对乙酰氨基酚,如果患者正在服用其他药物如乙醇,被酶诱导增加毒性代谢产物的产生,可引起肝脏损伤。

任何具有肝胆病临床表现的患者必须考虑医源性的原因,特别是中老年患者,尤其是女性具有病毒性肝炎表现者,排除病毒性肝炎后,原因常常与药物相关。

药物和肝脏反应相关性的广泛认识将会增加药物不良反应的报道,如英国药物安全委员会或美国药品监督网页。

如果临床试验包括从儿童到老年人所有年龄的受试者以及肝病患者,那么药物性肝损伤的严重后果就会避免。

(张清泉　高蕾　译　李璐　徐小元　校)

### 参考文献

1 Altraif I, Lilly L, Wanless IR *et al*. Cholestatic liver disease with ductopenia (vanishing bile duct syndrome) after administration of clindamycin and trimethoprim-sulfamethoxazole. *Am. J. Gastroenterol.* 1994; **89**: 1230.

2 Amitrano L, Gigliotti T, Guardascione MA *et al*. Enoxacin acute liver injury. *J. Hepatol.* 1992; **15**: 270.

3 Andreu V, Mas A, Bruguara M *et al*. Ecstasy: a common cause of severe acute hepatotoxicity. *J. Hepatol.* 1998; **29**: 394.

4 Assal F, Spahr L, Hadangue A *et al*. Tolcapone and fulminant hepatitis. *Lancet* 1998; **352**: 958 (letter).

5 Ault A. Troglitazone may cause irreversible liver damage. *Lancet* 1997; **350**: 1451.

6 Banks AT, Zimmerman HJ, Ishak KG *et al*. Diclofenac-associated hepatotoxicity: analysis of 180 cases reported to the Food and Drug Administration as adverse reactions. *Hepatology* 1995; **22**: 821.

7 Baum JK, Bookstein JJ, Holtz F *et al*. Possible association between benign hepatomas and oral contraceptives. *Lancet* 1973; **ii**: 926.

8 Bernal W, Wendon J, Rela M *et al*. Use and outcome of

liver transplantation in acetaminophen-induced acute liver failure. *Hepatology* 1998; **27**: 1050.

9 Berson A, Renault S, Letteron P *et al.* Uncoupling of rat and human mitochondria: a possible explanation for tacrine-induced liver dysfunction. *Gastroenterology* 1996; **110**: 1878.

10 Bissuel F, Bruneel F, Harbersetzer F *et al.* Fulminant hepatitis with severe lactate acidosis in HIV-infected patients on didanosine therapy. *J. Intern. Med.* 1994; **235**: 367.

11 Black M, Mitchell JR, Zimmerman HJ *et al.* Isoniazid-associated hepatitis in 114 patients. *Gastroenterology* 1975; **69**: 289.

12 Black M, Rabin L, Schatz N. Nitrofurantoin-induced chronic active hepatitis. *Ann. Intern. Med.* 1980; **92**: 62.

13 Blake JC, Sawyer AM, Dooley JS *et al.* Severe hepatitis caused by cyproterone acetate. *Gut* 1990; **31**: 556.

14 Bonkovsky HL, Kane RE, Jones DP *et al.* Acute hepatitis and renal toxicity from low doses of acetaminophen in the absence of alcohol abuse or malnutrition: evidence for increased susceptibility to drug toxicity due to cardiopulmonary and renal insufficiency. *Hepatology* 1994; **19**: 1141.

15 Bossard R, Stieger B, O'Neill B *et al.* Ethinylestradiol treatment induces multiple canalicular membrane alterations in rat liver. *J. Clin. Invest.* 1993; **91**: 2714.

16 Bridger S, Henderson K, Glucksman F *et al.* Deaths from low dose paracetamol poisoning. *Br. Med. J.* 1998; **316**: 1724.

17 Callaghan R, Desmond PV, Paull P *et al.* Hepatic enzyme activity is the major factor determining elimination rate of high-clearance drugs in cirrhosis. *Hepatology* 1993; **18**: 54.

18 Cameron RG, Feuer G, de la Iglesia FA, eds. *Drug-induced Hepatotoxicity.* Springer, Berlin, 1996.

19 Castiella A, Lopez Dominguez L, Txoperena G *et al.* Indication for liver transplantation in *Amanita phalloides* poisoning. *Presse Med.* 1993; **22**: 117 (letter).

20 Cherqui D, Palazzo L, Piedbois P *et al.* Common bile duct stricture as a late complication of upper abdominal radiotherapy. *J. Hepatol.* 1994; **21**: 693.

21 Chien R-N, Yang L-J, Lin P-Y *et al.* Hepatic injury during ketoconazole therapy in patients with onychomycosis: a controlled cohort study. *Hepatology* 1997; **25**: 103.

22 Ching CK, Smith PG, Long RG. Tamoxifen associated hepatocellular damage and agranulocytosis. *Lancet* 1992; **339**: 940 (letter).

23 Cicogani C, Malavolti M, Morselli-Labate AM *et al.* Flutamide-induced toxic hepatitis. Potential utility of ursodeoxycholic acid administration in toxic hepatitis. *Dig. Dis. Sci.* 1996; **41**: 2219.

24 Clark JA, Zimmerman HJ, Tanner LA. Labetalol hepatotoxicity. *Ann. Intern. Med.* 1990; **113**: 210.

25 Corbella X, Vadillo M, Cabellos C *et al.* Hypersensitivity hepatitis due to pyrazinamide. *Scand. J. Infect. Dis.* 1995; **27**: 93.

26 Creagh TM, Rubin A, Evans DJ. Hepatic tumours induced by anabolic steroids in an athlete. *J. Clin. Pathol.* 1988; **41**: 441.

27 Dalton TA, Perry RS. Hepatotoxicity associated with sustained-release niacin. *Am. J. Med.* 1992; **93**: 102.

28 De Graaf EM, Oosterveld M, Tjabbes T *et al.* A case of tizanidine-induced hepatic injury. *J. Hepatol.* 1996; **25**: 772.

29 Dean PJ, Haggitt RC, O'Hara CJ. Malignant epithelioid haemangioendothelioma of the liver in young women: relationship to oral contraceptive use. *Am. J. Surg. Pathol.*

1985; **9**: 695.

30 Degott C, Feldmann G, Larrey D *et al.* Drug-induced prolonged cholestasis in adults: a histological semi-quantitative study demonstrating progressive ductopenia. *Hepatology* 1992; **15**: 244.

31 Diaz D, Febre I, Daujat M *et al.* Omeprazole is an aryl hydrocarbon-like inducer of human hepatic cytochrome P-450. *Gastroenterology* 1990; **99**: 737.

32 Dincsoy HP, Saelinger DA. Haloperidol-induced chronic cholestatic liver disease. *Gastroenterology* 1982; **83**: 694.

33 Durand F, Bernuau J, Pessayre D *et al.* Deleterious influence of pyrazinamide on the outcome of patients with fulminant or subfulminant liver failure during antituberculous treatment, including isoniazid. *Hepatology* 1995; **21**: 929.

34 Dykhuizen RS, Brunt PW, Atkinson P *et al.* Ecstasy induced hepatitis mimicking viral hepatitis. *Gut* 1995; **36**: 939.

35 Eliasson E, Stal P, Oksanon A *et al.* Expression of autoantibodies to specific cytochromes P450 in a case of disulfiram hepatitis. *J. Hepatol.* 1998; **29**; 819.

36 Ellis AJ, Wendon JA, Portmann B *et al.* Acute liver damage and ecstasy ingestion. *Gut* 1996; **38**: 454.

37 Fairley CK, McNeil JJ, Desmond P *et al.* Risk factors for development of flucloxacillin associated jaundice. *Br. Med. J.* 1993; **306**: 233.

38 Farrell GC. *Drug-induced Liver Disease.* Churchill Livingstone, Edinburgh, 1994.

39 Fermand JP, Levy Y, Bouscary D *et al.* Danazol-induced hepatocellular adenoma. *Am. J. Med.* 1990; **88**: 529.

40 Fidler H, Dhillon A, Gertner D *et al.* Chronic ecstasy (3, 4-methylenedioxymeta-amphetamine) abuse: a recurrent and unpredictable cause of severe acute hepatitis. *J. Hepatol.* 1996; **25**: 563.

41 Gelin M, Van de Stadt J, Rickaert F *et al.* Epithelioid haemangioendothelioma of the liver following contact with vinyl chloride. *J. Hepatol.* 1989; **8**: 99.

42 Geubel AP, De Galocsy C, Alves N *et al.* Liver damage caused by therapeutic vitamin A administration: estimate of dose-related toxicity in 41 cases. *Gastroenterology* 1991; **100**: 1701.

43 Gil ML, Ramirez MC, Terencio MC *et al.* Immunochemical detection of protein adducts in cultured human hepatocytes exposed to diclofenac. *Biochem. Biophys. Acta* 1995; **1272**: 140.

44 Gilbert SC, Klintmalm G, Menter A *et al.* Methotrexate-induced cirrhosis requiring liver transplantation in three patients with psoriasis. A word of caution in the light of the expanding use of this 'steroid-sparing' agent. *Arch. Intern. Med.* 1990; **150**: 889.

45 Goldstein PE, Deviere J, Cremer M. Acute hepatitis and drug-induced lupus induced by minocycline treatment. *Am. J. Gastroenterol.* 1997; **92**: 143.

46 Gonzalez FJ, Skoda RC, Kimura S *et al.* Characterization of the common genetic defect in humans deficient in debrisoquine metabolism. *Nature* 1988; **331**: 442.

47 Gough A, Chapman S, Wagstaff K *et al.* Minocycline induced autoimmune hepatitis and systemic lupus erythematosus-like syndrome. *Br. Med. J.* 1996; **312**: 169.

48 Harrison PM, Keays R, Bray GP *et al.* Improved outcome of paracetamol-induced fulminant hepatic failure by late administration of acetylcysteine. *Lancet* 1990; **335**: 1572.

49 Hassanein T, Razack A, Gavaler JS *et al.* Heatstroke: its clinical and pathological presentation, with particular attention to the liver. *Am. J. Gastroenterol.* 1992; **87**: 1382.

50 Hautekeete ML, Kockx MM, Naegels S *et al.* Cholestatic

hepatitis related to quinolones: a report of two cases. *J. Hepatol.* 1995; **23**: 759 (letter).

51 Henderson BE, Preston-Martin S, Edmondson HA *et al.* Hepatocellular carcinoma and oral contraceptives. *Br. J. Cancer* 1983; **48**: 437.

52 Hjelm M, de Silva LVK, Seakins JWT *et al.* Evidence of inherited urea cycle defect in a case of fatal valproate toxicity. *Br. Med. J.* 1986; **292**: 23.

53 Hoet P, Graf MLM, Bourdi M *et al.* Epidemic of liver disease caused by hydrochlorofluorocarbons used as ozone-sparing substitutes of chlorofluorocarbons. *Lancet* 1997; **350**: 556.

54 Hoyumpa AM, Schenker S. Is glucuronidation truly preserved in patients with liver disease? *Hepatology* 1991; **13**: 786.

55 International Group. Guidelines for diagnosis of therapeutic drug-induced liver injury in liver biopsies. *Lancet* 1974; i: 854.

56 Kadmon M, Klünemann C, Böhme M *et al.* Inhibition by cyclosporin A of adenosine triphosphate-dependent transport from the hepatocyte into bile. *Gastroenterology* 1993; **104**: 1507.

57 Kawahara H, Marceau N, French SW. Effects of chlorpromazine and low calcium on the cytoskeleton and the secretory function of hepatocytes *in vitro*. *J. Hepatol.* 1990; **10**: 8.

58 Keeffe EB, Reis TC, Berland JE. Hepatotoxicity to both erythromycin estolate and erythromycin ethylsuccinate. *Dig. Dis. Sci.* 1982; **27**: 701.

59 Keeffe EB, Sunderland M, Gabourel JD. Serum gamma-glutamyl transpeptidase activity in patients receiving chronic phenytoin therapy. *Dig. Dis. Sci.* 1986; **31**: 1056.

60 Keiding S. Drug administration to liver patients: aspects of liver pathophysiology. *Semin. Liver Dis.* 1995; **15**: 268.

61 Kelly BD, Heneghan MA, Bennani F *et al.* Nitrofurantoin-induced hepatotoxicity mediated by CD8+ T-cells. *Am. J. Gastroenterol.* 1998; **93**: 819.

62 Kharasch ED, Hankins D, Mautz D *et al.* Identification of the enzyme responsible for oxidative halothane metabolism: implications for prevention of halothane hepatitis. *Lancet* 1996; **347**: 1367.

63 Kohlroser J, Mathai J, Reichheld J *et al.* Hepatotoxicity due to troglitazone: a report of two cases and review of adverse events reported to the United States Food and Drug Administration. *Am. J. Gastroenterol.* 2000; **95**: 272.

64 Kowdley KV, Keeffe EB, Fawaz KA. Prolonged cholestasis due to trimethoprim sulfamethoxazole. *Gastroenterology* 1992; **102**: 2148.

65 Kretz-Rommel A, Boelsterli UA. Cytotoxic activity of T-cells and non-T-cells from diclofenac-immunized mice against cultured syngeneic hepatocytes exposed to diclofenac. *Hepatology* 1995; **22**: 213.

66 Labadie H, Stoessel P, Callard P *et al.* Hepatic veno-occlusive disease and perisinusoidal fibrosis secondary to arsenic poisoning. *Gastroenterology* 1990; **99**: 1140.

67 Labowitz JK, Silverman WB. Cholestatic jaundice induced by ciprofloxacin. *Dig. Dis. Sci.* 1997; **42**: 192.

68 Lake-Bakkaar G, Scheuer PJ, Sherlock S. Hepatic reactions associated with ketoconazole in the United Kingdom. *Br. Med. J.* 1987; **294**: 419.

69 Larrey D. Hepatotoxicity of herbal remedies. *J. Hepatol.* 1997; **26** (Suppl. 1): 47.

70 Larrey D, Branch RA. Clearance by the liver: current concepts in understanding the hepatic disposition of drugs. *Semin. Liver Dis.* 1983; **3**: 285.

71 Larrey D, Geneve J, Pessayre D *et al.* Prolonged cholestasis

72 Larrey D, Hadengue A, Pessayre D *et al.* Carbamazepine-induced acute cholangitis. *Dig. Dis. Sci.* 1987; **32**: 554.

73 Larrey D, Vial T, Micaleff A *et al.* Hepatitis associated with amoxycillin-clavulanic acid combination report of 15 cases. *Gut* 1992; **33**: 368.

74 Larrey D, Vial T, Pauwels A *et al.* Hepatitis after germander (*Teucrium chamaedrys*) administration: another instance of herbal medicine hepatotoxicity. *Ann. Intern. Med.* 1992; **117**: 129.

75 Lavrijsen AP, Balmus KJ, Nugteren-Huying WM *et al.* Hepatic injury associated with itraconazole. *Lancet* 1992; **340**: 251 (letter).

76 Lazaros GA, Papatheodonridis GV, Delladatsima JK *et al.* Terbinafine-induced cholestatic liver disease. *J. Hepatol.* 1996; **24**: 753.

77 Lee WM. Drug-induced hepatotoxicity. *N. Engl. J. Med.* 1995; **333**: 1121.

78 Lewis JH, Ranard RC, Caruso A *et al.* Amiodarone hepatotoxicity: prevalence and clinicopathologic correlations among 104 patients. *Hepatology* 1989; **9**: 679.

79 Lewis JH, Zimmerman HJ, Ishak KG *et al.* Enflurane hepatotoxicity: a clinicopathologic study of 24 cases. *Ann. Intern. Med.* 1983; **98**: 984.

80 Liaw Y-F, Huang M-J, Fan K-D *et al.* Hepatic injury during propylthiouracil therapy in patients with hyperthyroidism. A cohort study. *Ann. Intern. Med.* 1993; **118**: 424.

81 Loeper J, Descatoire V, Letteron P *et al.* Hepatotoxicity of germander in mice. *Gastroenterology* 1994; **106**: 464.

82 Loeper J, Descatoire V, Maurice M *et al.* Presence of functional cytochrome P-450 on isolated rat hepatocyte plasma membrane. *Hepatology* 1990; **11**: 850.

83 Luis A, Rodriguez G, Bruno H *et al.* Risk of acute liver injury associated with the combination of amoxycillin and clavulanic acid. *Arch. Intern. Med.* 1996; **156**: 1327.

84 MacFarlane B, Davies S, Mannan K *et al.* Fatal acute fulminant liver failure due to clozapine: a case report and review of clozapine-induced hepatotoxicity. *Gastroenterology* 1997; **112**: 1707.

85 Macilwain C. NIH, FDA seek lessons from hepatitis B drug trial deaths. *Nature* 1993; **364**: 275.

86 Maganto P, Traber PG, Rusnell C *et al.* Long-term maintenance of the adult pattern of liver-specific expression for P-450b, P450e, albumin and $\alpha$-fetoprotein genes in intrasplenically transplanted hepatocytes. *Hepatology* 1990; **11**: 585.

87 Mahler H, Pasi A, Kramer JM *et al.* Fulminant liver failure in association with the emetic toxin of *Bacillus cereus*. *N. Engl. J. Med.* 1997; **336**: 1142.

88 Makin AJ, Wendon J, Williams R. A 7-year experience of severe acetaminophen-induced hepatotoxicity (1987–93). *Gastroenterology* 1995; **109**: 1907.

89 Malka D, Pham B-N, Courvalin J-C *et al.* Acute hepatitis caused by alverine associated with antilamin A and C autoantibodies. *J. Hepatol.* 1997; **27**: 399.

90 Martin JL, Plevak DJ, Flannery KD *et al.* Hepatotoxicity after desflurane anaesthesia. *Anaesthesiology* 1995; **83**: 1125.

91 Mitchell JR, Zimmerman HJ, Ishak KG *et al.* Isoniazid liver injury: clinical spectrum, pathology and probable pathogenesis. *Ann. Intern. Med.* 1976; **84**: 181.

92 Mondardini A, Pasquino P, Bernardi P *et al.* Propafenone-induced liver injury: report of a case and review of the literature. *Gastroenterology* 1993; **104**: 1524.

93 Muñoz SJ, Martinez-Hernandez A, Maddrey WC. Intrahepatic cholestasis and phospholipidosis associated with

the use of trimethoprim-sulfamethoxazole. *Hepatology* 1990; **12**: 342.

94 Murphy R, Swartz R, Watkins PB. Severe acetaminophen toxicity in a patient receiving isoniazid. *Ann. Intern. Med.* 1990; **113**: 799.

95 Mutimer DJ, Ayres RCS, Neuberger JM *et al.* Serious paracetamol poisoning and the results of liver transplantation. *Gut* 1994; **35**: 809.

96 Myers JL, Augur NA Jr. Hydralazine-induced cholangitis. *Gastroenterology* 1984; **87**: 1185.

97 Nadir A, Agrawal S, King PD *et al.* Acute hepatitis associated with the use of a Chinese herbal product, Ma-huang. *Am. J. Gastroenterol.* 1996; **91**: 1436.

98 Nehra A, Mullick F, Ishak KG *et al.* Pemoline-associated hepatic injury. *Gastroenterology* 1990; **99**: 1517.

99 Neuschwander-Tetri BA, Isley WL, Oki JC *et al.* Troglitazone-induced hepatic failure leading to liver transplantation. *Ann. Intern. Med.* 1998; **129**: 38.

100 Nevens F, Fevery J, Van Steenbergen W *et al.* Arsenic and noncirrhotic portal hypertension. A report of eight cases. *J. Hepatol.* 1990; **11**: 80.

101 Njoku D, Laster MJ, Gong DH *et al.* Biotransformation of halothane, enflurane, isoflurane and desflurane to trifluoroacetylated liver proteins: association between protein acylation and hepatic injury. *Anaesth. Analg.* 1997; **84**: 173.

102 Noseda A, Borsch G, Muller K-M *et al.* Methimazole-associated cholestatic liver injury: case report and brief literative review. *Hepatogastroenterology* 1986; **33**: 244.

103 O'Grady JG. Paracetamol-induced acute liver failure: prevention and management. *J. Hepatol.* 1997; **26** (Suppl. 1): 41.

104 Ozenne G, Manchon ND, Doucet J *et al.* Carbimazole-induced acute cholestatic hepatitis. *J. Clin. Gastroenterol.* 1989; **11**: 95.

105 Pande JN, Singh SPN, Khilnani GC *et al.* Risk factors for hepatotoxicity from antituberculosis drugs: a case–control study. *Thorax* 1996; **51**: 132.

106 Park HZ, Lee SP, Schy AL. Ceftriaxone-associated gallbladder sludge. Indentification of calcium-ceftriaxone salt as a major component of gallbladder precipitate. *Gastroenterology* 1991; **100**: 1665.

107 Parker WB, Cheng YC. Mitochondrial toxicity of antiviral nucleoside analogs. *J. NIH Res.* 1994; **6**: 57.

108 Paterson D, Kerlin P, Walker N *et al.* Piroxicam-induced submassive necrosis of the liver. *Gut* 1992; **33**: 1436.

109 Phillips CA, Cera PJ, Mangan TF *et al.* Clinical liver disease in patients with rheumatoid arthritis taking methotrexate. *J. Rheumatol.* 1992; **19**: 229.

110 Phillips MJ, Oda M, Mak E *et al.* Microfilament dysfunction as a possible cause of intrahepatic cholestasis. *Gastroenterology* 1975; **69**: 48.

111 Picciotto A, Campo N, Brizzolara R *et al.* Chronic hepatitis induced by Jin Bu Huan. *J. Hepatol.* 1998; **28**: 165.

112 Pinto HC, Baptista A, Camilo ME *et al.* Tamoxifen-associated steatohepatitis—report of three cases. *J. Hepatol.* 1995; **23**: 95.

113 Powell-Jackson PR, Tredger JM, Williams R. Progress report, hepatotoxicity to valproate: a review. *Gut* 1984; **25**: 673.

114 Rabinovitz M, Van Thiel DH. Hepatotoxicity of non-steroidal anti-inflammatory drugs. *Am. J. Gastroenterol.* 1992; **87**: 1696.

115 Rabkin MJ, Corless CL, Orloff SL *et al.* Liver transplantation for disulfiran-induced hepatic failure. *Am. J. Gastroenterol.* 1998; **93**: 830.

116 Rahmat J, Gelfand RL, Gelfand MC *et al.* Captopril-associated cholestatic jaundice. *Ann. Intern. Med.* 1985; **102**: 56.

117 Ratanasavanh D, Beaune P, Morel F *et al.* Intralobular distribution and quantification of cytochrome P-450 enzymes in human liver as a function of age. *Hepatology* 1991; **13**: 1142.

118 Read AE, Harrison CV, Sherlock S. Chronic chlorpromazine jaundice: with particular reference to its relationship to primary biliary cirrhosis. *Am. J. Med.* 1961; **31**: 249.

119 Redlich CA, West AB, Fleming L *et al.* Clinical and pathological characteristics of hepatotoxicity associated with occupational exposure to dimethylformamide. *Gastroenterology* 1990; **99**: 748.

120 Reynolds TB, Lapin AC, Peters RL *et al.* Puzzling jaundice. Probable relationship to laxative ingestion. *JAMA* 1970; **211**: 86.

121 Rinder HM, Love JC, Wexler R. Amiodarone hepatotoxicity. *N. Engl. J. Med.* 1986; **314**: 321.

122 Robin MA, Le Roy M, Descatoire V *et al.* Plasma membrane cytochromes P450 as neoantigens and autoimmune targets in drug-induced hepatitis. *J. Hepatol.* 1997; **26** (Suppl. 1): 23.

123 Rosellini SR, Costa PL, Gaudio M *et al.* Hepatic injury related to enalapril. *Gastroenterology* 1989; **97**: 810.

124 Rosenberg WMC, Ryley NG, Trowell JM *et al.* Dextropropoxyphene-induced hepatotoxicity: a report of nine cases. *J. Hepatol.* 1993; **19**: 470.

125 Sarachek NS, London RL, Matulewicz TJ. Diltiazem and granulomatous hepatitis. *Gastroenterology* 1985; **88**: 1260.

126 Scheider DM, Klygis LM, Tsang T-K *et al.* Hepatic dysfunction after repeated isoflurane administration. *J. Clin. Gastroenterol.* 1993; **17**: 168.

127 Schenker S, Bay M. Drug disposition and hepatotoxicity in the elderly. *J. Clin. Gastroenterol.* 1994; **18**: 232.

128 Schenker S, Martin RR, Hoyumpa AM. Antecedent liver disease and drug toxicity. *J. Hepatol.* 1999; **31**: 1098.

129 Schidt FV, Rochling FA, Casey DL *et al.* Acetaminophen toxicity in an urban country hospital. *N. Engl. J. Med.* 1997; **337**: 1112.

130 Schultz JC, Adamson JS Jr, Workman WW *et al.* Fatal liver disease after intravenous administration of tetracycline in high dosage. *N. Engl. J. Med.* 1963; **269**: 999.

131 Seeff LB, Cuccherini BA, Zimmerman HJ *et al.* Acetaminophen hepatotoxicity in alcoholics: a therapeutic misadventure. *Ann. Intern. Med.* 1986; **104**: 399.

132 Seki K, Minami Y, Nishikawa M *et al.* 'Non-alcoholic steatohepatitis' induced by massive doses of synthetic oestrogen. *Gastroenterol. Jpn* 1983; **18**: 197.

133 Sheikh NM, Philen RM, Love LA. Chaparral-associated hepatotoxicity. *Arch. Intern. Med.* 1997; **157**: 913.

134 Shepherd P, Harrison DJ. Idiopathic portal hypertension associated with cytotoxic drugs. *J. Clin. Pathol.* 1990; **43**: 216.

135 Shiffman ML, Keith FB, Moore EW. Pathogenesis of ceftriaxone-associated biliary sludge. *In vitro* studies of calcium-ceftriaxone binding and solubility. *Gastroenterology* 1990; **99**: 1772.

136 Shulman HM, Fisher LB, Schoch G *et al.* Venoocclusive disease of the liver after marrow transplantation: histological correlates of clinical signs and symptoms. *Hepatology* 1994; **19**: 1171.

137 Silva MO, Roth D, Reddy KR et al. Hepatic dysfunction accompanying acute cocaine intoxication. *J. Hepatol.* 1991; **12**: 312.

138 Simon JB, Manley PN, Brien JF *et al.* Amiodarone hepatotoxicity simulating alcoholic liver disease. *N. Engl. J. Med.*

1984; **311**: 167.

139 Steele MA, Burk RF, DesPrez RM. Toxic hepatitis with iso-niazid and rifampicin. A meta-analysis. *Chest* 1991; **99**: 465.

140 Sterling MJ, Kane M, Grace ND. Pemoline-induced autoimmune hepatitis. *Am. J. Gastroenterol.* 1996; **91**: 2233.

141 Sterneck M, Wiesner R, Ascher N *et al*. Azathioprine hepa-totoxicity after liver transplantation. *Hepatology* 1991; **14**: 806.

142 Stricker BHCh, Blok APR, Babany G *et al*. Fibrin ring gran-ulomas and allopurinol. *Gastroenterology* 1989; **96**: 1199.

143 Stricker BHC, Blok APR, Bronkhorst FB *et al*. Ketoconazole-associated hepatic injury: a clinicopathological study of 55 cases. *J. Hepatol.* 1986; **3**: 399.

144 Stricker BHC, Spoelstra P. *Drug-induced Hepatic Injury.* Elsevier, Amsterdam, 1985.

145 Taggart HMcA, Alderdice JM. Fatal cholestatic jaundice in elderly persons taking benoxaprofen. *Br. Med. J.* 1982; **284**: 1372.

146 Tameda Y, Hamada M, Takase K *et al*. Fulminant hepatic failure caused by ecarazine hydrochloride (a hydralazine) derivative. *Hepatology* 1996; **23**: 465.

147 Tarazi EM, Harter JG, Zimmerman HJ *et al*. Sulindac-associated hepatic injury: analysis of 91 cases reported to the Food and Drug Administration. *Gastroenterology* 1993; **104**: 569.

148 Tyrrell DLJ, Mitchell MC, De Man RA *et al*. Phase II trial of lamivudine for chronic hepatitis B. *Hepatology* 1993; **18**: 112 A.

149 Ussery XT, Henar EL, Black DD *et al*. Acute liver injury after protracted seizures in children. *J. Paediatr. Gastroen-terol. Nutr.* 1989; **9**: 421.

150 Valla D, Le MG, Poynard T *et al*. Risk of hepatic vein throm-bosis in relation to recent use of oral contraceptives: a case–control study. *Gastroenterology* 1986; **90**: 807

151 Van Ditzhuijsen TJM, van Haelst UJGM, van Dooren-Greebe RJ. Severe hepatotoxic reaction with progression to cirrhosis after use of a novel retinoid (acitretin). *J. Hepatol.* 1990; **11**: 185.

152 Van Steenbergen W, Peeters P, De Bondt J *et al*. Nimesulide-induced acute hepatitis: evidence from six cases. *J. Hepatol.* 1998; **29**: 135.

153 Van Steenbergen W, Vanstapel MJ, Desmet V *et al*. Cimetidine-induced liver injury. Report of three cases. *J. Hepatol.* 1985; **1**: 359.

154 Van't Wout JW, Herrmann WA, de Vries RA *et al*. Terbinafine-associated hepatic injury. *J. Hepatol.* 1994; **21**: 115.

155 Vorperian VR, Havighurst TC, Miller S *et al*. Adverse effects of low dose amiodarone: a meta-analysis. *J. Am. Coll. Cardiol.* 1997; **30**: 791.

156 Wanless IR, Dore S, Gopinath N *et al*. Histopathology of cocaine hepatotoxicity. Report of four patients. *Gastroen-terology* 1990; **98**: 497.

157 Watkins PB. The role of cytochromes P-450 in cyclosporin metabolism. *J. Am. Acad. Dermatol.* 1990; **23**: 1301.

158 Watkins PB. Role of cytochromes P-450 in drug metabo-lism and hepatotoxicity. *Semin. Liver Dis.* 1990; **10**: 235.

159 Watkins PB, Zimmerman HJ, Knapp MJ *et al*. Hepa-totoxic effects of tacrine administration in patients with Alzheimer's disease. *JAMA* 1994; **271**: 992.

160 Westaby D, Ogle SJ, Paradinas FJ *et al*. Liver damage from long-term methyltestosterone. *Lancet* 1977; **ii**: 261.

161 Whiting-O'Keefe QE, Fye KH, Sack KD. Methotrexate and histological hepatic abnormalities: a meta-analysis. *Am. J. Med.* 1991; **90**: 711.

162 Woolf GM, Petrovic LM, Rojter SE *et al*. Acute hepatitis associated with the Chinese herbal product Jin Bu Huan. *Ann. Intern. Med.* 1994; **121**: 729.

163 Wysowski DK, Freiman JP, Tourtelot JB *et al*. Fatal and non-fatal hepatotoxicity associated with flutamide. *Ann. Intern. Med.* 1993; **118**: 860.

164 Yamamoto M, Ogawa K, Morita M *et al*. The herbal medicine Inchin-ko-to inhibits liver cell apoptosis induced by transforming growth factor B1. *Hepatology* 1996; **23**: 552.

165 Yamamoto T, Suou T, Hirayama C. Elevated serum amino-transferase induced by isoniazid in relation to isoniazid acetylator phenotype. *Hepatology* 1986; **6**: 295.

166 Yao F, Behling CA, Saab S *et al*. Trimethoprim-sulfamethoxazole-induced vanishing bile duct syndrome. *Am. J. Gastroenterol.* 1997; **92**: 167.

167 Zafrani ES, Cazier A, Baudelot A-M *et al*. Ultra-structural lesions of the liver in human peliosis: a report of 12 cases. *Am. J. Pathol.* 1984; **114**: 349.

168 Zafrani ES, Pinaudeau Y, Dhumeaux D. Drug-induced vascular lesions of the liver. *Arch. Intern. Med.* 1983; **143**: 495.

169 Zimmerman HJ. *The Adverse Effects of Drugs and Other Chemicals on the Liver*, 2nd edn. Raven Press, New York, 1999.

170 Zimmerman HJ, Maddrey WC. Acetaminophen (paraceta-mol) hepatotoxicity with regular intake of alcohol: analysis of instances of therapeutic misadventure. *Hepatology* 1995; **22**: 767.

# 第 21 章

# 肝硬化

## 定义

解剖学上将肝硬化定义为弥漫性纤维化和结节形成。肝硬化的病因多种多样,但结果是相同的。

纤维化不等同于肝硬化。心力衰竭时在肝腺泡 3 区可发生纤维化;胆道堵塞和先天性肝纤维化在 1 区可发生纤维化(图 21.1);小叶间肉芽肿肝病也在 1 区发生纤维化,但并无真正的肝硬化。

仅有结节形成而无纤维化并不是肝硬化,如肝部分结节形成(图 21.1)。

而慢性肝炎与肝硬化之间的关系已在第 19 章中探讨。

## 肝硬化的产生

肝脏对炎症坏死的反应是有限的,最重要的是肝小叶纤维支架塌陷,弥漫性纤维间隔和肝细胞再生结节性形成。因此,不论病因为何,最终肝脏组织学改变是相同或相似的。尸检时发现肝硬化完全形成后已见不到明显的炎症坏死。

纤维化继发于肝细胞坏死(图 21.2)。肝腺泡 1 区界面炎症导致门脉–门脉纤维间隔的形成;肝腺泡 3 区融合性坏死后则形成门脉–中心静脉纤维间隔。局灶性坏死后发生局部纤维化。肝细胞坏死后再生结节的形成使肝脏结构遭到破坏,最终发展为肝硬化。

门脉–中心静脉纤维间隔所包绕的再生结节周围血窦丰富。门脉血流分流到有功能的肝组织,导致结节中心区(腺泡 3 区)血供不足,甚至当病因去除之后肝硬化仍持续存在。异常结缔组织基质填充迪塞间隙,由此阻碍肝细胞代谢产物的交换。

在坏死的肝细胞和增生的小管周围可形成新的纤维细胞。早期纤维化(胶原形成)是可逆的,一旦在腺泡 1 区和小叶内形成无细胞的纤维间隔时则不可逆。纤维间隔的分布随病因不同而变化。血色病时铁促使汇管区纤维化,而酒精性肝病纤维化主要发生在腺泡 3 区。

## 纤维形成[9,41]

正常肝脏经过纤维化,最终发展为肝硬化是一个复杂的过程。参与这一过程的主要有星状细胞、各种细胞因子、蛋白酶及其抑制物等。

细胞外基质(ECM)的数量和成分发生变化。正常低电子密度的基底膜被含胶原纤维的高电子密度的结缔组织所取代, 这种变化使结缔组织的合成增加,降解减少。

星状细胞与邻近的血窦细胞、肝实质细胞,各种

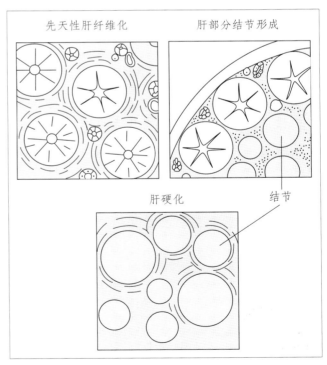

图 21.1 肝硬化定义为广泛纤维化和结节形成。先天性肝纤维化仅有纤维化而无结节形成。肝部分结节形成仅有结节而无纤维化。

细胞因子与生长因子,蛋白酶及其抑制物与细胞外基质之间相互影响。纤维组织的形成不仅依赖过多基质的合成,还与其降解有关。也就是说,肝纤维化发展的进程取决于降解细胞外基质的酶和其抑制物之间的相对活性(图21.3)。

随着对肝脏纤维增生和纤维分解过程认识的不断深入,人们终将探讨出阻止或逆转纤维化的治疗方法。

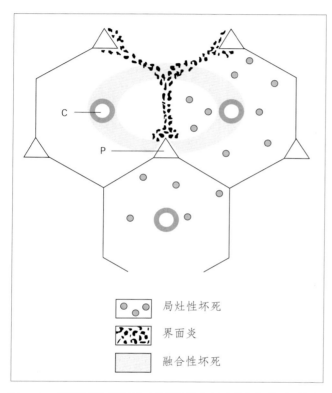

图 21.2　局部坏死、界面炎和汇管区坏死,及其与门脉-门脉、门脉-中央静脉纤维间隔之间的关系。C:中央静脉;P:门静脉区。

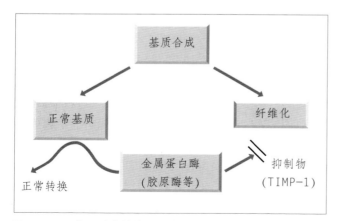

图 21.3　正常和异常结缔组织产生的机制。TIMP:基质金属蛋白酶组织抑制物。

正常肝脏,迪塞间隙中存在一种低电子密度的基底膜样基质,包括IV型胶原(非纤维形成性胶原)、糖蛋白(纤维连接蛋白和层粘连蛋白)和蛋白多糖(硫酸肝素)。当肝脏受损时,高电子密度的间质性细胞外基质将增至正常的3~8倍,它由纤维形成性胶原(I型、III型)、细胞性纤维连接蛋白、透明质酸和其他基质蛋白多糖及其配体构成。内皮细胞的"窗"孔减少,肝细胞的微绒毛丢失以及肝血窦毛细血管化,阻碍了肝细胞与血窦之间的物质交换。

肝星状细胞(HSC),又称贮脂细胞、Ito细胞和窦周细胞,是纤维增生的主要细胞来源。HSC位于迪塞腔中,表面紧靠肝细胞、血窦内皮细胞和神经纤维。静息状态下,HSC内有丰富的脂滴,内含维生素A。其含有的维生素A占机体储存类维生素A总量的40%~70%。不同部位星状细胞在表达细胞骨架细丝、维生素A类的贮存以及活性潜能方面存在异质性。

星状细胞被邻近细胞损伤时,释放的多种细胞因子激活(图21.4)。如受损的血窦内皮细胞、库普弗细胞、血小板等释放TGF-β1,受损的肝细胞产生过氧化脂质,血小板释放PDGF(血小板源性生长因子)和EGF(表皮生长因子),使邻近的HSC活化。这一活化过程是HSC活化的旁分泌途径,不同于HSC本身释放细胞因子,通过自分泌途径使HSC处于永久的活化状态(见下文)。核转录因子如NFκB、STAT1等都参与HSC活化的调节。

星状细胞激活的同时,含维生素A的脂滴消失,细胞增殖、变大,粗面内质网体积增大,特异性α-平滑肌肌动蛋白表达,从而使星状细胞具有收缩性。活化的星状细胞释放多种细胞因子、趋化因子、细胞外基质和降解基质的酶。肝星状细胞激活的过程中,朊蛋白基因表达,诱导朊蛋白(PrPc)良性细胞形的合成。正常肝脏中无PrPc表达,慢性肝病与炎症的程度有关,而与纤维化无关[37]。

细胞外基质不是静态堆积物质,某些蛋白含有与星状细胞和其他细胞相互作用的结构域,主要是膜受体上的整合素。这些蛋白通过胞浆信号转导途径进行自身调节,从而影响胶原合成和金属蛋白酶的活性[26]。

现已证实,肝脏损伤时HSC大量增殖。PDGF是强有力的有丝分裂原,可以通过调控细胞周期促进HSC增殖。其他增殖刺激因子还包括内皮素-1(ET-1)、凝血酶和胰岛素样生长因子。

在PDGF和单核细胞趋化肽1(MCP-1)的趋化作用下,HSC增殖并向受损的部位移行。

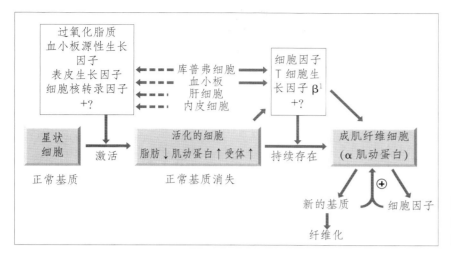

**图 21.4**　纤维增生过程中星状细胞的活化。成肌纤维细胞可能也释放胶原酶抑制物，促进纤维增生。

　　尽管肝脏损伤之后，血窦内皮细胞产生纤维结合素、Ⅳ型胶原等细胞外基质成分，但是在此之前，星状细胞内即存在基质基因表达。因此，星状细胞才是细胞外基质产生的主要来源。星状细胞在 TGF-β1、IL1β、TNF、脂质过氧化产物和乙醇代谢产物乙醛的刺激下，产生纤维基质。

　　间质性基质增加进一步激活星状细胞。

　　细胞外基质合成与细胞外基质降解失衡在肝纤维形成中起主要作用[9]有关。细胞外基质的降解取决于基质金属蛋白酶(MMP)、金属蛋白酶组织抑制因子(TIMP)和转换酶、前体膜型金属蛋白酶(MT1-MMP)和基质降解酶之间的平衡。这些因子的来源尚不明确，但已知活化的 HSC 是 MMP-2 和基质降解酶的主要来源，同时还表达 TIMP-1、TIMP-2 的 RNA，并产生 TIMP-1 和 MT1-MMP[41]。库普弗细胞分泌Ⅳ型胶原酶(MMP-9)。在肝脏损伤过程中，上述变化的最终结果使正常基底膜胶原降解增多，间质性胶原降解减少，后者可能是由于与 MMP-1(间质性胶原酶)相关的 TIMP-1、TIMP-2 表达增加。在 CCl4 诱导的转基因小鼠肝硬化模型中，人类 TIMP-1 过度表达，超过正常的 7 倍[83]。在实验性肝损伤转归的过程中，TIMP-1 和 TIMP-2 的表达逐渐减少，随着纤维基质的去除，胶原酶的活性增加[31]。

　　在端粒酶缺乏的动物实验中，染色体端粒酶变短，CCl4 诱导肝损伤致肝硬化的进程加快[70]。保持染色体端粒酶的完整性是肝细胞正常增殖的中心环节。

　　活化的星状细胞(成肌纤维细胞)表现出平滑肌的特征，具有收缩性，能够使局部肝窦收缩，发挥调节血流的作用。致收缩因子包括 ET-1、精氨酸血管加压素和肾上腺髓质素等。星状细胞能够产生 NO，从生理学上拮抗 ET-1 的收缩作用。因此，收缩的发生是由于 NO 减少，而 ET-1 相对增多引起的。

　　肝细胞损伤后肝纤维化的程度，除了与病因不同有关外，还与星状细胞、库普弗细胞对其释放的各种细胞因子和生长因子的应答之间的平衡有关。其病理改变早期为轻度纤维化，此时去除促进纤维化发展的因素，病变是可以逆转的。逐渐发展至严重瘢痕化、结节形成，即肝硬化时，病变则不可逆转。同理，星状细胞收缩造成的门脉高压是可逆的，而由于血窦毛细血管化和肝纤维化引起的血窦狭窄所造成的门脉高压则是不可逆的。

　　治疗如何能够直接去除病因，或控制肝脏炎症是目前临床医生关注的焦点。同时阻止 HSC 活化或抑制活化的 HSC 的功能也是人们研究的热门领域。使活化的 HSC 恢复正常的凋亡过程，能够有效地减少细胞外基质的来源[10,31]。

**细胞因子和肝生长因子[74]**

　　细胞因子除了在纤维增生过程中发挥重要作用外，还具有很多其他功能。它们属于激素样蛋白，调节细胞分化并通过与膜受体相互作用维持或恢复内环境的稳态。它们不仅是肝脏自身进行调节的基础，而且也是肝脏与肝外组织之间信息传递的重要介质。细胞因子参与调节氨基酸、蛋白质、碳水化合物、脂质以及矿物质的中间代谢过程。它们与传统的激素，如糖皮质激素相互作用。因为许多细胞因子具有生长因子样活性，除了它们独特的促炎症作用外，细胞因子和生长因子的区别是人为划分的。生长因子和细胞因子都不能独立发挥作用。

肝脏，尤其是库普弗细胞能够产生促炎因子，如TNF-α、IL-1、IL-6等（图6.9）。肝脏亦能清除循环中细胞因子，从而限制它们对整个机体的作用。清除功能障碍可能是造成肝硬化免疫损伤的原因。某些细胞因子还可能抑制肝脏再生。

肠源性内毒素能够通过活化单核细胞和巨噬细胞调节细胞因子的产生。肝硬化时由于肠壁通透性增加，库普弗细胞功能受抑制，容易发生内毒素血症。正常时，库普弗细胞能够阻止肝细胞摄取内毒素，发挥解毒和排泄的功能。大量细胞因子的产生引发了肝硬化的全身症状，如发热、厌食等。TNF-α、白细胞介素-1（IL-1）和INF-α能够使脂肪酸的合成增加，并发展为脂肪肝。

IL-6、IL-1、TNF-α诱导肝急性期蛋白的合成，以及C-反应蛋白、淀粉样蛋白A（amyloid A）、珠蛋白、补体B和$a_1$抗胰蛋白酶的产生。

病毒性肝炎或肝切除时，生长因子与细胞表面特异受体结合，使肝细胞再生能力显著增强。

肝细胞生长因子（HGF）是刺激成熟肝细胞DNA合成的最强物质，并能激发损伤后肝脏的再生。不仅肝脏细胞（包括星状细胞）能够产生HGF，而且在其他组织中，甚至肿瘤细胞[13]都能够产生HGF[13]。HGF的产生受某些因子的调控，如IL-1α、IL-1β、TGF-β1和糖皮质激素等。HGF还刺激其他类型细胞，包括黑色素细胞和造血细胞的生长。

表皮生长因子（EGF）是由再生的肝细胞合成的，EGF受体较多分布在肝细胞膜上，亦见于细胞核。EGF主要被腺泡1区（门脉周围），即再生最活跃的区域所摄取。

TGF-α与EGF有30%~40%的同源序列，能够与EGF受体结合，从而启动肝细胞复制。

TGF-β1可能是肝细胞增殖最主要的抑制因子。在肝脏再生过程中，在非实质细胞中高表达。实验性TGF-β1对于不同类型细胞和培养条件表现出正、负两方面作用。

TGF-β抑制体外培养的肝细胞摄取氨基酸，相反，EGF则促进肝细胞对氨基酸的摄取。

### 纤维增生的监测

蛋白质和结缔组织的代谢产物释放入血，虽然可以测出其血浆浓度，但结果不能作为反映肝纤维化的特异性指标。

Ⅲ型前胶原肽（PⅢ-P）是Ⅲ胶原纤维合成过程中前胶原分子的片段。通过对慢性肝病患者的研究，发现PⅢ-P血清浓度与肝纤维化程度有相关性[2,35]。然而，对于个体患者来说，肝纤维化不同分期之间血清PⅢ-P测定值常有重叠，因此单凭一次结果在临床实践中没有分期诊断意义。它主要用于动态监测肝纤维化的过程，尤其是酒精性肝病时纤维化进程[59]。然而，血清PⅢ-P水平增高并不单纯反映肝纤维化，还可能反映炎症和坏死。

有研究分别测定了透明质酸、TIMP-1[42]、整合素β1、YKL-40[35]和MMP-2[35]的血清浓度，结果显示以上均不是反映肝纤维化的可靠指标。尿锁链素和羟赖氨酰吡啶诺林是弹性蛋白和胶原分解的标志，也与肝纤维化有相关性[2]。然而，通常上述指标血清及尿浓度的测定仅仅处于实验研究，很少应用于临床。对于个体患者来说，目前肝活检作为评价纤维化程度的方法，尚不能被上述指标所代替。

## 肝硬化的分类

### 形态学分类

肝硬化可分为以下三种解剖类型：小结节性肝硬化、大结节性肝硬化、混合性肝硬化。

小结节性肝硬化的纤维间隔增粗，排列尚规则，再生结节小，大小基本一致，且累及每一个肝小叶（图21.5和图21.6）。肝脏小结节形成可能代表酒精性肝病、营养不良、老年以及贫血时肝脏再生能力受损。

大结节性肝硬化以纤维间隔宽窄不一、结节大小不等为特征。较大的结节中可能存在正常肝小叶结构（图21.7和图21.8）。原来塌陷的部分被三个或更多沿门脉走行的纤维瘢痕分割的假小叶所替代。此时再生表现为细胞胞体及核仁增大，细胞板厚度不一。

小结节性肝硬化中一旦出现再生结节，则表现为大结节性或混合性肝硬化的特点。继续向前发展，小结节性肝硬化则转变成大结节性肝硬化。

**病因**（表21.1）

1.乙型肝炎、丙型肝炎。

2.酒精中毒。

3.代谢性疾病，如血色病、肝豆状核变性（Wilson病）、$\alpha_1$抗胰蛋白酶缺乏症、Ⅳ型糖原累积病、半乳糖血症、先天性酪氨酸血症、非酒精性脂肪肝、肠分路等。

4.长期肝内及肝外梗阻引起的胆汁淤积。

5.肝静脉回流受阻，如肝小静脉闭塞病（VOD）、柏-查综合征、狭窄性心包炎等。

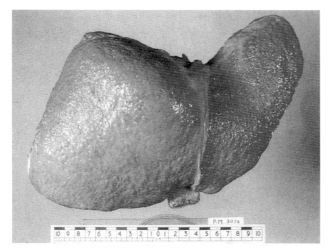

图 21.5 小结节性肝硬化结节细密。(见彩图)

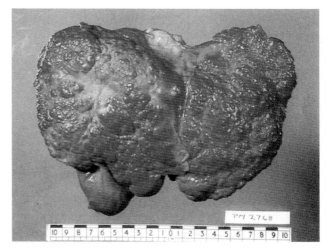

图 21.7 大结节性肝硬化粗大结节排列紊乱。(见彩图)

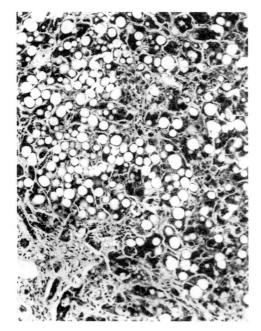

图 21.6 小结节性肝硬化。大量脂肪变性,肝细胞发生坏死,纤维间隔重新分割肝脏。(HE 染色,×135)

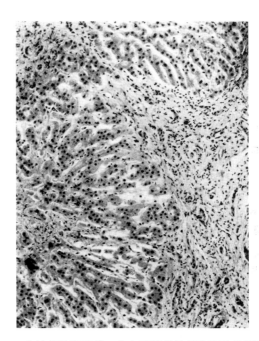

图 21.8 大结节性肝硬化。大小不等的结节和再生的肝细胞被纤维条索和增宽的胆管分隔。其中未见脂肪变性。(HE 染色,×135)

6.自身免疫性肝炎。

7.药物及毒物引起的肝硬化,如甲氨蝶呤、胺碘酮。

8.印度儿童肝硬化。

其他可能引起肝硬化的因素包括以下内容。

**营养不良**(见第25章)

感染 疟疾感染并不引起肝硬化。但当肝硬化与疟疾感染并存时,反映机体存在营养不良和病毒性肝炎。

梅毒 仅引起新生儿肝硬化,不会引起成人肝硬

化。

血吸虫病(schistosomiasis) 虫卵沉积于门静脉小分支中引起肝纤维化。在某些国家,血吸虫对肝硬化的致病原因还可能和其他因素有关,如丙型肝炎。

肉芽肿性疾病(granulomatous lesions) 布鲁杆菌病、结核和结节病所形成的局部肉芽肿以纤维化的形式愈合,但并不表现为肝脏结节再生。

隐源性肝硬化(cryptogenic cirrhosis) 指部分肝硬化患者病因不明。通常各地区所占比例不同,英国占 5%~10%,而在法国、美国城市等以酒精中毒为主

表 21.1　肝硬化病因及根本治疗原则

| 病因 | 治疗 |
| --- | --- |
| 病毒性肝炎(HBV、HCV 和 HDV) | ? 抗病毒 |
| 酒精中毒 | 戒酒 |
| 代谢性疾病 | |
| 　铁沉积 | 静脉切开(放血)术,去铁胺 |
| 　铜沉积(肝豆状核变性,威尔逊病) | 铜螯合剂 |
| 　$\alpha_1$ 抗胰蛋白酶缺乏症 | ? 移植 |
| 　IV 型糖原贮积病 | ? 移植 |
| 　半乳糖血症 | 避免牛奶及奶制品 |
| 　酪氨酸血症 | 避免食物中的酪氨酸,?移植 |
| 胆汁淤积 | 解除胆道梗阻,?移植 |
| 肝静脉回流受阻 | |
| 　柏-查综合征 | 解除主要静脉阻塞,?移植 |
| 　心力衰竭 | 治疗心血管原发病 |
| 自身免疫性肝炎 | 泼尼松龙 |
| 药物和毒物,如甲氨蝶呤、胺碘酮 | 鉴别中毒物质并停止与该物质继续接触 |
| 印度儿童肝硬化 | ? 青霉胺 |
| 隐源性肝硬化 | — |

要病因的地区,隐源性肝硬化所占比例较低。随着诊断技术的进步,此类肝硬化的比例数会越来越少。乙型、丙型肝炎病毒监测技术的提高,使某些曾被诊断为隐源性肝硬化的患者确诊为病毒性肝炎。血清平滑肌抗体、线粒体抗体的监测,对肝脏组织学改变认识的提高,使自身免疫性肝病-原发性胆汁性肝硬化的诊断提高。还有一些可能为酒精性肝硬化,由于否认饮酒史或忘记曾经大量饮酒而被诊断为隐源性肝硬化。还有一些患者可能为非酒精性脂肪肝[15,67]。

我们将在相应章节中探讨各种病因导致肝硬化的机制。其临床及病理过程可能是慢性肝炎逐渐发展为肝硬化。

**解剖学诊断**

当肝脏大量结节形成,同时伴有广泛纤维化时,方可诊断为肝硬化。可以应用腹腔镜或剖腹直视下进行诊断。然而,剖腹探查可能诱发肝功能衰竭,甚至代偿功能良好的患者仍可能出现肝衰竭的危险,因此剖腹探查不能用于肝硬化的诊断。

腹腔镜检查可直接看到肝脏结节,同时可进行肝穿刺活检(图 21.9)。

放射性同位素扫描可见肝脏摄取核素稀疏,放射性分布不均匀,以及脾脏和骨髓核素浓集。但无法显示结节的存在。

超声检查,肝脏表面凹凸不平(图 5.5),结合门脉平均血流速度可提示肝硬化的存在[27]。尾状叶相对肝右叶增大。然而,超声并非诊断肝硬化的可靠手段。再生结节在超声下可显示为局部病灶[39],可能被诊断为恶性肿瘤,需进一步进行影像学检查,同时查甲胎蛋白(AFP)进行排除诊断。

CT 用于肝硬化及其并发症的诊断价格比较昂贵(图 21.10),CT 可观察到肝脏大小和不规律结节的表面,CT 不显示良性再生结节。CT 对脂肪变性、铁沉积所致的密度增加,以及占位性病变的诊断价值较大。注射造影剂后,肝内门静脉、肝静脉显影,侧支循环开放、脾肿大为诊断门脉高压提供依据。较大的侧枝血管,如脾周围静脉或食管旁静脉,为临床诊断慢性门-腔脑病提供了依据。CT 还可以显示腹水。CT 能够提

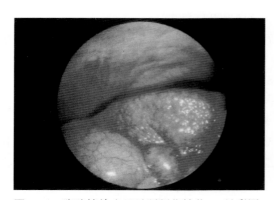

图 21.9　腹腔镜检查显示肝硬化结节。(见彩图)

供用于随访病程的客观记录,为肝穿刺活组织检查选择安全、理想的部位。

肝穿刺活组织检查诊断肝硬化难度较大,网状纤维和胶原染色对证明结节周围的纤维环是必要的(图21.11,表21.2)。

门脉管道消失、血管排列紊乱、肝小动脉不与门静脉伴行、结节周围有纤维间隔包绕、肝细胞大小不一、肝细胞板增厚等均具有辅助诊断意义[72]。

因为肝活检和影像学检查的敏感性均不高于90%(超声为87%;肝活检为62%)[27],所以在肝活检之前应首先行超声检查[71]。对于经超声检查或临床症状疑为肝硬化者,应至少于肝脏不同部位取两处标本进行活检。如果组织学检查未显示肝硬化,但标本结构不完整、有纤维化、结构紊乱,再结合超声检查结果,亦可诊断为肝硬化[71]。

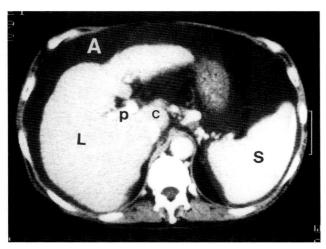

图 21.10 静脉注射造影剂后,肝硬化的 CT 显示腹水(A)、肝脏缩小伴表面不光滑(L)、尾状叶增大(c)、门静脉未闭(p)和脾肿大(S)。

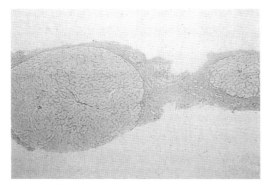

图 21.11 肝硬化肝活检:所取标本较小,但可见被网状纤维包绕的结节。(网状纤维染色,×40)(见彩图)

**表 21.2 肝活检时结缔组织胶原染色**

| 分类 | 定位 | 染色剂 |
|---|---|---|
| I | 汇管区,中央静脉区,宽大的斑痕 | Van Giesen |
| II | 肝血窦(弹性组织) | 弹性蛋白(elastin) |
| III | 网硬蛋白纤维(血窦,汇管区) | 银染色(silver) |
| IV | 基底膜 | 锭剂(PAS) |

### 肝功能评估

肝功能衰竭可以通过以下指标进行评估:黄疸、腹水(第9章)、肝性脑病(第7章)、血清白蛋白降低、与维生素 K 无关的凝血因子缺乏等。

门静脉高血压(第10章)表现为脾大、食管静脉曲张,还可以通过更新的方法测量门静脉压力而证实。

通过一系列临床观察、生化和组织学检查监测病情演变,可分为恶化、好转和稳定。

## 临床肝硬化(表 21.3)

如果不考虑不同病因引起肝硬化各自的特点,肝硬化最终将出现以下两个结局:肝细胞功能衰竭(第6、7、9章)和门静脉高压(第10章)。预后和治疗取决于上述两个因素的程度。从临床角度讲,这些类型可以是代偿的也可以是失代偿的。另外,无论是哪一型的肝硬化都有一定的临床病理联系。

尽管临床表现与病理改变之间有一定的相似性,但很难在二者之间建立必然的联系。欧美国家酒精性肝硬化、慢性乙型、丙型肝炎后肝硬化和隐源性肝硬化占大多数。而发展中国家肝硬化主要病因为乙型、丙型病毒性肝炎。不同类型肝硬化患者的年龄、性别存在显著差异。

虽然不同类型肝硬化终末期表现相同或相似,但病因学的区分对于预后和个体化治疗仍然很重要。如酒精性肝病需戒酒,血色病者可采取静脉切开(放血)术,自身免疫性肝炎应用泼尼松龙治疗(表21.1)。最后,尽管各型肝硬化最终均会出现肝细胞衰竭和门静脉高压,但是将世界不同地区肝硬化进行对比时应将病因作为独立因素进行分析。

### 临床与病理联系

1.营养。低蛋白质、低热量营养不良是慢性肝病常见的并发症,可见于20%的代偿期肝硬化患者和超过60%的严重肝功能障碍的患者[44,66]。其原因多种多样,但主要为蛋白质和高热量食物摄入不足,静息时能量消耗(resting energy expenditure,REE)增加所致。尽管肝硬化患者味觉和嗅觉的灵敏度下降,但他们选择食物的能力与健康人无差别[48]。食物摄入的减少可能与激素水平的异常有关,如高胰岛素血症[69]。牙和牙周疾病仅反映口腔卫生差、牙周护理不良,并不反映肝硬化本身。

评估 REE 的方法较多,包括临床观察,如皮肤皱襞厚度等指标在内的综合评分系统。然而,目前尚无一致的评估方法[66]。应用间接测热法,一种减少公式误差的方法,得出肝硬化患者的 REE 值为(23.2+3.8)kcal/(kg·24h),健康对照者的值为21.9+2.9[49]。慢性丙型肝炎患者的能量消耗增加,其中干扰素治疗有效的患者能量消耗恢复正常。

许多肝硬化患者,尤其是酒精性肝硬化和 Child C 级的患者,脂肪储备减少,肌肉萎缩(表 10.4)[32]。酒精性肝硬化患者肌力减退与营养不良的严重程度有关,而与肝病本身的严重程度无关[5]。肌肉萎缩与肌肉蛋白合成减少有关[53]。

肝硬化预后与营养状态有关[44]。同时,营养不良还是预测首次静脉曲张出血和食管静脉曲张患者存活率的独立因素。肝移植后 REE 持续增高与营养不良有关[54]。

2.眼征。肝硬化患者眼睑闭合与张开时间与对照组相比明显增加[78]。并无甲状腺疾病的证据,血清游离甲状腺素不增高。

3.腮腺肿大和 Dupuytren 挛缩见于某些酒精性肝硬化患者。

4.杵状指和肥大性骨关节病可见于肝硬化,尤其是胆汁性肝硬化患者。这可能与肺动–静脉分流堵塞毛细血管释放 PDGF 有关[20]。

5. 肌肉痛性痉挛在肝硬化患者中出现的频率较无肝病者明显增加,且与腹水形成、平均动脉压下降、血浆肾素活性有关[6]。口服硫酸奎宁症状可缓解,每周输注人血清白蛋白能通过增加有效循环血量使病情得以改善[6]。

6.脂肪泻在无胰腺炎和饮酒时,亦常见于肝硬化患者。可能与胆盐分泌减少有关(图 13.11)。

7.脾肿大,腹壁静脉曲张通常提示门脉高压。

8.腹疝常常伴随腹水出现,只有腹水消退或肝功能代偿良好时方可行疝修补术。

9.消化道症状。内镜检查可见胃肠道静脉曲张。有研究对 324 名肝硬化患者进行内镜检查,发现约11%存在消化性溃疡[75],其中大部分为 HBsAg 阳性。

**表 21.3　肝硬化患者一般状况调查(见表 10.1)**

**职业,年龄,性别,居住地**
**临床病史**
乏力、体重下降,
厌食、腹胀,
腹痛,
黄疸,
尿、便颜色改变,
双下肢水肿、腹部膨隆
鼻、牙龈、皮肤、消化道出血,
性欲减退
既往史:黄疸、肝炎、用药、输血
社会因素:酒精摄入
遗传因素

**体检**
营养状态,发热,肝臭,黄疸,皮肤色素沉着,紫癜,杵状指,甲床苍白,蜘蛛痣,肝掌,男性乳房发育,睾丸萎缩,体毛重新分布,腮腺肿大,Dupuytren 挛缩,血压
腹部:腹水,腹壁静脉显露,肝、脾触诊
外周水肿
神经系统改变:精神异常、昏迷、震颤

**检查**
血液学
　血红蛋白、白细胞和血小板计数、凝血酶原时间(PT)、国际标准化比值(INR)
血清生化检查
　胆红素、转氨酶、碱性磷酸酶、γ–谷氨酰转肽酶、白蛋白和球蛋白、免疫球蛋白
如出现腹水应进行以下测定
　血清钠、钾、氯离子浓度,二氧化碳结合力,血清尿素氮和肌酐水平
　每天量体重
　计 24 小时尿量和尿钠排泄量
血清免疫学
　平滑肌、线粒体、核抗体测定
　乙型肝炎病毒表面抗原(HBsAg),丙型肝炎病毒抗体(anti-HCV)(其他肝炎标志物参见第 17、18 章)
　甲胎蛋白($\alpha$-AFP)
内镜检查
肝 CT 或超声
在凝血机制允许的情况下行细针穿刺肝活检
如果出现精神异常应行脑电图(EEG)检查

70%的患者无任何症状。十二指肠溃疡(DU)比胃溃疡(GU)发病率高。肝硬化患者幽门螺杆菌(Helicobater pylori,HP) 感染率明显高于无肝病者 (76%与42%)[76],但其可能与肝病严重程度和消化性溃疡的形成无相关性。

小肠细菌过度生长见于 30%酒精性肝硬化的患者,有腹水者较无腹水者明显增高(37%与 5%)[52]。这

与年龄及服用 $H_2$ 受体拮抗剂或质子泵抑制剂有关。呼氢试验与空肠液中培养的微生物之间无良好的相关性[8]。实验观察，应用用西沙比利(cisapride)能够增加肠蠕动，进而减少空肠菌群以及肠壁对细菌的通透性[61]。

10.原发性肝癌可见于除胆汁性、心源性肝硬化以外的各型肝硬化，其发病危险高于正常人 60 倍[77]。有报道，非肝源性恶性肿瘤的危险性增高，但这可能与饮酒、吸烟等其他因素有关[77]。由于肝硬化患者肝外恶性肿瘤的发生率降低，故肝转移癌在肝硬化患者中较少见。然而，将伴有肝硬化和无肝硬化的恶性肿瘤患者进行对比，结果两组肝转移癌的发生率无差异。

11.胆结石。超声显示慢性肝病患者中，18.5%的男性、31.2%的女性合并胆结石，多为色素型结石[73]。其发病率比一般人群高 4~5 倍。胆结石对患者生存率无影响[23]。胆盐/非结合胆红素比值降低，同时结合胆红素增高，促进胆色素结石的形成[4]。除非具有充分的临床诊断依据，否则不应外科手术治疗，并不急需行肝移植，因为此类患者有较高的手术危险性。

12.慢性反复发作的胰腺炎和胰腺钙化常与酒精性肝病有关。

13.心血管系统。肝硬化患者不易发生冠状动脉和主动脉粥样硬化。尸检发现，肝硬化患者冠心病发病率仅占无肝硬化的冠心病患者总数的 1/4。肝硬化时心率加快，心输出量增加，外周血管阻力减小，血压下降。内脏动脉血管扩张，自律运动受损也发挥了一定的作用[33,79]。应用卡托普利(Captopric)能够扭转心脏副交感神经功能失调，提示中枢作用的血管紧张素 Ⅱ 神经调控的缺陷[21]。通常心电图上出现 Q−T 间期延长[11]。参与血管扩张的因素主要包括：儿茶酚胺应答受损，血管合成 NO 增加[51]，循环肾上腺髓质激素升高[22,38]，降钙素基因相关肽升高[28]。血管张力降低使全身和肾血流量增加。

从药理学和生理学角度讲，肝硬化时出现心肌收缩力异常，称之为肝硬化性心肌病 (cirrhotic cardiomyopathy)[56]。心肌−β 肾上腺素能受体信号传导下降起了一定的作用，可能是由于心肌浆膜脂质含量的变化或黄疸对腺嘌呤 (adenyl) 环酶的抑制作用[45,46]。左心室壁厚度可能增加[68]，循环肌钙蛋白 I(troponini I)增高可能提示心肌细胞损伤[62]。此时心功能不全可能为亚临床型，只有肝移植后才会出现心衰的临床表现[43]。

14.肺部症状。肝肺综合征可能导致低氧血症，右心衰竭，进而出现门脉−肺动脉高压(第 6 章)[40]。$α_1$ 抗胰蛋白酶缺乏可引起儿童肝病，随后出现肺气肿和静止期肝硬化(第 25 章)。由于腹水穿过膈形成肝性胸水压迫肺脏，导致肺不张。

15.肾脏改变。肾内循环变化，特别是血流重新分布，见于所有类型的肝硬化，上述过程促使肝肾综合征的发生(第 9 章)。继低血压和休克后出现肾功能衰竭。

肾小球的变化包括系膜蒂肥厚，毛细血管壁轻度增厚 (肝源性肾小球硬化，cirrhotic glomerular sclerosis)。IgA 沉积很常见(图 21.12)[58,60]。上述变化在酒精性肝病时较为突出。通常这些变化是潜在性的，但偶尔伴增生性变化，并有肾小球病变的临床表现，慢性丙型肝炎常伴冷球蛋白血症和膜性增生性肾小球肾炎[34]。

16.感染。由于免疫防卫机制下降，网状内皮细胞、巨噬细胞活性受损，常并发细菌感染。菌血症、肺炎和尿路感染较常见，肝硬化腹水患者易发生自发性细菌性腹膜炎 (SBP)(第 9 章)，占腹水住院患者的 10%~20%[57]。原来有胸腔积液且无 SBP 的患者可发生脓胸[82]。肝硬化患者出现发热、昏迷时，应考虑细菌性脑膜炎[64]。肝硬化患者金葡球菌的感染率增加[16]。

肝硬化患者出现不明原因的发热和病情恶化时，应考虑脓毒症。及时留取细菌培养标本之后，应积极应用广谱抗生素治疗。胃肠出血之后，Child C 级的肝硬化患者发生脓毒症的危险大于 Child A、B 级的患者(53%与 18%)。预防性应用抗生素，如奎诺酮类和 β 内酰胺类抗生素，可降低 Child C 级患者脓毒症的发生率至 13%[63]。

活动性结核和结核性腹膜炎虽常见，但往往不被

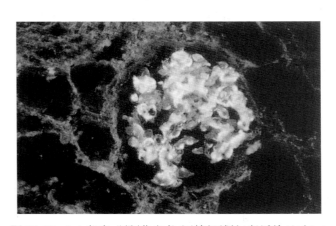

图 21.12　IgA 肾病：肝硬化患者(酒精相关性)肾活检显示 IgA 沉积在肾小球，肌酐清除率为 20mL/min，伴有蛋白尿(FITC 兔抗人 IgA 染色)。(见彩图)

17.药物代谢。肝硬化时由于肝脏解毒功能下降,使药物的作用普遍增加[29]。主要有以下两个原因:肝细胞数量减少,酶的活性并不下降[50];经过肝脏的血液分流。因为药物在肝脏有较高的清除率,即较高的首过效应。当出现不同程度的门静脉系统和肝内血液分流时,则很难预测口服药物对不同患者的疗效。肝脏清除率较低的药物临床疗效更多地取决于肝细胞功能,因此更容易预测。应用所有药物时都应根据肝病严重程度减量。

肝硬化时药物代谢其他的途径可能发生变化,包括吸收、组织分布、与蛋白结合、胆汁分泌、肝肠循环和靶器官的反应性。

18.糖尿病。尽管肝硬化患者的80%存在葡萄糖耐量降低,但只有10%~20%存在真正的糖尿病。慢性丙型肝炎和酒精相关性肝硬化患者糖尿病的发病率较胆汁淤积性肝硬化高[84]。

19.睡眠紊乱。肝硬化患者睡眠样式异常,与肝性脑病无关。可能与夜间兴奋、睡眠和觉醒时间延长有关[19]。这似乎是昼夜节律异常的部分表现[12]。

### 高丙种球蛋白血症

众所周知,血清球蛋白尤其是 γ-球蛋白水平增高,是慢性肝病的并发症。电泳显示为多克隆增高,单克隆增高较罕见。γ-球蛋白增加可能与部分自身抗体,如平滑肌抗体增加有关。然而,最主要的是受损的肝脏清除肠道抗原的功能丧失(图 21.13)。肝硬化患者血清中胃肠道抗原的相应抗体增加,尤其是大肠杆菌。这些抗原通过的门-体循环或肝硬化结节周围形成的分流,绕过肝脏到达体循环。一旦这些抗原进入体循环,刺激抗体产生,在脾等网状内皮系统引发免疫反应。同样的原因可能发生系统性内毒素血症。肠源性多聚 IgA 和 IgA 抗原复合物也可以同样的方式到达体循环。慢性肝病时 T 淋巴细胞抑制因子功能降低,可能使 B 淋巴细胞抑制减低,有利于抗体的产生。

### 代偿期肝硬化

代偿期肝硬化可能在常规体检、生化筛查或因其他原因手术时发现(图 21.14)。当患者出现低热、蜘蛛痣、肝掌或无法解释的鼻出血、踝部水肿时,应怀疑肝硬化。质硬、肿大的肝脏和脾肿大是对诊断具有辅助意义的体征。酒精性肝硬化的早期症状可能是清晨消化不良和波动性消化不良。确诊应做生化检查,影像

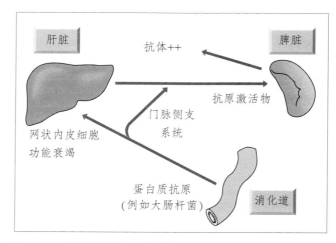

图 21.13　肝硬化患者血清抗体(和球蛋白)水平增加的可能机制。肠源性蛋白抗原绕过肝脏网状内皮系统(RE)、库普弗细胞,成为其他器官尤其是脾的抗原激活物,从而使血清抗体增加。

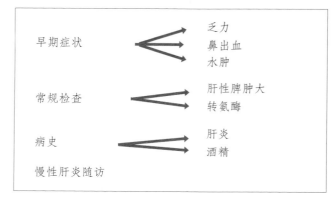

图 21.14　代偿期肝硬化的表现。

学检查,必要时要做肝穿活检。

代偿期肝硬化患者生化检查可以完全正常。最常见的变化是血清转氨酶或 γ-GT 轻度升高。

细针穿刺肝活检是确诊的"金标准"。

这些患者可能一直维持代偿状态,直到因为其他原因死亡;也可在数月到数年内发生肝细胞衰竭。另一些可能发生门脉高压和食管胃静脉曲张出血,门脉高压可能出现在肝功能正常者。对于个体患者而言,很难预测其病情发展过程。

### 失代偿期肝硬化

患者通常以腹水和(或)黄疸就诊。一般状态很差,虚弱、肌肉萎缩、体重减轻。因革兰阴性杆菌菌血症,肝细胞不断坏死或者合并原发性肝癌,出现持续

低热(37.5℃~38℃)，可出现扑翼样震颤。肝硬化是肝性脑病最常见的病因。

黄疸提示肝细胞破坏超过再生能力，通常表示病情严重。黄疸越重，肝细胞功能衰竭越明显。

皮肤可能出现色素沉着。偶见杵状指，肩、臂、胫前出现皮肤紫癜，可能与血小板减少有关。自发出血和鼻出血反映凝血功能差，机体处于高动力循环状态，血压偏低。毛发稀疏、蜘蛛痣、肝掌、甲床苍白、性腺萎缩较常见。

腹水通常以腹胀为主要表现，常伴发双下肢浮肿。

肝性脑病、腹水、黄疸的鉴别诊断已经在第7、9、12章中描述。

### 实验室检查

血液学。常出现正常细胞，正常色素性贫血；偶为大细胞性贫血。消化道出血可导致低色素性贫血。白细胞、血小板计数减少（脾功能亢进）。PT延长，应用维生素K治疗无法纠正。骨髓涂片发现巨幼红细胞。浆细胞增加。

血清生化改变。胆红素升高，白蛋白降低，γ-球蛋白升高，血清碱性磷酸酶(ALP)通常高于正常值的两倍；偶尔也可能更高，尤其是酒精性肝硬化时。血清转氨酶水平增高。

尿。尿胆原增高；黄疸时尿胆红素也增加。腹水患者尿钠排泄减少，严重肝病患者尿钠<5mmol/(L·d)。

### 细针穿刺肝活检（表21.4）[72]

该诊断方法为寻找病因、判断炎症活动度提供了依据。当存在禁忌证如有腹水、凝血障碍等，最好采用经颈静脉穿刺的方法。连续肝活检有助于判断病情的进展。

肝硬化患者应用Trucut细针，在超声或CT引导下直接穿刺活检有利于获得理想的标本，同时可避免损伤其他脏器，尤其是胆囊。

## 预后

通常认为肝硬化是不可逆的，但是在血色病和肝豆状核变性的治疗中观察到肝纤维化可能是可逆的。因此，不可逆的观点并不是绝对的。

肝硬化的病情进展并非不可控制。经过适当治疗病情是可以延缓的。

肝移植前应对其预后进行精确评估，以便选择适当的手术时机。

Child分级(A~C)，根据黄疸、腹水、肝性脑病、血清白蛋白浓度、营养状态，指导短期预后的评估。凝血酶原时间(PT)能比营养更好地评价预后，即Child-Pugh评分系统。根据总分将患者分为A、B、C三个等级[30]，但许多研究常采用不同的分界值进行等级划分[47]。

复合对数或Cox回归分析应用于肝硬化预后分析[1,18]。对一些慢性肝病，包括酒精性肝病、慢性乙型、丙型肝炎、原发性胆汁性肝硬化和原发性硬化性胆管炎。目前人们仍在探索一些简单、标准化的分级评分方法，取代Child-Turcotte和Child-Pugh分级[17]。

以下因素提示预后差：凝血酶原时间延长、顽固

表 21.4　肝硬化病因和组织学变化

| 病因 | 形态学特点 | 脂质 | 胆汁淤积 | 铁沉积 | 铜沉积 | 嗜酸小体 | PAS(+)小体 | 马洛里小体 | 毛玻璃样肝细胞 |
|---|---|---|---|---|---|---|---|---|---|
| 乙型肝炎 | 大或小结节 | − | − | − | − | + | − | − | + |
| 丙型肝炎 | 大或小结节 | + | − | ± | − | + | − | − | − |
| 酒精中毒 | 大或小结节 | + | ± | ± | − | ± | − | + | − |
| 血色病 | 小结节 | ± | − | + | − | − | − | − | − |
| 肝豆状核变性（威尔逊病） | 大结节 | ± | ± | − | ± | + | − | ± | − |
| α₁抗胰蛋白酶缺乏症 | 小或大结节 | ± | ± | − | ± | ± | + | ± | − |
| 原发性胆汁性肝硬化 | 胆汁性 | − | ± | − | + | − | − | ± | − |
| 肝静脉回流受阻 | 可逆 | − | − | − | − | − | − | − | − |
| 肠旁路手术 | 小结节 | + | − | − | ± | − | − | ± | − |
| 印度儿童肝硬化 | 小结节 | − | ± | − | + | − | − | + | − |

性腹水、消化道出血、老年患者、嗜酒、血清总胆红素和碱性磷酸酶明显增高、低白蛋白血症、营养不良等。

每年有 10% 的代偿期肝硬化患者发展为失代偿期肝硬化。腹水多为首发症状。失代偿期肝硬化患者的 5 年存活率约为 20%。

肝硬化患者初次并发自发性腹膜炎,其 1 年存活率为 30%~45%[3],初发急性肝性脑病者,1 年存活率约为 40%[14]。尽管氨基匹林呼吸试验能够给酒精性肝硬化 Child A 级和 B 级的预后提供信息,但对 Child C 级的预后无意义,对有功能的肝脏进行功能测定与 Child 分级无明显相关性[80]。

以下指标对肝硬化的预后有一定意义:

1.病因。酒精性肝硬化,如能戒酒,预后比隐源性肝硬化好。

2.消化道出血、感染及饮酒等诱发的失代偿肝硬化比无诱因的失代偿肝硬化预后好,因为上述诱因是可以去除的。

3.对治疗的反应,如住院正规治疗一个月病情无好转,则预后不良。

4.黄疸,尤其是黄疸持续不退,预后差。

5.神经系统并发症。肝性脑病在预后中的重要性在于其发作时肝病处于哪一临床阶段。发生于进行性肝细胞功能衰竭的过程中预后不佳。发生于肝硬化慢性期,与广泛门-体分流有关者,通常对药物治疗的反应良好,预后较好。总之,所有的肝性脑病都与生存期缩短有相关性[14]。自发的精神症状也提示预后不良[24]。

6.腹水,尤其是需大量利尿剂才能控制者,提示预后差。

7.肝脏大小。由于较大的肝脏可能含有较多的有功能的肝细胞,故较大的肝脏比较小者预后好。

8.门静脉压力。许多研究显示,将通过肝静脉压力梯度获得的门脉压力与 Child-Pugh 分值结合,可以提高 Child-Pugh 分级判断预后的准确性[7]。

9.食管静脉曲张出血。门脉高压需结合肝细胞功能共同评价预后。如果肝细胞功能良好,则对消化道出血的耐受能力较强;肝细胞功能差时,易诱发肝性脑病,甚至死亡。

10.生化检查。血清白蛋白<25g/L 者预后差。与应用利尿剂无关的低钠血症(血钠<120mmol/L)提示预后差。血清转氨酶及球蛋白水平与预后无相关性。

11.持续低血压。收缩压<13.3kPa 表示病情危重,预后差。

12.肝组织学改变。肝组织切片在评价肝细胞坏死和炎症浸润程度上有重要意义。组织学为脂肪肝,则治疗效果较好,预后良好。

### 结论

肝细胞衰竭程度决定肝硬化患者的预后。黄疸、自发瘀斑、难治性腹水提示预后差。如果正规治疗有效提示预后良好。

## 治疗

对于代偿良好的肝硬化应以保持饮食平衡、戒酒为主,同时预防并发症,包括早期监测肝细胞功能、液体潴留及肝性脑病,并预防静脉曲张破裂出血。

### 营养支持

与正常人相比,肝硬化患者的蛋白质需要量增加,应为 1.0~1.2g/(kg·d)。对于摄入不足、营养状态差的患者应增加至 1.5g/(kg·d)[44,66]。肝性脑病发作期暂时减少蛋白饮食,待病情允许时应尽快恢复蛋白饮食。病情稳定的肝硬化患者不适合应用支链氨基酸[81]。

肝硬化患者热量需求与正常人相似,一般为 5980.80~8373.2J/(kg·d)。而营养不良或摄入不足者热量需要大概在 8373.2~10765.56J/(kg·d)[66]。将日常食物制成流食供应能有效补充热量。不食用脂肪、蛋类、咖啡、巧克力等,对治疗并无意义。应建立肠内营养,如不能口服,则应静脉补充能量,一般葡萄糖与脂肪比占非蛋白热量的 65%~50%:35%~50%[66]。

肝细胞功能障碍早期,伴发腹水和浮肿者,应限制钠盐摄入,并应用利尿剂(第 9 章);并发肝性脑病时应低蛋白饮食,并口服乳果糖(第 7 章)。

门脉高压时应采取相应治疗(第 10 章)。

### 抗纤维化药物[41]

肝硬化治疗原则是去除病因、控制炎症和减少纤维增生。目前,促进基质降解的方法仍然停留在理论水平上,并未应用于临床实践。

某些肝脏疾病可以去除病因,如酒精性肝病、铁、铜沉积引起的肝脏疾病。有些病因可以得到控制,如慢性乙型、丙型肝炎。

纤维形成的一些途径可以阻滞或调控[41]。下调星状细胞是备受人们关注的方法。在实验模型中,许多药物可以有效地发挥下调 HSC 的作用,包括干扰素 α、γ(interferons)、小柴胡汤、中草药等。抗氧化剂(如维生素 E)可能使纤维增生减少;受体拮抗剂封闭细胞因子、胶原合成抑制剂均可使纤维增生减低。食物中的磷脂酰胆碱可能通过膜稳定作用,减少乙醇引起的纤维化。然而,上述资料主要是实验性的,需要进一步的临床验证。

前胶原分泌需要微管聚合,这一过程能被微管破坏药物所抑制,如秋水仙碱。实验证明该药是有益的[36],但尚无推荐肝硬化患者应长期应用秋水仙碱的依据。

### 外科治疗[25]

肝硬化患者都存在很高的手术风险和病死率。无出血的肝硬化患者手术病死率达 30%,相关并发症的发病率为 30%。死亡率与 Child 分级有关,Child A 级者死亡率为 10%,B 级为 31%,C 级为 76%。胆道手术、消化性溃疡手术或结肠切除术预后极差。提示预后不良的特征性表现有低白蛋白血症、感染、凝血酶原时间延长。慢性肝病手术的高风险性,要求必须认真做术前评估。

上腹部手术增加肝移植的难度,因此应避免对可能行肝移植的患者行上腹部手术(第 38 章)。

（张清泉　白平平　译　尤红　潘煜　校）

### 参考文献

1　Adler M, Verset D, Bouhdid H et al. Prognostic evaluation of patients with parenchymal cirrhosis. *J. Hepatol.* 1997; **26**: 642.

2　Afdhal NH, Keaveny AP, Cohen SB et al. Urinary assays for desmosine and hydroxylysylpyridinoline in the detection of cirrhosis. *J. Hepatol.* 1997; **27**: 993.

3　Altman C, Grange J-D, Amiot X et al. Survival after a first episode of spontaneous bacterial peritonitis. Prognosis of potential candidates for orthotopic liver transplantation. *J. Gastroenterol. Hepatol.* 1995; **10**: 47.

4　Alvaro D, Angelico M, Gandin C et al. Physico-chemical factors predisposing to pigment gallstone formation in liver cirrhosis. *J. Hepatol.* 1990; **10**: 228.

5　Andersen H, Borre M, Jakobsen J et al. Decreased muscle strength in patients with alcoholic liver cirrhosis in relation to nutritional status, alcohol abstinence, liver function, and neuropathy. *Hepatology* 1998; **27**: 1200.

6　Angeli P, Albino G, Carraro P et al. Cirrhosis and muscle cramps: evidence of a causal relationship. *Hepatology* 1996; **23**: 264.

7　Armonis A, Patch D, Burroughs A. Hepatic venous pressure measurement: an old test as a new prognostic marker in cirrhosis? *Hepatology* 1997; **25**: 245.

8　Bauer TM, Schwacha H, Steinbrückner B et al. Diagnosis of small intestinal bacterial overgrowth in patients with cirrhosis of the liver: poor performance of the glucose breath hydrogen test. *J. Hepatol.* 2000; **33**: 382.

9　Benyon RC, Arthur MJP. Extracellular matrix degradation and the role of hepatic stellate cells. *Semin. Liver Dis.* 2000; (in press).

10　Benyon RC, Iredale JP. Is liver fibrosis reversible? *Gut* 2000; **46**: 443.

11　Bernardi M, Calandra S, Colantoni A et al. Q-T interval prolongation in cirrhosis: prevalence, relationship with severity, and aetiology of the disease and possible pathogenic factors. *Hepatology* 1998; **27**: 28.

12　Blei AT, Zee P. Abnormalities of circadian rhythmicity in liver disease. *J. Hepatol.* 1998; **29**: 832–835.

13　Boros P, Miller CM. Hepatocyte growth factor: a multifunctional cytokine. *Lancet* 1995; **345**: 293.

14　Bustamante J, Rimola A, Ventura P-J et al. Prognostic significance of hepatic encephalopathy in patients with cirrhosis. *J. Hepatol.* 1999; **30**: 890.

15　Caldwell SH, Oelsner DH, Iezzoni JC et al. Cryptogenic cirrhosis: clinical characterization and risk factors for underlying disease. *Hepatology* 1999; **29**: 664.

16　Chapoutot C, Pageaux G-P, Perrigault P-F et al. Staphylococcus aureus nasal carriage in 104 cirrhotic and control patients: a prospective study. *J. Hepatol.* 1999; **20**: 249.

17　Christensen E. Prognostic models in chronic liver disease: validity, usefulness and future role. *J. Hepatol.* 1997; **26**: 1414.

18　Christensen E, Schlichting P, Anderson PK et al. Updating prognosis and therapeutic evaluation in cirrhosis with Cox's multiple regression model for time-dependent variables. *Scand. J. Gastroenterol.* 1986; **21**: 163.

19　Córdoba J, Cabrera J, Lataif L et al. High prevalence of sleep disturbance in cirrhosis. *Hepatology* 1998; **27**: 339.

20　Dickinson CJ. The aetiology of clubbing and hypertrophic osteoarthropathy. *Eur. J. Clin. Invest.* 1993; **23**: 330.

21　Dillon JF, Nolan J, Thomas H et al. The correction of autonomic dysfunction in cirrhosis by captopril. *J. Hepatol.* 1997; **26**: 331.

22　Fernández-Rodriguez CM, Prada IR, Prieto J et al. Circulating adrenomedullin in cirrhosis: relationship to hyperdynamic circulation. *J. Hepatol.* 1998; **29**: 250.

23　Finucci G, Tirelli M, Bellon S et al. Clinical significance of cholelithiasis in patients with decompensated cirrhosis. *J. Clin. Gastroenterol.* 1990; **12**: 538.

24　Fleckenstein JF, Frank SM, Thuluvath PJ. Presence of autonomic neuropathy is a poor prognostic indicator in patients with advanced liver disease. *Hepatology* 1996; **23**: 471.

25　Friedman LS. The risk of surgery in patients with liver disease. *Hepatology* 1999; **29**: 1617.

26　Friedman SL, Maher JJ, Bissell DM. Mechanisms and therapy of hepatic fibrosis: report of the AASLD single topic basic research conference. *Hepatology* 2000; **32**: 1401.

27　Gaiani S, Gramantieri L, Venturoli N et al. What is the criterion for differentiating chronic hepatitis from compensated cirrhosis? A prospective study comparing ultrasonography and percutaneous liver biopsy. *J. Hepatol.* 1997; **6**: 979.

28　Henriksen JH, Møller S, Schifter S et al. Increased arterial compliance in decompensated cirrhosis. *J. Hepatol.* 1999; **31**: 712.

29　Huet P-M, Villeneuve J-P, Fenyves D. Drug elimination in chronic liver diseases. *J. Hepatol.* 1997; **26** (Suppl. 2): 63.

30　Infante-Rivard C, Esnaola S, Villeneuve J-P et al. Clinical and statistical validity of conventional prognostic factors in predicting short-term survival among cirrhotics. *Hepatology* 1987; **7**: 660.

31　Iredale JP, Benyon RC, Pickering J et al. Mechanisms of spontaneous resolution of rat liver fibrosis: hepatic stellate cell apoptosis and reduced hepatic expression of metalloproteinase inhibitors. *J. Clin. Invest.* 1998; **102**: 538.

32　Italian Multicentre Cooperative Project. Nutritional status in cirrhosis. *J. Hepatol.* 1994; **21**: 317.

33　Iwao T, Oho K, Sakai T et al. Splanchnic and extrasplanchnic arterial haemodynamics in patients with cirrhosis. *J. Hepatol.* 1997; **27**: 817.

34　Jefferson JA, Johnson RJ. Treatment of hepatitis C-associated glomerular disease. *Semin. Nephrol.* 2000; **20**: 286.

35 Johansen JS, Christoffersen P, Møller S et al. Serum YKL-40 is increased in patients with hepatic fibrosis. *J. Hepatol.* 2000; **32**: 911.

36 Kershenobich D, Vargas F, Garcia-Tsao G et al. Colchicine in the treatment of cirrhosis of the liver. *N. Engl. J. Med.* 1988; **318**: 1709.

37 Kitada T, Seki S, Ikeda K et al. Clinicopathological characterization of prion: a novel marker of activated human hepatic stellate cells. *J. Hepatol.* 2000; **33**: 751.

38 Kojima H, Tsujimoto T, Uemura M et al. Significance of increased plasma adrenomedullin concentration in patients with cirrhosis. *J. Hepatol.* 1998; **28**: 840.

39 Kondo F, Ebara M, Sugiura N et al. Histological features and clinical course of large regenerative nodules: evaluation of their precancerous potential. *Hepatology* 1990; **12**: 592.

40 Krowka MJ. Hepatopulmonary syndromes. *Gut* 2000; **46**: 1.

41 Li D, Friedman SL. Liver fibrogenesis and the role of hepatic stellate cells: new insights and prospects for therapy. *J. Gastroenterol. Hepatol.* 1999; **14**: 618.

42 Li J, Rosman AS, Leo MA et al. Tissue inhibitor of metalloproteinase is increased in the serum of precirrhotic and cirrhotic alcoholic patients and can serve as a marker of fibrosis. *Hepatology* 1994; **19**: 1418.

43 Liu H, Lee SS. Cardiopulmonary dysfunction in cirrhosis. *J. Gastroenterol. Hepatol.* 1999; **14**: 600.

44 Lochs H, Plauth M. Liver cirrhosis: rationale and modalities for nutritional support — the European Society of Parenteral and Enteral Nutrition consensus and beyond. *Curr. Opin. Clin. Nutr. Metabol. Care* 1999; **2**: 345.

45 Ma Z, Lee SS. Cirrhotic cardiomyopathy: getting to the heart of the matter. *Hepatology* 1996; **24**: 451.

46 Ma Z, Zhang Y, Huet P-M et al. Differential effects of jaundice and cirrhosis on α-adrenoceptor signalling in three rat models of cirrhotic cardiomyopathy. *J. Hepatol.* 1999; **30**: 485.

47 McIntyre N. The Child–Turcotte and Child–Pugh classification. In: Reichen J, Poupon RE, eds. *Surrogate Markers to Assess Efficacy of Treatment in Chronic Liver Disease.* Kluwer Academic Publishers, London, 1996, p. 69.

48 Madden AM, Bradbury W, Morgan MY. Taste perception in cirrhosis: its relationship to circulating micronutrients and food preferences. *Hepatology* 1997; **26**: 40.

49 Madden AM, Morgan MY. Resting energy expenditure should be measured in patients with cirrhosis, not predicted. *Hepatology* 1999; **30**: 655.

50 Meyer B, Luo H, Bargetzi M et al. Quantification of intrinsic drug-metabolizing capacity in human liver biopsy specimens: support for the intact-hepatocyte theory. *Hepatology* 1991; **13**: 475.

51 Moreau R, Lebrec D. Endogenous factors involved in the control of arterial tone in cirrhosis. *J. Hepatol.* 1995; **22**: 370.

52 Morencos FC, De Las Heras Castano G, Ramos LM et al. Small bowel bacterial overgrowth in patients with alcoholic cirrhosis. *Dig. Dis. Sci.* 1996; **41**: 552.

53 Morrison WL, Bouchier IAD, Gibson JNA et al. Skeletal muscle and whole-body protein turnover in cirrhosis. *Clin. Sci.* 1990; **78**: 613.

54 Muller MJ, Boker KHW, Selberg O. Are patients with liver cirrhosis hypermetabolic? *Clin. Nutr.* 1994; **13**: 131.

55 Murawaki Y, Yamada S, Ikuta Y et al. Clinical usefulness of serum matrix metalloproteinase-2 concentration in patients with chronic viral liver disease. *J. Hepatol.* 1999; **30**: 1090.

56 Naschitz JE, Slobodin G, Lewis RJ et al. Heart diseases affecting the liver and liver diseases affecting the heart. *Am. Heart J.* 2000; **140**: 111.

57 Navasa M, Rimola A, Rods J. Bacterial infections in liver disease. *Semin. Liver Dis.* 1997; **17**: 323.

58 Newell GC. Cirrhotic glomerulonephritis: incidence, morphology, clinical features, and pathogenesis. *Am. J. Kidney Dis.* 1987; **9**: 183.

59 Niemela O, Risteli L, Sotaniemi EA et al. Aminoterminal propeptide of type III procollagen in serum in alcoholic liver disease. *Gastroenterology* 1983; **85**: 254.

60 Noble-Jamieson G, Thiru S, Johnston P et al. Glomerulonephritis with end-stage liver disease in childhood. *Lancet* 1992; **339**: 706.

61 Pardo A, Bartoli R, Lorenzo-Zúniga V et al. Effect of cisapride on intestinal bacterial overgrowth and bacterial translocation in cirrhosis. *Hepatology* 2000; **31**: 858.

62 Pateron D, Beyne P, Laperche T et al. Elevated circulating cardiac troponin I in patients with cirrhosis. *Hepatology* 1999; **29**: 640.

63 Pauwels A, Mostefa-Kara N, Debenes B et al. Systemic antibiotic prophylaxis after gastrointestinal haemorrhage in cirrhotic patients with a high risk of infection. *Hepatology* 1996; **24**: 802.

64 Pauwels A, Pines E, Abboura M et al. Bacterial meningitis in cirrhosis: review of 16 cases. *J. Hepatol.* 1997; **27**: 830.

65 Piche T, Schneider SM, Tran A et al. Resting energy expenditure in chronic hepatitis C. *J. Hepatol.* 2000; **33**: 623.

66 Plauth M, Merli M, Kondrup J et al. ESPEN guidelines for nutrition in liver disease and transplantation. *Clin. Nutr.* 1997; **16**: 43.

67 Poonawala A, Nair S, Thuluvath PJ. Prevalence of obesity and diabetes in patients with cryptogenic cirrhosis: a case-control study. *Hepatology* 2000; **32**: 689.

68 Pozzi M, Carugo S, Boari G et al. Evidence of functional and structural cardiac abnormalities in cirrhotic patients with and without ascites. *Hepatology* 1997; **26**: 1131.

69 Richardson RA, Davidson HI, Hinds A et al. Influence of the metabolic sequelae of liver cirrhosis on nutritional intake. *Am. J. Clin. Nutr.* 1999; **69**: 331.

70 Rudolph KL, Chang S, Millard M et al. Inhibition of experimental liver cirrhosis in mice by telomerase gene delivery. *Science* 2000; **287**: 1253.

71 Schalm SW. The diagnosis of cirrhosis: clinical relevance and methodology. *J. Hepatol.* 1997; **27**: 1118.

72 Scheuer PJ, Lefkowitch JH. *Liver Biopsy Interpretation*, 2th edn. London: WB Saunders, 2000, p. 173.

73 Sheen I-S, Liaw Y-F. The prevalence and incidence of cholecystolithiasis in patients with chronic liver diseases: a prospective study. *Hepatology* 1989; **9**: 538.

74 Simpson KJ, Lukacs NW, Colletti L et al. Cytokines and the liver. *J. Hepatol.* 1997; **27**: 1120.

75 Siringo S, Burroughs AK, Bolondi L et al. Peptic ulcer and its course in cirrhosis: an endoscopic and clinical prospective study. *J. Hepatol.* 1995; **22**: 633.

76 Siringo S, Vaira D, Menegatti M et al. High prevalence of *Helicobacter pylori* in liver cirrhosis. Relationship with clinical and endoscopic features and the risk of peptic ulcer. *Dig. Dis. Sci.* 1997; **42**: 2024.

77 Sørensen HT, Friis S, Olsen JH et al. Risk of liver and other types of cancer in patients with cirrhosis: a nationwide cohort study in Denmark. *Hepatology* 1998; **28**: 921.

78 Summerskill WHJ, Molnar GD. Eye signs in hepatic cirrhosis. *N. Engl. J. Med.* 1962; **266**: 1244.

79 Trevisani F, Sica G, Mainquà P et al. Autonomic dysfunction and hyperdynamic circulation in cirrhosis with ascites. *Hepatology* 1999; **30**: 1387.

80 Urbain D, Muls V, Thys O *et al*. Aminopyrine breath test improves long-term prognostic evaluation in patients with alcoholic cirrhosis in Child classes A and B. *J. Hepatol.* 1995; **22**: 179.

81 Weber FL Jr, Bagby BS, Licate L *et al*. Effects of branched-chain amino acids on nitrogen metabolism in patients with cirrhosis. *Hepatology* 1990; **11**: 942.

82 Xiol X, Castellví JM, Guardiola J *et al*. Spontaneous bacterial empyaema in cirrhotic patients: a prospective study. *Hepa-tology* 1996; **23**: 719.

83 Yoshiji H, Kuriyama S, Miyamoto Y *et al*. Tissue inhibitor of metalloproteinase-1 promotes liver fibrosis development in a transgenic mouse model. *Hepatology* 2000; **32**: 1248.

84 Zein NN, Abdulkarim AS, Wiesner RH *et al*. Prevalence of diabetes mellitus in patients with end-stage liver cirrhosis due to hepatitis C, alcohol, or cholestatic disease. *J. Hepatol.* 2000; **32**: 209.

# 第 **22** 章

# 酒精与肝脏

1793 年, Mathew Baillie 首先认识到酒精和肝硬化的联系。最近 20 年已经证实酒精摄入同肝硬化死亡有关。在美国, 肝硬化是成年男性死亡的第四大最常见因素。酒精性肝病的流行很大程度上依赖于宗教和其他习俗, 以及酒的价格与收入的关系。酒的价格越低, 社会底层的人群受害就越大。

全世界的酒精消耗正不断增加。但是在法国近 20 年酒精消耗有所下降, 这可能是政府宣传的影响。由于生活方式的改变, 美国的酒类特别是烈酒消耗, 已经下降。

### 酒精性肝病的危险因素

不是所有的嗜酒者都会发生肝损害。嗜酒者尸检显示肝硬化的发生率为 10%~15% (图 22.1)[68]。特定人群发生酒精性肝硬化的明显易感性尚无确切解释。

#### 饮酒的模式

大多数男性酒精性肝硬化患者平均酒精摄入量为 160g/d, 为期 8 年[42]。每天摄入酒精量不足 160 克者, 其中 40% 会发生酒精性肝炎即肝硬化前期病变。对大多数个体而言, 每天饮酒超过 80 g 是危险剂量 (表 22.1)。饮酒时间长短很重要。如果每天饮酒 160 g, 时间不足 5 年, 可能不会发生肝硬化或酒精性肝炎; 而饮同样量的酒平均达 21 年, 50 人中有一半都发生了肝硬化。

肝损伤与酒的类型无关, 而与其酒精含量有关。饮品中的非酒精成分 (同类物) 没有特殊的肝毒性。

持续饮酒比间断性饮酒危害大, 因为后者的肝脏有机会修复。一个人一周内至少两天不要饮酒。

已发生酒精性肝损害的人仅轻度依赖于酒精, 他们没有明显的戒酒综合征。因为能常年大量饮酒, 所以发生肝损害的危险更大。

#### 性别

由于社会对饮酒的谴责减少以及超市可提供现成的酒类, 如今女性饮酒者不断增加。女性较少被怀疑为酗酒, 因此她们往往在晚期才被发现, 所以更易发生肝损害, 且治疗后容易复发 (表 22.2)[56]。由于女性酒精分布的平均表面容积较小, 所以她们摄取同样量酒精后血液中的乙醇浓度会较高[51]。即使戒酒, 女性也容易由酒精性肝炎发展为肝硬化。

#### 遗传

喝酒的模式是遗传的, 但尚未分离出与易感性相关的特殊的异常基因[47]。不同个体间酒精清除率的差异可以达 3 倍之多。

同卵双胞胎的嗜酒流行率比在异卵双胞胎中高, 且提示有遗传缺陷。

酒精清除率的不同可能与遗传性酶系统的基因多态性有关[21]。由于个体间乙醇脱氢酶同工酶的差异, 酒精清除率也不尽相同。ADH2 及 ADH3 的基因多态性使其有更多的活性形式, 它们可以加速乙醛的积

表 22.1　酒精当量

| 威士忌 | 30mL | 10g |
|---|---|---|
| 葡萄酒 | 100mL | 10g |
| 啤酒 | 250mL | 10g |

表 22.2　酒精性肝病的男女比例[56]

| 女性可疑 | 38% |
|---|---|
| 男性可疑 | 77% |
| 持续酗酒 | |
| 　男性 | 71% |
| 　女性 | 91% |

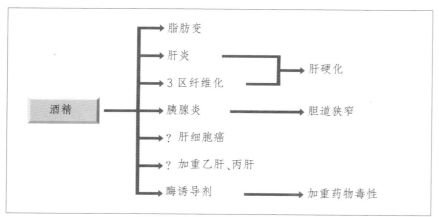

图 22.1 酗酒对肝胆的影响,80%~90%酗酒者无肝脏疾病。

累,从而导致人体对酒精的耐受性下降。这对人体具有保护意义。一旦这类人群饮酒,过度蓄积的乙醛将使发生肝病的风险增加。

在乙醇氧化产生乙醛的非 ADH 途径中微粒体的细胞色素 P450-Ⅱ-E₁ 是关键酶。但是其基因多态性与酒精性肝病发生率没有或几乎没有关系[76]。

乙醛经乙醛脱氢酶(ALD)代谢成乙酸。ALDH2是主要的线粒体酶,负责大多数乙醛氧化。50%的日本人和中国人身体中有无活性 ALDH2,因此这些人饮酒后会出现面色泛红的乙醛反应,这可以抑制东方人的酒精摄入,并且是发生酒精性肝病的负风险因素[81]。

肿瘤坏死因子(TNF)启动子的多态性同酒精性脂肪肝炎的易感性有关[32]。

编码与纤维化有关酶类基因的多态性证明在决定个体对于酒精影响致纤维化易感性中起重要作用。酒精性肝损害易感性可能为一系列基因相互作用累积所致[47]。嗜酒及酒精相关的肝损害都是基因异常造成的。

### 营养

机体成分分析显示,中长期稳定的酒精性肝硬化患者存在蛋白质缺乏,这与肝病的严重程度相关[72]。营养不良的程度取决于酒的类型,以及社会经济状态,在低社会经济状态下,肝损伤前常有蛋白质-卡路里不足性营养不良。而在经济状况良好的情况下,饮食状态良好,肝损伤似乎与营养无关[77]。动物的酒精性肝病存在种属差别。摄入酒精的大鼠仅在饮食存在缺陷时发生肝损害,而狒狒在优质饮食时也发生肝硬化。在恒河猴饮食中增加蛋白质和胆碱,可阻断其酒精性肝损害[75]。当然,失代偿肝病患者被给予酒精和营养饮食的1/3热量时,可获得平稳改善[74],但如果戒酒后仍给予低蛋白饮食,肝功能则不会好转[69]。营养和肝毒性可起协同作用。

酒精可增加胆碱、叶酸和其他营养物质的每日最低需要量。营养(特别是蛋白质)不足可通过氨基酸和酶耗竭而促进酒精的毒性作用。

酒精和营养在酒精肝毒性中都起一定作用,但酒精的作用更大。在理想的饮食条件下,摄入一定量酒精可能耐受而无肝损伤。但酒精肝毒性似乎有一个临界点,超过该点,饮食控制就没有保护作用[67]。

### 酒精代谢 (图 22.2 和图 22.3)

酒精摄入后不能贮存,必须进行必要的氧化。此过程主要在肝脏。健康人每天不能代谢超过 160~180g 的酒精。酒精诱导其分解过程中所需要的酶,嗜酒者在肝脏相对未受影响时可能代谢更多酒精。

一克酒精产生 30 焦耳热量,并且嗜酒者会情绪高涨。无营养热量仅提供能量不提供营养(表 22.3)。

80%~85%的乙醇在 ADH 催化下氧化成乙醛(图 22.3)。此反应发生在胞液中。胞液及线粒体内的乙醛可能有害,可引起细胞膜损伤和细胞坏死。在 ALDH 充当辅酶条件下,乙醛被转化为乙酰辅酶 A (图 22.3),并进一步分解为乙酸盐,乙酸盐又被氧化成二氧化碳和水,或被枸橼酸循环转化为其他重要的化学混合物(包括脂肪酸)。当乙醇转变为乙醛且进一步转变成乙酰辅酶 A 时,NAD 是辅助因子和氢受体。NADH 常穿梭于线粒体中,并改变 NADH:NAD 的比值和氧化还原状态。氢常用来代替脂肪酸作为燃料,并伴随甘油三酯蓄积和脂肪肝。肝的氧化还原状态变化,蛋白质合成受抑制,脂质过氧化增加[79]。

肝 ADH 和 ALDH 减少继发于 3 区坏死。

三羧酸循环活性减低可能是脂肪酸氧化减少的原因。酒精可提高脂蛋白合成。NADH 可作为丙酮酸

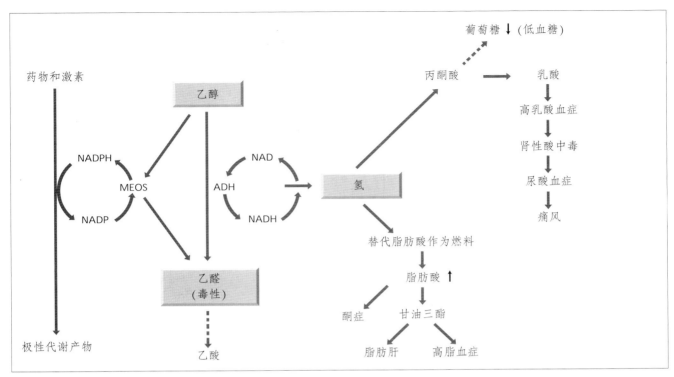

**图22.2** 酒精在肝细胞内氧化。乙醛(有毒)的产物增加且向乙酸转化减少。产生的氢取代脂肪酸作为燃料导致脂肪酸蓄积伴随酮症、甘油三酯血症、脂肪肝和高脂血症。多余的氢用于将丙酮酸转换为乳酸。高乳酸血症导致肾性酸中毒,血尿酸增加,痛风。刺激胶原合成,丙酮酸进入葡萄糖途径减少导致低血糖。MEOS 药物代谢系统刺激导致药物和酒精耐受,增加睾酮代谢可能与女性化和不育有关。虚线提示抑制途径。ADH:酒精脱氢酶;MEOS:微粒体乙醇氧化系统;NAD:烟酰胺腺嘌呤二核苷酸;NADP:烟酰胺腺嘌呤二核苷酸磷酸[44]。

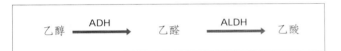

**图22.3** 肝内酒精代谢。ADH:乙醇脱氢酶;ALDH:乙醛脱氢酶。

**表22.3 酒精提供的'空'(无营养)热量**

| |
|---|
| 1 克酒精=30 焦耳 |
| 200 克(500 毫升规定酒精)=约 5860 焦耳 |

到乳酸转变的氢携带者,并且饮酒后血乳酸和尿酸水平升高。酒后的低血糖和痛风可以通过此机制解释。酒精转变为乙醛也导致蛋白质合成受抑制。

10%~15%的酒精被 P450 乙醇氧化系统(MEOS)代谢。乙醇可诱导 CYP2E1,某些药(如对乙酰氨基酚)也诱导 CYP2E1。这可以解释为什么饮酒者对药物敏感,如果这些药物在代谢过程中产生具有肝毒性敏感的物质[44],在应用治疗剂量时可引起严重的肝损害。诱导 CYP2E1 可增加氧消耗,产生乙醛,促进脂质过氧化。微粒体过氧化时,产生具有潜在损伤活性的氧基(自由基)启动脂质过氧化[15]。内源性自由基清除剂如谷胱甘肽减少。缺少抗自由基的保护会造成线粒体损伤。

## 肝损伤机制[44]

### 酒精及其代谢的关系

啮齿动物饮酒后仅出现脂肪肝。但是不能给予它们相当于人类饮酒的量,人类可吸收酒精总热量的50%。猩猩可以承受此量,酗酒 2~5 年后可发生肝硬化。酒精直接影响肝毒性(其中部分来自营养改变)的依据来自于人类志愿者试验,包括正常人和嗜酒者。他们每天饮酒 300~600mL(10~20oz),浓度为 86%,8~10 天后肝活检出现脂肪变和电镜改变。

### 乙醛

乙醛是由 ADH 和 MEOS 系统产生的。慢性饮酒后,饮酒者血乙醛水平升高,但大部分乙醛仍留在肝脏。

乙醛与许多急性酒精性肝炎的特点有关 (表

22.4)。它与磷脂、氨基酸残基和巯基基团结合,极具反应性和毒性。乙醛通过解聚蛋白和产生变异的表面抗原来影响浆膜。有利于脂质过氧化。

乙醛同 5'羟色胺、多巴胺和去甲肾上腺素反应,产生药理学活性成分。它刺激肝星形细胞合成前胶原 I 型和纤连素[14]。

### 细胞内氧化还原电位的变化

由于肝细胞内 NADH 与 NAD 的比值明显增加,对乙醇氧化产生了显著的影响。因此,合成丙酮酸的氧化还原率明显增加,导致乳酸酸中毒。这种酸中毒与酮症联合,损害尿酸排泄,导致痛风。氧化还原电位变化也与脂肪肝、胶原形成、类固醇类代谢的变化及糖原异生受损等病理变化有关。

### 线粒体

乙醇对肝线粒体的功能和 DNA 有明显影响[16]。

乙醛可导致线粒体发生肿胀以及异常嵴的出现,继而影响线粒体的功能。表现为伴随着细胞色素氧化酶活性、呼吸能力及氧化磷酸化的下降,脂肪酸的氧化及乙醛氧化随之减少。

### 肝细胞水、蛋白潴留

由于乙醛可能会同微管蛋白相结合,进而影响了细胞分泌蛋白所依赖的微管的功能。因此,在鼠肝切片上可见到乙醛抑制肝细胞对新合成的糖蛋白及白蛋白的分泌。当用乙醇喂养大鼠时,由于脂肪酸与蛋白的结合增加导致细胞内的总蛋白升高。

水在细胞内与蛋白成比例潴留,导致肝细胞肿胀,这是酒精性肝病肝肿大的主要原因。

### 高代谢状态

慢性酒精摄入导致 NADH 再氧化导致氧的消耗增加。肝对氧需求的增加引起沿着血窦走行更显著的氧梯度差,因此 3 区(中心区)肝细胞坏死(图 22.4)。此区域细胞坏死可能是低氧性的。3 区的氧化还原变化最显著,此区 P450-II-E1 的浓度也最高。

### 肝脂肪增加

肝脏脂肪既可来源于所摄入的食物,也可来源于以游离脂肪酸形式被运送至肝脏的脂肪组织,还可来源于肝脏自身合成的脂质。乙醇摄入量及饮食中脂质含量决定肝脂肪起源。当单次急性大量饮酒后,肝脂肪酸来源于脂肪组织;而长期饮酒可使肝脏对脂肪酸合成增加,降解减少。

### 免疫性肝损伤[40]

酒精性肝病可表现出体液免疫和细胞免疫双重受损。体液免疫损伤表现为血清免疫球蛋白升高和

**表 22.4    乙醛的肝毒性作用**

增加脂质过氧化作用
结合质膜
干扰线粒体电子传递链
抑制核修复
干扰微管功能
与蛋白形成结合物
活化补体
刺激中性粒细胞的过氧化物形成
增加胶原合成

IgA 沿肝窦壁沉积。细胞免疫受损表现为循环中的淋巴细胞对多种细胞产生直接的细胞毒作用。在进展性的酒精性肝炎中,上述表现较为突出。细胞毒 T 细胞在酒精性肝病的发生发展中起一定作用。

蛋白加合物可作为新的抗原刺激 B 细胞和 CTL 应答,并且产生针对乙醛蛋白加合物所诱导表位的抗体[40],以及抗羟乙基根-P450-II-E1 加合物抗体。这提示酒精性肝病的自身免疫机制[19]。

### 纤维化

对于酗酒者,如果在发生急性酒精性肝炎时不采取措施,就会有可能发展为肝纤维化并最终形成肝硬化。出现这一现象的机制还不清楚。乳酸可促进纤维生成,但在其他较为严重的肝病中亦是如此,并不具有特异性。当星状细胞转化为成纤维细胞及肌成纤维细胞时可形成纤维化(图 22.5)(第 21 章)。在窦周胶原中可发现 III 型前胶原(图 22.6)。

虽然细胞坏死是胶原形成的主要刺激,但也存在其他可能。3 区缺氧可能是一种刺激。肝细胞肿胀导致压力增高可能是另外一种纤维形成刺激。脂质过氧化降

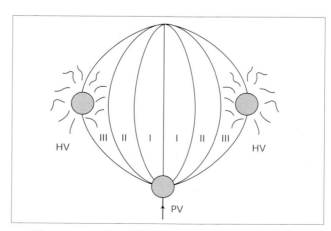

**图 22.4    3 区胶原纤维化。HV:肝静脉;PV:门静脉。**

解产物激发星形细胞产生胶原。细胞因子也很重要[2]。

### 细胞因子类

内毒素、星形细胞激活和细胞因子与化学因子释放之间存在着复杂的关系。嗜酒者血液中的内毒素增加[33]，这与肠道菌群失调、消化道渗透性增加以及网状内皮细胞系统清除内毒素减少有关（图 22.7）。内毒素可促进释放一系列细胞因子[33]。非实质细胞释放细胞因子 IL-1、IL-2、TNF-α 等。酒精性肝炎时单核细胞产生 TNF-α 增加及中性粒细胞超化因子 IL-8 可能与中性粒细胞增加、肝内多形核细胞浸润有关。细胞因子刺激物也可能来自酒精诱导或酒精损伤的肝细胞。

特定细胞因子的生物作用与急性酒精性肝病的临床症状有关（表 22.5）。细胞因子刺激成纤维细胞生成。TGF-β 刺激星形细胞生成胶原[52]。TNF-α 可以抑制 P450 药物代谢，诱导细胞表面表达 HLA 抗原，并且导致肝毒性。

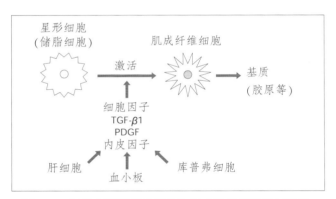

图 22.5　星形细胞受刺激转化为肌成纤维细胞增加基质。

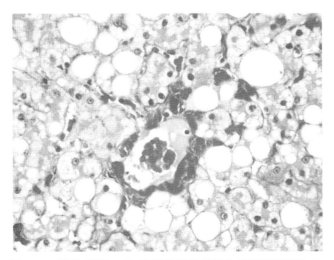

图 22.6　静脉周围（3 区）和静脉硬化纤维化伴随周围脂肪变。（嫌色的苯胺蓝，×100）（见彩图）

## 形态学变化

这种变化通常分为脂肪肝、酒精性肝炎和肝硬化。

### 脂肪肝（脂肪变）（图 22.8 和图 22.9）

脂肪在 3 区和 2 区沉积。在严重病例脂肪变弥散。脂肪可为大脂肪滴，少数为小脂肪滴。

过量饮酒 3~7 天内肝细胞会出现大脂肪滴。小脂肪滴提示线粒体损伤和肝细胞更加活跃的脂肪合成。肝线粒体 DNA 缺失与之相关[27]。

脂肪变可以如下评估：

+：少于 25% 的肝细胞含脂肪；

++：25%~50% 肝细胞含脂肪；

+++：50%~75% 肝细胞含脂肪；

++++：超过 75% 的肝细胞含脂肪。

### 酒精性肝炎

单独存在且很典型的急性酒精性肝炎相对少见。

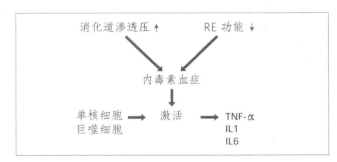

图 22.7　消化道渗透性、网状内皮系统（RE）功能与内毒素血症及细胞因子生成的关系。

表 22.5　细胞因子诱导物在急性期的生物作用，与急性酒精性肝病（ALD）的变化比较

| 变化 | ALD | 细胞因子 |
| --- | --- | --- |
| 发热 | + | + |
| 恶心 | + | + |
| 肌肉消瘦 | + | + |
| 高代谢状态 | + | + |
| 中性粒细胞增加 | + | + |
| 白蛋白减少 | + | + |
| 胶原沉积 | + | + |
| 甘油三酯升高 | + | + |
| 胆流减少 | + | + |
| 休克 | + | + |

可以有几种不同程度的病变同时存在。肝炎可以与肝硬化既可独立又可并存。

气球样变。肝细胞肿胀,伴颗粒样胞浆常分散成小的线状。细胞核小且浓染。脂肪变性通常为大脂肪滴,但也伴有一些小脂肪滴改变。水潴留和肝细胞微管不能分泌蛋白导致气球样变。

嗜酸性小体代表细胞凋亡。

马洛里小体经苏木精伊红染色显示为紫红色胞浆内包含物[37,38]。使用马森染剂和嫌色的苯胺兰染色时,它们会显示更加清楚(图22.9)。它们包含成簇的细胞器,大部分是中间纤维。它们的目标是破坏肝细胞。含有马洛里小体的细胞外周被多形核细胞围绕(图22.8)。

由巨大线粒体形成球状胞质内包涵体,可通过Masson三色染色在光镜下看到。

硬化性玻璃样坏死。3区胶原沉积最严重。纤维存在于窦周,包裹正常的或气球样变的肝细胞。细胞周围的纤维化形似网络或铁丝网状,称为"爬行胶原病"(图22.10)[23]。

电镜下可以观察到迪塞间隙的胶原形成(图22.11)。窦间隙的数量和孔减少[35]。这些变化干扰血浆和肝细胞膜之间的物质交换并导致门脉高压[29]。末梢和小叶下静脉病变包括淋巴细胞性静脉炎,逐渐闭塞和静脉阻塞[30]。

汇管区变化不明显,轻度慢性炎症仅见于进展期病例。1区明显的纤维化提示合并慢性胰腺炎(图22.12)[58]。

小胆管胆汁淤积是所有类型酒精性肝病的特点之一。与生存率减低密切相关[60]。

组织学改变从轻微酒精性肝炎到进展期甚至可

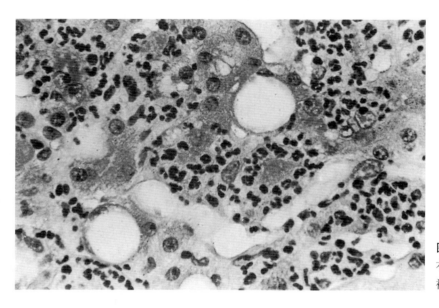

**图22.8** 急性酒精性肝炎。肝细胞出现坏死,含有成簇的马洛里玻璃变,周围多形核细胞呈套袖状环绕。有脂肪变。(HE染色,×120)

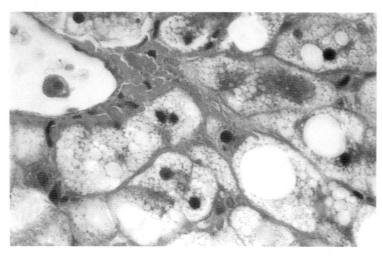

**图22.9** 急性酒精性肝炎。肝细胞气球变,含大脂肪滴和小脂肪滴和成簇的紫红色马洛里玻璃变。(嫌色苯胺蓝染色,×100)(见彩图)

能不可逆的细胞广泛坏死和瘢痕形成。酒精性肝炎是肝硬化的前驱病变

增生结节见于饮酒量减少者[28]。

### 肝硬化

酒精性肝硬化一般是小结节性的 (图 22.13)，无法分辨出正常的区带结构且难以找到 3 区静脉。因乙醇对肝细胞再生有抑制作用，所以结节形成常较慢。脂肪含量变化较大，可合并或不合并急性酒精性肝炎。随着持续坏死和替代性纤维变性，肝硬化可由小结节性发展为大结节性，但这通常伴脂肪变减少。当达到这种末期改变时，很难从病理上判断其为酒精所致。

肝硬化可表现为细胞周围纤维化，但无肝细胞坏死和炎症。3 区肌成纤维细胞增殖和胶原沉积可能是一系列导致酒精性肝硬化病理改变的第一步。

肝脏铁负荷增加可见于近 1/3 的酒精肝病[24]。其部分原因是由于小肠吸收增加和饮品中特别是葡萄酒含铁所致，自由基介导的毒性也起作用。

### 早期发现

这依赖于高怀疑指数。如果怀疑嗜酒，应做 CAGE 问卷调查 (表 22.6)。每题回答"是"得 1 分。2 分或 2 分以上提示有酒精相关性问题。患者可表现为非特异性消化道症状，如食欲缺乏、晨起恶心伴干呕、腹泻、上腹隐痛及压痛或发热。

患者可能因酗酒的影响而寻求医生的帮助，如社会破坏、工作成绩差、事故、暴力行为、发脾气、震颤以及抑郁。

常规检查，例如在进行健康保险检查或者其他情况的研究时，会发现肝脏肿大、血清转氨酶或 γ–谷氨酰转肽酶(γ-GT)水平升高或大红细胞症等，此时可以做出诊断。

虽然肝脏肿大压痛、明显蜘蛛痣和嗜酒相关症状有所帮助，但是体征可能无诊断意义。临床表现不能反映肝脏组织学改变，肝功能生化检查可能正常。

### 调查研究

#### 生化检查[54]

血清转氨酶水平很少超过 300iu/L。来自于被酒精损害的线粒体和平滑肌的 AST(SGOT)，高于来自于肝脏的丙氨酸氨基转移酶 ALT(SGPT)。患酒精性肝病时，AST:ALT 常超过 2。这部分是由饮酒者体内 5-磷酸吡哆醛耗竭造成的，5-磷酸吡哆醛是有生物活性的维生素 B$_6$ 是维持酶的活性所必需的物质。

血清 γ-GT 广泛用于酗酒的筛选检测。虽然肝细胞破坏和胆汁淤积可能有影响，但该值升高主要由于酶的诱导。其他原因可能会导致假阳性，比如药物、其他疾病或患者为正常高限。

血清碱性磷酸酶可能显著升高(超过正常 4 倍)，特别是有严重的胆汁淤积和酒精性肝炎时。血清 IgA 值可能很高。

对于血酒精水平升高但不承认饮酒者，可用临床检测血和尿酒精水平加以证明。

急、慢性酗酒非特异性血清学改变包括尿酸、乳

**表 22.6 嗜酒–CAGE 问卷**

| |
|---|
| C 你需要戒酒吗? |
| A 因为以饮酒问题而烦恼 |
| G 饮酒过量有罪恶感 |
| E 早上饮酒(睁开眼睛就喝酒) |

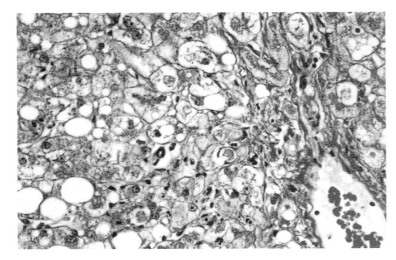

图 22.10 进展性 3 区胶原沉积伴脂肪变。在右侧底部可以看见增厚的肝静脉。(嫌色的苯胺蓝染色，×100)(见彩图)

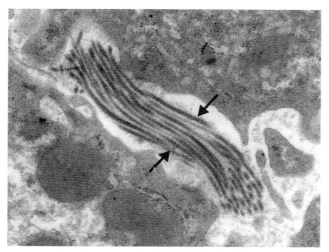

**图 22.11**　酒精性肝病患者肝脏电镜照片。图中标注迪塞间隙胶原沉积(箭头所示)。此变化可以影响血液和肝细胞之间的氧和代谢产物交换。

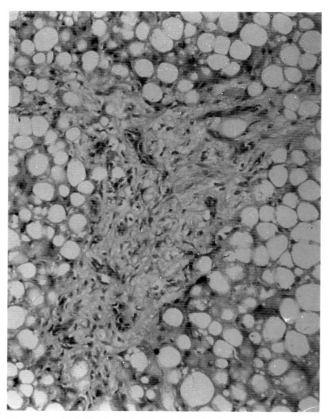

**图 22.12**　门静脉区(1 区)见显著纤维化和肝细胞脂肪变。此患者有慢性酒精性胰腺炎伴部分胆道梗阻。(HE 染色,×120)

酸盐和甘油三酯升高,葡萄糖和镁降低。低磷酸盐血症与肾小管受损有关,与肝脏功能受损无关[3]。血清 T3 水平减低反映了肝脏将甲状腺素转化为 T3 减少,转化程度与酒精性肝病严重程度呈反比。

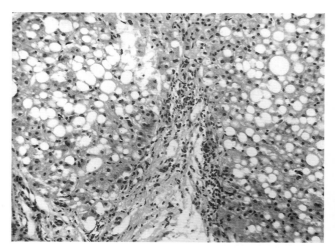

**图 22.13**　酒精性肝硬化,纤维间隔将肝脏分割成小的规则结节。严重脂肪变。(HE 染色,×120)

血清Ⅲ型前胶原多肽可用来评估Ⅲ型胶原。血清Ⅳ型胶原和层粘连蛋白可评估基底膜成分。这三项检查的结果与疾病严重性、酒精肝程度和酒精摄入量有关[59]。

其他血清学检查是评估酗酒程度的标志,而不是评估酒精性肝脏损伤的标志。它们包括血清谷氨酸脱氢酶和线粒体 AST 同工酶。血清糖缺乏转铁蛋白水平可能是测定过量饮酒的有用指标,但其与肝脏无关的且不常规进行。

即使敏感的生化方法也可能无法确定酒精性肝损伤,疑似病例需要进行肝活检。

**血液系统改变**

超过 95fl 的大细胞血症被认为是酒精对骨髓的直接影响。营养不良导致叶酸和维生素 $B_{12}$ 缺乏。大红细胞血症与 γ-GT 升高联合诊断可用来确定 90%有酒精依赖的患者。

**肝活检**

肝活检确诊肝病并能明确酗酒是否为可能的病因(表 22.7)。应该向患者进一步强调肝损伤的危险。

肝活检对于判断预后很重要。单纯脂肪变不如静脉周围硬化严重,静脉周围硬化是肝硬化的前驱病变之一[80]。此时可以确诊肝硬化形成。

非酒精性脂肪肝炎 (NASH) 可能与多种因素有关。与酒精性脂肪肝炎相比,其病变主要在汇管区周围(第 25 章)。

**门脉高压**

脾肿大不明显。但各期都可见门脉高压和胃肠道出血。出血不仅来自食管静脉曲张,也来自十二指肠溃疡、胃炎和反复呕吐导致的马洛里–魏斯下食管撕裂。

门脉高压可能与肝硬化有关。脂肪变和3区胶原病(静脉周围硬化)可导致窦周门管高压[30]。迪塞间隙胶原增加了门管压力。肝细胞增大作用不明显。

### 扫描

严重酒精性肝炎或肝硬化患者,由于血液在网状内皮细胞处分流,同位素很少被肝脏摄取。

超声无法检测小病变、脂肪变或纤维化。但是在更加进展的疾病中,肝脏弥漫性异常和改变与肝活检所见相关。

CT 和 MRI 扫描对诊断脂肪肝(图 22.16)、肝脏表面不规则、脾肿大、门脉侧支循环、腹水和胰腺炎非常有用。它可显示酒精性假性肿瘤(图 22.14)。

## 临床综合征

### 脂肪肝

患者通常无症状,当发现肝脏肿大、光滑、致密时可诊断。肝功能检查正常或转氨酶和碱性磷酸酶轻度升高。如果酒精性脂肪肝突然加重,需要住院。患者通常在一段时间内大量饮酒并厌食。可有恶心和呕吐,并伴脐周、上腹或右上腹痛。临床上,脂肪肝患者很难与轻度酒精性肝炎患者鉴别。针刺肝活检是诊断酒精性肝炎很重要的方法。

### 急性酒精性肝炎

在最轻的病例中,误饮酒者血清酶学检查异常且伴大红细胞血症,只能通过肝脏活检诊断。

程度较轻的患者,仅主诉乏力、厌食和体重减轻。伴有轻度肝脏肿大且常发热。患者可能肥胖,但是90%的患者有一些营养不良的表现。

在严重的病例中,患者通常饮酒量很大且不进食。呕吐、腹泻、间断感染和长期厌食可促发肝功能失

**表 22.7 酗酒患者的肝活检**

诊断:排除
  慢性病毒性肝炎(丙型肝炎病毒)
  遗传性血色病
预后
  脂肪变
  酒精性肝炎
  肝硬化
强制戒酒

代偿。

摄取非常规剂量的对乙酰氨基酚可促使饮酒者发生重症肝炎(图 22.15)。转氨酶水平明显升高[89]。

严重酒精性肝炎表现为发热、厌食、黄疸和反复呕吐。患者肝脏明显肿大并可能疼痛。大约半数患者可听到肝脏动脉血管杂音。蜘蛛痣常见。可能有肝脏衰竭症状,如腹水、脑病和出血倾向。血压通常很低并伴高动力循环状态。维生素缺乏的症状,如脚气病、坏血病,常见于营养不良。

出现脂肪泻的可能与胆管分泌胆盐减少、胰腺功能不足及酒精对肠道黏膜的直接毒性作用有关。

急性脂肪肝患者可能因肺脂肪栓塞而休克猝死。也有报道低血糖导致猝死。

胃肠道出血更常见于胃或十二指肠的局部病变,而不是门脉高压。

急性酒精性肝炎可与急性病毒性肝炎重叠。病史、蜘蛛痣和肝脏增大及白细胞增高有助于诊断。

### 实验室检查

血清转氨酶升高,但很少超过 300iu/L。严重升高提示同时服用对乙酰氨基酚(图 22.15)。AST:ALT 比值超过 2。血清碱性磷酸酶通常升高。

严重程度与血清胆红素水平和注射维生素 K 后的凝血酶原时间密切相关[49]。血清 IgA 显著升高,IgG 和 IgM 小范围内升高,好转时 IgG 降低。血清白蛋白

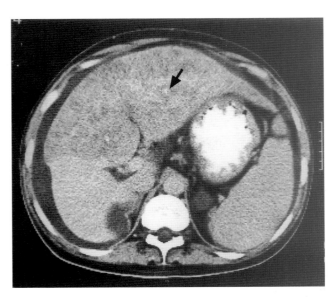

图 22.14 酒精性假肿瘤。上腹触及肿块并怀疑肝脏肿瘤。CT扫描(口服造影剂增强)显示的特征提示肝细胞癌(箭头所示)。直接针刺活检仅显示急性酒精性肝炎。这是酒精性肝炎的一种少见类型,对肝脏的一部分有特别影响。

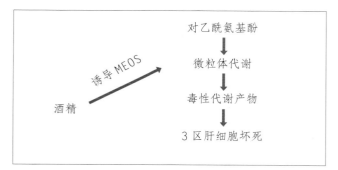

**图 22.15** 酒精通过诱导微粒体代谢增强药物(如对乙酰氨基酚)毒性代谢作用对肝脏的影响。

降低,患者好转时升高。血清胆固醇水平常升高。

血清钾水平低,大部分原因是由于饮食中蛋白摄入量低、腹泻和液体潴留时继发醛固酮过多症。白蛋白结合血清锌降低,这与肝脏锌浓度减低有关,在非酒精性肝病患者中并未发现。血尿素和肌酐升高说明病情严重。它们预示肝肾综合征的发展。

多形核白细胞为(15~20)×10⁹/L,与其严重程度成比例。

即使没有血小板减少或血中没有酒精,血小板功能也受抑制。

### 肝硬化

临床或病史未出现过急性酒精性肝炎者也可形成肝硬化,症状与其他终末期肝病相似。提示酒精所致肝病的要点包括酗酒病史(可能被遗忘)、肝脏肿大和酗酒相关表现。脾肿大为晚期表现。

肝活检提示酒精致病的要点包括小结节肝硬化、静脉周围硬化和肝静脉减少。通过病理改变判断病因为酒精是不可能的。

### 胆汁淤积综合征

患者偶尔出现高黄疸、肝大,血清碱性磷酸酶、转氨酶、甘油三酯和胆固醇增高[84]。功能性肾衰竭常见,这往往是失代偿的首次发作。

肝活检显示小泡状脂肪大量沉积(图 22.6)伴 3 区胆汁淤积。炎症不明显,并有少或无玻璃变[57]。电镜显示受累肝细胞的细胞器广泛结构紊乱。这种情况被称做酒精性泡沫样变性[84]。预后多样,且泡沫样变性可见于无症状者。慢性胰腺炎时胰腺内部压迫胆总管可导致胆汁淤积。利用 ERCP 可以进一步确诊(图 22.17)。

### 与乙肝、丙肝的关系

酒精性肝病的患者乙肝或丙肝的现症感染或既往感染的标志比普通人群常见。酒精性因素中是否存在病毒因素可能很难鉴别,但对危险因素的判定有助于鉴别。戒酒后酒精性肝病患者的转氨酶水平降低,而病毒性肝病患者的转氨酶仍持续波动。肝活检表现可能有帮助,但较难解释。血清 HBsAg 可能缺如,血清乙肝病毒 DNA 检测对于诊断乙肝病毒感染很必要[88]。二代 ELISA 试验阳性常同时存在丙肝病毒 RNA 阳性,并可诊断合并丙肝疾病[25]。由于丙肝病毒影响,酒精会加重肝损伤[25]。因此病毒血症加重,自然病程受到不利影响[20,31]。发展成肝硬化的相关危险增加。

持续饮酒者不应进行抗病毒治疗。酒精性肝病患者丙肝病毒准种的复杂性有助于解释其对于干扰素治疗的反应性差。

### 肝细胞癌

此病尤其易发生于戒酒后结节增生增强时。乙肝或丙肝病毒感染的存在是发生肝细胞癌的一个主要危险因素[22,87]。

### 相关特征

双侧对称性腮腺肿大可与其他类型的营养不良类似。男乳女化常见于治疗后,它是螺内酯治疗常见的并发症。表现为男性睾丸萎缩、性欲减退、肌肉萎缩。掌筋膜挛缩与酗酒有关,与肝硬化无关[11]。

记忆力和注意力下降、失眠、激动、幻觉惊厥和古怪的痉挛发作以及震颤可能是酗酒的症状。这些必须与早期肝性脑病相鉴别。

肝肾综合征似乎在酗酒者中特别常见。

血清 IgA 升高可能与分泌性免疫系统受到局部刺激有关。

肾小球异常,特别是肾小球膜增厚,与免疫复合物沉积有关[7]。沉积物中含有 IgA、马洛里小体及补体。

肾酸化作用受损可能是肝细胞衰竭的一个表现[66]。

## 预后

酒精性肝硬化的前景要比其他类型的肝硬化好。这依赖于戒酒的能力,此能力依次依赖于家庭支持、财政资源和社会经济水平。低经济水平的失代偿肝硬

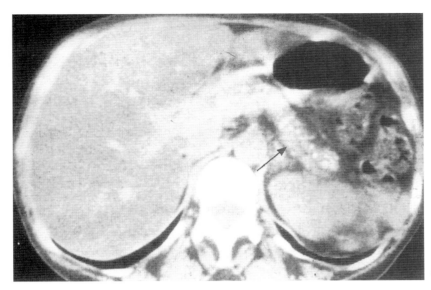

**图 22.16**　CT 扫描显示增大的脂肪肝伴有慢性钙化的胰腺炎(箭头所示)。

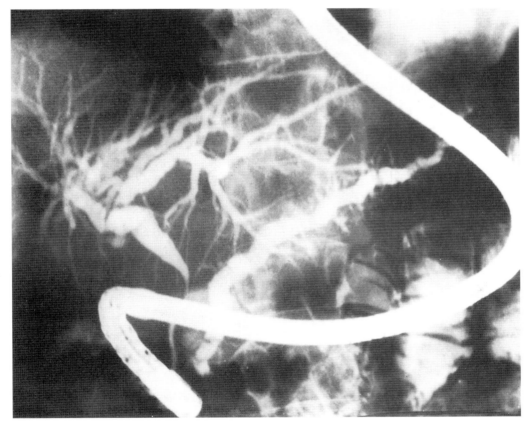

**图 22.17**　慢性胰腺炎、胆汁淤积的酒精肝患者ERCP显示胰管扩张，形状不规则，胆总管在经过发炎的胰腺后时平滑地狭窄。

化患者预期寿命为 33 个月，而高经济阶层的患者 5 年生存率为 50%[70]。这项研究显示，如果他们坚持饮酒，生存率会下降到 40%；而如果他们戒酒，生存率则为 60%。英国的研究得出和上述情况非常类似的结果[12](图 22.18)。

酒精性肝硬化女性患者生存时间比男性患者短。(图 22.19)肝活检是判断预后的最好指标。3 区纤维化、静脉周围硬化和酒精性肝炎预后非常不理想[86]。目前这些病变只能通过肝活检进行检测。

组织学上的胆汁淤积是酒精性肝炎一个预后不良因素[60]。

在一项研究中，50%的酒精性肝炎患者 10~13 年后可发展为肝硬化[80]。而在另一项研究中，23%的无肝硬化患者平均 8.1 年可后发展为肝硬化[50]。

"单纯"脂肪肝也可严重。对 86 例患者随访 10.5 年发现，其中 9 例发展为肝硬化，7 例发展为纤维化。小泡和大泡型脂肪、巨大线粒体及持续酗酒预示这些严重的进展[83]。

非依赖性但不良预后显示的特征是肝性脑病、低血清白蛋白、凝血酶原时间延长、血红蛋白降低和粗大的食管静脉曲张[29]。如果患者有昏迷前兆、高黄疸和氮质血症则非常可能发展为肝肾综合征。

失代偿性疾病的患者改善缓慢。明显黄疸和腹水达 3 个月的患者预后不好，而处于晚期、不可逆阶段的患者即使戒酒也不能改善预后。此时已经形成了损伤，因而不能逆转。随访显示肝硬化或酒精性肝炎或两者都具备的患者最高死亡率发生在第一年[62]。

急性酒精性肝炎患者通常在住院的最初几周恶化。可能需要 1~6 个月才能缓解，并且 20%~50% 死亡。那些凝血酶原时间明显延长，对于肌内注射维生素 K 无反应，血清胆红素超过 20mg 者预后极差[49]。酒精性肝炎即使戒酒缓解也很慢。

一个多中心退伍军人医院进行的研究显示，影响生存的因素包括年龄、饮酒量、AST:ALT 比值和组织学及临床疾病的严重程度[17]。那些营养不良特别是不进食的患者易于死亡[53]。

凝血酶原时间和胆红素可用于判断酒精性肝炎的预后[13]（图 22.20）。

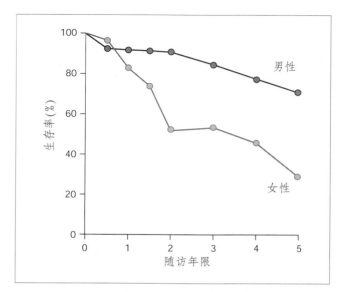

图 22.19 男、女肝硬化患者生存百分率。

$$分辨功能 = \left[ 4.6 \times \frac{升高的凝血酶原时间(秒)}{} \right] + \frac{血清胆红素(毫克)}{}$$

超过 32 预后不佳

图 22.20 判断酒精性肝炎预后的分辨功能[13]。P 为凝血酶原。血清胆红素单位为 μmol/L 除以 17.1 换算成 mg/dL。

计算机网络系统，包含凝血酶原时间、胆红素和肝性脑病，对于判断严重的酒精性肝病的预后具有高准确性[41]。

## 治疗

最重要的措施是确保立即完全戒酒。严重生理失调的患者比有心理问题的患者容易戒酒。长期随访显示有严重肝脏疾病的患者需要严格戒酒[67]。持续医疗干预也很必要。1975~1990 年间在皇家自由医院接受治疗的酒精性肝病的患者中 50% 保持戒酒；25% 再次饮酒，但不是酗酒；25% 虽然在治疗，但仍然酗酒。未受严重影响者可接受医生、护士或类似的人的"简要介入咨询"。38% 的治疗受益者为暂时性的[10]。受影响更严重的则需要接受心理治疗。

戒断综合征（震颤性谵妄）需要预先应用氯氮治疗。

戒酒及给予营养支持后明显好转者有利于诊断

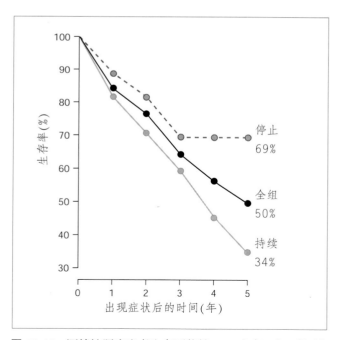

图 22.18 酒精性肝病患者生存可能性：50% 生存 5 年；戒酒者 69% 生存 5 年，持续饮酒者 34% 生存 5 年[12]。

此前的酗酒。

在肝脏失代偿恢复期间,饮食中的蛋白质应该尽快地增加到 1g/kg。同时要补充氯化钾、锌、镁。维生素,特别是 B 族维生素、维生素 C 和 K 需要大剂量给予,必要时可应用静脉注射。

应建议酗酒者彻底戒酒。蛋白质 1.2~1.5g/kg 是营养支持所必要的[48,61]。期间若伴发其他疾病时需要增加摄入量。建议应用少量维生素[77]。

### 急性酒精性肝炎

腹水容易引发肝肾综合征,所以要细心治疗(表 22.8)。

皮质类固醇能减少细胞因子生成和乙醛加合物形成,但临床治疗结果尚存争议。在轻症患者中进行的 7 项临床试验显示其对临床康复、生化试验或组织学进展率无效,但一项多中心随机试验却报道了比较满意的结果[13]。试验包括原发肝性脑病患者和辨别功能值大于 32 的患者(图 22.20)。甲泼尼龙(30mg/d)或安慰剂连续给予 7 天以后逐渐减量超过 2 周,共持续 28 天并停药。安慰剂组 31 人,病死率 35%;泼尼松龙组 35 人,病死率 6%(P=0.006)。显然,泼尼松龙似乎对肝性脑病特别有效。治疗组血清胆红素和凝血酶原时间降低较多。

一项随机试验[73]和所有试验荟萃的 meta 分析[36]证实了初始的生存受益。这些阳性结果很难与早先的阴性结果保持一致。早期的试验病例数太少,可能有 I 型错误,而且治疗组和对比组也没有进行比较。患者可能已有轻度症状,并且在后来的试验中处于死亡的危险。现在推荐无出血、系统感染或肾衰竭的肝性脑病患者应用糖皮质激素。辨别功能值应超过 32。只有大约 25% 的住院患者符合所有上述条件。即使接受糖皮质激素资料,患者死亡率仍保持在 44% 左右。

睾酮没有益处。

氧甲氢龙(一种同化类固醇)对中度疾病患者有效,但是对严重营养不良和热量摄入不足者无效[53]。

必须纠正蛋白质营养不良。最初几天营养特别重要。大部分患者口服即可摄入足量自然蛋白。应用以酪蛋白为基础的鼻饲[1.5g/(kg·d)]可使患者得到改善[39]。而那些严重营养不良但黄疸较轻的患者可口服或静脉补充氨基酸[48]。

秋水仙碱不能改善酒精性肝炎患者的短期生存率[1]。

丙硫氧嘧啶。酒精诱导一种高代谢状态,从而增强 3 区氧化肝损伤。在动物试验中,该过程可被丙硫氧嘧啶降低。长期少量饮酒的酒精性肝硬化患者应用此药可长期获益[63]。该疗法目前还没有被普遍接受。

轻度进展性疾病应用 S-腺苷蛋氨酸 (SAME) 和磷脂酰胆碱[43]在动物疾病中有益,但是目前尚没有被推广到临床。

### 肝硬化

肝硬化不可逆且治疗只能直接针对并发症,包括门脉高压、肝性脑病和腹水。药物代谢可导致损伤,需特别治疗,尤其用镇静剂。安定药似乎是最安全的。

给长期喂以酒精的大猩猩口服纯化大豆及其内含有 94%~98% 磷脂酰胆碱的不饱和卵磷脂,能阻止纤维间隔和肝硬化的发生[43]。其机制不明,但可能是通过刺激脂肪细胞胶原酶引起的。

门-体分流(包括 TIPS)与静脉曲张血流减少相关,但 30% 的患者会出现肝性脑病且生存率不高。酒精性肝病患者选择性脾肾分流的结果不如非酒精性肝病患者好。一般酗酒者不适合进行任何手术治疗,特别是当他持续饮酒时。

### 肝移植

现在在美国酒精性肝病进行肝移植的达 20%[5]。其早期效果与其他形式的肝硬化相似。初始移植物和患者的生存与其他移植受体相似。5 年生存率提高,严重患者受益最大[71]。在最初 2 年后,酒精性肝病患者生存曲线比非酒精性的患者下降得快。这可能与酗酒者不愿接受再次移植有关。手术后的生命治疗和恢复工作相似。

移植选择很困难(表 22.9)。肝硬化是自我损伤。患者会再次酗酒并且对免疫抑制的依从性差。当捐献的肝源短缺时应该一致对待酗酒者与其他患者吗[8]?

**表 22.8　急性酒精性肝炎的治疗**

| |
|---|
| 停止饮酒 |
| 调查促发因素(感染、出血等) |
| 预期急性酒精戒断 |
| 肌内注射多种维生素 |
| 治疗腹水和脑病 |
| 补充钾和锌 |
| 维持氮摄入:口服或肠内 |
| 重症肝性脑病无消化道出血者考虑给予糖皮质激素 |

**表 22.9　酒精性肝病患者肝移植的选择**

| |
|---|
| 戒酒 6 个月 |
| Child 分级 C 级 |
| 社会经济稳定性 |
| 手术后可回归的工作 |
| 没有其他肝脏以外器官的酒精损害 |

**表 22.10　330 例酒精性肝病肝移植患者术后 177~711 天脏活检随访；23 例确定为再次酗酒[4]**

| | |
|---|---|
| 完全恢复饮酒 | 23 |
| 酒精性肝炎 | 22 |
| 肝硬化 | 4 |

被选择进行肝移植的患者应该有一个稳定的精神状态和社会经济背景以及移植后可以回归的工作。手术前后的酒精咨询应该包括家庭的参与。应该对酒精相关性疾病如胰腺炎、心肌病变和脑病应进行评估。

常需要戒酒 6 个月，这是预测复发最重要的一项指标[64]。但是根据个人基础，6 个月是可调的，而且并不总是预测复发的指标[26]。

1996 年 NIH 召开会议得出结论：1/3~1/2 的接受移植者恢复各种形式的饮酒，但对于大多数患者来说这是最少的[34]。但是 10%~20% 的患者在 5 年内饮酒过量，虽然这很少导致明显的肝病。复发随时间增加[9,45]。复发不严重或者不影响免疫抑制治疗依从性的患者应该进行移植[65]。恢复严重酗酒的患者病情在 6 个月至 2 年内发展，肝脏活检可见酒精性肝炎或肝硬化[4]。（表 22.10）

需要应用更好的策略对移植后的情况进行更长期的研究（5~10 年），从而明确饮酒复发和导致复发的相关因素[34]。

适应证的选择很重要[46]。因状态很好而拒绝移植的患者在病情恶化时需要持续监测。那些因病情过重或精神上不适合而被剔除未移植者其生存率显著低于移植者。

与终末期酒精性肝硬化但依从性好的患者相比，酒精性肝炎患者是否进行肝移植更难决定。只有通过开展多项设计完善的对照实验，才能对反复发作的酒精性肝炎究竟是否须行肝移植做出更准确的预测。

（张清泉　齐月　译　李璐　徐小元　高沿航　校）

**参考文献**

1　Akriviadis EA, Steindel H, Pinto PC *et al*. Failure of colchicine to improve short-term survival in patients with alcoholic hepatitis. *Gastroenterology* 1990; **99**: 811.

2　Alcolado R, Arthur MJP, Iredale JP. Pathogenesis of liver fibrosis. *Clin. Sci.* 1997; **92**: 103.

3　Angeli P, Gatta A, Caregaro L *et al*. Hypophosphatemia and renal tubular dysfunction in alcoholics: are they related to liver function impairment? *Gastroenterology* 1991; **100**: 502.

4　Baddour N, Demetris AJ, Shah G *et al*. The prevalence, rate of onset and spectrum of histological liver disease in alcohol abusing liver allograft recipients. *Gastroenterology* 1992; **102**: A777.

5　Belle SH, Beringer KC, Detre KM. Liver transplantation for alcoholic liver disease in the United States: 1988 to 1995. *Liver Transpl. Surg.* 1997; **3**: 212.

6　Bell H, Tallaksen C, Sjaheim T *et al*. Serum carbohydrate-deficient transferrin as a marker of alcohol consumption in patients with chronic liver disease. *Alcohol Clin. Exp. Res.* 1993; **17**: 246.

7　Bene MC, De Korwin JD, De Ligny BH *et al*. IgA nephropathy and alcoholic liver disease. A prospective necropsy study. *Am. J. Clin. Path.* 1988; **89**: 769.

8　Benjamin M. Transplantation for alcoholic liver disease: the ethical issues. *Liver Transpl. Surg.* 1997; **3**: 337.

9　Berlakovich GA, Steininger R, Herbst F *et al*. Efficacy of liver transplantation for alcoholic cirrhosis with respect to recidivism and compliance. *Transplantation* 1994; **58**: 560.

10　Bien TH, Miller WR, Tonigan JS. Brief interventions for alcohol problems: a review. *Addiction* 1993; **88**: 315.

11　Bradlow A, Mowat AG. Dupuytren's contracture and alcohol. *Ann. Rheum. Dis.* 1986; **45**: 304.

12　Brunt PW, Kew MC, Scheuer PJ *et al*. Studies in alcoholic liver disease in Britain. I. Clinical and pathological patterns related to natural history. *Gut* 1974; **15**: 52.

13　Carithers RL, Herlong HF, Diehl AM *et al*. Methylprednisolone therapy in patients with severe alcoholic hepatitis. A randomized multicentre trial. *Ann. Intern. Med.* 1989; **110**: 685.

14　Casini A, Cunningham M, Rojkind M *et al*. Acetaldehyde increases procollagen type I and fibronectin gene transcription in cultured rat fat-storing cells through a protein synthesis-dependent mechanism. *Hepatology* 1991; **13**: 758.

15　Castillo T, Koop DR, Karmimura S *et al*. Role of cytochrome P-450 2E1 in ethanol-carbon tetrachloride and iron-dependent microsomal lipid peroxidation. *Hepatology* 1992; **16**: 992.

16　Cederbaum AI. Effects of alcohol on hepatic mitochondrial function and DNA. *Gastroenterology* 1999; **117**: 265.

17　Chedid A, Mendenhall CL, Gartside P *et al*. Prognostic factors in alcoholic liver disease. *Am. J. Gastroenterol.* 1991; **86**: 210.

18　Chedid A, Mendenhall CL, Moritz TE *et al*. Cell-mediated hepatic injury in alcoholic liver disease. *Gastroenterology* 1993; **105**: 254.

19　Clot P, Albano E, Eliasson E *et al*. Cytochrome P4502E1 hydroxyethyl radical adducts as the major antigen in autoantibody formation among alcoholics. *Gastroenterology* 1996; **111**: 206.

20　Cromir SL, Jenkins PJ, Bowen DS *et al*. Chronic hepatitis C: effect of alcohol on hepatitic activity and viral titre. *J.*

*Hepatol.* 1996; **25**: 821.

21　Day CP, Bassendine MF. Genetic predisposition to alcoholic liver disease. *Gut* 1992; **33**: 1444.

22　Donato F, Tagger A, Chiesa R *et al.* Hepatitis B and C virus infection, alcohol drinking, and hepatocellular carcinoma: a case–control study in Italy. *Hepatology* 1997; **26**: 579.

23　Edmondson HA, Peters RL, Reynolds TB *et al.* Sclerosing hyaline necrosis of the liver in the chronic alcoholic. A recognizable clinical syndrome. *Ann. Intern. Med.* 1963; **59**: 646.

24　Fletcher LM, Halliday JW, Powell LW. Interrelationships of alcohol and iron in liver disease with particular reference to the iron-binding proteins, ferritin and transferrin. *J. Gastroenterol. Hepatol.* 1999; **14**: 202.

25　Fong T-L, Kanel GC, Conrad A *et al.* Clinical significance of concomitant hepatitis C infection in patients with alcoholic liver disease. *Hepatology* 1994; **19**: 554.

26　Foster PF, Fabrega F, Karademir S *et al.* Prediction of abstinence from ethanol in alcoholic recipients following liver transplantation. *Hepatology* 1997; **25**: 1469.

27　Fromerty B, Grimbert S, Yensouri A *et al.* Hepatic mitochondrial DNA detection in alcoholics: association with microvesicular steatosis. *Gastroenterology* 1995; **108**: 193.

28　Gluud C, Christoffersen P, Eriksen J *et al.* Influence of ethanol on development of hyperplastic nodules in alcoholic men with micronodular cirrhosis. *Gastroenterology* 1987; **93**: 256.

29　Gluud C, Henriksen JH, Nielsen G. Prognostic indicators in alcoholic cirrhotic men. *Hepatology* 1988; **8**: 222.

30　Goodman ZD, Ishak KG. Occlusive venous lesions in alcoholic liver disease. *Gastroenterology* 1982; **83**: 786.

31　Grellier LFL, Dusheiko GM. The role of hepatitis C virus in alcoholic liver disease. *Alcohol* 1997; **32**: 103.

32　Grove J, Daly AK, Bassendine MF *et al.* Association of a tumour necrosis factor promoter polymorphism with susceptibility to alcoholic steatohepatitis. *Hepatology* 1997; **26**: 143.

33　Hoek JB. Endotoxin and alcoholic liver disease: tolerance and susceptibility. *Hepatology* 1999; **29**: 1602.

34　Hoofnagle JH, Kresina T, Fuller RK *et al.* Liver transplantation for alcoholic liver disease: executive statement and recommendations. Summary of a National Institutes of Health Workshop held December 6–7, 1996, Bethesda, Maryland. *Liver Transpl. Surg.* 1997; **3**: 347.

35　Horn T, Christoffersen P, Henriksen JH. Alcoholic liver injury: defenestration in noncirrhotic livers—a scanning electron microscopic study. *Hepatology* 1987; **7**: 77.

36　Imperiale TF, McCullough AJ. Do corticosteroids reduce mortality from alcoholic hepatitis? A meta-analysis of the randomized trials. *Ann. Intern. Med.* 1990; **113**: 299.

37　Jensen K, Gluud C. The Mallory body: morphological, clinical and experimental studies (part 1 of a literature survey). *Hepatology* 1994; **20**: 1061.

38　Jensen K, Gluud C. The Mallory body: theories on development and pathological significance (part 2 of a literature survey). *Hepatology* 1994; **20**: 1330.

39　Kearns PJ, Young H, Garcia G *et al.* Accelerated improvement of alcoholic liver disease with enteral nutrition. *Gastroenterology* 1992; **102**: 200.

40　Klassen LW, Tuma D, Sorrell MF. Immune mechanisms of alcohol-induced liver disease. *Hepatology* 1995; **22**: 355.

41　Lapuerta P, Rajan S, Bonacini M. Neural networks as predictors of outcomes in alcoholic patients with severe liver disease. *Hepatology* 1997; **25**: 302.

42　Lelbach WK. Cirrhosis in the alcoholic and the relation to the volume of alcohol abuse. *Ann. NY Acad. Sci.* 1975; **252**: 85.

43　Lieber CS. Alcohol and the liver: 1994 update. *Gastroenterology* 1994; **106**: 1085.

44　Lieber CS. Medical disorders of alcoholism. *N. Engl. J. Med.* 1995; **333**: 1058.

45　Lucey MR, Carr K, Beresford TP *et al.* Alcohol use after liver transplantation in alcoholics: a clinical cohort follow-up study. *Hepatology* 1997; **25**: 1223.

46　Lucey MR, Merion RM, Henley KS *et al.* Selection for and outcome of liver transplantation in alcoholic liver disease. *Gastroenterology* 1992; **102**: 1736.

47　Lumeng L, Crabb DW. Genetic aspects and risk factors in alcoholism and alcoholic liver disease. *Gastroenterology* 1994; **107**: 572.

48　McCullough AJ, O'Connor JF. Alcoholic liver disease: proposed recommendations for the American College of Gastroenterology. *Am. J. Gastroenterol.* 1998; **93**: 2022.

49　Maddrey WC, Boitnott JK, Bedine MS *et al.* Corticosteroid therapy of alcoholic hepatitis. *Gastroenterology* 1978; **75**: 193.

50　Marbet UA, Bianchi L, Meury U *et al.* Long-term histological evaluation of the natural history and prognostic factors of alcoholic liver disease. *J. Hepatol.* 1987; **4**: 364.

51　Marshall AW, Kingstone D, Boss M *et al.* Ethanol elimination in males and females: relationship to menstrual cycle and body composition. *Hepatology* 1983; **3**: 701.

52　Matsuoka M, Tsukamoto H. Stimulation of hepatic lipocyte collagen production by Kupffer cell-derived transforming growth factor β: implication for a pathogenetic role in alcoholic liver fibrogenesis. *Hepatology* 1990; **11**: 599.

53　Mendenhall CL, Moritz TE, Roselle GA *et al.* A study of oral nutritional support with oxandrolone in malnourished patients with alcoholic liver hepatitis: results of a Department of Veterans Affairs Cooperative Study. *Hepatology* 1993; **17**: 564.

54　Mihas AA, Tavassoli M. Laboratory markers of ethanol intake and abuse: a critical appraisal. *Am. J. Med. Sci.* 1992; **303**: 415.

55　Miller C, Kamean J, Berk PD. Liver transplantation for alcoholic hepatitis? An unanswered question. *Alcohol Clin. Exp. Res.* 1994; **18**: 224.

56　Morgan MY, Sherlock S. Sex-related differences among 100 patients with alcoholic liver disease. *Br. Med. J.* 1977; **i**: 939.

57　Morgan MY, Sherlock S, Scheuer PJ. Acute cholestasis, hepatic failure and fatty liver in the alcoholic. *Scand. J. Gastroenterol.* 1978; **13**: 299.

58　Morgan MY, Sherlock S, Scheuer PJ. Portal fibrosis in the livers of alcoholic patients. *Gut* 1978; **19**: 1015.

59　Niemela O, Risteli J, Blake JE *et al.* Markers of fibrogenesis and basement membrane formation in alcoholic liver disease. Relation to severity, presence of hepatitis, and alcohol intake. *Gastroenterology* 1990; **98**: 1612.

60　Nissenbaum M, Chedid A, Mendenhall C *et al.* Prognostic significance of cholestatic alcoholic hepatitis. *Dig. Dis. Sci.* 1990; **35**: 891.

61　Nompleggi DJ, Bonkovsky HL. Nutritional supplementation in chronic liver disease: an analytical review. *Hepatology* 1994; **19**: 518.

62　Orrego H, Blake JE, Blendis LM *et al.* Prognosis of alcoholic cirrhosis in the presence and absence of alcoholic hepatitis. *Gastroenterology* 1987; **92**: 208.

63　Orrego H, Blake JE, Blendis LM *et al.* Long-term treatment of alcoholic liver disease with propylthiouracil. Part 2: Influence of drop-out rates and of continued alcohol consumption in a clinical trial. *J. Hepatol.* 1994; **20**: 343.

64 Osorio RW, Ascher NL, Avery M *et al.* Predicting recidivism after orthotopic liver transplantation for alcoholic liver disease. *Hepatology* 1994; **20**: 105.

65 Pageaux G-P, Michel J, Coste V *et al.* Alcoholic cirrhosis is a good indication for liver transplantation, even for cases of recidivism. *Gut* 1999; **45**: 421.

66 Pare P, Reynolds TB. Impaired renal acidification in alcoholic liver disease. *Arch. Intern. Med.* 1984; **144**: 941.

67 Patek AJ Jr, Hermos JA. Recovery from alcoholism in cirrhotic patients: a study of 45 cases. *Am. J. Med.* 1981; **70**: 782.

68 Pequignot G, Cyrulnik F. Chronic disease due to overconsumption of alcoholic drinks (excepting neuropsychiatric pathology). In *International Encyclopaedia of Pharmacology and Therapeutics*, vol. II. Pergamon Press, Oxford, 1970, pp. 375–412.

69 Phillips GB, Gabuzda GJ Jr, Davidson CS. Comparative effects of a purified and an adequate diet on the course of fatty cirrhosis in the alcoholic. *J. Clin. Invest.* 1952; **31**: 351.

70 Powell WJ Jr, Klatskin G. Duration of survival in patients with Laennec's cirrhosis. *Am. J. Med.* 1968; **44**: 406.

71 Poynard T, Naveau S, Doffoel M *et al.* Evaluation of efficacy of liver transplantation in alcoholic cirrhosis using matched and simulated controls: 5-year survival. *J. Hepatol.* 1999; **30**: 1130.

72 Prijatmoko D, Strauss PJG, Lambert JR *et al.* Early detection of protein depletion in alcoholic cirrhosis: role of body composition analysis. *Gastroenterology* 1993; **105**: 1839.

73 Ramond M, Poynard T, Rueff B *et al.* A randomized trial of prednisolone in patients with severe alcoholic hepatitis. *N. Engl. J. Med.* 1992; **326**: 507.

74 Reynolds TB, Redeker AG, Kuzma OT. Role of alcohol in pathogenesis of alcoholic cirrhosis. In McIntyre N & Sherlock S, eds. *Therapeutic Agents and the Liver*. Blackwell Scientific Publications, Oxford, 1965, p. 131.

75 Rogers AE, Fox JG, Whitney K *et al.* Acute and chronic effects of ethanol in nonhuman primates. In Hayes KC, ed. *Primates in Nutritional Research*. Academic Press, New York, 1979, p. 249.

76 Savolainen VT, Pajarinen J, Perola M *et al.* Polymorphism in the cytochrome P450 2E1 gene and the risk of alcoholic liver disease. *J. Hepatol.* 1997; **26**: 55.

77 Sherlock S. Alcoholic liver disease. *Lancet* 1995; **345**: 227.

78 Sherman KE, Rouster SD, Mendenhall C *et al.* Hepatitis cRNA quasispecies complexity in patients with alcoholic liver disease. *Hepatology* 1999; **30**: 265.

79 Situnayake RD, Crump BJ, Thurnham DI *et al.* Lipid peroxidation and hepatic antioxidants in alcoholic liver disease. *Gut* 1990; **31**: 1311.

80 Sorensen TIA, Orholm M, Bentsen KD *et al.* Prospective evaluation of alcohol abuse and alcoholic liver injury in men as predictors of development of cirrhosis. *Lancet* 1984; **ii**: 241.

81 Tanaka F, Shiratori Y, Yokosuka O *et al.* High incidence of ADH2*1/ALDH2*1 genes among Japanese alcohol dependents and patients with alcoholic liver disease. *Hepatology* 1996; **23**: 234.

82 Tang H, Boulton R, Gunson B *et al.* Patterns of alcohol consumption after liver transplantation. *Gut* 1998; **43**: 140.

83 Teli MR, Day CP, Burd AD *et al.* Determinants of progression to cirrhosis or fibrosis in pure alcoholic fatty liver. *Lancet* 1995; **346**: 987.

84 Uchida T, Kao H, Quispe-Sjogren M *et al.* Alcoholic foamy degeneration—a pattern of acute alcoholic injury of the liver. *Gastroenterology* 1983; **84**: 683.

85 Van de Weil A, Delacroix DL, van Hattum J *et al.* Characteristics of serum IgA and liver IgA deposits in alcoholic liver disease. *Hepatology* 1987; **7**: 95.

86 Worner TM, Lieber CS. Perivenular fibrosis as precursor lesion of cirrhosis. *JAMA* 1985; **253**: 627.

87 Yamauchi M, Nakahara M, Maezawa Y *et al.* Prevalence of hepatocellular carcinoma in patients with alcoholic cirrhosis and prior exposure to hepatitis C. *Am. J. Gastroenterol.* 1993; **88**: 39.

88 Zignego AL, Forschi M, Laffi G *et al.* 'Inapparent' hepatitis B virus infection and hepatitis C virus replication in alcoholic subjects with and without liver disease. *Hepatology* 1994; **19**: 577.

89 Zimmerman HJ, Maddrey WC. Acetaminophen (paracetamol) hepatotoxicity with regular intake of alcohol: analysis of instances of therapeutic misadventure. *Hepatology* 1995; **22**: 767.

### 第 23 章

# 铁过载状态

铁过载的原因可大致分为三种：一种有明确的遗传机制；一种与其他的病理状态有关；还有一少部分患者介于两者之间，是遗传因素与后天获得因素相互作用的结果(表23.1)。过去曾经有大量的经典的遗传性血色病(以前称为特发或原发性)的病例，现在已知其病因是 HFE 基因变异，这些患者的资料为我们提供了很多关于肠道吸收铁，患者和家族的筛查确认以及识别不典型患者的知识。遗传性非 HFE 相关铁过载比 HFE 相关遗传性血色病少得多。

由于肝病或血液病导致的铁过载并不少见，HFE 变异基因分型可以明确地鉴别这种情况与遗传性血色病。

## 正常铁代谢[6,9]

### 吸收

每天的正常饮食含铁为 10~20mg(90%游离，10%与血红素结合)，其中 1~1.5mg 被吸收。吸收量与体内储存量有关，实际需要量增加时，吸收量也增加。肠道吸收铁的位置是十二指肠和小肠上段，方式为主动吸收，能够逆梯度转运铁。

吸收机制(图23.1)未完全明确，但从以下研究中已有很多发现：①HFE 基因[36]；②二价金属离子转运蛋白-1(DMT-1)[39,48]；③调控转运和存贮蛋白，特别是可与铁反应元素(IREs)相互作用的铁调节蛋白(IRPs)表达的细胞内机制[9]；④基底膜外侧铁转运子(IREG-1 或膜铁转运蛋白)[30,60]。

在肠腔内，铁被铁还原酶或维生素 C 还原成亚铁，以后亚铁被 DMT1 运送到小肠绒毛黏膜上皮细胞。通过 IRP-1 和 DMT1 的 IRE 之间的相互作用可以调节细胞内铁的水平，从而调节 DMT1 在小肠绒毛黏膜上皮细胞内的表达，所以黏膜上皮细胞内铁的浓度对于调控铁从小肠吸收的量是重要的。现有资料显示，位于隐窝细胞基底外侧面的 HFE 蛋白和转铁蛋白受体(TfR)间的相互作用，可能在决定肠黏膜上皮细胞内铁的水平方面起一定作用[9]。

### 调节

在发现 HFE 基因[36]之后，免疫组织化学研究显示，HFE 蛋白特异性定位于小肠上段的隐窝细胞[69]，

表 23.1　铁过载状态

| 遗传性 | |
| --- | --- |
| 与 HFE 变异有关的 | 遗传性血色病 |
| 与 HFE 无关的 | 青少年血色病 |
| | 常染色体显性血色病 |
| | "意大利变种" |
| | 血浆铜蓝蛋白缺乏症 |
| | 转铁蛋白缺乏症 |
| **获得性** | |
| 血液病 | 载铁贫血 |
| | 重型地中海贫血 |
| | 铁粒幼红细胞性贫血 |
| | 慢性溶血性贫血 |
| | 胃肠道外铁过载 |
| 慢性肝病 | 终末期肝硬化 |
| | 丙型肝炎 |
| | 酒精性肝病 |
| | 非酒精性脂肪性肝炎(NASH) |
| | 门-腔分流 |
| 代谢紊乱综合征 | |
| 饮食铁过量 | |
| **遗传性/获得性?** | |
| 非洲铁过载 | |
| 新生儿血色素沉着病 | |
| **相关的疾病** | |
| 迟发性皮肤卟啉病 | |

进一步的研究显示 HFE 蛋白在细胞表面表达[89],并且与 TfR 相互作用,降低 TfR 对转铁蛋白的亲和力[37]。转铁蛋白与 TfR 相互作用是许多细胞摄入铁的主要机制,TfR 表达与细胞内铁水平负相关。

可见,HFE 与 TfR 间的相互作用对铁正常进入绒毛隐窝细胞,从而调节铁吸收是很重要的。HFE 与 TfR 结合可以降低 TFR 与转铁蛋白的亲和力,使铁从胞内体释放进入细胞。根据以上理论可以推断:在铁不足时,隐窝细胞内铁水平下降,绒毛细胞内 DMT-1 被上调,导致铁吸收;而铁过多时情况相反。这种调控机制在遗传性血色病时会被打破。

对造血细胞和网状内皮细胞铁与铁吸收调节之间的关系知之甚少。由于在遗传性血色病发现巨噬细胞铁处理异常,所以它们之间可能存在一定的关系。将正常的 HFE 基因转染入这些细胞可纠正转铁蛋白–铁的摄取和潴留[65]。因此,HFE 相关的铁吸收调控是原发于小肠上皮隐窝细胞,还是继发于网状内皮系统铁代谢的改变,目前还不清楚。铁调素可影响铁吸收[40],基因敲除的小鼠出现铁过载,但机制还不清楚。

**基底外侧转运**

铁从肠腔运送到绒毛黏膜细胞后,进入胞质池,部分以铁蛋白形式贮存起来,之后如有需要则被动员或随黏膜细胞脱落而排出。在基底外侧膜,IREG-1(又称膜铁转运蛋白)[30,60]从细胞转运铁进入循环。Hephaestin 为一种亚铁氧化酶,似乎能促进铁从 IREG-1 转移到转铁蛋白[88]。

**分布到组织**

转铁蛋白(分子量 77 000Da)是一种糖蛋白,大部分在肝脏合成,它可与两个铁分子结合,其血清“总铁结合力”为 250~370μg/dL,通常大约 1/3 为饱和铁。生理条件下,铁进入网织红细胞和肝细胞依赖细胞表面的转铁蛋白受体(TfR),转铁蛋白受体优先结合转铁蛋白携带的铁。HFE 在这些组织中的作用目前还不清楚。受体/铁复合物进入细胞内部,铁被释放。这个过程可达到饱和。细胞铁过剩的时候,TfR 被下调。当

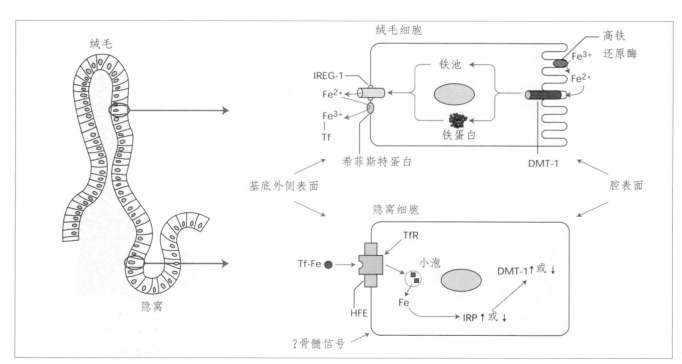

**图 23.1** 铁吸收调节的假设模型。亚铁从肠腔被二价金属离子转运蛋白-1(DMT-1)转运进入绒毛细胞。铁进入细胞池或在铁蛋白内储存。IREG-1(膜铁转运蛋白)将铁跨基底外侧膜转运至细胞外。希菲斯特蛋白将亚铁转化为与转铁蛋白(Tf)结合的高铁。

DMT-1 的活性受细胞内铁水平调节,这种调节作用依赖于铁进入隐窝细胞的水平。目前认为转铁蛋白受体与 HFE 蛋白在隐窝细胞基底外侧表面的结合决定铁的进入。

在铁缺乏的情况下,进入隐窝细胞的铁很少,DMT-1 被上调,更多的铁被吸收;当机体储存正常时,DMT-1 被下调,铁吸收减少。在 HFE 相关的血色素沉着病中,推测 C282Y 变异破坏了 HFE 和转铁蛋白受体之间的结合,铁不能进入隐窝细胞,发生铁过载时 DMT-1 不能被正常下调,铁被继续吸收。

血清转铁蛋白完全饱和时,如在显性血色病时,铁与低分子量的螯合剂结合,以非转铁蛋白结合形式循环,这个形式的铁容易以非饱和过程进入细胞。在铁过载和细胞表面 TfR 下调时,铁转运刺激因子(SFT)对于铁的摄取可能也起重要的作用[98]。

### 储存

铁以铁蛋白(分子量 480 000Da)的形式储存在细胞内。铁蛋白是去铁铁蛋白 H 和 L 亚单位与铁结合的复合物,在电镜下显示为直径 5nm 的颗粒游离于胞浆内。在单个铁蛋白分子内可贮存多达 4500 个铁原子。高浓度的铁刺激去铁铁蛋白合成。

降解的铁蛋白分子聚集在一起构成含铁血黄素,亚铁氰化物可以将其染成蓝色颗粒。大约 1/3 的铁以这种形式贮存,在铁贮存障碍时增加。

脂褐素又称疲劳与损伤色素,在铁过载时聚集,为黄棕色,不含铁。

以铁蛋白和含铁血黄素形式储存的铁可在需要时用于铁动员和血红蛋白形成。

正常人全身含铁约 4g,其中 3g 存在于血红蛋白、肌红蛋白、催化酶以及其他呼吸色素和酶中。储存的铁有 0.5g,其中 0.3g 在肝脏,不能被常规的组织染色方法染色。肝脏是从肠道吸收的铁的主要储存器官,当超过其储存能力时,铁沉积在其他实质性组织,包括胰腺腺泡细胞、垂体前叶细胞。静脉给予铁时网状内皮系统成为铁沉积的主要部位,否则其在铁储存上仅发挥有限的作用。红细胞崩解产生的铁集中在脾脏。

## 铁过载和肝损伤

纤维化和肝细胞损伤直接与肝细胞内铁含量有关[54]。不管是由遗传性血色病还是多次输血所造成的铁过载,损伤的表现是相似的。门脉周围铁沉积特别多,纤维化程度最严重。

当铁沉积量较少时,以铁蛋白形式贮存;如果铁沉积量增加,则更多以含铁血黄素形式贮存。

放血和螯合剂驱铁治疗后,临床表现、生化检测指标改善,同时肝纤维化程度减轻,或防止了肝纤维化的发生[13]。

铁损伤肝脏有几种机制。铁过载患者氧应激增加,这与 TGF-$\beta_1$ 表达增加相关[53]。氧化应激引起细胞器的膜脂质过氧化,导致溶酶体、线粒体、微粒体的功能缺陷,线粒体细胞色素 C 氧化酶活性降低[8]。溶酶体膜脆性增加,水解酶被释放到胞质。

在遗传性血色病中,肝星状细胞被激活,驱铁治疗后可逆转[76]。与肝星状细胞内氧化应激这一原因相比,肝星状细胞活化似乎与邻近细胞释放细胞因子和其他物质更为有关[64]。在铁过载动物模型中,抗氧化剂治疗可预防肝纤维化的发生[71]。虽然过多的铁增加肝脏 I 型胶原 mRNA 表达[70],但基质降解改变在铁过载所致纤维化的发生上也起一定作用 (见 21 章),表现为金属蛋白酶组织抑制因子(TIMP-1)水平增加及基质金属蛋白酶(MMP)水平降低[45]。血清 IV 型胶原水平与铁过载所致纤维化的程度相关[46]。

## 遗传性血色素沉着病

1865 年,Trousseau 描述了一种表现为皮肤色素沉着、肝硬化和糖尿病的临床综合征,现在认为这是晚期遗传性血色素沉着病的特征。遗传性血色素沉着病是一种常染色体隐性遗传代谢紊乱病。铁吸收长期增加,组织含有大量铁,达 20~60g。如果组织每天从饮食中摄取铁 5mg,蓄积 50g 铁大约需要 28 年。

### 分子遗传学

Sheldon[81]在其著作中描述了特发性血色素沉着病为一种先天性代谢疾病。血色素沉着病与 HLA 血清型有关,这一发现使得人们认识到这种疾病为常染色体隐性遗传病,基因位于第 6 号染色体。

1996 年,用定位克隆方法成功鉴定了 HFE 基因大约 6 兆个碱基,它们位于 6 号染色体 HLA-A 座位的末端[36]。85%的血色素沉着病患者染色体在 HFE 基因有单个变异(C282Y 亦称 Cys282Tyr),而对照组仅 3%染色体有变异。在 90%以上北欧人的血色素沉着病患者中这种变异为纯合子[9]。而南欧人中 C282Y 纯合子频率低(65%)[72]。遗传性血色素沉着病基因变异发生率高提示患者来自同一家族或群落(可能是凯尔特人),在这个族群首先发现了这种变异。非洲人、亚洲人、澳洲人未发现染色体 C282Y 变异[62]。

第二种变异为 H63D 或称 His63Asp,常见于正常人群,它在铁代谢中的作用尚不完全清楚(见下)。

人群筛查研究发现 C282Y 纯合子的发生频率是 1/200~1/300[1,19,59,68]。然而,这个频率与临床血色素沉着病发病率不一致[94,95],目前其原因不明。有研究提示 20%~80%的 C282Y 纯合子患者有铁过载的证据 (表型外显),但还需要对疾病外显进行进一步的研究。

C282Y 变异的杂合子个体未发现有明显铁过载的危险。但是,已有报道一些 C282Y 杂合子铁过载水平达到真正的遗传性血色素沉着病的范围,其原因还解释不清。环境因素如饮酒可能起作用,或者可能有另外非常少见的 HFE 基因变异[24,90]。

H63D 变异对铁过载的作用不清,即使有作用,其外显率也很低。关键在于有一些复合的杂合子(C282Y/H63D),估计约有 1.5% 会发生明显铁过载[9,58]。

### HFE 蛋白的生物学特性和功能

根据 HFE 蛋白与 MHC 分子同源建立的假设模型蛋白显示,HFE 蛋白有 3 个 α-区,其中一个与 β₂ 微球蛋白结合(图 23.2)。在培养的细胞中,C282Y 变异破坏了 α₃ 结构域二硫键形成,阻止其与 β₂ 微球蛋白结合及 HFE 基因在细胞表面的表达[89]。正常的 HFE 蛋白与转铁蛋白受体形成复合物[11],降低转铁蛋白受体对转铁蛋白的亲合力[37]。HFE/TfR 在 pH 值不等于 6 的细胞表面结合紧密,提示在酸性的胞内体 HFE 可能与 TfR 分离[56]。

遗传性血色素沉着病的发生是由于铁吸收过多,尽管体内铁贮存增加。C282Y 变异破坏了 HFE 蛋白的正常生物活性,其干扰铁吸收正常调节的机制一直还是假设(图 23.1)。它可能使隐窝细胞铁水平下降,从而使 DMT-1 表达下降[9]。

以前的研究发现遗传性血色素沉着病患者十二指肠 TfR 不能正常下调[57],近期资料也显示遗传性血色素沉着病患者十二指肠 DMP-1 表达增加,这些发现支持这一假设。

### 杂合子

北欧人中 C282Y 变异杂合子的频率接近 10%。虽然杂合子血清铁、转铁蛋白平均浓度比正常人高,但明显铁过载是极罕见的[18]。然而,由于这些个体细胞内铁可能有轻度升高,有人提出这是否会增加其他病所造成的损伤。但是,丙型肝炎或酒精所致肝纤维化和肝硬化程度并不因 C282Y 杂合子而加重[47,91]。曾有报道发生心血管病的危险增加[78,85],但还需要进一步研究。

### 病理学

铁沉积处可见纤维组织反应。

肝脏:早期仅见汇管区纤维化,汇管区周围肝细胞内铁沉积,库普弗细胞内少许铁沉积,纤维间隔围绕小叶形成不规则形结节(冬青叶外观)。最终发生大结节性肝硬化,但保留部分结构(图 23.3)。脂肪变少见,肝细胞糖原含量正常。

有游离铁灶的肝硬化患者,发生 HCC 的危险性

增加。

胰腺:表现为纤维化,实质变性,铁沉积于腺泡细胞、巨噬细胞、胰岛和纤维组织内。

心脏:心肌受累较重,鞘内心肌纤维被大量铁色素所代替,纤维变性少见。

脾、骨髓、十二指肠上皮未见铁过载,脑和神经组织通常无铁沉积。

表皮萎缩,皮肤变薄,毛囊和皮脂腺不明显,基底层黑色素含量增加为其特征。表皮无铁沉积,但常见

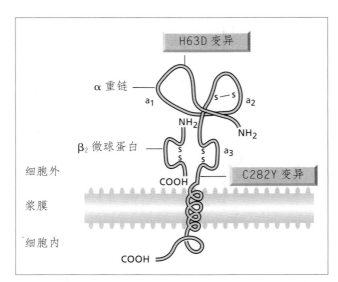

**图 23.2**　基于 MHC 分子同源性建立的 HFE 蛋白的假设模型。细胞外成分有 3 个 α-结构域,其中一个与 β₂ 微球蛋白结合,一个跨膜区和一个短的胞浆尾。C282Y 变异通过酪氨酸替代半胱氨酸而破坏 α₃ 结构域二硫化物键。H63D 变异位于 α₁ 结构域。

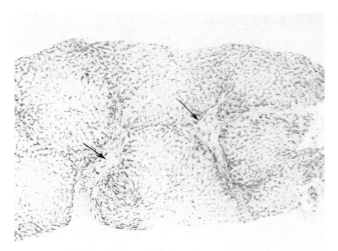

**图 23.3**　遗传性血色素沉着病的肝脏。可见肝硬化,肝细胞内充满蓝染铁颗粒,纤维组织也可见铁沉积,箭头所示为汇管区。(见彩图)

于深层,特别是基底层。

内分泌腺:肾上腺皮质、垂体前叶、甲状腺有不同程度铁沉积和纤维化。

睾丸小而软、生发上皮萎缩。无铁过载,可见间质纤维化,毛细血管壁铁沉积。

### 与嗜酒的关系

在酒精性肝病实验中,饮食中加入铁引起肝硬化[84]。血色素沉着病患者过量饮酒使肝病进展更快[2]。酒精性肝病(及其他终末期肝病)患者肝内有铁沉积,可能是由于长期嗜酒造成小肠铁吸收增加[23,31]。肝内铁增加造成更严重的肝脏病理改变[43],但似乎与 HFE C282Y 变异无关[47]。

### 临床表现

典型表现:淡漠嗜睡、中年男性、皮肤色素沉积、肝大、性欲下降、体毛脱落、关节痛,常有糖尿病。

诊断:对任何无症状性肝大而肝功正常的人应高度警惕并考虑血色素沉着病的诊断。考虑到普通人群中纯合子出现的频率,这种疾病必须引起重视,其发病率比我们目前所认识的要高很多。在出现临床表现至做出诊断之间平均延迟 5~8 年[4]。

血色素沉着病男性的发病率比女性高 10 倍[81]。女性由于月经和妊娠丢失铁而减少发病。女性血色素沉着病患者通常(不是总是)没有月经、月经很少、做过子宫切除术或已绝经多年。

20 岁前极少诊断为血色素沉着病。发病高峰在 40~60 岁之间。

灰色–石板色色素沉积最多见于腋窝、腹股沟、生殖器、旧瘢痕和暴露部位,亦可见于口腔。基底层黑色素增加,萎缩的表皮出现色素,皮肤有光泽、薄而干。

### 肝脏改变

肝脏增大而坚硬。腹痛通常是钝痛,伴肝触痛,56%的患者具有这样的症状。疼痛很严重,以致有时类似急腹症。

肝细胞衰竭和腹水少见,脾可触及但极少增大,上消化道出血少见。

15%~30%的遗传性血色素沉着病合并肝硬化的患者发生原发性肝癌[28,67]。原发性肝癌可能是血色素沉着病的一种临床表现,特别是老年人。如患者病情快速加重,肝迅速变大,出现腹水、腹痛,应考虑有原发性肝癌的可能性。血清甲胎蛋白可能升高。

### 内分泌改变

遗传性血色素沉着病合并肝硬化的患者 70%患有糖尿病,未合并肝硬化的患者 17%患有糖尿病[67],可伴发肾病、神经系统疾病、周围血管病和增生性视网膜病变。糖尿病可能容易控制,也可能对大剂量胰岛素产生耐药。这可能与有糖尿病家族史以及肝硬化损害了糖耐受或由于铁沉积直接损坏了胰腺有关。

约 35%的患者性欲低下,闭经者占 15%[67]。性腺功能低下可能是由于下丘脑、垂体、性腺功能障碍或三者兼而有之。

大约 2/3 的患者有不同程度的垂体功能受损,这与铁沉积在垂体前叶有关。产生促性腺激素的细胞选择性受损。促性腺激素缺乏所致的睾丸功能障碍表现为阳痿、无性欲、睾丸萎缩、皮肤萎缩、第二性征缺失。血浆睾酮水平低于正常,用促性腺激素后睾酮水平上升,提示睾丸有应答能力。

可有骨质疏松,尤其是性腺功能低下时[29]。

甲状腺功能减退和肾上腺皮质功能减退的全垂体功能减退罕见。

### 心脏改变

35%的血色素沉着病患者心电图不正常[67],超声心动图也不正常。这与铁过载程度有关,静脉切开放血后好转[22]。可有心衰,尤其多见于年轻人,但并不常见。表现为进行性右心衰,有时有猝死。“铁沉积的心脏”较衰弱,也可见心律失常。

出现心脏并发症的原因目前推测是由于铁沉积在心肌和传导系统所致。

### 关节病

约 2/3 的患者表现为从掌指关节开始的一种特异的关节病(图 23.4)。腕关节、髋关节亦可受累[33],这可能是血色素沉着病的一个临床特征。放射线检查可见肥大性骨关节病[7],关节软骨、半月板见软骨钙质沉着(图 23.5)。这些改变与急性结晶性(焦磷酸钙)滑膜炎有关。

关节痛对常用的抗炎止痛药反应不好,是长期困扰患者的问题。在诊断血色素沉着病时 45%的患者有关节痛,驱铁治疗后 30%好转,但 20%症状恶化[67]。

### 特殊检查

肝脏生化功能检测改变很轻,晚期为肝硬化的生化改变。

血清铁升高至 220μg/dL,正常值为 125μg/dL。血清转铁蛋白约 90%达饱和状态,而正常人为 30%。

### 血清铁蛋白

血清铁蛋白是主要的细胞铁贮存蛋白,在正常人血清中以几乎不含铁的形式存在,其功能不清。血清铁蛋白浓度与身体铁贮存量成比例(图 23.6),可用来

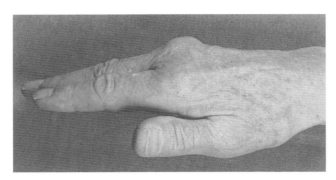

**图 23.4** 手第一和第二掌指关节典型的关节病变。(见彩图)

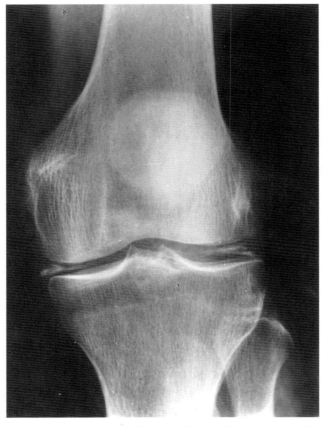

**图 23.5** 遗传性血色素沉着病。膝关节 X 线片,显示在关节软骨、半月板有软骨钙质沉着。(Courtesy of M. Barry.)

评估身体内铁贮存情况[74,75],但在发生肝硬化前用于早期诊断时不可靠,在有肝脏炎症和转氨酶升高时亦不可靠。铁蛋白正常不能除外铁过载病[74]。可用于随访治疗效果。

严重肝细胞坏死时铁蛋白自肝细胞释放,造成血清铁蛋白水平升高[74]。在发生炎症,如肝炎、脂肪肝、某些肝癌时血清铁蛋白亦升高。

### 肝穿活组织检查

由于 HFE 基因变异分析技术的应用,肝活检指征发生了变化[32,83]。以前,肝组织学检查和铁定量检查对于疾病的诊断是很重要的,可提示疾病的严重性和铁沉积的情况。测定肝内铁含量对计算肝铁指数(肝铁浓度/患者年龄)很重要,而肝铁指数对遗传性血色素沉着病有诊断价值。现在,由于变异分析能确诊大多数病例,肝活检仅在评估 C282Y 纯合子是否有严重纤维化或肝硬化时才是必要的(见图 23.3),用于决定随访的方案。危险因素分析显示:没有肝大、谷丙转氨酶正常和血清铁蛋白低于 1000μg/L 的患者不可能有肝硬化[49]。目前的建议是如果没有达到以上条件,不必进行肝活检。如果符合以上条件的任何一条,则推荐进行肝穿刺检查,因为这时严重纤维化或肝硬化的发生率约为 50%。

肝组织切片用 Perls 试剂染色,目测的铁负荷积分 (0~4+) 取决于实质细胞阳性染色的百分比 (0~100%)。尽管已经认识到同一患者的不同标本间浓度不一致,但也应进行铁的化学测定[87]。如果没有新鲜标本,可以从蜡块中提取组织进行铁测定。如变异分析不能显示是否为 C282Y 纯合子,那么肝活检是必要的,以便显示是否有铁过载及铁沉积的情况,这可以提示病因。

驱铁治疗期间的随访不需要行肝活检,血清铁指标已足够。

### 影像学检查

应用单能 CT 扫描,肝内信号衰减与血清铁蛋白有关,但在肝铁过载超过正常 5 倍(40%的患者)时才能检测到[15]。

如用双源 CT,精确性就会大大提高。

铁是天然的顺磁对比剂,在铁过载状态,MRI 检测显示 T2 弛豫时间明显降低。

尽管 MRI 和 CT 都可以发现明显的铁过载,但还没有精确到可以测定肝内铁含量。

### 鉴别诊断

由于 HFE 基因 C282Y 变异基因型检测技术的应用,使得经典的遗传性血色素沉着病和其他原因引起的铁过载鉴别简单了。需鉴别的疾病包括:与铁过载有关的慢性肝病、血液病 (与输血过多铁过载无关的)、更为罕见的遗传性但非 HFE 相关的铁过载。铜蓝蛋白缺乏症尤其少见。非洲铁过载和新生儿血色素沉着病发生于特定的人群。

除遗传性血色素沉着病所致肝硬化外,其他原因

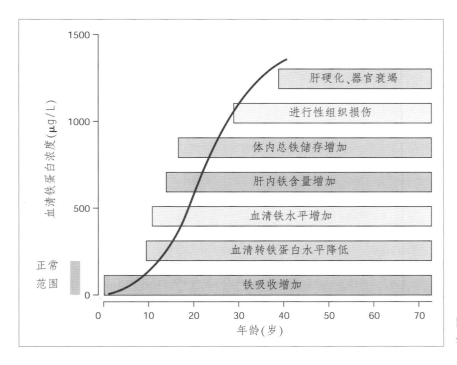

**图 23.6** 遗传性血色素沉着病的自然史。血清铁蛋白和临床表现进展之间的关系[74]。

肝硬化时血清铁、转铁蛋白饱和度和血清铁蛋白有时也增加，包括丙型肝炎、酒精性肝病。糖尿病合并肝硬化的患者在临床并不少见，其表现可能与血色素沉着病混淆。肝硬化患者可出现阳痿、脱发、皮肤色素增加等，不易与血色素沉着病区别。但肝衰竭在血色素沉着病少见。终末期肝病和青少年血色素沉着病铁过载程度可达到 HFE 相关的血色素沉着病铁过载程度，二者均与 HFE 基因变异无关，通过有无家族史和临床特点可与血色素沉着病鉴别。

### 预后

预后取决于铁过载的量和持续时间，早期诊断和治疗是改善预后的关键。如在肝硬化和糖尿病发生前开始治疗，静脉切开放血维持铁水平正常，可达到正常人的寿命[67]。这对于患者申请人寿保险是很重要的[73]。

心力衰竭者预后差，不治疗极少存活超过一年。肝衰竭、上消化道出血是少见的晚期表现。

酗酒的肝硬化患者戒酒后预后较好，酗酒的血色素沉着病患者比戒酒的患者病情更重。

血色素沉着病肝硬化患者发生肝细胞癌的危险可增加 200 倍[67]，驱铁治疗后不降低[13]。非肝硬化血色素沉着病肝细胞癌发生率 15%[28]，与其他原因所致肝细胞癌的发生率接近。

### 治疗[32,83]

静脉切开放血可以去除铁，每天能从组织中动员高达 130mg 贮存铁[25]。血液再生非常快，产生血红蛋白的量可增加至正常的 6~7 倍。放血 500mL 仅可去除 250mg 铁，而组织含铁量为这个量的 200 倍，所以必须放掉大量的血。根据治疗前铁贮存量的不同，要达到正常状态，需要减少的铁量波动在 7~45g。每周放血 500mL，合作的患者可每周放血 2 次，持续至血清铁、转铁蛋白饱和度、铁蛋白降到接近正常水平。放血治疗同不放血者比较，存活时间为 8.2 年和 4.9 年，五年病死率为 11% 和 67%[92]。放血治疗后健康状态好转，体重增加，色素沉着和肝脾大好转，肝功能改善，一些患者的糖尿病也得以控制[13,67]。关节病不见好转。确诊时年龄低于 40 岁者性腺功能低下的情况可以改善[26]。心功能的改善取决于放血治疗前心脏损害的程度。

放血治疗后肝纤维化好转[67]，但一般认为肝硬化是不可逆的。

驱铁之后，应每 3~6 个月放血 500mL 以防止铁重新蓄积。坚持低铁饮食有困难，大部分患者正常进食，定期静脉放血。

性腺萎缩者可用肌内注射睾酮替代治疗。人绒毛膜促性腺激素注射会增加睾丸体积及精子数。

糖尿病应积极控制饮食。必要时用胰岛素，可能有耐药者。

#### 肝移植

遗传性血色素沉着病肝移植术后 25 个月时的存活率为 53%，低于其他肝移植（为 81%）[35]。存活率低与心脏并发症和脓毒症有关，关键在于早期诊断和治疗。

非遗传性血色素沉着病肝移植的患者中,大约 1/3 有肝内铁沉积。10%的患者肝内铁沉积的程度达到遗传性血色素沉着病的肝内铁沉积程度,在这组患者中 HFE 基因变异很少见。肝铁过载的患者移植后存活率明显降低[17]。C282Y 杂合子作为肝移植的提供者是安全的[5]。

过去曾有报道,血色素沉着病患者的肝脏移植给正常接受者没有发现继发铁沉积的证据,也有 C282Y 纯合子作为供体提供小肠和肝脏的报道[3]。

### 亲属早期筛查血色素沉着病

亲属筛查血色素沉着病有两种方法:铁过载生化检测和基因变异分析(基因分型)。最好是两种方法结合,结果可以互相补充。如生化筛查(转铁蛋白饱和度、血清铁蛋白)发现铁过载,应行基因分析以确定是纯合子还是杂合子。如果是 C282Y 杂合子,需进行 H63D 分析以便发现复合杂合子(C282Y/H63D)。

如果转铁蛋白饱和度和铁蛋白水平很高,患者很可能是 C282Y 纯合子。

如果转铁蛋白饱和度和铁蛋白水平仅轻度升高,这种情况在年轻患者并不少见,临床上不能区分是 C282Y 纯合子还是杂合子。

如果在第一步筛查时或对铁生化检查正常的个体进行基因分型检查,需要征得患者的同意。即使没有铁过载的证据,如发现他们为 C282Y 纯合子,也可能涉及保险的问题。尽管随后进行监测可预防了铁过载和疾病的发生,但保险公司仍会增加 C282Y 纯合子患者的保险费。

对于没有铁过载的 C282Y 纯合子,目前还不能对其发生铁过载(表现型外显)和发病(疾病外显)的危险提出建议。有研究显示纯合子表现型外显率为 20%~80%。目前还没有关于疾病外显的资料,尽管已经认识到在北欧人中 C282Y 纯合子的发生频率(1/300~1/200)和有明显临床表现的遗传性血色素沉着病的发病率之间有差异。

遗传性血色素沉着病患者的子女亦应进行筛查,因为北欧人的配偶有 1/10 的机会是 C282Y 变异的携带者,而孩子受影响的机会为 1/20。对子女的筛查可以进行,但对于还没有自主能力的儿童进行筛查是不实际的。替代的方法是对配偶进行基因变异分析(C282Y 和 H63D),以提示子女是否需要进行基因分型和进一步的筛查。

由于有可能未曾意识到有遗传性血色素沉着病,通常推荐对血色素沉着病患者的父母也进行筛查。

### 人群筛查[32]

遗传性血色素沉着病是一种可以预防的疾病,通过早期诊断和驱铁治疗可使寿命正常。这种病是否需要在易患人群中普查有很大争议。转铁蛋白饱和度用于初筛,随后进行 DNA 检测,这是一种经济可行的办法[10]。非结合铁结合力(UIBC)的自动检测是一个有效而价廉的方法[51]。由于缺乏关于先天性血色素沉着病外显发病的资料,公共健康组织没有针对该病进行人口普查[1]。

## 其他铁储存病

### 非 HFE 相关遗传性铁过载

并非所有的血色素沉着病患者都有 HFE 基因变异。最明确的是青少年血色素沉着病[20],在 20~40 岁发病,有铁过载及心脏、内分泌病变,男女发病率相等,与 6 号染色体无关,病变集中在 1 号染色体上[79]。治疗方法是静脉切开放血,严重心脏病患者也可用去铁敏螯合治疗。

还有其他类型遗传性血色素沉着病与铁代谢相关的蛋白变异有关,包括 TfR2 型基因[21]。常染色体显性铁过载与铁调素[63,66]及 H 铁蛋白铁反应元件变异有关[55]。

### 代谢障碍综合证

铁过载可能与糖尿病、肥胖、高脂血症及高血压有关[61],表现为血清铁蛋白升高,转铁蛋白饱和度正常。这种情况似乎不是家族性的,尽管一些患者有 HFE 变异,但与临床表现之间的关系却不明确。

### 红细胞生成性铁沉积

红细胞生成率极高时可伴铁沉积,骨髓增生使肠黏膜摄取过多的铁,甚至在已有大量铁储备时仍继续吸收铁。铁首先沉积在网状内皮系统巨噬细胞内,然后是肝脏、胰腺和其他器官的实质细胞内。

因此,慢性溶血状态,特别是 β-地中海贫血、镰状细胞病、先天性球形红细胞和遗传性红细胞生成障碍性贫血时,可以出现铁沉积。铁过载可发生于无严重贫血和无需输血的轻型铁粒幼红细胞性贫血。尽管遗传性血液病可能与纯合子 C282Y 变异有关[34],且这种情况罕见,但与 HFE 基因相比,血液病患者铁过载的程度与基础疾病的关系更密切[12,16]。

输血增加铁沉积,因为输血进入体内的铁不能从体内排出。输血超过 100 单位以上时,才能够在临床上识别铁沉积。误用铁治疗使铁沉积加重。

皮肤色素增加和肝大等临床表现提示铁沉积。儿童表现为生长缓慢,不出现第二性征。肝衰竭和明显的门脉高压少见。空腹血糖升高,临床糖尿病很少见。

虽然铁在心脏沉积量相对少,但心肌损害是决定预后的主要因素,特别是幼儿。当儿童体内铁达 20g 时(输血 100 单位)出现临床症状,达 60g 时会死于心力衰竭。

治疗是困难的,脾切除可以减少输血需要。低铁的平衡饮食实际上是不可能的。连续 12 小时腹壁皮下泵入去铁胺 2~4g 是有效的[52]。这一方法仅适用于少数患血红蛋白病的儿童,价格非常昂贵。而口服铁螯合剂还处于研究阶段。

### 晚期肝硬化

肝移植患者中大约有 10% 移植下来的肝脏内铁水平与遗传性血色素沉着病相当。大多与 HFE 变异无关,以隐源性、酒精性肝硬化为主[17]。

铁沉积的机制还不完全了解。各种病因的肝硬化患者铁吸收都增加[93]。有大的门–体侧支循环形成的肝硬化患者,铁吸收可能更多。有趣的是,在手术形成的或自发的门体分流患者中,铁可迅速在肝脏蓄积[93],但一般而论,铁沉积不重,没有临床意义。

造成铁过多的因素包括含铁量高的酒精饮料、铁剂及溶血。

酒精性肝硬化患者,肝组织学检查可见酒精性肝病的特点及铁沉积。在进行有限的放血治疗后出现铁缺乏,提示机体铁蓄积仅轻度增加。

### 慢性病毒性肝炎

几乎一半的慢性乙型及丙型肝炎患者转铁蛋白饱和度和(或)血清铁蛋白异常,HFE 变异分析可证明有无遗传性血色素沉着病。肝内铁含量升高使丙型肝炎患者对 α 干扰素治疗的应答率下降。放血治疗后,短期干扰素治疗终点的病毒学和组织学反应改善,但是对持续应答没有明显的益处[41]。

### 非酒精性脂肪性肝病

血清铁指数异常者达 50%。在一些人群中肝铁增加与 HFE C282Y 变异有关。这种变异和肝铁增加与肝纤维化程度相关[14,44],但在一般人群中未发现这种现象[97]。

### 新生儿血色素沉着病

新生儿血色素沉着病是一种非常罕见的致命性疾病,以肝衰竭(宫内开始)及除网状内皮系统外的肝和肝外实质器官铁过载为特征。这种疾病是否是一种原发性的铁储存疾病,还是其他原因的肝病作用于生理状态下已经充满铁的肝脏的叠加作用,目前还不清楚[82]。成功进行肝移植可治愈该病。

儿童铁过载很少伴有生长迟缓、乳酸酸中毒和氨基酸尿[38]。

### 非洲铁过载

见于南非黑人,其饮食包括在铁锅内酸性环境下发酵的粥,酸性食物和营养不良促进铁吸收。在非洲撒哈拉的乡村,在钢桶内酿造传统啤酒,持续引起铁过量。被调查人口中有 5% 肝内铁相当高,超过 180μg/g[42]。这种疾病不伴 HFE 变异,但研究结果显示遗传及环境因素共同影响铁过载的程度。

### 慢性皮肤卟啉病

铁增加为临床表现的触发因素之一,与 HFE C282Y 变异纯合子和杂合子发生率高有关[77],但并不是所有患者都有这样的基因变异[80]。铁过载的患者行静脉切开放血治疗,可去除引发光过敏发作的刺激因素。

### 血液透析

大量的肝脾铁过载是输血和溶血的结果。

### 铜蓝蛋白缺乏症

在这种罕见的综合征中,由于铜蓝蛋白基因变异,过多的铁沉积在脑、肝脏、胰腺。患者表现为椎体外系疾病、小脑运动失调和糖尿病[96]。

### 转铁蛋白缺乏症

在铁过载的儿童发中现这种结合蛋白缺乏[50]。尽管组织铁沉积,但血液中铁严重缺乏。如果双亲是杂合子,患者就是纯合子。

(张清泉 丁艳华 译　马红 校)

### 参考文献

1　Adams PC. Population screening for haemochromatosis. *Gut* 2000; **46**: 301.

2　Adams PC, Agnew S. Alcoholism in hereditary haemochromatosis revisited: prevalence and clinical consequences among homozygous siblings. *Hepatology* 1996; **23**: 723.

3 Adams PC, Jeffrey G, Alanen K *et al.* Transplantation of haemochromatosis liver and intestine into a normal recipient. *Gut* 1999; **45**: 783.

4 Adams PC, Kertesz AE, Valberg LS. Clinical presentation of haemochromatosis: a changing scene. *Am. J. Med.* 1991; **90**: 445.

5 Alanen KW, Chakrabarti S, Rawlins JJ *et al.* Prevalence of the C282Y mutation of the haemochromatosis gene in liver transplant recipients and donors. *Hepatology* 1999; **30**: 665.

6 Andrews NC. Disorders of iron metabolism. *N. Engl. J. Med.* 1999; **341**: 1986.

7 Axford JS. Rheumatic manifestations of haemochromatosis. *Baillières Clin. Rheumatol.* 1991; **5**: 351.

8 Bacon B, O'Neill R, Britton R. Hepatic mitochondrial energy production in rats with chronic iron overload. *Gastroenterology* 1993; **105**: 1134.

9 Bacon BR, Powell LW, Adams PC *et al.* Molecular medicine and haemochromatosis: at the crossroads. *Gastroenterology* 1999; **116**: 193.

10 Bassett ML, Leggett BA, Halliday JW *et al.* Analysis of the cost of population screening for haemochromatosis using biochemical and genetic markers. *J. Hepatol.* 1997; **27**: 517.

11 Bennett MJ, Lebrón JA, Bjorkman PJ. Crystal structure of the hereditary haemochromatosis protein HFE complexed with transferrin receptor. *Nature* 2000; **403**: 46.

12 Beris P, Samii K, Darbellay R *et al.* Iron overload in patients with sideroblastic anaemia is not related to the presence of the haemochromatosis Cys282Tyr and His63Asp mutations. *Br. J. Haematol.* 1999; **104**: 97.

13 Bomford A, Williams R. Long-term results of venesection therapy in idiopathic haemochromatosis. *Q. J. Med.* 1976; **45**: 611.

14 Bonkovsky HL, Jawaid Q, Tortorelli K *et al.* Non-alcoholic steatohepatitis and iron: increased prevalence of mutations of the HFE gene in nonalcoholic steatohepatitis. *J. Hepatol.* 1999; **31**: 421.

15 Bonkovsky HL, Slaker DP, Bills EB *et al.* Usefulness and limitations of laboratory and hepatic imaging studies in iron-storage disease. *Gastroenterology* 1990; **99**: 1079.

16 Borgna Pignatti C, Solinas A, Bombieri C *et al.* The haemochromatosis mutations do not modify the clinical picture of thalassaemia major in patients regularly transfused and chelated. *Br. J. Haematol.* 1998; **103**: 813.

17 Brandhagen DJ, Alvarez W, Therneau TM *et al.* Iron overload in cirrhosis—HFE genotypes and outcome after liver transplantation. *Hepatology* 2000; **31**: 456.

18 Bulaj ZJ, Griffen LM, Jorde LB *et al.* Clinical and biochemical abnormalities in people heterozygous for haemochromatosis. *N. Engl. J. Med.* 1996; **335**: 1799.

19 Burt MJ, George PM, Upton J *et al.* The significance of haemochromatosis gene mutations in the general population: implications for screening. *Gut* 1998; **43**: 830.

20 Camaschella C. Juvenile haemochromatosis. *Baillières Clin. Gastroenterol.* 1998; **12**: 227.

21 Camaschella C, Roetto A, Calli A *et al.* The gene TRF2 is mutated in a new type of haemochromatosis mapping to 7q22. *Nature Genet.* 2000; **25**: 14.

22 Cecchetti G, Binda A, Piperno A *et al.* Cardiac alterations in 36 consecutive patients with idiopathic haemochromatosis: polygraphic and echocardiographic evaluation. *Eur. Heart J.* 1991; **12**: 223.

23 Cotler SJ, Bronner MP, Press RD *et al.* End-stage liver disease without haemochromatosis associated with elevated

hepatic iron index. *J. Hepatol.* 1998; **29**: 257.

24 Crawford DHG, Jazwinska EC, Cullen LM *et al.* Expression of HLA-linked haemochromatosis in subjects homozygous or heterozygous for the C282Y mutation. *Gastroenterology* 1998; **114**: 1003.

25 Crosby WH. Treatment of haemochromatosis by energetic phlebotomy. One patient's response to the letting of 55 l of blood in 11 months. *Br. J. Haematol.* 1958; **4**: 82.

26 Cundy T, Butler J, Bomford A *et al.* Reversibility of hypogonadotrophic hypogonadism associated with genetic haemochromatosis. *Clin. Endocrinol.* 1993; **38**: 617.

27 Deugnier Y, Charalambous P, Quilleuc D *et al.* Preneoplastic significance of hepatic iron-free foci in genetic haemochromatosis: a study of 185 patients. *Hepatology* 1993; **18**: 1363.

28 Deugnier Y, Guyader D, Crantock L *et al.* Primary liver cancer in genetic haemochromatosis: a clinical, pathological, and pathogenetic study of 54 cases. *Gastroenterology* 1993; **104**: 228.

29 Diamond T, Stiel D, Posen S *et al.* Osteoporosis in haemochromatosis: iron excess, gonadal deficiency, or other factors? *Ann. Intern. Med.* 1989; **110**: 430.

30 Donovan A, Brownlie A, Zhou Y *et al.* Positional cloning of zebrafish ferroportin 1 identifies a conserved vertebrate iron exporter. *Nature* 2000; **403**: 776.

31 Duane P, Raja KB, Simpson RJ *et al.* Intestinal iron absorption in chronic alcoholics. *Alcohol* 1992; **27**: 539.

32 EASL International Consensus Conference. Genetic haemochromatosis. *J. Hepatol.* 2000; **33**: 485.

33 Faraawi R, Harth M, Kertesz A *et al.* Arthritis in haemochromatosis. *J. Rheumatol.* 1993; **20**: 448.

34 Fargion S, Valenti L, Fracanzani AL *et al.* Hereditary hemochromatosis in a patient with congenital dyserythropoietic anaemia. *Blood* 2000; **96**: 3653.

35 Farrell FJ, Nguyen M, Woodley S *et al.* Outcome of liver transplantation in patients with haemochromatosis. *Hepatology* 1994; **20**: 404.

36 Feder JN, Gnirke A, Thomas W *et al.* A novel MHC class I-like gene is mutated in patients with hereditary haemochromatosis. *Nature Genet.* 1996; **13**: 399.

37 Feder JN, Penny DM, Irrinki A *et al.* The haemochromatosis gene product complexes with the transferrin receptor and lowers its affinity for ligand binding. *Proc. Natl. Acad. Sci. USA* 1998; **95**: 1472.

38 Fellman V, Rapola J, Pihko H *et al.* Iron-overload disease in infants involving fetal growth retardation, lactic acidosis, liver haemosiderosis, and aminoaciduria. *Lancet* 1998; **351**: 490.

39 Fleming MD, Trenor CC, Su MA *et al.* Microcytic anaemia mice have a mutation in Nramp2, a candidate iron transporter gene. *Nature Genet.* 1997; **16**: 383.

40 Fleming RE, Sly WS. Hepcidin: a putative iron-regulatory hormone relevant to hereditary hemochromatosis and the anemia of chronic disease. *Proc. Natl. Acad. Sci. USA.* 2001; **98**: 8160.

41 Fontana RJ, Israel J, LeClair P *et al.* Iron reduction before and during interferon therapy of chronic hepatitis C: results of a multicentre, randomized, controlled trial. *Hepatology* 2000; **31**: 730.

42 Gangaidzo IT, Moyo VM, Saungweme T *et al.* Iron overload in urban Africans in the 1990s. *Gut* 1999; **45**: 278.

43 Ganne-Carrié N, Christidis C, Chastang C *et al.* Liver iron is predictive of death in alcoholic cirrhosis: a multivariate study of 229 consecutive patients with alcoholic and/or hepatitis C virus cirrhosis: a prospective follow up study.

*Gut* 2000; **46**: 277.

44 George DK, Goldwurm S, Macdonald GA *et al.* Increased hepatic iron concentration in nonalcoholic steatohepatitis is associated with increased fibrosis. *Gastroenterology* 1998; **114**: 311.

45 George DK, Ramm GA, Powell LW *et al.* Evidence for altered hepatic matrix degradation in genetic haemochromatosis. *Gut* 1998; **42**: 715.

46 George DK, Ramm GA, Walker NI *et al.* Elevated serum type IV collagen: a sensitive indicator for the presence of cirrhosis in haemochromatosis. *J. Hepatol.* 1999; **31**: 47.

47 Gordon HM, Wallace DF, Walker AP *et al.* The role of HFE mutation in determining predisposition to alcohol-related cirrhosis in a Celtic population. *Hepatology* 1998; **28**: 199A.

48 Gunshin H, Mackenzie B, Berger UV *et al.* Cloning and characterization of a mammalian proton-coupled metal-ion transporter. *Nature* 1997; **388**: 482.

49 Guyader D, Jacquelinet C, Moirand R *et al.* Noninvasive prediction of fibrosis in C282Y homozygous haemochromatosis. *Gastroenterology* 1998; **115**: 929.

50 Heilmeyer L, Keller W, Vivell O *et al.* Congenital transferrin deficiency in a seven-year-old girl. *Germ. Med. Mth.* 1961; **6**: 385.

51 Hickman PE, Hourigan LF, Powell LW *et al.* Automated measurement of unsaturated iron binding capacity is an effective screening strategy for C282Y homozygous haemochromatosis. *Gut* 2000; **46**: 405.

52 Hoffbrand AV, Gorman A, Laulicht M *et al.* Improvement in iron status and liver function in patients with transfusional iron overload with long-term subcutaneous desferrioxamine. *Lancet* 1979; **i**: 947.

53 Houglum K, Ramm GA, Crawford DHG *et al.* Excess iron induces hepatic oxidative stress and transforming growth factor β1 in genetic haemochromatosis. *Hepatology* 1997; **26**: 605.

54 Iancu TC, Deugnier Y, Halliday JW *et al.* Ultrastructural sequences during liver iron overload in genetic haemochromatosis. *J. Hepatol.* 1997; **27**: 628.

55 Kato J, Fujikawa K, Kanda M *et al.* A mutation, in the iron-responsive element of H ferritin mRNA, causing autosomal dominant iron overload. *Am. J. Hum. Genet.* 2001; **69**: 191.

56 Lebrón JA, Bjorkman, PJ. The transferrin receptor binding site on HFE, the class I MHC-related protein mutated in hereditary haemochromatosis. *J. Mol. Biol.* 1999; **294**: 1109.

57 Lombard M, Bomford A, Polson RJ *et al.* Differential expression of transferrin receptor in duodenal mucosa in iron overload. *Gastroenterology* 1990; **98**: 976.

58 Martinez PA, Biron C, Blanc F *et al.* Compound heterozygotes for haemochromatosis gene mutations: may they help to understand the pathophysiology of the disease? *Blood Cell. Mol. Dis.* 1997; **23**: 269.

59 McDonnell SM, Hover A, Gloe D *et al.* Population-based screening for haemochromatosis using phenotypic and DNA testing among employees of health maintenance organizations in Springfield, Missouri. *Am. J. Med.* 1999; **107**: 30.

60 McKie AT, Marciani P, Rolfs A *et al.* A novel duodenal iron-regulated transporter, IREG1, implicated in the basolateral transfer of iron to the circulation. *Mol. Cell.* 2000; **5**: 299.

61 Mendler MH, Turlin B, Moirand R *et al.* Insulin resistance-associated hepatic iron overload. *Gastroenterology* 1999; **117**: 1155.

62 Merryweather-Clarke AT, Pointon JJ, Shearman JD *et al.* Global prevalence of putative haemochromatosis mutations. *J. Med. Genet.* 1997; **34**: 275.

63 Montosi G, Donovan A, Totaro A *et al.* Autosomal-dominant haemochromatosis is associated with a mutation in the ferroportin (SLC11A3) gene. *J. Clin. Invest.* 2001; **108**: 619.

64 Montosi G, Garuti C, Martinelli S *et al.* Hepatic stellate cells are not subjected to oxidant stress during iron-induced fibrogenesis in rodents. *Hepatology* 1998; **27**: 1611.

65 Montosi G, Paglia P, Garuti C *et al.* Wild type HFE protein normalizes transferrin iron accumutation in macrophages from subjects with hereditary haemochromatosis. *Blood* 2000; **96**: 1125.

66 Njajou OT, Vaessen N, Joosse M *et al.* A mutation in *SLC11A3* is associated with autosomal dominant haemochromatosis. *Nature Genet.* 2001; **28**: 213.

67 Niederau C, Fischer R, Purschel A *et al.* Long-term survival in patients with hereditary haemochromatosis. *Gastroenterology* 1996; **110**: 1107.

68 Olynyk JK, Cullen DJ, Aquilia S *et al.* A population-based study of the clinical expression of the haemochromatosis gene. *N. Engl. J. Med.* 1999; **341**: 718.

69 Parkkila S, Waheed A, Britton RS *et al.* Immunohistochemistry of HLA-H, the protein defective in patients with hereditary haemochromatosis, reveals unique pattern of expression in gastrointestinal tract. *Proc. Natl. Acad. Sci. USA* 1997; **94**: 2534.

70 Pietrangelo A, Gualdi R, Casalgrandi G *et al.* Enhanced hepatic collagen type I mRNA expression in fat-storing cells in a rodent model of haemochromatosis. *Hepatology* 1994; **19**: 714.

71 Pietrangelo A, Gualdi R, Casalgrandi G *et al.* Molecular and cellular aspects of iron-induced hepatic cirrhosis in rodents. *J. Clin. Invest.* 1995; **95**: 1823.

72 Piperno A, Sampietro M, Pietrangelo A *et al.* Heterogeneity of haemochromatosis in Italy. *Gastroenterology* 1998; **114**: 996.

73 Powell LW. Hemochromatosis: the impact of early diagnosis and therapy. *Gastroenterology* 1996; **110**: 1304.

74 Powell LW, Halliday JW, Cowlishaw JL. Relationship between serum ferritin and total body iron stores in idiopathic haemochromatosis. *Gut* 1978; **19**: 538.

75 Prieto J, Barry M, Sherlock S. Serum-ferritin in patients with iron overload and with acute and chronic liver diseases. *Gastroenterology* 1975; **68**: 525.

76 Ramm GA, Crawford DHG, Powell LW *et al.* Hepatic stellate cell activation in genetic haemochromatosis. *J. Hepatol.* 1997; **26**: 584.

77 Roberts AG, Whatley SD, Morgan RR *et al.* Increased frequency of the haemochromatosis Cys282Tyr mutation in sporadic porphyria cutanea tarda. *Lancet* 1997; **349**: 321.

78 Roest M, van der Schouw YT, de Valk B *et al.* Heterozygosity for a hereditary haemochromatosis gene is associated with cardiovascular death in women. *Circulation* 1999; **100**: 1268.

79 Roetto A, Totaro A, Cazzola M *et al.* Juvenile haemochromatosis locus maps to chromosone 1q. *Am. J. Hum. Genet.* 1999; **64**: 1388.

80 Sampietro M, Piperno A, Lupica L *et al.*　gh prevalence of the His63Asp HFE mutation in Italian　atients with porphyria cutanea tarda. *Hepatology* 1998; **27**: 181.

81 Sheldon JH. *Haemochromatosis.* Oxford University Press, Oxford, 1935.

82 Sigurdsson L, Reyes J, Kocoshis SA *et al.* Neonatal haemochromatosis: outcome of pharmacologic and surgical therapies. *J. Pediatr. Gastroenterol. Nutr.* 1998; **26**: 85.

83 Tavill AS. AASLD Practice Guidelines. Diagnosis and management of hemochromatosis. *Hepatology* 2001; **33**: 1321.

84 Tsukamoto H, Horne W, Kamimura S *et al.* Experimental

liver cirrhosis induced by alcohol and iron. *J. Clin. Invest.* 1995; **96**: 620.

85  Tuomainen P, Kontula K, Nyssnen K *et al.* Increased risk of acute myocardial infarction in carriers of the haemochromatosis gene Cys282Tyr mutation: a prospective cohort study in men in Eastern Finland. *Circulation* 1999; **100**: 1274.

86  Tweed MJ, Roland JM. Haemochromatosis as an endocrine cause of subfertility. *Br. Med. J.* 1998; **316**: 915.

87  Villeneuve J-P, Bilodeau M, Lepage R *et al.* Variability in hepatic iron concentration measurement from needle-biopsy specimens. *J. Hepatol.* 1996; **25**: 172.

88  Vulpe CD, Kuo YM, Murphy TL *et al.* Hephaestin, a ceruloplasmin homologue implicated in intestinal iron transport, is defective in the *sla* mouse. *Nature Genet.* 1999; **21**: 195.

89  Waheed A, Parkkila S, Zhou XY *et al.* Hereditary haemochromatosis: effects of C282Y and H63D mutations on association with β2-microglobulin, intracellular processing, and cell surface expression of the HFE protein in COS-7 cells. *Proc. Natl. Acad. Sci. USA* 1997; **94**: 12384.

90  Wallace DF, Dooley JS, Walker AP. A novel mutation of HFE explains the classical phenotype of genetic haemochromatosis in a C282Y heterozygote. *Gastroenterology* 1999; **116**: 1409.

91  Webster GJM, Saeb-Parsy K, Davies SE *et al.* The effect of heterozygosity for C282Y mutation on fibrosis and liver iron status in chronic hepatitis C. *Hepatology* 1998; **28**: 526A.

92  Williams R, Smith PM, Spicer EJF *et al.* Venesection therapy in idiopathic haemochromatosis. *Q. J. Med.* 1969; **38**: 1.

93  Williams R, Williams HS, Scheuer PJ *et al.* Iron absorption and siderosis in chronic liver disease. *Q. J. Med.* 1967; **36**: 151.

94  Willis G, Wimperis JZ, Lonsdale R *et al.* Incidence of liver disease in people with HFE mutations. *Gut* 2000; **46**: 401.

95  Yang Q, McDonnell SM, Khoury MJ *et al.* Hemochromatosis-associated mortality in the United States from 1979 to 1992: an analysis of multiple-cause mortality data. *Ann. Intern. Med.* 1998; **129**: 946.

96  Yoshida K, Furihata K, Takeda S *et al.* A mutation in the ceruloplasmin gene is associated with systemic haemosiderosis in humans. *Nature Genet.* 1995; **9**: 267.

97  Younossi ZM, Gramlich T, Bacon BR *et al.* Hepatic iron and nonalcoholic fatty liver disease. *Hepatology* 1999; **30**: 847.

98  Yu J, Wessling-Resnick M. Influence of copper depletion on iron uptake mediated by SFT, a stimulator of iron transport. *J. Biol. Chem.* 1998; **273**: 6909.

99  Zoller H, Koch RO, Theurl I *et al.* Expression of the duodenal iron transporters divalent-metal transporter 1 and ferroportin 1 in iron deficiency and iron overload. *Gastroenterology* 2001; **120**: 1412.

### 第 24 章

# 威尔逊病

威尔逊病,又称肝豆状核变性,是罕见的常染色体隐性遗传铜代谢病。临床上以肝病、神经症状为特征。它是由于编码铜转运 P 型 ATP 酶基因变异引起的,该病患者肝内沉积过多的铜,铜蓝蛋白合成不足,胆汁内铜排泄明显减少。

组织内铜蓄积增加是引起肝脏、神经学病变,角膜周围出现棕绿色环(凯-弗环)、肾和其他器官发病的原因。组织损伤可引起肝硬化、脑基底节双侧软化、变性。Kinnier Wilson[50]在《进行性豆状核变性: 一种伴随肝纤维化的家族性神经疾病》一文中首先报道了这种病。

正常人每天从食物中摄取的铜是 4mg,其中 2mg 被吸收并通过胆汁排泄,因此铜的吸收和排泄处于平衡。肝豆状核变性(威尔逊病)患者仅有 0.2~0.4mg 的铜通过胆汁排泄,1mg 通过尿排泄,所以引起铜在体内蓄积。

几乎所有患者的血清铜都会有不同程度的下降(图 24.1)。铜蓝蛋白,血浆中一种负责铜转运的 $\alpha_2$ 球蛋白减少,尿铜排泄增加。

虽然威尔逊病呈全球分布,但东欧裔犹太人、阿拉伯人、意大利人、日本人、中国人、印地安人和近亲结婚的人群发病率明显较高。

## 分子遗传学:发病机制

本病发病率在 1/30 000 左右,携带率接近 1/90[30]。本病基因在 13 号染色体长臂上,并已被克隆鉴定,基因产物是一种铜转运 P 型 ATP 酶,它结合 6 个铜原子[5]。

尽管研究尚未达成共识[14,27],但资料提示在正常情况下,威尔逊病蛋白主要位于高尔基体转运网络的膜

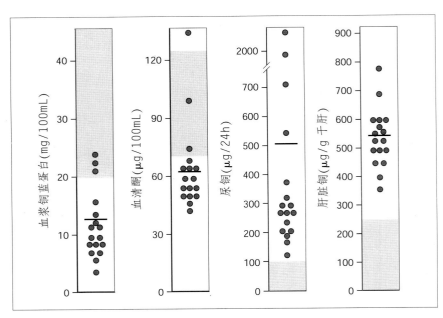

**图 24.1** 对 17 例表现为慢性肝炎的威尔逊病患者进行铜检测,水平线代表平均水平,彩色区域代表血浆铜蓝蛋白和血清铜的正常范围。并且描绘当尿铜排泄超过 100μg/24h,肝脏铜蓄积在每克干重肝脏超过 250μg 时应诊断为威尔逊病。注意 3 例患者有正常的血清铜蓝蛋白水平[34]。

上,铜经其转运与铜蓝蛋白结合(图 24.2)[27,28]。当胞浆和高尔基体转运的铜浓度升高,威尔逊病蛋白会发生分布上的变化,它会分布到靠近胆小管膜的小泡腔[27]。威尔逊病基因变异导致铜运送到高尔基体转运网络及胆小管缺陷,胆汁排泄铜下降,血浆铜蓝蛋白、铜水平降低,而肝细胞内铜蓄积,线粒体内铜水平相当高[38]。

现已证明,威尔逊病有超过 200 种变异(www.medgen.med.ualberta.ca/database),大多在 ATP 酶区,而不在铜结合区。尽管针对部分地区患者存在的一个或两个主要突变区域的突变分析可能是有意义的,但由于突变数量太大,突变分析作为诊断方法是不实际的[20]。尽管认为在欧洲发病者中最为常见的突变位点(His1069Gln)的纯合子患者,可能与疾病开始较晚相关[20],但不同基因型与临床表型之间的关系尚不清楚。同一家族具有相同变异位点患者的临床表现多样性,可能与其他遗传变异因素包括威尔逊病蛋白敏感性及转运功能改变或者环境因素影响的肝细胞内铜浓度有关。ApoE epsilon 3/3 基因型患者症状发作明显延迟[31]。

确定表现型–基因型之间的关系困难,原因是大多数患者变异是复杂的杂合子,即在每条染色体上有不同的变异。在被克隆之前,单倍型分析(对第 13 号染色体威尔逊病基因区的微卫星标志的等位基因进行分析)对证实威尔逊病基因在第 13 号染色体上是重要的。当患者的突变基因不能被鉴定时,这种技术对于鉴定患者的同胞兄妹的疾病状态(纯合子、杂合子或正常)是有价值的[15]。这种鉴定是有意义的,因为杂合子携带者不发生临床疾病,不需治疗。

Long–Evans Cinnamon(LEC)大鼠是威尔逊病的动物模型,有与威尔逊病基因相类似的铜转运铜 ATP 酶基因的缺陷。出生头几个月有明显肝铜蓄积、低血浆铜蓝蛋白,后来发生急、慢性肝炎[22]。D–青霉胺可防止这些改变[44]。

威尔逊病患者和动物模型胆汁铜排泄减少,引起肝脏其他组织铜达到中毒水平。伴随着脂质过氧化有对线粒体的氧化损伤,口服维生素 E 可减轻上述损伤。暴发性威尔逊病,与其他原因所致的终末期肝病相比,肝线粒体酶功能明显减低[51]。

正常新生儿肝铜浓度明显升高,而血清铜蓝蛋白减少。新生的豚鼠,其铜分布和血浆结合蛋白很快达到成年水平[39]。这种情况是否与威尔逊病基因的活性有关,尚不知晓。

## 病理学

### 肝脏

肝脏表现为各种程度的病变,从汇管区周围纤维化、亚大块坏死到粗大结节性肝硬化。

肝细胞气球样变,多核,团块状糖原和糖原空泡(图 24.3),脂肪变常见。库普弗细胞增大,有些患者见到特征性马洛里小体,类似急性酒精性肝炎,还有些病变像慢性肝炎(图 24.4)。虽然根据肝组织学病变不能诊断威尔逊病,但是年轻肝硬化患者见到这些变化,通常提示威尔逊病。

红氨酸(Rubeanic acid )或硫氰酸铜染色可能是不十分可靠的,因为金属呈斑片状分布,而再生结节内不存在,铜通常分布在门管周围,伴非典型脂褐素。

### 电镜

即使在无症状患者也能见到自噬空泡,线粒体增

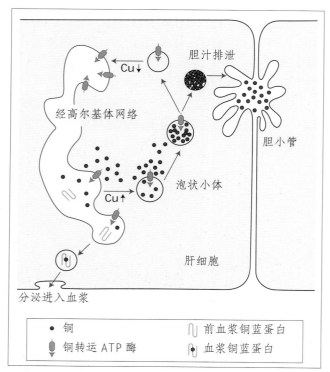

图 24.2 提出威尔逊病蛋白在肝细胞内的作用。在稳定的铜平衡状态下,铜转运 ATP 酶(威尔逊病蛋白)主要存在于高尔基体转运网络的膜上,提供铜一方面合成铜蓝蛋白,另一方面分离铜并清除。当细胞内铜蓄积增多,铜出现重新分布至胆小管附近的铜转运泡状小体。而铜经胆汁清除被认为是主要的清除途径[27]。

大、异常。脂肪变与线粒体变化有关。细胞间胶原纤维浸润，可见到亮的、暗的肝细胞。

### 其他器官

在肾脏的近端曲管由于铜沉积可见脂肪变、水样变。

凯-弗环是由于含铜色素沉积于角膜后表面周围的弹力膜所致。

## 临床表现

临床表现就是含铜多组织的毒性作用，威尔逊病

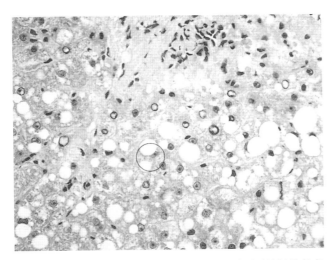

图 24.3 肝豆状核变性（威尔逊病）。肝细胞周围可见纤维条索、核大空泡变性（糖原变性）、脂肪变性。(HE 染色,×65)(见彩图)

临床表现相当复杂。不同年龄段，可出现不同组织损伤（图 24.5）。儿童主要累及肝脏（肝病型）。成人神经精神症状更加突出（神经型），20 岁以后多有神经症状[43]，肝病型和神经型可以互相重叠出现。大多数患者在 5~30 岁之间出现症状并被确诊[43]，但有报道，一小部分患者在 40~50 岁以后才被确诊[13]。

凯-弗环（图 24.6）是在角膜周围的棕绿色环，上极首先出现，专科医生必须用裂隙灯检查。阳性者多有神经症状，年轻人急性发病者可阴性[34]。凯-弗环偶见于长期胆汁淤积和隐源性肝硬化患者[11]。

罕见的、晶状体囊的后层可显示棕灰色葵花白内障，类似含铜的异物。

## 肝病类型

急性肝衰竭。主要以进行性黄疸、腹水和肝肾功能衰竭为特点，多见于儿童或年轻人。肝细胞坏死与铜蓄积有关。事实上，所有患者已经发生肝硬化，急性血管内溶血可能是由于肝细胞坏死，大量铜释放入血，引起红细胞破坏（图 24.7）[19]。类似的溶血见于绵羊铜中毒和人意外铜中毒。

凯-弗环可能没有，尿铜和血清铜水平很高，血清铜蓝蛋白低。但在急性反应期血浆铜蓝蛋白可正常或升高，可能是由活动性肝病引起的，伴暴发性病毒性肝炎时，血清转氨酶和 ALP 水平反而下降[35]。低的 ALP 和胆红素比率变化，虽然不能确诊暴发性威尔逊病，但还是有提示作用的。

慢性型。慢性肝炎出现在 10~30 岁，表现为黄疸、

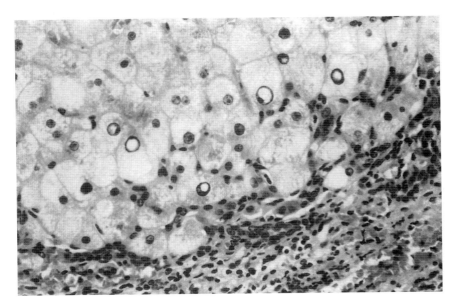

图 24.4 威尔逊病。在这个病例中可见像其他原因所致慢性肝炎时的碎片状坏死和淋巴细胞浸润。注意肝细胞肿胀其颗粒细小与脂肪变性分开存在、核空泡形成。(HE 染色,×350)(见彩图)

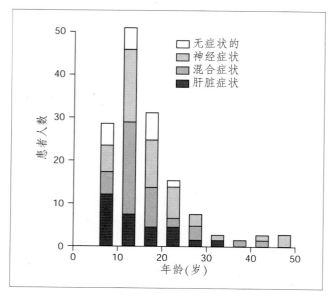

图 24.5　142 例英国和中国威尔逊病患者,不同年龄发病时症状类型[43]。(见彩图)

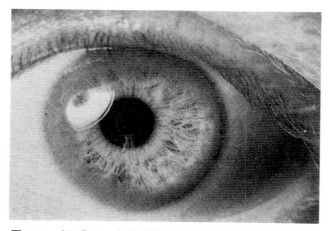

图 24.6　凯-弗环。在角膜周围可见褐色沉积物。(见彩图)

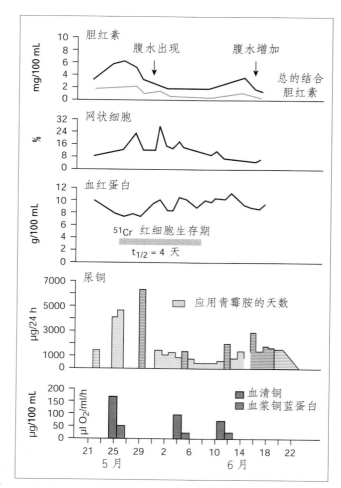

图 24.7　威尔逊病患者溶血危象,表现为血清胆红素(主要是非结合的)升高,同时网织红细胞增多。血红蛋白下降,红细胞存活率降低。即使未用青霉胺治疗时尿铜亦明显升高。血清铜水平较一般威尔逊病患者要高,腹水形成。第二次发作在 6 月份被注意到,表现为血清胆红素轻微上升,血红蛋白下降[19]。

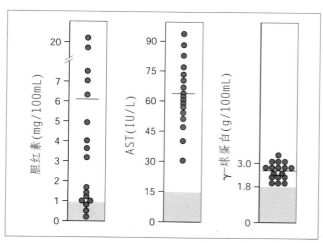

图 24.8　以慢性肝炎为表现的 17 例威尔逊病患者的生化检查。水平线表示平均水平。正常范围为血浆胆红素 0.2~0.8mg/dL,AST 为 4~15IU/L,γ-球蛋白为 0.7~1.8g/dL[34]。

转氨酶升高、高丙球血症(图 24.8)[34],2~5 年后出现神经系统变化,类似其他慢性肝炎。这说明慢性肝炎需筛查威尔逊病是很重要的。

　　肝硬化。可表现为隐袭发展的肝硬化,表现有蜘蛛痣、脾大、腹水、门脉高压,可无任何神经征。有些患者代偿良好,肝穿测铜浓度可能对诊断是必要的。

　　所有年轻的慢性肝炎患者,如伴有神智乖僻、言语含糊不清、早期腹水或溶血,尤其有肝硬化家族史者应筛查威尔逊病。

　　肝细胞癌非常罕见,铜可能对预防肝癌有保护作用。

## 神经精神类型

本型包括许多亚型,按发生率多寡依次为帕金森神经功能障碍、假性硬化、运动障碍、舞蹈病样[48]。神经表现可能急性起病、进展快。早期表现包括腕关节伸屈震颤、鬼脸、书写困难、言语含糊不清、肢体波动性强直。智能保持良好,尽管 61% 的患者有不同程度的性格、精神异常,通常表现为一种缓慢的性格改变。

常见的为慢性神经变化,发病于成人,表现为震颤、拍击双臂,自主运动时加重,无感觉障碍及椎体路受损征,缺少表情。严重运动障碍的患者预后较差[49]。有神经症征的患者 20% 可能在肝活检中仅有轻微改变或肝细胞脂肪变[10]。

脑电图有非特异性变化,这也见于患者无症状的同胞。

## 肾的变化

氨基酸尿、糖尿、磷酸盐尿、尿酸尿、P–氨基马尿酸排泄障碍反映肾小管的改变,原因是铜沉积在近端肾小管。

常见肾小管酸中毒可能与结石形成有关。

## 其他变化

极少情况下,由于铜沉积,指甲弧影变蓝色。骨骼变化:脱钙、早现的骨关节炎、关节下囊肿及关节周围骨断裂。常见脊柱变化可能由于钙焦磷酸二水化合物沉积所致,胆结石与溶血有关。可伴甲状旁腺功能减退,可能是铜沉积所致。心脏病,尤其是心律不齐曾有报道。

## 化验检查

血清铜蓝蛋白、铜降低[12,13,40],要与因急、慢性肝炎铜蓝蛋白合成减少相区别,营养不良亦可使铜蓝蛋白减少。雌激素、避孕药、胆道梗阻、妊娠等可使血清铜蓝蛋白浓度升高。

24 小时的尿铜排泄增加。结果很难评估,除非采取严格措施。推荐使用无铜一次性使用的聚乙烯广口瓶。

不能做肝穿。铜蓝蛋白水平正常的人,可口服放射性铜,以掺入铜蓝蛋白作为诊断手段。

## 肝活检

尽管在肝硬化时铜含量变化很大,但肝含铜情况仍是必须检测的[9]。肝活检时可从石蜡块中以淬提的方法测铜含量[17]。正常铜含量小于 55μg/g 肝脏干重,纯合子威尔逊病时铜含量常大于 250μg/g 肝脏干重(图 24.9)[36]。高值可见于肝组织学正常的患者,亦见于长期胆汁淤积的患者(图 24.1 和图 24.9)。

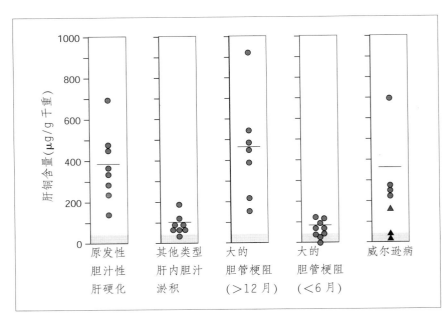

**图 24.9** 威尔逊病与其他各种类型胆汁淤积肝脏铜水平比较。威尔逊病:▲杂合子;▲同胞可能纯合正常(这三个患者不纳入平均值的计算)。正常的可变区域用阴影标明[36]。

### 成像检查

在神经系统症状出现前,头部 CT 可见一些病变,包括脑室扩大,MRI 更为敏感。第三脑室扩张,丘脑、豆状核、苍白球可见局部病变,同临床亚型相关[24]。

### 诊断的困难

铜蓝蛋白少于 20mg/dL,并结合凯-弗环即可确立威尔逊病的诊断,但 20%~35%有肝病表现的威尔逊病患者,可能不存在上述两个特点[13,40]。可能由于技术原因,使上述检查结果呈阴性[33],因此临床、肝病、神经表现类似威尔逊病的人必须明确诊断。其他非侵入性检查可能对于威尔逊病是有价值的。应检查尿铜清除量,各种非侵入性检查被采用(青霉胺治疗后尿铜清除情况、放射性铜试验)。这些检查虽然未被取代,但也很难出结果。对可疑人群进行已知变异位点基因型分析是有帮助的(比如在中欧发现的第 1069 位的组氨酸被谷氨酸取代)。一般认为,缺乏典型临床表现的患者,单一实验室检查是不能确定威尔逊病的[33]。肝穿测定铜浓度依旧是诊断的基石,尽管取样失误可能会造成误导。

#### 无症状纯合子检查

患者的兄弟姊妹必须被筛检,以下一些表现提示纯合子:肝大、脾大、蜘蛛痣、转氨酶轻度升高,凯-弗环可有亦可无,血清铜蓝蛋白减少至 20mg/100mL。肝活检铜定量可确诊。

鉴别纯合子与杂合子可能是困难的,但差别是明显的。如果证实病例存在这两种变异,其同胞应进行测定;如果威尔逊病基因没有发现变异,应在患者及其同胞间进行单倍型分析比较;如果是威尔逊病应该治疗包括无症状患者,杂合子不要求治疗。

### 治疗(表 24.1)

尽管在特效治疗方法问题上还存在争议[1,46],但在多种治疗原则中已达成一个共识,肝移植适用于暴发性及病情严重而对内科保守治疗反应不良者。螯合治疗适于症状性威尔逊病(如肝型、神经精神型)的治疗、成功的初期治疗之后的维持治疗。选择包括减少螯合剂的用量、由锌替代或加锌,不同的医疗中心有

自己的方案,各治疗方案之间没有正式的比较。

初期治疗目标是临床病情改善或稳定,第一线药是 D-青霉胺或曲恩汀。四硫钼酸铵是现在正在研究的药物,对神经型患者初步的治疗正在进行评估。自从 40 多年前 Walshe 对 D-青霉胺的治疗价值进行描述之后,D-青霉胺已经是治疗的支柱,但对它的使用仍存在争论,如副作用多、部分神经型患者初期治疗症状恶化。曲恩汀通常用于 D-青霉胺耐药者,作为肝型、神经精神型的第一线药物经验还少,因它副作用少,可选择性作为初步治疗。

锌盐通过诱导肠细胞金属硫蛋白产生铜负平衡,对铜有亲和力,阻止对铜的吸收,但是它们的作用缓慢。

治疗的一个重要方面就是需要绝对的依从性,尽管感觉很健康,患者仍需坚持一生有规律地服药。

青霉胺螯合铜,增加尿铜排泄达 1000~3000μg/d。D-青霉胺开始用量 1.5g/d,分 4 次,饭前服。症状缓解慢,此剂量治疗至少持续 6 个月。如无好转,增加至 2.0g/d。神经型患者在好转前,25%病情可能恶化[49]。好转表现为凯-弗环变淡、消失、言语清楚,震颤、强直减轻,手写试验是检查好转的好方法,肝功改善。尽管肝组织学检查不能作为随访观察的主要指标,但能够提示病变活动减轻、肝纤维化逆转。没有好转意味着治疗前存在不可恢复的损伤或对治疗依从性差。除非治疗满 2 年,否则不能确定治疗失败。一般认为,初治期满为 2 年。

初期治疗成功,临床症状改善,血清游离铜<10μg/dL(总的血清铜-铜蓝蛋白结合铜),尿铜排泄降至 500μg/d 以下,是否肝铜降至正常的意见尚不一致[29],因为同一个肝脏不同部位铜量不同[9]。如果说肝铜能降至正常,也是在多年治疗以后。初期治疗后有预期的改进,剂量可减至 750~1000mg/d[10]。为了持久、稳定地改善症状,病情追踪监视很有必要。定期作有关化验检查,如监测血浆游离铜、尿铜清除量、患者依从性等。在 D-青霉胺治疗过程中,病情控制良好的患

#### 表 24.1 威尔逊病的治疗

| 治疗 | 适应证 | 不良反应 |
| --- | --- | --- |
| 肝移植 | 严重肝功能不全、肝衰竭 | 见第 38 章 |
| 螯合剂 | | |
|   D-青霉胺 | 初治、维持治疗 | ++ |
|   曲恩汀 | 初治、维持治疗 | +/± |
|   (四硫钼酸铵) | (需进一步评估) | |
| 醋酸锌 | 维持或出现症状前治疗?* | ± |

* 有争议的选项,详见下文。

者，也可能因不依从而病情突然变化[29,47]。

有 20% 的威尔逊患者对 D-青霉胺发生不良反应[49]，包括治疗最初几周敏感、发热、皮疹、白细胞减少、血小板减少、淋巴结病，停药后好转，推荐缓慢增加剂量。并联合服用泼尼松，大约 2 周后撤除泼尼松。D-青霉胺还可引起蛋白尿、系统性红斑性狼疮样综合征、皮肤变化有弹力纤维病（穿孔性匍行性）和皮肤松弛（早老性皱纹）。后者为剂量相关，长期用药不能超过 1g/d[30]。副作用严重或持续存在时，改用曲恩汀。

在用 D-青霉胺治疗的前两个月，每周测白细胞、血小板两次，之后每月一次持续 6 个月，以后间隔时间更长些，同时查尿蛋白。维生素 $B_6$ 缺乏可能与 D-青霉胺治疗有关，但是很少见，大剂量用药治疗期间，可适当补充维生素 $B_6$。

曲恩汀是另一种铜螯合剂，最初用于不能耐受 D-青霉胺的患者[29,45]。它的作用比 D-青霉胺弱，但是临床有效[6]。资料表明，它可以作为威尔逊病治疗的较满意的一线药物[10,26]。早期毒性包括骨髓抑制、蛋白尿，自身免疫病（SLE，Goodpasture 综合征）出现的晚[2]。

元素锌（50mg）、醋酸盐每日 3 次，餐间口服，通过减少金属硫蛋白，抑制胃肠对铜的吸收[3]。它的作用来得慢，不适用于有症状患者的初期治疗，适合螯合剂初期治疗见效者做维持治疗。这个领域尚存争论，有的人主张用初期治疗见效的螯合药减量维持，有的则主张只用锌剂维持。对症状前患者治疗同样存在争议，锌治疗的拥护者主张在用螯合剂治疗一段时间后使用锌治疗[3]。多数长期用锌剂的病例为症状前患者及神经精神型患者。肝型患者用螯合剂治疗之后单用锌治疗经验有限，有待经验积累。和其他治疗一样，依从性很重要。

二巯丙醇（BAL）是治疗威尔逊病的第一个螯合剂。目前仅用于神经精神型对螯合治疗（D-青霉胺或曲恩汀单用）抗药者辅助用药。

四硫钼酸盐是正研究的一种药物，其与蛋白和铜结合，在肠中阻止铜的吸收，在血中阻止铜进入并损伤细胞。神经型患者初步使用表明，与青霉胺治疗相比，神经症状不加重[2]，有待进一步对照研究。

物理治疗在重新训练患者步态、书写、一般运动方面是有价值的。

低铜饮食意义不大，但应避免高铜饮食，如肝、贝类。

患威尔逊病的妇女妊娠是安全的，继续治疗，正常用药。治疗中断会带来溶血、肝功不全，甚至死亡的危险。母亲都能很好耐受 D-青霉胺[44]、曲恩汀[41]和锌[4]治疗，

对婴儿亦无危险。控制良好的患者，妊娠前 6 个月 D-青霉胺或曲恩汀 750~1000mg/d，后 3 个月减至 500mg/d。

严重患者，如暴发型肝衰竭（死亡率很高）、年轻肝硬化患者伴有肝细胞功能衰竭，经螯合治疗 2~3 个月无好转，不恰当地停药后严重肝衰竭/溶血，应考虑肝移植。肝移植一年存活率为 79%[32]，代谢缺陷被纠正[8]。80% 神经症状改进[42]。

肝移植前，肾衰、溶血可进行白蛋白透析治疗[16]，威尔逊病患者急性溶血通过换血疗法可取得满意疗效[21]。

## 预后

本病不治疗会进展直到死亡，最大的危险是延误诊断和未治而死亡。

急性神经型预后不良，基底节囊性变不可逆。多数慢性型预后取决于早期诊断，最好在症状出现前被发现。最终的预后还依赖于前 6 个月 D-青霉胺持续治疗的应答。有一份报告[43]表明，16 例无症状患者经治疗，持续生存、无症状；另有 24 例有症状的患者治疗 2 年以上，3/4 的患者症状消失。运动障碍提示预后不良，螯合治疗很少见效。

慢性肝炎型对治疗应答不佳，17 例中有 9 例在进行肝移植前死亡[34]。黄疸、腹水、血清胆红素高，AST 升高、凝血酶原时间（PT）延长提示病情凶险[23]。儿童 PT 延长（INR>1.5）、总胆红素>100μmol/L、血清铜>12μmol/L 提示预后不良，可以考虑肝移植。肝移植是挽救这类患者生命的治疗措施。

其他有因肝衰竭、食管胃静脉曲张出血或神经因素所致卧床者间发感染而死亡的病例。

### 印度儿童肝硬化

见第 26 章。

### 遗传性铜蓝蛋白缺乏症

见第 23 章。

（张清泉　陈海英 译　王峰　孙明然 校）

## 参考文献

1 Brewer GJ. Penicillamine should not be used as initial therapy in Wilson's disease. *Mov. Disord.* 1999; **14**: 551.

2 Brewer, GJ. Recognition, diagnosis, and management of Wilson's disease. *Proc. Soc. Exp. Biol. Med.* 2000; **223**: 39.

3 Brewer GJ, Dick RD, Johnson V et al. Treatment of Wilson's disease with zinc: XV. Long-term follow-up studies. J. Lab. Clin. Med. 1998; 132: 264.

4 Brewer GJ, Johnson VD, Dick RD et al. Treatment of Wilson's disease with zinc: XVII. Treatment during pregnancy. Hepatology 2000; 31: 364.

5 Bull PC, Cox DW. Wilson disease and Menkes disease; new handles on heavy-metal transport. Trends Genet. 1994; 10: 246.

6 Dahlman T, Hartvig P, Löhölm M et al. Long-term treatment of Wilson's disease with triethylene tetramine dihydrochloride (trientine). Q. J. Med. 1995; 88: 609.

7 Dhawan A, D'Silva P, Taylor RM et al. Wilson's disease in children: predictors of outcome. Thirty years experience at King's College Hospital. J. Hepatol. 2000; 32 (suppl. 2): 136.

8 Eghtesad B, Nezakatgoo N, Geraci LC et al. Liver transplantation for Wilson's disease: a single-centre experience. Liver Transplant Surg. 1999; 5: 467.

9 Faa G, Nurchi V, Demelia L et al. Uneven hepatic copper distribution in Wilson's disease. J. Hepatol. 1995; 24: 303.

10 Ferenci P. Wilson's disease. In Bacon BR, Di Bisceglie AM, eds. Liver Disease: Diagnosis and Management. Churchill Livingstone, Edinburgh, 2000, p. 150.

11 Frommer D, Morris J, Sherlock S et al. Kayser–Fleischer-like rings in patients without Wilson's disease. Gastroenterology 1977; 72: 1331.

12 Gibbs K, Walshe JM. A study of the caeruloplasmin concentrations found in 75 patients with Wilson's disease, their kinships and various control groups. Q. J. Med. 1979; 48: 447.

13 Gow PJ, Smallwood RA, Angus PW et al. Diagnosis of Wilson's disease: an experience over three decades. Gut 2000; 46: 415.

14 Harada M, Sakisaka S, Terada K et al. Role of ATP7B in biliary copper excretion in a human hepatoma cell line and normal rat hepatocytes. Gastroenterology 2000; 118: 921.

15 Houwen RHJ, Roberts EA, Thomas GR et al. DNA markers for the diagnosis of Wilson disease. J. Hepatol. 1993; 17: 269.

16 Kreymann B, Seige M, Schweigart U et al. Albumin dialysis: effective removal of copper in a patient with fulminant Wilson disease and successful bridging to liver transplantation: a new possibility for the elimination of protein-bound toxins. J. Hepatol. 1999; 31: 1080.

17 Ludwig J, Moyer TP, Rakela J. The liver biopsy diagnosis of Wilson's disease: methods in pathology. Am. J. Clin. Pathol. 1994; 102: 443.

18 McClure J, Smith PS. Calcium pyrophosphate dihydrate deposition in the intervertebral discs in a case of Wilson's disease. J. Clin. Pathol. 1983; 36: 764.

19 McIntyre N, Clink HM, Levi AJ et al. Hemolytic anaemia in Wilson's disease. N. Engl. J. Med. 1967; 276: 439.

20 Maier-Dobersberger T, Ferenci P, Polli C et al. Detection of the His1069Gln mutation in Wilson disease by rapid polymerase chain reaction. Ann. Intern. Med. 1997; 127: 21.

21 Matsumura A, Hiraishi H, Terano A et al. Plasma exchange for haemolytic crisis in Wilson disease. Ann. Intern. Med. 1999; 131: 866.

22 Mori M, Hattori A, Sawaki M et al. The LEC rat: a model for human hepatitis, liver cancer and much more. Am. J. Pathol. 1994; 144: 200.

23 Nazer H, Ede RJ, Mowat AP et al. Wilson's disease: clinical presentation and use of prognostic index. Gut 1986; 27: 1377.

24 Oder W, Prayer L, Grimm G et al. Wilson's disease: evidence of subgroups derived from clinical findings and brain lesions. Neurology 1993; 43: 120.

25 Polio J, Enriquez RE, Chow A et al. Hepatocellular carcinoma in Wilson's disease: case report and review of the literature. J. Clin. Gastroenterol. 1989; 11: 240.

26 Santos-Silva EE, Sarles J, Buts JP et al. Successful medical treatment of severely decompensated Wilson disease. J. Pediatr. 1996; 128: 285.

27 Schaefer M, Hopkins RG, Failla ML et al. Hepatocyte-specific localization and copper-dependent trafficking of the Wilson's disease protein in the liver. Am. J. Physiol. 1999; 276: G639.

28 Schaefer M, Roelofsen H, Wolters H et al. Localization of the Wilson's disease protein in human liver. Gastroenterology 1999; 117: 1380.

29 Scheinberg IH, Jaffe ME, Sternlieb I. The use of trientine in preventing the effects of interrupting penicillamine therapy in Wilson's disease. N. Engl. J. Med. 1987; 317: 209.

30 Scheinberg IH, Sternlieb I. Wilson's Disease. WB Saunders, Philadelphia, 1984.

31 Schiefermeier M, Kollegger H, Madl C et al. The impact of apolipoprotein E genotypes on age at onset of symptoms and phenotypic expression in Wilson's disease. Brain 2000; 123: 585.

32 Schilsky ML, Scheinberg IH, Sternlieb I. Liver transplantation for Wilson's disease: indications and outcome. Hepatology 1994; 19: 583.

33 Schilsky ML, Sternlieb I. Overcoming obstacles to the diagnosis of Wilson's disease. Gastroenterology 1997; 113: 350.

34 Scott J, Gollan JL, Samourian S et al. Wilson's disease, presenting as chronic active hepatitis. Gastroenterology 1978; 74: 645.

35 Shaver WA, Bhartt H, Combes B. Low serum alkaline phosphatase activity in Wilson's disease. Hepatology 1986; 6: 859.

36 Smallwood RA, Williams HA, Rosenoer VM et al. Liver-copper levels in liver disease. Studies using neutron activation analysis. Lancet 1968; ii: 1310.

37 Sokol RJ, McKim JM, Devereaux MW. α-Tocopherol ameliorates oxidant injury in isolated copper-overloaded rat hepatocytes. Paediatr. Res. 1996; 39: 259.

38 Sokol RJ, Twedt D, McKim JM et al. Oxidant injury to hepatic mitochondria in patients with Wilson's disease and Bedlington terriers with copper toxicosis. Gastroenterology 1994; 107: 1788.

39 Srai SKS, Burroughs AK, Wood B et al. The ontogeny of liver copper metabolism in the guinea pig: clues to the aetiology of Wilson's disease. Hepatology 1986; 6: 427.

40 Steindl P, Ferenci P, Dienes HP et al. Wilson's disease in patients presenting with liver disease: a diagnostic challenge. Gastroenterology 1997; 113: 212.

41 Sternlieb I. Wilson's disease and pregnancy. Hepatology 2000; 31: 531.

42 Stracciari A, Tempestini A, Borghi A et al. Effect of liver transplantation on neurological manifestations in Wilson disease. Arch. Neurol. 2000; 57: 384.

43 Strickland GT, Frommer D, Leu M-L et al. Wilson's disease in the United Kingdom and Taiwan. I. General characteristics of 142 cases and prognosis. II. A genetic analysis of 88 cases. Q. J. Med. 1973; 42: 619.

44 Togashi Y, Li Y, Kang J-H et al. D-Penicillamine prevents the development of hepatitis in Long–Evans Cinnamon rats with abnormal copper metabolism. Hepatology 1992; 15: 82.

45 Walshe JM. Treatment of Wilson's disease with trientine (tri-ethylene tetramine) dihydrochloride. *Lancet* 1982; **ii**: 643.

46 Walshe JM. Penicillamine: the treatment of first choice for patients with Wilson's disease. *Mov. Disord.* 1999; **14**: 545.

47 Walshe JM, Dixon AK. Dangers of noncompliance in Wilson's disease. *Lancet* 1986; **i**: 845.

48 Walshe JM, Yealland M. Wilson's disease: the problem of delayed diagnosis. *J. Neurol. Neurosurg. Psych.* 1992; **55**: 692.

49 Walshe JM, Yealland M. Chelation treatment of neurological Wilson's disease. *Q. J. Med.* 1993; **86**; 197.

50 Wilson AK. Progressive lenticular degeneration: a familial nervous disease associated with cirrhosis of the liver. *Brain* 1912; **34**: 295.

51 Wu M, Cooper JM, Butler P *et al*. Oxidative phosphorylation defects in Wilson's disease liver. *Lancet* 2000; **356**: 469.

### 第 25 章

# 营养和代谢性肝脏疾病

## 营养不良

在世界范围内,蛋白质营养不良极其常见,根据其临床特点分为 Kwashiorkor(夸希奥科病、恶性营养不良)病和 Marasmus 病(营养不良性消瘦)。过去一直认为 Kwashiorkor 病的病因是蛋白质营养不良, 现在已经对这一观点表示了质疑[17]。Marasmus 病(营养不良性消瘦)的特征是由于饥饿或疾病导致能量摄入量不足以满足生理需要。在这些情况下,肝脏及其他器官常常受到影响。

典型的 Kwashiorkor 病常常伴有肝脏脂肪蓄积(严重者肝脏脂肪含量达湿重的 50%), 病因目前不清。肝脏脂肪蓄积亦见于 Marasmus 病(营养不良性消瘦),但发病率低,病变较轻[13]。患有营养不良的儿童肝活检时发现肝内蛋白含量减少。

消耗性疾病常常累及肝脏,尤其慢性腹泻,如溃疡性结肠炎。酗酒也会导致肝脏病变,部分与营养不良有关。特定食物如低蛋白、低必需氨基酸食物可以诱发实验动物肝坏死和肝纤维化[20]。营养不良也使肝脏对中毒和感染更易感,但目前还未得到证实。有学者提出营养不良的发病原因更可能是氧化损伤,而不是蛋白缺乏[17]。

神经性厌食患者肝脏酶学往往正常,仅个别的患者有肝脏组织学改变。

## 脂肪肝

当肝脏内蓄积的脂肪主要是甘油三酯,超过肝脏湿重的 5% 时即为脂肪肝。原因是由于肝细胞功能缺陷或不能转运多余的超过肝脏分泌脂质能力的脂肪、脂肪酸和碳水化合物,从而使肝脏脂肪代谢异常。目前,越来越多的患者通过肝活检及影像学(超声、CT)检查检测到肝内脂肪过多。

理论上认为肝内脂肪蓄积至少有四种机制。

1. 输送到肝脏的食物中脂肪或脂肪酸增加。食物中的脂肪在血液循环中主要以乳糜微粒的形式运输(图 25.1)。到脂肪组织中脂解,释放脂肪酸。部分脂肪酸在脂肪细胞中与甘油三酯结合,另一部分释放入血并被肝细胞摄取。此外,残余乳糜微粒亦进入肝内。

2. 脂肪酸在肝细胞线粒体内合成增加,氧化利用减少。两者均使甘油三酯产生增加。

3. 肝细胞输出甘油三酯减少。甘油三酯与载脂蛋白、磷脂、胆固醇结合,以极低密度脂蛋白(VLDL)形式输出肝脏,当 VLDL 合成和分泌减少时,肝细胞蓄积甘油三酯。

4. 过多的碳水化合物转运到肝内,可以转化为脂肪酸。

### 诊断

脂肪肝常见于肥胖、糖尿病、酗酒者,肝脏呈弥漫性肿大,表面光滑。

超声检查显示强回声光团,但也可能正常[30],回声很难鉴别肝纤维化和肝硬化。CT 显示密度降低,平扫门静脉、肝静脉分支显示明显强化影,肝脏 CT 值低于脾脏或肾脏(图 25.2)。CT 扫描有利于追踪观察疗效。此外,MRI 扫描也可以检测肝脏脂肪浸润。

肝活检是诊断脂肪肝的最佳方法。适当的染色,如在冰冻切片上油红染色,可以诊断轻型脂肪肝。肝活检不能诊断脂肪变的病因。

多数病例主要累及肝腺泡 3 区(小叶中央区)。蛋白质-热量营养不良、恶性营养不良、全胃肠外营养、磷中毒、甲氨蝶呤及其他各种毒素中毒时,发现脂肪聚集在肝腺泡 1 区(汇管区周围)。

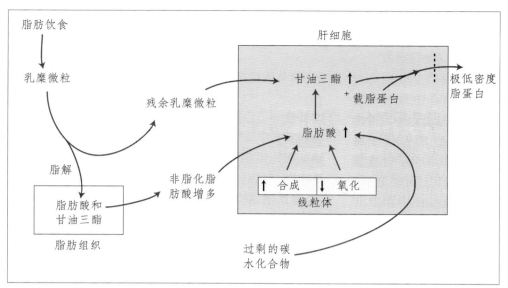

**图 25.1** 脂肪肝发病机制。

## 分类

肝内增加的脂肪形态学上分为两大类：大泡性和小泡性（图 25.3）。两者可以混合出现。

### 大泡性脂肪变性

苏木精和伊红切片染色显示肝细胞内袋形的脂肪空泡，细胞核被挤压移位到细胞边缘（图 25.4）。

肝细胞内的脂肪本身是无害的，脂肪坏死是一种严重的情况（表 25.1），肝腺泡 3 区（迪塞腔）细胞周围纤维化（匍行性胶原病），伴有肝细胞肿胀和马洛里透明小体沉积，周围有中性粒细胞浸润。引起脂肪肝的诸多原因参与上述肝损伤，此外，还包括其他因素。

这些变化是肝硬化前期表现，只能通过肝活检诊断。

临床表现：大泡性脂肪肝患者通常无临床症状。有时自诉右上腹部沉重感、不适，运动时加重。酗酒者、糖尿病患者出现肝区疼痛与脂肪快速蓄积有关。

肝脏通常但不总是缓慢增大。

生化检查：生化改变与组织学变化相关性差。通常 γ 谷氨酰转肽酶升高，血清转氨酶、碱性磷酸酶轻度升高，胆红素、血清白蛋白通常正常。脂肪肝是"健康"献血者转氨酶升高的最常见的原因之一。

### 隐源性大泡性脂肪肝

隐源性大泡状脂肪肝除了常见的原因（如：肥胖、酗酒、糖尿病、高脂血症）外，没有明显的病因。部分患者可能是糖尿病前期或有糖尿病家族史。临床症状不明显或仅表现为焦虑。血清转氨酶可能轻度升高。肝活检是鉴别非酒精性脂肪性肝炎（NASH）和脂肪变性

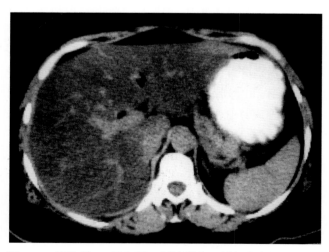

**图 25.2** 脂肪肝 CT 平扫图。肝脏增大、平滑、密度低于脾脏。肝内门静脉根部明显强化。

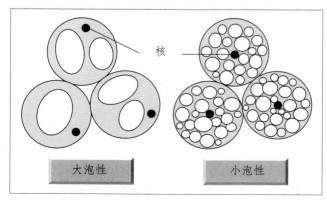

**图 25.3** 脂肪肝可分为大泡性（大滴）和小泡性（小滴）。

表 25.1　大泡性脂肪肝的病因

**营养**

　恶性营养不良

　胃肠道疾病

　胰腺病

　肥胖症 *

　胃肠旁路 *

　长期胃肠道外营养 *

**代谢病**

　Ⅱ型糖尿病 *

　半乳糖血症

　糖原累积病

　果糖耐受不良

　威尔逊病

　高酪氨酸血症

　高脂血症

　无 β-脂蛋白血症

　Weber-Christian 病

　乙酰辅酶 A 脱氢酶缺乏

**药物**

　乙醇 *

　皮质激素

　肝细胞毒性药物(见第 20 章)

　大剂量雌激素 *

　胺碘酮 *

**全身性疾病**

　发热

　系统性疾病

　病毒感染

　隐源性疾病

* 可发展为脂肪坏死。

图 25.4　大泡性脂肪变性。肝细胞成空泡状。(HE 染色,×135)(见彩图)

的唯一方法。

### 小泡性脂肪变性

小泡性脂肪变性组织学检查以肝腺泡 3 区脂肪变性为主,细胞坏死程度不一且病变较轻,不过偶尔可见到 3 区大块状坏死。肝细胞核居中央,核仁明显(图 25.5)。炎症轻,少数病例可见小叶中央区胆汁淤积。电子显微镜观察线粒体肿胀、多形、形态多变,滑面内质网增加。

小泡性脂肪变性与多种肝脏代谢紊乱有关,特别与线粒体病变有关。派克昔林通过抑制脂肪酸的氧化磷酸化和线粒体 β-氧化,引起肝细胞小泡状脂肪变性[12]。雌激素和黄体酮实验性治疗(模拟妊娠),使线粒体产生超微结构变化,脂肪酸氧化减少[18]。另外线粒体遗传基因的突变[6]、点缺失[14]或核苷类似物的掺入[26],可能导致脂肪变性,小泡性脂肪变性比大泡多见。电镜可以观察到异常的线粒体。脂肪酸氧化可能减少,同时血氨升高、瓜氨酸降低,血氨升高和瓜氨酸降低可能与线粒体 Kreb 循环相关酶减少有关。此外,低血糖常见。

甘油三酯的蓄积反映脂蛋白装配和分泌紊乱。VLDL 脂蛋白的合成受到抑制,伴有肝脏脂质输出障碍。

小泡性脂肪变性病因复杂(表 25.2)[19;36]。尽管其中许多病因引起的脂肪肝的临床表现相同,但范围较广的病因提示疾病特征和预后有异质性。

患者经常表现为疲乏无力、恶心、呕吐,伴不同程度黄疸、意识障碍、昏迷等(表 25.3),有时可能伴弥散

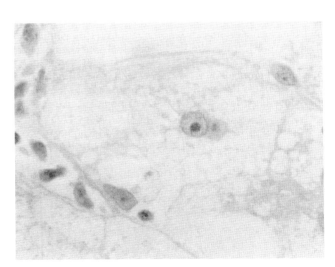

图 25.5　小泡性脂肪变性。肝细胞呈泡沫样。核位于中央,核仁明显。(见彩图)

性血管内凝血、肾功能衰竭。除肝脏外可累及其他器官，肾小管发现甘油三酯蓄积，偶尔也可累及心肌、脑、胰腺。肝功衰竭并不是死亡的常见原因。昏迷可能与脑水肿或血氨升高有关。

这些疾病的初始症状表现形式多种多样，大部分目前并没有完全了解。病毒、毒素及营养因素可能与这些疾病有关。

### 局灶性脂肪肝

影像学检查是诊断局灶性脂肪肝的有效手段，超声波呈现回声增强区[30]。CT 为低密度影(图 25.6 和图 25.7)，CT 增强片有利于区分其他低密度影和局灶性脂肪肝[33]。此外，CT 引导下肝活检可有利于明确诊断。病灶通常多发，病灶可消失也可复发。糖尿病患者、酗酒者、肥胖、高营养状态、库兴综合征为高发人群。

### 恶性营养不良综合征

水肿为该综合征的特征，是蛋白质–热能营养不良的严重表现形式。儿童多见，在贫穷、人口过分拥挤的国家，特别是热带和亚热带地区多发。欧洲和其他温带地区非常少见。水肿的发病机制目前不清楚，可能与低血钾、低蛋白饮食、低白蛋白血症及电解质通过尿液丢失有关，但近年来有些学者更倾向于氧应激和细胞膜的氧化损害[17]。抗氧化剂，包括维生素 E、β–胡萝卜素、谷胱苷肽明显减少。恶性营养不良综合征儿童尿液分泌的氧化型氨基酸 (o,o'–二酪氨酸和原酪氨酸)含量增加说明了氧化应激的存在[27]。而含硫氨基酸的缺乏，特别是蛋氨酸缺乏，更提示氧化应激作用的重要性[35]。

#### 病理学

病理特点为肝腺泡 I 区广泛的脂肪变性，但电镜

#### 表 25.2　小泡性脂肪变性的病因

妊娠急性脂肪肝
瑞氏综合征
牙买加呕吐病
药物中毒
　丙戊酸钠
　四环素
　水酸盐
　非阿尿苷(FIAU)
先天性尿素循环酶缺陷
先天性线粒体脂肪酸氧化缺陷
Wolman 病
胆固醇脂沉积病
酒精性泡沫样脂肪综合征
丁型肝炎

#### 表 25.3　小泡状脂肪变性临床特点[36]

呕吐
不同程度的黄疸
昏迷
弥散性血管内凝血
肾功能衰竭
血氨升高
低血糖
血清脂肪酸升高
肝活检
　小泡性脂肪变性
　坏死和少量细胞浸润不明显
电镜
　线粒体异常

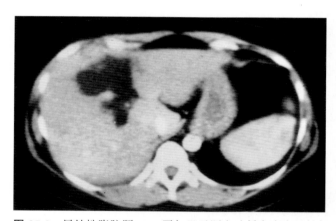

**图 25.6**　局灶性脂肪肝。CT 平扫显示肝右叶低密度充盈缺损影。病灶自发消失。

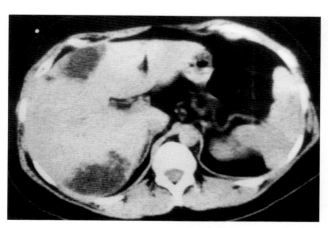

**图 25.7**　与图 25.6 同一患者的 CT。6 个月后 CT 进一步检查，在肝右叶 2 个部位可见到充盈缺损影。

发现病变轻微。临床症状的严重程度与脂肪浸润不同步,肝功能改变不明显,没有进行性肝纤维化和肝硬化[11]。治疗期间脂肪消退缓慢[13]。

肝脏脂肪变性的发病机制目前还不清楚。可能与碳水化合物、蛋白质和脂肪代谢的不平衡、内分泌功能紊乱、脂质合成增加、脂肪重新分布、脂蛋白合成减少以及过氧化酶体功能障碍有关[13]。

同时可能累及其他腺体,包括胰腺、唾液腺、泪腺和小肠腺的腺泡细胞萎缩,肌肉萎缩,病情恢复过程中可能有腮腺肿大。此外,胰腺损伤、实验性胰腺切除均导致肝脏继发性改变,表现为脂肪变性。

### 临床特征

最常见于断奶后喂养纯碳水化合物的 6~18 个月儿童。此外,因营养不良母亲的乳汁中含蛋白质低,儿童生长需要更多营养等因素的综合作用下,也可在断奶前发病。疟疾、寄生虫病或其他有害因素,如黄曲霉素加重病情。

在缺乏母爱、母亲生另一孩子或感染等情况下,常常食物摄入量减少引起急性发病[42]。婴儿表现为生长发育迟滞,全身水肿,四肢发凉,毛发特征性失去光泽、苍白、细、脆。特征性皮肤损伤表现为从腹股沟区和尿布区开始,向受压、受刺激的部位扩散,呈暗红色的斑,随后皮肤剥脱,颜色苍白。

病情进一步发展,主要表现为食欲下降,腹泻,严重者粪便为不消化食物。肝脏可肿大或正常大小。

成年重型蛋白质营养不良症患者临床表现类似于恶性营养不良综合征,发病与胰腺外分泌缺乏、肠道细菌定殖,导致不能利用食物蛋白有关。

化验检查特点是血红蛋白、血浆蛋白含量降低、胰酶减少。

肝活检结果表明氧化磷酸化和呼吸相关酶的活性保持良好。

血清转氨酶和血浆游离脂肪酸水平升高[25]。

## 非酒精性脂肪性肝病(NAFLD)

NAFLD 包括一系列肝脏病理变化谱,从单纯性脂肪肝到非酒精性脂肪性肝炎(NASH),NASH 也包括脂肪坏死、马洛里小体和纤维化,可能有肝硬化。儿童、成人均可发病[4,38]。肝活检有利于鉴别单纯性脂肪变性和伴有其他改变(炎症、坏死、纤维化)的脂肪变性。部分"特发性或隐源性肝硬化"患者具有与脂肪肝相关的病理特征[9]。

通常肝细胞内的脂肪表现为大泡性脂肪变性,特别与肥胖、糖尿病有关。发病的共同途径是脂肪酸从外周脂肪组织到肝脏的输入增加,向肝外输出甘油三酯减少,引起肝细胞的脂肪蓄积。大部分患者普遍存在胰岛素抵抗综合征,包括肥胖(内脏性)、高血压、糖耐量异常、典型血脂异常等。胰岛素抵抗不仅是肥胖患者,也是消瘦的非糖尿病患者引起肝脏脂肪变性的重要原因[28]。

从单纯的脂肪肝进展到脂肪性肝炎、坏死、纤维化,普遍认为与脂质过氧化相关的氧化应激和细胞因子活化增加有关[21],推断从单纯性脂肪变性到炎症坏死纤维化阶段是"二次打击"的过程:脂肪贮积引起氧化应激及细胞因子增加,导致炎症和细胞损害(图25.8)。两次"打击"相互作用,脂肪变性加重本身是非酒精性脂肪性肝炎(NASH)的一个危险因素。氧化应激可能是通过过氧化酶体的脂肪酸代谢(当线粒体途径饱和时)和细胞色素 P450CYP-2E1 酶诱导[43],产生氧化应激产物。有学者发现部分 NASH 患者肝组织铁负荷增加、HFE 基因变异频率增加,推测可能参与非酒精性脂肪型肝炎的发病[7,16,45]。肥胖患者脂肪变性的原因也与巨噬细胞功能缺损,引起肝脏对内毒素的敏感性增加有关[44]。

非酒精性脂肪肝是美国三大主要肝病之一(其他

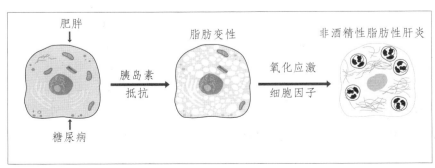

**图 25.8**　非酒精性脂肪性肝炎(NASH)"二次打击"学说模式图。

两种为丙型肝炎和酒精性肝病)。在肥胖者中非酒精性脂肪型肝炎大约占 20%。一项尸检研究显示在 40%的超重者中 NASH 占 18%,而不超重者中 NASH 占 2.7%[41]。

非酒精性脂肪性肝炎也可见于空回肠旁路术后、胃肠外营养。此外,胺碘酮、派克昔林[5]、他莫昔芬[40]等药物也可引起非酒精性脂肪性肝炎。

### 非酒精性肝脂肪变性

大部分非酒精性脂肪性肝病常与肥胖或 Ⅱ 型糖尿病并存,但也有患者并无这些特点。早期研究认为妇女更易患病,但近年来认为无性别差异[21]。在易患人群和偶尔常规体检者都可以发现肝功检查异常。

通常无症状,可能出现右上腹肝区不适或疲乏无力。

体检发现肝大,可有触痛。

肝功能检查轻度异常,ALT、AST、γ-GT、ALP 轻度升高,可单独或共同升高,ALT>AST,酒精性肝病则相反。血糖、甘油三酯、胆固醇可能升高,50%的患者血清铁蛋白升高[3],与肝内铁沉积无关。

非酒精性脂肪型肝炎的诊断需要排除慢性乙、丙型病毒性肝炎、自身免疫性肝病、血色病、威尔逊病、α1 抗胰蛋白酶缺乏病以及酒精性肝病,没有发现其他病因方可考虑非酒精性脂肪型肝炎。

常规诊断脂肪肝首选超声检查[30],敏感性较高,CT、MRI 是二线检查方法

逐渐降低体重(快速降低体重加重肝损伤)、合理控制血糖及运动可以改善肝脏脂肪变性和肝功能[39]。增加胰岛素敏感性的药物目前正在实验中。

单纯性脂肪肝(没有炎症、坏死、纤维化)预后良好。绝大多数不发展为严重肝病[37]。

### 非酒精性脂肪坏死

其危险因素、临床表现、化验检查、影像学检查与单纯性脂肪肝病类似。

脂肪性肝病与脂肪性肝炎鉴别需要肝穿活组织检查(图 25.9)。

非酒精性脂肪型肝炎特点为大泡性脂肪变性、炎性浸润、小叶坏死、细胞周围纤维化以及马洛里小体,明显的电镜下改变是线粒体异常,与酒精性肝病病理改变相同[10]。NASH 诊断目前并没有统一规范化的标准,所以来自不同研究机构的实验数据很难进行统一的分析。

研究表明有 30%~60%非酒精性脂肪型肝炎患者从脂肪性肝炎、坏死进展到肝纤维化、肝硬化[3,21,32]。老年人、肥胖、糖尿病、AST/ALT>1 的患者发生严重纤维化(桥样纤维化/硬化)[2]。与病情进展有关的组织学危险因素包括肝脏炎性浸润[15]、肝细胞气球样变、马洛里小体或纤维化[29]。

治疗措施是减轻体重和控制血糖,减轻体重过快可能有害。药物治疗仍是实验性的。但短期限制性实验显示熊去氧胆酸[23]、维生素 E[24]、甜菜碱葡萄糖醛酸[31]治疗有益处。对于终末期患者可考虑肝移植手术,但是移植后患者仍然可以复发[22]。

### 空肠-回肠旁路的影响

术后肥胖患者肝脏病变加重,肝脂质含量增加,出现非酒精性脂肪型肝炎的形态学变化。病理特点为

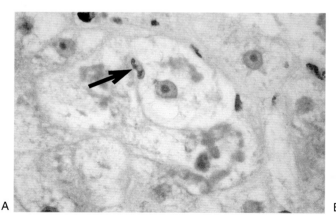
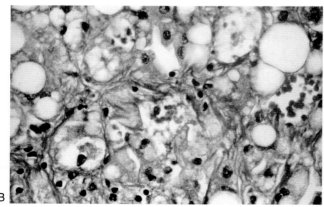

图 25.9 非酒精性脂肪性肝炎。(A)一个中性粒细胞(箭头所示)与肿胀的小泡性脂肪变性肝细胞毗邻(HE 染色)。(B)蓝色染色显示蓝色的纤维化周围肿胀的肝细胞。(见彩图)

进行性炎症浸润、纤维化、肝腺泡 3 区硬化。有学者报道术后 15 年肝病，包括肝硬化发生率为 10%。患者可能死于肝衰竭[34]。去除空肠–回肠旁路后，肝内脂肪含量减少，但并不能改善肝功能。

肝脏病变可能与快速减轻体重、蛋白质–热量营养不良、肠盲袢细菌过度繁殖、肠道吸收不良和其他混合性营养物质缺乏有关。此外，亦可见于胃分流术后、小肠憩室病和腹腔疾病。

### 胃肠道外营养[1]

新生儿因小肠完全梗阻给予长期胃肠外营养引起胆汁淤积。成人胃肠外相关疾病往往无特殊症状，仅表现为肝功能的异常，包括转氨酶升高、碱性磷酸酶升高、胆红素升高，通常在 2 周或 2 周以上无脂肪的胃肠外营养后发生。病理学检查呈现肝细胞脂肪变性，汇管区周边有胆汁淤积。生化实验异常使成人小肠成分营养复杂化。

当输入高浓度葡萄糖，而且输入速度超过肝氧化能力进而在脂肪合成时，发生肝脏脂肪变性。同样道理，过多的静脉输入脂肪乳剂也可引起肝内脂肪堆积。碳水化合物和脂肪输入和消耗达到平衡时不会发生脂肪肝。此外，缺乏胆碱也是引起脂肪肝的部分原因，因此，通过补充胆碱可以预防或逆转脂肪肝[8]。

长期胃肠道外营养可促进胆囊内胆泥淤积，形成色素结石，此现象在婴儿更常见。通常通过超声检查诊断。

### 维生素

胆汁酸分泌不足导致脂溶性维生素 A、D、E、K 吸收不良，因此，胆汁淤积患者经常伴随脂溶性维生素缺乏（见第 13 章）。

高维生素 A 血症患者，肝脏病变表现为窦周纤维化、中央静脉硬化、局部充血伴窦周储脂细胞增加。在肝脏的冷冻切片上可进行维生素 A 荧光染色。严重病例可并发门脉高压、腹水。此外，用大量维生素 A 治疗牛皮癣和痤疮时发现肝脏也出现上诉病理改变。

维生素 E 缺乏常见于胆汁淤积儿童，成人却罕见，主要表现为神经肌肉综合征。

酗酒者表现为维生素 $B_1$ 缺乏，但非酒精性肝病患者很少发现此现象。此外，酗酒者叶酸减少。

研究发现肝硬化时循环血液中磷酸吡哆醇及维生素 $B_6$ 复合物的活性形式降低，可能与分解增加有关。

**参考文献**

1　Angelico M, Della Guardia P. Review article. Hepatobiliary complications associated with total parenteral nutrition. *Aliment. Pharmacol. Ther.* 2000; **14**: 54.

2　Angulo P, Keach JC, Batts KP *et al.* Independent predictors of liver fibrosis in patients with nonalcoholic steatohepatitis. *Hepatology* 1999; **30**: 1356.

3　Bacon BR, Farahvash MJ, Janney CG *et al.* Non-alcoholic steatohepatitis: an expanded clinical entity. *Gastroenterology* 1994; **107**: 1103.

4　Baldridge AD, Perez-Atayde AR, Graeme-Cook F *et al.* Idiopathic steatohepatitis in childhood: a multicentre retrospective study. *J. Pediatr.* 1995; **127**: 700.

5　Berson A, De Beco V, Letteron P *et al.* Steatohepatitis-inducing drugs cause mitochondrial dysfunction and lipid peroxidation in rat hepatocytes. *Gastroenterology* 1998; **114**: 764.

6　Bioulac-Sage P, Parrot-Roulaud F, Mazat JP *et al.* Fatal neonatal liver failure and mitochondrial cytopathy (oxidative phosphorylation deficiency): a light and electron microscopic study of the liver. *Hepatology* 1993; **18**: 839.

7　Bonkovsky HL, Jawaid Q, Tortorelli K *et al.* Non-alcoholic steatohepatitis and iron: increased prevalence of mutations of the HFE gene in nonalcoholic steatohepatitis. *J. Hepatol.* 1999; **31**: 421.

8　Buchman AL, Dubin MD, Moukarzel AA *et al.* Choline deficiency: a cause of hepatic steatosis during parenteral nutrition that can be reversed with intravenous choline supplementation. *Hepatology* 1995; **22**: 1399.

9　Caldwell SH, Oelsner D, Iezzoni JC *et al.* Cryptogenic cirrhosis: clinical characterization and risk factors for underlying disease. *Hepatology* 1999; **29**: 664.

10　Caldwell SH, Swerdlow RH, Khan E *et al.* Mitochondrial abnormalities in nonalcoholic steatohepatitis. *J. Hepatol.* 1999; **31**: 430.

11　Cook GC, Hutt MSR. The liver after kwashiorkor. *Br. Med. J.* 1967; **iii**: 454.

12　Deschamps D, DeBeco V, Fisch C *et al.* Inhibition by perhexiline of oxidative phosphorylation and the β-oxidation of fatty acids: possible role in pseudoalcoholic liver lesions. *Hepatology* 1994; **19**: 948.

13　Doherty JF, Adam EJ, Griffin GE *et al.* Ultrasonographic assessment of the extent of hepatic steatosis in severe malnutrition. *Arch. Dis. Child.* 1992; **67**: 1348.

14　Fromenty B, Grimbert S, Mansouri A *et al.* Hepatic mitochondrial DNA deletion in alcoholics: association with microvesicular steatosis. *Gastroenterology* 1995; **108**: 193.

15　García-Monzón C, Martín-Pérez E, Lo Iacono O *et al.* Characterization of pathogenic and prognostic factors of nonalcoholic steatohepatitis associated with obesity. *J. Hepatol.* 2000; **33**: 716.

16　George DK, Goldwurm S, MacDonald GA *et al.* Increased hepatic iron concentration in nonalcoholic steatohepatitis is associated with increased fibrosis. *Gastroenterology* 1998; **114**: 311.

17　Golden MHN. Oedematous malnutrition. *Br. Med. Bull.* 1998; **54**: 433.

18　Grimbert S, Fisch C, Deschamps D *et al.* Effects of female sex hormones on mitochondria: possible role in acute fatty liver of pregnancy. *Am. J. Physiol.* 1995; **268**: G107.

19　Hautekeete ML, Degott C, Benhamou J-P. Microvesicular steatosis of the liver. *Acta Clin. Belgica* 1990; **45**: 311.

20 Himsworth HP, Glynn LE. Massive hepatic necrosis and diffuse hepatic fibrosis (acute yellow atrophy and portal cirrhosis): their production by means of diet. *Clin. Sci.* 1994; **5**: 93.

21 James O, Day C. Non-alcoholic steatohepatitis: another disease of affluence. *Lancet* 1999; **353**: 1634.

22 Kim WR, Poterucha JJ, Porayko MK *et al.* Recurrence of non-alcoholic steatohepatitis following liver transplantation. *Transplantation* 1996; **62**: 1802.

23 Laurin J, Lindor KD, Crippin JS *et al.* Ursodeoxycholic acid or clofibrate in the treatment of nonalcoholic-induced steatohepatitis: a pilot study. *Hepatology* 1996; **23**: 1464.

24 Lavine JE. Vitamin E treatment of nonalcoholic steatohepatitis in children: a pilot study. *J. Pediatr.* 2000; **136**: 734.

25 Lewis B, Hansen JDL, Wittman W *et al.* Plasma free fatty acids in kwashiorkor and the pathogenesis of the fatty liver. *Am. J. Clin. Nutr.* 1964; **15**: 161.

26 McKenzie R, Fried MW, Sallie R *et al.* Hepatic failure and lactic acidosis due to fialuridine (FIAU), an investigational nucleoside analogue for chronic hepatitis B. *N. Engl. J. Med.* 1995; **333**: 1099.

27 Manary MJ, Leeuwenburgh C, Heinecke JW. Increased oxidative stress in kwashiorkor. *J. Pediatr.* 2000; **137**: 421.

28 Marchesini G, Brizi M, Morselli-Labate AM *et al.* Association of nonalcoholic fatty liver disease with insulin resistance. *Am. J. Med.* 1999; **107**: 450.

29 Matteoni CA, Younossi ZM, Gramlich T *et al.* Nonalcoholic fatty liver disease; a spectrum of clinical and pathological severity. *Gastroenterology* 1999; **116**: 1413.

30 Mendler M-H, Bouillet P, Le Sidaner A *et al.* Dual-energy CT in the diagnosis and quantification of fatty liver: limited clinical value in comparison to ultrasound scan and single-energy CT, with special reference to iron overload. *J. Hepatol.* 1998; **28**: 785.

31 Miglio F, Rovati LC, Santoro A *et al.* Efficacy and safety of oral betaine glucuronate in nonalcoholic steatohepatitis. A double-blind, randomized, parallel-group, placebo-controlled prospective clinical study. *Arzneimittelforschung* 2000; **50**: 722.

32 Powell EE, Cooksley WGE, Hanson R *et al.* The natural history of nonalcoholic steatohepatitis: a follow-up study of 42 patients for up to 21 years. *Hepatology* 1990; **11**: 74.

33 Raptopoulos V, Karellas A, Bernstein J *et al.* Value of dual-energy CT in differentiating focal fatty infiltration of the liver from low-density masses. *Am. J. Roentgenol.* 1991; **157**: 721.

34 Requarth JA, Burchard KW, Colaccio TA *et al.* Long-term morbidity following jejunoileal bypass. The continuing potential need for surgical reversal. *Arch. Surg.* 1995; **130**: 318.

35 Roediger WEW. New views on the pathogenesis of kwashiorkor: methionine and other amino acids. *J. Pediatr. Gastroenterol. Nutr.* 1995; **21**: 130.

36 Sherlock S. Acute fatty liver of pregnancy and the microvesicular fat diseases. *Gut* 1983; **24**: 265.

37 Teli MR, James OFW, Burt AD *et al.* The natural history of nonalcoholic fatty liver: a follow-up study. *Hepatology* 1995; **22**: 1714.

38 Tominaga K, Kurata JH, Chen YK *et al.* Prevalence of fatty liver in Japanese children and relationship to obesity. An epidemiological ultrasonographic study. *Dig. Dis. Sci.* 1995; **40**: 2002.

39 Ueno T, Sugawara H, Sujaku K *et al.* Therapeutic effects of restricted diet and exercise in obese patients with fatty liver. *J. Hepatol.* 1997; **27**: 103.

40 Van Hoof M, Rahier J, Horsmans Y. Tamoxifen-induced steatohepatitis. *Ann. Intern. Med.* 1996; **124**: 855.

41 Wanless IR, Lentz JS. Fatty liver hepatitis (steatohepatitis) and obesity: an autopsy study with analysis of risk factors. *Hepatology* 1990; **12**: 1106.

42 Waterlow JC. Kwashiorkor revisited: the pathogenesis of oedema in kwashiorkor and its significance. *Trans. R. Soc. Trop. Med. Hyg.* 1984; **78**: 436.

43 Weltman MD, Farrell GC, Hall P *et al.* Hepatic cytochrome P450 2E1 is increased in patients with nonalcoholic steatohepatitis. *Hepatology* 1998; **27**: 128.

44 Yang SQ, Lin HZ, Lane MD *et al.* Obesity increases sensitivity to endotoxin liver injury; implications for the pathogenesis of steatohepatitis. *Proc. Natl. Acad. Sci. USA* 1997; **94**: 2557.

45 Younossi ZM, Gramlich T, Bacon BR *et al.* Hepatic iron and nonalcoholic fatty liver disease. *Hepatology* 1999; **30**: 847.

# 肝病的碳水化合物代谢

## 低血糖

通常因肝葡萄糖释放减少引起低血糖。狗行肝切除术后迅速出现低血糖[1]，急性肝衰竭也出现此现象（见第8章），有时难以纠正。但慢性肝病很少发生，甚至终末期肝病时也难以见到，门腔静脉分流术后的肝硬化患者极少观察到低血糖现象。曾有两个慢性肝病患者输入葡萄糖1.5~2小时后，胰岛素水平升高，发生了反应性低血糖。饮酒也能引起低血糖，尤其肝硬化患者。

此外，瑞氏综合征儿童、原发性肝细胞癌患者亦可发生低血糖。

## 高血糖

参见"肝硬化患者的糖耐量"。

**参考文献**

1 Mann FC, Magath TB. Studies on the physiology of the liver. II. The effect of the removal of the liver on the blood sugar level. *Arch. Intern. Med.* 1922; **30**: 73.

# 糖尿病患者的肝脏

## 胰岛素和肝脏

肝脏是降解胰岛素的主要器官。外周组织具有摄取、减少胰岛素和清除胰高血糖素功能。肝硬化患者表现为高胰岛素血症，原因是以外周胰岛素降解、清除减少为特征的胰岛素抵抗，与肝细胞功能或门体分流无关[1,8]。

研究发现糖尿病患者肝内葡萄糖-6-磷酸酶因胰岛素抵抗活性增加。与葡萄糖磷酸化作用相反的酶，己糖激酶的活性不受胰岛素和糖尿病时减少的葡萄糖激酶的影响。结果是肝脏在血糖严重升高时仍然合成葡萄糖。在这种情况下，正常肝脏合成糖原增加。此外，糖尿病时果糖-1,6-磷酸化酶活性亦增加，糖异生增加。

胰腺分泌入门静脉的物质具有促进肝脏再生功能，尽管胰高血糖也重要，但其中胰岛素是主要的肝细胞生长因子。肝病患者因胰腺过度分泌，血胰高血糖素释放也增加。

### 肝脏组织学

未经治疗的严重糖尿病患者肝脏病理特点是肝内糖原含量正常或增加。假如在预防低血糖的情况下，给予胰岛素肝糖原含量仍然高。

肝脏大体结构正常，经过苏木精伊红染色，充满糖原的肝细胞看起来苍白、蓬松。1 区细胞比 3 区细胞中糖原较少，糖原分解后更加明显。Ⅰ型糖尿病患者肝细胞膨胀、水肿，细胞内糖原含量正常或增加。

肝细胞核因糖原浸润呈空泡状（图 25.10），通过糖原染色可证实，并不特异，但已在 2/3 的糖尿病患者中发现糖原核。

脂肪变性的肝细胞呈弥漫性分布，主要在肝腺泡 2 区、3 区，呈大泡性（见图 25.4），常见于Ⅱ型糖尿病肥胖患者。其机制是外周组织胰岛素抵抗及胰岛素分泌障碍，使脂肪组织中脂肪分解增加，导致过多的游离脂肪酸转运到肝脏，合成甘油三酯，储存在肝细胞内（见图 25.1）。

非酒精性脂肪性肝炎（NASH）发病率低于单纯性

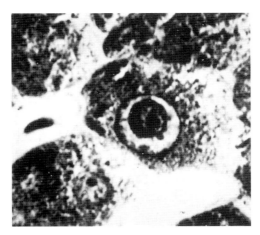

**图 25.10**　肝细胞核糖原浸润，细胞含有大量的糖原。（糖原经贝斯特卡红染色×1150）。

脂肪肝，但可引起肝纤维化和肝硬化。

尸检发现糖尿病患者肝硬化发病率是正常人群的二倍。因糖尿病可能继发于没有确诊的肝硬化，所以结果也许有误差。

### 临床特点

#### Ⅰ型糖尿病

Ⅰ型糖尿病患者通常无肝脏相关的临床表现，偶尔出现肝明显肿大、质地较硬、表面光滑伴触痛。糖尿病酮症酸中毒患者肝脏肿大，部分糖尿病酮症患者恶心、腹痛、呕吐等症状是由于肝大，特别是在病情严重、血糖尚未控制的青年人、儿童患者肝大较常见。在血糖稳定的糖尿病患者中肝大占 10%，血糖不稳定者占 60%，酮症酸中毒者占 10%。血糖完全控制后肝回缩至正常大小。血糖高的患者胰岛素治疗初期，肝糖原继续升高，肝大更加明显。肝糖原增加是肝肿大的主要原因。

#### Ⅱ型糖尿病

Ⅱ型糖尿病患者通常表现为无痛性肝大、质硬、表面光滑，肝大的原因与肥胖相关的肝脏脂肪蓄积增加有关。

#### 儿童糖尿病

肝大，原因是脂肪蓄积和肝糖原堆积。肝穿刺活检病理特点是脂肪变化轻微和糖原过量堆积。病理改变类似于胰岛素敏感的Ⅰ型糖尿病患者。

### 肝功能实验

血糖控制良好的糖尿病患者肝功往往正常，即使有肝功改变，也是由其他原因引起，与血糖无关。酸中毒使肝功能轻微改变，包括球蛋白、胆红素轻度升高。控制血糖后肝功能恢复正常。

80% 伴脂肪肝的糖尿病患者肝功异常，表现为一个或多个生化实验异常，如转氨酶、碱性磷酸酶、γ-谷氨酰转肽酶。

Ⅰ型糖尿病患者肝大的原因是肝糖原大量堆积，Ⅱ型糖尿病与肝细胞脂肪变性有关，两者与肝功能无关。

## 肝胆疾病和糖尿病

在糖尿病患者中，确实由于糖尿病导致的肝硬化的可能性不大，绝大多数病例糖耐量异常前已经诊断肝硬化。

晚期遗传性血色病出现糖尿病。糖尿病也与慢性丙型肝炎有关[5]。此外,自身免疫性慢性肝炎因与糖尿病有共同的免疫遗传缺陷基因 (HLA-B8 和-DR3),也可合并糖尿病。

非胰岛素依赖型糖尿病常常伴随胆结石,主要是肥胖引起胆汁改变,而不是糖尿病的直接作用,并与胆囊收缩力降低有关。

糖尿病患者择期肝囊手术时, 因术前准备充分,比较安全;但急诊手术危险性较大,病死率及伤口感染率较高。

磺脲类药物治疗可并发胆汁淤积或肉芽肿性肝病。

### 肝硬化患者的糖耐量

80%的肝硬化患者糖耐量异常,口服糖耐量实验血糖升高 (图 25.11)[6], 大约 25%的患者诊断为糖尿病。其机制复杂,目前不完全清楚[2]。大多数肝硬化患者外周组织表现为胰岛素抵抗[11]及清除减少,脂肪细胞对胰岛素的敏感性下降[11]。与对照组相比肝提取胰岛素的第一通道减少[4],大多数患者因胰岛素抵抗代偿性胰岛素分泌增加。上述原因导致高胰岛素血症,空腹血糖可能正常,但糖耐量异常。

部分患者口服葡萄糖后因胰岛素分泌迟缓或亚正常,表现为 C-肽分泌迟缓(图 25.11)[4],导致外周葡萄糖利用延迟,但空腹血糖保持正常。

胰岛素抑制肝脏葡萄糖的分泌[10],胰岛素分泌严重不足的患者[3],肝脏不断合成葡萄糖,结果空腹、餐后均高血糖,即合并糖尿病。

肝硬化合并糖耐量异常与真性糖尿病不同。前者空腹血糖正常,没有糖尿病的临床特点。

输入生长抑素类似物奥曲肽 96 小时后, 肝硬化患者高胰岛素血症缓解,胰岛素介导的葡萄糖摄取转向正常,提示引起肝硬化胰岛素耐受的原因是慢性高胰岛素血症[9]。

肝移植后可扭转肝硬化糖耐量异常和胰岛素抵抗现象。肝脏摄取葡萄糖与外周利用葡萄糖之间的动态平衡得到改善[7]。

根据临床特点很容易诊断肝硬化合并糖尿病,必要时需要肝活检。

鼓励进食高碳水化合物食品,尤其是合并肝性脑病的患者。不论是真性糖尿病还是肝病继发性糖尿病,高碳水化合物饮食永远比糖耐量异常所致的任何损害更为重要。

### 肝硬化合并糖尿病的治疗

肝硬化合并糖尿病治疗措施的相关数据非常少[2],治疗方案的选择取决于血糖的升高程度和肝病的严重性和预后。轻度高血糖给予饮食疗法,较重者选择降糖药物,同时注意药物的副作用。磺脲类降糖药常常在饮食疗法失败和血糖较高时选择,但因药物经肝脏代谢,所以选择短效制剂如甲苯磺丁脲,更好地减

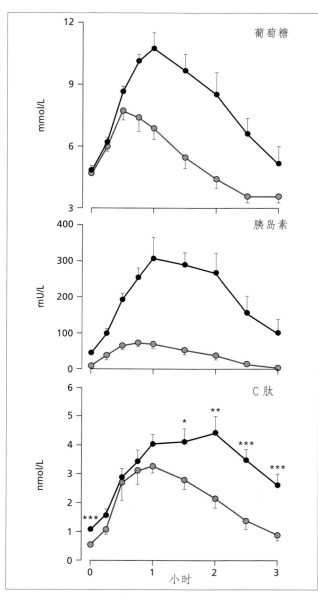

**图 25.11** 口服 75g 葡萄糖组(n=10)(●) 和正常对照组(n=9)(●)对血糖、血清胰岛素和 C-肽的影响。肝硬化患者常规禁食葡萄糖后,尽管胰岛素水平升高,仍出现高血糖反应。C-肽缓慢释放,90 分钟后更加明显,与对照组相比有显著性差异($*P<0.05$;$**P<0.01$;$***P<0.001$)[4]。

少低血糖反应的发生[2]。双胍类降糖药如二甲双胍有可能出现乳酸酸中毒应尽量避免。此外,掌握胰岛素的使用指征,规律性地自己监测血糖是必需的,一般在餐前使用短效的胰岛素;夜间使用中效胰岛素。目前尚无严格指导方案,此类患者很难控制血糖达到令人满意的效果。伴有自身免疫性慢性肝病用糖皮质激素,使糖尿病的治疗更加复杂。

### 参考文献

1 Blendis L, Brill S, Oren R. Hepatogenous diabetes: reduced insulin sensitivity and increased awareness. *Gastroenterology* 2000; **119**: 1800.

2 Kruszynska YT. Glucose control in liver disease. *Curr. Med. Lit. Gastroenterol.* 1992; **11**: 9.

3 Kruszynska YT, Goulas S, Wollen N *et al*. Insulin secretory capacity and the regulation of glucagon secretion in diabetic and nondiabetic alcoholic cirrhotic patients. *J. Hepatol.* 1998; **28**: 280–91.

4 Kruszynska YT, Home PD, McIntyre N. Relationship between insulin sensitivity, insulin secretion and glucose tolerance in cirrhosis. *Hepatology* 1991; **14**: 103.

5 Mason AL, Lau JYN, Hoang N *et al*. Association of diabetes mellitus and chronic hepatitis C virus infection. *Hepatology* 1999; **29**: 328.

6 Megyesi C, Samols E, Marks V. Glucose tolerance and diabetes in chronic liver disease. *Lancet* 1967; **ii**: 1051.

7 Merli M, Leonetti F, Riggio O *et al*. Glucose intolerance and insulin resistance in cirrhosis are normalized after liver transplantation. *Hepatology* 1999; **30**: 649.

8 Perseghin G, Mazzafero V, Sereni LP *et al*. Contribution of reduced insulin sensitivity and secretion to the pathogenesis of hepatogenous diabetes: effect of liver transplantation. *Hepatology* 2000; **31**: 694.

9 Petrides AS, Stanley T, Matthews DE *et al*. Insulin resistance in cirrhosis: prolonged reduction of hyperinsulinemia normalizes insulin sensitivity. *Hepatology* 1998; **28**: 141.

10 Petrides AS, Vogt C, Schulze-Berge D *et al*. The pathogenesis of glucose intolerance and diabetes mellitus in cirrhosis. *Hepatology* 1994; **19**: 616.

11 Taylor R, Heine RJ, Collins J *et al*. Insulin action in cirrhosis. *Hepatology* 1985; **5**: 64.

## 糖原贮积病 [3,14]

组织中有过多和异常的糖原沉积称为糖原贮积病。新生儿发病率接近 1/25 000,不同型有不同的酶或结构的缺陷(图 25.11),常累及肝脏(表 25.4)。肝型通常在婴幼儿期发病,表现为低血糖,肝明显肿大,生长发育不良,脂肪沉积倾向,特别在面颊明显,以及生化检查异常。Ⅴ型(肌肉磷酸化酶型)和Ⅶ型(磷酸果糖激酶型)仅累及肌肉或者肌肉和红细胞。

肝活检有利于肝型的诊断,包括肝组织糖原定量分析、酶学和糖原结构研究(表 25.4)。单纯依靠肝组

**表 25.4 肝糖原贮积病**

| 分型 | 酶缺陷 | 受损组织 |
|---|---|---|
| 0 | 糖原合成酶 | 肝 |
| Ⅰ | 葡萄糖-6-磷酸酶 | 肝、肾、肠 |
| Ⅱ | 溶酶体 a-1.4-葡萄糖苷酶(酸性麦芽糖酶) | 全身性 |
| Ⅲ | 淀粉-1-6-葡萄糖苷酶(脱支酶) | 肝、肌肉、白细胞 |
| Ⅳ | 淀粉-1、4、1、6 葡萄糖苷变位酶(分支酶) | 全身性 |
| Ⅵ | 肝磷酸化酶 | 肝、白细胞 |
| Ⅷ | 磷酸化酶活化 | 肝 |
| Ⅸa、Ⅸb | 磷酸化酶激酶 | 肝、白细胞、红细胞 |

织学检查不能进一步确诊。各型除Ⅵ型与性别有关外,其他与遗传有关,通常是常染色体隐性遗传。各型间病情的轻重、临床表现差异大,最突出的是肝脏产生葡萄糖的量不足(图 25.12),当从肠道吸收的葡萄糖不能维持血糖的恒定时,导致低血糖。其他异常表现继发于低血糖及其代谢反应。

### Ⅰ型(Von Gierke病)

本型累及肝脏和肾脏,肌肉和心脏正常,常染色体隐性遗传,同胞可能发病,但连续几代遗传少见。

Ⅰa 型缺陷酶是肝内葡萄糖-6-磷酸酶,而 Ⅰb 型是内质网膜葡萄糖-6-磷酸酶的变位酶。两个亚型临床表现相似,但 Ⅰb 型可能影响成人。

Ⅰc 型的缺陷酶是肝微粒体磷酸/焦磷酸变位酶 $T_2$。

#### 肝脏变化

肝大、表面光滑、呈棕色,肝细胞及核仁充满糖原,但不能作为诊断依据。甲醛溶液固定标本,糖原容易洗脱,细胞清澈,植物样细胞,有大量的脂肪。Ⅰa 型呈现腺泡 3 区细胞周围纤维化,可见马洛里小体[6]。糖原往往很稳定,死亡后保存数天,严重的酮症或延长麻醉时间都不会影响糖原。可发展为肝细胞腺瘤,极少数后期发展为癌。但没有见到肝硬化[2]。

#### 临床表现

婴幼儿期临床表现为易激惹、面色苍白、皮肤发绀、拒食,因低血糖出现抽搐,常伴有呕吐、腹泻。

2 岁时突出表现是肝明显肿大,与脂质贮积病、肝硬化、先天性肝纤维化鉴别的要点是脾大小正常。

患儿身材矮小、体质肥胖,特别是面颊明显,但智力发育正常。

常伴有低血糖和空腹酮症。

血小板功能异常导致大量出血。此外，Ib 型患者葡萄糖-6-磷酸酶的转运异常，引起中性白细胞数减少、功能异常，导致继发感染。

未经治疗的成年患者主要表现为娃娃脸、肌张力低下、行动延迟。而老年患者突出表现为慢性肾功能衰竭，目前尚无有效治疗方法[13]。

成人 I 型糖原贮积病临床特点是低血糖综合征或肝肿大[3]。

肝细胞腺瘤发病率较高[7]。超声检查 18 岁以上 Ia 型患者 37 人，至少有一个腺瘤者占 75%，多个病灶者占 41%[13]。可伴有疼痛。有学者报道有腺瘤内出血，甚至转化为肝细胞恶性肿瘤的现象[2]。

### 检查

常规肝功检查通常正常，转氨酶偶尔升高。

空腹低血糖，因葡萄糖代谢障碍出现酮症酸中毒。高血脂、高胆固醇血症、脂肪肝较常见。血清尿酸升高，青春期后易患痛风。慢性乳酸性酸中毒。

诱导肝糖原酵解时血糖不能充分升高则考虑此病的诊断。口服糖负荷或胰高血糖素(餐后约 4 小时)后测定一系列血样中代谢物的存在方式（葡萄糖、乳糖、游离脂肪酸、酮体和尿酸)是诊断此病的最简单的方法[14]。实验表明 I 型患者口服胰高血糖素后，血糖不升高或轻微升高。相反，此时乳酸已明显升高，并可继续升高。

代谢试验阳性的患者需要肝活检进行酶学分析、组织学、组织化学定量分析糖原。此外，I 型亚型分类需要更特殊的酶学分析。

遗传背景与 Ia 型糖原贮积病有关，已鉴别出人肝葡萄糖-6-磷酸酶 cDNA 有 30 种变异与 Ia 型糖原贮积病有相关性[3,9]。借此协助诊断或开展产前诊断。

超声检查发现因脂肪沉积，40%的患者有明显的

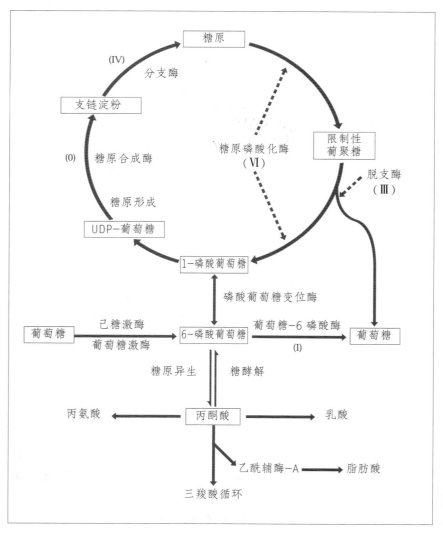

**图 25.12** 糖原代谢通路。罗马数字代表糖原贮积病缺陷[14]。

肝实质改变,可发现肿瘤,主要是腺瘤[8]。

### 治疗[14]

饮食疗法是Ⅰ型糖原贮积病患者预防和控制病情进展的重要措施,是延长生命的关键环节,常用措施包括:夜间多次口服葡萄糖预防低血糖。另一个食谱是未煮过的谷物淀粉,能缓慢释放葡萄糖。此外,每隔4小时喂牛奶[15],还可以通过胃肠道外补充高营养物质。尿酸高时可用别嘌醇。

腺瘤内出血必须做切除手术。

肝移植手术的适应证是常规治疗方法不能控制血糖者和肝腺瘤的患者。腺瘤相关的并发症(出血、恶变)的治疗是临床常见的难题。理想的移植手术应在恶变前,严格掌握手术时机是术后延长生命的关键。

### 预后

因病情轻重不同,预后差异较大。近几年由于患者治疗措施的改善,早期诊断以及有效预防低血糖,预后较好,病情倾向于减轻。许多患者完全得到了康复。青少年期死亡率也降低,青春期后病情缓解。尽管血糖控制得好,但仍有代谢异常(脂质、尿酸和乳酸升高)现象,常见的死亡原因为痛风性肾病或肝细胞癌。

### Ⅱ型(Pompe病)

为原发性溶酶体病,此病的缺陷酶是 a-1,4 葡萄糖苷酶,该酶具有降解溶酶体糖原的作用,缺陷时表现为全身性糖原贮积。

临床表现为骨骼肌无力、心脏肥大、肝大及巨舌,患者智力发育往往正常。有三种类型:婴儿型、儿童型、成人型,其中婴儿型病情最严重。此病生化最显著的特点为高脂血症、胰高血糖素、肾上腺素试验正常,不发生低血糖。

病理特点是所有脏器可见空泡细胞,与变大的溶酶体包含糖原有关。不仅在外周血和骨髓中发现含空泡的淋巴细胞,甚至尸检的肝细胞也可见特别明显的空泡。

### Ⅲ型(Cori病)(图25.13)

临床表现与Ⅰ型糖原贮积病类似,症状较轻,成年患者仅表现为肝大,预后良好。生化特点为酶中毒、高脂血症、转氨酶升高、低血糖,胰高血糖素实验血糖不升高。此外,半乳糖耐量、果糖耐量正常,因为糖原异生通路正常,肝糖酵解不增加,乳酸及尿酸正常。

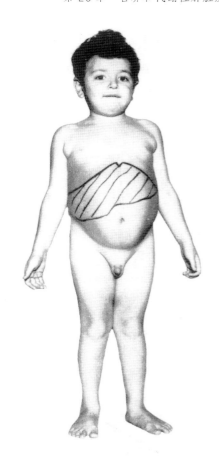

图 25.13　Ⅲ糖原贮积病(Cori 病)。这名男孩4岁时患肝大但无脾大。35 岁时痊愈。

病理特征为门静脉周围纤维化,发展为肝硬化的报道罕见[5]。通过测定白细胞混悬液沉淀中脱支酶的活性可以明确诊断,所以大部分患者不需要肝活检。

糖原脱支酶只有单一基因,在肝和肌肉其 RNA 转录方式不同。根据基因突变类型不同分为:ⅢA 型、累及肝脏、肌肉、ⅢB 型仅影响肝脏[11]。此酶有两个功能不同的催化位点,是糖原脱支所必需的两个位点。又根据失去一个或另一个催化位点分为ⅢC 和ⅢD 型,非常罕见。

谷物淀粉治疗有助于生长和恢复肝功。

单纯肝型(ⅢB)预后较好,其他亚型因肌病、心肌病预后较差。超声检查表明25%的患者肝内有腺瘤,比Ⅰ型少[7,8]。一名33岁患者随访1年,发现肝硬化合并肝细胞癌进行了肝移植手术[5]。

### Ⅳ型(Andersen病)

此病罕见。通常病情严重,全身性糖原贮积病的形成与正常组织中的糖原含量低有关[3],是因淀粉

1,4,1,6-葡萄糖苷转移酶分支酶缺陷,引起糖原结构异常。低血糖罕见。

大量的巨细胞可能与肝硬化发病机制密切相关,类似于酒精性肝病。他们之间的主要差别是前者肝细胞内贮存异常糖原,部分可用淀粉酶消化移去,糖原具有异常染色特性,碘染色不是常见的棕红色,而是紫色,此外 PAS 染色较深。有学者推测此病肝硬化的发病机制可能与对异常糖原的反应有关,并且在每一个被检器官中均发现此现象。

儿童表现为肝脾肿大、腹水、肝功能衰竭。主要是肝硬化的表现,同时伴有肝外疾病[12],可能与持续的肝外代谢异常有关。但并不是所有患者都伴有肝外表现,其原因不清楚[10]。儿童早期死亡。皮肤成纤维细胞缺陷酶的检查有助于诊断,而且可以确定杂合子。有合并肝细胞腺瘤的报道[11]。目前尚无特异治疗方法,可进行肝移植手术,并获得成功。

### Ⅵ型(Hers病)

Ⅵ型糖原贮积病的缺陷酶是磷酸化酶,仅累及肝脏。最常见的原因是磷酸化酶激酶的缺陷,不能激活磷酸化酶。激酶缺乏(曾经也称为Ⅸ型)约占糖原贮积病的 25%。是一种与 X-染色体有关的常染色体的隐性变异。

磷酸激酶缺陷和磷酸化酶缺陷的临床特点相同,症状比Ⅰ和Ⅲ型轻[3],常见于婴幼儿期和儿童早期,临床表现为生长迟缓和肝大,除非长期空腹,很难见到低血糖。

预后良好,临床经过是良性过程,患者身高恢复正常,肝肿大变小,多数成人无症状。

磷酸化酶和磷酸化酶激酶缺乏的确诊有赖于红细胞内酶活性的测定,不过进一步肝穿活组织检查可确定不同的亚型。

### 肝糖原合成酶缺乏(O型)

此病非常罕见,主要特点是空腹低血糖和高酮体血症,餐后表现为高血糖、高乳酸血症。特征性的临床表现是婴幼儿早期出现空腹低血糖及高酮体血症,肝大小正常,生长可能迟缓。也有少数患者症状很少,可能不符合诊断标准[4]。

肝组织学特点为少量糖原和脂肪变性。

治疗包括夜间食用未煮过的谷类淀粉防止低血糖、酮症。日间多次食用高蛋白、低碳水化合物食物控制高血糖及乳酸酸中毒[14]。

## 参考文献

1　Alshak NS, Cocjin J, Podesta L *et al*. Hepatocellular adenoma in glycogen storage disease type IV. *Arch. Path. Lab. Med.* 1994; **118**: 88.

2　Bianchi L. Glycogen storage disease I and hepatocellular tumours. *Eur. J. Paediatr.* 1993; **152** (Suppl. 1): S63.

3　Burchell A. Glycogen storage diseases and the liver. *Bailliere's Clin. Gastroenterol.* 1998; **12**: 337.

4　Glitzelmann R, Spycher MA, Feil G *et al*. Liver-glycogen synthase deficiency—a rarely diagnosed entity. *Eur. J. Pediatr.* 1996; **155**: 561.

5　Haagsma EB, Smit GPA, Niezen-Koning KE *et al*. Type IIIb glycogen storage disease associated with end-stage cirrhosis and hepatocellular carcinoma. *Hepatology* 1997; **25**: 537.

6　Itoh S, Ishida Y, Matsuo S. Mallory bodies in a patient with type 1a glycogen storage disease. *Gastroenterology* 1987; **92**: 520.

7　Labrune P, Trioche P, Duvaltier I *et al*. Hepatocellular adenomas in glycogen storage disease type I and III: a series of 43 patients and review of the literature. *J. Paediatr. Gastroenterol. Nutr.* 1997; **24**: 276.

8　Lee P, Mather S, Owens C *et al*. Hepatic ultrasound findings in the glycogen storage diseases. *Br. J. Radiol.* 1994; **67**: 1062.

9　Lei KJ, Chen YT, Chen H *et al*. Genetic basis of glycogen storage disease type 1a: prevalent mutations at the glucose-6-phosphatase locus. *Am. J. Hum. Genet.* 1995; **57**: 766.

10　Selby R, Starzl TE, Yunis E *et al*. Liver transplantation for type I and type IV glycogen storage disease. *Eur. J. Paediatr.* 1993; **152** (Suppl. 1): S71.

11　Shen J, Bao Y, Liu HM *et al*. Mutations in exon 3 of the glycogen debranching enzyme gene are associated with glycogen storage disease type III that is differentially expressed in liver and muscle. *J. Clin. Invest.* 1996; **98**: 352.

12　Sokal EM, Van Hoof F, Alberti D *et al*. Progressive cardiac failure following orthotopic liver transplantation for type IV glycogenosis. *Eur. J. Paediatr.* 1992; **151**: 200.

13　Talente GM, Coleman RA, Alter C *et al*. Glycogen storage disease in adults. *Ann. Intern. Med.* 1994; **120**: 218.

14　Wolfsdorf JI, Holm IA, Weinstein DA. Glycogen storage diseases. Phenotypic, genetic and biochemical characteristics, and therapy. *Endocrinol. Metabol. Clin. N. Am.* 1999; **28**: 801.

15　Wolfsdorf JI, Keller RJ, Landy H *et al*. Glucose therapy for glycogenosis type 1 in infants: comparison of intermittent uncooked cornstarch and continuous overnight glucose feedings. *J. Paediatr.* 1990; **117**: 384.

## 遗传性果糖不耐受

是一种常染色体隐性遗传的代谢疾病,位于 9 号染色体上的醛缩酶 β 基因变异所致。表现为肝脏、肾皮质、肠上皮分解 1-磷酸果糖的能力下降,1-磷酸果糖沉积于胞浆,导致果糖中毒。

病情的严重程度可能与醛缩酶 β 基因变异的类型无关,更多的与患者饮食习惯密切相关[1]。

急性综合征表现为腹痛、呕吐、低血糖;慢性综合征表现为严重代谢紊乱，包括发育不良、呕吐、肝肿大和肝脏、肾小管功能障碍，同时伴有果糖血症、果糖尿症、低磷酸盐血症。明确诊断依据静脉血果糖耐受实验和肝活检直接测定果糖醛缩酶的活性。肝组织学病理改变类似半乳糖血症。病情最终可发展为肝硬化。

年龄较大儿童应学习注意避免果糖和蔗糖食物，患者可能仅有肝肿大的异常表现。

治疗方法是进食没有果糖和蔗糖的食物。如果综合征持续存在，特别是出现生长延迟，可能需要更加严格限制果糖的食物疗法。

**参考文献**

1 Ali M, Rellos P, Cox TM. Hereditary fructose intolerance. *J. Med. Genet.* 1998; **35**: 353.

## 戊二酸尿 II 型

常见于婴儿或成人，是一种有机酸的代谢紊乱，表现为反复低血糖，伴游离脂肪酸升高。可能有肝大，病理特点是肝脂肪变性、汇管区周围纤维化及肝外胆管发育不良[1]。

**参考文献**

1 Wilson GN, De Chadarevian J-P, Kaplan P *et al.* Glutaric aciduria type II: review of the phenotype and report of an unusual glomerulopathy. *Am. J. Med. Genet.* 1989; **32**: 395.

## 半乳糖血症

缺陷酶是半乳糖-1-磷酸盐尿苷酰转移酶（GALT），存在于肝和红细胞，是半乳糖代谢特异性酶，毒性作用与组织中贮积半乳糖-1-磷酸盐有关，但中毒机制不详[3]。

为常染色体隐性遗传，在人群中的发病频率为 1/10 000~1/60 000，据报道 GALT 基因至少有 150 种变异[7]，这种遗传的异质性导致表现型的异质性。

同时发现杂合子中 GALT 明显减少。

### 临床表现

胎儿期开始发病，婴儿出生后出现拒食、脓毒症、呕吐、腹泻、营养不良，经常伴有黄疸。还表现为腹水、肝脾肿大、白内障，部分患者出生后数周死亡，存活者智力发育不良，最终出现肝硬化、门脉高压、腹水等临床表现。

### 肝脏变化

出生数周内死亡的患者病理表现为肝细胞弥漫性脂肪变性。随后数月肝脏出现假小叶和充满胆汁的胆小管，肝细胞主要以再生为主，伴小量坏死，最终形成大结节性肝硬化，也可见到许多巨细胞。

### 诊断[5]

生化改变包括半乳糖血症、半乳糖尿症、高氯性酸中毒、蛋白尿、氨基酸尿。诊断依据尿中出现葡萄糖氧化酶阴性的还原物质。而确诊依靠红细胞 GALT 水平的检测。

所有肝硬化的年轻患者和伴有该病特征性临床表现的成年患者，如白内障者应进一步检查并明确诊断。据报道有些患者发病 63 年后才诊断半乳糖血症[4]。一项半乳糖血症青少年肝硬化调查时发现，不能解释的单一病例，往往成为成年肝硬化的少见病因[2]。

### 预后及治疗

禁食牛奶和乳制品后症状好转，生存到 5 岁后除持续的白内障或肝硬化外其他症状可以完全恢复。病程较长者可见青春期延迟、语言障碍及智力差[6]。部分患者尽管严格限制饮食，但因产生内源性半乳糖，导致半乳糖代谢产物仍然持续存在[1]。此外，未经治疗可以生存到青少年和成年期的患者可能仅仅是部分酶缺陷，或通过另外的途径代谢半乳糖，但随年龄增长对半乳糖的消化能力也下降。

**参考文献**

1 Berry GT, Nissim I, Lin Z *et al.* Endogenous synthesis of galactose in normal men and patients with hereditary galactosemia. *Lancet* 1995; **346**: 1073.
2 Fisher MM, Spear S, Samols E *et al.* Erythrocytic galactose-1-phosphate uridyl transferase levels in hepatic cirrhosis. *Gut* 1964; **5**: 170.
3 Gitzelmann R. Galactose-1-phosphate in the pathogenesis of galactosemia. *Eur. J. Paediatr* 1995; **154** (Suppl. 2): S45.
4 Hsia DY-Y, Walker FA. Variability in the clinical manifestations of galactosaemia. *J. Pediatr.* 1961; **59**: 872.
5 Monk AM, Mitchell AJH, Milligan DWA *et al.* The diagnosis of classical galactosaemia. *Arch. Dis. Child.* 1977; **52**: 943.
6 Schweitzer S, Shin Y, Jakobs C *et al.* Long-term outcome in 134 patients with galactosaemia. *Eur. J. Paediatr.* 1993; **152**: 36.
7 Tyfield L, Reichardt J, Fridovich-Keil J *et al.* Classical galactosemia and mutations at the galactose-1-phosphate uridyl transferase (GALT) gene. *Hum. Mutat.* 1999; **13**: 417.

## 黏多糖病[2]

这是一组溶酶体病，其中每一个疾病缺乏一个特异性溶酶体酶，导致硫酸内皮素、硫酸肝素、硫酸软骨素、硫酸角子素的降解缺陷。临床特点为肝脾肿大。

肝细胞、库普弗细胞肿胀,空泡的形成与贮存不完全降解的黏多糖有关。

此外,在肝小叶(1区)可见纤维化,其机制不完全清楚,可能与黏多糖肝毒性代谢产物的异常沉积有关。

赫尔勒综合征(脂肪软骨营养不良)是常染色体隐性遗传病,其病因是肝细胞、培养的皮肤成纤维细胞和白细胞内缺乏溶酶体降解酶,α–左旋–艾杜糖醛酸苷酶。主要表现为面部粗糙、侏儒症、关节运动受限、耳聋、腹部疝气、肝脾肿大、心脏病及智力发育延迟。

肝大,质地硬。显微镜下肝细胞肿胀,胶体铁染色发现葡萄糖胺聚糖贮积在肝细胞和库普弗细胞中。电镜下肝细胞和库普弗细胞内含有特征性膜结合包涵体。此外,大多数患者骨髓移植后这种溶酶体贮存物质消失[1]。

根据尿或白细胞中黏多糖含量增加作出诊断,皮肤活体组织培养呈现成纤维细胞中包含的黏多糖有助于诊断。

### 参考文献

1 Resnick JM, Krivit W, Snover DC et al. Pathology of the liver in mucopolysaccharidosis: light and electron microscopic assessment before and after bone marrow transplantation. Bone Marrow Transplant. 1992; **10**: 273.
2 Wraith JE. The mucopolysaccharidoses: a clinical review and guide to management. Arch. Dis. Child. 1995; **72**: 263.

## 家族性高胆固醇血症

为常染色体显性遗传,缺陷基因是细胞膜上的编码低密度脂蛋白(LDL)受体的基因[2],此受体的60%存在于肝脏。患者出生后表现为血浆总胆固醇和LDL升高,皮肤出现黄瘤,大多数纯合子患者在30岁以前死于冠状动脉粥样硬化性心脏病。

通过限制食物中饱和脂肪酸和给予胆汁酸的多价螯合剂如考来烯胺,可有效控制高胆固醇血症。大剂量胆固醇合成抑制药降低血清胆固醇,如大剂量阿伐他汀可以使总胆固醇降低40%[5]。有报道一个患有冠状动脉粥样硬化性心脏病的儿童,成功地同时进行了心脏移植和提供低密度脂蛋白受体的肝移植手术[1]。跟踪观察发现低密度脂蛋白和血清胆固醇明显下降[4]。

有些学者利用基因重组技术,反转录病毒载体携带低密度脂蛋白受体基因与自体肝细胞基因重组,追踪观察18个月病情明显得到控制[3]。

### 参考文献

1 Bilheimer DW, Goldstein JL, Grundy SM et al. Liver transplantation to provide low-density-lipoprotein receptors and lower plasma cholesterol in a child with homozygous familial hypercholesterolemia. N. Engl. J. Med. 1984; **311**: 1658.
2 Brown MS, Goldstein JL. Lipoprotein receptors in the liver: control signals for plasma cholesterol traffic. J. Clin. Invest. 1983; **72**: 743.
3 Grossman M, Raper SE, Kozarsky K et al. Successful ex vivo gene therapy directed to liver in a patient with familial hypercholesterolaemia. Nature Genet. 1994; **6**: 335.
4 Valdivielso P, Escolar JL, Cuervas-Mons V et al. Lipids and lipoprotein changes after heart and liver transplantation in a patient with homozygous familial hypercholesterolemia. Ann. Intern. Med. 1988; **108**: 204.
5 Wierzbicki AS, Lumb PJ, Semra YK et al. High-dose atorvastatin therapy in severe heterozygous familial hypercholesterolaemia. Q. J. Med. 1998; **91**: 291.

## 淀粉样变性[6,8]

淀粉样变性不是单一的疾病,而是具有相同临床特征的一组疾病,共同特征是蛋白以异常纤维的形式在细胞外储存。染色时发现蜡样浸润器官呈淀粉样,所以称为淀粉样变性(拉丁语:amylum)。此病可以是遗传或后天获得;全身性的或局部病变;偶尔发现的或是导致死亡的原因。此外,淀粉样纤维蛋白贮积在肾脏、心脏或其他器官导致器官功能紊乱,出现相应的临床表现。

根据所累及的蛋白不同淀粉样变性病的分类(如表25.5)所示。目前许多肝病学者对AL(单克隆免疫球蛋白轻链)和AA(血清淀粉样蛋白A)所致的淀粉样变性的临床特点和ATTR(转甲状腺素蛋白)所致淀粉样变性的肝移植治疗产生了浓厚的兴趣。与淀粉样变性相关的其他蛋白还包括载脂蛋白A1(AApoA1)和溶菌酶(ALy)。此外淀粉样蛋白相关疾病谱还有阿尔茨海默病(Aβ)、2型糖尿病(A1APP)以及血液透析相关疾病(Aβ2M)。

该组疾病相同的生化特点是致病的蛋白质以2种稳定结构存在:正常可溶性蛋白和异常纤维蛋白。异常纤维通过自动聚集形成,其原因是可溶性蛋白产生过多。但为什么有些患者异常纤维聚集后发生淀粉样变性,而另一些不发生,其原因不清楚。淀粉样纤维变性都具有共同的超微核心结构(β片层内的β–链)和多种生化特性。此外,淀粉样贮积物都含有正常的

表 25.5　淀粉样变性分类

| 分型* | 原纤维 | 综合征 |
|---|---|---|
| AA | 血清淀粉样蛋白 A | 反应性(继发性)淀粉样变性 |
|  |  | 获得性：类风湿性关节炎；遗传性：FMF |
| AL | 单克隆免疫球蛋白轻链 | 原发性淀粉样变性 |
|  |  | 伴骨髓瘤，无伴随症状 |
| ATTR | 转甲状腺素蛋白(TTR) | 多发性家族性淀粉样神经病 |

FMF：家族性地中海热。

* 其他型：Aβ₂M（肾功能衰竭透析），Aβ₂（阿尔茨海默病），A1APP(糖尿病/胰岛素瘤)。

血浆蛋白血清淀粉样物质 P(SAP)成分，所以目前各中心能进行放射性标记 SAP 扫描，测定淀粉样蛋白的分布、含量以及治疗过程中的变化。

从现有的资料分析，AL 是较常见的类型。AA 的家族性和局部性淀粉样变性的分布在各中心有所不同。一项在英国的研究表明，484 例全身性淀粉样变性患者中，AL 占 37%，AA 占 28%，与遗传相关者占 20%，与透析相关者占 14%，其他 57 例为局部性淀粉样变性综合征患者[14]。美国的一项研究表明，全身性淀粉样变性 1070 例，其中 AL 占 86%[12]。

**临床特点**

AL 型淀粉样变性(从前的原发性淀粉样变性)的发病原因是全部或部分单克隆免疫球蛋白轻链纤维沉积，其中 λ 轻链比 κ 轻链更常见，通常可在血清和尿中检测到。大多数患者伴有轻度单克隆 γ-球蛋白病。仅仅有 10%~20% 的病例诊断多发性骨髓瘤。大约 15% 的 AL 型淀粉样变性患者未能证明有 γ-球蛋白病。最常见临床表现是肾病综合征、心肌病、腕管综合征和感觉运动神经病。肝大者占 25%[12]，部分患者小肠受累，包括肠道运动功能紊乱和吸收不良。巨舌或眶周紫癜高度提示 AL 型淀粉样变性病。

AA 型淀粉样变性(以前的继发性淀粉样蛋白)的发病原因是体循环中的急性期反应淀粉样蛋白 A(SAA)水解切割而产生 AA 蛋白纤维。SAA 是一种在肝细胞中合成的载脂蛋白，细胞因子在转录水平调节其合成。血清中 SAA 含量升高是发生 AA 型淀粉样变性的前提，但并不是每一位 SAA 升高的患者都发生 AA 型淀粉样变性。

最常见的基础炎症性疾病是青少年和成人类风湿性关节炎。此外，亦可见于慢性脓毒症、结核病、克罗恩病和恶性肿瘤。通常表现为蛋白尿、肾病综合征或肾功能衰竭，后者是半数以上患者死亡的主要原因。早期累及脾脏，出现脾肿大。约 25% 的患者累及肝脏，是病情进展的标志。

FMF(家族性地中海热)是常染色体隐性遗传病，有急性发热特点，伴有自发性腹膜炎、胸膜炎或滑膜炎等疾病。FMF 常见于非北欧犹太人、亚美尼亚人、土耳其人和中东地区阿拉伯人。FMF 相关基因 MEFV 已被克隆，编码的蛋白称做 Pyrin 或 marenostrin，是中性蛋白，可能与下调炎症反应有关[1]。基因变异已经明确[10]，但诊断还须依靠临床表现，而不是基因型。此外，家族调查已发现几例 FMF 是常染色体显性遗传病[3]。FMF 最重要的并发症是 AA 型淀粉样变性，主要累及肾脏，部分患者由肾功不全进展到晚期肾脏疾病。此外，肝脏、脾脏、胃肠道也可受累。

FAP(多发性家族性淀粉样变性神经病)是由不同的转甲状腺素蛋白沉积引起的疾病。正常的转甲状腺素蛋白(TTR)主要由肝脏产生，其功能是参与甲状腺激素和维生素 A 的运输。目前已发现 60 个以上的转甲状腺素蛋白的基因变异。FAP 的特点是进行性的外周和自主神经病，淀粉样蛋白亦可影响脾脏、心脏、眼睛、甲状腺、肾上腺。其他形式的遗传性全身性淀粉样变性非常罕见。

**肝脏病变**

SAP 闪烁显像法发现 AL 型中肝脏呈淀粉样变性病者占 54%，AA 型占 18%[14]，但是 53 例 FAP 患者仅 1 例检出肝淀粉样蛋白。SAP 闪烁显像的肝脏变化与肝实质或间质的淀粉样蛋白沉积的组织学改变有关，而与弥漫性血管内沉积无关[14]。

淀粉样变性病患者肝大常常提示肝脏受累[7]。但偶尔也可见到肝脏受累而不肿大。有时可见淀粉样蛋白浸润引起的脾肿大。AA 和 AL 患者不管是否有肝脏受累其碱性磷酸酶都可能升高[14]。

4%~5% 的肝脏淀粉样变性患者经皮肝活检时发生出血并发症[8,14]，可以通过其他途径得以确诊，所以尽量避免穿刺。

系统性淀粉样变性患者肝活检显示各种形式的淀粉样蛋白血管间质内沉积，形式与诊断无关。淀粉样蛋白呈均质、无固定形状的嗜酸性物质，可通过碱性乙醇刚果红或甲紫染色显色(图 25.14)。偏振显微镜下可见刚果红染色后淀粉样蛋白呈苹果绿双折射纤维。此外，荧光显微镜也可检查淀粉样蛋白。

淀粉样蛋白沉积在肝细胞柱和迪塞腔隙的窦壁之间。肝细胞本身并不受累，但有不同程度地受压，主

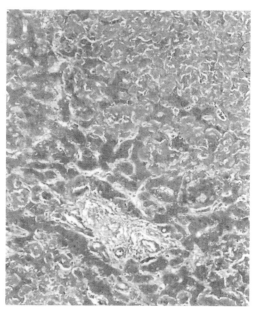

**图 25.14** 肝细胞和窦间隙之间淀粉样蛋白,无固定形状,呈暗黑色(甲紫染色,×40)。(见彩图)

要是中间区和汇管区浸润最严重。

偶尔 AL 型患者仅在肝小动脉壁上和小叶间动脉周围发现淀粉样蛋白,团状散在分布。

电镜下淀粉样蛋白纤维长 10nm,没有分支。

肝细胞衰竭罕见,窦型伴有门脉高压,预后较差[2]。

严重的肝内胆汁淤积是 AL 型罕见的并发症[15],推测可能与大量淀粉样蛋白沉积影响胆汁进入胆管和小胆管有关,预后差。肝脏轻链沉积病亦可与 AL 型淀粉样变性有关,也可引起严重胆汁淤积[5]。

有学者报告了很罕见的遗传性溶酶体相关的淀粉样变性引起自发性肝脏大出血[11]。

**诊断方法**

对临床疑似淀粉样变性的患者选择最佳部位进行活检,对获得的组织进行适当地染色,可以寻找病因。有慢性感染史(AA)或家族史(FAP)者可建议活检。为了确定 AL 淀粉样变性病的病因,需要进行血清、尿免疫电泳检测单克隆蛋白及骨髓活检进行浆细胞免疫组织化学染色鉴别 κ 链和 λ 链。血清标本电位聚焦显示变异型和野生型转甲状腺素蛋白带,并且基因组 DNA 分析显示 FAP 患者转甲状腺素蛋白(TTR)基因变异。

活检确定受累及的组织,如肾脏、心脏等。但其他器官需要用更安全的方法进一步检查。

腹部皮下脂肪垫、直肠黏膜和口腔唾液腺的活检

是安全的方法,阳性检出率可达 75%~80%[8,12]。肝穿危险性较高,据统计 4%~5% 的患者出血,所以需要更加安全的方法。

123I-SAP 闪烁成像是特异和敏感的方法,可以动态观察治疗过程中和随访中淀粉样变性的变化[14],但因需要特殊的仪器尚没有推广使用。

**预后**

因淀粉样变性的种类、器官累及的程度及对治疗的应答不同,预后差异较大。

AL 型淀粉样变性患者平均生存时间为 1~2 年[12],大剂量强化化疗方案与低剂量口服相比,前者生存时间可能延长[4]。伴肝脏淀粉样变性并不影响生存[7,14]。一般有临床症状的心脏病患者生存时间缩短,平均为 6 个月。

AA 型淀粉样变性患者受慢性基础疾病的影响,研究表明肝受累及者比不受累及者五年生存率低(43% 比 72%)(图 25.15)[14]。血清淀粉样蛋白 A 低于 10mg/L 者,生存率明显高[9]。

FAP 患者可生存 15 年。转甲状腺素蛋白变异与发病早、神经系统及心脏病进展快及生存期短有关[6]。肝移植后五年生存率为 75%[17]。

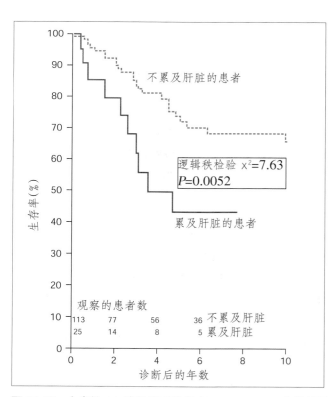

**图 25.15** 全身性 AA 淀粉样变性患者 Kaplan-Meier 生存率评估。用 123I-血清淀粉样蛋白 P 含量确定有无肝脏累及[14]。

## 治疗

AA 型治疗的关键是控制基础病,例如:结核病治愈后发现淀粉样变性也可能可治愈。同样,类风湿性关节炎临床症状得到控制后, 淀粉样变性也相应减轻。目前尚无特异性治疗方法治疗淀粉样变性。

AL 型治疗比较困难,左旋美法仑和泼尼松联合治疗仅 30%的患者有应答, 平均生存时间为 18 个月[13]。左旋美法仑和外周血干细胞联合治疗疗效较好(60%),但患者可能出现耐受。

肝移植是治疗家族性淀粉样变性(FAP)的非常有效的方法,5 年生存率为 75%[17]。肝移植术后血浆变异的转甲状腺素蛋白消失,部分症状消失,自主神经系统病变比末梢神经系统病变恢复较好。由于 FAP 患者切除的肝脏除了产生少量的淀粉样蛋白外其他的功能正常,所以可以把这样的肝脏移植到选择性的受体,在淀粉样变性进展及临床出现多发神经病变时再移出这样的肝脏[16]。这种方法被称为多米诺肝移植。随访移植了 FAP 肝脏受体后无并发症的患者 18 个月,用于研究供体和受体变异的转甲状腺素蛋白。

### 参考文献

1 Ben-Chetrit E, Levy M. Familial mediterranean fever. *Lancet* 1998; **351**: 659.

2 Bion E, Brenard R, Pariente EA et al. Sinusoidal portal hypertension in hepatic amyloidosis. *Gut* 1991; **32**: 227.

3 Booth DR, Gillmore JD, Lachmann HJ et al. The genetic basis of autosomal dominant familial Mediterranean fever. *Q. J. Med*. 2000; **93**: 217.

4 Comenzo RL, Vosburgh E, Falk RH et al. Dose-intensive melphalan with blood stem-cell support for the treatment of AL (amyloid light-chain) amyloidosis: survival and responses in 25 patients. *Blood* 1998; **91**: 3662.

5 Faa G, Van Eyken P, De Vos R et al. Light chain deposition disease of the liver associated with AL-type amyloidosis and severe cholestasis. *J. Hepatol*. 1991; **12**: 75.

6 Falk RH, Comenzo RL, Skinner M. The systemic amyloidoses. *N. Engl. J. Med*. 1997; **337**: 898.

7 Gertz MA, Kyle RA. Hepatic amyloidosis: clinical appraisal in 77 patients. *Hepatology* 1997; **25**: 118.

8 Gillmore JD, Lovat LB, Hawkins PN. Amyloidosis and the liver. *J. Hepatol*. 1999; **30**: 17.

9 Gillmore JD, Lovat LB, Persey MR et al. Amyloid load and clinical outcome in AA amyloidosis in relation to circulating concentration of serum amyloid A protein. *Lancet* 2001; **358**: 24.

10 Grateau G, Pêcheux C, Cazeneuve C et al. Clinical vs. genetic diagnosis of familial Mediterranean fever. *Q. J. Med*. 2000; **93**: 223.

11 Harrison RF, Hawkins PN, Roche WR et al. 'Fragile' liver and massive hepatic haemorrhage due to hereditary amyloidosis. *Gut* 1996; **38**: 151.

12 Kyle RA, Gertz MA. Primary systemic amyloidosis: clinical and laboratory features in 474 cases. *Semin. Haematol*. 1995; **32**: 45.

13 Kyle RA, Gertz MA, Greipp PR et al. A trial of three regimens for primary amyloidosis: colchicine alone, melphalan and prednisone, and melphalan, prednisone, and colchicine. *N. Engl. J. Med*. 1997; **336**: 1202.

14 Lovat LB, Persey MR, Madhoo S et al. The liver in systemic amyloidosis: insights from [123]I serum amyloid P component scintigraphy in 484 patients. *Gut* 1998; **42**: 727.

15 Peters RA, Koukoulis G, Gimson A et al. Primary amyloidosis and severe intrahepatic cholestatic jaundice. *Gut* 1994; **35**: 1322.

16 Schmidt HH-J, Nashan B, Pröpsting MJ et al. Familial amyloidotic polyneuropathy: domino liver transplantation. *J. Hepatol*. 1999; **30**: 293.

17 Suhr OB, Herlenius G, Friman S et al. Liver transplantation for hereditary transthyretin amyloidosis. *Liver Transplant*. 2000; **6**: 263.

## α$_1$抗胰蛋白酶缺乏症[2,9]

肝脏粗面内质网合成 α$_1$ 抗胰蛋白酶, 占血清 α$_1$ 球蛋白的 80%~90%。α$_1$ 抗胰蛋白酶具有抑制胰蛋白酶和其他蛋白酶的作用,因此此酶缺乏引起相对应酶的功能亢进,特别是中性弹性蛋白酶。肺是主要受损器官,表现为肺泡受损,导致肺气肿。

α$_1$ 抗胰蛋白酶基因位于 14 号染色体上, 大约 75 个不同的等位基因,可在酸性 pH 值条件下用等电势凝集实验或琼脂糖凝胶电泳, 或者用 PCR 方法进行分析。M 是常见的正常等位基因,Z 和 S 是最常见的异常等位基因,是易患病基因。每一个基因来自父母双方,结合后表达正常、中等、低、零含量的血清 α$_1$-抗胰蛋白酶。蛋白酶抑制(Pi)MM 的血清 α$_1$ 抗胰蛋白酶含量为 20~53μmmol/L,为正常状态。PiZZ α$_1$ 抗胰蛋白酶含量 2.5~7μmmol/L,PiNull−Null 血清 α$_1$ 抗胰蛋白酶含量为零, 二者都是肺气肿高危状态;PiSS、PiMZ 血清 α$_1$ 抗胰蛋白酶为正常水平的 50%~60%,没有肺病的危险;PiSZ α$_1$ 抗胰蛋白酶含量 8~19μmmol/L,有轻度肺病危险。

基因变异通过一系列的机制引起循环血中 α$_1$ 抗胰蛋白酶缺乏。然而,仅仅只有当变异导致 α$_1$ 抗胰蛋白酶贮积在肝细胞内时,才引起肝脏疾病。典型基因型是 PiZZ 以及 Mmalton 和 Mduarte 变异。

### 肝病发病机制[9,14]

与肝病密切相关的基因表型只有 PiZZ。发病机制与到达肝脏的循环 α$_1$ 抗胰蛋白酶含量低无关,因为其他循环 α$_1$ 抗胰蛋白酶低循环水平的表型也不引起肝病。分子结构研究显示 ZZ 变异有蛋白单体的聚合现象。正常时反应环悬挂在蛋白 A−片层的 β−螺旋之间(图 25.16),是弹性蛋白酶和其他酶相互作用的部位。ZZ 蛋白变异后反应环在 A-片层外,没有进入 β-螺旋之间,只能插入邻近 ZZ 单位 A-片层内部[8],形成聚合体,阻止大多数蛋白的分泌。

酶蓄积被认为是肝损伤的原因,但机制还不完全清楚。ZZ 蛋白可自发聚合或机体出现轻度功能紊乱之后发生聚集,如温度升高等。变异并不是 $\alpha_1$ 抗胰蛋白酶贮积的唯一原因,细胞内质网降解 $\alpha_1$ 抗胰蛋白酶减少也是很重要的原因[14]。因此,临床表现的多样性不仅取决于 PiZZ 异常蛋白产物,而且亦与其他不完全清楚的细胞机制有关。

### 临床表现

疾病谱很广泛,明显的肝病或肺病的发病率远远低于从基因频率预计的数量。肝病疾病谱包括:肝功能衰竭,这时患者儿童时期就需要进行肝移植手术;以及到 18 岁还没有任何肝病表现,大部分患者属此型[13]。其原因可能受环境和其他尚不清楚的基因的影响。

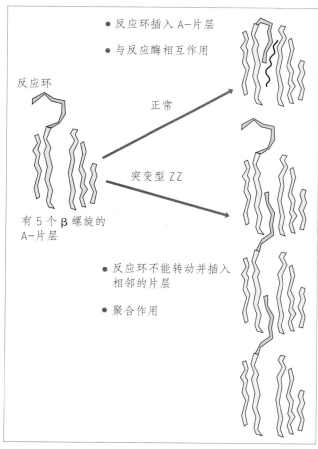

**图 25.16　ZZ $\alpha_1$ 抗胰蛋白酶聚合机制。**

图中文字:
- 反应环插入 A-片层
- 与反应酶相互作用
- 反应环
- 正常
- 有 5 个 β 螺旋的 A-片层
- 突变型 ZZ
- 反应环不能转动并插入相邻的片层
- 聚合作用

肺气肿是 $\alpha_1$ 抗胰蛋白酶缺陷最常见表现,但几十年后症状才明显[1,13]。研究发现 $\alpha_1$ 抗胰蛋白酶低于正常值者发病的危险性较高。此外,吸烟是肺气肿诱因,增加了发病的危险,并明显缩短寿命。通常 30 岁后才出现与肺气肿有关的临床表现。肺病发病率和病情轻重存在较大差异,有的吸烟者没有任何临床症状,有的患者 70 岁或 80 岁时才发病。总之,$\alpha_1$ 抗胰蛋白酶缺乏患者寿命比正常人群缩短 10~15 年[1]。

大多数 PiZZ 患者在某一阶段发生肝病。75% 的婴儿在 1 岁时出现血清丙氨酸氨基转氨酶升高[13],部分患者出生后几个月出现严重的肝内胆汁淤积性黄疸,导致死亡或需要进行肝移植手术。

文献报告 97 例发病儿童,85% 出生后 0~3 周患新生儿肝炎[4],其余 15% 的新生儿肝炎的儿童出生后 11 个月至 11 岁患慢性肝病。与需要肝移植有关的因素包括长期黄疸、AST 明显升高、严重的胆管增生、桥样纤维化以及肝硬化。大部分患者需要肝移植,其适应证为肝脏合成功能衰竭(低白蛋白、凝血功能障碍、黄疸)。表现为新生儿肝炎的患者从出现临床症状到肝移植平均 2.5 年,表现为慢性肝病者平均 4.5 年。

大多数 PiZZ 患者没有临床症状或有症状但可以康复。一项调查表明,127 例基因型为 PiZZ 的瑞典儿童,仅仅 22 例在婴儿期出现肝病症状(胆汁淤积、肝脾肿大)。其中 2 例早年死于肝硬化;2 例死于其他原因的患者肝组织学检查后发现肝脏纤维化或肝硬化,这与 3% 的 $\alpha_1$ 抗胰蛋白酶缺乏儿童需要肝移植一致。追踪观察到 18 岁时发现其余患者临床情况良好,仅 2 例出现肝功异常[13]。

据报道年龄为 50 岁的 PiZZ 基因型者伴有肝病者占 15%,其中男性发病率较高。肝功变化轻微[12],可出现门脉高压和腹水,部分肝硬化患者,特别是男性,发生肝细胞癌[3]。

同时发生肺和肝病变的 $\alpha_1$ 抗胰蛋白酶缺乏患者非常罕见[5]。

研究发现杂合子(MZ)隐源性肝硬化和慢性肝炎的患病率较高[6],其意义不清楚。基因为杂合子的 $\alpha_1$ 抗胰蛋白酶缺陷肝硬化患者可发生肝细胞癌,但丙型肝炎和酗酒与致病基因携带状态比关系更大[11]。

$\alpha_1$ 抗糜蛋白酶是另一种蛋白酶抑制剂,此酶的缺乏亦可能引起肝病[7]。

## 肝脏组织学

新生儿急性肝炎病理特点是出现巨细胞。12 周后,PAS 染色发现在门脉周围肝细胞内可见光亮的耐淀粉酶小球(图 25.17)。用特异 $\alpha_1$ 抗胰蛋白酶免疫过氧化酶法染色小球呈阳性。肝含铜量增加。

电镜显示:扩张的粗面内质网内可见 $\alpha_1$ 抗胰蛋白酶团块。

### 诊断

新生儿黄疸者,不考虑年龄的任何肝硬化的患者,特别婴儿期有肝病史者或伴肺部感染者及 50 岁以上隐源性肝硬化者应高度怀疑此病的诊断[15]。

确诊有赖于血清 $\alpha_1$ 抗胰蛋白酶的测定,以及通过等电位聚焦法确定基因型。

有 75% 后来发病的儿童可能经历同样的临床经过。

通过合成的寡核甘酸探针检查羊水或培养的羊膜细胞 DNA,可作出产前诊断。

### 治疗

来源于血浆或人工合成的 $\alpha_1$ 抗胰蛋白酶替代治疗被用于治疗肺病[1]。

$\alpha_1$ 抗胰蛋白酶缺乏引起的肝病是第二大慢性肝病,需要进行肝移植手术,移植后 3 年生存率为 83%~100%[10],受者的表型会迅速转变成供者的表型[16]。

人们对肝细胞损伤的分子机制的了解使新治疗方法的开发、利用成为可能,如:特异性肽充填 A 片层的裂口,防止 ZZ 聚集。当然目前仅仅是推测,需要进一步探索。

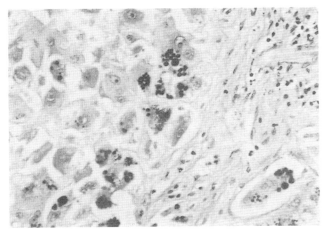

**图 25.17** $\alpha_1$ 抗胰蛋白酶缺乏。肝活检标本淀粉酶消化后过碘酸–希夫染色 (PAS),汇管区周围的肝细胞呈现鲜红色沉积。(PAS,×100)(见彩图)

## 参考文献

1 Crystal RG. $\alpha_1$-Antitrypsin deficiency, emphysema and liver disease: genetic basis and strategies for therapy. *J. Clin. Invest.* 1990; **85**: 1343.
2 Eriksson S. Alpha$_1$-antitrypsin deficiency. *J. Hepatol.* 1999; **30**: 34.
3 Eriksson S, Carlson J, Velez R. Risk of cirrhosis and primary liver cancer in alpha 1-antitrypsin deficiency. *N. Engl. J. Med.* 1986; **314**: 736.
4 Francavilla R, Castellaneta SP, Hadzic N *et al.* Prognosis of alpha-1-antitrypsin deficiency-related liver disease in the era of paediatric liver transplantation. *J. Hepatol.* 2000; **32**: 986.
5 Glasgow JFT, Lynch MJ, Hercz A *et al.* Alpha$_1$ antitrypsin deficiency in association with both cirrhosis and chronic obstructive lung disease in two sibs. *Am. J. Med.* 1973; **54**: 181.
6 Graziadi IW, Joseph JJ, Wiesner RH *et al.* Increased risk of chronic liver failure in adults with heterozygous $\alpha_1$-antitrypsin deficiency. *Hepatology* 1998; **28**: 1058.
7 Lindmark B, Eriksson S. Partial deficiency of $\alpha$-1-antichymotrypsin is associated with chronic cryptogenic liver disease. *Scand. J. Gastroenterol.* 1991; **26**: 508.
8 Lomas DA. Loop-sheet polymerization: the structural basis of Z $\alpha_1$-antitrypsin accumulation in the liver. *Clin. Sci.* 1994; **86**: 489.
9 Perlmutter DH. Alpha-1-antitrypsin deficiency. *Semin. Liver Dis.* 1998; **18**: 217.
10 Prachalias AA, Kalife M, Francavilla R *et al.* Liver transplantation for alpha-1-antitrypsin deficiency in children. *Transpl. Int.* 2000; **13**: 207.
11 Propst T, Propst A, Dietze O *et al.* Prevalence of hepatocellular carcinoma in $\alpha_1$-antitrypsin deficiency. *J. Hepatol.* 1994; **21**: 1006.
12 Schönfeld JV, Breuer N, Zotz R *et al.* Liver function in patients with pulmonary emphysema due to severe alpha-1-antitrypsin deficiency (PiZZ). *Digestion* 1996; **57**: 165.
13 Sveger T, Eriksson S. The liver in adolescents with $\alpha_1$-antitrypsin deficiency. *Hepatology* 1995; **22**: 514.
14 Teckman JH, Qu D, Perlmutter DH. Molecular pathogenesis of liver disease in $\alpha_1$-antitrypsin deficiency. *Hepatology* 1996; **24**: 1504.
15 Thatcher BS, Winkelman EI, Tuthill RJ. Alpha-1-antitrypsin deficiency presenting as cryptogenic cirrhosis in adults over 50. *J. Clin. Gastroenterol.* 1985; **7**: 405.
16 Van Furth R, Kramps JA, van der Putten AB *et al.* Change in alpha-1-antitrypsin phenotype after orthotopic liver transplant. *Clin. Exp. Immunol.* 1986; **66**: 669.

## 遗传性高酪氨酸血症[5]

为常染色体隐性遗传病,与延胡索酸乙酰乙酸水解酶缺乏有关,此酶催化酪氨酸降解的最后一步。异常代谢的酪氨酸发生积聚,导致肝脏、肾脏的毒性反应。主要临床表现是进行性肝病和肾小管异常。

急性型常见于婴儿早期,一般出生后一年内因肝衰竭死亡。慢性型表现为生长发育迟缓、肝硬化、严重的低碱性磷酸酶佝偻病、肾小管缺陷、酪氨酸代谢紊乱伴高氨基酸血症。40%以上的患者并发肝细胞癌。有严重急性末梢神经病的报道[4]。

通过血浆和尿中酪氨酸、苯丙氨酸、蛋氨酸及尿中琥珀酰丙酮含量升高可作出诊断。预后与临床症状持续时间有关[5]。出生后 2 个月内、2~6 个月、大于 6 个月发病的患者生存率分别为 38%、74% 和 96%。

慢性型患者饮食要避免芳香族氨基酸和蛋氨酸，但饮食并不能预防肝病和原发性肝癌的发生，不进行肝移植的患者多在发病 10 年以内死亡。代谢物缺乏前给予一种酶抑制剂，可能有利于控制病情[2]，但预后有待于进一步研究。

CT 扫描显示从肝硬化、大结节性肝硬化最后到原发性肝癌的进展经过。

急性、慢性高酪氨酸血症患者进行肝移植手术后，预后较好，可最终纠正代谢紊乱[3]。此外，由于肾脏代谢持续异常，可能主要表现为轻度代谢紊乱，对病情影响不大。由于早期发现和预防并发症困难，特别是肝细胞癌，所以提倡早期肝移植手术[1]。

**参考文献**

1 Freese DK, Tuchman M, Schwarzenberg SJ *et al.* Early liver transplantation is indicated for tyrosinemia type I. *J. Paediatr. Gastroenterol. Nutr.* 1991; **13**: 10.
2 Lindstedt S, Holme E, Lock EA *et al.* Treatment of hereditary tyrosinemia type I by inhibition of 4-hydroxyphenylpyruvate dioxygenase. *Lancet* 1992; **340**: 813.
3 Mieles LA, Esquivel CO, Van Thiel DH *et al.* Liver transplantation for tyrosinemia: a review of 10 cases from the University of Pittsburgh. *Dig. Dis. Sci.* 1990; **35**: 153.
4 Mitchell G, Larochelle J, Lambert M *et al.* Neurologic crises in hereditary tyrosinemia. *N. Engl. J. Med.* 1990; **322**: 432.
5 van Spronsen FJ, Thomasse Y, Smit GPA *et al.* Hereditary tyrosinemia type I: a new clinical classification with difference in prognosis on dietary treatment. *Hepatology* 1994; **20**: 1187.

## 囊性纤维化[4]

为常染色体隐性遗传病，发病率近 1/2000，携带者约占 5%。基因位于第 7 号染色体上，目前已被克隆，其产物是一种跨膜蛋白调节离子通道。大多数囊性纤维化患者有三个碱基发生变异，结果是蛋白中移除了苯丙氨酸 508，使分泌液中含异常的钠、氯、钙，黏度也增加。肺和胰腺是主要的靶器官。

患者出生后表现为黄疸伴胎粪肠梗阻，近 20% 的患者发生肝病，包括脂肪变、局部胆管纤维化、汇管区纤维化伴多小叶胆汁性肝硬化。随访儿童期肝病患者发现很少有进展[2,10]，50% 的肝硬化患者 20 年后发生静脉曲张出血[6]。

肝病的发病机制认为其与浓缩的胆汁栓塞肝内胆管有关。囊性纤维跨膜调节因子(CFTR)存在于胆管细胞，病理情况下基因突变，引起 CFTR 缺乏或异常表达[9]。

缺乏正常的 CFTR 表达导致胆汁的浓度异常，保护黏膜的作用丧失。另一方面，胆汁酸含量的增加可能引起一定肝毒性作用。有些患者易患肝病，与组织相容性抗原有关，HLA-DQ6 出现频率较高[8]。

伴有肝病的胆管炎患者，细胞内胆管显示硬化性胆管炎；不伴有肝病者，磁共振胆管造影发现 50% 也有类似变化[7]。此外，尽管肝功和超声检查正常，DISIDA 胆管闪烁成像显示局部有同位素潴留，说明局部有阻塞[12]。

80%~90% 的囊性纤维化患者伴有肺及胰腺疾病。预后与肝病无关，呼吸系统功能决定预后，大部分患者随着呼吸系统症状的改善，寿命也延长。肝病一般病情轻微。5% 的患者伴有包括胆结石在内的胆囊疾病。行胆囊切除术是较为安全的方法。熊去氧胆酸能改善生化指标，但缺乏长期观察资料[1]。伴有肝病的患者提倡早期熊去氧胆酸治疗[4]。通过闪烁照相法观察小肠显影推迟，预后可能较好[3]。

静脉栓塞法治疗儿童患者静脉曲张出血往往无效。选择性门体静脉分流术成功治疗不伴有严重肺病和肝病的患者[6]。

肺功能较好的晚期肝病患者[11]以及合并有晚期肺病的晚期肝病患者行肝脏或肝肺联合移植手术，70% 获得成功[5]。

**参考文献**

1 Cheng K, Ashby D, Smyth R. Ursodeoxycholic acid for cystic fibrosis-related liver disease (Cochrane Review). In: *The Cochrane Library*, Issue 3. Oxford: Update Software, 2000.
2 Colombo C, Battezzati PM, Strazzabosco M *et al.* Liver and biliary problems in cystic fibrosis. *Semin. Liver Dis.* 1998; **18**: 227
3 Colombo C, Crosignani A, Battezzati PM *et al.* Delayed intestinal visualization at hepatobiliary scintigraphy is associated with response to long-term treatment with ursodeoxycholic acid in patients with cystic fibrosis-associated liver disease. *J. Hepatol.* 1999; **31**: 672.
4 Colombo C, Crosignani A, Battezzati PM. Liver involvement in cystic fibrosis. *J. Hepatol.* 1999; **31**: 946.
5 Couctil JPA, Houssin DP, Soubrane O *et al.* Combined lung

and liver transplantation in patients with cystic fibrosis. *J. Thorac. Cardiovasc. Surg.* 1995; **110**: 1415.

6 Debray D, Lykavieris P, Gauthier F *et al.* Outcome of cystic fibrosis-associated liver cirrhosis: management of portal hypertension. *J. Hepatol.* 1999; **31**: 77.

7 Durieu I, Pellet O, Simonot L *et al.* Sclerosing cholangitis in adults with cystic fibrosis: a magnetic resonance cholangiographic prospective study. *J. Hepatol.* 1999; **30**: 1052.

8 Duthie A, Doherty DG, Donaldson PT *et al.* The major histocompatibility complex influences the development of chronic liver disease in male children and young adults with cystic fibrosis. *J. Hepatol.* 1995; **25**: 532.

9 Kinnman N, Lindlbad A, Housset C *et al.* Expression of cystic fibrosis transmembrane conductance regulator in liver tissue from patients with cystic fibrosis. *Hepatology* 2000; **32**: 334.

10 Lindblad A, Glaumann H, Strandvik B. Natural history of liver disease in cystic fibrosis. *Hepatology* 1999; **30**: 1151.

11 Noble-Jamieson G, Valente J, Barnes ND *et al.* Liver transplantation for hepatic cirrhosis in cystic fibrosis. *Arch. Dis. Child.* 1994; **71**: 349.

12 O'Connor PJ, Southern KW, Bowler IM *et al.* The role of hepatobiliary scintigraphy in cystic fibrosis. *Hepatology* 1996; **25**: 281.

## 肝脏和甲状腺

肝脏具有转运、贮存、活化、代谢甲状腺激素的功能, 合成循环中转运甲状腺素($T_4$)的蛋白, 如 $T_4$ 结合球蛋白、$T_4$ 结合前白蛋白和白蛋白。除甲状腺外, 肝脏含有 10%~30% 机体能交换的 $T_4$。肝脏是 T4 转化成有生物活性的 $T_3$(三碘甲状腺原氨酸)的主要场所, 肝脏也清除没有生物活性的 $T_4$ 和反 $T_3$。此外, 最后约 25% 甲状腺每日分泌的 $T_4$ 通过肝脏氧化脱氨代谢或葡萄糖醛酸化和硫酸化后分泌入胆汁。其中未代谢的 T4 分泌入胆汁, 进入肝肠循环。

绝大多数肝病患者甲状腺功能正常, 如上所述, 肝脏处理甲状腺激素的途径较多, 血清甲状腺激素含量仍可能异常。

甲状腺功能亢进或甲状腺功能低下与肝病相关, 而且加重实验性肝损伤[9]。

### 甲状腺毒症

甲亢患者肝功轻度异常[3]。在其他方面正常的肝脏发生有意义的肝功能和结构的改变的证据很少。有学者报道甲状腺毒症因心衰可能出现黄疸[6]; 没有心衰时可表现为严重胆汁淤积[2]; 并可逆性地加重原发性胆汁性肝硬化胆汁淤积[10]。

此外, 还可加重在胆红素代谢方面基础疾病的缺陷, 如吉尔伯特综合征, 通过降低胆红素 UDP-葡萄糖苷酸转移酶的活性, 加深黄疸[11]。

无黄疸患者和无充血性心衰患者肝活检正常, 电镜检查可见肿大的线粒体、肥大的内质网和糖原含量减少。

### 黏液水肿

没有充血性心力衰竭的黏液水肿患者, 中心性充血和纤维化是引起腹水的重要原因。其发病机制目前不清楚。补充甲状腺素后腹水消失。腹水蛋白含量较高, 可超过 25g/L[5]。

黄疸可能与新生儿甲状腺功能不足有关。

### 肝细胞疾病的甲状腺变化

尽管标准的甲状腺功能实验可能出现异常结果, 大多数伴肝病的患者甲状腺功能正常[7]。随着甲状腺激素结合蛋白水平的变化, 血清总 T4 表现为升高或降低, 游离 T4 指数正常。有人报道 30% 肝硬化患者伴有低 T4 变异体的"病态甲状腺功能正常综合征", 并与导致的长期和短期生存率降低有关[4]。

在酒精性肝病, 血清促甲状腺素和游离 T4 的升高与 T3 值正常或降低密切相关[8], T4 向 T3 转变减少, 说明 T3 相对缺乏引起促甲状腺素代偿性增加。总 T3 和游离 T3 的减少与肝细胞损害程度成正比。血浆反 T3 升高。

原发性胆汁硬化和慢性肝炎患者 T4 结合球蛋白增加, 可能是炎症活动的标志。虽然总 T4 和 T3 理论上讲应该增加, 但由于这些患者甲状腺炎发病率高, 甲状腺功能下降, 所以游离的激素含量减少[1]。

### 参考文献

1 Babb RR. Associations between diseases of the thyroid and the liver. *Am. J. Gastroenterol.* 1984; **79**: 421.

2 Barnes SC, Wicking JM, Johnston JD. Graves' disease presenting with cholestatic jaundice. *Ann. Clin. Biochem.* 1999; **36**: 677.

3 Beckett GJ, Kellett HA, Gow SM *et al.* Subclinical liver damage in hyperthyroidism and in thyroxine replacement therapy. *Br. Med. J.* 1985; **291**: 427.

4 Caregaro L, Alberino F, Amodio P *et al.* Nutritional and prognostic significance of serum hypothyroxinemia in hospitalized patients with liver cirrhosis. *J. Hepatol.* 1998; **28**: 115.

5 De Castro F, Bonacini M, Walden JM *et al.* Myxedema ascites: report of two cases and review of the literature. *J. Clin. Gastroenterol.* 1991; **13**: 411.

6 Fong TL, McHutchison JG, Reynolds TB. Hyperthyroidism and hepatic dysfunction. A case series analysis. *J. Clin. Gastroenterol.* 1992; **14**: 240.

7 Huang MJ, Liaw YF. Clinical associations between thyroid and liver diseases. *J. Gastroenterol. Hepatol.* 1995; **10**: 344.

8 Nomura S, Pittman CS, Chambers JB Jr *et al.* Reduced peripheral conversion of thyroxine to triiodothyronine in patients with hepatic cirrhosis. *J. Clin. Invest.* 1975; **56**: 643.

9 Oren R, Dotan I, Papa M *et al.* Inhibition of experimentally induced cirrhosis in rats by hypothyroidism. *Hepatology* 1996; **24**: 419.

10 Thompson NP, Leader S, Jamieson CP *et al.* Reversible jaundice in primary biliary cirrhosis due to hyperthyroidism. *Gastroenterology* 1994; **106**: 1342.

11 Van Steenbergen W, Fevery J, De Vos R *et al.* Thyroid hormones and the hepatic handling of bilirubin. I. Effects of hypothyroidism and hyperthyroidism on the hepatic transport of bilirubin mono- and diconjugates in the Wistar rat. *Hepatology* 1989; **9**: 314.

## 肝脏和肾上腺

未诊断的艾迪生病(Addison's disease)与轻度转氨酶升高有关[1]。用糖皮质激素治疗之后可以恢复正常。其机制不详。

### 参考文献

1 Boulton R, Hamilton MI, Dhillon AP *et al.* Subclinical Addison's disease: a cause of persistent abnormalities in transaminase values. *Gastroenterology* 1995; **109**: 1324.

## 肝脏和生长激素

肝和肾是降解生长激素的主要器官，肝硬化患者基线和刺激后生长激素升高，并与肝功损伤程度有关[3]，导致肝硬化患者胰岛素抵抗和葡萄糖不耐受。生长激素慢性升高者不发生肢端肥大症。

胰岛素样生长因子Ⅰ(IGF-Ⅰ)介导生长激素样作用，并由生长激素刺激肝脏产生，肝硬化患者血清IGF-Ⅰ降低[1]，同时主要结合蛋白水平亦发生变化，这可能影响IGF-Ⅰ的生物利用度[5]。重组生长激素使酒精性肝硬化患者IGF-Ⅰ水平升高，但无临床或生化意义[4]。实验性研究表明IGF-Ⅰ能预防肝硬化患者的睾丸病变[2]。

肢端肥大症患者肝脏同其他内脏一样增大。

### 参考文献

1 Blomsma MC, de Knegt RJ, Dullaart RPF *et al.* Insulin-like growth factor-1 in liver disease. *J. Hepatol.* 1997; **27**: 1133.

2 Castilla-Cortazar I, Garcia M, Quiroga J *et al.* Insulin-like growth factor-1 reverts testicular atrophy in rats with advanced cirrhosis. *Hepatology* 2000; **31**: 592.

3 Møller S, Becker U. Insulin-like growth factor I and growth hormone in chronic liver disease. *Dig. Dis.* 1992; **10**: 239.

4 Møller S, Becker U, Gronbaek M *et al.* Short-term effect of recombinant human growth hormone in patients with alcoholic cirrhosis. *J. Hepatol.* 1994; **21**: 710.

5 Møller S, Juul A, Becker U *et al.* The acid-labile subunit of the ternary insulin-like growth factor complex in cirrhosis: relation to liver dysfunction. *J. Hepatol.* 2000; **32**: 441.

## 肝卟啉病[18,21]

卟啉病是血红素生物合成缺陷引起的疾病,因酶的缺陷引起卟啉蓄积，导致一系列临床表现（图25.18）。此外,由于血红素缺乏,丧失了对δ-氨基乙酰丙酸(ALA)合成酶活性的负反馈,使ALA和胆色素原(PBG)产生增加,早期ALA和PBG前体物质蓄积引起神经系统表现(图25.18)。急性发作表现为腹痛、末梢神经病、自主神经功能紊乱和精神病。底物的晚期蓄积引起皮肤损伤,特别是光过敏性皮炎。有些卟啉病患者既有神经系统特征又有皮肤特征。

大多数卟啉病属常染色体显性遗传病,但外显率低。绝大多数携带者有潜伏性卟啉病,无临床症状。常常因药物、激素因素和内源性代谢物质变化诱发发作。

血红素是血红蛋白、肌红蛋白、含血红素酶的重要组成成分,如细胞色素P450氧化酶系统是重要的含血红素的酶,是此类物质代谢的中间产物。原卟啉大部分在肝细胞、红细胞中合成,根据合成部位不同进一步将卟啉病分为肝性和红细胞性卟啉症(表25.6)。

急性肝性卟啉病包括急性间断性卟啉病、遗传性粪卟啉病和杂卟啉病。表现为神经精神症状,伴有呕吐、腹部绞痛、便秘和末梢神经病[10]。所有患者因服用酶诱导药物病情加重,如巴比妥、磺胺、雌激素、口服避孕药、灰黄霉素、氯喹等,可能也有酒精参与。当ALA脱氢酶明显减少时,因严重的药物中毒引起类似急性肝卟啉病样临床表现。曾有4个病例报告了此酶的隐性遗传性缺陷[1]。

激素是重要诱导剂,妊娠期、月经前期妇女易发作。

发作期间大量无色卟啉前体物质,如PBG、ALA从尿排出。急性发作期需要输入大量葡萄糖。也可以输入血色素以减弱或抑制肝ALA合成酶[3]。

此外,血红素精氨酸具有抑制血红素前体物产生的作用,并能改善肝脏氧化代谢[14]。

第4种肝卟啉病是迟发性皮肤卟啉病,可能具有遗传倾向并与肝细胞病有关。巴比妥不能加重病情,未发现有神经系统症状。

红细胞性卟啉病包括先天性的红细胞卟啉病(常染色体隐性遗传)和红细胞性原卟啉病(显性遗传)。

通过尿、便、红细胞内卟啉代谢产物的分析可鉴别不同型卟啉病[28]。

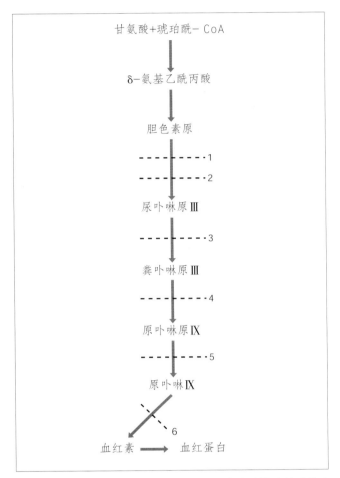

**图 25.18**　卟啉病和卟啉的生物合成数字代表酶缺陷导致的疾病。1.急性间歇性卟啉病;2.先天性红细胞生成性卟啉病;3.迟发性皮肤卟啉病和肝脏-红细胞生成性卟啉病;4.遗传性粪卟啉病;5.杂卟啉病;6.红细胞生成性原卟啉病。

**表 25.6　卟啉病分类**

| 急性 | |
| --- | --- |
| 神经性卟啉病 | 急性间歇性卟啉病 |
| 神经性皮肤病 | 遗传性粪卟啉病 |
| | 杂卟啉病 |
| 非急性(皮肤) | 慢性皮肤卟啉病 |
| | 红细胞生成性原卟啉病 |
| | 先天性红细胞生成性卟啉病 |

### 急性间歇性卟啉病[13]

基础缺陷酶是肝脏 PBG 脱氨酶。在红细胞内可见有诊断意义的酶缺陷。急性间歇性卟啉病是由于对正常的血红素负反馈机制消失，继发性的诱导肝脏 ALA 合成酶（ALA-S），引起过多的 ALA 和 PBG 产生。临床表现为急性卟啉病。

皮肤没有光敏现象，尿呈暗黑色，尿胆原阳性，ALA 和 PBG 轻度增加。各种药物的使用或在妊娠后期易使潜伏性患者急性发作。

病因明确的患者,可通过选择适当的药物安全地进行重要手术的全身麻醉。而没有明确诊断的患者却很危险[8]。

急性肝卟啉病肝细胞癌的危险性增加 30 倍,其他危险因素还包括乙型肝炎和丙型肝炎[2]。

肝性卟啉病用斜体字表示;红细胞性的用常规字体表示。

### 遗传性粪卟啉病[19]

缺陷酶是粪卟啉原氧化酶,急性发作表现同迟发性皮肤卟啉病,为神经系统或皮肤损伤。肝脏 ALA-S 活性增加,尿、便粪卟啉增加,同时伴有原卟啉增加。

### 杂卟啉病[16]

缺陷酶是原卟啉原氧化酶，在非洲和新西兰常见,其临床表现介于急性间歇性卟啉病和遗传性粪卟啉病之间。患者肝脏 ALA-S 增加,在发作期间粪便中原卟啉和卟啉可以升高。此外,无症状者的诊断依靠胆汁中卟啉的测定[17]。

### 迟发性皮肤卟啉病[9]

是最常见的卟啉病,通常以潜伏的形式存在,多表现为无症状。

发病与尿卟啉原脱羧酶(URO-D)的活性降低有关。分为两种形式：第一种为家族型，约占 20%，与 URO-D 基因点突变有关;第二种为散发型,可能与某种抑制因子的作用有关，与基因变异无关，引起肝 URO-D 缺陷。迟发性皮肤卟啉病患者对酶诱导性药物的敏感性差,如巴比妥,但对饮酒和雌激素敏感,可诱导发病。肝组织中铁质沉着是迟发性皮肤卟啉病重要的临床特点[25]。

临床特点为光敏性皮炎,皮肤出现小泡、结疤、色素沉着及多毛症。无神经系统急性发作及腹痛。通常肝功检查异常及尿中尿卟啉增加。

肝活检最常见的病理特点是铁质异常沉着,轻度脂肪变性,局灶性坏死,汇管区纤维化伴炎性浸润,肝硬化不超过15%,在紫外光下尿卟啉通过红色荧光显示。

HFE(血色病)基因 C282Y 变异频率增加是肝内铁含量增加的重要原因,有报道超过40%(纯合性和杂合性)的患者与此有关[5,24]。此外,与丙型肝炎及酒精性肝病也有关。

研究表明迟发性皮肤卟啉病患者丙型肝炎发病率高,不同国家的报道存在着明显的差异(8%~80%)[5,27]。丙型肝炎病毒感染与肝病有关,与迟发性皮肤卟啉病的发病无关。

患者肝细胞癌发生率增加[26]。

症状加重伴肝功恶化。正常情况下卟啉将以无毒的形式分泌入胆汁,但发病时可通过肾直接排入尿中。肝脏疾病使卟啉进入血液中,而且卟啉本身对肝脏有毒性作用。

治疗上可以切开静脉放血,有良好效果,可能与排除过多铁有关。

### 红细胞生成性原卟啉病[6]

缺陷酶是亚铁螯合酶,可显性遗传,外显率不同,其原因为一个染色体上存在一个变异基因(没有酶的表达),而在正常人群中发现其他染色体有一个正常基因低表达的变异体[12]。组织和尿中原卟啉含量增加。

本型特征性表现为皮肤对光过敏。肝脏活检尽管光学显微镜检查正常,但荧光或相位显微镜显示含原卟啉结晶的色素局部贮积。电镜显示异常的细胞核、内质网和膜[22]。并发症包括含原卟啉的胆结石。

不同患者肝脏受累的程度不同。肝功正常者占20%,部分患者表现为肝功轻度异常或慢性肝病,5%~10%患者表现为肝硬化。罕见的、但最严重的临床表现是快速进展的光敏反应、胆汁淤积以及溶血。病情恶化者出现严重的上腹痛、脾肿大。患者需要紧急处理,包括输入高铁血红素、红细胞以减少卟啉和红细胞产生。血浆置换可降低游离原卟啉,以及口服考来烯胺和活性碳阻断原卟啉的肠-肝循环。肝移植是最终的选择。因为红细胞是原卟啉的来源之一,所以骨髓移植理论上可行,年轻的动物模型的实验性研究表明骨髓移植能预防肝-胆并发症[11],遗憾的是目前还没有在人体上得到证实。

有报道终末期原卟啉性肝脏疾病伴有神经毒性[23]。

肝脏移植是治疗严重肝病的有效方法[20],术前需要预防措施减少手术时的皮肤反应的危险。肝移植后骨髓代谢缺陷未纠正,所以原卟啉肝损伤有可能复发[4]。

### 先天性红细胞生成性卟啉病[7]

此型罕见,主要临床表现为皮肤对光过敏,无神经系统症状,肝脏可能肿大,肝内含铁过量,尿卟啉原Ⅲ共合成酶缺乏。

### 肝性-红细胞生成性卟啉病

此型非常罕见,出生后一年内发病。是由于纯合子尿卟啉原脱羧酶(URO-D)缺乏引起皮肤疾病。表现为肝脾肿大及肝硬化。肝活检荧光素检查未显示肝内过多的铁。急性发病常常有急性病毒性肝炎史[15]。

### 继发粪卟啉病

通常为重金属中毒,特别是铅,引起 ALA(δ-氨基乙酰丙酸)卟啉病。尿中出现粪卟啉。红细胞原卟啉含量增加,出现粪卟啉尿伴铁幼粒红细胞性贫血。此外,在各种肝病、杜宾-约翰逊综合征,以及药物治疗引起的并发症可见继发性卟啉病。

## 参考文献

1 Akagi R, Shimizu R, Furuyama K et al. Novel molecular defects of the δ-aminolevulinate dehydratase gene in a patient with inherited acute hepatic porphyria. *Hepatology* 2000; **31**: 704.

2 Andant C, Puy H, Bogard C et al. Hepatocellular carcinoma in patients with acute hepatic porphyria: frequency of occurrence and related factors. *J. Hepatol.* 2000; **32**: 933.

3 Bissell DM. Treatment of acute hepatic porphyria with haematin. *J. Hepatol.* 1988; **6**: 1.

4 Bloomer JR, Rank JM, Payne WD et al. Follow-up after liver transplantation for protoporphyric liver disease. *Liver Transplant. Surg.* 1996; **2**: 269.

5 Bonkovsky HL, Poh-Fitzpatrick M, Pimstone N et al. Porphyria cutanea tarda, hepatitis C, and HFE gene mutations in North America. *Hepatology* 1998; **27**: 1661.

6 Cox TM, Alexander GJM, Sarkany RPE. Protoporphyria. *Semin. Liver Dis.* 1998; **18**: 85.

7 Desnick RJ, Glass IA, Xu W et al. Molecular genetics of congenital erythropoetic porphyria. *Semin. Liver Dis.* 1998; **18**: 77.

8 Dover SB, Plenderleith L, Moore MR et al. Safety of general anaesthesia and surgery in acute hepatic porphyria. *Gut* 1994; **35**: 1112.

9 Elder GH. Porphyria cutanea tarda. *Semin. Liver Dis.* 1998; **18**: 67.

10 Elder GH, Hift RJ, Meissner PN. The acute porphyrias. *Lancet* 1997; **349**: 1613.

11 Fontanellas A, Mazurier F, Landry M et al. Reversion of hepatobiliary alterations by bone marrow transplantation

in a murine model of erythropoietic protoporphyria. *Hepatology* 2000; **32**: 73.

12 Gouya L, Puy H, Lamoril J *et al.* Inheritance in erythropoietic protoporphyria: a common wild-type ferrochelatase allelic variant with low expression accounts for clinical manifestations. *Blood* 1999; **93**: 2105.

13 Grandchamp B. Acute intermittent porphria. *Semin. Liver Dis.* 1998; **18**: 17.

14 Herrick A, McColl KEL, McLellan A *et al.* Effect of haem arginate therapy on porphyrin metabolism and mixed function oxygenase activity in acute hepatic porphyria. *Lancet* 1987; **ii**: 1178.

15 Hift RJ, Meissner PN, Todd G. Hepatoerythropoietic porphyria precipitated by viral hepatitis. *Gut* 1993; **34**: 1632.

16 Kirsch RE, Meissner PN, Hift RJ. Variegate porphyria. *Semin. Liver Dis.* 1998; **16**: 33.

17 Logan GM, Weimer MK, Ellefson M *et al.* Bile porphyrin analysis in the evaluation of variegate porphyria. *N. Engl. J. Med.* 1991; **324**: 1408.

18 McDonagh AF, Bissell DM. Porphyria and porphyrinology—the past 15 years. *Semin. Liver Dis.* 1998; **18**: 3.

19 Martásek P. Hereditary coproporphyria. *Semin. Liver Dis.* 1998; **18**: 25.

20 Mion FBC, Faure J-L, Berger F *et al.* Liver transplantation for erythropoietic protoporphyria. Report of a new case with subsequent medium-term follow-up. *J. Hepatol.* 1992; **16**: 203.

21 Nordmann Y, Puy H, Deybach J-C. The porphyrias. *J. Hepatol.* 1999; **30**: 12.

22 Rademakers LHPM, Cleton MI, Kooijman C *et al.* Early involvement of hepatic parenchymal cells in erythrohepatic protoporphyria? An ultrastructural study of patients with and without overt liver disease and the effect of chenodeoxycholic acid treatment. *Hepatology* 1990; **11**: 449.

23 Rank JM, Carithers R, Bloomer J *et al.* Evidence of neurological dysfunction in end-stage protoporphyric liver disease. *Hepatology* 1993; **18**: 1404.

24 Roberts AG, Whatley SD, Morgan RR *et al.* Increased frequency of the haemochromatosis Cys282Tyr mutation in sporadic porphyria cutanea tarda. *Lancet* 1997; **349**: 321.

25 Siersema PD, Rademakers LHPM, Cleton MI *et al.* The difference in liver pathology between sporadic and familial forms of porphyria cutanea tarda: the role of iron. *J. Hepatol.* 1995; **25**: 259.

26 Siersema PD, ten Kate FJW, Mulder PGH *et al.* Hepatocellular carcinoma in porphyria cutanea tarda: frequency and factors related to its occurrence. *Liver* 1992; **12**: 56.

27 Stölzel U, Köstler E, Koszka C *et al.* Low prevalence of hepatitis C virus infection in porphyria cutanea tarda in Germany. *Hepatology* 1995; **21**: 1500.

28 Thadani H, Deacon A, Peters T. Diagnosis and management of porphyria. *Br. Med. J.* 2000; **320**: 1647.

## 遗传性出血性毛细血管扩张症[4]

遗传性出血性毛细血管扩张症为常染色体显性遗传性疾病,比较少见。临床特点为肝大。发病机制是内皮相关蛋白变异,引起血管发育不良,但机制不详[5]。

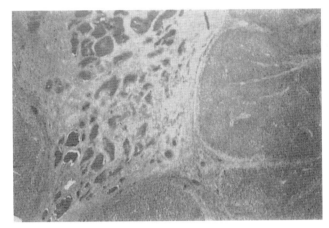

**图 25.19** 肝硬化伴遗传性出血性毛细血管扩张症。图中可见所示肝小叶周围充血。(见彩图)

25%的患者发现有血管畸形,可用超声多普勒[2]、动态 CT 及血管造影检查[1]。大多数无症状。

有三种不同的临床表现,包括充血性心力衰竭、门脉高压、胆管病,可以重叠出现。有报道 19 位遗传性出血性毛细血管扩张症患者各占上述不同的临床表现的 1/3[4]。

肝动脉、肝静脉之间血液分流引起心力衰竭,内科治疗无法缓解病情。经结扎动脉或栓塞等外科手段治疗后,病情好转,但并发症和病死率升高[4]。

因肝脏局部缺血、肝动脉、门静脉分流引起肝纤维化及结节形成,导致门脉高压伴胃肠出血、腹水(图 25.19)。既往报道的缺乏肝脏毛细血管扩张的肝硬化患者,目前认为与输血性肝炎有关。出血、腹水给予常规治疗。TIPS 治疗未发现有益。

胆管疾病影像学改变与 Caroli 病(见第 33 章)或硬化性胆管炎类似。患者表现为胆汁淤积、疼痛、胆管炎。

动态 CT 扫描及血管造影可确定肝脏累及的诊断[1]。

### 参考文献

1 Bernard G, Mion F, Henry L. Hepatic involvement in hereditary haemorrhagic telangiectasia: clinical, radiological, and haemodynamic studies of 11 cases. *Gastroenterology* 1993; **105**: 482.

2 Buscarini E, Buscarini L, Danesino C *et al.* Hepatic vascular malformations in hereditary haemorrhagic telangiectasia: Doppler sonographic screening in a large family. *J. Hepatol.* 1997; **26**: 111.

3 Caselitz M, Wagner S, Chavan A *et al.* Clinical outcome of transfemoral embolization in patients with arteriovenous malformations of the liver in hereditary haemorrhagic telangiectasia (Weber–Rendu–Osler disease). *Gut* 1998; **42**: 123.

4 Garcia-Tsao G, Korzenik JR, Young L *et al*. Liver disease in patients with hereditary haemorrhagic telangiectasia. *N. Engl. J. Med.* 2000; **343**: 931.

5 Johnson DW, Berg JN, Baldwin MA *et al*. Mutations in the activin receptor-like kinase 1 gene in hereditary haemorrhagic telangiectasia type 2. *Nature Genet.* 1996; **13**: 189.

6 Zentler-Munro PL, Howard ER, Karani J *et al*. Variceal haemorrhage in hereditary haemorrhagic telangiectasia. *Gut* 1989; **30**: 1293.

## 萎缩性肌强直

萎缩性肌强直是常染色体显性遗传病。常常有多系统功能紊乱。有特征性神经系统表现,包括缓慢松弛紧握的手,不能向上注视。半数以上患者伴有肝生化检查异常,主要是碱性磷酸酶或 γ–GT 明显升高。超声检查肝脏、胆道系统及胆囊活动正常。肝脏组织学检查并没有形态学变化,而且即使有变化也没有发现有临床意义。

（张清泉 白贞子 译　范建高 校）

## 参考文献

1 Achiron A, Barak Y, Magal N *et al*. Abnormal liver test results in myotonic dystrophy. *J. Clin. Gastroenterol.* 1998; **26**: 292.

### 第 26 章

# 婴儿和儿童的肝脏

### 婴儿的生化试验

在新生儿,胆红素分成结合和非结合两部分是重要的。否则血清结合胆红素比例不能区别肝外胆管堵塞和肝细胞病。

血清胆红素水平反映核黄疸的进展情况,系列测定对评估延迟消退的黄疸是有用的。

血清胆固醇在长期胆汁淤积时可能极高,特别是肝内胆汁淤积。

血清碱性磷酸酶水平受胆汁淤积及骨代谢的影响,在出生后的第一个月及青春期血清碱性磷酸酶水平会升高。

血清 γ–GT 水平是胆道损伤、胆汁淤积综合征的有用指标。

血清转氨酶水平在出生后的第一个月内是正常成人的两倍。

胆酸代谢,在妊娠的后三个月和新生儿早期,胆酸分泌逐步形成。在婴儿期,结合胆红素和胆酸池减少,原因包括胆酸分泌、腔内浓度及回肠主动运输减少;而血清胆酸水平升高。

新生儿主要胆酸是甘胆酸,在 1~3 个月后以甘氨鹅脱氧胆酸为主。肝细胞分泌的胆酸可能减少,而产生功能不全的非典型胆酸。在出生后的三个月内,肝脏排泄系统尚未成熟,胆汁淤积性胆酸的排泄主要依靠胎儿胆酸合成的原始途径[46]。这种生理性胆汁淤积(physiological cholestasis)在低体重新生儿更明显。其他因素也可以造成胆汁淤积,如感染和长期胃肠道外营养。

### 肝的大小

肝的大小在正常婴儿和儿童中是可以确定的,通常通过对上界和下界的叩诊、触诊确定(表 26.1)[63]。

### 循环因素和肝坏死

胎儿肝右叶主要由肝门静脉供血,而左叶接受高氧合的胎盘血。在胎鼠的左叶发现了高水平的细胞色素 P450 基因表达[20]。当肝脏循环发育至成人模式时这种叶的异质性消失。

出生时,胎盘血供应中断会引起肝左叶萎缩。

过期妊娠的死胎可见肝右叶坏死,这与分娩时缺氧和胎盘血供应不良有关。

先天性心脏病可见弥漫性中带坏死,这是由于整个肝血流减少;充血性心力衰竭可见 3 区淤血性变化,出生后第一周胆汁淤积可能与先天性心脏病和休克有关。

肝局部坏死可能是由于前腹壁缺损。

胎儿肝铜增高,左叶比右叶含量更高。

## 新生儿高胆红素血症

### 非结合性高胆红素血症(表 26.2 和表 26.3)

在正常婴儿,黄疸在出生后 2~5 天达到高峰,2周内消退(为生理性黄疸),为良性自限过程。低体重儿黄疸可持续两周,尿胆原、胆红素阳性,大便色淡。

新生儿肝脏胆红素结合及运输系统迟滞,肠吸收胆红素增加,与白蛋白结合的胆红素减少,特别是早

| 表 26.1 儿童和婴儿肝脏的平均大小<br>(基于包括 470 例个体的四项研究) | |
| --- | --- |
| 年龄 | 大小(cm) |
| 新生儿 | 5.6~5.9 |
| 2 个月 | 5 |
| 1 岁 | 6 |
| 2 岁 | 6.5 |
| 3 岁 | 7 |
| 4 岁 | 7.5 |
| 5 岁 | 8 |
| 12 岁 | 9 |

产儿。由于缺氧和低血糖症,这些抑制肝功能的因素造成黄疸加深。某些药物,如水溶性维生素 K 类似物也可加重黄疸。

循环衰竭、窒息、脓毒症婴儿血清胆红素水平可能降低,胆红素是生理抗氧化剂,可以防止围生期贫血-再灌注组织损伤[8]。

如果胆红素水平在出生第一天超过 5mg/dL (86μmol/L),第二天超过 10mg/dL(171μmol/L),或任何时间超过 12~13mg/dL (206~223μmol/L)都不是生理性的。

新生儿非结合高胆红素血症可合并胆红素脑病核黄疸。

### 治疗

**光疗** 将婴儿暴露于波长近 450nm 的光线可预防或控制非结合高胆红素血症,光能将胆红素 IXα 转变成光化学相对稳定的几图形异构体。如果出生后 48 小时内胆红素超过 17mg/dL (289mmol/L),光疗是有效的。如果血清胆红素减少超过 2mg,或降低到 13mg 以下时应停止光疗。施行光疗之后就没有必要进行血液置换。但如果用直接分光光度计法测定血清胆红素水平超过 20mg,或尽管光疗,但血清胆红素水平以超过 1mg/(dL·h)的速率升高,应进行血液置换。

**酶诱导** 对母亲用苯巴比妥进行酶诱导是有效的。

**锡中卟啉** 能够抑制血红素氧化酶和血红素类似物[58],早产儿或足月产儿 1 次肌内注射可能有效地控制高胆红素血症,本品使用有待进一步观察。

### 新生儿溶血病

胎儿-母亲血液不相容,常见于 Rh 阴性血型,少见于 ABO 或其他血型。患病率呈下降趋势,现在可对母亲用抗 D 免疫球蛋白预防。

**特点** 第一胎的子女不发病,除非母亲的血液被以前输入的 Rh 阳性血液致敏。

出生后头两天婴儿出现黄疸,血清非结合胆红素

**表 26.2 与发病时间相关的新生儿非结合性高胆红素血症**

| |
| --- |
| 出生两天内:溶血性疾病 |
| 3~7 天:生理性±早产、低氧、酸中毒 |
| 1~8 周:先天性溶血性疾病、母乳黄疸、垂体功能低下、克-纳综合征、甲状腺功能低下。围生期并发症:出血、脓毒症、上消化道梗阻 |

**表 26.3 新生儿黄疸检查项目**

| |
| --- |
| 总胆红素和直接胆红素 |
| 血型 |
| Rh 检测 |
| Coombs 试验 |
| 血球压积 |
| 血片红细胞形状 |
| 血培养 |
| 尿培养 |

水平升高。出生头几天为关键时期,此时黄疸加重,可能发展为核黄疸。

**诊断** 母亲产前血液检查中发现特殊抗体疑似诊断;以婴儿 Coombs 试验阳性以及母亲和婴儿血型检查为确诊依据。

如果血清胆红素水平≤20mg/dL(342μmol/L),智力、身体损伤的风险会较低。

### 核黄疸

这种严重疾病因合并早产黄疸、溶血性疾病及新生儿肝炎而更严重。光疗、血液置换和苯巴比妥治疗能减少核黄疸的发生。然而,由于婴儿存在过早出院及诊断延误的问题,核黄疸的发生越来越多。

对处于高风险的足月婴儿进行早期检查,可预防核黄疸的发生,但早产儿很少能通过这种途径来预防。出生体重非常低的婴儿,血清胆红素水平达到 10mg/dL 的,尽管低于足月婴儿水平,但仍存在核黄疸的危险。每天经皮胆红素检测在治疗中是有价值的。

出生后头 5 天内,黄疸婴儿变得躁动不安、淡漠嗜睡、发热、颈项强直、头仰缩(颈后反张),直到角弓反张。表现为肢体强直、上肢旋前、眼斜视、眼睑退缩、颤搐或惊厥、高调哭泣。

发病 12 小时内婴儿迅速死亡,70%的患儿 7 天之内发生死亡。其余 30%可能存活,但会有智力缺陷、脑瘫或手足徐动,直到最后死于继发感染。

MRI $T_2$ 加权影像显示苍白球高密度影像[87]。

尸检可见基底节黄染,脑的其他区域、脊髓可见非结合胆红素,非结合胆红素为脂溶性的,对神经组织有亲和性。

核黄疸与血中游离胆红素穿过血脑屏障(B.B.B)有关。血清胆红素结合白蛋白减少可能是发病的机制,输入白蛋白用于治疗。

胆红素毒性及其抑制神经元的机制目前还不清

楚,但是胆红素确实能够抑制神经元的功能[34]。

低氧、代谢性酸中毒及败血症可加重核黄疸[34]。尽管血清胆红素水平下降,但有机阴离子竞争性结合白蛋白上的胆红素结合部位,也能加重核黄疸。这类阴离子包括水杨酸类药物、磺胺、游离脂肪酸和高铁血红素。

### 先天性溶血性疾病

在出生后头两天,这类疾病都可导致非结合高胆红素血症,其中包括红细胞酶的缺乏[葡萄糖-6-磷酸脱氢酶(G6PD)、丙酮酸激酶]、先天性球形红细胞增多症及固缩红细胞增多症。

G6PD 缺乏时,婴儿在出生后 2~3 天出现黄疸,促发溶血的因素可能是药品,包括磺胺、水杨酸类及非那西丁,可由母乳转给婴儿。这种疾病在地中海地区、远东和尼日利亚常见。

### 母乳黄疸

母乳喂养的新生儿34%发生高胆红素血症(血清胆红素>12mg/dL),而不吃母乳的仅 15%。母乳黄疸病因不明,停止哺乳 48 小时血清胆红素下降并排除其他引起黄疸的疾病可考虑诊断。

黄疸可持续 2 周到 2 个月以上。

### 克-纳高胆红素血症(第12章)

出生后头几天出现黄疸,Ⅰ型用光疗,Ⅱ型用苯巴比妥治疗。

### 垂体或肾上腺功能不全

30%伴新生儿黄疸,表现为低血糖、中线面部异常,促甲状腺素和游离甲状腺素水平降低并伴有上午九点皮质醇水平降低。可采用甲状腺素、氢化可的松替代治疗。

### 甲状腺功能减退

女孩比男孩多见,表现为轻度贫血,表情呆滞。诊断依靠甲状腺素及碘赛罗宁水平降低及促甲状腺素升高,以及治疗有效。黄疸发生的机制尚不清楚。

### 围生期并发症

出血后血液进入组织,胆红素增加,可加重黄疸,特别在早产儿。贫血抑制肝细胞功能。常表现为头部血肿,应检测凝血酶原时间,注射维生素 K。

脓毒症,不论脐或其他部位的感染都可导致出生头几天非结合胆红素升高,应酌情进行尿、血培养,必要时可进行脑脊液培养,并给予适当抗菌治疗。

### 上消化道梗阻

先天性幽门狭窄的婴儿约 10%有非结合胆红素升高。其机制类似吉尔伯特综合征禁食时胆红素升高。

## 肝炎和胆汁淤积综合征(结合高胆红素血症)

新生儿肝脏对不同的激惹反应是类似的,总是有巨细胞增生,这反映再生能力增加。在一些病例,以前的巨细胞性肝炎可以称为特发性肝炎。另一些病例可查出 HBV 或其他病毒感染。代谢紊乱,如半乳糖血症可引起巨细胞反应。胆汁淤积综合征亦见于肝炎,肝组织学可见巨细胞反应。在这些疾病,结合胆红素占总胆红素的 30%以上(表 26.4)。

有些疾病应立即治疗,如先天性梅毒、细菌感染,可用相应的抗生素治疗。半乳糖血症、酪氨酸病应采取限制饮食治疗。总胆道闭锁必须早期诊断,及时手术。

**肝-胆汁淤积综合征的诊断**(见表26.4和表26.5)[45]

家族史对诊断半乳糖血症、$\alpha_1$抗胰蛋白酶缺乏、酪氨酸血症、囊状纤维化及遗传性果糖不耐受等非常重要。

妊娠期母亲病毒感染,如风疹、肝炎或阴部疱疹病毒必须记录。

发病时,父母同胞作适当的血清学检查是有价值的,并保留血清以备后用。成人常规生化检查在诊断婴儿黄疸时价值有限。血清碱性磷酸酶水平超过正常值 2 倍,血清胆固醇超过 250mg/100mL,提示肝内胆道闭锁。血清 γ 谷氨酰转肽酶超过 300IU/L,尤其继续升高者提示肝内胆道闭锁,但不能做出诊断。直接反应胆红素超过 4mg/dL(68μmol/L)提示肝外胆道堵塞。

表 26.4　新生儿高结合性胆红素血症

**感染**

病毒:CMV、风疹、克萨奇病毒、疱疹、HAV、HBV、HCV(第 16、第 17 和第 18 章)

梅毒

细菌:大肠埃希杆菌

**代谢**(第 25 章)

半乳糖血症、$\alpha_1$抗胰蛋白酶缺乏、酪氨酸血症、囊状纤维化、遗传性果糖不耐受、胃肠外营养、尼曼-皮克病

**先天性**

新生儿肝炎、先天性肝纤维化、Byler 病

**胆道闭锁**

肝内性、肝外性

**伴胆汁淤积的有核红细胞增多症**

**表 26.5　新生儿胆汁淤积的病因**

**1 周内**

浓缩胆汁综合征(伴胆汁淤积的有核红细胞增多症)

细菌感染

血管原因:休克、先天性心脏病

**1 周后**

胆管异常

先天性:半乳糖血症、$\alpha_1$ 抗胰蛋白酶缺乏、其他

感染性(同成人免疫缺陷)

TORCH 筛查(弓形体病、风疹、巨细胞病毒和单纯疱疹病毒)

肠外高营养

---

怀疑酪氨酸血症时要检测血清酪氨酸。诊断 $\alpha_1$ 抗胰蛋白酶缺乏要检测血清 $\alpha_1$ 抗胰蛋白酶。

胆管同位素扫描(HIDA)用于判断胆道是否通畅。

**血清学检查**　HBsAg、IgM anti-HBcAg、IgM anti-HAV、HCV 抗体、HCV RNA 和梅毒血清反应。HSV 抗体、风疹病毒、弓形体、CMV、腺病毒和克萨奇病毒抗体估计在母婴中都存在。如果怀疑大肠埃希杆菌感染,则应进行血培养。

**尿液检测**　尿液培养检测革兰阴性细菌及巨细胞病毒感染。注意氨基酸尿。怀疑半乳糖血症时应查尿中还原性物质。

**肝穿刺活检**　在新生儿、婴儿和儿童,细针穿刺肝活检容易进行且能很好耐受。但由于肝炎和肝内外胆汁淤积综合征病理特征有重叠,故解释有困难。新生儿肝脏的变化包括巨细胞和髓外红细胞造血,这些变化大约在 3 个月时消退。

汇管区胆管增生和胆汁型纤维化对诊断肝外闭锁有帮助,汇管区胆管减少支持肝内胆汁淤积的诊断,但不是绝对的。

PAS(+)小体见于 $\alpha_1$ 抗胰蛋白酶缺乏,可见于出生 2 个月后。

电镜用于怀疑代谢病时进行检查。

超声检查在胆道闭锁时示胆囊缺如,亦能诊断胆总管囊肿。

CT 亦有诊断价值。

**经皮和内镜胆管造影**　当组织学检查所见模棱两可及 HIDA 提示胆道闭锁时,经皮胆管造影价值较大;进行内镜胆管造影时,应使用适当型号的仪器[13]。

### 病毒性肝炎

由于新生儿免疫功能不全,所以病毒性感染常见

而且容易持续,随后可发生慢性肝炎、肝硬化。同样,免疫缺陷的较大儿童,如无丙种球蛋白血症,以及接受免疫抑制药物治疗是患病毒性肝炎的高危因素。

### 乙型肝炎

该病发生于婴儿,其母亲在妊娠晚期及分娩后两个月内患急性肝炎,或母亲是慢性 HBV 携带者,通常(但不总是)HBeAg 阳性。一般在出生后 6 周到 6 个月内出现抗原血症提示传染来源于母血,感染途径是由分娩或后来照顾孩子而传染的。这种疾病不通过母乳传播。

脐带血很少出现 HBsAg(+),胎盘传播罕见。

在出生或生命早期感染的乙肝自然史是很不一样的,急性重型肝炎及前 C 区变异罕见。

HBV 感染是慢性肝炎的常见病因,特别是在意大利和远东地区。传播途径为围生期和家庭内传播。

该病的临床表现较轻,高滴度病毒复制。肝硬化罕见,但病毒复制、肝损伤可持续多年[9]。在 20 岁之前,慢性 HBV 感染儿童(白人)大多数无症状,成为 ALT 正常的 HBV 携带者[11]。在意大利,HBV 和 HDV 重叠感染可加快向肝硬化发展的速度。

急性期肝穿刺活检显示巨细胞肝炎(图 26.1)。后来表现为慢性肝炎,偶见肝硬化。组织学病变消退与血清学转换(HBeAg+转化为抗 HBe+)相关。

**预防**(第 17 章)

注射乙肝疫苗保护作用能够持续 10 年[38]。

**治疗**

干扰素适于 HBeAg(+)、HBV DNA(+)和 ALT 升高的 2 岁以上儿童,肝穿刺活检显示炎症活动。

肝硬化、神经疾病为干扰素治疗禁忌证。

**剂量**　$6\times10^6IU/m^2$,每周 3 次,共 6 个月,严重副作用少见。治疗结果和成人类似,停药后 12 个月 35% 的成人发生 e 抗原血清学转换[7],白种人婴儿的治疗效果好于中国婴儿[54]。5 年后,干扰素应答者和不应答者对 HBV 的清除率是相等的,只是干扰素能够加速 HBV 自然消失[10]。拉米夫定 3mg/kg,用于治疗儿童时间尚短,有待深入研究。

儿童严重乙肝肝移植 HBV 复发率为 90%。

### 甲型肝炎

无症状的 HAV 感染护理人员可感染新生儿,而孩子又可能传染给成人,传播到社会。

### 丙型肝炎

抗 HCV(+)母亲生的孩子,被动传给孩子的抗

HCV 可持续 6 个月。HCV RNA(+)母亲能传染孩子[70]，但不常见[56,86]。伴有 HIV(+)和 HIV(−)母亲传播可能没有区别。高滴度 HCV RNA 传染性强(图 26.2)[65]，母乳喂养似乎是安全的[53]。

儿童感染 HCV 常见于围生期输血，地中海贫血及肾透析患者多次输血。

肝穿刺活检结果与成人相似[4]，炎症−坏死程度低，纤维化常严重，可能提示进展到慢性肝炎。

ALT 升高，HCV 病毒载量低[31]。

可能进展为肝硬化或肝癌[31]，1/3 的患者对干扰素治疗应答，效果类似成人[74]。

### 巨细胞病毒感染

巨细胞病毒感染很常见(第 16 章)，儿童发生率在卫生条件好的地方为 5%~10%；卫生条件差的地方可高达 80%。

通常由无症状的母亲通过胎盘感染，亦可通过带病毒的乳汁、血制品感染，许多先天性感染者无症状。

可暴发起病，表现为严重黄疸、紫癜、肝脾肿大、脉络膜视网膜炎、白内障和肺缺陷，存活者表现为长期黄疸、肝大及胆道消失。该病预后较好，不过 30%会发生肝硬化，需要肝移植。

核内包涵体在胆管上皮可见，而在肝细胞罕见。利用聚合酶联反应对尿或原位组织进行检查，可做出诊断。

### 单纯疱疹病毒

由母亲阴部疱疹病毒感染的新生儿，在暴发性病毒血症过程中可累及肝、发生黄疸，肝脏有坏死，伴轻微炎症或无炎症反应，无巨细胞浸润，可查到病毒包涵体。

更昔洛韦治疗常常太晚，以致发展成大块肝坏死及慢性胆汁淤积，病死率 70%[57]。

### 先天性风疹综合征

这种病如果是妊娠头三个月感染可引起胎儿畸形。感染可从新生儿期持续到生命后期。全身性病毒感染，肝、脑、肺、心和其他器官均被累及。

出生后 1~2 天开始出现黄疸，伴肝脾肿大，有时表现为胆汁淤积，ALT 轻度升高。

肝穿刺活检可见肿胀的库普弗细胞和胆管内有胆汁，伴局灶性肝细胞坏死和汇管区纤维化，红细胞系造血组织相对增多，表现为典型的巨细胞性肝炎。可通过尸检或肝穿刺活检鉴定病毒。

肝炎通常可完全缓解。

子宫内细小病毒 B19 能引起严重的新生儿巨细胞肝病，也可引起暴发性肝衰竭和再生障碍性贫血。

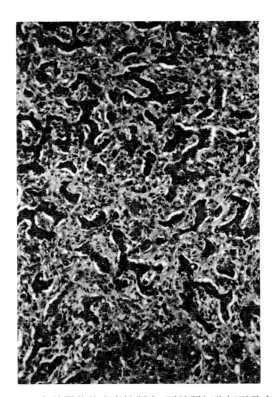

**图 26.1** 3 个月婴儿的病毒性肝炎，可见肝细胞坏死及多核巨型肝细胞。(HE 染色，×115)

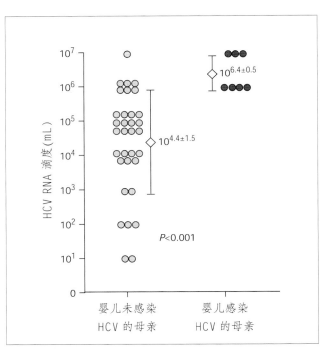

**图 26.2** 平均血清 HCV RNA 滴度，婴儿感染 HCV 的母亲 7 名，婴儿未感染 HCV 的母亲 33 名[65]。

### 腺病毒感染

由于胸腺淋巴组织发育不全和无丙种球蛋白血症造成的抵抗力降低,腺病毒可在婴儿体内播散。可见明显的凝固性坏死及包涵体形成细胞;在类似的情况下,这种损伤可能并发水痘而变得更严重。

### AIDS

婴儿和儿童 AIDS 的表现类似成人,如相同的感染谱、原发淋巴瘤及卡波西肉瘤。肝穿刺活检显示巨细胞转化较多而肉芽肿较少[41],弥漫性淋巴浆细胞浸润与淋巴间质性肺炎相关。

#### 非病毒引起的肝炎

### 先天性梅毒

非常少见,内脏受累在获得性梅毒中出现稍晚,常见于宫内胎儿感染,在肝内可查到极多病原体,可导致细小的细胞周围肝硬化伴明显的结缔组织反应,常见黄疸,血清学检查可诊断。

### 先天性弓形体病

宫内感染,出生后数小时出现黄疸,伴有肝大、脑脊髓炎、脉络膜视网膜炎和脑内钙化。在新生儿后期可发生弓形体病,查到抗弓形体 IgM 抗体即可诊断。

肝穿刺活检显示汇管区单核细胞浸润,髓外造血,染色铁明显增加。可见组织细胞含有弓形体,黄疸很难与肝损害的程度联系起来,其原因可能是溶血,肝病一般较轻。

### 细菌性感染

新生儿网状内皮系统不成熟,补体和调理素少,损害肝脾吞噬细菌的能力。

托儿所革兰阴性杆菌,特别是大肠埃希杆菌感染增加,导致胆汁淤积性黄疸增多。

感染来源有脐败血症、肺炎、中耳炎及胃肠炎,由于病灶局部表现不典型诊断有困难。黄疸可突然出现,肝脾可能不肿大,白细胞计数>$12×10^9$/L,血培养阳性,脐残留部应进行培养,肝功检查对诊断价值不大。

肝穿刺活检对诊断意义不大,培养结果常阴性,黄疸似乎与溶血、肝细胞损伤甚至胆汁淤积有关,可能的原因为内毒素血症。

预后取决于早期诊断、治疗及发病年龄,1周内婴儿病死率为80%,超过1周为25%。应给予适当抗生素治疗。

多年后才可能诊断出门静脉闭塞。年龄稍大的患儿肝脓肿为病原生物血行播散所致。1/3 的患者有急

性原始细胞性白血病。

### 尿路感染

婴幼儿尿路感染可伴发黄疸,婴儿通常在出生后第 1 周患病。男孩多发,无泌尿系基础疾病,内毒素血症造成肝功异常。

婴儿表现为无精神、发热、黄疸、中度肝肿大和胆红素尿。肝穿刺活检无特异性,对任何有黄疸的婴幼儿尿培养检查是必需的。

#### 新生儿肝炎综合征

这种综合征可能是由于宫内感染、内分泌疾病(如甲状腺功能低下)和遗传性疾病(如染色体异常)造成的。

### 特发性新生儿肝炎

在排除已知病因后诊断,诊断的病例已减少。家族性常染色体隐性遗传,有些患者表现为胆酸代谢紊乱。

临床表现包括妊娠时间缩短和畸形。婴儿在黄疸出现前后流产或死产。通常波动性黄疸出现在出生后头 2 周~4 个月。肝脾肿大常见,大便含色素,尿胆红素阳性。

生化检查无诊断价值,血清转氨酶升高超过800IU/L,常见低血糖。

肝活检组织学检查　非特异性的,可见巨细胞、髓外造血及 3 区炎症。胆管增生不明显,可有小胆管胆汁淤积。

预后和治疗　数月内肝炎逐渐缓解,可能伴有肝内胆汁淤积。对 29 例患者进行 10 年随访,有 2 例死亡,仅 2 例有持续肝病征象[29]。

应对症治疗,糖皮质激素治疗无效。

## 婴儿胆管病(图 26.3)

婴儿胆管病广义上分作两类:肝外的,包括胆总管囊肿或胆管闭锁;肝内的,可分为新生儿肝炎和胆管疾病,如综合征的或非综合征的胆管闭锁。特发性肝炎与非综合征胆管闭锁有重叠。

#### 胆道闭锁

胆道闭锁开始于胎儿的子宫内阶段(图 26.4),常被划分为先天性疾病,但大多数是外在原因所致,如胎儿宫内或出生后短期内感染。胆管急慢性炎症伴闭锁的组织学变化支持这个观点,呼肠孤病毒 3 型感染

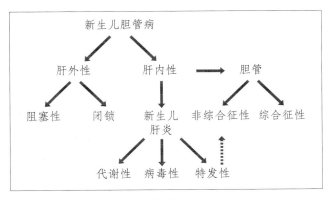

图 26.3 婴儿胆管病的分析流程。

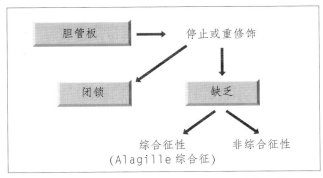

图 26.4 婴儿胆管病——胆道闭锁的子宫内机制。

可能与该病有关,但对保存的胆汁淤积性肝组织进行 PCR 检测没有查到该病毒[79]。CMV 感染是另一个可能的原因[35]。

肝动脉血管畸形可引起肝外胆管缺血性纤维化[37],胆管闭锁很少表现为家族性[47]。

染色体异常,即三染色体 17-18 (Trisomy 17-18) 和 Down 综合征同新生儿肝炎和胆道闭锁有关[2],但罕见。

胆道闭锁的起因不是胆管不能形成,而是由于在胚胎发育的某一阶段胆管毁损(图 26.4)。肝组织学检查可显示损伤开始的阶段。在胆管板形成的早期阶段缺乏修饰机制[27],异常的柱状胆管可见萎缩和内皮细胞坏死,然后退行性改变可进展至正常形状的胆管。

胆管的破坏程度从胆管完全缺乏(闭锁)到胆管数量明显减少(胆管缺乏)。病变的性质、程度与预后有关。完全闭锁的婴儿通常死于 5 岁之前,而胆道缺乏的不完全闭锁可生活到成人。

最后,Alagille 综合征为另一种形式的胆道缺乏[1],表现为面部特征性面孔,骨骼缺损,心血管及眼的变化,这些有助于诊断。

### 肝外胆道闭锁

肝外胆道闭锁可发生在胆道的任何部位,25%有其他器官缺陷。有的出生时没有胆管;有的有胆管,但新生儿期胆管硬化;胆道闭锁有一个动态的演变过程。

**胆管发育**

胆管可能没有从原始的前肠芽发育,可能没有胆囊或胆囊直接与十二指肠连接,代替了胆管,更常见的是没有固态胆管芽的空泡形成,这通常是部分性的,扩展到全胆道的罕见。

**病理学**

胆道缺如或被纤维带代替,闭锁的部位、程度不同,肝外胆管包括胆囊内无胆汁。

胆囊管可被累及,胆囊变成黏液囊。胆总管、肝管受累产生特发性胆管闭锁综合征,伴有深度胆汁淤积。

肝穿刺显示伴有不同数量巨细胞的胆汁淤积,胆管增生明显,同胆汁型纤维化,小叶间胆管稀少。

**临床表现**

新生儿中有 1/12 000 并发肝外胆道闭锁,女性多于男性,无种族差别,不是遗传性的。

出生后 1 周内出现黄疸,持续不缓解,瘙痒严重,尿色深。大便灰白,不过一些色素可能通过肠道分泌物到达肠道。血清结合胆红素>5mg/L(100μmol/L)、ALP>600IU/L、γ-GT>100μ/L、ALT、AST 在 100~200IU/L 可确定诊断。空腹超声显示无胆囊或无收缩的胆囊,胆管同位素扫描给药 24 小时后未见同位素从肝向肠排泄。肝活检显示肝纤维化、胆汁淤积及胆管增生。

前两个月患者的营养较好维持,之后很难,预后不佳,常在 3 岁前死亡。血清胆固醇可很高,皮肤出现黄瘤(图 26.5),长期脂性腹泻可引起骨软化(胆汁性佝偻病)。

患者多死于并发感染、肝细胞衰竭或胃肠出血,与维生素 K 缺乏或食管血管曲张有关。腹水是终末期表现。

**预后**

预后不良,除非仅涉及胆囊管或未完全闭塞,少数手术后好转。

**手术**

如果近端胆管开放,远端为盲端,可用 Roux-en-Y 空肠-胆总管吻合术,这是极少见(<5%)的情况,大多数因肝外胆管无开口,不能手术纠正,预后较差。

### Kasai手术(肝通道肠造口术)

在肝门区切除整个胆管系统,横切的近端肝总管

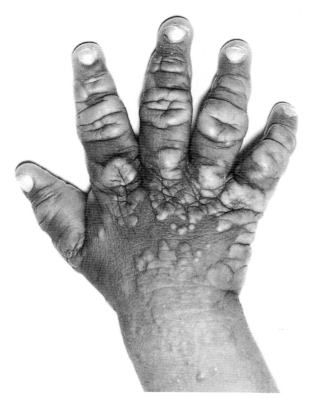

**图 26.5**　4 岁儿童的肝内胆管闭锁（Alagille 综合征），手的胆固醇沉积明显，尤其在伸肌表面，同时可见皮肤色素沉着和白色甲床。这名儿童在 19 岁时黄瘤自发性消失，生活状态较好。

吻合到肠。后继的胆汁引流的基础是在肝外胆管瘢痕化闭塞，但有小胆管存在，这些胆管与肝内胆管系统沟通，当手术横断时能从肝脏将胆汁引流到小肠内。

这种手术仅应在有经验的中心施行[55]，必须在两个月龄前完成。5 个月后小毛细胆管会消失，因此手术无效。如果早期手术，86% 会出现胆汁引流。

术后生长和营养得到改善　术后并发症有胆管炎、进行性门脉高压和肝功能衰竭。即使达到胆汁引流亦可发生肝硬化，因而通常需要肝移植，不过不手术的长期存活率为 15%~20%。Kasai 手术推迟肝移植需要，改善预后，使患儿生长到儿童期能接受一个较大的供肝[19,73]。

### 肝移植

胆道闭锁是儿童肝移植最常见的适应证。5 年存活率是 85%。以前曾行 Kasai 手术不影响肝移植，只要避免复杂的环和肠造口术。

### Alagille综合征（肝动脉发育不良）[1]

这种综合征有时被称为综合征性肝内胆管缺乏，见于世界各地。

这种综合征与 20 号染色体短臂单个缺损有关[51,64]，还与 Jagged I 基因变异有关。这个基因编码 Notch I 的配体，为跨膜受体蛋白家族四成员之一[51,64]。该病为常染色体显性遗传，但这一变异以散发为主[23]。

婴儿或童年早期表现为慢性肝内胆汁淤积，面部呈三角形，突出宽阔前额，眼窝深陷，扁平鼻，尖下颌（图 26.6）。肝脾肿大，短掌骨指骨，蝴蝶样椎体。眼异常包括视网膜色素和后胚胎环[12]。肾亦有异常[83]，末梢肺动脉常见狭窄。

肝穿刺活检显示小叶间胆管很少，汇管区数减少[33]，几乎没有肝纤维化，所以既无肝硬化亦无继发性门脉高压，肝活检结果无特殊诊断意义。

患者生存到成年，有不同程度生长发育及智力发育迟缓、黄瘤和瘙痒（图 26.7）[36]。有的患者可生活到 30~40 岁[1]，患者可生育，并发症包括肝癌[43]，可以是家族性的[68]。本病可随时间推移而改善。

必须考虑肝移植，但由于多系统器官受累，特别是肺动脉狭窄而导致肝移植禁忌。预期寿命平均 20

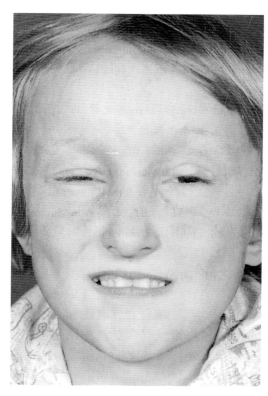

**图 26.6**　Alagille 综合征胆道闭锁。一名 5 岁的男孩，三角形面孔，眼窝深陷，扁平鼻梁。这个患者视力很差，19 岁时智力正常，但身材矮小。

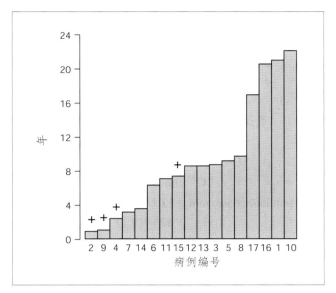

**图 26.7**　柱状图显示 17 名患慢性肝内胆汁淤积儿童到目前为止的年龄。+：已死亡的患者[36]。

岁者占所有患者的 75%，占没有行肝移植手术者的 80%，占需要肝移植者的 60%[30]。

### 长期胃肠道外营养

早产低体重儿及免疫力低下的儿童容易出现胆汁淤积。诊断需排除肠道病及感染促发的高胆红素血症。

在 1~2 周之后血清结合胆红素稳定升高，随治疗时间延长而加重。

肝穿刺活检为非特异性变化，同肝外胆道阻塞的变化类似，可发生胆泥和胆结石。

在胃肠外营养期间内，胆汁淤积可一直持续。停止胃肠外营养数周或数月后胆汁淤积消退。在有些患者，一旦发生黄疸[60]，肠内喂养也不会阻止肝病发展。如果胃肠道外营养不停止，会发生胆汁性肝硬化以致死亡。胃肠道外应用游离氨基酸及肠内给予乳清蛋白质可预防胆汁淤积[14]。

胆汁淤积与胆酸肠肝循环丢失有关，随后胆汁形成减少，胆汁停滞，胆泥形成。

### 胆酸合成异常

初级胆酸合成缺陷能引起胆汁流减少，运输异常，因而胆汁淤积。

胆酸合成缺陷类似进行性家族性肝内胆汁淤积（PFIC）2 型。

3β-羟-C27 类固醇脱氢酶-异构酶缺乏引起无瘙痒胆汁淤积，γ-GT 和胆酸正常[39]，胆汁淤积亦是△4-3 氧代类固醇-5β 还原酶缺乏的结果[25]。

粪甾烷酸血症是粪甾烷酸转化成 Varinic 酸这一过程缺陷的结果，与进行性胆汁淤积及 2 岁以内死亡相关。

Zellweger 脑-肝-肾综合征是一种致命性的常染色体隐性遗传病，有严重胆汁淤积，可能与过氧化物酶 β-氧化缺陷有关。

**治疗**　肝胆酸运输过程中相互作用形成的毒性中间产物引起胆汁淤积，补充外源性胆酸引起胆酸依赖的胆汁流动产生及毒性胆盐的合成减少，给予熊去氧胆酸、鹅去氧胆酸和胆酸后有明显疗效[22,81]。瘙痒减轻，血清转氨酶和胆红素水平降低。

### 先天性胆汁淤积综合征

该病的确诊病例越来越多。过去这一综合征可能包括特发性新生儿肝炎和肝内胆管减少综合征[15,42]。

本病与 ATP 结合暗盒（ABC）转运超家族成员的缺陷有关（表 26.6）[3,40]，它们的功能与胆汁分泌有关，但几乎对每个细胞器都是重要的。这些缺陷引起的疾病谱千差万别，重型新生儿胆汁淤积性肝病的分子基础现在已经被界定，虽然通常为家族性常染色体遗传，但已证实存在有散发病例。

#### 进行性家族性肝内胆汁淤积Ⅰ型

由于宾夕法尼亚阿们宗派家族很多人患病，该病以前被称为 Byler 病（第 13 章）。现在知道这种疾病可发生在世界许多地区，包括荷兰、瑞典及阿拉伯国家，为常染色体隐性遗传，表现为婴儿胆汁淤积，最终进展为胆汁性纤维化和肝硬化。10 岁以内常需肝移植。γ-GT 降低，而碱性磷酸酶及原胆酸升高为特征性表现。胆汁酸降低。

基因缺陷在染色体 18q21-q22，这一区域编码离子运输蛋白的 P 型 ATP 酶[16]家族，在小胆管膜有运输胆酸缺陷。

#### 良性复发性肝内胆汁淤积（BRIC）（第13章）

表现为黄疸反复发作，并有瘙痒[85]，γ-GT 不升高。基因缺陷为 FIC 1 位点，与 PFICⅠ同区，即染色体 18q21-q22。

#### 进行性家族性肝内胆汁淤积Ⅱ型

本病不累及 PFICⅠ位点，缺陷基因位于染色体

2q24,编码胆盐输出泵(BSEP)基因[80]。这是一个糖蛋白,属于 ABC 运输总科 B 类,原始缺损是小胆管胆酸运输泵的缺陷。

γ–GT 正常,无胆管增生,本病以巨细胞肝炎开始,可进展到早期肝硬化,需要肝移植。

### 进行性家族性肝内胆汁淤积Ⅲ型

表现为 γ–GT 升高和胆管增生,在染色体 7q21 上有多种耐药基因(MDR3 或 P 糖蛋白 3)变异(表 26.6),这促使磷脂从小管膜内小叶转移到面对小管腔的外小叶[28]。血清磷脂降低,胆酸运输及胆流未受损害,但缺乏磷脂和胆酸就证明对胆管细胞和肝细胞是有毒的。血清 γ–GT 升高。

### 杜宾–约翰逊综合征(第12章)

本病不属于胆汁淤积性疾病,但血清结合胆红素明显升高,是由于 ABC 运输器、小胆管多特异有机阴离子运送器(cMOAT)变异所致[66]。

### 胆汁淤积综合征的对症治疗

采用营养支持治疗,增加能量摄入,为估计平均摄入能量的 120%~150%。

脂溶性维生素替代:维生素 A 5~15 000IU/d,维生素 D 50ng/(kg·d),维生素 K 2.5~5mg/d。应鼓励孩子喝脱脂奶。

维生素 E 缺乏尤其重要,会引起神经–肌肉退化综合征。应给予维生素 E 50~200mg/d。一旦神经系统受累,虽可以被停止,但肌内注射维生素 E 不能逆转。

在烹调水果浓汤和蔬菜时可加入中链甘油三酯(椰子油)。

部分胆汁淤积患者可用考来烯胺控制瘙痒,辅用苹果浓汤、番茄汁或巧克力糖浆。

熊去氧胆酸(UDCA)10mg/kg 晚餐后口服 1 次,可减轻瘙痒,降低血清酶的水平[62]。

## 胆汁淤积性黄疸的其他原因

### 新生儿红斑狼疮综合征

表现为新生儿胆汁淤积和肝炎[72],伴皮肤红斑狼疮和先天性心脏传导阻滞。

### 自发性胆道穿孔

通常发生在出生后三个月内,在胆总管的前壁接近胆囊管连接处。儿童可表现为无胆汁的呕吐物,无胆汁大便,黄疸轻,呈间断性和可变性。腹疝,阴囊变绿。胆管造影显示胆囊管堵塞伴肝管漏。手术效果良好。

### 胆囊病和胆囊结石[69]

全胃肠道外营养经常伴胆囊内胆泥和胆汁淤积。如果胆盐缺乏,植物甾醇血症可促发胆泥和肝损伤[21]。胆管穿孔与胆汁淤积继发的胆结石有关。

色素性胆结石可见于胆总管下端而没有明显的原因。急性胃肠炎伴随细菌过多生长,以及脱水或胆总管末端轻度非典型终止,可能是病因。

类似的表现可使得由于肝未发育成熟或溶血性疾病所致的新生儿黄疸变得更加严重,这被称作"浓缩胆汁综合征"。

手术和内镜胆管冲洗可以治愈该病,而不必切除胆囊。

在较大儿童,胆囊炎和胆结石可能与血液恶病质和先天性胆道异常(如胆总管囊肿或胆道角)有关。儿童 IgA 缺乏与胆泥和胆结石有关[24]。

患胆结石的较大儿童常有明显的家族史。

婴儿早期出现的硬化性胆管炎可表现为肝内胆汁淤积,在儿童期进展到胆汁性肝硬化末期。可能是常染色体隐性遗传,常伴溃疡性结肠炎、自身免疫性肝炎、组织细胞病 X 和免疫缺陷。预后不良(见第 15 章)。

表 26.6　遗传性胆汁淤积综合征

| 疾病 | 临床表现 | γ–GT | 染色体 | 遗传性疾病 |
|---|---|---|---|---|
| PFIC1 | 进行性 | 正常 | 18q21-q22 | P 型 ATP 酶 |
| BRIC | 复发性黄疸、瘙痒 | 正常 | 18q21-q22 | P 型 ATP 酶 |
| PFIC2 | 进行性 | 正常 | 2q24 | 小胆管胆酸运输 |
| PFIC3 | 低磷脂、胆管增生 | 高 | 7q21 | 小胆管磷脂运输(MDR3) |
| 杜宾–约翰逊 | 结合胆红素升高 | 正常 | 10q23q24 | cMOAT(MRP2) |

PFIC:进展性家族性肝内胆汁淤积;BRIC:良性复发性肝内胆汁淤积;γ–GT:γ 谷氨酰转肽酶;MDR3:多种药物抵抗 3;MRP2:多种药物抵抗蛋白 2;cMOAT(Canalicular multi-specific Organic anion transporter):小管多特异性器官离子转运器。

## 瑞氏综合征

1963 年瑞氏及其助手描述了这种急性脑病伴内脏脂肪变性综合征[71]，在认识到这种疾病与使用阿司匹林有关后，发病率已明显下降[7]。美国 1980 年报道了 556 例儿童患者，从 1987 年以来，每年确诊病例不足 36 例。长期服用阿司匹林的青少年类风湿性关节炎患者有患本病的风险。鉴于本病发病率降低，除外类似瑞氏综合征的代谢性疾病变得更为重要。

此综合征多流行于冬春季节。临床病程分为两期，感染期和随后的脑病期。甲型或乙型流行性感冒及水痘是最常见的先行感染。

### 临床表现

无性别差别，多在 14 岁以下，青年人亦有报道[59]。病毒性感染后 3~7 天，出现顽固性呕吐，进展到神经系统恶化。脑病表现为行为举止错乱，易受刺激、不安，从淡漠嗜睡进展到木僵、昏迷，黄疸罕见。

轻度（Ⅰ度）瑞氏综合征，仅表现出上呼吸道感染或水痘后呕吐及肝功能异常[52]。

在严重病例，发病后 4~60 小时出现小脑延髓疝和脑死亡。

### 肝活检

表现为小泡脂肪变性，电镜显示线粒体肿胀和变形，随后显示过氧化酶体。

### 其他器官

近端肾小管脂肪变，心肌脂肪变，有明显脑水肿，神经元电镜检查可见类似在肝见到的线粒体变化。

### 实验室检查

肝线粒体酶活性降低，血氨升高。瓜氨酸水平降低与 Kreb 环化酶减少有关。血清氨基酸谱显示高谷氨酸、丙氨酸和亮氨酸。约 50% 患儿可出现低血糖，常见于两岁以下重病儿，这可反映出枸橼酸环受到抑制。线粒体损伤也抑制脂肪酸氧化，血浆游离脂肪酸增加。血清转氨酶升高。PT 延长 3 秒以上或血氨高于 $100\mu g/dL$ 预示后果严重。凝血病常见。

本病为线粒体细胞病之一（见第 25 章），有些儿科医师怀疑瑞氏综合征的存在，认为所有病例都是由于某些基础代谢缺陷所致。

### 治疗

患者表现为肝病，但脑水肿是致命的。治疗针对脑水肿和肝病，加强支持治疗，无特异性治疗。

### 瑞氏样综合征

许多代谢缺陷产生类似瑞氏综合征的临床、生化和组织学改变[32]。

在年幼的儿童，除外鸟氨酸循环缺陷和脂肪酸线粒体 β 氧化途径紊乱，特别是中、长链脂酰辅酶 A 脱氢酶紊乱，特别重要[84]。这些紊乱的排除要求特殊诊断设备。应留尿及血清标本冷冻，以便到专门中心进行分析。肝活检组织电镜检查亦有用，与瑞氏综合征相对照，代谢紊乱病例的线粒体形态正常。

## 婴儿和儿童的肝硬化

婴幼儿肝硬化有许多病因，其中许多是隐源性的。

一些年龄较大儿童及青春期少年表现为慢性自身免疫性肝炎，对糖皮质激素治疗通常反应良好（第 19 章）。

新生儿"巨细胞"肝炎可发展成肝硬化，新生儿病毒性感染，如 HBV、HCV 感染也可发展成肝硬化。

新生儿血色病，为常染色体隐性遗传，可伴胆酸异常和线粒体氧化磷酸化缺乏，新生儿表现为暴发性肝衰竭。

铁过载与输血过多有关，常见于地中海贫血，但遗传性血色病可发生于两岁的儿童。无性别差异，心脏受累常致命，常见性腺发育不良。

威尔逊病、半乳糖血症、Fanconi 病、Ⅳ型糖原病和纤维囊性病可发生肝硬化。

在热带，恶性营养不良综合征不发生肝硬化，而静脉闭塞病（VOD）可发生 3 区纤维化，最后发展为肝硬化。

先天性肝纤维化可导致门脉高压，但肝损害不是肝硬化。

胆汁淤积综合征可发展为胆汁性肝硬化，$\alpha_1$ 抗胰蛋白酶缺乏亦然。

儿童心源性肝硬化不常见，除非并发缩窄性心包炎。

### 临床特点

门脉高压突出，脾往往比成人肝硬化时大。学校体检时发现肝、脾肿大，或因其他病症查体时发现肝、脾肿大者常见。蜘蛛痣明显。生长不受影响。实际上这些患儿在青春期生长过猛，超过正常身高（图 26.8）。

青春期男女均可见痤疮，满月脸伴皮纹，女孩无月经，男孩乳房发育。

相对不活动阶段可持续许多年，失代偿后出现深度黄疸，血清球蛋白升高，血清转氨酶升高。昏迷前兆表现为躁狂，尖叫发作，精神症状暴发。腹水在晚期才出现，食管静脉曲张硬化治疗可很好耐受。

预后不一，取决于发病原因。前景好于同等程度代谢失调的成年人。

### 印度儿童肝硬化

这种疾病见于印度农村中产阶级印度教教徒家庭，无性别差异，于 1~3 岁发病。家庭发病率提示遗传因素，不过也可能是共同的环境因素。通常确诊后 1 年内因肝功能衰竭死亡。

肝组织学改变可见肝细胞损伤，内含马洛里小体，被多形核白细胞包围。小结节性肝硬化，似酒精性肝炎，但无脂肪变性。

肝铜明显增加，超过 250μg/g 干重，血浆含过多铜。肝细胞核显示 DNA 断裂也许为铜中毒的结果[67]。

近亲发病常见，但在群体中也常见[82]。使用铜和黄铜器皿制备动物饲料造成肝铜过多的流行率已显

著降低。

D-青霉胺使病情缓解，生命延长，但不能预防非活动性小结节肝硬化。

无凯-弗环和血清铜蓝蛋白正常可除外威尔逊病。

### 非印度儿童肝硬化（铜相关肝病）[5]

其他国家报道了不能与印度儿童肝硬化区分的肝病[50,61]，称为铜相关肝病[5]，似乎与饮水铜增加无关，可能是遗传缺陷[75]。

## 肝脂肪变性

### 胎儿乙醇综合征

可见肝大，血清转氨酶升高。肝脂肪变性，汇管区、窦周纤维化，类似成人酒精性肝病。

### 特发性脂肪肝炎

多见于肥胖的、青春期的儿童，肝活检能诊断[6]。

## 肝肿瘤

参见第 31 章。原发性肿瘤在婴儿和儿童期少见，2/3 在 1 岁前诊断。可起源于肝细胞和(或)支持结构。继发肿瘤极罕见，通常与肾上腺神经母细胞瘤有关。

### 诊断

生化试验可正常，γ-GT 和 α$_2$ 球蛋白升高。AFP升高，可用超声、CT、MRI 确定肿瘤部位，如必要可行血管造影。引导下肝活检通常安全且能确定诊断。

### 错构瘤

为良性先天性肿瘤，在 2 岁前表现为腹部包块。可能在尸检时意外发现，必须与恶性肿瘤相区别。表现为所有肝细胞排列异常，特别是胆管和成纤维细胞，含有中心静脉，几乎总是囊性化。不需治疗。

### 间叶错构瘤

为罕见的发育异常，大量的胆管，见于不满 2 岁幼儿。采取保守治疗，如需要可行手术切除[26]。

### 恶性间叶瘤（未分化肉瘤）

见于 6~12 岁儿童，组织学类似肉瘤，有 PAS 阳性胞浆内粉色球，应手术切除，手术后化疗。

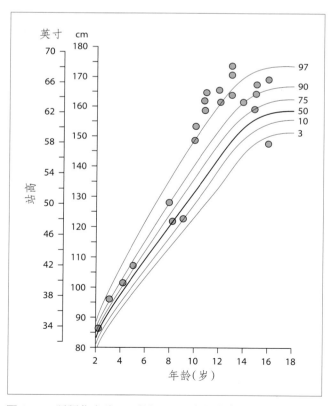

图26.8　肝硬化女孩。可见 10~13 岁儿童高于 90% 的正常儿童。

### 腺瘤

这是少见但不恶化的肿瘤，多年之后甚至可退化，含有肝细胞板和纤维囊。应保守治疗。

### 肝细胞癌

多发生在 5 岁以后，男性多于女性，常单个，大且转移晚，可能无肝硬化。

HBV、HCV 是常见病因，特别是在远东地区[17]。肝细胞癌亦可并发巨细胞肝炎，胆道闭锁和多囊病（包括先天性肝纤维化），酪氨酸代谢病和糖原储存病。

患者体重减轻，右上腹部肿胀、疼痛、腹水和黄疸，可见到肿瘤钙化。

#### 治疗

很少能手术切除，但肝叶切除后生长发育正常。化疗可用于术前缩小肿瘤组织。有纤维层形成者预后较好，手术切除可能性大。

### 肝母细胞瘤[48]

常见于 3 岁前，5 年内致命，这种肿瘤少见，是由上皮和间胚层成分进展所致。

本病与偏身肥大、Wilm 瘤、胎儿酒精综合征和母亲结肠多发息肉有关，它可产生人绒毛膜促性腺激素，引起性早熟。

可能有高胆固醇血症。

较好的化疗可改善预后，用顺铂和多柔比星，86%患者有应答，肝移植导致绒毛膜促性腺激素下降。

### 婴儿血管内皮瘤[76]

婴儿良性肿瘤，由内皮细胞毛细管道组成，与皮肤血管瘤病有关。6 个月以前出现腹部包块，心衰竭可能与瘤内动静脉分流有关，上腹部可听到收缩期杂音，穿破可引起血腹，伴随的先天性缺陷常见。

严重贫血、血小板减少归因于与肿瘤内异常的、扭曲的、狭窄的血管有关的微血管病溶血。

CT 和 MRI 显示血管瘤特点，超声用于追踪进展[78]。

对症治疗，肝动脉栓塞用于顽固性心衰竭及肿瘤破裂。预后良好。

#### 治疗

手术切除可治疗良性病变。即使恶性肿瘤也可治愈，但肿瘤通常是单个的、大而转移晚。姑息治疗也常见。肝叶切除后生长、发育良好。常需考虑肝移植，如果不能切除，则预后很差。

### 结节再生性增生

患儿表现肝大、脾大。与新生物，或用过一些药（如抗惊厥药）有关。

### 肝移植

详见第 38 章。技术革新，如分离肝、活体肝作为供肝，增加了器官供应量[44]。年龄较小、身体较弱的患儿正在接受肝移植。在发生明显生长延迟、心理社会延迟之前，及早进行手术是重要的。

（张清泉　王朝霞 译　成军　李晓光　王月 校）

### 参考文献

1　Alagille D, Estrada A, Hadchouel M *et al.* Syndromic paucity of interlobular bile ducts (Alagille syndrome or arteriohepatic dysplasia): review of 80 cases. *J. Paediatr.* 1987; **110**: 195.

2　Alpert LI, Strauss L, Hirschhorn K. Neonatal hepatitis and biliary atresia associated with trisomy 17–18 syndrome. *N. Engl. J. Med.* 1969; **270**: 16.

3　Arrese M, Ananthananarayanan M, Suchy FJ. Hepatobiliary transport: molecular mechanisms of development and cholestasis. *Paediatr. Res.* 1998; **44**: 141.

4　Badizadegan K, Jonas MM, Ott MJ *et al.* Histopathology of the liver in children with chronic hepatitis C viral infection. *Hepatology* 1998; **28**: 1416.

5　Baker A, Gormally S, Saxena R *et al.* Copper-associated liver disease in childhood. *J. Hepatol.* 1995; **23**: 538.

6　Baldridge AD, Perez-Atayde AR, Graeme-Cook F *et al.* Idiopathic steatohepatitis in childhood: a multicentre retrospective study. *J. Pediatr.* 1995; **127**: 700.

7　Belay ED, Bresee JS, Holman RC *et al.* Reye's syndrome in the United States from 1981 through 1997. *N. Engl. J. Med.* 1999; **340**: 1377.

8　Benaron DA, Bowen FW. Variation of initial serum bilirubin rise in new born infants with type of illness. *Lancet* 1991; **338**: 78.

9　Bortolotti F, Cadrobbi P, Cruvellaro C *et al.* Long-term outcome of chronic type B hepatitis in patients who acquire hepatitis B virus infection in childhood. *Gastroenterology* 1990; **99**: 805.

10　Bortolotti F, Jara P, Barbera C *et al.* Long-term effect of alpha interferon in children with chronic hepatitis B. *Gut* 2000; **46**: 715.

11　Bortolotti F, Jara P, Crivellaro C *et al.* Outcome of chronic hepatitis B in Caucasian children during a 20-year observation period. *J. Hepatol.* 1998; **29**: 184.

12　Brodsky MC, Cunniff C. Ocular anomalies in the Alagille syndrome (arteriohepatic dysplasia). *Ophthalmology* 1993; **100**: 1767.

13　Brown CW, Werlin SL, Geenen JE *et al.* The diagnostic and therapeutic role of endoscopic retrograde cholangiopancreatography in children. *J. Paediatr. Gastroenterol. Nutr.* 1993; **17**: 19.

14　Brown MR, Thunberg BJ, Golub L *et al.* Decreased cholestasis with enteral instead of intravenous protein in the very low-birth-weight infant. *J. Paediatr. Gastroenterol. Nutr.* 1989; **9**: 21.

15　Bruguera M, Llach J, Rodés J. Nonsyndromic paucity of intrahepatic bile ducts in infancy and idiopathic ductopenia in adulthood: the same syndrome? *Hepatology* 1992; **15**: 830.

16　Bull LN, van Eijk MJT, Pawlikowska L *et al*. A gene encoding a P-type ATP ase mutated in two forms of hereditary cholestasis. *Nature Genet.* 1998; **18**: 219.

17　Chang M-H, Chen D-S, Hsu H-C *et al*. Maternal transmission of hepatitis B virus in childhood hepatocellular carcinoma. *Cancer* 1989; **64**: 2377.

18　Chang M-H, Huang HH, Huang ES *et al*. Polymerase chain reaction to detect human cytomegalovirus in livers of infants with neonatal hepatitis. *Gastroenterology* 1992; **103**: 1022.

19　Chardot C, Carton M, Spire-Bendelac N *et al*. Prognosis of biliary atresia in the era of liver transplantation: French National Study from 1986 to 1996. *Hepatology* 1999; **30**: 606.

20　Chianale J, Dvorak C, Farmer DL *et al*. Cytochrome P-450 gene expression in the functional units of the fetal liver. *Hepatology* 1988; **8**: 318.

21　Clayton PT, Bowron A, Mills KA *et al*. Phytosterolemia in children with parenteral nutrition-associated cholestatic liver disease. *Gastroenterology* 1993; **105**: 1806.

22　Clayton PT, Mills KA, Johnson AW *et al*. 4–3-Oxosteroid 5β-reductase deficiency: failure of ursodeoxycholic acid treatment and response to chenodeoxycholic acid plus cholic acid. *Gut* 1996; **38**: 623.

23　Crosnier C, Draincourt C, Raynaud N *et al*. Mutations in JAGGED 1 gene are predominantly sporadic in Alagille syndrome. *Gastroenterology* 1999; **116**: 1141.

24　Danon YL, Dinari G, Garty B-Z *et al*. Cholelithiasis in children with immunoglobulin A deficiency: a new gastroenterologic syndrome. *J. Paediatr. Gastroenterol. Nutr.* 1983; **2**: 663.

25　Daugherty CC, Setchell KDR, Heubi JE *et al*. Resolution of liver biopsy alterations in three siblings with bile acid treatment of an inborn error of bile acid metabolism (Δ4–3-oxosteroid 5β-reductase deficiency). *Hepatology* 1993; **18**: 1096.

26　DeMaioribus CA, Lally KP, Sim K *et al*. Mesenchymal hamartoma of the liver. A 35-year review. *Arch. Surg.* 1990; **125**: 598.

27　Desmet VJ. Pathogenesis of ductal plate abnormalities. *Mayo Clin. Proc.* 1998; **73**: 80.

28　DeVree JML, Jacquemin E, Sturm E *et al*. Mutations in the MDR3 gene cause progressive familial intrahepatic cholestasis. *Proc. Natl. Acad. Sci. USA* 1998; **95**: 282.

29　Dick MC, Mowat AP. Hepatitis syndrome in infancy—an epidemiological survey with 10 years follow up. *Arch. Dis. Child.* 1985; **60**: 512.

30　Emerick KM, Rand EB, Goldmuntz E *et al*. Features of Alagille syndrome in 92 patients: frequency and relation to prognosis. *Hepatology* 1999; **29**: 822.

31　Garcia-Monzon C, Jara P, Fernandez-Bermejo M *et al*. Chronic hepatitis C in children: a clinical and immunohistochemical comparative study with adult patients. *Hepatology* 1998; **28**: 1696.

32　Glasgow JFT, Moore R. Reye's syndrome 30 years on. Possible marker of inherited metabolic disorders. *Br. Med. J.* 1993; **367**: 950.

33　Hadchouel M, Hugon RN, Gautier M. Reduced ratio of portal tracts to paucity of intrahepatic bile ducts. *Arch. Pathol. Lab. Med.* 1978; **102**: 402.

34　Hansen TWR. Bilirubin in the brain. Distribution and effects on neurophysiological and neurochemical processes. *Clin. Paediatr.* 1994; **33**: 452.

35　Hart MH, Kaufman SS, Vanderhoof JA *et al*. Neonatal hepatitis and extra-hepatic biliary atresia associated with cytomegalovirus infection in twins. *Am. J. Dis. Child.* 1991; **145**: 302.

36　Heathcote J, Deodhar KP, Scheuer PJ *et al*. Intrahepatic cholestasis in childhood. *N. Engl. J. Med.* 1976; **295**: 801.

37　Ho C-W, Shioda K, Shirosaki K *et al*. The pathogenesis of biliary atresia: a morphological study of the hepatobiliary system and the hepatic artery. *J. Paediatr. Gastroenterol. Nutr.* 1993; **16**: 53.

38　Huang L-M, Chiang B-L, Lee C-Y *et al*. Long-term response to hepatitis B vaccination and response to booster in children born to mothers with hepatitis B e antigen. *Hepatology* 1999; **29**: 954.

39　Jacquemin E, Setchell KDR, O'Connell NC *et al*. A new cause of progressive intrahepatic cholestasis: 3β-hydroxy-$C_{27}$-steroid dehydrogenase/isomerase deficiency. *J. Paediatr.* 1994; **125**: 379.

40　Jansen PLM. The molecular genetics of familial intrahepatic cholestasis. *Gut* 2000; **47**: 1.

41　Jonas MM, Roldan EO, Lyons HJ *et al*. Histopathologic features of the liver in paediatric acquired immune deficiency syndrome. *J. Paediatr. Gastroenterol. Nutr.* 1989; **9**: 73.

42　Kahn E, Daum F, Markowitz J *et al*. Nonsyndromatic paucity of interlobular bile ducts: light and electron microscopic evaluation of sequential liver biopsies in early childhood. *Hepatology* 1986; **6**: 890.

43　Keeffe EB, Pinson CW, Ragsdale J *et al*. Hepatocellular carcinoma in arteriohepatic dysplasia. *Am. J. Gastroenterol.* 1993; **88**: 1446.

44　Kelly DA. Current results and evolving indications for liver transplantation in children. *J. Pediatr. Gastroenterol. Nutr.* 1998; **27**: 214.

45　Kelly DA. Useful investigations in the assessment of liver disease. In Kelly DA, ed. *Diseases of the Liver and Biliary System in Children*. Blackwell Science, Oxford, 1999, p. 3.

46　Kimura A, Yamakawa R, Ushijima K *et al*. Fetal bile acid metabolism during infancy: analysis of 1β-hydroxylated bile acids in urine, meconium and faeces. *Hepatology* 1994; **20**: 819.

47　Lachaux A, Descos B, Plauchu H *et al*. Familial extrahepatic biliary atresia. *J. Pediatr. Gastroenterol. Nutr.* 1988; **7**: 280.

48　Lack EE, Neave C, Vawter GF. Hepatoblastoma: a clinical and pathologic study of 54 cases. *Am. J. Surg. Pathol.* 1982; **6**: 693.

49　Langnas AN, Markin RS, Cattral MS *et al*. Parvovirus B19 as a possible causative agent of fulminant liver failure and associated aplastic anaemia. *Hepatology* 1995; **22**: 1661.

50　Lefkowitch JH, Honig CL, King ME *et al*. Hepatic copper overload and features of Indian childhood cirrhosis in an American sibship. *N. Engl. J. Med.* 1982; **307**: 271.

51　Li L, Krantz ID, Deng Y *et al*. Alagille syndrome is caused by mutations in human Jagged 1, which encodes a ligand for Notch 1. *Nature Genet.* 1997; **16**: 243.

52　Lichtenstein PK, Heubi JE, Daughterty CC *et al*. Grade I Reye's syndrome: a frequent cause of vomiting and liver dysfunction after varicella and upper respiratory tract infection. *N. Engl. J. Med.* 1983; **309**: 133.

53　Lin H-H, Kao J-H, Hsu H-Y *et al*. Absence of infection in breast-fed infants born to hepatitis C virus-infected mothers. *J. Paediatr.* 1995; **126**: 589.

54　Lok ASF, Lai C-L. A longitudinal follow-up of asymptomatic hepatitis B surface antigen-positive Chinese children. *Hepatology* 1988; **8**: 1130.

55　McKiernan PJ, Baker AJ, Kelly DA. The frequency and outcome of biliary atresia in the UK and Ireland. *Lancet*

2000; **355**: 25.

56 Manzini P, Saracco G, Cerchier A *et al.* Human immuno-deficiency virus infection as risk factor for mother-to-child hepatitis C virus transmission; persistence of anti-hepatitis C virus in children is associated with the mother's anti-hepatitis C virus immunoblotting pattern. *Hepatology* 1995; **21**: 328.

57 Marret S, Buffet-Janvresse C, Metayer J *et al.* Herpes simplex hepatitis with chronic cholestasis in a newborn. *Acta Paediatr.* 1993; **82**: 321.

58 Martinez JC, Garcia HO, Otheguy LE *et al.* Control of severe hyperbilirubinemia in full-term newborns with the inhibitor of bilirubin production Sn-mesoporphyrin. *Paediatrics* 1999; **103**: 1.

59 Meythaler JM, Varma RR. Reye's syndrome in adults. Diagnostic considerations. *Arch. Intern. Med.* 1987; **147**: 61.

60 Moss RL, Das JB, Raffensperger JG. Total parenteral nutrition-associated cholestasis: clinical and histopathologic correlation. *J. Paediatr. Surg.* 1993; **28**: 1270.

61 Muller T, Feichtinger H, Berger H *et al.* Endemic Tyrolean infantile cirrhosis: an ecogenetic disorder. *Lancet* 1996; **347**: 877.

62 Narkewicz MR, Smith D, Gregory C *et al.* Effect of ursodeoxycholic acid therapy on hepatic function in children with intrahepatic cholestatic liver disease. *J. Pediatr. Gastroenterol. Nutr.* 1998; **26**: 49.

63 Naveh Y, Berant M. Assessment of liver size in normal infants and children. *J. Paediatr. Gastroenterol. Nutr.* 1984; **3**: 346.

64 Oda T, Elkahloun AG, Pike BL *et al.* Mutations in the human Jagged 1 gene are responsible for Alagille syndrome. *Nature Genet.* 1997; **16**: 235.

65 Ohto H, Terazawa S, Sasaki N *et al.* Transmission of hepatitis C virus from mothers to infants. *N. Engl. J. Med.* 1994; **330**: 744.

66 Paulusma CC, Kool M, Bosma PJ *et al.* A mutation in the human canalicular multispecific organic anion transporter gene causes the Dubin–Johnson syndrome. *Hepatology* 1997; **25**: 1539.

67 Prasad R, Kaur G, Nath R *et al.* Molecular basis of pathophysiology of Indian childhood cirrhosis. Role of nuclear copper accumulation in liver. *Mol. Cell. Biochem.* 1996; **156**: 25.

68 Rabinovitz M, Imperial JC, Schade RR *et al.* Hepatocellular carcinoma in Alagille's syndrome: a family study. *J. Paediatr. Gastroenterol. Nutr.* 1989; **8**: 26.

69 Reif S, Sloven DG, Lebenthal E *et al.* Gallstones in children. Characterization by age, aetiology, and outcome. *Am. J. Dis. Child.* 1991; **145**: 105.

70 Resti M, Azzari C, Lega L *et al.* Mother-to-infant transmission of hepatitis C virus. *Acta. Paediatr.* 1995; **84**: 251.

71 Reye RDK, Morgan G, Baral J. Encephalopathy and fatty degeneration of the viscera. A disease entity in childhood. *Lancet* 1963; **ii**: 749.

72 Rosh JR, Silverman ED, Groisman F *et al.* Intrahepatic cholestasis in neonatal lupus erythematosus. *J. Paediatr. Gastroenterol. Nutr.* 1993; **17**: 310.

73 Rudolph JA, Balistreri WF. Optional treatment of biliary atresia 'halfway' there. *Hepatology* 1999; **30**: 808.

74 Ruiz-Moreno M, Rua MJ, Castillo I *et al.* Treatment of children with chronic hepatitis C with recombinant interferon-α: a pilot study. *Hepatology* 1992; **16**: 882.

75 Scheinberg IH, Sternlieb I. Is non-Indian childhood cirrhosis caused by excess dietary copper? *Lancet* 1994; **344**: 1002.

76 Selby DM, Stocker JT, Waclawiw MA *et al.* Infantile haemangioendothelioma of the liver. *Hepatology* 1994; **20**: 39.

77 Sokal EM, Conjeevaram HS, Roberts EA *et al.* Interferon alfa therapy for chronic hepatitis B in children: a multinational randomized controlled trial. *Gastroenterology* 1998; **114**: 988.

78 Stanley P, Geer GD, Miller JH *et al.* Infantile hepatic haemangiomas. Clinical features, radiologic investigations, and treatment of 20 patients. *Cancer* 1989; **64**: 936.

79 Steele MI, Marshall CM, Lloyd RE *et al.* Reovirus 3 not detected by reverse transcriptase-mediated polymerase chain reaction analysis of preserved tissue from infants with cholestatic liver disease. *Hepatology* 1995; **21**: 697.

80 Strautnieks SS, Bull LB, Knisely AS *et al.* A gene encoding a liver-specific ABC transporter is mutated in progressive familial intrahepatic cholestasis. *Nature Genet.* 1998; **20**: 233.

81 Suchy FJ. Bile acids for babies? Diagnosis and treatment of a new category of metabolic liver disease. *Hepatology* 1993; **18**: 1274.

82 Tanner MS. The role of copper in Indian childhood cirrhosis. *Am. J. Clin. Nutr.* 1998; **67**: 1074S.

83 Tolia V, Dubois RS, Watts FB Jr *et al.* Renal abnormalities in paucity of interlobular bile ducts. *J. Paediatr. Gastroenterol. Nutr.* 1987; **6**: 971.

84 Treem WR, Witzleben CA, Piccoli DA *et al.* Medium-chain and long-chain acyl CoA dehydrogenase deficiency: clinical, pathologic and ultrastructural differentiation from Reye's syndrome. *Hepatology* 1986; **6**: 1270.

85 Tygstrup N, Steig BA, Juijn JA *et al.* Recurrent familial intrahepatic cholestasis in the Faeroe Islands. Phenotype heterogeneity but genetic homogeneity. Hepatology 1999; **29**: 506.

86 Yeung LTF, King SM, Roberts EA. Mother-to-infant transmission of hepatitis C virus. *Hepatology* 2001; **34**: 223.

87 Yokochi K. Magnetic resonance imaging in children with kernicterus. *Acta Paediatr.* 1995; **84**: 937.

# 第 **27** 章

# 妊娠期肝脏

## 正常妊娠

体格检查不能触及肝脏,但可见手掌红斑和蜘蛛痣。

有研究表明,正常妊娠妇女与非妊娠妇女的生化检查几乎没有差别[2]。血清碱性磷酸酶(ALP)在最后三月期升高。可能由于血液稀释的原因,血清胆红素略有降低,白蛋白、尿素、尿酸的浓度也有所降低。血清转氨酶类、γ-谷氨酰基转肽酶和空腹胆酸仍维持在正常范围内。

肝脏活检显示,妊娠期肝脏组织学无明显异常。电镜下内质网略有增加。

肝血流正常[25],血容量及心搏出量增加。非妊娠妇女的肝脏血流量占心搏出量的35%,而妊娠时仅占28%。过多的血液通过胎盘分流。

## 妊娠期肝脏疾病

妊娠期特发的黄疸有急性脂肪肝、胆汁淤积性黄疸或并发妊娠期高血压疾病的黄疸等,妊娠合并病毒性肝炎或胆结石时的黄疸,可能对孕妇产生影响。最后,必须考虑妊娠对潜在性慢性肝病也有影响(表27.1)。

### 妊娠剧吐

妊娠剧吐是妊娠早期出现的早孕反应[36]。重症妊娠剧吐的孕妇可出现黄疸,胆红素通常不高于正常值上限的 4 倍,并且转氨酶水平可达 200IU/L[18]。肝脏活检为正常或显示为脂肪变。这种改变大概与营养不良有关,而且在分娩后儿天内可迅速转为正常。

对于那些严重受累的孕妇,新生儿平均体重可能较低。

## 妊娠晚期肝病

三种与妊娠相关的疾病分别是妊娠期脂肪肝、先兆子痫或子痫和 HELLP 综合征。这三种疾病之间有相当多的重叠(图 27.1),例如 40% 患有急性脂肪肝的孕妇具有子痫的临床表现(高血压、蛋白尿和水肿)。

这些疾病的病因不明, 在双胎妊娠中较常见,并且没有慢性经过。

### 妊娠期急性脂肪肝

在 1940 年,Sheehan 首次描述了产科急性肝萎缩能引起妊娠期黄疸[44]。

这个疾病目前仍然是罕见的, 但是由于对更轻症病例的认识以及对各种疾病知识的了解, 已经有

表 27.1　妊娠期肝脏疾病

| | 注释 |
| --- | --- |
| **妊娠期特有疾病** | |
| 急性脂肪肝 | 少见、呕吐、预后不同 |
| 妊娠毒血症 | 肝出血可能是一种并发症 |
| HELLP 综合征 | 溶血、血清肝脏酶类升高、血小板降低 |
| 复发性胆汁淤积症 | 预后好、家族性、复发、危害胎儿 |
| 妊娠剧吐 | 很少引起黄疸 |
| **妊娠期合并疾病** | |
| 病毒性肝炎 | 预后与非妊娠一样 |
| | 甲型肝炎——不影响胎儿 |
| | 乙型肝炎——很少传染给胎儿 |
| | 丙型肝炎——抗 HCV 阳性时查 HCV RNA |
| | 戊型肝炎——在非洲和亚洲经常是致命的 |
| 胆结石 | 很少引起黄疸,超声可诊断 |
| **潜在性慢性肝病** | 不孕、预后不定、死胎增加 |

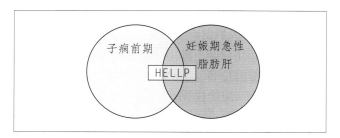

图 27.1　韦恩图显示了先兆子痫、妊娠期急性脂肪肝和 HELLP 综合征之间的重叠。

更多患者被诊断出来。据估计,该病在产妇中的发病率为 1/13 328 [30],比子痫前期罕见。

### 临床表现

于妊娠 30~38 周发病,表现为恶心、反复呕吐和腹痛,随后出现黄疸(表 27.2),多见于双胞胎、男婴和初产妇。

病情严重者,出现脑病、肾衰竭、胰腺炎、出血和 DIC。

腹水发生率为 50%,可能与门脉高压有关。

烦渴和一过性糖尿病尿崩症样多尿已有报道[33]。

### 血清生化学检查

血清中氨、氨基酸水平升高,说明线粒体功能衰竭,也提示有乳酸酸中毒。通常血清尿酸水平升高,可能与组织破坏及乳酸酸中毒有关[7]。

可能有严重的低血糖。

可见没有溶血的高胆红素血症,不同于妊娠期毒血症,除非有溶血,否则没有黄疸。血清转氨酶水平变化无常,其值通常低于 1000IU/L,甚至正常。

### 血液学检查

白细胞明显升高和血小板减少,但血涂片可表现为成白红细胞性贫血[7]。

凝血酶原时间及部分凝血酶原时间延长,纤维蛋白原水平降低,常见严重出血,仅 10% 的患者发生 DIC。

### 肝组织学

肝脏活检通常没有必要,但可以经颈静脉途径实施。组织切片表现为气球样的肝细胞内有微泡和大泡样脂肪滴,核浓密居中(图 27.2)。1 区(门静脉周围)相对稀疏。通过油红 O 新鲜切片染色可能清晰地识别出脂肪微泡(图 27.3)[6,40]。

可见炎症及坏死灶,同样能看到肝小管胆汁淤积和被胆汁染色的星形库普弗细胞。肝脏组织结构正常。

电镜证实了空泡的存在,而且可显示滑面内织网蜂巢样外观。线粒体大而多形,具有不全结晶样包涵体[33]。

多器官受损表现为肾小管脂肪浸润和子痫前期典型的肾损害。已有心脏、胰腺脂肪浸润的报道[40]。

肝脏超声检查可能显示弥漫性回声,强烈提示妊娠期急性脂肪肝。正常的声像图不能排除诊断。CT 显示 30% 的低衰减值[21]。

### 病程及预后

早期认识和及时治疗有助于轻型病例的诊断。目前孕妇病死率为 0~15%,胎儿病死率仍然高达 40%~50%。

死因多为肝外原因,如 DIC 大量出血导致肾衰竭。在轻型病例,这些特征不易见到。

表 27.2　12 例急性妊娠脂肪肝的临床表现和实验室特点[7]

| | 人数 |
|---|---|
| 恶心、呕吐 | 12 |
| 严重胃灼热 | 4 |
| 腹痛 | 7 |
| 黄疸 | 11 |
| 白细胞升高 | 12 |
| 血小板减少 | 9 |
| 蛋白尿 | 7 |
| 浮肿 | 7 |
| 高血压 | 8 |
| 血清尿素升高 | 9 |

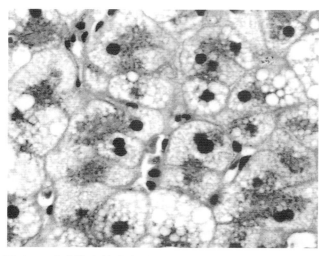

图 27.2　妊娠期急性脂肪肝。一个中心致密细胞核的肝细胞呈泡沫样改变。(HE 染色,×120)(见彩图)

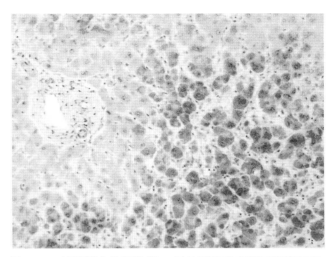

**图 27.3**　妊娠期急性脂肪肝:3 区的肝细胞充满了脂滴空泡。汇管区正常,炎症轻微。(油红染色,×40)(见彩图)

复发极为罕见,但亦有个案报道。其中一个病例为一名黑人妇女在第 4 次和第 5 次妊娠时发病[5]。一名澳大利亚妇女在第 1 次和第 2 次妊娠时患妊娠期急性脂肪肝[43]。智利报道的一病例,描述了连续两次妊娠都出现了这种疾病[33,34]。

### 治疗

对于一般轻型病例,可以让患者住院,观察孕妇和胎儿的状况。如孕妇症状恶化(顽固性呕吐、黄疸加重和凝血障碍体征出现),宜结束妊娠。

积极治疗凝血功能障碍、肾衰竭、低血糖和感染。如重症监护适当,预后相对良好[29]。对腹腔内出血,可能需要剖腹手术清除血凝块。剖宫产术后可能发生腹腔内出血,故产后必须继续加强监护。有时需要肝移植[26,29]。

肺发育不成熟的新生儿可用糖皮质激素治疗。

食管炎出血是常见并发症,可给予奥美拉唑或者其他类似药物进行治疗。

### 病原学

妊娠期急性脂肪肝被看做线粒体细胞病家族成员之一(表 27.3)[45]。其成员还包括瑞氏综合征、遗传性线粒体酶缺陷和药物反应,特别是丙戊酸钠和核苷类似物(例如 FIAU)。

除碳水化合物的分解,几乎所有产生能量的反应都发生在线粒体。线粒体的氧化磷酸化过程使燃料分子被氧化,并将产生的能量转化成 ATP。脂肪酸在线粒体降解成更短的脂肪酸衍生物和乙酰辅酶 A(acyl-CoA)。脂肪酸重复裂解的循环需要一系列的特殊酶。

线粒体细胞病以呕吐、虚弱为特征。乳酸酸中毒和代谢性酸中毒与线粒体能量供应不足及氧化磷酸化缺陷有关。低血糖与线粒体三羧酸循环功能衰竭有关。血氨升高与线粒体三羧酸循环酶缺陷有关。在许多器官可见到脂肪微泡。

瑞氏综合征和遗传性线粒体酶缺陷主要影响年轻人。妊娠期急性脂肪肝患者通常相当年轻。相反,丙戊酸钠对儿童肝脏造成影响的发生率是成人的 2 倍。这些情况产生了这样一种假说:这些病主要影响有潜在线粒体功能缺陷的患者。部分妊娠急性脂肪肝患者是缺乏长链 3-羟基-CoA 脱氢酶的杂合子,这种缺乏导致脂肪酸氧化受损[51]。她们的婴儿可能表现出低血糖昏迷和肝脂肪化,与纯合子型脂肪酸氧化缺陷表现相似。因为这种缺陷是常染色体隐性遗传,母亲是杂合子,其配偶也必须是杂合子。在另一份报告中,11 例合并脂肪肝和 HELLP 综合征的妊娠,生出了 6 个有长链 3-羟基-辅酶 A-脱氢酶缺陷的婴儿[54]。母亲可能是这种缺陷的杂合子,因为她们后来又平安地妊娠,胎儿未受到影响。

妊娠本身可影响线粒体的功能。小鼠妊娠后期伴有线粒体脂肪酸氧化功能的衰竭,结果是线粒体中链脂肪酸 β 氧化减少和三羧酸循环活性降低[12]。

线粒体细胞病与遗传性酶缺陷不同,其始动的方式仍不清楚,像瑞氏综合征的那样推测可能由病毒所致,也可能是中毒,暴露于甲苯后,随后可产生妊娠期急性脂肪肝[27],并且与营养因素关系密切。

妊娠期急性脂肪肝应被看做影响肝、肌肉、神经系统、胰腺和肾脏的系统性线粒体功能障碍的一部分。

**表 27.3**　线粒体细胞病变

**病因**
　妊娠期急性脂肪肝
　瑞氏综合征
　遗传性线粒体功能缺陷
　与药物有关

**特点**
　恶心、情感淡漠
　乳酸酸中毒
　低血糖
　高氨血症
　器官中脂肪微泡

### 妊娠期毒血症

临床特点是高血压、蛋白尿和液体潴留。妊娠期毒血症包含一系列病症(表 27.4)。可累及子宫、肾、脑等器官。肝脏损伤仅见于严重的子痫前期和子痫患者。

子痫前期的病因不清,主要是以导致系统血管阻力增加的全身性血管痉挛和因对内源性血管收缩因子应答而引起的血压升高为特征。内皮细胞损伤可能降低内皮依赖性血管扩张剂的作用,增加来源于内皮细胞和血小板的血管收缩因子的产生。子痫前期患者血清中含有一些增加内皮细胞通透性的因子[13]。血管内皮细胞可能是血液中降低胎盘灌流量的一些产物作用的靶细胞[39]。

血管内皮损伤导致血小板沉积,血小板减少和纤维蛋白沉积于血窦。由此造成的局部缺血可解释 1 区的灶状和弥散性肝细胞坏死及出血(图 27.4)。

轻症患者血清 ALP 和转氨酶通常升高。常见到血小板减少等 DIC 轻症表现。

黄疸少见,而且常常是晚期表现。DIC 溶血时通常有黄疸。血清胆红素一般低于<100μmol/L,可能与肾脏排泄胆红素的功能衰竭有关。

严重妊娠期毒血症可出现上腹痛、恶心、呕吐、右上腹部触痛和高血压。

**肝脏组织学**　门静脉周围的(1 区)纤维蛋白沉积[37]和出血,发展成小的坏死灶、梗死和血肿。3 区坏死和出血表示休克,特点是无炎症反应(图 27.5)。毛细血管、肝小动脉血栓和罕见的肝内门脉血栓可能是显著的,血清转氨酶常比正常水平高 10 倍。

休克与肝破裂有关。

超声、CT 显示灶状充盈缺损。

严重妊娠期毒血症的患者需要结束妊娠,并给予对症支持治疗。

### HELLP综合征

HELLP 综合征是一个少见的子痫前期的变异

**表 27.4　妊娠期毒血症病谱**

| |
|---|
| 子痫前期 |
| HELLP 综合征 |
| 梗死 |
| 出血和肝破裂 |

型[42],表现为溶血、肝酶升高和血小板减少[52]。主要见于经产妇。患者血压可正常,可能没有蛋白尿。

肝脏组织学检查显示有纤维蛋白沉积[4],这提示有严重子痫前期肝病存在,需要立即结束妊娠。化验结果不能反映肝脏组织学变化[4]。围生期胎儿病死率为 10%~60%,孕妇病死率为 1.5%~5%[46]。

像子痫一样,HELLP 综合征的治疗采用支持疗法[49]。

### 妊娠期毒血症和HELLP综合征

在妊娠期急性脂肪肝、妊娠期毒血症和 HELLP 综合征之间临床表现有很多重叠 (见图 27.1 和表

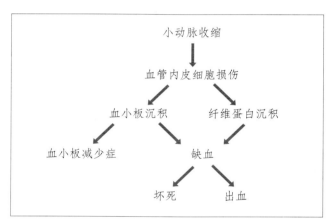

图 27.4　子痫患者的肝脏。内皮细胞损伤引起缺血,随后出现肝细胞的坏死和出血。

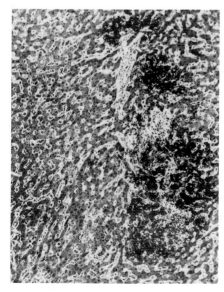

图 27.5　子痫患者的肝脏。门静脉周围肝细胞坏死,病灶内有纤维素。(马洛里磷钨酸染色,×80)

27.5)。其特点包括蛋白尿,甚至窦周纤维蛋白沉积,高血压少见。明确有妊娠期毒血症的患者可能无蛋白尿和高血压。然而肝脏活检除了有纤维蛋白沉积外,某些患者还有脂肪微泡。患有妊娠期急性脂肪肝的经产妇常有子痫前期的病史。

### 肝出血

肝出血通常使子痫前期或子痫,以及伴有 DIC 与肝内血管损伤的 HELLP 综合征变得复杂[11]。肝出血可表现为梗死形成[19]、被膜下出血和肝破裂。临床上患者突然出现持续性右上腹疼痛或上腹痛,并伴有呕吐和循环衰竭时,应考虑肝出血。通过超声、CT 和血管造影可以诊断。根据病情的严重程度可确定治疗方案。被膜下出血采取保守治疗,有时需手术甚至肝移植[29]。肝出血时可用明胶海绵栓塞动脉止血。

肝腺瘤在妊娠过程中可发生肝破裂,肝腺瘤常有肝紫癜而且常与口服避孕药有关(见第 20 章和第 30 章)。

### 妊娠期胆汁淤积

肝内胆汁淤积出现在妊娠晚期[31]。

最轻症患者仅表现为皮肤瘙痒。通常在妊娠晚期开始发病,但是最早可从妊娠的第二或者第三个月开始。黄疸不深。尿色深,大便色浅。全身状态好并且无疼痛感。可有明显的体重下降。肝脾不能扪及。分娩后 1~2 周黄疸消退,瘙痒停止。再次妊娠,病症可反复发作。经产妇的连续多次妊娠与发作的严重程度和发病时间有密切关系。

### 实验室检查

患者血清直接胆红素和 ALP 升高。血清转氨酶轻度升高或正常,偶尔有异常的升高。分娩后这些改变恢复正常。血清胆酸增加,以初级胆酸(胆酸、鹅去

氧胆酸)为主[1]。

患者经常有脂肪痢,这与胆汁淤积程度相关。

由于维生素 K 缺乏,凝血酶原时间延长。考来烯胺加重了低凝血酶原血症。

肝脏组织学检查显示轻度灶状和不规则的胆汁淤积。电镜显示所有类型胆汁淤积症患者有胆小管微绒毛改变。

### 病原学

许多因素可能与遗传因素相互作用改变了小胆管和肝细胞膜,使性激素转运发生了变化。由于多次妊娠能使病情加重,月经周期或雌激素治疗能使病情复发,提示激素因素与本病有关。胆汁淤积发生前近期用过黄体酮已有报道[11]。基本的改变可能是黄体酮在再生代谢过程中,硫酸盐代谢产物的胆汁分泌发生选择性缺陷,尤其是二硫化物[23]。一种杂合的 MDR3 胆汁载体的无义突变已被证实[16]。

这种疾病在斯堪的纳维亚、北欧地区、智利、玻利维亚和中国特别常见,在亚洲或黑人妇女中[31]很少见。虽然发病率各不相同,但在世界范围内呈增加趋势。

营养支持是必需的,用维生素 K 可以预防产后大出血的发生。

熊去氧胆酸[15mg/(kg·d)]刺激类固醇硫酸盐胆液分泌[22]。抑制瘙痒,改善生物化学紊乱。

### 流行病学

妊娠期胆汁淤积常为家族性发病,有报道称母亲、姊妹和女儿口服避孕药后都发生瘙痒。当给予雌激素时[32],男性家族成员可能表现出胆汁淤积的倾向。以上发现支持其为孟德尔显性遗传病。

在智利,胆汁淤积似乎与智利印第安血统人有关,而不是智利白人。

家族史与 HLA-B8 和 HLA-Bw16 频率增加有关[9]。

### 诊断

初次妊娠时,人们对病毒性肝炎与其他引起黄疸的疾病进行鉴别存在困难。缺少全身性症状、明显的皮肤瘙痒及提示胆汁淤积症的生化学检查有助于诊断,超声检查有助于排除胆总管堵塞。肝脏活检能明确诊断,但没有必要。分娩后瘙痒不止,伴 ALP 持续升高,提示原发性胆汁性肝硬化(PBC)的存在,应作肝脏活检和血清抗线粒体抗体(AMA)检查。分娩后,产妇可能表现出对小剂量的雌激素产生胆汁淤积样反应。

### 预后及治疗

母亲预后良好。然而胎儿窘迫、早产和死亡的危

**表 27.5  妊娠期急性脂肪肝和妊娠期毒血症对比:有重叠**

|  | 妊娠期急性脂肪肝 | 妊娠期毒血症 |
| --- | --- | --- |
| 腹痛 | 50% | 100% |
| 黄疸 | 100% | 40% |
| 血清转氨酶(正常的倍数) | <10 | >10 |
| 肝扫描 | 弥散性改变 | 灶性异常 |
| 肝脏活检 | 脂肪微泡 | 纤维蛋白(窦周) |
| 肝衰竭 | 有 | 无 |

险性增加[38]。必须严密监护胎儿，发生胎儿窘迫时应终止妊娠[8]。如果胆汁淤积症状严重，必须在妊娠 38 周或在 36 周结束妊娠。

应当警告患者，以后再次妊娠或口服避孕药，该病可复发。

### 柏-查综合证(第11章)

妊娠时孕妇呈高凝状态，表现为纤维蛋白原及凝血因子Ⅷ、Ⅸ、Ⅻ增加。罕见的静脉血栓形成，特别是柏-查综合征和肝脏微小血栓，使妊娠变得相当复杂，尤其是当患者有潜在的凝血障碍时。静脉血栓形成可能与涉及反复流产的狼疮抗凝血因子与抗心磷脂抗体[28]、缺乏抗凝血酶Ⅲ或者因子Ⅴ的莱顿突变有关[10]。目前还不清楚哪些因素促使了血栓形成，但是可能与感染有关。

## 合并黄疸

### 病毒性肝炎

妊娠期约 50% 的黄疸是由病毒性肝炎引起的[47]，在发展中国家特别严重，病死率为 10%~45%。在埃塞俄比亚，这是孕妇死亡的主要原因之一，排在流产感染、脓毒性产褥感染之后，居第三位[20]。在发达国家，妊娠期急性肝炎的病程及病死率与非妊娠期相似。没有胎儿异常的纪录，但死产可能增加。

#### 甲型肝炎

通过接触在托儿所寄托的年长孩子的排泄物，母亲被甲肝病毒感染。被暴露的孕妇应立即接种免疫球蛋白和甲肝疫苗。孕妇感染甲肝后的病程与非妊娠患者相似，甚至在妊娠晚期。甲肝很少传染给胎儿。

#### 乙型肝炎

密切接触乙肝病毒携带者的孕妇必须接种乙肝疫苗和乙肝免疫球蛋白，妊娠期接种乙肝疫苗是安全的。妊娠妇女受到急性乙肝病毒攻击的病程与未怀孕的妇女相同，发展成慢性肝炎的概率低于 10%。在发展中国家病死率较高，危及胎儿和死产的概率增加。母亲携带乙肝病毒对胎儿的不良影响是严重的(见第 17 章)。

应当广泛开展对携带乙肝病毒标记物母亲的筛查，而不是简单的指导那些乙肝病毒携带风险增加的人，如滥用药物者及从事卫生保健工作的人。

携带 HBV、HDV 的孕妇可将 HDV 病毒传染给胎儿，引起较严重的肝炎。接种乙肝疫苗的婴儿能预防丁型肝炎。

#### 丙型肝炎

丙肝孕妇将病毒传染给她的孩子的概率很小。如果母血中有高滴度的 HCV RNA 或 HIV 呈阳性，会增加传染的机会。如果母亲抗体阳性，应检查母血中 HCV RNA。没有检查结果反复呈阴性者发生垂直传染的报道[15]。母亲的抗 HCV 抗体能通过胎盘，在胎血中的存在时间可持续 6 个月。应检查婴儿血清中 HCV RNA。母乳喂养与丙肝病毒的垂直传播无关[15]。

#### 戊型肝炎

戊型肝炎在妊娠晚期的病死率为 16%，胎儿病死率为 50%[14]。与妊娠期急性脂肪肝的鉴别诊断比较困难，可通过检查抗 HEV IgM 作出诊断。

#### 单纯疱疹病毒(HSV Ⅱ型)

这种病毒通常感染免疫功能低下的患者，亦感染孕妇[17]。这可能与孕妇的细胞调节的免疫功能缺陷有关。一般认为，妊娠时存在细胞调节的免疫功能缺陷。引起的肝炎临床表现类似妊娠期急性脂肪肝。有非常高水平的血清转氨酶，但无黄疸为其特征。通常在外阴或者子宫颈可检查到疱疹性病损。肝脏活检可见广泛肝细胞坏死和核内疱疹病毒包涵体(图 27.6)。治疗应用更昔洛韦。

#### 胆管疾病

妊娠过程中，胆汁变得更容易形成结石，胆囊排空功能受损，胆结石形成[9]。产后直接作胆囊超声检查显示，26.2% 有泥沙样结石，5.2% 有胆结石。一年之后，在 45 例原有泥沙样结石患者中的 2 例，以及 15 例有胆结石患者中的 13 例，超声检查仍表现异常。尽管有这些观察，妊娠期有泥沙样结石症状还是很少见的。

胆总管结石可通过 ERCP 和括约肌切开术成功解决。这种手术可在妊娠中期实施[3]。在妊娠期，无论通过开放式手术[50]，还是腹腔镜下[24]行胆囊切除术，都是安全的。

## 肝毒性药物与妊娠妇女

孕妇与非妊娠妇女对引起黄疸药物的反应相似。药物可能加重新生儿黄疸或核黄疸。特别是像磺胺类药物应避免使用，因其能从血清白蛋白的结合位点置换胆红素。给孕妇服用非那西汀，可促发葡萄糖-6-磷酸脱氢酶缺乏症(G-6-PD)新生儿黄疸。

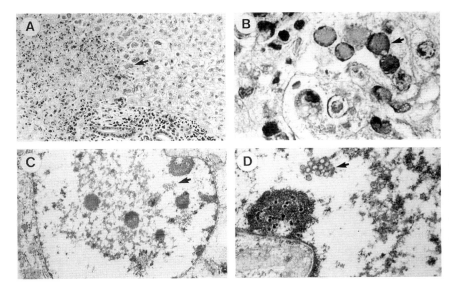

图 27.6　妊娠后期合并单纯性疱疹病毒性肝炎。(A,B)光学显微镜。(A)中度的伴有门静脉周围坏死的门静脉炎。A 和 B(高倍)可见细胞核中的典型的 Cowdry A 包涵体(箭头所示)。(C,D)电镜显微图像显示了一个感染的肝细胞核内 106nm 病毒颗粒的聚集体(箭头所示)。肝活检组织检出了单纯疱疹病毒。(Courtesy of Dr Caroline Riely.)

## 妊娠对已有的慢性肝病影响

患肝硬化孕妇很少能够足月分娩，而且很少怀孕。肝病本身不是终止妊娠的指征。患有慢性肝炎(自身免疫性肝炎)一般是年轻妇女，常常在身体上更有吸引力。发病时常停经，但随着用皮质类固醇治疗病情稳定后，可重新获得生育能力[53]。妊娠过程中肝功可能恶化，但分娩后马上恢复到以前的水平。胎儿流产率约为 33%，可能早产，但发育正常。需继续使用糖皮质激素和硫唑嘌呤。在有肝脏病学基础的产科专科机构进行治疗是必要的。该病分娩后有可能加重。

对于有门脉高压的患者(不管是由于肝硬化还是门脉梗死所致)，曲张的食管静脉出血是危险的，以前有过出血者更危险。采用的治疗方案同非妊娠患者的治疗方案一样。

控制良好的威尔逊病可怀孕，青霉胺对胎儿无危险[48]。

在妊娠时或分娩后短期内，原发性胆汁性肝硬化患者可出现胆汁淤积性黄疸。

Alagille 综合征患者有成功妊娠的报道[41]。

## 肝移植受者的妊娠

如果肝移植后肝脏情况良好，一年后允许妊娠。有过成功怀孕分娩的报道，但是妊娠是高度危险的，必须继续进行免疫抑制并应密切监视情况变化。有高度的早产和低出生体重儿的危险。母亲很少有失去移植物的可能，再次移植没有必要。

(张清泉　马振华　译　付燕　校)

## 参考文献

1　Bacq Y, Myara A, Brechot M-C et al. Serum conjugated bile acid profile during intrahepatic cholestasis of pregnancy. J. Hepatol. 1996; **22**: 66.

2　Bacq Y, Zarka O, Brechot J-F et al. Liver function tests in normal pregnancy: a prospective study of 103 pregnant women and 103 matched controls. Hepatology 1996; **23**: 1030.

3　Baillie J, Cairns SR, Putnam WS et al. Endoscopic management of choledocholithiasis during pregnancy. Surg. Gynecol. Obstet. 1990; **171**: 1.

4　Barton JR, Riely CA, Adamec TA et al. Hepatic histopathologic condition does not correlate with laboratory abnormalities in HELLP syndrome (haemolysis, elevated liver enzymes, and low platelet count). Am. J. Obstet. Gynecol. 1992; **167**: 1538.

5　Barton JR, Sibai BM, Mabie WC et al. Recurrent acute fatty liver of pregnancy. Am. J. Obstet. Gynecol. 1990; **163**: 534.

6　Bernuau J, Degott C, Nouel O et al. Non-fatal acute fatty liver of pregnancy. Gut 1983; **24**: 340.

7　Burroughs AK, Seong NH, Dojcinov DM et al. Idiopathic acute fatty liver of pregnancy in 12 patients. Q. J. Med. 1982; **51**: 481.

8　Davis MH, da Silva RCMA, Jones SR et al. Fetal mortality associated with cholestasis and the potential benefit of therapy with ursodeoxycholic acid. Gut 1995; **37**: 580.

9　Everson GT. Pregnancy and gallstones. Hepatology 1993; **17**: 159.

10　Fickert P, Ramschak H, Kenner L et al. Acute Budd–Chiari syndrome with fulminant hepatic failure in a pregnant woman with factor V Leiden mutation. Gastroenterology 1996; **111**: 1670.

11　Greenstein D, Henderson JM, Boyer TD. Liver haemorrhage: recurrent episodes during pregnancy complicated by preeclampsia. *Gastroenterology* 1994; **106**: 1668.

12 Grimbert S, Fromenty B, Fisch C *et al.* Decreased mitochondrial oxidation of fatty acids in pregnant mice: possible relevance to development of acute fatty liver of pregnancy. *Hepatology* 1993; **17**: 628.

13 Haller H, Hempel A, Homuth V *et al.* Endothelial-cell permeability and protein kinase C in pre-eclampsia. *Lancet* 1998; **351**: 945.

14 Hamid SS, Jafri SMW, Khan H *et al.* Fulminant hepatic failure in pregnant women: acute fatty liver or acute viral hepatitis. *J. Hepatol.* 1996; **25**: 20.

15 Hunt CM, Carson KL, Sharara AI. Hepatitis C in pregnancy. *Obstet. Gynecol.* 1997; **89**: 883.

16 Jacquemin E, Crestell D, Manouvrier S *et al.* Heterozygous non-sense mutation of the MDR3 gene in familial intrahepatic cholestasis of pregnancy. *Lancet* 1999; **353**: 210.

17 Klein NA, Mabie WC, Shaver DC *et al.* Herpes simplex virus hepatitis in pregnancy: two patients successfully treated with acyclovir. *Gastroenterology* 1991; **100**: 239.

18 Knox TA, Olans LB. Liver disease in pregnancy. *N. Engl. J. Med.* 1996; **335**: 569.

19 Krueger KJ, Hoffman BJ, Lee WM. Hepatic infarction associated with eclampsia. *Am. J. Gastroenterol.* 1990; **85**: 588.

20 Kwast BE, Stevens JA. Viral hepatitis as a major cause of maternal mortality in Addis Ababa, Ethiopia. *Int. J. Gynaecol. Obstet.* 1987; **25**: 99.

21 Mabie WC, Dacus JV, Sibai BM *et al.* Computed tomography in acute fatty liver of pregnancy. *Am. J. Obstet. Gynecol.* 1988; **158**: 142.

22 Meng L-J, Reyes H, Axelson M *et al.* Progesterone metabolites and bile acids in serum of patients with intrahepatic cholestasis of pregnancy: effect of ursodeoxycholic acid therapy. *Hepatology* 1997; **26**: 1573.

23 Meng L-J, Reyes H, Palma J *et al.* Profiles of bile acids and progesterone metabolites in the urine and serum of women with intrahepatic cholestasis of pregnancy. *J. Hepatol.* 1997; **27**: 346.

24 Morrell DG, Mullins JR, Harrison PB. Laparoscopic cholecystectomy during pregnancy in symptomatic patients. *Surgery* 1992; **112**: 856.

25 Munnell EW, Taylor HC Jr. Liver blood flow in pregnancy—hepatic vein catheterization. *J. Clin. Invest.* 1947; **26**: 952.

26 Ockner SA, Brunt EM, Cohn SM *et al.* Fulminant hepatic failure caused by acute fatty liver of pregnancy treated by orthotopic liver transplantation. *Hepatology* 1990; **11**: 59.

27 Paraf F, Lewis J, Jothy S. Acute fatty liver of pregnancy after exposure to toluene. A case report. *J. Clin. Gastroenterol.* 1993; **17**: 163.

28 Pelletier S, Landi B, Piette JC *et al.* Antiphospholipid syndrome as the second cause of non-tumorous Budd–Chiari syndrome. *J. Hepatol.* 1994; **21**: 76.

29 Pereira SP, O'Donoghue J, Wendon J *et al.* Maternal and perinatal outcome in severe pregnancy-related liver disease. *Hepatology* 1997; **26**: 1258.

30 Pockros PJ, Peters RL, Reynolds TB. Idiopathic fatty liver of pregnancy: findings in 10 cases. *Medicine (Baltimore)* 1984; **63**: 1.

31 Reyes H. The enigma of intrahepatic cholestasis of pregnancy: lessons from Chile. *Hepatology* 1982; **2**: 87.

32 Reyes H, Ribalta J, Gonzáles MC *et al.* Sulfobromophthalein clearance tests before and after ethinyl estradiol administration, in women and men with familial history of intrahepatic cholestasis of pregnancy. *Gastroenterology* 1981; **81**: 226.

33 Reyes H, Sandoval L, Wainstein A *et al.* Acute fatty liver of pregnancy: a clinical study of 12 episodes in 11 patients. *Gut* 1994; **35**: 101.

34 Reyes H, Simon FR. Intrahepatic cholestasis of pregnancy: an oestrogen-related disease. *Semin. Liver Dis.* 1993; **13**: 289.

35 Reyes H, Wegmann ME, Segovia N *et al.* HLA in Chileans with intrahepatic cholestasis of pregnancy. *Hepatology* 1982; **2**: 463.

36 Riely CA. Hepatic disease in pregnancy. *Am. J. Med.* 1994; **96**: 117.

37 Riely CA, Romero R, Duffy TP. Hepatic dysfunction with disseminated intravascular coagulation in toxaemia of pregnancy: a distinct clinical syndrome. *Gastroenterology* 1981; **80**: 1346.

38 Rioseco AJ, Ivankovic MB, Manzur A *et al.* Intrahepatic cholestasis of pregnancy: a retrospective case–control study of perinatal outcome. *Am. J. Obstet. Gynecol.* 1994; **170**: 890.

39 Roberts JM, Redman CWG. Pre-eclampsia: more than pregnancy-induced hypertension. *Lancet* 1993; **341**: 1447.

40 Rolfes DB, Ishak KG. Acute fatty liver of pregnancy: a clinicopathologic study of 35 cases. *Hepatology* 1985; **5**: 1149.

41 Romero R, Reece EA, Riely C *et al.* Arteriohepatic dysplasia in pregnancy. *Am. J. Obstet. Gynecol.* 1983; **147**: 108.

42 Saphier CJ, Repke JT. Hemolysis, elevated liver enzymes, and low platelets (HELLP) syndrome: a review of diagnosis and management. *Semin. Perinatol.* 1998; **22**: 118.

43 Schoeman MN, Batey RG, Wilcken B. Recurrent acute fatty liver of pregnancy associated with a fatty-acid oxidation defect in the offspring. *Gastroenterology* 1991; **100**: 544.

44 Sheehan HL. The pathology of acute yellow atrophy and delayed chloroform poisoning. *J. Obstet. Gynaecol. Br. Emp.* 1940; **47**: 49.

45 Sherlock S. Acute fatty liver of pregnancy and the microvesicular fat diseases. *Gut* 1983; **24**: 265.

46 Sibai BM, Taslimi MM, El-Nazer A *et al.* Maternal–perinatal outcome associated with the syndrome of haemolysis, elevated liver enzymes, and low platelets in severe preeclampsia-eclampsia. *Am. J. Obstet. Gynecol.* 1986; **155**: 501.

47 Simms J, Duff P. Viral hepatitis in pregnancy. *Semin. Perinatol.* 1993; **17**: 384.

48 Sternlieb I. Wilson's disease and pregnancy. *Hepatology* 2000; **31**: 531.

49 Stone JH. HELLP syndrome: haemolysis, elevated liver enzymes, and low platelets. *JAMA* 1998; **280**: 559.

50 Swisher SG, Schmit PJ, Hunt KK *et al.* Biliary disease during pregnancy. *Am. J. Surg.* 1994; **168**: 576.

51 Treem WR, Shoup ME, Hale DE *et al.* Acute fatty liver of pregnancy, hemolysis, elevated liver enzymes, and low platelets syndrome, and long chain 3-hydroxyacyl-coenzyme A dehydrogenase deficiency. *Am. J. Gastroenterol.* 1996; **91**: 2293.

52 Weinstein L. Syndrome of haemolysis, elevated liver enzymes, and low platelet count: a severe consequence of hypertension in pregnancy. *Am. J. Obstet. Gynecol.* 1982; **142**: 159.

53 Whelton MJ, Sherlock S. Pregnancy in patients with hepatic cirrhosis. Management and outcome. *Lancet* 1968; **ii**: 995.

54 Wilcken B, Leung K-C, Hammond J *et al.* Pregnancy and fetal long-chain 3-hydroxyacylcoenzyme A dehydrogenase deficiency. *Lancet* 1993; **341**: 407.

### 第 28 章

# 肝脏与系统性疾病、肉芽肿和肝外伤

## 胶原病与肝脏

慢性类风湿性关节炎患者如果出现肝大,通常是由于淀粉样变性或者是伴或不伴有系统性红斑狼疮(SLE)的心力衰竭,而脾大常常反映网状内皮系统增生而非门脉高压。

### 生化学

可能出现血清 α 球蛋白和 β 球蛋白升高,而人血白蛋白轻度降低。血清胆红素、转氨酶和碱性磷酸酶正常或轻度异常。

### 类风湿性关节炎

肝脏主要表现为轻度脂肪浸润、灶性坏死、肝窦扩张合并淀粉样变性等非特征性改变。库普弗细胞增生。血清碱性磷酸酶升高,而血清转氨酶及胆红素常正常[9]。

慢性类风湿性关节炎,特别是 Felty 综合征时,再生结节的增生与门静脉小分支的阻塞性血管炎相关(见图 30.16 和图 30.17)。

## 肝脏疾病相关的关节病

### 系统性红斑狼疮

约 1/4 的患者出现转氨酶升高,其中 8% 的患者转氨酶升高原因不明,考虑与疾病本身有关。

肝脏活检没有严重的肝损伤的表现,仅有少数有慢性肝炎的改变[6]。极少数患者会出现严重的肝性关节炎。SLE 的黄疸通常为溶血性的。

"自身免疫性狼疮样"慢性肝炎并不是 SLE,而是慢性肝炎活动的一种表现。

### I型慢性自身免疫性肝炎(第19章)

此种类型的肝病与关节痛相关,可能为免疫复合物对血管的损伤所致。其中 25% 的关节痛累及多关节,且表现为一过性关节痛。约 95% 的患者类风湿因子阳性,而 80% 的患者抗核抗体阳性[3]。患者常表现为 HLA-DR4 阳性且对糖皮质激素治疗反应良好。

### 原发胆汁性肝硬化(PBC)(第14章)

约 9% 的患者伴有非类风湿性多关节炎,病变通常呈对称性,累及大、小关节。发作持续数周到数月,在无症状间歇期后可复发。5%~10% 的患者可合并有类风湿性关节炎,指端硬化是 CREST 综合征的部分表现,也可能伴有干燥综合征。

### 遗传性血色素沉着病(第23章)

此病在风湿病门诊的就诊者中占 1%~5%。其中 40%~60% 的患者同时患有关节病,此类关节病常累及第 2 或第 3 掌指关节。其发病机制可能与焦磷酸结晶沉积有关,静脉切开放血术在治疗本病时疗效较差。

### 乙型肝炎病毒相关疾病

25% 的乙型肝炎前驱期的患者出现类似血清病样关节炎综合征[3],此病通常能够治愈。它的发生是与含有 HBV DNA 、IgM 和补体的循环免疫复合物有关。常伴有皮疹,而关节炎症状常在黄疸出现后消失,但皮疹可持续数天至数周[3]。

10%~50% 的结节性多关节炎的发生与慢性 HBV 感染有关,这种病的发生与自身抗体和免疫复合物的类型有关,其基础肝病表现轻,可应用干扰素治疗本病,而应用拉米呋啶治疗本病的疗效仍有待观察。

### 丙型肝炎病毒相关疾病

慢性 HCV 感染的冷球蛋白血症可并发血管炎。典型的三联征包括:乏力、突出于体表的紫癜和关节痛。80% 的特发性冷球蛋白血症与 HCV 感染有关(表 28.1)[1]。此病可见于肝移植术后的患者,其机制可能

**表 28.1　HCV 相关的冷球蛋白血症免疫复合物**

组成
　HCV、HCV 抗体
　单克隆 IgM 类风湿因子
　多克隆 IgG
　补体

临床表现
　血管炎
　皮肤紫癜
　多关节炎
　非霍奇金淋巴瘤
　肾小球肾炎
　干燥综合征

治疗
　干扰素-α(合用利巴韦林)
　80%复发

与 HCV RNA 的水平升高有关[4]。而血管炎累及肾脏后可导致类似膜性肾小球肾炎的病变[5]。

　　HCV 抗原的慢性刺激诱发多克隆 B 细胞激活和免疫复合物形成。HCV 感染时血清免疫复合物含量较相应对照组高出许多倍。

　　冷球蛋白血症可演变成潜隐状态及低分化 B 细胞非霍奇金淋巴瘤[8]。

　　对于 50%的患者来说,干扰素治疗有效,可使血管炎及肾功能得到改善;能够降低 HCV RNA 拷贝数及冷球蛋白含量[2],但复发率达 80%。

　　慢性 HCV 感染与唾液腺炎有关。其症状类似于原发性干燥综合征,但症状较轻[7]。

### 肝移植术后出现的胆管周围血管炎

　　肝移植术后的胆管周围血管炎可导致节段性肝梗死或缺血性胆管硬化,最终导致胆管消失综合征。

### 参考文献

1 Agnello V, Chung RT, Kaplan IM. A role for hepatitis C virus infection in Type II cryoglobulinaemia. *N. Engl. J. Med.* 1992; **327**: 1490.

2 Cresta P, Musset L, Cacoub P *et al.* Response to interferon alpha treatment and disappearing of cryoglobulinaemia in patients infected by hepatitis C virus. *Gut* 1999; **45**: 122.

3 Duffy J. Arthritis and hepatitis. *Bull. Rheum. Dis.* 1998; **47** (2): 1.

4 Gourlay J, Ferrell LD, Roberts JP *et al.* Cryoglobulinaemia presenting after liver transplantation. *Gastroenterology* 1996; **110**: 265.

5 Jefferson JA, Johnson RJ. Treatment of hepatitis C-associated glomerular disease. *Semin. Nephrol.* 2000; **20**: 286.

6 Matsumoto T, Yoshimine T, Shimouchi K *et al.* The liver in systemic lupus erythematosus: pathologic analysis of 52 cases and review of the Japanese Autopsy Registry Data. *Hum. Pathol.* 1992; **23**: 1151.

7 Ramos-Casals M, Garcia-Carpasco M, Cevera R *et al.* Sjögren's syndrome and hepatitis C virus. *Clin. Rheumatol.* 1999; **18**: 93.

8 Rasul I, Shepherd FA, Kamel-Reid S *et al.* Detection of occult low-grade B-cell non-Hodgkin's lymphoma in patients with chronic hepatitis C infection and mixed cryoglobulinaemia. *Hepatology* 1999; **29**: 543.

9 Thompson PW, Houghton BJ, Clifford C *et al.* The source and significance of raised serum enzymes in rheumatoid arthritis. *Q. J. Med.* 1990; **76**: 869.

## 肝肉芽肿

　　肉芽肿是侵袭性抗原、长期抗原血症、巨噬细胞抗原传递、T₄辅助细胞应答、B 细胞过度激活,以及循环免疫复合物和多种生物学介质等多种因素相互作用的最终结果。最后,化学介质级联放大,尤其是 IL-2 和 IFN-γ,导致肉芽肿形成以及最终的纤维化[17]。肉芽肿一般为能够累及肝脏的全身性疾病的一部分[24]。

　　所有肉芽肿都表现为对抗原刺激的应答。由于肝窦含有包括库普弗细胞的大量细胞而易受累及。库普弗细胞能够吞噬老化细胞、异体颗粒、肿瘤细胞、细菌、酵母菌、病毒、原虫和其他寄生虫。而库普弗细胞膜含有重要的抗原传递受体。库普弗细胞被全身感染或外伤所激活后,能够吞噬内毒素,最终分泌一系列细胞因子[28]。内皮细胞通过受体介导的吞噬作用清除循环当中的大分子物质和小颗粒。内皮细胞像清道夫一样能够清除有害的酶和病原体。当肝细胞受损时,肝星形细胞分化为成纤维细胞,产生胶原,因而,几乎所有类型的肉芽肿均能够累及肝脏,就不足为奇了。这种炎症反应缺乏器官特异性,除非有特定抗原,如血吸虫卵,才能被鉴别。常见的抗原刺激包括药物、感染、化学物质,以及尚未明确抗原的一组疾病,如结节病、PBC 和肉芽肿性肝炎。

　　肝肉芽肿的发病率占肝穿刺活检的 4%~10%,但其中 10%的患者在进行特定的组织学定性、涂片和培养检查可疑病原体感染后均查不到病因[8]。

　　肝肉芽肿的直径在 50~300μm,大小不一。诊断肝肉芽肿需取标本进行染色。肝肉芽肿最常发生的部位为汇管区,表现为界限清楚的结节,一般不破坏正常肝脏组织。典型的肝肉芽肿病理改变为结节周围可见淡染的类上皮细胞,在类上皮细胞周围可见一定数量的淋巴细胞浸润(图 28.1 和图 28.2),可见多核巨细胞及中心干酪样坏死。陈旧的病灶可由纤维组织包裹,愈合时出现玻璃样变(图 28.3)。肝肉芽肿改变虽然可能表现为典型病理改变,但更多的时候病变仅包括 6 个或更少的组织细胞,这些提示可能为细胞坏死的非特异性反应。

肉芽肿的发生有许多病因(表 28.2)[6],可能通过肝穿活检偶然发现其病因,而这很可能导致过度检查。这些患者多数同时患有结节病或结核病,但对于更多患者来说很难找到其病因。对于无症状的患者很可能忽略肉芽肿,但对此类患者应在 1 年左右进行随访。

坏死性或干酪样肉芽肿在变大的过程中形成了坏死中心,组织细胞呈节结样改变,其周围有不同程度的纤维化,可能与真菌感染有关,且很少合并有结核病或霍奇金淋巴瘤[13]。

应注意是否有类似肝炎的既往背景,特别要注意 AIDS、HAV、HBV 和 HCV 的感染[8]。

### 肝肉芽肿临床综合征

肉芽肿一般不伴有临床症状。肝肉芽肿导致明显肝功能损伤的情况极少见, 只有 20% 的患者出现肝大。活动性肝炎症状伴有明显肝功能异常和肝穿刺活检, 发现肝细胞破坏及肝脏纤维化的情况更为少见。一般通过肝穿刺活检可发现肝受累证据。

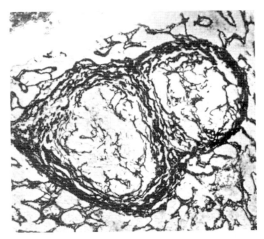

**图 28.3**　与图 28.2 为同一切片,特殊染色以表现肉芽肿周围的网状结构。(改良银染色,×90)

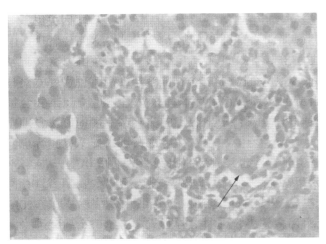

**图 28.1**　在 1 区,一个边界清楚的肝肉芽肿,可见一个巨细胞(箭头所示),其周围可见淡染的类上皮细胞和淋巴细胞浸润条带。(HE 染色,×160)(见彩图)

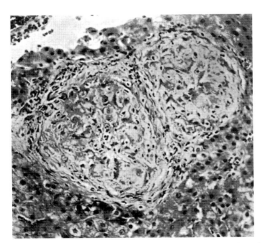

**图 28.2**　治疗后的肝肉芽肿。两个相邻的病灶表现为无结构的玻璃样变性,而其周围已形成结缔组织纤维囊。(HE 染色,×90)

**表 28.2**　肝肉芽肿的鉴别诊断

| 疾病 | 辅助诊断方法 |
| --- | --- |
| 结节病 | 胸片、血清血管紧张素转换酶(SACE)、支气管肺泡灌洗 |
| 结核病 | 结合菌素皮肤试验、支气管肺泡灌洗、分离病原体和抗酸染色 |
| 布鲁菌病 | 血培养、凝集试验 |
| 铍中毒 | 胸片、工业暴露史 |
| 梅毒 | 密螺旋体检测试验 |
| 麻风 | 种族、麻风菌素试验 |
| 组织胞浆菌病 | 补体结合试验、胸片 |
| 传染性单核细胞增多症 | 血涂片、EBV-IgM 抗体和传染性单核细胞增多症检测试剂盒 |
| AIDS | 肉芽肿形成不良、抗酸染色和真菌涂片染色 |
| 原发性胆汁性肝硬化 | 抗线粒体抗体 AMA |
| 淋巴瘤 | 胸片、淋巴结活检、CT |
| 药物反应 | 服药史 |

生化检查一般为血清 IgG 和碱性磷酸酶升高,胆红素正常,血清血管紧张素转换酶(SACE)水平升高。

### 肉芽肿性肝炎

肝肉芽肿可伴有长期发热的症状[25],有些患者甚至被诊断为感染性疾病,如结核、组织胞浆菌病、Q 热或淋巴瘤。而那些不同意此诊断者将此类表现命名为"肉芽肿性肝炎"。在一项序列研究中,此类疾病占肝肉芽肿的 50%[23]。患者多为中老年男性,肉芽肿不会出现全身播散且很少累及肺脏。生化检查提示肝功能有所变化,常为血清碱性磷酸酶、ALT、球蛋白升高,而胆红素正常。它属自限性疾病,而有时需要短期或长期泼尼松龙(激素)治疗,预后良好[33]。对泼尼松龙无应答或拒绝应用此药的患者可选择口服低剂量甲氨蝶呤以改善病情[15]。

### 结节病

本病病因尚不明确,其病变特点为多器官肉芽肿性病变[11],可累及肺、淋巴结、眼、皮肤和神经系统,同时伴有典型的临床表现,但并非所有的患者均有上述指征。

常累及肝脏,不过肝肉芽肿一般不伴有临床症状[12]。出现明显肝功能损伤的情况极少见,只有 20% 的患者出现肝大。偶尔出现活动性肝炎症状伴有明显肝功能改变,肝穿刺活检可发现肝细胞破坏及肝脏纤维化的情况。一般通过肝穿刺活检发现肝受累证据,而非通过临床表现。60% 的患者通过肝穿刺活检发现结节病,这与尸检结果的 2/3 受累基本一致[19]。

当得不到皮肤、淋巴结等易取得的组织活检时,可考虑行肝穿刺活检。

#### 肝组织学变化

在汇管区可见圆形、边界清楚的病灶,尤其在 HE 染色切片上显示淡染,使病灶变得清晰可见。

肉芽肿病变改变单一,所有肉芽肿均处在同一病变阶段。典型的肉芽肿体积小,是由界限不清的组织细胞集簇而成,可见多核巨细胞(见图 28.1)。在肝内,此种细胞很少含有星状体、Schaumann 小体或结晶包涵体。肉芽肿结节中心偶尔可见嗜酸性坏死中心,淋巴细胞通常浸润周边或混杂于组织细胞中间。无干酪样病变。肉芽肿可融合形成大的集合体。随着肉芽肿的痊愈,网状纤维组织沉积,最终病变部位周围纤维化或整体被纤维组织代替(见图 28.2)。肉芽肿亦可仅表现为胶原结节(见图 28.3)。

库普弗细胞增生表明广泛的网状内皮系统激活。

随着肉芽肿转化为纤维囊包裹的无细胞结构的玻璃样团块(见图 28.2 和图 28.3),大部分肉芽肿可消失。

由于肝脏病变局限,且纤维化亦仅见于愈合病灶,结节病一般不产生弥漫性肝脏纤维化和肝硬化再生性结节。有极个别病例演变为肝硬化的报道,难以接受,更大可能是肝硬化合并结节病。同样合并黄疸或肝功能衰竭的概率亦极低。

糖皮质激素的治疗对改善肝组织学变化疗效欠佳。

**生化学改变** 一般为血清 IgG 升高,碱性磷酸酶轻度升高,血清胆红素水平正常,SACE 升高。

**CT 结果** 提示 60% 的结节病患者出现上腹部个别淋巴结增大(图 28.4)[4]。只有 38% 的肝脏受累患者的肝脏 CT 有异常变化,在动态增强扫描 CT 图像中表现为肝脏多发、小的低密度影,而 CT 检查可明确肝脾肿大。

MRI 在质子密度加权像中表现为多个、散在的等信号或轻度高信号实质影,而相应的在 $T_2$ 加权影像中呈低信号灶。MRI 可有效排除在 $T_2$ 加权像中呈高信号的转移瘤或炎症性疾病。

支气管-肺泡灌洗显示肺内淋巴细胞多于激活的巨噬细胞[26]。

#### 门脉高压

患者以年轻人、黑人或 40 岁以上的女性多见。由于肉芽肿发生在汇管区(1 区),病变属窦前性门脉高压(图 28.5 和图 28.6),而肝窦纤维化可加重肝窦阻塞[29]。糖皮质激素的应用不能预防门脉高压的发生。

在有些病例,可发现门静脉和脾静脉内栓子形成。出现食管曲张静脉破裂出血的患者少见,而此类患者对外科分流手术耐受性好。

#### 柏-查综合征

已有结节病伴有肝静脉闭塞的病例报道,结节样肉芽肿可使肝静脉狭窄从而导致静脉血淤滞和大量血栓形成[22]。而累及肝静脉根部的先天性肉芽肿性静脉炎最终可导致类似柏-查综合征的病变[31]。

#### 胆汁淤积

结节病患者很少出现胆汁淤积,但其中黑人男性出现的概率相对较高,且其黄疸的特点慢性符合肝内胆汁淤积的特点[1]。患者主诉发热、不适、体重减轻、黄疸和瘙痒等症状。生化检查血清碱性磷酸酶升高明

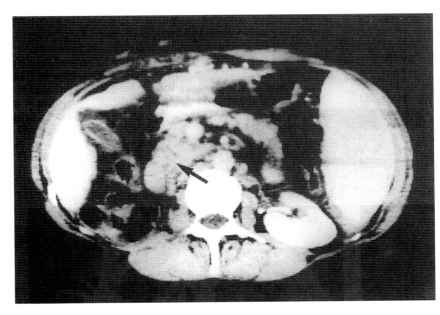

图 28.4　慢性结节病患者的动态增强扫描 CT像，箭头所指腹膜后淋巴结病变。

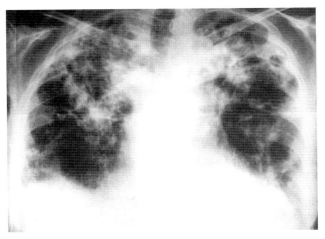

图 28.5　慢性结节病患者伴有门脉高压。此为 45 岁女性患者的胸片显示终末期双侧重度肺纤维化。

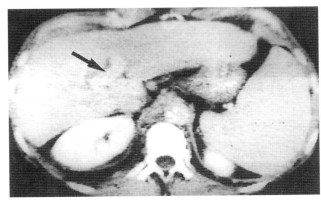

图 28.6　腹部增强 CT 来源于图 28.5 同一例患者，可见门脉增宽（箭头所示）和脾肿大。

显，转氨酶升高 2~5 倍，常伴有肝脾肿大，肝穿刺活检可见肉芽肿。门脉区可见肝小动脉，但胆管受损甚至缺如（图 28.7）。胆管减少可能与纤维化的严重程度有密切的关系，连续的肝穿刺活检结果显示肝纤维化的发展和胆管消失进展迅速。

ERCP 显示，由于肝脏结构紊乱导致胆管迂曲，但肝总管很少受累[16]。

结节病一旦出现胆汁淤积其预后不良，患者常在发病后 2~18 年内死亡。

治疗上糖皮质激素无效，UDCA 可用于止痒[2]，而肝移植是必要的治疗手段[5]。虽然移植后出现较多肝肉芽肿的复发，但并不会出现病情恶化[4]。

其症状类似于 PBC，有时甚至很难鉴别（见表 14.2）。

### 药物引起的肉芽肿反应

药物很少引起肝肉芽肿，但通过肝穿刺活检诊断药物相关性肉芽肿的病例越来越多。肉芽肿可能是药物治疗反应而并不是基础肝病所致。典型肉芽肿作为全身过敏反应的一部分，出现在服用药物后 10 天至 4 个月。可伴有皮疹、淋巴结肿大及关节症状，发热可能是被激活的巨噬细胞和淋巴细胞释放细胞因子所致。

生化检查显示血清碱性磷酸酶和 γ-GT 升高，转

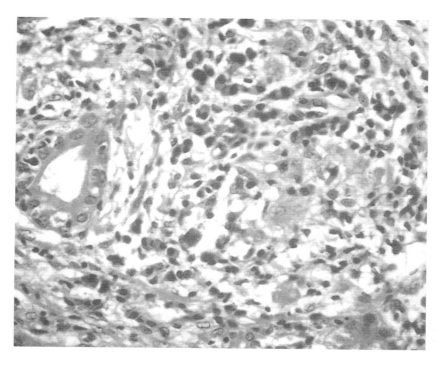

**图 28.7**　结节病合并慢性胆汁淤积。在损伤的胆管周围出现包括淋巴细胞的炎性物质的浸润。(HE 染色,×160)(见彩图)

氨酶中度升高,而单纯肉芽肿反应常不伴有血清胆红素升高。

肝穿刺活检改变为显著的肉芽肿,无干酪样变,70%的肉芽肿内可见嗜酸性粒细胞,偶可见脂肪变性、汇管区炎性改变及胆管损伤,病灶治愈后不留有同心圆样纤维化。

然而,肝穿刺活检显示肉芽肿样改变,以及嗜酸性粒细胞、脂肪变性、胆管损伤、胆汁淤积时,常提示有药物引起的肉芽肿性反应。

预后良好,停药 6 周内可康复,如出现罕见的严重反应应考虑糖皮质激素治疗。

### 相关药物

许多药与药物肉芽肿性反应有关,绝大多数情况下肉芽肿并不是主要病变。有些病例使用的相关药物缺乏对照试验,证据不足,无法记录。诱导试验通常从伦理角度不能接受。

表 28.3 列出能够引起药物肉芽肿性反应的药物。别嘌呤醇、卡马西平、格列本脲和磺胺类抗生素等为最常见的致病药物。虽然它们的发病率均较低,但是一旦发生可能为致命性的。综上所述,此病的临床病理学描述是包括肉芽肿、肝细胞、胆管以及血管的改变的混合体。卡马西平和别嘌呤醇常与有纤维包囊的肉芽肿改变相关[30]。对严重的肉芽肿性药物反应,应考虑应用皮质类固醇激素治疗。

### 感染相关性肉芽肿

肉芽肿可见于几乎所有类型的感染,其中最常见的是结核病、布鲁杆菌病、弓形体病、非典型性分枝杆菌病、真菌感染、梅毒、黑热病、血吸虫病以及蛔虫病(表 28.4)。而其形成的肉芽肿多不典型,组织学上能与结节病的典型上皮肉芽肿区别开。

#### 分枝杆菌

##### 结核病

结核病常见的类型包括粟粒性结核伴原发综合征以及成人慢性结核病,对结核病患者进行肝针刺活检,其阳性率约为 25%。

结核性脑膜炎和处于不明热阶段的粟粒性结核均可用针刺活检的方法进行诊断。此时,可选择 Ziehl-Neelsen 染色,而活体组织未固定部分进一步培养结核杆菌。

很难明确鉴别结核性肉芽肿和结节病肉芽肿,而结核性肉芽肿的特点为含有抗酸杆菌,以及干酪样坏死伴有网状纤维支架的破坏,同时有淋巴细胞聚集病灶周围形成不规则"套袖"征。如很少见到肉芽肿结节趋向于融合,也提示结核病(表 28.5)。

BCG 疫苗接种后可出现毛细血管肉芽肿,特别是以免疫抑制者为主。

结核病极少引起暴发性肝功能衰竭[10]。

#### 结节型麻风

此病导致的肝肉芽肿无法与结节病肉芽肿相鉴别,有时可找到麻风杆菌。麻风患者中,62%的患者可出现肝肉芽肿,而结核病患者出现肝肉芽肿的概率仅为21%。

#### 细菌

布鲁杆菌感染时常合并肝肉芽肿。临床上肝区出现压痛,生化检查急性期可见 ALT、碱性磷酸酶轻度升高。肝脏组织学检查可见非特异性肝炎,其肉芽肿虽然体积略小,且边界欠清晰(图 28.8),但仍然很难与结节病肉芽肿相区分。痊愈后可留有瘢痕,骨髓内可见坏死性小肉芽肿。

循环抗体阳性提示布鲁杆菌抗原能够使免疫系统的 β 淋巴细胞活化[3]。

#### 螺旋体

梅毒第二期,即败血症期,螺旋体可侵袭肝产生粟粒性肉芽肿。

#### 真菌感染

组织胞浆菌病最常累及脾,其次为肝脏。其肉芽肿的组织学改变除了库普弗细胞内含真菌之外,与结节病肉芽肿极为相似。行肝穿刺活检切片染色的同时,应留取一部分组织行真菌培养,如查到组织胞浆菌即可确诊。肝真菌病时可在肝脏组织当中发现散在的钙化灶。

球孢子菌病和芽生菌病同样也出现结节病样肉芽肿,而在肉芽肿内可查到病原体。

#### 原虫感染

弓形虫病可能与肉芽肿有关,通常这种肉芽肿没有巨细胞[18]。

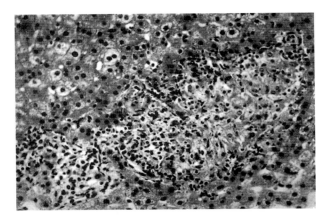

**图 28.8**　布鲁杆菌病。肝肉芽肿,较小的肉芽肿与圆细胞的集簇无明显差异。(HE 染色,×170)

#### 蠕虫感染

血吸虫病时,其虫卵所释放的抗原物质引起迟发性过敏反应,最终形成肝肉芽肿(见第 29 章)。$Th_0$ 和 $Th_2$ 辅助型 T 淋巴细胞在肝肉芽肿形成过程中发挥重要的作用[32]。$\alpha_2$ 巨球蛋白在虫卵肉芽肿内合成,作为重要的蛋白酶抑制剂,可影响 TGF-β 和血小板衍生生长因子等细胞因子的结合[27]。病变早期,虫卵肉芽肿产生的细胞因子在纤维化过程中起核心作用[21]。

对有血吸虫卵的肝脏进行活检,可在 94%的标本中发现虫卵或虫卵的残余(见图 29.13)。这些虫卵残余对肝血吸虫病的诊断有重要意义。

**犬弓形体**　通过猫、犬传播,在弓形体病第二期便能传染到人的肝脏,形成肉芽肿[14],可伴发肝大、复发性肺炎、嗜酸性粒细胞增多症和高丙球蛋白血症。

**表 28.3　引起药物肉芽肿性反应的常见药物**

| |
| --- |
| 别嘌呤醇 |
| 卡马西平 |
| 地尔硫草 |
| 格列本脲 |
| 肼肽嗪 |
| 奎尼丁 |
| 磺胺类抗生素 |

**表 28.4　感染相关的肝肉芽肿**

| | |
| --- | --- |
| 分枝杆菌 | 结核分枝杆菌、鸟分枝杆菌、麻风 |
| 细菌 | 布鲁杆菌 |
| 螺旋体 | 梅毒螺旋体 |
| 真菌 | 组织胞浆菌病、球孢子菌病、芽生菌病 |
| 原虫 | 弓形体病 |
| 蠕虫 | 血吸虫病、犬弓蛔虫、肝片吸虫、人蛔虫 |
| 立克次体 | Q 热 |
| 病毒 | HAV、HCV、CMV |

**表 28.5　结核病和结节病伴有肝肉芽肿 ***

| | 结核 | 结节病 |
| --- | --- | --- |
| 干酪样变性 | 有 | 无 |
| 抗酸杆菌 | 有10% | 无 |
| 网状纤维支架 | 破坏 | 完整 |
| 数目 | 少 | 许多 |
| 融合 | 常见 | 罕见 |

* 肉芽肿可能不能被鉴别。

肝姜片虫病 急性期临床表现为胆管炎，伴有发热、右上腹痛、肝大。实验室检查可发现嗜酸性粒细胞增多和血清碱性磷酸酶升高，肝内偶见肉芽肿和虫卵。

蛔虫病 多见于远东、印度和南非。蛔虫虫卵由胆管逆行至肝脏，引起免疫反应。虫卵、巨细胞和肉芽肿被大量的嗜酸性粒细胞浸润包围。成虫可镶嵌在胆总管，引起胆道梗阻和继发性胆管脓肿。

### 立克次体

Q 热主要为肺部临床表现，偶尔也可表现为重症肝炎，其临床特点类似于非黄疸性病毒性肝炎。组织学上，肝脏出现肉芽肿性肝炎的改变，这种肉芽肿特征性表现：外周有被淋巴细胞和组织细胞包绕的纤维素样坏死，而肉芽肿的中心呈透明改变，似圈油饼外观。

### 病毒

甲型肝炎 组织学表现为急性肝炎，偶可见纤维蛋白环肉芽肿[20]。

丙型肝炎 在 10% 的丙型肝炎肝硬化患者的移植肝脏标本中可发现类上皮样肉芽肿，这些人没有其他可能引起肉芽肿性肝炎的病因，而在乙型肝炎肝硬化患者的移植肝脏当中未发现肉芽肿[7]。

急性CMV 感染产生单核细胞增多综合征，可伴有一过性结构良好的肝肉芽肿。

#### AIDS患者的肝肉芽肿

此病常伴有肉芽肿，有多种病因（表 28.6）。

肝脏活检在检查分枝杆菌性肉芽肿（如结核菌、鸟胞内分枝杆菌）时具有重要的诊断意义。肉芽肿的组织结构紊乱，肉芽肿内无杯状淋巴细胞、巨细胞或中心的干酪样变。而在泡沫组织细胞或库普弗细胞内可见大量的抗酸杆菌。CMV、HSV 感染亦可导致肝肉芽肿的形成。

真菌感染通常为全身性疾病的一部分，而所有的真菌感染均可伴有肉芽肿形成，包括新型隐球菌、组织胞浆菌、球孢子菌及白色念珠菌均可侵及肝。

一些肉芽肿的发生与药物有关，甲氧苄啶-磺胺甲基异噁唑是引起肉芽肿性肝炎和黄疸的常见药物。

#### 工业原因

铍中毒可导致肺肉芽肿，而累及肝脏时表现为似结节病改变的肝粟粒性肉芽肿。吸入水泥、云母尘埃，或葡萄园喷雾工吸入铜后，肺和肝内可同时出现肉芽肿。

#### 其他形成肝肉芽肿的原因

PBC 早期肝脏改变为弥漫的肝肉芽肿改变，此时从组织学上很难区分 PBC 与结节病。

Whipple病 可伴肝肉芽肿，其杆菌包涵体经蛋白消化处理后 PAS 染色呈阴性。

#### 非特异性网状内皮增生（反应性肝炎）[8]

许多疾病中可出现局部单核细胞、上皮细胞聚集，而上述改变可能最常见于病毒感染，包括传染性单核细胞增多症、病毒性肝炎恢复期或流感。值得注意的是，有时也可见于化脓性感染和败血症，此时还会出现多叶核白细胞。

此病很难与小结节肉芽肿相鉴别，尤其是两者均可见于结节病。如果此类细胞集簇出现在肝活检切片当中，那么需对整个标本进行连续的切片观察，以发现典型的肉芽肿。

在身体任何部位，库普弗细胞普遍增生是感染和恶性病的另一种常见表现。而此改变亦可见于肝脏的局部损伤，如肝恶性病或肝阿米巴脓肿。

脂肪肉芽肿 由组织细胞和巨噬细胞在结构欠佳的血管周围聚集形成，其中有些细胞含有脂肪。此病常伴有脂肪肝，它们是由食品中使用的矿物油沉积所致。

微小肉芽肿 仅由 6 个或更少的组织细胞聚集形成，可能为细胞坏死的非特异性反应。

纤维素环肉芽肿 为 Q 热的典型改变，亦可见于药物反应，如卡马西平和别嘌呤醇[30]，也可见于急性甲型病毒性肝炎[20]。

坏死或干酪样肉芽肿 在体积增大的过程中，形成完整的坏死中心，组织细胞边缘呈栅栏样和不同程

**表 28.6 AIDS 的肝肉芽肿**

| | |
|---|---|
| 感染 | 鸟胞内分枝杆菌 |
| | 结核菌 |
| | CMV |
| | 组织胞浆菌病 |
| | 弓形虫病 |
| | 隐球菌病 |
| | 霍奇金和非霍奇金淋巴瘤 |
| 新生物 | 磺胺 |
| 药物 | 抗生素 |
| | 抗真菌药 |
| | 异烟肼 |
| | 镇静剂 |

度纤维化,可能与真菌感染有关,而与结核关系甚微。

## 参考文献

1 Bass NM, Burroughs AK, Scheuer PJ *et al*. Chronic intrahepatic cholestasis due to sarcoidosis. *Gut* 1982; **23**: 417.

2 Becheur H, Dall'osto H, Chatellier G *et al*. Effect of ursodeoxycholic acid on chronic intrahepatic cholestasis due to sarcoidosis. *Dig. Dis. Sci.* 1997; **42**: 789.

3 Bourantas KL, Christou LG, Dalekos GN *et al*. A 54-year-old stockbreeder with ascites. *Lancet* 1997; **349**: 994.

4 Britt AR, Francis IR, Glazer GM *et al*. Sarcoidosis: abdominal manifestations at CT. *Radiology* 1991; **178**: 91.

5 Casavilla FA, Gordon R, Wright HI *et al*. Clinical course after liver transplantation in patients with sarcoidosis. *Ann. Intern. Med.* 1993; **118**: 865.

6 Denk H, Scheuer PJ, Baptista A *et al*. Guidelines for the diagnosis and interpretation of hepatic granulomas. *Histopathology* 1994; **25**: 209.

7 Emile JF, Sebagh M, Feray C *et al*. The presence of epithelioid granulomas in hepatitis C virus-related cirrhosis. *Hum. Pathol.* 1993; **24**: 1095.

8 Ferrell LD. Hepatic granulomas: a morphologic approach to diagnosis. *Surg. Pathol.* 1990; **3**: 87.

9 Fidler HM, Hadziyannis SJ, Dhillon AP *et al*. Recurrent hepatic sarcoidosis following liver transplantation. *Transplant. Proc.* 1997; **29**: 2509.

10 Hussain W, Mutimer D, Harrison R *et al*. Fulminant hepatic failure caused by tuberculosis. *Gut* 1995; **36**: 792.

11 James DG. Definition and classification. In James DG, ed. *Sarcoidosis and Other Granulomatous Disorders*. Marcel Dekker, New York, 1994. p. 19.

12 Johns CJ, Michele TM. The clinical management of sarcoidosis. A 50-year experience at the Johns Hopkins Hospital. *Medicine (Baltimore)* 1999; **78**: 65.

13 Johnson LN, Iseri O, Knodell RG. Caseating hepatic granulomas in Hodgkin's lymphoma. *Gastroenterology* 1990; **99**: 1837.

14 Kaushik SP, Hurwitz M, McDonald C *et al*. *Toxocara canis* infection and granulomatous hepatitis. *Am. J. Gastroenterol.* 1997; **92**: 1223.

15 Knox TA, Kaplan MM, Gelfand JA *et al*. Methotrexate treatment of idiopathic granulomatous hepatitis. *Ann. Intern. Med.* 1995; **122**: 592.

16 Kusielewicz D, Duchatelle V, Valeyre D *et al*. Obstructive jaundice by granulomatous stenosis of the extrahepatic biliary tract due to sarcoidosis. *Gastroenterol. Clin. Biol.* 1988; **12**: 664.

17 Lefkowitch JH. Hepatic granulomas. *J. Hepatol.* 1999; **30**: 40.

18 Ortego TJ, Robey B, Morrison D *et al*. Toxoplasma chorioretinitis and hepatic granulomas. *Am. J. Gastroenterol.* 1990; **85**: 1418.

19 Perry A, Vuitch F. Causes of death in patients with sarcoidosis. A morphologic study of 38 autopsies with clinicopathologic correlations. *Arch. Pathol. Lab. Med.* 1995; **119**: 167.

20 Ponz E, García-Pagán JC, Bruguera M *et al*. Hepatic fibrinring granulomas in a patient with hepatitis A. *Gastroenterology* 1991; **100**: 288.

21 Prakash S, Postlethwaite AE, Wyler D. Alterations in influence of granuloma-derived cytokines on fibrogenesis in the course of murine *Schistosoma mansoni* infection. *Hepatology* 1991; **13**: 970.

22 Russe EW, Bansky G, Pfaltz M *et al*. Budd–Chiari syndrome in sarcoidosis. *Am. J. Gastroenterol.* 1986; **81**: 71.

23 Sartin JS, Walker RC. Granulomatous hepatitis: a retrospective review of 88 cases. *Mayo Clin. Proc.* 1991; **66**: 914.

24 Sherlock S. Granulomatous liver disorders. In James DG, Zumla A, eds. *The Granulomatous Disorders*. Cambridge University Press, Cambridge, 1999, p. 418.

25 Simon HB, Wolff SM. Granulomatous hepatitis and prolonged fever of unknown origin: a study of 13 patients. *Medicine (Baltimore)* 1973; **52**: 1.

26 Spiteri MA, Johnson M, Epstein O *et al*. Immunological features of lung lavage cells from patients with primary biliary cirrhosis may reflect those seen in pulmonary sarcoidosis. *Gut* 1990; **31**: 208.

27 Tiggelman AM, Boers W, Moorman AF *et al*. Localization of alpha-2 macroglobulin protein and messenger RNA in rat liver fibrosis: evidence for the synthesis of alpha-2-macroglobulin within *Schistosoma mansoni* egg granulomas. *Hepatology* 1996; **23**: 1260.

28 Toth CA, Thomas P. Liver endocytosis and Kupffer cells. *Hepatology* 1992; **16**: 255.

29 Valla D, Pessegueiro-Miranda H, Degott C *et al*. Hepatic sarcoidosis with portal hypertension. A report of seven cases with a review of the literature. *Q. J. Med.* 1987; **63**: 531.

30 Vanderstigel M, Zafrani ES, Lejonc JL *et al*. Allopurinol hypersensitivity syndrome as a cause of hepatic fibrin-ring granulomas. *Gastroenterology* 1986; **9**: 188.

31 Young ID, Clark RN, Manley PN *et al*. Response to steroids in Budd–Chiari syndrome caused by idiopathic granulomatous venulitis. *Gastroenterology* 1988; **94**: 503.

32 Zhu Y, Lukacs NW, Boros DL. Cloning of TH0 and TH2-type helper lymphocytes from liver granulomas of *Schistosoma mansoni*-infected mice. *Infect. Immun.* 1994; **62**: 994.

33 Zoutman DE, Ralph ED, Frei JV. Granulomatous hepatitis and fever of unknown origin. An 11-year experience of 23 cases with three years' follow-up. *J. Clin. Gastroenterol.* 1991; **13**: 69.

## 肝胆相关炎症性肠病

通过大规模临床观察发现,1/2 以上溃疡性结肠炎患者伴有肝功能异常。

外科医生在给暴发性结肠炎患者、硬化性胆管炎胆道梗阻的患者或回肠切除术后伴胆囊结石的患者做手术时可发现,这些人常同时出现急性脂肪肝的改变。在治疗溃疡性结肠炎的过程中,医生发现那些有胆管周围炎和硬化性胆管炎的患者,会表现出慢性活动性(自身免疫性)肝炎或慢性胆汁淤积。病理医生可能在炎症性肠病患者的肝活检标本当中发现肝肉芽肿或肝淀粉样变性。我们已在第 25 章中讨论过营养不良累及肝脏的相关内容。

硬化性胆管炎(第 15 章) 可出现多种临床表现。其中,1/3 以上的末端结肠克罗恩病患者伴有胆结石。

溃疡性结肠炎患者极少合并有柏–查综合征[1]。

脂肪变 发生率很高。如同其他类型脂肪浸润,检查方法当中尸检结果较肝穿刺活检更有诊断意义。常表现为局灶性病变,但通常由 1 带播散至 3 带,且不会发展为肝硬化。

此病变常与厌食、贫血、蛋白尿及严重结肠炎所致营养不良有关。

**胆管癌(第 37 章)** 溃疡性结肠炎中有报道,常伴有硬化性胆管炎。溃疡性结肠炎的病程较长,而胆管癌的发生与溃疡性结肠炎的病变程度和病程长短无关,在直肠结肠切除术后许多年仍可出现。溃疡性结肠炎患者持续黄疸均须考虑排除此病。

**慢性活动性肝炎和肝硬化** 5%的肝硬化患者有溃疡性结肠炎,这远远高于普通人群的发病率。其中某些患者属自身免疫性肝硬化,所以也可将溃疡性结肠炎看做是多系统疾病临床表现中的一部分。这些患者与硬化性胆管炎相比,更容易出现严重的肝硬化,但很少复发。而临床上肝硬化的症状先于腹泻出现。

那些静止期肝硬化可能在诊断慢性复发性结肠炎许多年后才被人们发现。临床上起初可能以结肠炎症状为主,但随着病程发展肝硬化症状逐渐加重。

肝硬化的发生可能与长期慢性疾病过程有关,许多医护人员发现,注射、输液和输血都具有传播病毒性肝炎的危险。但这不能解释所有问题,因为结肠炎可能在出现肝硬化之后才发生。

随后形成的胆管周围炎和硬化性胆管炎可能伴随肝细胞碎屑样坏死和纤维组织增生,最终发展为胆汁性肝硬化。

原发性硬化性胆管炎与自身免疫慢性肝炎有许多相似之处。

**肝脓肿** 克罗恩病患者可发生肝脓肿,通常多发、源于感染,而非胆汁。致病菌多为链球菌,特别是米勒链球菌常见。

**腹部疾病** 非特异性肝病常见,应用无麸质食物饮食可改善[2]。亦可出现慢性肝炎,但饮食治疗无反应。可见有大量的脂肪变性。

### 参考文献

1 Chesner IM, Muller S, Newman J. Ulcerative colitis compli-cated by Budd–Chiari syndrome. *Gut* 1986; **27**: 1096.
2 Jacobsen MB, Fausa O, Elgjo K *et al*. Hepatic lesions in adult coeliac disease. *Scand. J. Gastroenterol.* 1990; **25**: 656.

## 肝外伤

肝外伤通常由公路交通事故、枪击或刺伤所致贯通伤造成,也可能由产伤所致。妊娠晚期患者出现毒血症时可发生自发性肝破裂。

钝器伤可能由于减速(由切应力导致撕裂伤)或直接暴力引起肝挫伤或肝破裂,亦可为心肺复苏的并发症[1]。

肝实质损伤是主要问题,而门静脉、肝动脉、肝静脉,或肝后肝静脉、腔静脉极少被累及。

肝外胆管损伤较少见,但钝器或穿透腹部的外伤可引起所有类型的损伤[4]。当然,要排除腹腔镜下或常规胆囊切除术引起此类损伤。

### 诊断

如体征不明显,诊断可能会有困难,腹壁挫伤常提示腹部受到严重压迫。

诊断性腹腔穿刺[5]、超声、CT 扫描的诊断价值不大[13]。CT 可显示撕裂伤、被膜下液体(血或胆汁)和肝破裂(图 28.9)。肝实质内出现气体影常提示有感染,亦可见于钝器伤。

同时不能疏忽脾、肠、肺、肾或者头部受伤和骨折等其他脏器的损伤。

腹部钝器伤可导致继发于肝动脉瘤的胆道出血[12]。血管造影是必要的检查手段。

HIDA 胆道显影可显示胆汁漏(第 32 章)。

儿童腹部钝器伤引起的肝损伤常发生在右叶后部[15]。合并胸部损伤也常见。

### 治疗

治疗取决于损伤的类型、程度和患者的血流动力

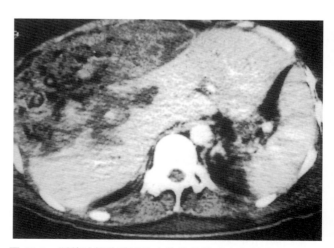

**图 28.9** 肝前叶部分受到枪击伤的静脉对比度增强 CT。肝组织结构已破坏,可见低密度血肿,而气体提示有感染。经过脓肿引流、局部清创及血管造影引导下明胶海绵栓塞肝动脉等治疗后治愈。

学稳定情况 (表 28.7)[2,11]。枪伤要剖腹探查。前腹部刺伤的患者，如病情平稳，需要局部暴露，如果前腹膜受损则应剖腹。钝器伤手术的指征包括正压腹部灌洗、腹部 CT 扫描和腹部压痛体征。如血流动力学稳定可继续严密观察，不行手术治疗[3]。

大部分肝损伤仅需要轻微治疗。轻度肝裂伤、撕裂伤和贯通伤，通常只需止血和引流。如 CT 扫描所见为少量或无腹腔积血，肝被膜完整或几乎完整，则可不行手术。深部撕裂伤出现肝内血管或胆管损伤时要手术结扎出血的血管，缝合修补肝脏。用大网膜包裹损伤部位可能会达到治疗效果，亦可用纱布替代大网膜。

如地方医院不能手术，应立即将患者转移到能够进行手术治疗的上级医院。一般来说，转移时不需要另行包扎，这可能会增加死亡率，尤其是增加脓肿的发生[8]。

肝门损伤少见，但控制出血是最重要的[14]。可在小网膜内门静脉、肝动脉处指压止血。在确定治疗前，选择性肝动脉造影是有用的，而且必须考虑用明胶海绵栓塞肝动脉。

修复主要静脉损伤要求充分暴露病变部位。腹中线切口要大，向头侧作胸骨中线切开，以便控制肝静脉和膈下下腔静脉网的出血。用缝合或侧夹修补下腔静脉及肝静脉。门静脉损伤很少见，几乎都伴有胰腺破裂[6]，且预后最差。治疗方法为缝合或端侧门-腔静脉吻合，如需要可结扎门静脉[14]。

肝损伤的大多数病例，可通过局部压迫，积极清创术联合肝叶切除术等方法进行治疗。暴露损伤的肝，切除边缘溃烂不齐、不能存活的区域，局部止血，充分引流。切除多达 400g 肝组织后仍可得到满意的疗效。当然，只有少数患者需要肝切除或肝叶切除。

对于以下患者反复的超声检查具有重要意义。

术后并发症，包括凝血因子缺乏症、脓毒症、胆瘘、狭窄和迟发出血[9]。脓肿发生较晚且常出现致命的并发症。胆管损伤的诊断比较困难，明确诊断需要一段时间[4]。可应用内镜进行括约肌切开术和胆管支架术，但更严重的损伤仍需手术治疗[10]。

### 预后

肝外伤总死亡率达到 10.5%，其中 78.1% 的患者死于术后休克或凝血因子缺乏症。穿透伤比钝器伤死亡率低，这是由于钝器伤损伤面积大[2]。在农村穿透伤的死亡率为 17%[9]。

肝外伤的预后取决于损伤的范围、轻重和累及器官的多寡。肝静脉、门脉或肝后下腔静脉受伤后病死率高，而肝静脉受伤多由钝器伤所致，其中 61% 的患者死于失血过多[7]。

严重外伤时肝脓肿的发生率高，输血是治疗肝脓肿的必要治疗手段[2]。

### 胆囊破裂

钝器伤可致胆囊破裂或挫伤。由于胆囊周围的骨、内脏结构起到缓冲作用，胆囊损伤罕见。胆囊破裂常发生在胆囊扩张的时候。早期仅表现为发热、黄疸、

**表 28.7 美国外科协会肝损伤严重性分级**[2]

| 分级 * | 损伤程度 * | |
| --- | --- | --- |
| I | 血肿 | 被膜下、不扩大、小于 10% 表面积 |
| | 撕裂伤 | 被膜撕裂、无出血、实质深度小于 1cm |
| II | 血肿 | 被膜下、不扩大、10%~15% 表面积 |
| | 撕裂伤 | 被膜撕裂、有出血、深 1~3cm、长小于 10cm |
| III | 血肿 | 被膜下、小于 50% 表面积或扩大，破裂被膜下血肿伴活动性出血，肝实质内血肿大于 2cm 或扩大 |
| | 撕裂伤 | 实质深度大于 3cm |
| IV | 血肿 | 穿破的肝实质内血肿伴活动性出血 |
| | 撕裂伤 | 肝叶的 25%~50% 受到实质性破坏 |
| V | 撕裂伤 | 肝叶实质破坏大于 50% |
| | 血管 | 近旁肝静脉损伤，如后肝静脉、下腔静脉、大的肝静脉 |
| VI | 血管 | 肝的撕裂 |

\* 按同一脏器多发伤晋级。

★ 基于大多数尸检、开腹手术和影像学检查做出的准确评价。

腹部膨胀及腹水等非特异性症状,不易诊断。腹水中可见有胆汁漏出。随着病变的发展,超声、CT 扫描等检查可发现包裹性胆汁淤积,而经皮或内镜胆管造影能够发现是否存在胆囊穿孔。HIDA 扫描对于胆囊损伤来说有诊断性意义。

手术切除胆囊为主要的治疗手段。

（张清泉 朴美玉 译　王艳 王贵强 刘亚辉 校）

## 参考文献

1 Adler SN, Klein RA, Pellechia C *et al*. Massive hepatic haemorrhage associated with cardiopulmonary resuscitation. *Arch. Intern. Med.* 1983; **143**: 813.

2 Fabian TC, Croce MA, Stanford GG *et al*. Factors affecting morbidity following hepatic trauma. A prospective analysis of 482 injuries. *Ann. Surg.* 1991; **213**: 540.

3 Federico JA, Horner WR, Clark DE *et al*. Blunt hepatic trauma: nonoperative management in adults. *Arch. Surg.* 1990; **125**: 905.

4 Feliciano DV. Biliary injuries as a result of blunt and penetrating trauma. *Surg. Clin. North Am.* 1994; **74**: 897.

5 Feliciano DV, Bitondo CG, Steed G *et al*. Five hundred open taps or lavages in patients with abdominal stab wounds. *Am. J. Surg.* 1984; **148**: 772.

6 Henne-Bruns D, Kremer B, Lloyd DM *et al*. Injuries of the portal vein in patients with blunt abdominal trauma. *HPB Surg.* 1993; **6**: 163.

7 Hollands MJ, Little JM. Hepatic venous injury after blunt abdominal trauma. *Surgery* 1990; **107**: 149.

8 Ivatury RR, Nallathambi M, Gunduz Y *et al*. Liver packing for uncontrolled haemorrhage: a reappraisal. *J. Trauma* 1986; **26**: 744.

9 Knudson MM, Lim RC, Olcott EW. Morbidity and mortality following major penetrating liver injuries. *Arch. Surg.* 1994; **129**: 256.

10 Kozarek RA. Endoscopic techniques in management of biliary tract injuries. *Surg. Clin. North Am.* 1994; **74**: 883.

11 Moore EE, Shackford SR, Pachter HL *et al*. Organ injury scaling: spleen, liver, and kidney. *J. Trauma* 1989; **29**: 1664.

12 Samuels RS, Shriver M, Patel NH. Hemobilia after a gunshot injury to the liver. *Am. J. Roentgenol.* 1996; **166**: 1204.

13 Shangmuganathan K, Mirvis SE. CT scan evaluation of blunt hepatic trauma. *Radiol. Clin. North Am.* 1998; **36**: 399.

14 Sheldon GF, Lim RC, Yee ES *et al*. Management of injuries to the porta hepatis. *Ann. Surg.* 1985; **202**: 539.

15 Stalker HP, Kaufman RA, Towbin R. Patterns of liver injury in childhood: CT analysis. *Am. J. Roentgenol.* 1986; **147**: 1199.

### 第 29 章

# 肝脏的感染

## 化脓性肝脓肿

在过去的三十年里,化脓性肝脓肿的病因学发生了显著的变化(图 29.1)[7]。继发于胆道系统疾病,尤其是继发于恶性胆道疾病的肝脓肿正逐渐增多,免疫抑制状态使由机会感染所致肝脓肿的数量增加。

影像学检查和胆管造影术提高了肝脓肿的早期诊断率。

### 病因学

潜在的胆道疾病是最常见的病因。脓毒性胆管炎可合并各种形式的胆管梗阻,特别是局部梗阻。尽管预防性地使用了抗生素,肝胆系统疾病手术及侵入性非手术治疗仍与许多肝脓肿的发生相关。恶性胆道和胰腺疾病中支架的应用与肝脓肿密切相关。脓肿可继发于硬化性胆管炎和先天性胆管畸形,特别是胆总管扩张(Caroli 病)。

盆腔及胃肠道的感染可导致门静脉炎或脓毒栓子,继而发生门静脉性脓毒症。这些感染包括:阑尾炎、胆囊积脓、憩室炎、局限性肠炎[14]、耶尔森回肠炎[9]、胃肠穿孔、吻合口漏、胰腺炎[1]或感染性痔核。

新生儿脐带败血症可播散到门静脉,随后发生肝脓肿。

肝动脉系统损伤亦可导致肝脓肿,这种情况可发生在胆囊切除术之后。肝移植 2 周后,肝脓肿可连同手术并发症(尤其是与肝动脉血栓)一同出现。肝脓肿亦可以发生在肝肿瘤局部治疗之后,如经肝化学栓塞,或经皮向肿瘤内注射[5];还可发生在经肝动脉导管治疗转移性结肠癌后[15]。

处于严重免疫抑制状态的患者,如移植术后、HIV 感染或接受化疗的白血病患者,肝脓肿的发生率增加[3]。

外伤因素包括穿透伤或汽车意外事故引起的钝伤。

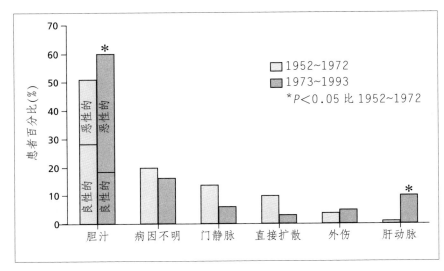

**图 29.1** 从 1952~1993 年化脓性肝脓肿的病因[7]。

单个肝脓肿可见于邻近脓毒病灶的播散,如肾周脓肿的直接播散。糖尿病患者可由产气微生物(克雷白杆菌)引起肝脓肿[16]。

约 1/2 患者的肝脓肿原因不明,特别是老年人。

**感染源**

最常见的是革兰阴性大肠杆菌、粪链球菌、克雷白杆菌及寻常变形杆菌,伤寒沙门菌可导致化脓性胆管炎反复发生。

米勒链球菌是很常见的病原菌[13],它既不是真正厌氧菌,也不是微厌氧菌。厌氧菌特别重要。易出现混合感染且常耐药,二重感染也很常见。

与胆管支架术相关的肝脓肿是由耐药克雷白杆菌、肠杆菌和假单胞菌所致。胆汁中可发现白色念珠菌存在,真菌感染可伴基础的恶性疾病。那些接受化疗的患者常会培养出葡萄球菌,而且多数是耐药的。还可发现肺炎杆菌、假单胞菌、魏氏梭菌。

罕见病原菌有小肠结肠炎耶尔森菌[9]、败血性类鼻疽菌。脓汁培养可以是无菌生长,但这通常是由于培养技术水平不够(特别是厌氧菌培养)或事先已用过抗生素。

**病理学**

增大的肝脏内可含有多个黄色的脓肿,直径 1cm 或纤维组织包裹的单个脓肿,常见于肝右叶。门静脉炎时,门静脉及其分支含有脓汁和血凝块,可出现肝周炎或是粘连。慢性肝脓肿患者可持续长达 2 年之久才被确诊或死亡。胆道相关的疾病中,多发灶常与胆管系统分布一致。

同时,小的脓肿可见于肺、肾、脑和脾。直接蔓延可导致膈下或胸膜-肺化脓性病变,但很少扩展至腹腔或穿入皮下形成窦道。可引起少量腹水。

组织学可见远离脓肿的汇管区出现炎症,围绕退行性变的肝细胞有多核白细胞浸润。

**临床表现**

糖尿病、胆系疾病、恶性肿瘤或免疫抑制疾病患者易合并此类肝脓肿,故患者亦可出现上述基础疾病的表现。

表现为腹痛、发热、肝内占位性病变。

发病隐袭,诊断至少延迟 1 个月。单个脓肿多起病隐匿且原因不明,特别是在老年人。多发性脓肿发病多急,且病因更容易确定。膈下刺激或胸膜-肺播散导致右肩疼痛和刺激性干咳。肝大,触痛,肋下叩诊疼痛加剧。

如不合并胆系疾病,黄疸一般出现较晚,但较阿

米巴肝脓肿常见。

恢复期可因门静脉栓塞出现门脉高压。

血清 ALP 和多形核白细胞常升高。

血培养可显示致病菌[2]。

**脓肿定位**

超声可辨别固态及液态病灶(图 29.2)。尽管肝顶部或微小脓肿可呈现假阳性,CT 对于肝脓肿诊断仍具有重要价值(图 29.3 至图 29.5)。多发小脓肿聚集,提示开始融合成单个大脓肿(群集征)[2]。

内镜或经皮胆管造影可用于诊断胆管脓肿。

MRI 可显示凸起的病灶,带有锐利的边缘,$T_1$ 加权低密度,$T_2$ 加权影像高密度。外观无特异性,不能确定病因是胆源性,还是血源性[11]。

穿刺 90%可抽出脓汁[2],应作需氧、厌氧菌培养,在富 $CO_2$ 培养基培养米勒链球菌。

**治疗**

治疗发生了革命性变化。广泛使用影像学检查,

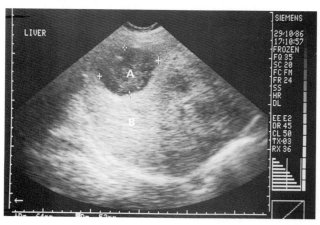

图 29.2 超声下化脓性肝脓肿显示了一个低密度灶(A)包含浓汁和坏死组织的回声物质。A 周围的增强回声(B)具有特异性。

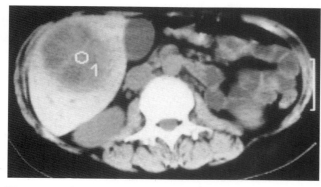

图 29.3 地中海贫血希腊患者脾切除术后。CT 显示肝右叶出现一个充盈缺损(标 1)。

特别是超声检查,可以进行早期诊断、脓肿定位及穿刺治疗(见图 29.4)。大多数脓肿可全身用抗生素结合抽脓治愈。抽脓可能需多次[4]。单用静脉注射抗生素很少有效。如果脓毒症持续,可采用引流。较少做开放式引流。但是单个左叶脓肿,尤其是儿童需手术引流[12]。

多发性脓肿,最大的可穿刺引流,较小的采用抗生素治疗。有时,每个脓肿都需要皮下引流。

如疑似阿米巴肝脓肿,穿刺引流前应先用甲硝唑[6]。

胆道梗阻必须治疗,常用 ERCP 乳头切开,取出结石,必要时植入支架(第 32 章)。尽管最终会治愈,但发热仍可持续 1~2 周[2]。

### 预后

抽脓及适当的抗生素治疗已降低了病死率[3]。右

叶单房脓肿预后较好,存活率可达 90%,多发脓肿特别是胆源性预后不良。诊断治疗延迟预后差。原有恶性病[17]、高胆红素血症、低蛋白血症、胸膜积液和老年预后差[10]。

### 参考文献

1 Ammann R, Münch R, Largiadèr F *et al.* Pancreatic and hepatic abscesses: a late complication in 10 patients with chronic pancreatitis. *Gastroenterology* 1992; **103**: 560.
2 Barnes PF, DeCock KM, Reynolds TN *et al.* A comparison of amebic and pyogenic abscesses of the liver. *Medicine (Baltimore)* 1987; **66**: 472.
3 Branum GD, Tyson GS, Branum MA *et al.* Hepatic abscess. Changes in aetiology, diagnosis, and management. *Ann. Surg.* 1990; **212**: 655.
4 Ch Yu S, Hg Lo R, Kan PS *et al.* Pyogenic liver abscess: treatment with needle aspiration. *Clin. Radiol.* 1997; **52**: 912.
5 De Baere T, Roche A, Amenabar JM *et al.* Liver abscess formation after local treatment of liver tumours. *Hepatology* 1996; **23**: 1436.
6 Giorgio A, Tarantino L, Mariniello N *et al.* Pyogenic liver abscesses: 13 years of experience in percutaneous needle aspiration with US guidance. *Radiology* 1995; **195**: 122.
7 Huang CJ, Pitt HA, Lipsett PA *et al.* Pyogenic hepatic abscess. Changing trends over 42 years. *Ann. Surg.* 1996; **223**: 600.
8 Jeffrey RB Jr, Tolentino CS, Chang FC *et al.* CT of small pyogenic hepatic abscesses: the cluster sign. *Am. J. Roentgenol.* 1988; **151**: 487.
9 Khanna R, Levendoglu H. Liver abscess due to *Yersinia enterocolitica*: case report and review of the literature. *Dig. Dis. Sci.* 1989; **34**: 636.
10 Lee K-T, Sheen P-C, Chen J-S *et al.* Pyogenic liver abscess: multivariate analysis of risk factors. *World J. Surg.* 1991; **15**: 372.

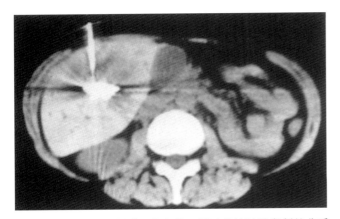

图 29.4 与图 29.3 为同一个患者,通过直接脓肿穿刺的非手术方法治疗脓肿。

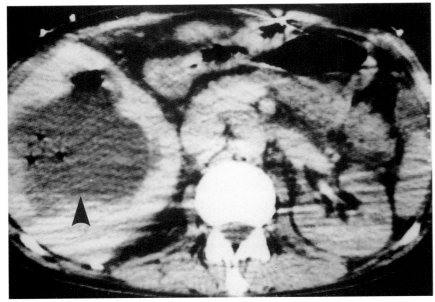

图 29.5 CT 显示在肝右叶的下级有 1 个大的化脓性脓肿(箭头所示),壁厚且粗糙,内有气体。

11 Méndez RJ, Schiebler ML, Outwater EK *et al.* Hepatic abscesses: MR imaging findings. *Radiology* 1994; **190**: 431.

12 Moore SW, Millar AJ, Cywes S. Conservative initial treatment for liver abscesses in children. *Br. J. Surg.* 1994; **81**: 872.

13 Moore-Gillon JC, Eykyn SJ, Phillips I. Microbiology of pyogenic liver abscess. *Br. Med. J.* 1981; **283**: 819.

14 Vakil N, Hayne G, Sharma A *et al.* Liver abscess in Crohn's disease. *Am. J. Gastroenterol.* 1994; **89**: 1090.

15 Wong E, Khadori N, Carrasco CH *et al.* Infectious complications of hepatic artery catheterization procedures in patients with cancer. *Rev. Infect. Dis.* 1991; **13**: 583.

16 Yang CC, Chen CY, Lin XZ *et al.* Pyogenic liver abscess in Taiwan: emphasis on gas-forming liver abscess in diabetics. *Am. J. Gastroenterol.* 1993; **88**: 1911.

17 Yeh TS, Jan YY, Jeng LB *et al.* Pyogenic liver abscesses in patients with malignant disease: a report of 52 cases treated at a single institution. *Arch. Surg.* 1998; **133**: 242.

## 其他感染

贾第鞭毛虫病是与肝肉芽肿及胆管炎相关的罕见感染[3]。

弯曲杆菌属大肠炎,与非特异性急性肝炎有关[2]。

猫抓病由巴尔通体引起,可引起肝结节,切片显示组织可见坏死性肉芽肿[4]。CT 显示肝局灶性病变,纵隔和肝门周围淋巴结病。

单核细胞增多性李斯特菌可导致肝脓肿[1]。

### 参考文献

1 Jenkins D, Richards JE, Rees Y *et al.* Multiple listerial liver abscesses. *Gut* 1987; **28**: 1661.

2 Reddy KR, Farnum JB, Thomas E. Acute hepatitis associated with *Campylobacter* colitis. *J. Clin. Gastroenterol.* 1983; **5**: 259.

3 Roberts-Thomas JC, Anders RF, Bhathal PS. Granulomatous hepatitis and cholangitis associated with giardiasis. *Gastroenterology* 1982; **83**: 480.

4 Tompkins LS. Of cats, humans and *Bartonella*. *N. Engl. J. Med.* 1997; **337**: 1916.

## 肝阿米巴病

溶组织内阿米巴原虫是以滋养体型存在的,而其包囊型生活在体外,具有高度传染性。包囊无损伤地通过胃、小肠到达结肠,变成滋养体,侵及结肠,形成典型烧瓶样溃疡。阿米巴滋养体通过门脉系统到达肝。偶尔可见原虫通过肝窦进入体循环,引起阿米巴性肺或脑脓肿。

阿米巴原虫繁殖并阻塞肝内小的门静脉分支,发生肝细胞的局部梗死,它们含有破坏肝实质的蛋白溶解酶,造成单个或多个大小不等的脓肿。

阿米巴性肝脓肿通常为橙子大小,最常见于肝右叶,前上方,恰好在膈下。中心为含有脓汁的坏死区,液化成稠的红棕色脓汁。也有像凤尾鱼或巧克力色的脓汁,源于溶解的肝细胞,可见溶解的肝细胞碎片。开始脓肿没有明确的壁,只是一个粗糙的、破碎的肝组织碎片。组织学上坏死区包括变性肝细胞、白细胞、红细胞、结缔组织带和碎片。在脓肿壁上可能找到阿米巴原虫。肝细胞可凋亡,但不是通过 Fas 或 TNF 途径[6]。

小的脓肿可结疤愈合,但大的脓肿显示出不同时期的慢性结缔组织壁。

病灶局限,远离脓肿的肝组织正常。

隐匿的原虫仅 10% 发生侵袭性阿米巴病,现发现的内阿米巴属有两种,一种是不致病的;致病的可通过针对阿米巴表面抗体的 DNA 标记物同不致病的相区别[4]。

阿米巴性肝脓肿大约有 20% 可继发细菌感染。此时脓汁黄绿,带臭味。

### 流行病学

结肠阿米巴病遍布全球,但肝阿米巴病多见于热带和亚热带,流行地区为非洲、东南亚、墨西哥、委内瑞拉和哥伦比亚。

在温带地区,可见无症状的毒株携带者,没有结肠溃疡。男性同性恋常常共生该病[3]。

在热带,特别是卫生条件差的地区有大量的新移民暴露后发病;而当地人发病少,可能与反复接触诱导部分免疫有关。

尚不知为什么在肠道感染和肝阿米巴病发病之间有一段潜伏期。

### 临床表现

要注意热带、亚热带的居民,阿米巴痢疾发病率仅 10%,而粪便包囊检出率仅 15%,既往痢疾史少见。有在痢疾检出 30 年后发生肝脓肿的报道。该病在年轻男性中发病率最高。多发脓肿在墨西哥和中国台湾很常见。

本病常常是亚急性的,症状持续 6 个月以上。急性发病伴寒战、大汗,病期少于 10 天的少见。间歇热、弛张热甚至不发热,除非脓肿发生感染。发热很少达到 40℃。深部脓肿也可出现无肝部症状的单纯发热。

黄疸少见,如果有亦较轻,胆道受压少见。

患者呈病容,皮肤呈灰黄色,像晒黑褪色。

肝区开始表现为钝痛,后来变为尖锐刺痛。如病变在肝上前方可有反射性肩痛,咳嗽、深呼吸时加重,饮酒后疼痛加重。亦随体位变化,患者往往左侧卧,这样可开放右侧肋间隙,减少肝被膜张力。夜间疼痛加重。

病情严重者可见上腹部膨隆,肋间隙肿胀,肝叩压痛始终存在,可由肿大的肝脏边缘或右侧胸壁下方穿刺,脾不肿大。

可见肺右下叶受压,肺不张有实变,可有肋膜炎或积液,积液可呈血性。

大便检查很少检查出包囊和滋养体。

### 血清学检查

荧光抗体实验阳性,治愈后一段时间内仍可存在。如抗体阴性,阿米巴性肝脓肿诊断不能确立。目前的检查尚不能区分急性、慢性阿米巴病。使用大肠杆菌重组阿米巴抗原或许可以区分[8]。

### 生化检查

慢性患者中血清 ALP 升高,大约为正常值的 2 倍,转氨酶升高仅见于急性病例或有严重的并发症者。血清胆红素多正常,除非存在严重感染或腹膜破裂。

### 影像学检查

X 线检查示右膈抬高,肋膈角、心肺角消失粘连,右下胸膜腔积液(图 29.6)。右侧脓肿导致右肋间隙增宽,肝部阴影由于右膈肌凸出且不能活动而增大。脓肿常引起膈右侧前中部分膨突。

肝左叶脓肿可显示胃小弯新月形变形。

超声最有意义(图 29.7)。CT 显示不规则边缘低衰减,对小脓肿比超声敏感,还可显示肝外病变如肺脓肿[5]。

MRI 用于诊断和检测治疗结果[2],脓腔液化可于治疗的第 4 天便显示出来[2]。

### 诊断标准

- 流行病区居住史。
- 年青男性,肝脏肿大且有触痛。
- 甲硝唑治疗有效。
- 病史短的患者白细胞增加,无贫血;病史长的患者白细胞增加不明显,伴有贫血。
- 前后位或侧位 X 线片提示肝脓肿。
- 扫描显示充盈缺损。
- 阿米巴荧光抗体试验阳性。

### 并发症

穿入肺、胸膜腔引起积脓、肝–支气管瘘和肺脓

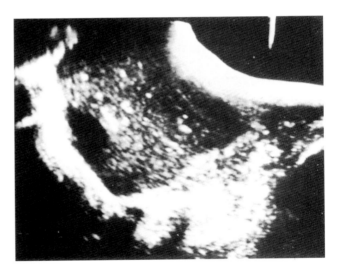

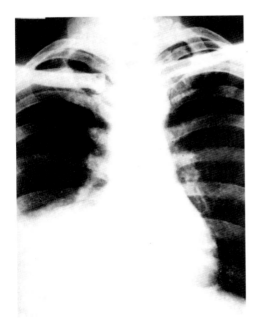

**图 29.6** 阿米巴性肝脓肿。显示右膈肌抬高及肺野的叠加反应。

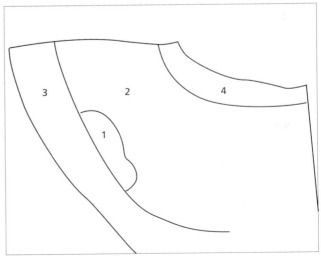

**图 29.7** 阿米巴性肝脓肿。超声显示在肝内(2)的阿米巴性脓肿(1),位于膈肌后方(3),前腹壁(4)也可显现。

肿。患者咳脓性痰,继发局限性肺炎或肺脓肿,或胸膜渗出。

穿入心包,是左叶肝脓肿的并发症。

穿入腹腔引起急性腹膜炎, 如果患者度过急性期,长期预后较好。左叶肝脓肿可穿破至小网膜。

穿入门脉、胆道或胃肠道的少见。

如果患者衰竭、发热、白细胞升高明显,则要怀疑继发细菌感染。脓呈黄白色,常带臭味,培养可发现致病菌。

### 治疗

甲硝唑 750mg 每日 3 次口服,应用 5~10 天,95%治疗成功率,静脉用药更好,3~5 天退热[1]。治疗失败与肠阿米巴病持续、耐药、吸收不充分有关。

脓肿消失时间为 10~300 天[7],依脓肿大小而定。

即使对于非常大的脓肿,也很少用穿刺排脓。应在超声或 CT 指导下完成,对张力性脓肿应尽快穿刺排脓,左叶犹然。目前, 阿米巴性肝脓肿病死率几乎为零[1]。

应给口服抗阿米巴药一个疗程,以便清除肠道阿米巴。

### 参考文献

1 Barnes PF, De Cock KM, Reynolds TB *et al*. A comparison of amebic and pyogenic abscess of the liver. *Medicine* 1987; **66**: 472.

2 Elizondo G, Weissleder R, Stark DD *et al*. Amebic liver abscess: diagnosis and treatment evaluation with MR imaging. *Radiology* 1987; **165**: 795.

3 Goldmeier D, Sargeaunt PG, Price AB *et al*. Is *Entamoeba histolytica* in homosexual men a pathogen? *Lancet* 1986; **i**: 641.

4 Katwinkel-Wladarsch S, Lascher T, Rinder H. Direct amplification and differentiation of pathogenic and nonpathogenic *Entamoeba histolytica* DNA from stool specimens. *Am. J. Trop. Med. Hyg.* 1994; **51**: 115.

5 Radin DR, Ralls PW, Colletti PM *et al*. CT of amebic liver abscess. *Am. J. Roentgenol.* 1988; **150**: 1297.

6 Seydel KB, Stanley SL Jr. *Entamoeba histolytica* induces host cell death in amoebic liver abscess by a non-Fas-dependent, nontumour necrosis factor alpha-dependent pathway of apoptosis. *Infect. Immun.* 1998; **66**: 2980.

7 Simjee AE, Patel A, Gathiram V *et al*. Serial ultrasound in amoebic liver abscess. *Clin. Radiol.* 1985; **36**: 61.

8 Stanley SL Jr, Jackson TF, Foster L *et al*. Longitudinal study of the antibody response to recombinant *Entamoeba histolytica* antigens in patients with amoebic liver abscess. *Am. J. Trop. Med. Hyg.* 1998; **58**: 414.

## 肝结核

对于发展中国家的移民应注意腹部结核病,艾滋病患者中本病的发病率也有所增长[4]。

结核累及肝脏, 可作为粟粒性结核病的一部分,或只有肝结核,肝外结核不明显。肝结核很少引起暴发性肝功能衰竭[5]。

基础病变是肝内肉芽肿,这在肺结核和肺外结核中均较常见(图 29.8)(第 28 章),病变通常治愈后不留瘢痕,有时局部纤维化和钙化。

假肿瘤性肝结核罕见[1],可没有肝外结核[2]。结核瘤可多发,由白色、无规则的干酪样脓肿构成,外包纤维化包膜(图 29.9)。从肉眼上看,外观可能与霍奇金病、继发癌肿或放线菌病难以区别。偶尔可有坏死区钙化。

结核性胆管炎极罕见,原因是干酪样物质从汇管区向胆道的播散。很少并发胆道狭窄[3]。

结核性门静脉炎是由于干酪样物质的穿破所致,多数患者迅速致命,也可以发生慢性门脉高压[8]。

肝门部淋巴结结核可压迫胆总管,很少引起梗阻性黄疸。

### 临床表现

症状很少或缺如, 可能表现为不明原因的发热,在严重的粟粒性结核病, 特别是极易感人群可有黄疸。多发性干酪样肉芽肿可引起肝脾肿大、门脉高压,甚至肝功能衰竭死亡[5],但这种情况极少见。

### 生化检查

血清球蛋白升高,白/球比值变小,ALP 不成比例地升高[2]。

### 诊断

本病诊断困难。肝脾的结核与淋巴瘤难以鉴别。肝穿刺活检很重要,适应证有不明原因的发热、体重减轻、肝大或肝脾肿大。对一部分活检组织染色检查抗酸杆菌,并作培养,大约有 50%阳性。

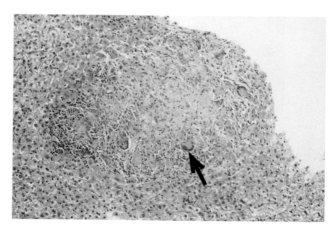

图 29.8　粟粒性肺结核:一个干酪样肉芽肿内含淋巴细胞、上皮细胞和大量巨细胞(箭头所示)。中心干酪样坏死。(见彩图)

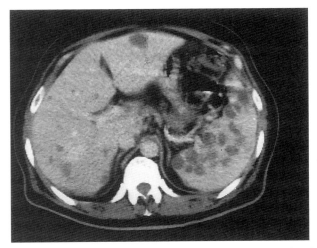

图 29.9　肝-脾结核。CT 扫描显示肝脾内散在的充盈缺损，穿刺可见抗酸菌并且培养物阳性。

腹部平片可见肝内钙化，病灶可多发、融合，或大小均一独立病灶散在分布，或在胆总管邻近狭窄处大的粉笔样钙化[6]。

CT 可见分成小叶的肿块，肝脾多处充盈缺损（见图 29.9）。

结核病的肝外表现可能不明显。

治疗同血源性结核病。

### 肝结核的其他影响

慢性肝结核可能并发淀粉样变性而更加严重，消耗和毒物堆积可导致脂肪变。治疗过程中可出现药物性黄疸，特别是异烟肼、利福平和吡嗪酰胺。

### 其他分枝杆菌

非典型性分枝杆菌可导致肉芽肿性肝炎，特别是作为 AIDS 综合征的一部分。分枝杆菌淋巴结核可致肉芽肿性肝炎，特征性的表现为碱性磷酸酶升高、疲倦及低热。肝活检组织培养可培养出致病菌[7]。

### 参考文献

1　Achem SR, Kolts BE, Grisnik J et al. Pseudotumoral hepatic tuberculosis. Atypical presentation and comprehensive review of the literature. J. Clin. Gastroenterol. 1992; **14**: 72.

2　Chien R-N, Lin P-Y, Liaw Y-F. Hepatic tuberculosis: comparison of miliary and local form. Infection 1995; **23**: 5.

3　Fan ST, Ng IOL, Choi TK et al. Tuberculosis of the bile duct: a rare cause of biliary stricture. Am. J. Gastroenterol. 1989; **84**: 413.

4　Guth AA, Kim U. The reappearance of abdominal tuberculosis. Surg. Gynecol. Obstet. 1991; **172**; 432.

5　Hussain W, Mutimer D, Harrison R et al. Fulminant hepatic failure caused by tuberculosis. Gut 1995; **36**: 792.

6　Maglinte DDT, Alvarez SZ, Ng AC et al. Patterns of calcifications and cholangiographic findings in hepatobiliary tuberculosis. Gastrointest. Radiol. 1988; **13**: 331.

7　Patel KM. Granulomatous hepatitis due to Mycobacterium scrofulaceum: report of a case. Gastroenterology 1981; **81**: 156.

8　Ruttenberg D, Graham S, Burns D et al. Abdominal tuberculosis—a cause of portal vein thrombosis and portal hypertension. Dig. Dis. Sci. 1991; **36**: 112.

## 肝放线菌病

肝脏以色列放线菌侵袭继发于肠放线菌病，特别是盲肠放线菌病。可见阑尾放线菌病的直接扩散，更常见的是通过门静脉播散，也可原发于肝脏。大的灰白色肿块，表面类似肿瘤转移，软化后形成脓汁被纤维组织带分开，外观类似蜜蜂巢。肝脏与邻近脏器粘连，与腹壁粘连可形成窦道，这些病灶含有典型的硫黄颗粒，由分叉的细丝和嗜酸性棒端组成，呈放线状。

### 临床表现

全身有中毒症状，发热、出汗、消瘦、贫血，局部肝大，有时呈不规则形状，单叶或双叶肝触痛。覆盖在上面的皮肤由于快要穿破的脓肿而绷紧，呈青紫暗黑色，可发展成为多个不规则的窦道。如果扩展到胸膜-肺、回盲部或胸壁亦可形成与皮肤处相似的窦道。

### 诊断

形成窦道时因为可从脓汁中分离病原菌而较容易诊断，如在这个阶段以前怀疑放线菌病，则可经皮肝穿刺活检见硫黄颗粒及病原菌诊断[1]。

早期表现为发热、肝脾肿大和贫血。在多发性脓肿前数月常用超声、CT[3]或 MRI[4]确定占位病变。厌氧菌血培养可能培养出阳性菌。

### 治疗

青霉素大剂量静脉给药。青霉素可能难以通过厚壁达到脓肿，必要时可行手术切除[2]。

### 参考文献

1　Bhatt BD, Zuckerman MJ, Ho H et al. Multiple actinomycotic abscesses of the liver. Am. J. Gastroenterol. 1990; **85**: 309.

2　Kasano Y, Tanimura H, Yamaue H et al. Hepatic actinomycosis infiltrating the diaphragm and right lung. Am. J. Gastroenterol. 1996; **91**: 2418.

3　Mongiardo N, De Rienzo B, Zanchetta G et al. Primary hepatic actinomycosis. J. Infect. 1986; **12**: 65.

4　Nazarian LN, Spencer JA, Mitchell DG. Multiple actinomycotic liver abscesses: MRI appearances with aetiology suggested by abdominal radiography. Case report. Clin. Imaging 1994; **18**: 119.

## 其他真菌感染

常发生于免疫抑制患者,例如 AIDS、急性淋巴瘤[6]、肿瘤[10]及肝移植后患者。

肝脏被感染,还伴有其他脏器感染,特别是肾、脾、心、肺和脑。发热伴随血清转氨酶及 ALP 的升高,是肝针刺活检的适应证。

超声显示肝和脾多发低回声区,常有牛眼征[8]。CT 见多发非增强低衰减区[6],扫描检查无诊断意义。

组织学改变常为肉芽肿,适当的染色和培养可确定致病菌,从而选择适当的抗真菌治疗[4,5]。

念珠菌病　尸检发现 3/4 的播散性白念珠菌病患者肝脏受到累及[5]。肝肉芽肿和微小脓肿为最常见的组织学表现。可证实肝脏存在念珠菌[2],用氟康唑治疗。

播散性曲霉病见于有呼吸系统、肾或肝功能衰竭的免疫抑制患者[7]。

肝隐球菌病通常感染免疫抑制患者,但也可在其他正常人中见到,肝活检显示肉芽肿伴有酵母样微生物。

胆管真菌感染表现可能类似硬化性胆管炎(第15章)。

播散性球孢子菌病可累及肝脏,肝活检可诊断[3]。

一例严重糖尿病伴胆管狭窄患者,由于慢性胰腺炎造成光滑球拟酵母性肝脓肿和真菌血症[1]。

皮炎芽生菌可在老年人或免疫抑制患者中造成胆管炎[9]。

### 参考文献

1 Friedman E, Blahut RJ, Bender MD. Hepatic abscesses and fungemia from *Torulopsis glabrata*. Successful treatment with percutaneous drainage and amphotericin B. *J. Clin. Gastroenterol.* 1987; **9**: 711.
2 Gordon SC, Watts JC, Veneri RJ *et al.* Focal hepatic candidiasis with perihepatic adhesions: laparoscopic and immunohistologic diagnosis. *Gastroenterology* 1990; **98**: 214.
3 Howard PF, Smith JW. Diagnosis of disseminated coccidioidomycosis. *Arch. Intern. Med.* 1983; **143**: 1335.
4 Korinek JK, Guarda LA, Bolivar R *et al. Trichosporon* hepatitis. *Gastroenterology* 1983; **85**: 732.
5 Lewis JH, Patel HR, Zimmerman HJ. The spectrum of hepatic candidiasis. *Hepatology* 1982; **2**: 479.
6 Maxwell AJ, Mamtora H. Fungal liver abscesses in acute leukaemia—a report of two cases. *Clin. Radiol.* 1988; **39**: 197.
7 Park GR, Drummond GB, Lamb D *et al.* Disseminated aspergillosis occurring in patients with respiratory, renal and hepatic failure. *Lancet* 1982; **i**: 179.
8 Pastakia B, Shawker TH, Thaler M *et al.* Hepatosplenic candidiasis: wheels within wheels. *Radiology* 1988; **166**: 417.
9 Ryan ME, Kirchner JP, Sell T *et al.* Cholangitis due to *Blastomyces dermatitidis*. *Gastroenterology* 1989; **96**: 1346.
10 Thaler M, Pastakia FB, Shawker TH *et al.* Hepatic candidiasis in cancer patients: the evolving picture of the syndrome. *Ann. Intern. Med.* 1988; **108**: 88.

## 肝梅毒

### 先天性梅毒

肝脏可因胎盘感染而出现严重感染。肝硬、肿大,充满螺旋体。开始表现为弥漫性肝炎,然后纤维组织逐渐沉积在肝细胞和汇管区之间,并导致真正的细胞周围肝硬化。

由于肝的侵袭是在广泛播散的螺旋体血症的基础上发生的,所以肝病的临床表现很少,婴儿可能流产或产后很快死亡。如婴儿存活,除了肝脾肿大和轻度黄疸,其他先天性梅毒的表现明显。至今,梅毒很少引起新生儿黄疸。

年龄较大儿童没有这些疾病进行性发展的表现。肝的病变可能是梅毒瘤。

诊断由血清学检查证实,通常是阳性的。

### 二期梅毒

在二期败血症阶段,螺旋体产生粟粒性肉芽肿[1]。

50%的患者血清酶升高[4],临床肝炎罕见,但有时有严重胆汁淤积表现[2]。

梅毒血清试验阳性,ALP 水平升高。M1 心磷脂荧光抗线粒体抗体阳性,康复后变为正常[2]。

肝活检见非特异性改变,中度多形核细胞、淋巴细胞浸润,有些肝细胞排列紊乱,但无胆汁淤积或胆汁淤积很轻,除非是严重胆汁淤积患者[2]。可见汇管区到中心区的坏死带(图 29.10),肝活检有时可查到螺旋体。

### 三期梅毒

梅毒瘤可能单个或多个,多在肝右叶,由干酪样团块和纤维包囊组成,痊愈后留深瘢痕和粗大分叶(分叶肝)。

肝梅毒瘤多由超声、CT、手术或尸检意外地检出。超声指引下行肝穿刺显示无菌性坏死、肉芽肿和螺旋体[3]。血清学试验阳性,抗生素治疗有效。

### 青霉素治疗并发黄疸

部分患者青霉素治疗后发生黄疸、寒战、发热及

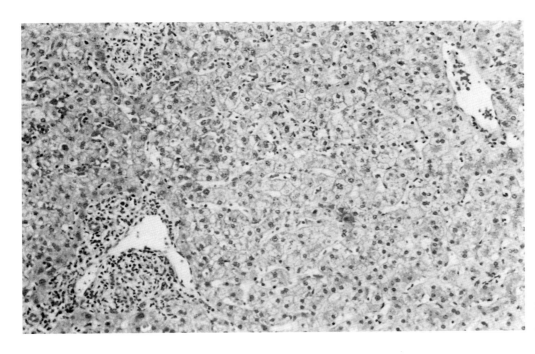

图 29.10　二期梅毒的肝脏。在汇管区及肝窦可见单核细胞浸润。(HE 染色,×160)

皮疹,常发生于治疗后的 9 天左右,为赫克斯海默反应的部分表现,黄疸机制不详。

**参考文献**

1 Case Records of the Massachusetts General Hospital. Case 27, 1983. *N. Engl. J. Med.* 1983; **309**: 35.
2 Comer GM, Mukherjee S, Sachdev RK *et al.* Cardiolipin-fluorescent (M1) antimitochondrial antibody and cholestatic hepatitis in secondary syphilis. *Dig. Dis. Sci.* 1989; **34**: 1298.
3 Maincent G, Labadie H, Fabre M *et al.* Tertiary hepatic syphilis. A treatable cause of multinodular liver. *Dig. Dis. Sci.* 1997; **42**: 447.
4 Schlossberg D. Syphilitic hepatitis: a case report and review of the literature. *Am. J. Gastroenterol.* 1987; **82**: 552.

## 钩端螺旋体病

与人类疾病有关的致病性钩端螺旋体根据 DNA 型至少可分为属于 23 个亚型的 200 个血清变异型[9]。1886 年,Weil 首先报道由黄疸出血性钩端螺旋体引起的疾病[8],这是由感染鼠尿传播的严重传染病。目前,将由钩端螺旋体引起的疾病统称为钩端螺旋体病。

### 韦尔病

#### 传染方式

活的钩端螺旋体不断地从鼠尿中排出,并且在潮湿的土壤、洪水、水塘、水渠、水库及河中可生存数月。患者因接触受污染的水源,或因工作需要直接与鼠接触而被感染。感染常见于农民、下水道工人、渔民或养鱼人。在欧洲及亚洲一些卫生条件不好的城市,鼠多为患,提供了钩端螺旋体病的传染源[6]。

#### 病理学

组织病理学变化与明显的肝肾功能损伤很少相关。损伤是亚细胞水平的,钩端螺旋体壁内有内毒素样物质。血浆 TNF-α 水平与器官受损的严重程度相关[5]。

肝坏死轻而局限[2],无 3 区坏死,除损伤细胞之外,有活跃的肝细胞再生。表现有分裂象和核的多倍体核型。肿胀的库普弗细胞含钩端螺旋体碎片,深度黄疸时白细胞浸润和胆栓较为突出。不发生肝硬化。

肾小管坏死,横纹肌点状出血,局部坏死。

心脏可出现心肌各层出血。

因为毛细血管损伤和血小板减少,出血可进入组织,尤其多见于肺和皮肤。

肾功能损伤使尿中胆红素的排泄减少,削弱了肝细胞功能,引起黄疸。组织出血和溶血增加肝对胆红素代谢的负荷。低血压引起肝血流减少,加重了肝损害。

肾衰竭与肾血流灌注减少有关。

#### 临床表现(图29.11)

本病临床表现多无特异性,常常误诊或漏诊。无黄疸型比黄疸型多见。夏末和秋季最流行,潜伏期为 6~15 天。病程分 3 期:第 1 期或败血症期,持续约 7

天;第2期或中毒期,病程与前期相似;第3期或恢复期,从第3周开始。

第1期或败血症期,以钩端螺旋体进入血循环开始。

突然发病、衰竭、高热,甚至寒战,体温很快升高到39.5~40℃,3~10天逐渐退热。

腹痛、恶心、呕吐,类似急腹症,伴有严重肌肉痛,特别是在背部和腓肠肌常见。

中枢神经系统受损,表现为严重的头痛,神志模糊,有时可有脑膜刺激征。脑脊液可确定脑膜感染。如有黄疸,则脑脊液变黄。

结膜特征性充血。

严重感染者可有鼻出血,胃肠、肺出血,皮肤瘀点、瘀斑。

肺炎时咳嗽、咽痛,40%的患者可听到干啰音。

80%的患者在病程第4~7天可出现黄疸,这是重症的表现。尚无无黄疸者的死亡报道。肝大,但未见脾大。

尿中出现蛋白、胆红素(+),大便颜色正常。

白细胞为10 000~30 000/mm³,多型核白细胞相对升高;血小板可明显减少。

第2期或免疫期从第2周开始,体温正常,但临床表现不好转。黄疸加深,心肾衰竭,蛋白尿持续,BUN升高,少尿可能发展至无尿。因肾衰竭可导致死亡,肌酸磷酸激酶水平显著升高,提示有心肌炎。

严重衰竭可伴低血压和心脏扩张,可有一过性心律失常,心电图有心肌受损的变化,P–R间期及Q–T间期延长,T波低平。循环衰竭可致命。

本期尿中可查到钩端螺旋体,血清抗体滴度升高。

第3期或恢复期,在第3周开始,临床表现好转,神志转清,黄疸消退,血压升高,尿量增加,BUN下降,蛋白尿减轻至消失。本期体温可升高(见图29.11),伴肌痛,这种复发病例约占20%。

临床表现有很大不同。症状可以很轻;或类似流感;或衰竭、无尿而致命。

**诊断**

在抗体出现前用PCR法检测病原体是最好的诊断方法[3]。

免疫荧光法[1]或Dot–ELISA[4]法可检测出抗体滴

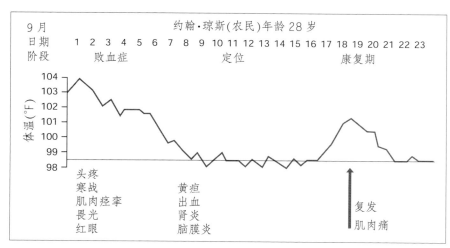

图29.11　1例韦尔病患者的临床病程。

度升高。纤维凝集反应过于复杂,不适合常规诊断。

发病 10 天内可培养出钩端螺旋体,第 2 周内尿培养阳性,可持续数月。

肝功能试验无特殊诊断价值。

**鉴别诊断**

病程早期阶段,韦尔病要与败血症细菌感染和伤寒热相鉴别。出现黄疸后必须排除病毒性肝炎(表29.1),重要区分特征在于韦尔病的突发多型核细胞计数增加及出现蛋白尿。

如果患者有不明原因的黄胆和发热,其抗体的血样更常见螺旋体黄疸。

**预后**

本病的病死率约为 5%,主要取决于黄疸的深度,心肾受累情况及出血的轻重。多死于肾衰竭,无黄疸型患者很少死亡,30 岁以下预后较好。鉴于很多轻型感染未被发现,该病的总死亡率可能更低。

虽然第 3 周和第 4 周暂时复发者常见,但最终完全恢复。

**预防**

灭鼠、不接触疫水,对在韦尔病高发环境下工作的人提供保护服,避免在不流动的水中洗浴。

**治疗**

早期、轻症病例用多西环素,100mg 每日 2 次口服,疗程为 1 周;较重患者、伴有呕吐者给予青霉素 G每日 600 万 IU 静脉内注射,疗程 1 周[7]。

由于早期诊断,注意水电解质平衡,以及肾透析、抗生素、循环支持治疗,预后明显改善。

**表 29.1 病程第 1 周韦尔病和病毒性肝炎的鉴别诊断**

| | 韦尔病 | 病毒性肝炎 |
|---|---|---|
| 发病 | 突然 | 逐渐 |
| 头痛 | 持续 | 偶尔 |
| 肌痛 | 严重 | 轻度 |
| 结膜充血 | 存在 | 缺如 |
| 衰竭 | 严重 | 轻度 |
| 定向力障碍 | 常见 | 少见 |
| 出血素质 | 常见 | 少见 |
| 恶心和呕吐 | 有 | 有 |
| 腹部不适 | 常见 | 常见 |
| 支气管炎 | 常见 | 少见 |
| 蛋白尿 | 有 | 无 |
| 白细胞计数 | 多形核白细胞增多 | 白细胞减少,淋巴细胞增多 |

**其他类型的钩端螺旋体病**

大体上说,这些感染较黄疸出血型钩端螺旋体病和犬钩端螺旋体感染轻。特征性表现为头疼、脑膜炎和结膜充血。蛋白尿仅占 40%,黄疸占 18%。最常见的临床症状为良性无菌性脑膜炎。这种疾病在常接触受感染的狗的年轻成年人中常见。人类感染的死亡率还不清楚。

诊断同韦尔病相似。简便的方法为检测抗体滴度升高。多数病例脊髓液检查显示淋巴细胞象。

**参考文献**

1 Appassakij H, Silpapojakul K, Wansit R et al. Evaluation of the immunofluorescent antibody test for the diagnosis of human leptospirosis. Am. J. Trop. Med. Hyg. 1995; **52**; 340.
2 Arean VM. The pathologic anatomy and pathogenesis of fatal human leptospirosis (Weil's disease). Am. J. Pathol. 1962; **40**: 393.
3 Brown PD, Gravekamp C, Carrington DG et al. Evaluation of the polymerase chain reaction for early diagnosis of leptospirosis. J. Med. Microbiol. 1995; **43**: 110.
4 Ribeiro MA, Souza CC, Almeida SH et al. Dot-ELISA for human leptospirosis employing immunodominant antigen. J. Trop. Med. Hyg. 1995; **98**: 452.
5 Tajiki H, Salomao R. Association of plasma levels of tumour necrosis factor alpha—with severity of disease and mortality among patients with leptospirosis. Clin. Infect. Dis. 1996; **23**: 1177.
6 Vinetz JM, Glass GE, Flexner CE et al. Sporadic urban leptospirosis. Ann. Intern. Med. 1996; **125**: 794.
7 Watt G, Padre LP, Tuazon ML et al. Placebo-controlled trial of intravenous penicillin for severe and late leptospirosis. Lancet 1988; **i**: 433.
8 Weil A. Über eine eigenthumliche mit Milztumour, Icterus and Nephritis einhergehene, acute Infektionskrankheit. Dtsch. Arch. Klin. Med. 1886; **39**: 209.
9 Zuerner RL, Alt D, Bolin CA. IS1533-based PCR assay for identification of Leptospira interrogans sensu lato serovars. J. Clin. Microbiol. 1995; **33**: 3284.

# 回归热

本病是由回归热螺旋体引起的节肢动物传播感染。除新西兰、澳大利亚及西太平洋的某些地区外,全世界其他地方均有病例报道。

回归热螺旋体在肝内繁殖,侵害肝细胞,引起局部肝细胞坏死。在这种危象之前不久,回归热螺旋体可卷曲,被网状上皮细胞吞噬。清除效果取决于机体淋巴细胞的免疫能力,残存的回归热螺旋体潜伏在肝、脾、脑和骨髓中,直到下一次释放[2]。

**临床表现[1]**

潜伏期为 3~15 天,急性发病、寒战、持续高热、头痛、肌肉痛及明显衰竭。患者面色潮红、结膜充血、鼻出血。严重者肝脾肿大、触痛，黄疸类似韦尔病，有时躯干出疹，可伴有支气管炎。

　　症状持续 4~9 天，然后体温下降，患者常有虚脱感，末梢循环衰竭可致命，但症状、体征多迅速减轻。患者无热约 1 周，然后复发，在痊愈前，可有 2~3 次轻型复发。

### 诊断
　　厚血涂片罕见螺旋体，可作凝集试验和补体结合试验[2]，淋巴结穿刺可确定病原体，或者从蚊子叮咬的地方取血。

### 治疗
　　四环素、链霉素比青霉素有效。病死率为 5%。

### 参考文献

1 Bryceson ADM, Parry EHO, Perine PL *et al*. Louse-born relapsing fever: a clinical and laboratory study of 62 cases in Ethiopia and a reconsideration of the literature. *Q. J. Med.* 1970; **39**: 129.
2 Felsenfeld O, Wolf RH. Immunoglobulins and antibodies in *Borrelia turicetae* infections. *Acta Trop.* 1969; **26**: 156.

## 莱姆病

　　本病是由蜱媒包柔螺旋体引起的疾病，引起肝炎，伴有肝细胞有丝分裂[1]。在移行性红斑早期，常见轻度肝功能异常，但用抗生素治疗后可好转[2]。本病不引起永久性肝病变。

### 参考文献

1 Goellner MH, Agger WA, Burgess JH *et al*. Hepatitis due to recurrent Lyme disease. *Ann. Intern. Med.* 1988; **108**: 707.
2 Horowitz HW, Dworkin B, Forseter G *et al*. Liver function in early Lyme disease. *Hepatology* 1996; **23**: 1412.

## Q热

　　为立克次体病，在肺部突出病变，偶尔以肝炎为突出病变，临床表现类似无黄疸型病毒性肝炎[2,3]。

　　肝脏表现为肉芽肿性肝炎，汇管区含大量淋巴细胞，界板被破坏，库普弗细胞肥大，肉芽肿有特征性的环包围（纤维坏死被淋巴细胞和组织细胞包围），肉芽肿中心有个清晰的空间，外观似炸面包圈（图 29.12）。诊断依赖感染后 2~3 周补体结合抗体升高（抗伯纳特立克次体）。

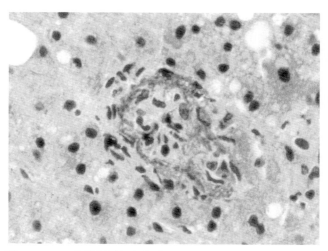

图 29.12　Q 热的肝活组织标本显示，中心清楚的肉芽肿周围纤维素环。（马休猩红蓝染色，×350）（见彩图）

### 落基山斑点热

　　可有周身黄疸及血清酶升高。肝组织学示汇管区炎症，大单核细胞浸润。肝细胞坏死不明显，但是噬红细胞作用显著。免疫荧光显微镜下可见汇管区发疹伤寒的病原体[1]。

### 参考文献

1 Adams JS, Walker DH. The liver in rocky mountain spotted fever. *Am. J. Clin. Pathol.* 1981; **75**: 156.
2 Dupont HL, Hornick RB, Levin HS *et al*. Q fever hepatitis. *Ann. Intern. Med.* 1971; **74**: 198.
3 Tissot-Dupont H, Raoult D, Brouquil P *et al*. Epidemiologic features and clinical presentation of acute Q fever in hospitalized patients: 323 French cases. *Am. J. Med.* 1992; **93**: 427.

## 血吸虫病（裂体吸虫病）

　　肝血吸虫病通常是肠病的并发症，虫卵由肠系膜静脉到达肝脏。曼氏血吸虫、日本血吸虫侵及肝脏，埃及血吸虫有时影响肝脏。

　　血吸虫病遍布于世界 74 个国家，2 亿以上的人口。日本血吸虫流行于日本、中国、印尼及菲律宾。曼氏血吸虫见于非洲、中东、加勒比海地区和巴西[4]。

### 发病机制
　　排入水中的虫卵在适当温度下孵化并释放出自由游泳的毛蚴，毛蚴进入钉螺，发育成为尾蚴，尾蚴潜入接触疫水的人的皮肤，进入毛细血管床，血源性播散至全身，抵达肠系膜毛细血管，进入肝内门脉系统，并迅速生长。

慢性肝病的病情程度和轻重与虫卵产生的密度及持续时间有关,从而与排泄出的虫卵数量有关。成虫大约存活 5 年,在门静脉每天产卵 300~3000 个。如果肝病进展,由于成虫衰老或早期的治疗,成虫产卵减少。

日本血吸虫比曼氏血吸虫致病性强,产生肝脾吸虫病较快,且更多见。

在肝脏,虫卵穿入并堵塞门脉分支,在大的分支沉积导致粗大型裂体吸虫肝纤维化;或在小的分支沉积,导致微小弥漫性肝病。

血吸虫卵的肉芽反应是延迟型过敏反应,这与虫卵释放的抗原有关,在肉芽肿形成过程中,TH0 型和 TH2 型辅助淋巴细胞起重要作用[10]。

汇管区纤维化与成虫数量有关。典型的陶土烟斗管肝硬化是由于肉芽肿形成的纤维带所致。

早期,虫卵周围肉芽肿形成的细胞因子在纤维生成中起中心作用[7]。纤维化经治疗可缓慢逆转。

在增厚的汇管区,85%的病例可以发现宽、不规则及薄壁的小动脉空间,这些类血管瘤病有助于将血吸虫肝与其他类型的肝纤维化区别,虫卵的残体亦有助于诊断。没有胆道增生及结节再生,肝结构紊乱未达到所谓"肝硬化"的程度。

在血吸虫病同乙肝或丙肝并存时,除了可见血吸虫纤维化病变外,还有肝硬化。

脾肿大主要因为门静脉高压,网状-内皮增生,脾内很少见到虫卵,门体侧支循环很多。

除肝外,还有肠和其他部位血吸虫病变,50%的直肠血吸虫患者有肝肉芽肿。

### 临床表现

血吸虫病分 3 期,尾蚴进入皮肤导致皮肤瘙痒;随后是发热期,荨麻疹、嗜酸性粒细胞升高;第 3 期,虫卵沉积并侵袭肠、尿路及肝脏。

开始肝脾质硬、光滑、轻度肿大,随后出现肝纤维化,最终发展为门脉高压,可在感染数年后出现。

食管静脉曲张,出血反复发作,但很少是致命的。

肝皱缩,脾肿大,腹壁静脉曲张以及在肝区听到静脉嗡鸣提示门静脉闭塞,可见腹水、水肿,血象显示白细胞减少、贫血,粪便寄生虫少。

患者对贫血较为耐受,少见肝性脑病。肝细胞功能尚好,不过有大的门体静脉的分流。

肝穿刺活检 (图 29.13) 在粪便中有虫卵的病例,94%的肝脏中可见虫卵及其残留物。

也可见到残存的虫卵细胞,但这种表现常不具有诊断意义,肝穿刺主要是排除其他类型的肝病。

### 诊断试验

从粪便、尿和直肠黏膜膜查找虫卵仍是被人们接受的诊断活动性感染的方法(图 29.14),直肠活检在门脉高压患者可并发出血。血清抗体阳性可提示过去暴露史,但没有确定的感染时间。

检测到循环血吸虫抗原提示病情活动,ELISA 法用于检测循环可溶性虫卵抗原,与虫卵的量相关。根据复合糖的试剂条检测法可检测成虫[9]。

CT 显示门静脉至肝缘有致密带,对比后更明显[5]。

超声显示明显增厚的门静脉(图 29.15),可用于纤维化分级[1]。肝、脾、门脉周围及胰腺淋巴结弥漫性肿大,早期无门脉高压的证据。

彩色多普勒示门静脉和肠系膜上静脉血流速度

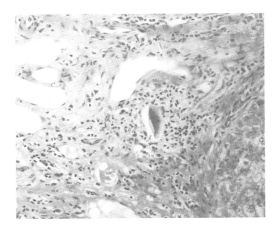

**图 29.13** 裂体血吸虫病的肝脏。一个曼氏血吸虫卵位于汇管区,呈肉芽肿反应。(HE 染色,×64)(见彩图)

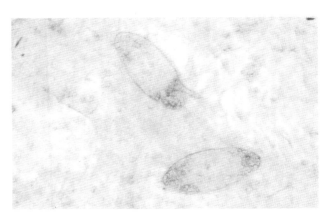

**图 29.14** 曼氏血吸虫病中的直肠活检,显示在甘油中曼氏血吸虫卵压片。(见彩图)

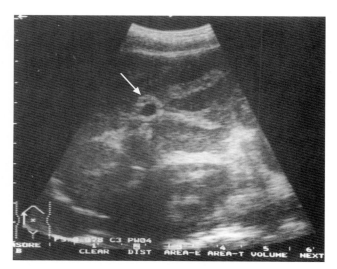

图 29.15　血吸虫病：超声显示明亮的汇管区和壁明显增厚（箭头所示）的门静脉。

加快,侧支循环形成[8]。

### 门脉高压

常为窦前性的,与汇管区肉芽肿有关。由于门脉血流减少,肝动脉血流增加,总的肝血流无明显减少。门静脉发生逆行血流[2]。

在静脉曲张出血期,肉芽肿反应性消退,这是纤维化的突出表现。

### 生化改变

血清 ALP 可升高, 低蛋白血症见于营养不良及反复胃肠道出血患者。血清转氨酶通常正常。

### 相关疾病

并发乙型肝炎和丙型肝炎时,预后欠佳。

合并免疫抑制疾病时,肉芽肿形成减少,虫卵量明显下降。

### 治疗

化疗的目的是减轻症状,防止虫卵沉积造成进一步的纤维化。如果阻止排卵,则可阻断寄生虫的生活周期。化疗可减少疾病在社会的流行。

美曲膦脂是一种含有机磷酸盐的化合物,它只对血内血吸虫有效。口服,毒性不大,价廉物美。

奥沙尼喹,20mg/(kg·d),服用 3 天,仅对曼氏血吸虫有效,南美株同北非或南非相比不甚敏感,需要剂量较大。本药较贵,耐受性好。副作用有嗜睡、头痛及头晕。

吡喹酮对所有类型的血吸虫都有较好的治疗作用。口服小剂量,单剂 40~75mg,安全无毒。药物麻痹从血流移向肝脏的成虫, 虫体在肝脏受到巨噬细胞、肉芽细胞及细胞介导的免疫细胞的攻击。它降低了同纤维化有关的主要蛋白的信使 RNA 水平[6]。

### 疾病控制

进行健康教育,减少水污染可控制疾病,但是灭螺受到费用、长期反复应用,以及对鱼类影响等方面的限制。

很多药物治疗(如美曲膦脂)受到费用及患者依从性的限制,吡喹酮是理想的药物但费用太高。

### 疫苗

血吸虫抗原已确定,这是研制疫苗的基础。目前还没有有效地用于人类的疫苗[3]。

### 食管静脉曲张出血

很少致命, 可用硬化、套扎疗法治疗（第 10章）。远端脾-肾分流优于总体的分流,亦可行胃食管血行阻断脾切除[6],这种方法可降低病死率及肝性脑病发生率。TIPS 可能是安全的选择,但分流后黄疸增加。

## 参考文献

1　Abdel-Wahab MF, Esmat G, Farrag A *et al.* Grading of hepatic schistosomiasis by the use of ultrasonography. *Am. J. Trop. Med. Hyg.* 1992; **46**: 403.

2　Alves CAP, Alves AR, Abreu ION *et al.* Hepatic artery hypertrophy and sinusoidal hypertension in advanced schistosomiasis. *Gastroenterology* 1977; **72**: 126.

3　Bergquist NR. Controlling schistosomiasis by vaccination: a realistic option. *Parasitol. Today* 1995; **11**: 191.

4　El-Garem AA. Schistosomiasis. *Digestion* 1998; **59**: 589.

5　Fataar S, Bassiony H, Satyanath S. CT of hepatic schistosomiasis mansoni. *Am. J. Roentgenol.* 1985; **145**: 63.

6　Kresina TF, Qing HE, Esposti SD *et al.* Gene expression of transferring growth factor β1 and extra-cellular matrix proteins in murine *Schistosoma mansoni* infection. *Gastroenterology* 1994; **107**: 773.

7　Prakash S, Postlethwaite AE, Wyler DJ. Alterations in influence of granuloma-derived cytokines on fibrogenesis in the course of murine *Schistosoma mansoni* infection. *Hepatology* 1991; **13**: 970.

8　Salama ZA, El Dorry AK, Soliman MT *et al.* Doppler sonography of the portal circulation in cases with portal hypertension. *Med. J. Cairo Univ.* 1997; **65**: 347.

9　Van Etten L, Folman CC, Eggeltte TA *et al.* Rapid diagnosis of schistosomiasis by antigen detection in urine with a reagent strip. *J. Clin. Microbiol.* 1994; **32**: 2404.

10　Zhu Y, Lukacs NW, Botos DL. Cloning of TH0- and TH2-type helper lymphocytes from liver granulomas of *Schistosoma mansoni*-infected mice. *Infect. Immun.* 1994; **62**: 994.

## 疟疾[1]

在红细胞期,原虫被网状内皮细胞吞噬,由于毒血症和高热的作用造成肝脏疾病[2]。

在红细胞前期,肝内的裂体增殖对肝功能无明显影响。子孢子侵及肝细胞,核多次分裂,最后(在约 6~12 天),形成含有成千上万个成熟裂殖子的球形或不规则的裂殖体。裂殖体破裂后,裂殖子被排入肝窦并侵袭红细胞。三日疟或良性间疟时,少数裂殖子进入肝细胞,引起红细胞外循环或复发循环,恶性间日疟不发生这种情况,没有真正的复发。迄今,仅恶性疟原虫和间日疟原虫在人的肝脏内被发现,人疟原虫的组织期只限于肝细胞内。

### 病理学

库普弗细胞和 1 区的肝网状内皮增生,肝窦内可见局灶性和非特异性肉芽肿,库普弗细胞内可见棕色色素(铁、含铁血黄素),无疟原虫。肝细胞损伤轻,表现为核形态大小不等,有丝分裂增加。

恶性疟时,肝窦可含原虫和成团的红细胞。

对疟原虫产生反应的是网状内皮,对肝细胞的影响小,不发生纤维化。疟疾区肝硬化发生率较高,常由于存在其他原因。

### 临床表现

肝无特殊表现,恶性疟可偶有黄疸、肝大及触痛。

### 肝功能

胆红素可升高, 但很少超过 3mg/dL(500μmol/L),血清转氨酶轻度升高,球蛋白增加。

### 参考文献

1 Cook GC. Malaria in the liver. *Postgrad. Med. J.* 1994; **70**: 780.
2 Hollingdale MR. Malaria and the liver. *Hepatology* 1985; **5**: 327.

## 黑热病(利什曼病)

本病又称利什曼病,是一种网状内皮病,汇管区周围有细胞浸润,巨噬细胞散在蓄积在整个肝,其内可见利什曼体(图 29.16)。有一定程度的汇管区纤维化[1]。其表现与美洲型、地中海型和东方型类似[1]。

临床表现为发热、脾大、肝硬、触痛、全血细胞减少和贫血,血清球蛋白极高。骨髓穿刺通常呈阳性。治疗用巴龙霉素[2]。

### 参考文献

1 Da Silva JR, De Paola D. Hepatic lesions in American kala-azar: a needle-biopsy study. *Ann. Trop. Med. Parasitol.* 1961; **55**: 249.
2 Jha TK, Olliaro P, Thakur CP *et al.* Randomized controlled trial of aminosidine (paromomycin) v. sodium stiboglu-
conate for treating visceral leishmaniasis in North Bihar, India. *Br. Med. J.* 1998; **316**: 1200.

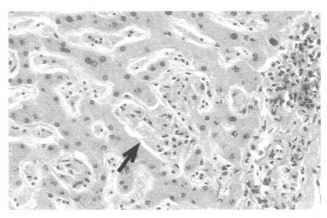

图 29.16　黑热病:肝活组织检查示增大的库普弗细胞使肝窦扩大,内含利什曼体。(HE 染色,×100)(见彩图)

## 包虫病

本病是由细粒棘球绦虫的幼虫或包囊引起的,成虫寄生于狗。人、羊和牛是中间宿主。

### 生物学(图29.17)

人常常在儿童期通过狗排出的虫卵而感染。狗由于吃了含有包虫囊的羊的内脏而感染。囊内含有的头节、黏附在狗的小肠并发育成成虫附着在小肠壁上,每个成虫产卵 500 个到肠腔内。感染性狗的粪便可污染草地和农田,人、羊、猪及骆驼摄入含虫卵的植物发生感染。虫卵附着在狗的皮毛上,人类可通过接触狗及吃污染的蔬菜而致病。

虫卵壳质的外膜被胃液消化, 将六钩蚴释出,后者通过肠黏膜进入血管,经门脉血带到肝脏,发育成成体包囊。70%的包虫囊在肝脏中形成,少数虫卵通过肝脏和心脏,聚集在肺,引起肺包虫病。一些虫卵到达体循环,引起脾、脑和骨包虫病。

### 肝包虫囊的发展(图29.18)

成体包囊由虫卵缓慢转变而来,并激起一系列细胞反应,从而分成 3 个带:成纤维细胞的外周带、内皮细胞中间层以及圆形细胞和嗜酸性细胞的内带。周围带来源于宿主组织,变成外膜,厚的一层可以钙化,中间层和内带变得透明(薄片层)。最后,囊变的有发生层,这层产生繁殖细胞并带有蒂的结,突入囊腔,像个孵化囊,孵化囊发育成头节,后者最后凹入。孵化囊附

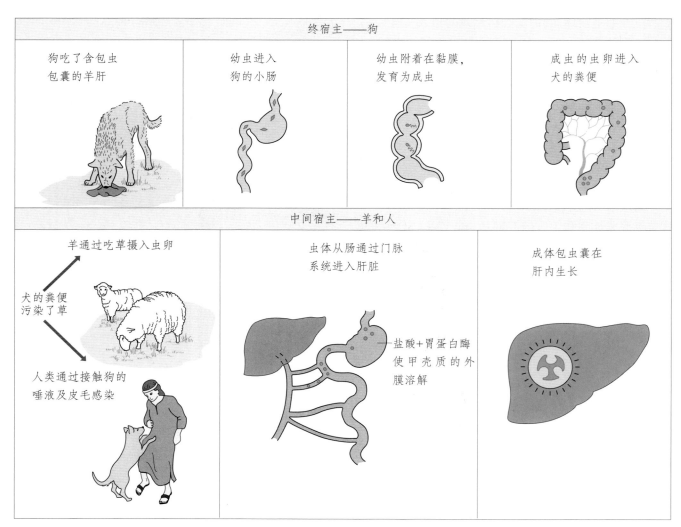

**图 29.17**　包虫的生活周期。

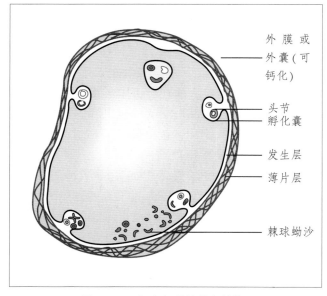

**图 29.18**　包虫包囊的基本结构。

着生发层、逐渐变薄,直到囊破裂,释放头节入囊液,落入底部成为包"虫囊沙"。

所有的包虫囊结节开始于单纯的囊性 I 型结构[10]。当它们产生子囊或者胶状的基质时,就称为 II 型。 II 型包虫形成时,营养性的囊内液损失,最终死亡、钙化及成为生物学上无活性的III型损害。这一过程中还有破裂、感染或过敏反应参与。

由生发层发育而来的子囊、孙囊,在成年人大多数是多房的,囊液是漏出的血清,含有抗原蛋白。如果释放入血循环,可发生嗜酸性粒细胞增多或过敏反应。

### 流行地区

本病在饲养羊的国家多见,这些地方的狗有机会接触到受感染的内脏。如澳大利亚南部、新西兰、非洲、南美和南欧,特别是塞浦路斯、希腊、西班牙及中东和远东。英国除了威尔士某些地区外,该病罕见。

### 临床表现

临床表现取决于囊的部位、发展阶段及囊是否活着,以及肝大造成的影响。

无并发症的包虫囊可静止无症状,常意外被发现。如果一个无明显病症的人在肝区发现圆的边界平滑肿物,应怀疑包虫病。仅有的症状可能是右上腹部钝痛,有时腹胀。囊紧张度高,波动不明显。

### 并发症

囊穿破入腹腔引起全腹腔多发性囊肿,伴有明显腹胀和肠梗阻。

囊压升高破入胆汁或穿入胆道常见,结果可能为囊肿愈合或导致胆汁淤积性黄疸,复发性胆管炎。

穿破结肠,导致经直肠排出和继发性感染。

囊可粘连于横膈、穿入肺,子囊被咯出。压迫或穿入肝静脉引起柏–查综合征,随后可发生继发性肺包虫病。

**继发性感染**　穿破胆系可形成化脓性脓肿,造成胆系感染,寄生虫死亡。偶尔,整个囊内容物可有无菌性坏疽,寄生虫也死亡。这些无定形的黄色碎片需与继发性感染的脓液区分开。

其他器官,如肺、肾、腺、脑和骨可发生包虫,但多器官感染少见,通常仅肝受到侵染。如果肝以外发现包虫囊,肝常不能幸免。

**棘球蚴囊液过敏**　囊液含有引起宿主过敏的异物蛋白,可导致过敏性休克,但更常见复发性荨麻疹或风团。

包虫囊抗原可引起膜性肾小球肾炎[7]。

### 诊断

#### 血清学检查

囊液含特殊抗原,可用特异性抗体检出此类患者中囊液的漏出成分。

用 ELISA 法查包虫囊抗原抗体,85% 呈阳性[2]。

如果囊未破,不含头节,或是死囊,检测结果可为阴性。

在约 30% 的患者可见嗜酸性粒细胞升高超过7%。

#### 影像学

放射线检查示右膈肌抬高,运动受限,肝大。囊外层可见钙化,呈圆形或卵圆形不透光区(图 29.19),或只是一些碎屑。

漂浮体提示自由活动的子囊,感染的含气囊可见液平面。

肝囊肿可使胃、结肠肝曲移位,特征性变化可见于其他部位,如肺、脾、肾、骨包虫病。

超声和 CT 可见单发或多发性囊腔,单腔或多腔,囊肿壁厚薄不定(图 29.20 至图 29.22)。超声和 CT 为较敏感的诊断方法,诊断率分别为 97.7%、100%。

根据超声表现可进行分类(表 29.2)[6],WHO 分类为活跃的、过渡型的和不活跃的包囊。感染性的包囊难以确定[17]。

MRI 可显示特征性致密边缘、子囊及膜的分离[12],能诊断出是否有肝内、肝外穿破。

ERCP 可显示胆道内的囊肿(图 29.23 和图 29.24)。

### 预后

无合并症者预后良好,但合并症的危险总是存在,腹腔内穿破、胸腔内穿破后果严重。穿入胆道不会很严重,因为可随胆绞痛自然治愈。感染可用抗生素

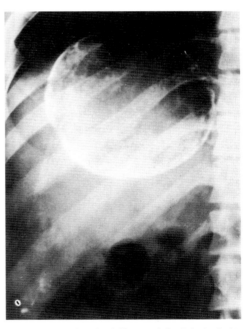

**图 29.19**　X 线腹部成像示肝内钙化的包虫囊。

**表 29.2**　包虫病超声表现分类[6]

| 分型 | 表现 |
| --- | --- |
| 1 型 | 单纯囊 |
| 2 型 | 膜分离 |
| 3 型 | 囊腔波动 |
| | 多个分隔的囊 |
| 4 型 | 异质性复杂块(死虫) |
| | 钙化的肿块(卵壳)死虫 |

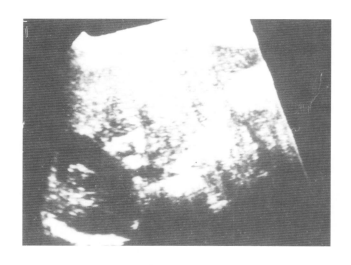

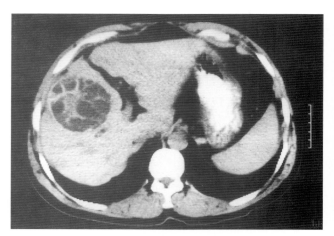

图 29.22　CT 见肝右叶中斑片状钙化的包囊壁和内包含的大量分隔的子囊(对比增强扫描)。

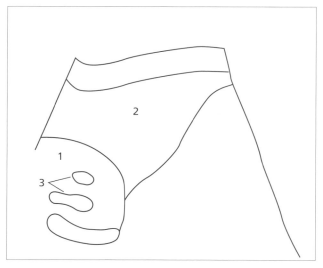

图 29.20　超声示肝(2)右叶包囊(1),大囊中可见子囊(3)。

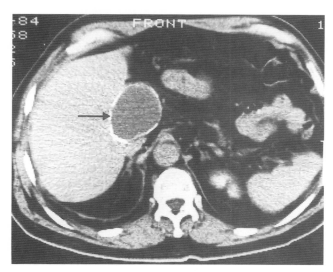

图 29.21　CT 见肝方叶中钙化的包囊(箭头)(对比增强扫描)。

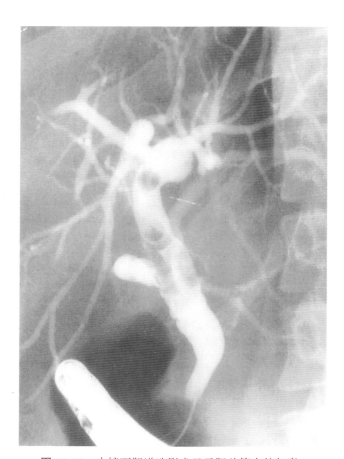

图 29.23　内镜下胆道造影术显示胆总管内的包囊。

控制。

### 治疗

不要让狗接触受感染的内脏,接触狗后洗手[5]。对感染地区的狗要定期驱虫。

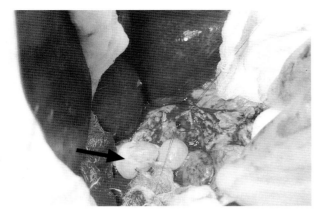

图 29.24　4 个发光的包虫囊经手术从患者胆总管中取出,如图 29.23 所示。(见彩图)

### 药物治疗

甲苯哒唑通过囊膜灌注,干扰微管功能,但吸收不良。

阿苯哒唑吸收良好,囊内水平同血浆,效果较甲苯哒唑好。

不能认为药物治疗是明确的治疗方法。对不适于外科手术者,或播散性、穿破的患者可用阿苯哒唑,疗程 6~24 个月, 约 30%囊消失,30%~50%退化变小,20%~40%囊无变化[13]。

在术前或皮肤穿刺前给甲苯哒唑 10~14 天,在术后或皮肤穿刺后给甲苯哒唑数周对预防复发特别有效。

### 经皮引流

超声指导下经皮引流像手术一样有效[4,9]。用PAIR常规(表 29.3 )[9],一定要小心不能用致硬化溶剂(如甲醛溶液),因其可引起硬化性胆管炎[15]。囊液不可被胆汁污染,因压力下降可能会阻止胆道瘘管关闭。

### 手术

完全摘除包虫囊,不要污染、感染腹膜,完全消除死腔。理想的是完全摘除囊同它的附件,避免溢出。常用手术是囊切除术,移除生发层、薄片层,保留源于宿主的外层[11]。外科囊周切除术包括移除囊周,手术死

表 29.3　肝包虫囊的治疗[4]

| |
| --- |
| 经皮穿刺 |
| 抽吸 |
| 25%酒精注射 |
| 重复抽吸 |

亡率较高。这些手术的死亡率为 2.2%, 发病率为 23.7%[11],治愈率为 22%。

偶尔需要进行半肝或肝节段切除术,对胆管炎可行胆道引流、乳头切除、囊摘除。手术胆管引流可能是必需的,技术难度大。

### 破裂穿入腹腔

从腹腔吸出囊内容,尽可能吸净、擦干,但头节通常定居腹腔形成子囊,复发是不可避免的。

急诊手术有很高的发病率和病死率[14]。药物治疗必不可少。

### 多室棘球绦虫( 小泡棘球绦虫 )

见于北半球。啮齿动物是中间宿主,狐狸是最后宿主。幼虫生长,引起肝坏死及强烈的肉芽肿反应。可由 PCR 诊断[8]。该病表现为局部的恶性肿瘤。多室棘球绦虫侵入肝、胆系、肝静脉、下腔静脉和横膈。化疗有效但不能治愈[11]。除非手术全部切除[16],否则该病为致死性的,肝移植可能是必需的[3]。

### 参考文献

1　Ammann RW, Ilitsch N, Marincek B *et al.* Effect of chemotherapy on the larval mass and the long-term course of alveolar echinococcosis. *Hepatology* 1994; **19**: 735.

2　Babba H, Messedi A, Masmoudi S *et al.* Diagnosis of human hydatidosis: comparison between imaging and six serologic techniques. *Am. J. Trop. Med. Hyg.* 1994; **50**: 64.

3　Bresson-Hadni S, Franza A, Miguet JP *et al.* Orthotopic liver transplantation for incurable alveolar echinococcosis of the liver: report of 17 cases. *Hepatology* 1991; **13**: 1061.

4　Filice C, Pirola F, Brunetti E *et al.* A new therapeutic approach for hydatid liver cysts. Aspiration and alcohol injection under sonographic guidance. *Gastroenterology* 1990; **98**: 1366.

5　Gemmell MA, Lawson JR, Roberts MG. Control of echinococcosis/hydatidosis: present status of worldwide progress. *Bull. WHO* 1986; **64**: 333.

6　Gharbi HA, Hassine W, Brauner MW *et al.* Ultrasound examination of the hydatic liver. *Radiology* 1981; **139**: 459.

7　Ibarrola AS, Sobrini B, Guisantes J *et al.* Membranous glomerulonephritis secondary to hydatid disease. *Am. J. Med.* 1981; **70**: 311.

8　Kern P, Frosch P, Helbig M *et al.* Diagnosis of *Echinococcus multilocularis* infection by reverse-transcription polymerase chain reaction. *Gastroenterology* 1995; **109**: 596.

9　Khuroo MS, Wani NA, Javid G *et al.* Percutaneous drainage compared with surgery for hepatic hydatid cysts. *N. Engl. J. Med.* 1997; **337**: 881.

10　Lewall DB. Hydatid disease: biology, pathology, imaging and classification. *Clin. Radiol.* 1998; **53**: 863.

11　Magistrelli P, Masetti R, Coppola R *et al.* Surgical treatment of hydatid disease of the liver. A 20-year experience. *Arch. Surg.* 1991; **126**: 518.

12　Marani SA, Canossi GC, Nicoli FA *et al.* Hydatid disease: MR imaging study. *Radiology* 1990; **175**: 701.

13　Nahmias J, Goldsmith R, Soibalman M *et al.* Three to 7 years follow-up after albendazole treatment of 68 patients with cystic echinococcosis (hydatid disease). *Ann. Trop. Med. Parasitol.* 1994; **88**: 295.

14 Schaefer JW, Khan MY. Echinococcosis (hydatid disease): lessons from experience with 59 patients. *Rev. Infect. Dis.* 1991; **13**: 243.

15 Teres J, Gomez-Moli J, Bruguera M *et al*. Sclerosing cholangitis after surgical treatment of hepatic echinococcal cysts: report of three cases. *Am. J. Surg.* 1984; **148**: 694.

16 Wilson JF, Rausch RL, Wilson FR *et al*. Alveolar hydatid disease. Review of the surgical experience in 42 cases of active disease among Alaskan Eskimos. *Ann. Surg.* 1995; **221**: 315.

17 WHO Informal Working Group on Echinococcosis. Guidelines for the treatment of cystic and alveolar echinococcosis in humans. *Bull. WHO* 1996; **74**: 231.

## 蛔虫病

蛔虫感染在远东特别常见,印度、南非亦不少见。蛔虫在胆道逆行性到达肝脏,产生免疫反应,虫卵、巨细胞和肉芽肿被密集的嗜酸性细胞浸润包围（图29.25）。成虫长 10~20cm,偶尔可停留在胆总管,引起不全堵塞,继发性胆管脓肿[2]。蛔虫可成为肝内结石的核[4],伴发胆绞痛。

腹部 X 线平片可见钙化的蛔虫。

临床表现像急性胆囊炎、急性胆管炎、胆绞痛或急性胰腺炎,很少发生肝脓肿[2]。

超声显示长线性产生回声的结构,或特征性移动的条纹。超声可用于追踪蛔虫的移动,但不能诊断十二指肠蛔虫。

ERCP 显示线性充盈缺损(图 29.26),蛔虫可从十二指肠移入胆道或移出胆道[1]。

ERCP 可通过或不通过括约肌切开术摘除蛔虫[3],如失败可手术摘除。

可用呱嗪,甲苯哒唑或阿苯哒唑驱虫,通常是杀蛔虫,但蛔虫可留在胆道,再次侵袭常见。

### 参考文献

1 Kamath PS, Joseph DC, Chandran R *et al*. Biliary ascariasis: ultrasonography, endoscopic retrograde cholangiopancreatography, and biliary drainage. *Gastroenterology* 1986; **91**: 730.

2 Khuroo MS, Zargar SA, Mahajan R. Hepatobiliary and pancreatic ascariasis in India. *Lancet* 1990; **335**: 1503.

3 Manialawi MS, Khattar NY, Helmy MM *et al*. Endoscopic diagnosis and extraction of biliary *Ascaris*. *Endoscopy* 1986; **18**: 204.

4 Shulman A. Non-Western patterns of biliary stones and the role of ascariasis. *Radiology* 1987; **162**: 425.

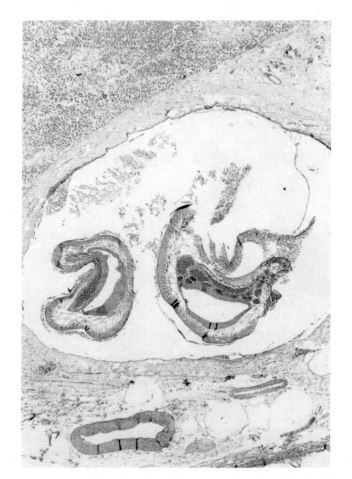

图 29.25　示出在一条肝内血管的入口处有一条死的蛔虫,周围有纤维组织反应。(HE 染色,×40)

## 粪类圆线虫

它是经土壤传播的线虫,常见于热带国家。一般无症状,胆道狭窄可引起胆道梗阻[1]。噻苯达唑治疗有效。

### 参考文献

1 Delarocque Astagneau E, Hadengue A, Degottc C *et al*. Biliary obstruction resulting from *Strongyloides stercoralis* infection: report of a case. *Gut* 1994; **35**: 705.

## 旋毛虫病

本病是由于进食被旋毛虫幼虫感染的猪肉引起的,随后旋毛虫幼虫扩散至全身。肝活检可见肝窦被幼虫侵袭,肝脂肪变性[1]。

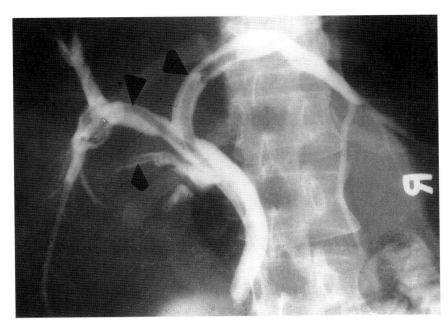

图 29.26　蛔虫病：ERCP 显示蛔虫（箭头所示）引起的胆道线性充盈缺损。

除非有明显的流行病学资料，否则诊断困难。嗜酸性细胞升高，肌肉痛、触痛及肌肉活检有确诊价值。

ERCP 可显示胆道堵塞，效果并不令人满意。早期用甲苯哒唑治疗可能有效，晚期效果较差。

### 参考文献

1 Guattery JM, Milne J, House RK. Observations on hepatic and renal dysfunction in trichinosis. Anatomic changes in these organs occurring in cases of trichinosis. *Am. J. Med.* 1956; **21**: 567.

### 犬弓蛔虫

本病由猫和犬传播。第 2 期可感染人肝，形成肉芽肿[1]。相关表现包括：肝大、复发性肺炎、嗜酸性粒细胞升高和高丙种球蛋白血症。血清荧光抗体阳性。治疗使用噻苯达唑或二乙基乙胺嗪。

### 参考文献

1 Zinkham WH. Visceral larva migrans. *Am. J. Dis. Child.* 1978; **132**: 627.

### 肝吸虫

囊被消化后，幼虫在十二指肠发育，最后到达胆管。吸虫可能通过肝被膜侵入肝，通过肝实质到胆管。在移行期可引起发热，嗜酸性粒细胞升高，当到达胆道时可引起梗阻并发化脓性胆管炎。

### 华支睾吸虫

中国肝吸虫主要见于东亚，由于胆系吸虫可存在几十年，所以患者离开他们的家乡后该病可持续数年。人吃生鱼而被感染。囊壁被胰蛋白酶消化，幼虫从十二指肠移行入末梢肝内胆管，在那里发育成熟。在无并发症的病例，变化限于胆管壁，有明显腺瘤样物形成，纤维化随时间增加[4]。胆管癌是严重的并发症[8]。

临床表现取决于虫数、感染时间长短及有无并发症。重者，表现虚弱、上腹不适、体重减轻及腹泻。由于虫子或感染造成肝内胆管阻塞，从而出现梗阻性黄疸。并发细菌感染时可有发热、寒战及腹痛。胆管癌表现为皮肤瘙痒，进行性黄疸加重，消瘦及疼痛。

诊断基于从大便和十二指肠引流液中查找虫卵。实验室检查见血嗜酸性粒细胞升高，ALP 升高。

ERCP 显示胆道丝状充盈缺损，有钝端[7]，缺损大小一致，位置可变化。

超声、CT 变化基于扩张胆管内吸虫及管周围的变化，无肝外胆管扩张[1,7]。

对吡喹酮治疗反应不佳。硫氯酚后可复发。

胆道结石可经内镜、经皮胆管造影术或手术清除[5,6]。

### 肝片吸虫

常见的羊吸虫多数见于中欧、西欧及加勒比海地区。英国动物感染率高，30%~90% 的羊和牛排泄虫卵。在湿热夏季，中间宿主蜗牛锥实螺树螺增多时感染率增加，螺内的囊尾蚴污染水草，人吃了污染的水田芥而被感染。

急性期表现为胆管炎、发热、右上腹疼和肝大。嗜酸性粒细胞增加，ALP 升高，症状可类似胆总管结石。

ERCP 显示胆道有若干不规则线性或圆形充盈缺损，或节段性狭窄，并伴有炎症现象。可吸出成虫。

肝穿显示汇管区组织细胞、嗜酸性粒细胞、多形性白细胞浸润，偶见肝肉芽肿及虫卵。

发现胆道病及嗜酸性粒细胞升高应怀疑本病。大便查出虫卵可证实，但病程早期虫卵可以呈阴性，直至感染 12 周后寄生虫达到性成熟。它们随后会消失。

可用 ELISA 法检测肝片吸虫排泄–分泌抗原抗体，作出诊断[2,3]。

CT 显示肝外围充盈缺损，有时是半月形，系移行吸虫（图 29.27）[9]。

治疗所有肝片吸虫均用吡喹酮、阿苯哒唑、硫氯酚治疗。

### 周期性发生的化脓性胆管炎

在东南亚，该病为常见病。最初的病因不明，可能为支睾吸虫属或肠微生物。胆结石和穿孔继发于反复的细菌感染。在内镜或手术胆汁引流后用抗生素治疗。

**参考文献**

1 Choi BI, Kim HJ, Han MC *et al.* CT findings of clonorchiasis. *Am. J. Roentgenol.* 1989; **152**: 281.
2 Cordova M, Herrera P, Nopo L *et al. Fasciola hepatica* cysteine proteinases: immunodominant antigens in human fascioliasis. *Am. J. Trop. Med. Hyg.* 1997; **57**: 660.
3 Espino AM, Marcet R, Finlay CM. Detection of circulating excretory secretory antigens in human fascioliasis by sandwich enzyme-linked immunosorbent assay. *J. Clin. Microbiol.* 1990; **28**: 2637.
4 Hou PC, Pang LSC. *Clonorchis sinensis* infestation in man in Hong Kong. *J. Pathol. Bact.* 1964; **87**: 245.
5 Jan YY, Chen MF. Percutaneous trans-hepatic cholangio-scopic lithotomy for hepatolithiasis: long-term results. *Gastrointest. Endosc.* 1995; **42**: 1.
6 Jan YY, Chen MF, Wang CS *et al.* Surgical treatment of hepatolithiasis: long-term result. *Surgery* 1996; **120**: 509.
7 Lim JH. Radiologic findings of clonorchiasis. *Am. J. Roentgenol.* 1990; **155**: 1001.
8 Ona FV, Dytoc JNT. Clonorchis-associated cholangiocarci-noma: a report of two cases with unusual manifestations. *Gastroenterology* 1991; **101**: 831.
9 Pagola Serrano MA, Vega A, Ortega E *et al.* Computed tomography of hepatic fascioliasis. *J. Comp. Assist. Tomogr.* 1987; **11**: 269.

### 肝周围炎

为上腹腹膜炎，与生殖器感染有关，特别是沙眼衣原体，淋球菌少见[2]。累及年轻、性活跃女性，类似胆道病。用腹腔镜诊断。肝表面显示白斑、微小出血点，小提琴弦样粘连。CT 也可显示小提琴弦样粘连（图 29.28）[1]。用四环素治疗。

**参考文献**

1 Haight JB, Ockner SA. *Chlamydia trachomatis* perihepatitis with ascites. *Am. J. Gastroenterol.* 1988; **83**: 323.
2 Simson JNL. Chlamydial perihepatitis (Curtis–Fitz Hugh syndrome) after hydrotubation. *Br. Med. J.* 1984; **289**: 1146.

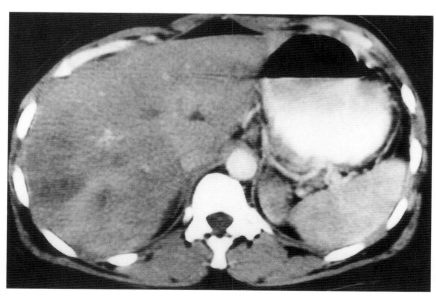

图 29.27　肝片吸虫：CT 显示移行阶段肝外围大量的、有时为线性的充盈缺损。

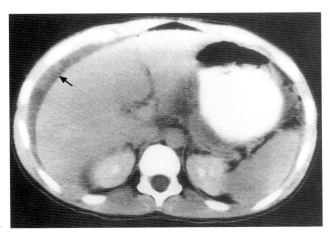

图 29.28　沙眼衣原体性肝周围炎。CT 显示肝与前腹壁(箭头所示)呈小提琴弦样粘连,并有腹水。

## HIV感染时的肝胆疾病

HIV 对肝脏似乎没有任何直接作用。然而,许多疾病影响免疫功能使得临床表现复杂[23,31]。肝胆系统所有部分都有一些变化,可能包括一个以上过程(表29.4),至少 2/3 患者出现肝大,50%有肝功能异常。血培养比肝穿刺活检有帮助。

肝穿刺活检很少正常,可见大泡性脂肪变性和 1 带淋巴细胞轻度浸润[18]。

肝胆病因依免疫受损程度而定[32]。早期,CD4(+)细胞计数超过 $500×10^9$/L,肝并发症大多是肝特异的,如药物相关的、原发性新生物,或嗜肝病毒感染,如HBV 和 HCV。随着免疫受损程度的进展,CD4 细胞计数小于 $200×10^9$/L,肝作为全身机会性致病感染的一部分受累,如细胞内鸟分枝杆菌(MAI)、真菌和巨细胞病毒(CMV)感染。肝脏仅仅是 AIDS 侵袭的一个部位,肝病很少是原发的死因。

碱性磷酸酶升高提示应进行超声或 CT 检查(图29.29)。胆管扩张时应进行 ERCP 明确是否有胆管阻塞。有局部病变时,应予以超声指导下肝穿刺活检。如未排除局部病灶及胆管病变,应进行肝穿刺活检排除分枝杆菌感染(见图29.29)。

### 感染

有许多机会性感染,是全身性感染的一部分。肝大、发热和肝功异常者约有 25%通过肝活检能找到病因。

鸟细胞内分枝杆菌(MAI)感染是晚期并发症,表现为发热、盗汗、体重减轻及腹泻。肝活检显示肉芽肿形成不完整,无淋巴细胞套、巨细胞或中心干酪样坏死。在簇集的泡沫组织细胞或库普弗细胞内可见大量耐酸性杆菌 (图 29.30 和图 29.31)。如肝活检见到MAC,平均存活期仅为 69 天。

结核分枝杆菌感染　可发生在病程的早期阶段,注射吸毒者比其他人群多见。CD4 计数超过 $200×10^9$/L感染的是肺,而非典型表现,包括肝脏受累,见于严重免疫缺陷的患者。

CMV感染　发生在晚期阶段,为全身性感染的一部分,表现为发热和体重减轻。在库普弗细胞的核和胞浆内发现包涵体即可诊断,有时也可出现在胆管上皮细胞中,肝细胞内偶尔出现。

杆菌性肝紫癜　血管增殖性病灶与卡波西肉瘤相似,是由巴尔通体,即一种小的革兰阴性微生物引发的病症,该菌不易培养[16,29]。全身表现为发热,淋巴结病,肝脾肿大,以及皮肤和骨病变。可用红霉素治疗。

真菌感染,常为全身霉菌病晚期表现,它们包括新型隐球菌,肝内可见酵母菌(图 29.32)[4]。组织胞浆菌病(图 29.33)、球孢子菌病[27]和白色念珠菌病同样可波及肝脏。CD4 计数低的患者暴露于隐孢子菌有发生胆道病的危险,并在 1 年内死亡[30]。卡氏肺囊肿肺炎菌很少引起肝炎[20]。

### HBV、HCV和HDV感染

近 90% 患 AIDS 的同性恋男性和药瘾者中有既往或现在 HBV 感染。AIDS 晚期,HBV 激活,HBe Ag 阳性,HBV 多聚酶升高[15]。但对肝组织学变化[24]和存活率影响不大。患者对疫苗应答不良,干扰素治疗效果

表 29.4　AIDS 时肝胆变化

| | |
|---|---|
| 非特异性 | 肝大,生化异常变化 |
| | 组织学:脂肪样变、汇管区炎症、库普弗细胞、铁、淋巴细胞减少 |
| 感染 | 鸟细胞内分枝杆菌,结核杆菌,CMV*,HSV,EBV,新型隐球菌*,组织胞浆菌,白色念珠菌*,球孢子菌,微小孢子菌*,毒浆菌,紫癜杆菌,HBV,HCV,对疫苗和抗病毒治疗无效,暴发(少见) |
| 肿瘤 | 霍奇金淋巴瘤和非霍奇金淋巴瘤,卡波西肉瘤(少见) |
| 肝毒性药 | 磺胺,抗生素,异烟肼,抗真菌药,安定剂,齐多夫定 |

*与胆道相关的疾病。

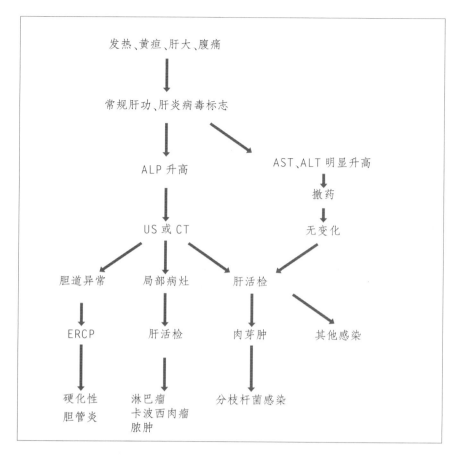

图 29.29　肝胆 AIDS 患者的治疗。

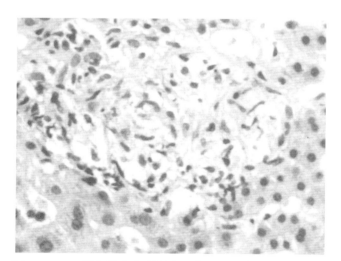

图 29.30　一例艾滋病患者肝中一个边界不清的少细胞的肉芽肿。(HE 染色, ×220)(见彩图)

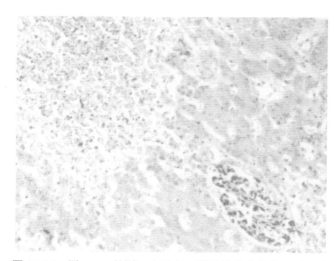

图 29.31　图 29.30 的同一个患者。肝脏抗酸菌染色显示两个肉芽肿中含有多个红染的细菌(鸟胞内分枝杆菌)。(见彩图)

不佳[19,33]。可有 HDV 感染,取决于病灶的部位[25]。

　　相反,HIV 加速丙型肝炎的恶化,降低存活率。血友病和药瘾者混合感染特别常见,病情严重[12,21,28]。尽管病毒血症持续,但抗 HCV 消失[26]。可以尝试干扰素治疗,但这种方法只对那些 CD4 计数高者效果较好。随着艾滋病治疗方法的发展,有着较好免疫功能的双重感染患者逐渐增多,可以尝试联合利巴韦林和干扰素治疗的方法。

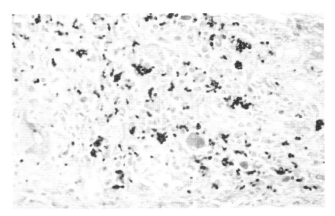

图 29.32　AIDS 患者的隐球菌型肝炎，很多酵母样的新型隐球菌被染成黑色。(乌洛托品银染色，×350)(见彩图)

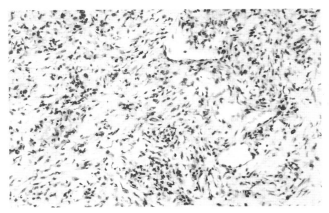

图 29.34　AIDS 患者的 B 细胞淋巴瘤，肝窦内见大的多形性淋巴细胞浸润。(HE 染色，×350)(见彩图)

### 肿瘤

肝非霍奇金淋巴瘤常是转移的，但可以是原发的(图 29.34)。其常出现较晚，但亦可出现在早期，并为原发表现。其表现为发热、体重减轻、盗汗和腹痛，伴血清转氨酶升高，特别是 ALP 升高。大的肿块可致黄疸及皮肤瘙痒。

超声和 CT 显示大的、通常多灶固体占位病变，引导下肝穿刺活检有助诊断。

存活期短，化疗效果不佳。预后与免疫受损程度有关。

卡波西肉瘤多见于男性同性恋者，但发病率正在降低。患者多无症状。常侵及肝，为紫棕色软结节，肝穿显示血管内皮增生的多灶区，有多形性梭状细胞和外渗的红细胞(图 29.35)。超声显示小的高回声结节，致密的周围带。CT 显示低衰减病灶，CT 加强后提高。

药物诱导的 HIV 感染患者暴露于许多潜在肝毒性药物。肝出现异常变化时总要考虑药物的可能性，必须考虑药物间相互作用，AIDS 黄疸最常见原因是药物反应[8]。抗结核药(如异烟肼、利福平)有较大的肝毒性。

甲氧苄啶–磺胺甲噁唑是常见的肝病原因，可引起肉芽肿性肝炎和黄疸[17]。

肝肿大和脂肪变可能与核苷类似物反转录治疗有关[14]。齐多夫定和双去氧肌苷能引起严重，有时甚至是致命的肝功能衰竭，特点是线粒体功能衰竭[3]。

### 肝胆病

肝胆病包括肝内、肝外硬化性胆管炎[6]，乳头狭窄和无结石胆囊炎[31]。这种病被称为 AIDS 胆管病，与严重免疫缺陷有关，CD4 淋巴细胞计数少于 200×10⁹/L。

隐孢子菌是单一最常见致病菌，隐孢子菌对培养

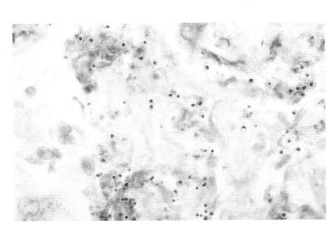

图 29.33　AIDS 患者的组织胞浆菌型肝炎，很多细胞内的组织胞浆菌被染成红色。(PAS 淀粉酶，×500)(见彩图)

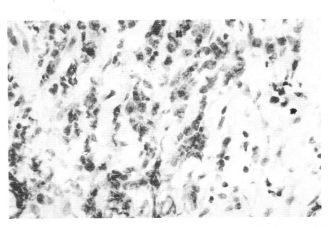

图 29.35　AIDS 患者的卡波西肉瘤。汇管区扩张伴梭形细胞肿瘤细胞浸润，并且正在形成血管裂隙。(HE 染色，×150)(见彩图)

的人胆管上皮具有细胞致病性,经凋亡机制作用(图29.36)[9]。

微孢子目或 CMV 也可能是病因[5,22],这些因子可在胆道、胆囊壁及胆汁中找到,患者主诉右上腹间歇性疼痛、触痛。血清 ALP 明显升高,血清胆红素正常。亦可主诉为无痛性胆汁淤积或急性细菌胆管炎。

超声是最好的初步诊断工具,显示胆管肥厚和(或)胆道扩张(图29.37)。胆总管末端可见高回声结节,代表水肿的乳头[10]。

内镜超声用于证明乳头狭窄[2]。

ERCP 是诊断的金标准,但在超声正常[11]时诊断价值有限;显示不规则的扩张的胆总管及乳头狭窄

(图29.38)。如能多次活检及胆汁检查可得到更好的病原学资料[5]。

### 预后和治疗

平均生存期 7.5 个月,与 AIDS 对照组相似[13]。存活 1 年者仅 14%[5]。预后取决于免疫抑制的阶段。

以内镜治疗为主。括约肌切除可明显缓解疼痛和胆管炎[7],气囊扩张和支架可能是必要的。内科治疗隐孢子虫和微孢子虫感染不能减轻胆道症状。

### 无结石胆囊炎

本病为原发性感染,与 AIDS 相关性胆管炎病因相同。可能是坏疽性的。超声示胆囊壁增厚,胆囊可见气体及胆囊周围可见液体[1]。急性胆囊炎必须行外科手术治疗。经腹腔镜行胆囊切除术的结果尚不乐观。

### 参考文献

1　Aaron JS, Wynter CD, Kirton OC *et al.* Cytomegalovirus associated with acalculous cholecystitis in a patient with acquired immune deficiency syndrome. *Am. J. Gastroenterol.* 1988; **83**: 879.

2　Benhamou Y, Caumes E, Gerosa Y *et al.* AIDS-related cholangiopathy. Critical analysis of a prospective series of

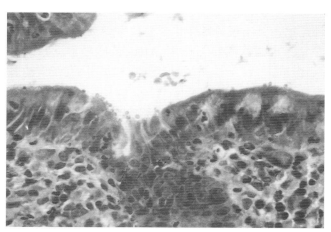

图 29.36　AIDS 患者胆囊隐球菌感染。(HE 染色,×160)(见彩图)

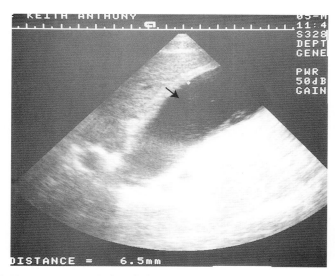

图 29.37　AIDS 患者胆囊隐球菌感染,超声显示胆囊壁明显增厚(箭头所示)和胆管扩张。

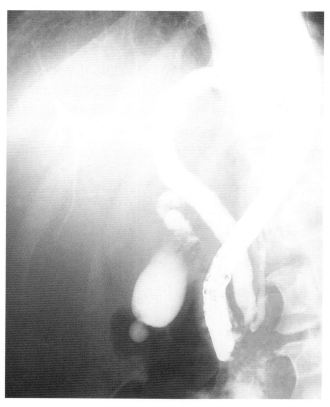

图 29.38　AIDS 患者巨细胞病毒感染致乳头狭窄和硬化性胆管炎。

26 patients. *Dig. Dis. Sci.* 1993; **38**: 1113.

3 Bissuel F, Bruneel F, Habersetzer F *et al.* Fulminant hepatitis with severe lactate acidosis in HIV-infected patients on didanosine therapy. *J. Intern. Med.* 1994; **235**: 367.

4 Bonacini M, Nussbaum J, Ahluwalia C. Gastrointestinal, hepatic, and pancreatic involvement with *Cryptococcus neoformans* in AIDS. *J. Clin. Gastroenterol.* 1990; **12**: 295.

5 Bouche H, Housset C, Dumont J-L *et al.* AIDS-related cholangitis: diagnostic features and course in 15 patients. *J. Hepatol.* 1993; **17**: 34.

6 Cello JP. Acquired immunodeficiency syndrome cholangiopathy: spectrum of disease. *Am. J. Med.* 1989; **86**: 539.

7 Cello JP, Chan MF. Long-term follow-up of endoscopic retrograde cholangiopancreatography sphincterotomy for patients with acquired immune deficiency syndrome papillary stenosis. *Am. J. Med.* 1995; **99**: 600.

8 Chalasani N, Wilcox CM. Etiology, evaluation and outcome of jaundice in patients with acquired immunodeficiency syndrome. *Hepatology* 1996; **23**: 728.

9 Chen X-M, Levine SA, Tietz P *et al. Cryptosporidium parvum* is cytopathic for cultured human biliary epithelia via an apoptotic mechanism. *Hepatology* 1998; **28**: 906.

10 Da Silva F, Boudghene F, Lecomte I *et al.* Sonography in AIDS-related cholangitis: prevalence and cause of an echogenic nodule in the distal end of the common bile duct. *Am. J. Roentgenol.* 1993; **160**: 1205.

11 Daly CA, Padley SP. Sonographic prediction of a normal or abnormal ERCP in suspected AIDS related sclerosing cholangitis. *Clin. Radiol.* 1996; **51**: 618.

12 Eyster ME, Diamondstone LS. Natural history of hepatitis C virus infection in multitransfused haemophiliacs: effect of coinfection with human immunodeficiency virus. *J. AIDS* 1993; **6**: 602.

13 Forbes A, Blanshard C, Gazzard B. Natural history of AIDS-related sclerosing cholangitis: a study of 20 cases. *Gut* 1993; **34**: 116.

14 Fortgang IS, Belitsos PC, Chaisson RE *et al.* Hepatomegaly and steatosis in HIV-infected patients receiving analogue antiretroviral therapy. *Am. J. Gastroenterol.* 1995; **90**: 1433.

15 Housset C, Pol S, Carnot F *et al.* Interactions between human immunodeficiency virus-1, hepatitis delta virus and hepatitis B virus infections in 260 chronic carriers of hepatitis B virus. *Hepatology* 1992; **15**: 578.

16 Koehler JE, Quinn FD, Berger TG *et al.* Isolation of *Rochalimaea* species from cutaneous and osseous lesions of bacillary angiomatosis. *N. Engl. J. Med.* 1992; **327**: 1625.

17 Kreisberg R. Clinical problem-solving. We blew it. *N. Engl. J. Med.* 1995; **332**: 945.

18 Lefkowitch JH. Pathology of AIDS-related liver disease. *Dig. Dis. Sci.* 1994; **12**: 321.

19 McDonald JA, Caruso L, Karayiannis P *et al.* Diminished responsiveness of male homosexual chronic hepatitis B carriers with HTLV-III antibodies to recombinant alpha interferon. *Hepatology* 1987; **7**: 719.

20 Poblete RB, Rodriguez K, Foust RT *et al. Pneumocystis carinii* hepatitis in the acquired immunodeficiency syndrome (AIDS). *Ann. Intern. Med.* 1989; **110**: 737.

21 Pol S, Lamorthe B, Thi NT *et al.* Retrospective analysis of the impact of HIV infection and alcohol use on chronic hepatitis C in a large cohort of drug users. *J. Hepatol.* 1998; **28**: 945.

22 Pol S, Romana CA, Richard S *et al.* Microsporidia infection in patients with the human immunodeficiency virus and unexplained cholangitis. *N. Engl. J. Med.* 1993; **328**: 95.

23 Poles MA, Lew EA, Dieterich DT. Diagnosis and treatment of hepatic disease in patients with HIV. *Gastroenterol. Clin. North Am.* 1997; **26**: 291.

24 Scharschmidt BF, Held MJ, Hollander HH *et al.* Hepatitis B in patients with HIV infection: relationship to AIDS and patient survival. *Ann. Intern. Med.* 1992; **117**: 837.

25 Soloman RE, Kaslow RA, Phair JP *et al.* Human immunodeficiency virus and hepatitis delta virus in homosexual men. A study of four cohorts. *Ann. Intern. Med.* 1988; **108**: 51.

26 Spengler U, Rockstroh JK. Hepatitis C in the patient with human immunodeficiency virus infection. *J. Hepatol.* 1998; **29**: 1023.

27 Stevens DA. Current concepts. Coccidiomycosis. *N. Engl. J. Med.* 1995; **332**: 1077.

28 Telfer P, Sabin C, Devereux H *et al.* The progression of HCV-associated liver disease in a cohort of haemophilic patients. *Br. J. Haematol.* 1994; **87**: 555.

29 Tomkins LS. Of cats, humans and *Bartonella. N. Engl. J. Med.* 1997; **337**: 1916.

30 Vakil NB, Schwartz SM, Buggy BP *et al.* Biliary cryptosporidiosis in HIV-infected people after the water borne outbreak of cryptosporidiosis. *N. Engl. J. Med.* 1996; **334**: 19.

31 Wilcox CM, Monkemuller KE. Hepatobiliary diseases in patients with AIDS: focus on AIDS cholangiopathy and gallbladder disease. *Dig. Dis.* 1998; **16**: 205.

32 Wilcox CM, Rabeneck L, Friedman S. AGA technical review: malnutrition and cachexia, chronic diarrhea, and hepatobiliary disease in patients with human immunodeficiency virus infection. *Gastroenterology* 1996; **111**: 1724.

33 Wong DK, Yim C, Naylor CD *et al.* Interferon alfa treatment of chronic hepatitis B: randomised trial in a predominantly homosexual male population. *Gastroenterology* 1995; **108**: 165.

## 感染性黄疸

### 细菌性肺炎

黄疸是肺炎不常见的并发症，但在非洲一直常见，与溶血和葡萄糖-6-磷酸脱氢酶缺乏有关[5]。黄疸可以是肝细胞性的，也可以是胆汁淤积性的。

肝活检为非特异性变化，电镜显示胆汁淤积；有中毒性肝损伤的证据；急性期储脂细胞增加。

### 败血症和脓毒性休克

在严重感染、败血症、中毒性休克、内毒素血症患者，肝功异常常见，包括 ALP、ALT 和胆盐中度升高[1,4]。2/3 的患者黄疸是特征性表现，如黄疸持续不退，预示预后不良。

肝组织学显示非特异性肝炎，包括中心带及周围肝细胞坏死，严重患者胆汁淤积明显[2]，在扩张的肝门和肝门周围胆管内可见浓缩的胆汁。肝组织进行培养无细菌生长。

病因有多种因素，肝低灌流起部分作用。小胆管病变可能与干扰小胆管水、电解质交换、内毒素血症，葡萄球菌外毒素有关[3];或因休克干扰胆管周围的血管丛[1]。TNF-α 可介导内毒素引起的胆汁淤积[6]。内毒素干扰胆酸运输。

同肝外感染有关的黄疸综合征是功能性的,感染控制后迅速好转,黄疸消失。

（张清泉 施红梅 译 高普均 高沿航 校）

## 参考文献

1 Gourley GR, Chesney PJ, Davis JP et al. Acute cholestasis in patients with toxic-shock syndrome. *Gastroenterology* 1981; **81**: 928.

2 Lefkowitch JH. Bile ductular cholestasis: an ominous histo-pathologic sign related to sepsis and 'cholangitis lenta'. *Hum. Pathol.* 1982; **13**: 19.

3 Quale JM, Mandel LJ, Bergasa NV et al. Clinical significance and pathogenesis of hyperbilirubinemia associated with *Staphylococcus aureus* septicemia. *Am. J. Med.* 1988; **85**: 615.

4 Sikuler E, Guetta V, Keynan A et al. Abnormalities in bilirubin and liver enzyme levels in adult patients with bacteremia. *Arch. Intern. Med.* 1989; **149**: 2246.

5 Tugwell P, Williams AO. Jaundice associated with lobar pneumonia. *Q. J. Med.* 1977; **46**: 97.

6 Whiting JF, Green RM, Rosenbluth AB et al. Tumor necrosis factor-alpha decreases hepatocyte bile salt uptake and mediates endotoxin-induced cholestasis. *Hepatology* 1995; **22**: 1273.

### 第 30 章

# 结节和良性肝病变

放射影像学检查，尤其是超声检查的不断使用，使肝结节检出率明显升高。但患者的治疗方法，因病因的不同存在很大的差异(图 30.1 和图 30.2)。

在排除肝细胞癌时，诊断和治疗取决于患者是否患有原发的肝病(通常是指肝硬化)；或者取决于病变是良性结节还是转移癌。应检测乙型和丙型肝炎病毒的标志物，并常规测定血清甲胎蛋白(α-FP)含量。

## 小肝细胞癌(第31章)

患者非常了解肝脏内小结节的严重性。医生和患者都很急切，并希望尽可能地做出明确的诊断，尤其是对直径仅有 1~2cm 的肿瘤，其存活率(经切除或者肝移植)非常高(图 30.3)。

既往已诊断或者未诊断过肝硬化。这部分肿瘤通常没有症状，也没有阳性的体征。血清中甲胎蛋白的含量通常低于 200ng/mL。甲胎蛋白水平可以正常或可因非恶性再生结节而略微升高。连续的检测记录显示最近几个月或几年血清中甲胎蛋白含量持续升高，以及既往的超声或其他影像学检查记录，都非常有助于明确诊断。

鉴别肝癌与发育不良(异常)或大的再生结节存在一定困难(图 30.4 和图 30.5)。事实上，三者可以同时存在。影像学和组织学检查也可能无法确定。

影像学诊断的成功率取决于病变的大小，特别是病变直径超过 2cm 时较成功。

**超声** 通常可检出小于 2cm 的病变。病变为低回声且边界不清。

**CT** 显示低密度病灶，但是经常不能够确定病变的大小和数目，必须使用静脉注射对比增强剂。

**肝血管造影** 在诊断上并不可靠，大多被 MRI 所取代。

**MRI** 在显示病灶上比 CT 好。$T_2$ 加权影像能显示病灶、血管侵袭和卫星病灶。对比剂(如镓或超顺磁性氧化铁)非常安全，而且有助于诊断。

**超声指引下结节活检** 结节的活检在超声指引下进行，其成功率取决于病变的大小和所在的部位。取结节以外的组织样本非常重要，这有助于诊断潜在的肝硬化。沿着穿刺的针迹可能会播种肿瘤[15]。活检样本可能会被确诊为肝细胞癌，但是更常见的表现为可疑性的和提示性的肝细胞癌。肝结节在形态学上如出现以下特点时就有演变成肝细胞癌的高度危险：肝细胞核数目比周围组织增多、明显的细胞改变、小细

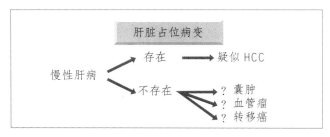

图 30.1 慢性肝病患者的肝结节处理规程。

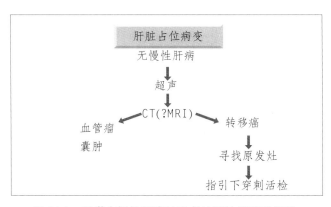

图 30.2 无潜在慢性肝病的患者的肝结节处理规程。

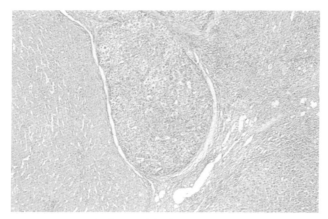

**图30.3** 肝硬化和一个较小的肝细胞癌。（见彩图）

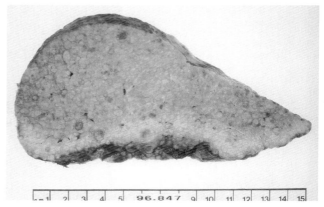

**图30.4** 慢性丙型肝炎肝硬化切除的肝脏：结节明显。黑绿色的较大结节是异型增生。（见彩图）

胞发育异常以及脂肪变等[18]。在发育异常的肝结节中，支持肝细胞癌的特征包括：细胞核异型、高细胞核/胞浆密度、门静脉区缺失、无伴随的小动脉、网状蛋白和有丝分裂的减少[7]。

结论　肝硬化患者的任何局灶性病变都应该怀疑为肝细胞癌或正在发生癌变[14]。直径不小于1cm并且是低回声的再生结节，则要怀疑为癌前病变[5,19]。应至少每6个月进行1次超声局部病变筛查和血清甲胎蛋白检测。

### 无潜在肝脏疾病的肝结节（图30.2）

利用详细的病史、临床检查和常规生化检查，HBV、HCV标志物和AFP的检测可发现病变。对有囊性病的患者则要追问其家族史。

### 单纯囊肿（第33章）

肝囊肿可单发或多发，也可伴发肾和其他器官囊肿。

超声检查发现单纯囊肿具有光滑的壁以及通过声波无回声内容物。CT扫描显示出中心与水等值的低衰减值。即使使用静脉注射对比增强剂也无法将其增强。MRI $T_2$ 加权像显示囊肿为液体。

### 血管瘤

这是肝脏最常见的良性肿瘤，尸检发现约有5%存在血管瘤。随着影像学检查的广泛使用，确诊为肝脏血管瘤的患者越来越多。肝脏血管瘤通常为较小的单个血管瘤，偶尔为多发或巨大的血管瘤。肿瘤通常

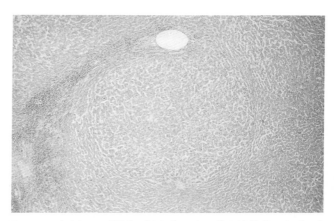

**图30.5** 与图30.4是同一例患者。异型增生结节的一部分：中央结节（结节中的结节）显示高密度的纤维索条和局部胆汁淤积，可能是微小的肝细胞癌。（HE染色，×10）（见彩图）

位于肝被膜下的右叶膈面，偶尔有蒂，切面为圆形或楔形暗红色且呈蜂巢样，纤维囊可以钙化。组织学上，网状结构的间隔包含有红细胞，可能表达因子VIII。肿瘤内衬扁平内皮细胞，缺乏纤维组织，偶见明显的纤维成分。

临床表现　大多数患者没有症状且为意外发现。巨大肿瘤（直径大于4cm）的症状包括腹部包块和血栓引起的疼痛。症状也可因压迫邻近器官而引起。病变区域很少能听到血管杂音。

放射线　X线平片显示肝被膜钙化。

超声　显示内部点状回声，边界光滑清楚。由于通过海绵窦血的声波传播增强，后部回声增强是特征表现。

CT　对比增强扫描显示（图30.6）静脉通道充填显著的对比剂充填。对比剂从周边向中央充填，直到

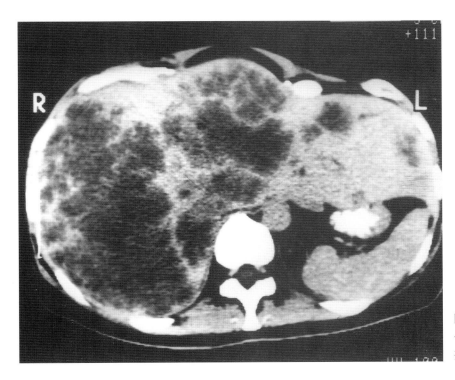

**图 30.6**  肝血管瘤。CT 显示在肝右叶上有一个巨大的肝血管瘤。肝左叶可见少许小的病变。静脉注射对比剂后显示病变完全充盈。

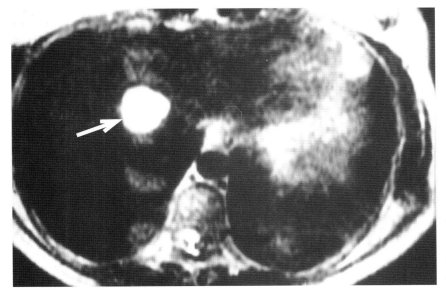

**图 30.7**  肝血管瘤。用长 $T_2$ 加权的 MRI 可显示出一个非常亮的病变(箭头所示)。这反映出一个量大且缓慢的血循环, 通常是由血管瘤导致的。

30~60 分钟后才均匀一致。动态快速注射时,CT 可观察到球形增强的焦点,也可发现因以前的出血或血栓形成产生的钙化。

　　MRI　显示肿瘤为明显高密度区,$T_2$ 延长超过 8ms(图 30.7)。MRI 在诊断小血管瘤上有特殊价值。

　　SPECT　用 $^{99m}Tc$ 标记红细胞显示病灶内持续的血液汇集活动。

　　动脉血管造影　很少需要,表现为大动脉分支移位。在血管充盈前,肝动脉分支形成小血管。病灶充盈时间延长,可达 18s。

　　肝穿刺活检　细针穿刺虽然安全,但是在诊断性的影像学检查中不是必要的。

　　治疗　如果病变不增大或者没有临床症状,通常不需治疗[11]。破裂的可能性不是手术指征。如果疼痛严重或迅速加重[11,17],手术切除(包括肝叶或肝段切除)是安全的。

## 局灶性结节性增生

局灶性结节性增生(FNH)定义:结节是由肝脏内良性肝细胞组成的,其组织学表现正常或接近正常(图 30.8)。FNH 通常位于肝被膜下,但任何一叶都可能有蒂。病变可大可小,一般在 1~15cm,可能多发。病变由大动脉支持并伴有含有小管的纤维基质。这种基质通常形成一个星状的纤维化突出[7]。星状纤维化中央有大动脉,其内的血液流向病变周边。纤维化致密并含胆管,但无门静脉。这与其他部位的血管瘤所表现的血管异常相似。X 染色体灭活研究显示,这种随机改变与多克罗恩病改变一致,因此证明反应性紊乱与已经存在的血管畸形有关[13],而与性激素无关[10]。虽然男女均可以发病,但是在育龄女性中多见,其中一些人从未服用过性激素。症状表现为疼痛或腹部包块。无并发症的患者血清生化检查正常。

根据影像学检查出的中央纤维化可以做出诊断(图 30.9 和图 30.10)[14]。超声显示不同患者的结节回声可以完全不同。中央纤维化少见。彩色多普勒可显示外周和中央动脉信号。

增强CT 显示伴有中心低密度星状纤维化的血管丰富的肿块(见图 30.9)[2]。

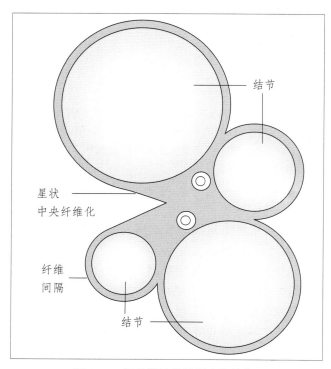

**图 30.8** 局灶性结节性增生的结构。

结节

星状
中央纤维化

纤维
间隔

结节

MRI 显示在 $T_1$ 加权像下的等张力或低张力的肿块,以及在 $T_2$ 加权像下的轻度张力。通常看不到中央纤维化。静脉注射钆剂的 MRI 在早期可显示中心低密度区,而 4 分钟后出现高信号密度并显示血管化的中央纤维化。应用钆剂的 MRI 是诊断 FNH 最好的手段,其灵敏度达到 70%,特异性达到 98%[3]。血管造影证实血液直接供应给中央纤维化,然后像轮辐一样分布到病变周围。在大多数情况下,不必进行血管造影,因为CT 和 MRI 通常可诊断。

组织学 可见病变是由正常肝细胞及库普弗细胞组成的,而病变中心是由纤维组织和增生的胆管组成(图 30.11)。通常诊断时不必进行肝脏活检。由于提供的标本较小,解释可能很难做出。

FNH 是一种稳定的病变,生长缓慢,可采取保守治疗法,无需手术。可妊娠并且可安全口服激素治疗[10,21]。

## 肝腺瘤

肝细胞腺瘤定义:组织学上正常或接近正常的由肝脏中的肝细胞组成的良性新生物 (图 30.12 和图 30.13)。无汇管区和中心静脉,胆管明显变少,没有中央纤维化或明显动脉供养,库普弗细胞少见。坏死和梗死征象可能存在,有些切片也可见脂肪变性。大动脉和静脉大量出现,肝窦呈局部性扩张,同时出现肝紫癜(第 20 章)。

本病与使用口服避孕药有关,特别是在服药多年后和年龄较大妇女中。目前本病发病率正在下降,这与避孕药中雌激素(特别是黄体酮)含量减少,以及使用其他避孕方法有关。

肿瘤可在尸检、其他疾病的手术或肝影像学检查时意外发现。

右上腹部有包块。肿瘤内出血或梗死可导致腹痛和病变部位压痛。破裂时有急性腹腔内出血症状和体征。

血清生化学检查可正常。坏死和破裂会导致 ALT 和ALP 升高。血清 AFP 正常。

其他相关因素包括 1a 型糖原贮积病 [9],达拉唑(垂体前叶抑制剂)治疗[4],糖尿病及半乳糖血症。

### 定位

超声 通常可显示充盈缺损,不过这种情况在与正常肝脏表现极其相似时可能不会出现。彩色多普勒显示为静脉信号。

CT 显示为弥漫性动脉增强。偶见表示出血的高密度区和表示坏死或脂肪的低密度区。

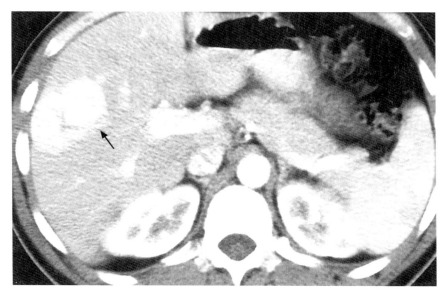

图 30.9　局灶性结节性增生。静脉注射对比剂增强 CT 扫描显示，在肝右叶上有一个直径为 5.8cm 的局灶性病变，中央伴有瘢痕（箭头所示）。

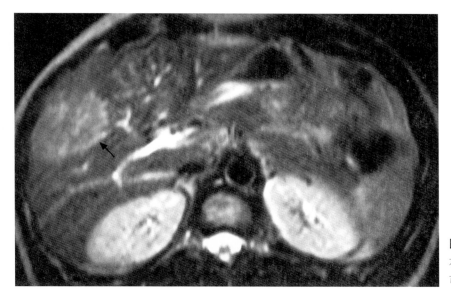

图 30.10　局灶性结节性增生。MRI 显示肝右叶上有一个肿物，静脉注射钆（造影剂）后可见均匀性血管增多，而且中央区低张力。

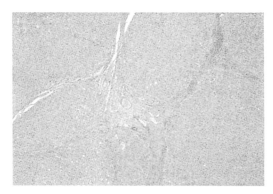

图 30.11　局灶性结节性增生。核心由纤维组织构成，其内含管壁增厚的小动脉和增生胆管。（HE 染色，×160）（见彩图）

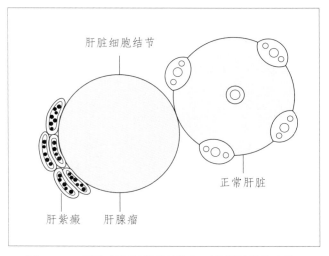

图 30.12　肝腺瘤和肝紫癜结构与正常肝脏结构比较。

　　MRI　在 T₁ 加权和 T₂ 加权像上为高信号区，则可证实出血。与 T₂ 高信号区相对应的低信号区则代表坏死[9]，病变区没有对比剂钆的蓄积。

　　动脉造影（图 30.14）　显示周围肿瘤的滋养动脉的伸展，伴有分支从周边进入肿瘤组织。病变区有不规则的血管。可显示出血区且有显著毛细血管充盈。

### 处理

　　腺瘤是一种刺激性病变。刺激因素可能是激素、1型糖原贮积病或家族性糖尿病。并发症（如出血及随后伴发的坏死）可引起症状，但是肿瘤很少破裂。已有报道显示腺瘤可进展为肝细胞癌，特别是伴有糖原贮积病，但很罕见[9]。1/3 患者的结节是多发的。对无并发症的患者，安全的方法是每 6 个月行 1 次超声检查且连续观察 2 年。有报道腺瘤可自行消退[8]。性激素必须停用。年轻女性患者，特别是想怀孕的，可手术切除腺瘤。手术切除既安全且耐受性好[12]。

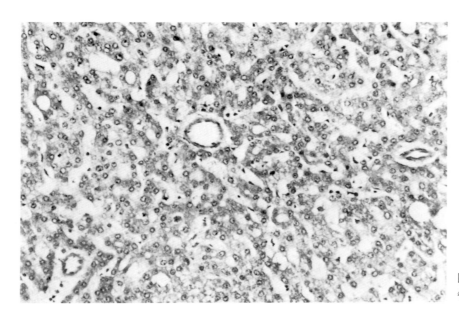

图 30.13　肝腺瘤：表现为成片的且没有汇管区近似于正常的肝细胞。（HE 染色，×185）

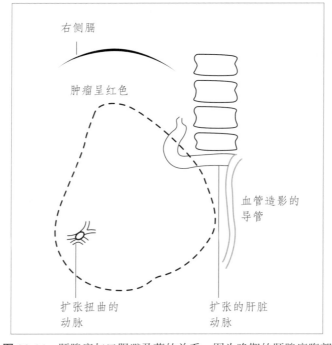

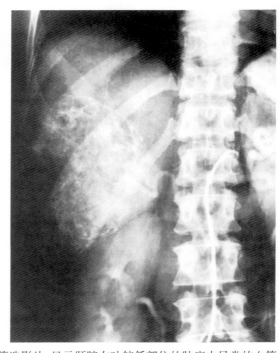

图 30.14　肝腺瘤与口服避孕药的关系。图为晚期的肝腺瘤腹部血管造影片，显示肝脏右叶较低部位的肿瘤内异常的血管。

## 局灶性结节性增生与腺瘤对比(图30.15,表30.1)[14]

这些常见病变通常是偶然发现的,所以鉴别诊断可能会有困难。局灶性结节性增生的中央纤维化很重要。腺瘤的症状和并发症更常见,因此通常需要治疗。

## 肝转移癌

更详细的叙述见第31章。

原发肿瘤病史,特别是乳腺、肺、结肠、胃的肿瘤病史非常重要。体检包括查找原发病灶。血清肿瘤标志物,如癌胚抗原(CEA)和CA19-9,进行检测,并且查找转移癌影像学特征。必要时可直接活检结节。

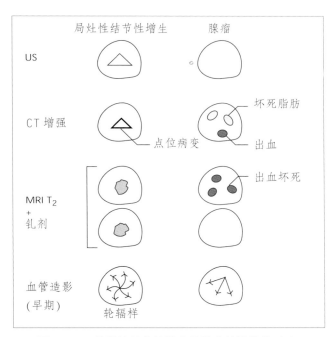

**图 30.15**　局灶性结节性增生及腺瘤的影像学对比。

**表 30.1**　局灶性结节性增生(FNH)和肝腺瘤鉴别

| | FNH | 腺瘤 |
| --- | --- | --- |
| 性别 | 女 | 女 |
| 激素治疗 | 0 | +++ |
| 症状 | 少 | 偶有 |
| 多发 | 约30% | 12%~30% |
| 相关疾病 | 血管瘤 | 糖原贮积病、雄激素和紫癜 |
| 中央动脉纤维化 | 有 | 无 |
| 生长 | 稳定 | 受刺激(如激素) |
| 治疗 | 保守 | 如有症状应切除 |

## 其他良性肿瘤

### 胆管瘤(胆管腺瘤)

胆道起源的肿瘤很罕见。它有囊腺瘤的结构,必须与单纯囊肿相鉴别。一种混合性肿瘤包含有增生的胆管及肝细胞。

### 胆道囊腺瘤

肿瘤通常大且侵犯肝的右叶,可能有蒂。囊肿含有明黄色或黏蛋白样的棕色物质,主要累及中年妇女。症状包括腹部包块和疼痛,早见胆管梗阻。本病要与纤维多囊病及单纯囊肿相鉴别。

肿瘤可以切除。

## 结节再生性增生

这是一种在尸检时常见的疾病[20]。细胞的单腺胞结节类似正常肝细胞且弥漫性侵及肝脏(图30.16)。结节再生性增生没有被纤维组织分隔。他们与腺泡水平的小门静脉闭塞有关,能引起相关腺泡萎缩,而邻近腺泡血供完整,可发生代偿性增生并产生小结节(图30.17)[20]。结节再生性增生是一种继发性的、非特异性组织,对血流异质性分布的适应[20]。

最常伴发类风湿性关节炎及Felty综合征。结节亦见于骨髓增生性综合征、高黏滞性综合征、移植肝[6]以及药物反应(特别是合成类固醇和细胞毒性物质)。

门脉高压明显,有时结节内有出血。超声显示出

**图 30.16**　结节再生性增生。外科手术中肝脏活检显示大小不同的结节与正常的肝细胞相似。(HE染色,×25)(见彩图)

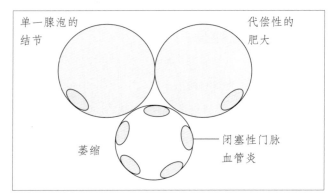

图 30.17　结节再生性增生示意图显示小门静脉闭锁与比邻的腺泡代偿性肥大。

血后无回声中心的低度回声包块。CT 显示低密度无对比增强。肝脏活检无助诊断,但可显示大小不同的两种肝细胞。食管静脉曲张出血可行分流术或 TIPS,患者可以很好耐受。

### 部分结节转化[16]

这种情况极为罕见。肝门周围区被结节取代,肝周边正常或萎缩(图 30.18)。门脉高压是因结节阻塞造成的。肝细胞功能正常。纤维化不明显。病因不明,很难进行诊断只能等待尸检。

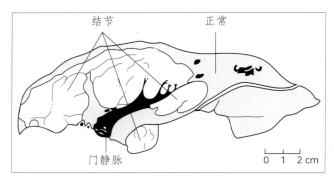

图 30.18　部分结节的转化。

（张清泉　姜艳芳　译　孙兆黎　校）

### 参考文献

1 Belli L, DeCarlis L, Beati C et al. Surgical treatment of symptomatic giant haemangiomas of the liver. Surg. Gynecol. Obstet. 1992; 174: 474.

2 Carlson SK, Johnson CD, Bender CE et al. CT of focal nodular hyperplasia of the liver. Am. J. Roentgenol. 2000; 174: 705.

3 Cherqui D, Rahmouni A, Charlotte F et al. Management of focal nodular hyperplasia and hepatocellular adenoma in young women: a series of 41 patients with clinical, radiological and pathological correlations. Hepatology 1995; 22: 1674.

4 Fermand JP, Levy Y, Bousary D et al. Danazol-induced hepatocellular adenoma. Am. J. Med. 1996; 88: 529.

5 Ferrell L, Wright T, Lake J et al. Incidence and diagnostic features of macroregenerative nodules vs. small hepatocellular carcinoma in cirrhotic livers. Hepatology 1992; 16: 1372.

6 Gane E, Portmann B, Saxena R et al. Nodular regenerative hyperplasia of the liver graft after liver transplantation. Hepatology 1994; 20: 88.

7 International Working Party. Terminology of nodular hepatocellular lesions. Hepatology 1995; 22: 983.

8 Kawakastu M, Vilgrain V, Erlinger S et al. Disappearance of liver cell adenoma: CT and MRI imaging. Abdominal Imaging 1997; 22: 274.

9 Labrune P, Trioche P, Duvaltier I et al. Hepatocellular adenomas in glycogen storage disease type I and III: a series of 43 patients and review of the literature. J. Pediatr. Gastroenterol. Nutr. 1997; 24: 276.

10 Mathieu D, Kobeiter H, Malson P et al. Oral contraceptive use and focal nodular hyperplasia of the liver. Gastroenterology 2000; 118: 560.

11 Mungovan JA, Cronan JJ, Vacarro J. Hepatic cavernous haemangiomas: lack of enlargement over time. Radiology 1994; 191: 111.

12 Nagorney DM. Benign hepatic tumours: focal nodular hyperplasia and hepatocellular adenoma. World J. Surg. 1995; 19: 13.

13 Paradis V, Laurent A, Flejou J-F et al. Evidence for the polyclonal nature of focal nodular hyperplasia of the liver by the study of X-chromosome inactivation. Hepatology 1997; 26: 891.

14 Rodés J, Sherlock S. Focal nodular hyperplasia in a young female. J. Hepatol. 1998; 29: 1005.

15 Schotman SN, DeMan RA, Stoker J et al. Subcutaneous seeding of hepatocellular carcinoma after percutaneous needle biopsy. Gut 1999; 45: 626.

16 Sherlock S, Feldman CA, Moran B et al. Partial nodular transformation of the liver with portal hypertension. Am. J. Med. 1966; 40: 195.

17 Sinanan MN, Marchioro T. Management of cavernous haemangioma of the liver. Am. J. Surg. 1989; 157: 519.

18 Terasaki S, Kaneko S, Kobayashi K et al. Histological features predicting malignant transformation of nonmalignant hepatocellular nodules: a prospective study. Gastroenterology 1998; 115: 1216.

19 Theise ND, Schwartz M, Miller C et al. Macroregenerative nodules and hepatocellular carcinoma in 44 sequential adult liver explants with cirrhosis. Hepatology 1992; 16: 949.

20 Wanless IR, Peterson P, Das A et al. Hepatic vascular disease and portal hypertension in polycythemia vera and agnogenic myeloid metaplasia: a clinicopathological study of 145 patients examined at autopsy. Hepatology 1990; 12: 1166.

21 Wiemann A, Mossinger M, Fronhoff K et al. Pregnancy in women with observed focal nodular hyperplasia of the liver. Lancet 1998; 351: 1251.

### 第 31 章

# 肝脏恶性肿瘤

良性肝脏肿瘤通常表现为一些不重要的解剖学特征(表 31.1)。肝脏恶性肿瘤中,继发性肝癌(转移性)的发病率比原发性肝癌至少高 30 倍。

## 肝细胞癌

鉴于对乙型肝炎和慢性丙型肝炎流行病学的评估,肝细胞癌的发病率呈上升趋势。在过去 20 年中(图 31.1)[22],美国 HCC 的发病率及病死率明显增加,法国及英国的病死率也在增加。1990 年全世界 HCC 新发病例大约为 43.7 万[77],占男性癌症患者的 7.4%,占女性癌症患者的 3.2%,居世界常见恶性肿瘤的第 5 位。发病率最高的地区是东亚(包括日本和中国)及非洲撒哈拉沙漠以南地区,而北欧、澳大利亚、新西兰、北美和拉丁美洲的白人发病率最低。在美国,发病率最高的人群是来自高发病率国家的移民和他们的后代。

### 肝癌实验性研究

动物实验表明,许多致癌物质可诱发肿瘤,但这些致癌物质与人类肿瘤发生的关系尚未明确。这些致癌物质包括对二甲氨基偶氮苯(甲基黄)、亚硝胺、黄

表 31.1　肝脏原发肿瘤

|  | 良性 | 恶性 |
|---|---|---|
| 肝细胞 | 腺瘤 | HCC |
|  |  | 纤维片状瘤 |
|  |  | 肝胚细胞瘤 |
| 胆管 | 腺瘤 | 胆管癌 |
|  | 囊腺瘤 | 肝细胞-胆管细胞混合癌 |
|  | 乳头瘤病 | 囊腺癌 |
| 中胚层 | 血管瘤 | 血管肉瘤 |
|  |  | 血管内皮瘤 |
|  |  | 肉瘤 |
| 其他 | 间充质错构瘤 |  |
|  | 脂肪瘤 |  |
|  | 纤维瘤 |  |

曲霉素和千里光属生物碱。

从开始到进展,到最终发展为癌的过程可分为许多步。致癌物质与 DNA 共价连接,癌的发生取决于宿主修复 DNA 的能力或对致癌物质的耐受性。

转基因鼠和基因敲除小鼠的实验表明,肝细胞增

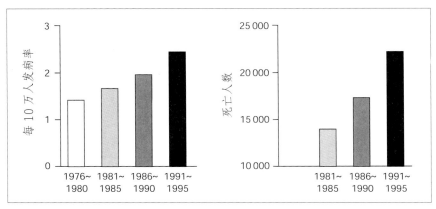

图 31.1　数据显示美国在 20 世纪 80 年代及 90 年代,HCC 的发生率呈显著上升[22]。

生伴肝细胞损伤是诱发肝脏肿瘤的必要条件[25]。

癌与受损伤的肝细胞染色体多基因突变有关。这些变化可通过比较杂交的方法检测出来。肝癌多发生于 HBV 和 HCV 阳性的患者，但两者的发生过程有所不同[49]。

细胞途径受 p53 肿瘤抑制基因调节，它可以诱发细胞凋亡。DNA 损伤时，p53 基因被激活，并且在 HCC 中 p53 常常发生变异，这与肿瘤的进展有关[65]。

CD40 是一种 TNF 受体（TNFR），它在人的 HCC 组织中表达[92]。TNF 受体介导凋亡，并且通过宿主的 T 淋巴细胞和巨噬细胞系统在防御肿瘤细胞中起重要作用。

端粒酶是一种核糖体蛋白复合物，可在染色体末端加入端粒重复单位。它被认为是细胞衰老的重要决定因素。端粒酶在小的肝肿瘤中活性增加[23,47]。

## 病因

### 与肝硬化的关系

不管病因如何，肝硬化都可能是癌前病变。结节性增生可进展成肝癌，肝细胞发育不良可能是中间步骤（见图 30.5）[2]。这种表现在肝硬化 HCC 患者占 60%，而在非肝硬化 HCC 患者仅占 10%。肝硬化和细胞高增生率患者是发生肝癌的高危人群。换句话说，癌的发生可能是单克隆伴基因畸变。

在一组 1073 例 HCC 的队列研究中，658 例（61.3%）患者有肝硬化。不过，在非洲报告 HBV 相关的 HCC 中，30% 没有肝硬化。在英国，大约 30% 肝癌患者没有肝硬化，其存活率较高。

肝硬化患者的肝癌发病率存在着明显地域差异。据报道，南非和印尼 30% 以上的肝硬化患者会发生肝癌，而印度、英国及北美则为 10%~20%。

### 与病毒的关系

病毒与 HCC 发生的关系是通过慢性肝炎和肝硬化表现的（图 31.2）。几乎所有与病毒相关的 HCC 患者都有潜在的肝硬化。慢性肝炎的肝细胞坏死和有丝分裂可引起结节再生，随后在适宜的条件下发生肝细胞畸变和癌变。虽然结节再生和肝硬化是最重要的前提，但没有肝硬化也可发生肿瘤。在这种病例，研究人员对乙型肝炎病毒（HBV）样土拨鼠慢性肝炎进行类比研究显示，坏死性炎症活动也是 HCC 发生必不可少的重要条件。

### 与HBV的关系

在世界范围内，HBV 携带与 HCC 发病率相关。HCC 的地区分布与该地区 HBV 携带者的发病率有关。HBV 慢性携带者发生 HCC 的危险比一般人群高很多。肝炎病毒，如土拨鼠肝炎病毒，亦与 HCC 有关[80]。已经在 HCC 组织内发现了 HBV DNA。

在 HBV 感染期间，病毒与宿主染色体 DNA 整合，但是这种整合导致肝癌的机制尚不明确。整合伴随染色体缺失和转位，从而影响肝细胞生长和分化（插入性突变发生）（图 31.3）。缺失与整合部位无关。整合有不同的形式，对不同原因的肿瘤，病毒基因组会在肿瘤的不同部位整合。

HBxAg 有转激活活性，它影响其他基因并与 p53 基因（一种与 HCC 有关的重要的癌基因）结合。

在转基因小鼠中，HBV 前 S 蛋白的过度产生会导致严重肝炎，随后出现新生物。HBV 被膜蛋白表达失控可能是整合的结果。

位于染色体 17 上的肿瘤抑制基因转位与 HBV DNA 整合相关。肿瘤抑制基因，如 p53（在染色体 17 上），在 HBV 相关肝癌发生上可能起关键性作用[36,64]。人 HCC 中 TGF-α 高表达占80%[35]，并且可能是一个辅助因子。组织化学显示其与 HBsAg 存在于相同的肝细胞，而不是癌细胞。

进展为肝硬化的慢性肝炎依然是最重要的癌前因素。HBV 是通过整合、转激活、抑癌基因变异和增

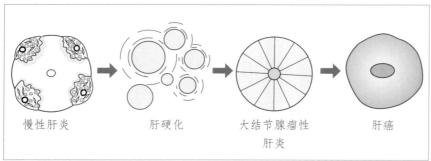

慢性肝炎　　　　肝硬化　　　　大结节腺瘤性　　　　肝癌
　　　　　　　　　　　　　　　　　肝炎

图 31.2　HCC 演变的阶段：从慢性肝炎、肝硬化到巨大结节[88]。

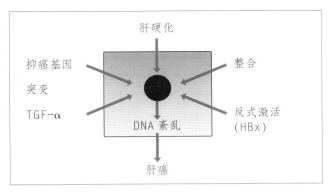

**图 31.3**　肝细胞癌发生的因素[100]。

加 TGF-α 来诱发肝癌的(见图 31.3)。

感染 HDV 的 HBsAg 阳性的患者,其肝癌发生率降低,这可能是因为 HDV 抑制 HBV 复制。

### 与HCV的关系

在世界各地,HCV 慢性感染都与 HCC 密切相关。在 HCC 病因上,HCV 比 HBV 更重要。HCV 抗体阳性患者肝癌发生率是 HBV 携带者的 4 倍。

美国 HCV 感染者肝癌发生率比日本低,这可能与 HCV 感染患者的年龄有关。HCC 仅发生在感染后的 10~29 年,日本人可能因儿童时期接触过未消毒的注射器和注射剂而受到感染,而美国人大部分是通过成人毒品滥用及受感染的血制品而感染。

与 HBV 相比,HCV 是一种 RNA 病毒,这种病毒缺少反转录酶,且不与宿主的基因组整合。肝癌发生的机制并不明确,但可能是肝硬化引发的 HCC。不过 HCV 基因可在肿瘤和正常肝脏组织中检出[29]。HCV 与肝细胞基因发生反应,从而调节肝细胞的生长和分化。由于 p53 被下调,肿瘤抑制功能变弱。HCV 核心蛋白可能是致癌物质[68]。HCV 和 HBV 间可能有相互作用,当抗 HCV 阳性的患者如果 HBsAg 也阳性,则更易患肝癌。

### 与乙醇的关系

北欧及北美的酗酒者,其原发性肝细胞癌发生的危险是不饮酒者的 4 倍,特别是在老年患者更明显。通常伴有肝硬化存在。

问题在于酒精是否是真正的致癌物质。肝硬化和 HCC 发生于肝细胞损伤和再生之后[70],乙醇介导酶的诱导使辅致癌物质转化成致癌物质。乙醇还通过抑制免疫应答促进癌症发生,并使致癌物介导的 DNA 烷基化减弱。

对于酒精性肝硬化所致的 HCC,有时可发现在

恶性转化的肝细胞内有整合的 HBV DNA。

### 霉菌毒素

黄曲霉毒素是由污染的黄曲霉菌产生,它对虹鳟鱼、小白鼠、豚鼠和猴子有高度致癌性。但这些物种的易感性不同。黄曲霉菌和类似的有毒霉菌易污染食品,如花生、大米等谷物,特别是在高温条件下存放时。

据估计,在非洲各地区 HCC 发病率与从食物中摄入的黄曲霉毒素量相关,黄曲霉毒素可作为 HBV 的辅致癌物。

在莫桑比克、南非及中国发现,HCC 患者的 p53 变异与黄曲霉毒素摄入增加有关[14]。这种变异在英国肝癌患者中少见,因为这一地区的人很少接触黄曲霉毒素。

### 种族和性别

目前尚无明确的遗传学证据,世界范围内男性 HCC 患者是女性患者的 3 倍,这在一定程度上可能与男性 HBV 携带率高有关。

### 性激素治疗

见第 20 章。

### 其他因素

肝细胞癌在自身免疫性肝炎和其所致的肝硬化患者中很少发生,在威尔逊病和原发胆汁性肝硬化患者也极少发生,但肝细胞癌经常是血色病患者的致死原因。α1 抗胰蛋白酶缺乏的 I 型糖原贮积症、酪氨酸病和慢性皮肤卟啉症患者 HCC 的发生率升高。

长期大量服用免疫抑制剂可使肾移植患者并发肝癌。华支睾吸虫病常伴发肝癌和胆管癌。血吸虫和肝癌的关系尚未确定。

### 结论

乙型和丙型肝炎在世界各地都是发生肝细胞癌的最重要的因素。在发病率较低的地区,其他因素也起到一定的作用。肝细胞癌的发病机制,特别是肝硬化在其中的作用,尚不清楚。

## 病理学

肿瘤通常为白色,有时有坏死、胆汁着色或出血。肝内大的肝静脉或门静脉常常形成血栓并含肿瘤。形态学分 3 型:有明确边界的巨块型、多结节型和弥漫型。巨块型多为非肝硬化的 HCC,且在日本患者中常有被膜。在非洲和西方大多数肿瘤为浸润型或弥漫型。

### 肝细胞癌(图31.4)

癌细胞似正常肝细胞,排列成手指样突出或团块状小梁状,与正常肝细胞很难区分。有时细胞分泌

胆汁并含糖原，没有细胞间质且肿瘤细胞排列成血管腔。

瘤细胞通常比正常肝细胞小，为多角形，颗粒状胞浆。偶见不典型巨细胞。胞浆嗜酸性，随着其恶性度的增加变为嗜碱性，细胞核深染色，大小不一。有时可见明显嗜酸性肿瘤。瘤中心常坏死，癌细胞侵及门脉周围淋巴结是早期特点。PAS(+)，耐淀粉酶球样包涵体见于 15% 的患者中，通常 AFP 水平升高。它们可能代表肝细胞产生的糖蛋白。也可见 $\alpha_1$ 抗胰蛋白酶和 AFP。

从良性再生结节到恶性肿瘤各阶段均可见，发育不良属中间期表现，小的发育不良的细胞为癌前细胞。核密度比对照值高 1.3 倍提示 HCC 分化良好[69]。电镜下，人 HCC 细胞胞浆透明[42]，胞浆内含物是丝状体和自吞噬泡。

### 透明细胞肝细胞癌

肿瘤细胞有透明的未被染色的胞质，通常呈泡沫状。胞浆丰富，有时可见糖原和脂质。这种疾病常伴有低血糖和高胆固醇血症，并且预后多变[81]。

### 伴巨细胞肝细胞癌

这种罕见疾病在单核细胞背景下显示片状破骨细胞样巨细胞[34]。其他区域表现为典型的 HCC 特征。

### 转移

肝内　可能转移一叶或多叶。可通过血液传播，因为肿瘤细胞紧靠血管间隙。也可发生淋巴途径转移或直接向外浸润。

肝外　可能转移到大或小的门静脉、肝静脉及腔静脉，也可转移到食管曲张静脉，肺转移(通常是小的肿瘤)往往通过该途径。肿瘤栓子可形成肺部血栓。全身性的播散可到达全身各处，特别是骨组织。肝门淋巴结转移最常见，纵隔和颈淋巴结亦可见转移。

肿瘤还可累及腹膜，导致血性腹水。这是肿瘤终末期的表现。

转移组织学　转移癌可以保持原样，甚至形成胆汁，但是细胞类型有时会完全不同。细胞内胆汁及糖原提示肝癌转移初期。

### 临床表现

临床表现多样 (图 31.5)。与那些肝硬化患者相比，HCC 患者与肝硬化的症状及体征完全相同。肿瘤可在意外检查时被发现(见下面"筛查"部分)。此外临床表现可能类似肝功能衰竭、肝硬化及肝脓肿。这些都是中间阶段。

年龄　可发生于任何年龄。某些种族，如中国人、班图人发病多在 40 岁以下，处于温带的患者发病多在 40 岁以上。

性别　男性多于女性，男女之比为 4~6:1。

肝硬化　如果肝硬化患者病情恶化伴有右上腹痛，或者肝脏局部有肿块，应怀疑为早期肝癌。如经适当治疗，腹水、静脉曲张及肝性脑病无明显改善甚至加重，应考虑为肝癌表现。血色病、慢性乙型肝炎、慢

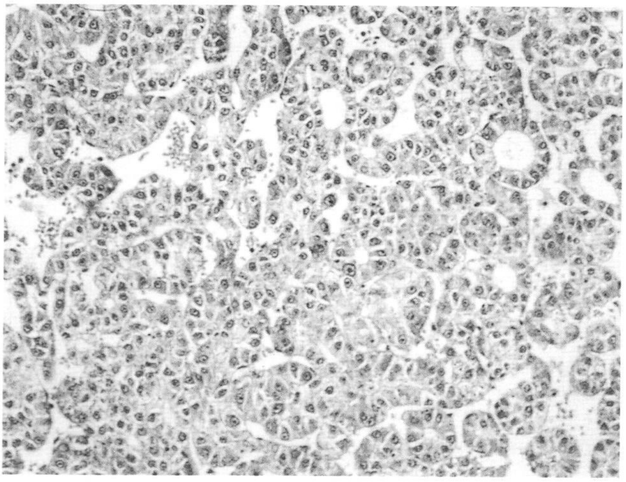

图 31.4　肝细胞癌。肿瘤细胞较正常细胞小，细胞质呈粒状，细胞核巨大浓染。有丝分裂明显，可见不典型的巨细胞。间质稀疏且肿瘤细胞间血管丰富。(HE 染色，×90)(见彩图)

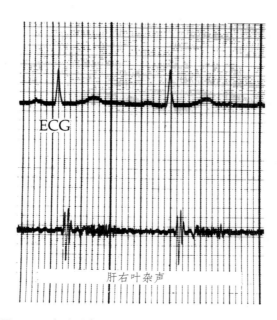

图 31.5　右叶肝癌:肝右叶的声图显示一收缩期杂音[11]。

性丙型肝炎患者病情迅速恶化提示并发 HCC。

患者主诉不适、腹胀和体重减轻,发热时体温不超过 38 ℃。

肝区疼痛可频发,但不严重且无特异性或表现为上腹、右上腹或背部持续性钝痛。严重疼痛主要由于肝周围炎或膈肌受累所致。

胃肠道症状(如厌食、腹胀和便秘)常见。有时可见腹泻,这是由于胆汁淤积或肿瘤产生的活性物质(如前列腺素)所致。

晚期巨大肿瘤压迫、肺转移及肝肺综合征可产生呼吸困难。

黄疸多不深,且与肝病的发展程度无关。偶尔肿瘤为胆管内有蒂的息肉,可导致阻塞性黄疸[43]。肿瘤可破入胆总管[7],出血可导致立即死亡。

偶有持续性发热,白细胞升高,有坏死中心,症状类似肝脓肿[74]。

肝大,不仅向下腹部生长,而且还向上压迫横膈,可在右上腹触及一个不规则质硬包块。如果左叶受累,肿物见于上腹。有时可触及多个肿物。触痛会相当严重,导致患者甚至不能耐受。

由于肝周围炎影响,有时在肿瘤处可听到摩擦音。动脉血管增多可导致动脉杂音(图 31.5)。如果能排除急性酒精性肝炎,则可诊断 HCC。

大约 1/2 的患者出现腹水,腹水中蛋白含量高,可发现癌细胞,但对腹水中存在癌细胞做出解释很困难。LDH 和 CEA 升高,且腹水呈血性,癌肿破溃可引起腹腔出血,可表现为隐袭发病或严重急性腹痛[66],预后很差。

门静脉栓塞导致腹水,肝静脉形成血栓或癌栓。肿瘤可长在右心房或食管的曲张静脉内。

上消化道严重出血常见且为末期表现。肝硬化患者静脉出血控制失败往往是由于 HCC 侵及门静脉。

### 癌转移的临床表现

淋巴结转移通常可以触及肿大的淋巴结,尤其是右锁骨上的淋巴结肿大[45]。肺转移可引起胸腔积液,肺部巨大肿瘤可导致呼吸困难和肺部血管压力升高,可形成大量动脉门脉瘘。骨转移多见于肋骨和椎骨。脑转移是脑瘤的表现(见图 31.16)。

### 全身影响

儿童肝母细胞瘤患者的内分泌改变较成人肝癌患者常见。

男性乳腺发育伴疼痛,这与雌激素分泌增加及灭活不良有关。

高钙血症有时是由于假性甲状旁腺功能亢进症引起。肿瘤含甲状旁腺素样物质,血清甲状旁腺激素水平升高。肝动脉栓塞可能是有效的治疗方法。

30%的患者有低血糖,这可能是由于巨大肿瘤对葡萄糖需求增加所致,因此和低分化、生长迅速的癌有关,在癌进展缓慢的患者,低血糖很少见。在这种情况下,肿瘤内葡萄糖-6-磷酸酯酶减少或缺失,而肿瘤及其邻近组织内的肝糖原含量升高,这表明低血糖的发病机制是获得性糖原贮积疾病。此类患者中,即使摄取大量碳水化合物也很难控制低血糖。

伴严重反复低血糖的患者,其肿瘤组织含有的高分子量胰岛素样生长因子 II(IGF-II)是正常肝脏中的 10~20 倍[86],它可能介导低血糖。

高血脂少见,但是当保持低胆固醇饮食状态时,大约 1/3 患者血清胆固醇水平升高。

甲状腺功能亢进可能与不适合的促甲状腺激素产生失调有关。

血尿中卟啉胆色素原明显升高引起假卟啉症,这与癌肿产生卟啉有关。

### 生物化学改变

生化改变可能仅见于肝硬化。血清碱性磷酸酶水平明显升高,血清转氨酶水平升高。血清蛋白电泳可见 γ、$\alpha_2$ 球蛋白成分。但罕见血清骨髓瘤巨球蛋白。

### 血清学标记

血清AFP　AFP 是一种正常的胎儿血清蛋白,出生后 10 周即可达到相当于成人水平的 20ng/mL。尽管数值在正常范围,但一些 HCC 患者可见 AFP 进行性升高(图 31.6)。随访时,肝硬化患者 AFP 较高预示发展为 HCC。如果患者的 AFP 水平高于 20ng/mL 或者短时间超过 100ng/mL,特别是伴有乙型或丙型肝炎相关的肝硬化时,他们属于 HCC 超高危群体[72]。那些 AFP 检测反复高于 100ng/mL 的患者,5 年随访期间 HCC 的发病率达 36%[72]。

急、慢性肝炎和肝硬化通常可见 AFP 轻度升高,当它们与 HCC 同时存在时,会造成诊断困难。

AFP 升高通常与肿瘤的大小相关,但也有例外。然而,AFP 的倍增时间与肿瘤倍增时间密切相关。原发性肝癌切除或肝移植后 AFP 降低。AFP 持续低水平表明肿瘤有残留,升高显示肿瘤快速增长。连续检测有助于评价治疗疗效。

HCC 患者血液中的 AFP 结构与肝硬化患者不同。因此,检测 AFP 片段有助于区分 HCC 和肝硬化,并且可以在随访期间预测 HCC 的发展情况[83]。

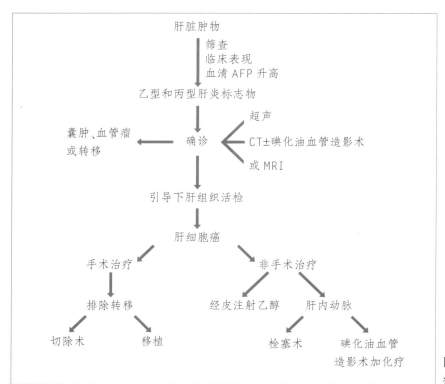

**图 31.6** 对 HCC 筛查阳性肝硬化患者的治疗。

AFP 在纤维片状肿瘤和胆管细胞癌中通常正常，在肝母细胞瘤中异常升高。

在转移瘤中 CEA 水平特别高，由于缺乏特异性，CEA 对肝癌的诊断意义不大。

肿瘤中的铁蛋白产物能导致血清铁蛋白升高，而肝坏死却不能。铁蛋白升高也见于活动的肝细胞疾病，但并不一定是肝细胞癌。

肝细胞癌时，脱–γ–羟基凝血酶原、维生素 K 缺乏诱导的蛋白或拮抗剂 II（PIVKA–II）升高。它们在慢性肝炎和转移癌中均正常，故特异性高于 AFP[73]。

HCC 患者 AFP 分子发生糖链的岩藻糖基化。因此，岩藻糖基化指数检测对于 HCC 具有高度特异性，而相对缺乏敏感性。

**血液学改变**

白细胞计数通常高至 10 000/mm³，而且 80% 为同质异象体。偶见嗜曙红细胞增多。血小板计数可升高，一种不并发肝硬化时不常见的特征。

红细胞计数通常正常或轻度贫血。仅 1% 的患者可见红细胞增多，这可能是由于肿瘤引起促红细胞生成素增多所致。

虽然血清促红细胞生成素增多且充满整个红细胞，但血红蛋白正常。

血凝紊乱，纤维蛋白的活性往往降低。这可能与肿瘤释放的抑制物有关。血浆中纤维蛋白原的水平可能随后升高。

异常纤维蛋白原血症可能是代表了一种向纤维蛋白原原始形式的回归。HCC 中毛玻璃样肝细胞可含有并生产纤维蛋白原。

**肝炎标志**

应行 HBV 和 HCV 检测（见图 31.6）。

**肿瘤定位**

普通 X 线检查可显示钙化（辐射状损伤）（图 31.7）。

**肝脏扫描**[26]

**超声** 超声表现是多种多样的。病灶通常是低回声的。在较大的 HCC 中，典型的高回声或混合性表现是由坏死、出血、脂肪改变或窦状膨胀引起的。小的 HCC 具有一个低回声晕圈，它代表一个完整的纤维包囊。通常能检测到直径小于 2cm 的病变（图 31.8）。然而，在肝硬化末期 HCC 检测的敏感性仅为 50%。

**二维和彩色多普勒超声检查** 对探测门静脉、肝静脉或下腔静脉中的血管侵袭是有效的。肿瘤中血流特征有助于诊断 HCC，并与其他肿瘤相鉴别。

**CT扫描** 可显示低密度病灶（图 31.9）。CT扫描通常不能描述肿瘤的大小和数量,特别是当存在硬化时。造影增强扫描是必要的。图像是镶嵌式的,团块内具有衰减和增强间隔不一致的多发结节。肿瘤可有或无包膜。脂肪变性常见。可侵袭门静脉和引起动脉门脉分流。

螺旋CT　一种可显示肝动脉和门静脉二者状态

的快速技术,直径小于 1cm 的病变检出率为 17%,直径在 1~2cm 为 29%,直径大于 2cm 为 63%。

CT动脉门静脉造影术　通过将造影剂注入肠系膜上动脉后进行系列 CT 扫描。对发现小的 HCC,特别是在显示结直肠转移灶时非常敏感。

MRI　在显示局部病灶上,MRI 优于 CT (图 31.10)。肿瘤在 $T_1$ 加权影像上呈低强度,在 $T_2$ 加权影像上呈高强度。$T_2$ 加权影像可较好地显示肿瘤肝脏对比,并可发现血管侵袭和卫星结节。

动态、多相位钆增强 MRI 提高了肿瘤检出率,因而优于螺旋 CT[97]。

肝血管造影　HCC 由肝动脉供血, 选择性腹腔

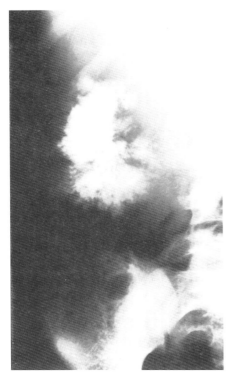

**图 31.7**　原发性肝癌:腹部普通 X 线显示钙化(旭日形病变)。

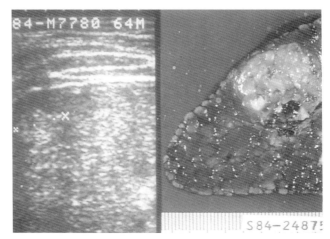

**图 31.8**　超声显示一个小 HCC[标记显示钙化(辐射状损伤)处]。手术切除并展示标本。(见彩图)

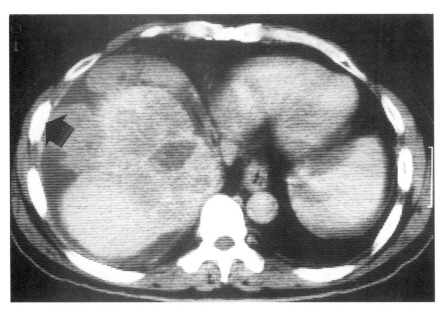

**图 31.9**　肝细胞癌 CT 扫描显示肿瘤突破包膜(箭头所示),也可见腹水。

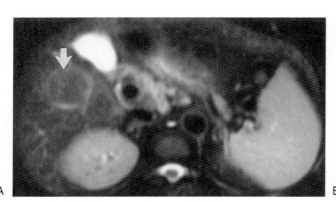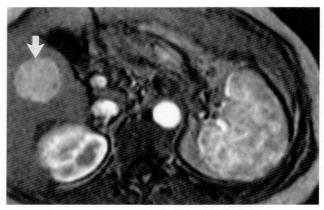

**图 31.10**　片中小肝癌的 4(箭头所示)MRI。(A)T₁加权:增强之前。(B)钆造影剂增强:动脉相。

动脉和肠系膜上动脉造影可显示肿瘤(图 31.11 至图 31.13)。超选择性造影剂灌注造影在鉴别小肿瘤上有价值。然而,肝血管造影具有侵袭性,在很大程度上已被螺旋 CT 和 MRI 取代, 但它仍用于化学栓塞疗法。

动脉的结构形式异乎寻常,表现为共用、扭曲和替换。血管可变硬,具有不规则腔并且可形成碎片。肝血管造影可显示动静脉分流,并且常伴有门脉主干逆向灌注。如有肿瘤侵袭,门静脉可变形。

碘化油血管造影　注入肝动脉的碘化油可以从非癌组织中清除,但却被永久地保留在肿瘤中,以致 2 星期后进行 CT 检查时仍可发现 3mm 的小型病灶(见图 31.13)。这项技术仅用于鉴定多发肿瘤和向肿瘤传送同位素(如 ¹³¹I)疗法。

即使用最高级的成像方法,也不可能将小的 HCC 与癌前(发育异常的)或早期恶变结节相区别(见第 30 章)。

### 细针穿刺肝脏活检

如果通过超声或 CT 检测到小的占位性病变,那么组织学证实相当重要(见图 31.6)。活检应在影像引导下进行, 但是活检后存在肿瘤沿针道播散的可能性。

用 22 号细针进行抽吸,提供细胞学标本,将对中等和低分化的肿瘤做出诊断(图 31.14),但很难对高分化肿瘤细胞做出诊断。

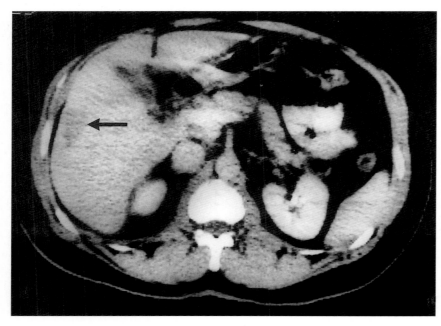

**图 31.11**　增强 CT 扫描显示肝右叶低密度病灶(箭头所示)。

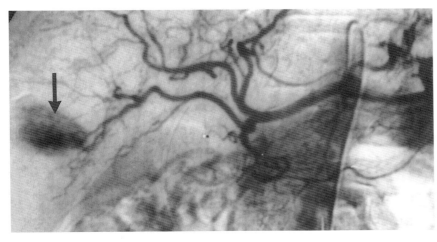

**图 31.12**　与图 31.11 为同一例患者。选择性肝动脉造影证实肝右叶肿瘤(箭头所示)。

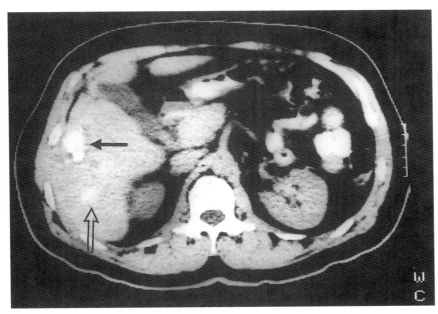

**图 31.13**　与图 31.11 和图 31.12 为同一例患者。肝内动脉碘化油造影 9 天后,CT 扫描显示造影剂被右叶肿瘤(箭头所示)摄取,较后位置可见另一个可疑的肿瘤(空心箭头所示)。

### 筛查

硬化肝内小的、无症状 HCC 可在对高危患者筛选中做出诊断,偶尔在影像检查时发现或在肝移植时切除的肝中发现。早期确诊很重要。未治疗的具有较好代偿能力的肝疾病（Child A 级）和无症状的 HCC 患者的 1 年存活率为 90%,而有症状患者的 1 年存活率仅为 40%。

高危人群需要进行筛查。这些人为男性、HBsAg 或抗 HCV 阳性、超过 40 岁,以及有慢性肝疾病,特别是肝硬化和巨大再生结节患者。超声比 CT 更敏感,通常随后进行定向细针活检。标本必须从非肿瘤组织中提取,以确定是否伴发肝硬化及是否处于活动期。

应每 4~6 个月进行 1 次 AFP 评估,特别在那些最初检测 AFP 浓度增加或发现巨大再生结节的患者。血清 AFP 正常者也不能排除肿瘤的可能性。

据报道,在小肿瘤并常具有包膜的日本地区筛查成效显著。在南非,肿瘤常常快速生长并具有侵袭性,筛查几乎毫无价值。欧洲介于两者之间。经济因素起一部分作用。在日本,像超声和 AFP 评估等手段属于免费常规检查。很显然,这在世界上的大部分地区是不可能实现的。HCC 的预后极差,以致在费用是重要考虑因素的地区,人们可能不愿意参加筛查,特别是在没有确定死亡率将因此降低时[15,18]。

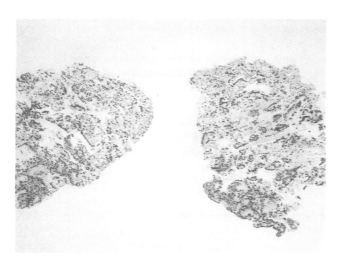

图 31.14 超声引导下的细针抽吸取得的一群HCC细胞。（见彩图）

### 预后和危险因素

前景通常不乐观。乙型肝炎或丙型肝炎进展为肿瘤的时间可以从几年到几十年不等[16]。

肿瘤的生长速率存在很大差异，且与存活者相关。意大利无症状患者肿瘤体积倍增时间从 1~19 个月不等，平均时间为 6 个月。在非洲，HCC 生长很快。据推测，原因可能与遗传、营养不良、辅助因子（如黄曲霉毒素）或者流动性非洲矿工诊断较晚有关。

小肿瘤（直径小于 3cm）1 年生存率为 90.7%，2 年生存率为 55%，而 3 年生存率仅为 12.8%。浸润性肿瘤较膨胀性肿瘤预后更差。存在完整包膜是一个好征象。尽管硬化是主要危险因素，但巨大的再生结节（直径至少 1cm）和低回声结节才是特有的癌前病变[27,94]。

肝疾病的严重程度与发生 HCC 的可能性相关。年龄小于 45 岁的患者比年龄较大患者生存期长。肿瘤体积超出肝脏 50%，血清白蛋白低于 3g/dL，以及血清胆红素水平升高，表明预后不良。

如果患者 HBsAg 或 HCV 抗体呈阳性，那么发生 HCC 的危险会增加。

在高流行地区，乙型或丙型肝炎感染会使慢性肝炎和肝硬化患者不断增加。肺转移可能进一步降低存活率。

在临床试验和在那些选择接受常规疗法受益的患者，预后指数特别有价值[8]。Okuda 分期系统根据肿瘤大小、有无腹水及血清胆红素水平（表 31.2）进行分期。

肝癌意大利（CLIP）评分是以 Child 分级、肿瘤形态学和范围、AFP 水平和门静脉血栓等为基础。它可能提供比 Okuda 分期更准确的预后信息。

### 外科治疗（见图 31.6）

虽然有各种各样的治疗选择，但唯一可能治愈的方法是切除或肝移植。

与 CT 或超声相比，多普勒成像，特别是增强 MRI 能显示更小的肿瘤。因此，适合切除的候选者人数减少。在拟行外科手术前进行腹腔镜超声检查能避免不必要的手术[60]。

#### 手术切除

肝部分切除后，DNA 合成增加，残留的肝细胞变得更大（肥大），有丝分裂增加（增生）。非硬化肝可被切除 90% 并且最终存活。

HCC 能行切除术的仅占 3%~30%，成功与否取决于肿瘤大小（直径小于 5cm）、位置，特别是与大血管的关系，以及是否存在血管侵犯，是否存在包膜，有无卫星病灶及病灶的数量（表 31.3）。多病灶复发率较高，存活时间短。

肝硬化不是明确的手术禁忌证，但其与较高的术中和术后并发症发病率和死亡率相关。非肝硬化的手术死亡率低于 3%，但肝硬化为 23%。硬化均为 Child A 级。过度扩大切除可导致肝脏功能失代偿。手术时必须考虑患者的年龄和全身性疾病。

胸部 X 线检查、CT 扫描或 MRI 及同位素骨扫描可发现转移。其他部位的转移症状或体征（图 31.15）也需进行研究。

切除效果的改善是基于对肝脏分段解剖的充分认识。肝左叶切除相对容易；右叶切除相对困难；小肿瘤可通过肝段切除术切除；在其他情况下，肝叶切除

表 31.2 Okuda 分期系统[75]

| 标准 | 切除 |
| --- | --- |
| 肿瘤大小 * | >50% (+)；<50%(−) |
| 腹水 | 可探测到(+)，无(−) |
| 白蛋白 | <3g/L(+)，>3g/L(−) |
| 胆红素 | >3mg/L(+)，<3mg/L(−) |
| **分期** | **生存期（月）★** |
| Ⅰ：没有(+) | 8.3 |
| Ⅱ：1~2(+) | 2.0 |
| Ⅲ：3~4(+) | 0.7 |

* 肿瘤最大横截面积占肝脏最大横截面积的百分比。

★ 未经治疗。

**表 31.3　HCC 切除因素**

小于 5cm

仅局限于 1 个叶

包膜

血管侵犯

硬化等级

年龄和全身疾病

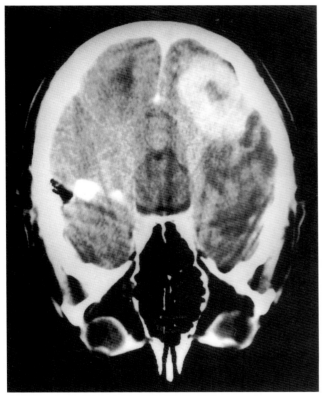

**图 31.15**　脑 MRI 显示 HCC 患者大的枕部转移灶。

术或肝三段切除术可能是必要的,但需要足够的肝功能作保证。术后效果与肿瘤边缘的广泛切除,肝静脉或门静脉中无瘤栓形成且无明显肝内转移相关。

3 年生存率为 30%~40%,每年有 25% 的患者复发。

#### 肝移植

肝移植用于肿瘤切除后不能存活的晚期肝硬化 (Child B 和 C 级)患者。然而,如果受体的肿瘤巨大,或者被认为已不适合切除,那么移植效果特别差。如果肿瘤大于 5cm,由于移植后复发率高,故不能进行移植。肝移植对单个小肿瘤(5cm 或更小)和不多于 3 个的肿瘤结节(3cm 或更小)效果较好。

肝移植 5 年存活率大约为 20%。肝脏是复发的常见部位,大约 65% 的患者会复发。HBsAg 或 HCV 抗体阳性患者预后相当差,因为病毒会再感染新肝脏 (见第 38 章)。当在筛查中发现肿瘤或为另一适应证进行移植时,效果较好。

对肿瘤小于 5cm 患者,在切除和移植之间进行选择是相当困难的。一般来说,对肝功能较差者更适合移植。但是这种选择也依赖于内科医生和外科医生的专业知识以及获得供体肝的可能性。

当肿瘤复发或肝功能恶化且供肝紧缺时,切除后进行补救性移植也是一种选择[62]。

### 非手术治疗(图 31.16)

#### 全身疗法

静脉应用米托蒽醌,每 21 天为一个疗程,结果令人失望,反应率仅为 27.3%[21]。

他莫昔芬治疗不能延长存活期[14]。

对 HCV 阳性患者进行干扰素治疗可降低后期 HCC 的危险,特别是当患者是持续应答者[98]。从肿瘤生长速度或患者生存期来看,干扰素对晚期 HCC 患者治疗无效[59]。

#### 经动脉栓塞术

经股动脉和腹腔干的肝动脉导管插管术阻断肿瘤的供应血管,可以输入高浓度化疗药物,但供应肿瘤的动脉侧支形成最终限制了其疗效。

栓塞术用于不能切除的肿瘤,也可被用作控制 HCC 破裂引起腹腔内出血的紧急措施。

此方法在应用局部或全身麻醉和抗生素下进行。门静脉必须是开放的,然后用明胶海绵(有时加用多柔比星或铂制剂),栓塞供养肿瘤的肝动脉分支 (图 31.17 和图 31.18)。肿瘤经历完全或部分坏死过程。

副作用包括疼痛(可能是很严重的)、发热、恶心、脑病、腹水和转氨酶急剧升高,AFP 下降。其他并发症有脓肿形成和异位栓塞。

HCC 对放射治疗不敏感。

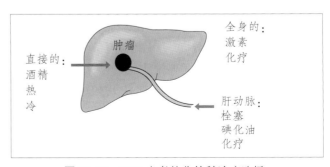

**图 31.16**　HCC 患者的非外科治疗选择。

栓塞术的效果可从无效到存活期延长。预后取决于肿瘤类型和范围、大小、门静脉受累、腹水和黄疸等因素。所有无包膜的肿瘤栓塞术效果都不理想。如果栓塞治疗后症状明显减轻且肿瘤明显缩小，则说明此方法有效(图 31.19 和图 31.20)。

碘化油是一种碘化的罂粟种子油,将其灌注肝动脉后在肿瘤中贮留 7 天或更久,但却可从非肿瘤肝中消失(见图 31.13)。这对显示非常小的肿瘤有价值。碘化油用于将亲脂抗癌药物(如表柔比星或碘化油 [131]I)靶向运送到肿瘤,这些药物都能延长存活期。3~6 个月后可进行重复治疗。

术前用碘化油经动脉化学栓塞可使肿瘤缩小并延长切除或移植后的存活期[61]。切除后,在动脉内 [131]I 标记碘化油灌注辅助治疗可降低复发率并延长总体存活期[51]。

不幸的是,残存的肿瘤细胞常常存在于肿瘤中和周围,完全治愈是不可能的。

### 经皮乙醇注射

这种方法最初用于已无其他任何疗法可选择的晚期患者[57]。现在用于小肿瘤(小于 5cm),通常数量上不超过 3 个。应在超声或 CT 引导下进行经皮注射(表 31.4)。

患者可在门诊接受治疗,1 周 2 次,用 2~12mL 无水酒精,注射 3~15 次。另外,在全身麻醉下,一次可用较大剂量治疗较大肿瘤[57]。这种治疗会造成肿瘤内动脉血栓和随后肿瘤局部缺血而出现的凝固坏死。这种方法仅用于有包膜的肿瘤,肿瘤极少完全坏死,MRI 可用于显示其治疗效果。

虽然对手术切除而言,注射是很初级的,但如果肿瘤复发此疗法可以重复使用。注射法可治疗多发肿瘤,还可用于控制肿瘤破裂出血,副作用与栓塞术相似。Child A 级的 3 年存活率是 71%,而 Child B 级是 41%[58]。

总体复发与肿瘤大小和瘤周包膜有关。12 个月复发率为 15.6%,24 个月为 45.1%[46]。经皮乙酸注射可能比乙醇注射具有更低的复发率和更长的存活期[71]。

经皮微波凝固对小的、分化良好的肿瘤有用[82]。

也应用射频消融[31]。

### 靶向基因转导

这种方法可传递对恶性细胞特异,但对正常组织无损害的治疗性基因。

病毒载体(如腺病毒)是有效的,但可使宿主发生免疫反应而限制重复应用[78]。DNA 结合的阳离子两亲化合物(胆固醇-精胺),一种肿瘤反应性单克隆抗体,已被用于向 HCC 细胞进行基因转导[67]。

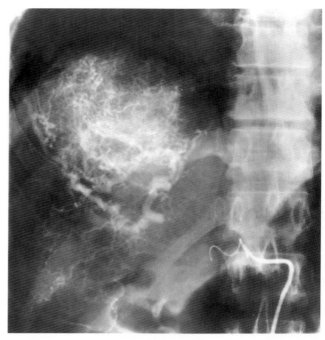

**图 31.17** 选择性肝血管造影显示肝右叶有一个巨大 HCC。

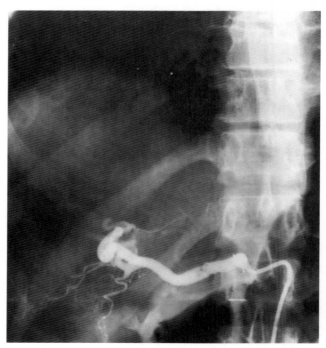

**图 31.18** 与图 31.17 是同一例患者。明胶海绵肝动脉栓塞后阻塞了肿瘤的血供。

### 结论

肝细胞癌仍然是一种致死性疾病。在一项有 123 例 I 期 HCC 患者(通常伴有肝硬化)参加的大规模试验中,所有治疗均增加了存活的可能性(图 31.21)[3]。然而,切除、肝移植和经动脉碘油栓塞之间没有任何差别。各种方法几乎都未经过前瞻性临床试验验证,只是将其与组织学对照或未治疗者进行比较。在较好代偿的肝硬化患者,小的有包膜的 HCC 治疗效果改善。然而,更常见的是大肿瘤,患者具有失代偿性肝疾病,从而不能提供有效的治疗。

### 肝纤维板层癌

这种肿瘤多发生于年轻人 (年龄在 5~35 岁),无性别差异[17],表现为有时伴有疼痛的腹部包块,与性激素无关,肝无硬化。

在组织学上,大的、呈多边形的嗜酸性肿瘤细胞团块被成熟纤维组织带分隔开(图 31.22)。这些细胞内含胞浆淡染小体,代表细胞内纤维蛋白原储存。偶尔缺乏纤维间质。

电子显微镜显示胞浆充满线粒体和平行排列的厚的致密的胶原条带。肿瘤细胞被认为属嗜酸瘤细胞。肝细胞内含有由癌细胞产生的过量铜相关蛋白。

血清 AFP 正常。假性甲状旁腺功能亢进可使血清钙水平升高。血清中维生素 $B_{12}$ 结合蛋白[176]和神经降压素也可增加。

CT 显示出一个典型的具有放射状间隔的星状瘢痕,在增强 CT 和 MRI 表现为 10~20 分钟的持续增强[178]。

尽管肿瘤可转移到区域淋巴结,但预后仍然比其他类型的肝癌好(存活期为 32~62 个月)。

治疗方法是外科切除或移植[179]。

### 肝母细胞瘤

这种罕见肿瘤发生在 4 岁以下儿童,男孩和女孩均可受累,而在较大的儿童和成人非常罕见。临床表现为腹部进行性增大,伴有厌食、乏力、发热,黄疸少见。相关表现包括由于肿瘤分泌异位促性腺激素而引起的性早熟、胱硫醚尿症、偏身肥大和肾腺瘤。血清 AFP 水平显著增加。影像学显示有一个侵及邻近器官的肝内占位性病变。可有灶性钙化。血管造影显示原发性肝癌的特点,表现为持续达静脉相的弥漫性实质充血,包绕血管,造影剂积聚,边界不清。

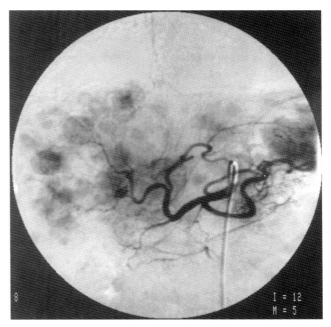

**图 31.19**　原发性回肠癌患者的腹部血管造影见多发、症状性肝转移。

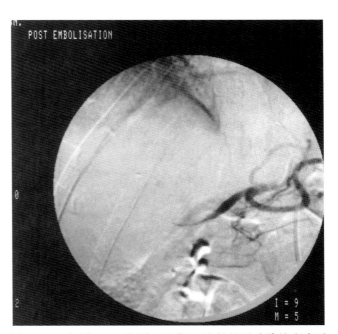

**图 31.20**　与图 31.19 为同一患者。选择性肝动脉栓塞术后肿瘤消失。

**表 31.4　HCC 经皮乙醇注射**

| |
|---|
| 小于 5cm |
| 不超过 3 处病灶 |
| 局部麻醉 |
| 超声或 CT 引导 |
| 2~12mL 无水乙醇 |
| 副作用 |

组织学主要表现为肝的发育期特征,因此可看到畸胎样特征。通常镜下表现是胚胎样的,在腺泡、假性玫瑰花状或乳头状结构中具有胚胎细胞。窦状隙中含造血细胞。混合的上皮–间充质类型显示原始间充质、骨样组织和罕见的软骨、成横纹肌细胞或鳞状灶。

家族性腺瘤样息肉病与肝母细胞瘤之间存在相关性[19]。11 号染色体上的一个基因与其在其他胚胎性肿瘤中一样[19],可能在肝母细胞瘤的发生中起重要的作用。如果肿瘤能切除,预后比原发性 HCC 好,36% 的患者可存活 5 年。

肝移植也是可行的。

术前应用顺铂和多柔比星可减小肿瘤体积,以进行更小范围肝切除术[85]。

## 肝内胆管癌

病原学因素包括华支睾吸虫病、原发性硬化性胆管炎、纤维囊性病、促蛋白合成类固醇和二氧化钍(见第 37 章)。

肿瘤坚硬并且发白。这是一种起源于肝内胆管的腺癌。肿瘤细胞与胆管上皮细胞相似;有时呈乳头状排列;无胆汁分泌;基质与 HCC 的基质不同,因为其由很少或无毛细血管形成的纤维组织组成（图 31.23）。组织学表现不能用来区别肝内胆管细胞癌和转移性腺癌。

角蛋白是胆管上皮的重要的标志物,90%胆管癌

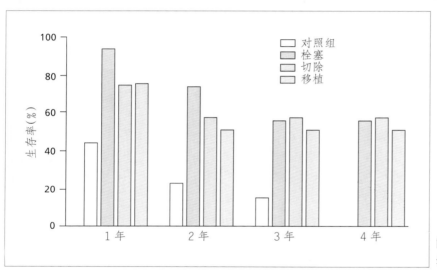

图 31.21　早期（Ⅰ期）HCC 的治疗结果(存活期)[3]。(见彩图)

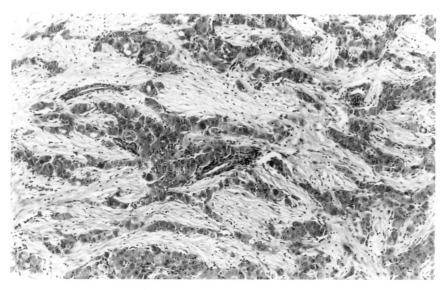

图 31.22　肝纤维体层癌:嗜酸性细胞团块被成熟结缔组织带分隔。(HE 染色,×275)

都发现有角蛋白。

　　肿瘤多见于老年人。临床表现为黄疸显著的肝脏恶性肿瘤的临床特点。血清 AFP 不增高。

　　CT 扫描显示低衰减占位性病变，有时有钙化。通常血管减少。血管造影和 MRI 可显示血管包绕。

　　治疗不令人满意，对化疗无效。

## 肝细胞 – 胆管细胞混合性肝癌

　　这种原发性肝癌可显示有向肝细胞和胆管上皮细胞分化。有些表现为肝细胞癌和胆管细胞瘤发生在同一患者身上，有些含有肝细胞癌和胆管癌之间的过渡成分，有些则是纤维片层肿瘤特征。

　　在肿瘤内，29% 发现细胞内 AFP，52% 发现胆管上皮有角蛋白标志物。

　　临床表现与 HCC 相同。肝硬化可能存在或不存在。

## 其他原发性肝肿瘤

### 囊腺癌

　　这种罕见肿瘤发生于成人，女性更常见。其表现

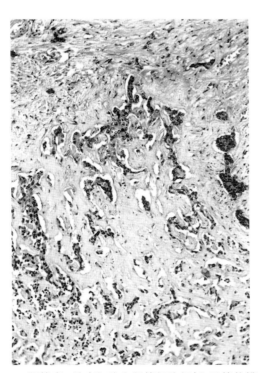

**图 31.23**　胆管癌。肿瘤细胞和胆管细胞相似，以管状排列。细胞呈柱状。基质为致密、纤维状且无血管。(HE 染色，×90)

是腹部胀满、疼痛及体重减轻。

　　巨大肿瘤通常位于肝右叶，呈多囊并含被胆汁染色的、黏液样物质。在组织学上，囊肿由具有乳头状折叠和密集纤维基质的恶性肿瘤细胞包围。最初可能来自于良性囊腺瘤或者先天性囊肿。

　　影像可显示大的、具有多囊特点的占位性病变。

　　手术切除后存活期可达 5 年，预后比胆管癌好。肝移植可行。

### 血管肉瘤（血管内皮瘤）

　　血管肉瘤非常罕见并呈高度恶性，很难与原发性肝细胞癌相鉴别。肝脏胀大，并充满海绵状结节。血管肉瘤属于窦状隙阻塞性疾病范畴，窦状隙阻塞性的疾病还包括紫癜和窦状隙扩张症。这三种疾病可能与氯乙烯、砷、二氧化钍及合成代谢的类固醇相关[24]。血管肉瘤可能并发神经纤维瘤病[53]。

　　在组织学上，充满血液的多孔窦腔被覆高度恶性间变的内皮细胞层，内皮细胞层部分与最原始的胚胎血管的发生相似。分化良好的肿瘤与紫癜性肝炎相似。

　　随着门静脉和肝静脉根的侵袭，巨细胞形成、实体肉瘤灶和窦腔内扩散明显。邻近肝脏表现为胆管增殖和窦状隙内层细胞肥大。

　　在肿瘤细胞中可检测出因子Ⅷ相关抗原和一种内皮细胞标志物。

　　此病多见于老年人。其表现为肝细胞性肝脏疾病，体重减轻和发热、恶病质、血性腹水和 2 年内死亡，使病程急速缩短。

　　肝脏听诊可听到杂音。据报道，肿瘤内和分布于血管内血栓中的血小板可被消耗。偶见伴腹水和肝肿大而病程呈慢性发展达多年的病例[10]。

　　扫描显示肝中多发缺损病灶（图 31.24），右膈肌升高。

　　预后非常差，罕见肿瘤对放疗敏感。

### 胶质二氧化钍

　　胶质二氧化钍是由放射性钍的同位素合成二氧化钍的胶体溶液组成，这种钍的同位素主要释放 α 射线，半衰期为 $1.3 \times 10^6$ 年。胶质二氧化钍曾在放射学中当做一种造影剂，如果血管内注射，可在数年后发生原发性肝肿瘤。肝细胞或胆管癌的潜伏期约为 20 年，血管内皮瘤的潜伏期约为 15 年。腹部 X 线平片检查显示肝和脾中持续存在这种同位素，并且被肝组织放射自显影证实。总体计数可用于定量患者体内的放射

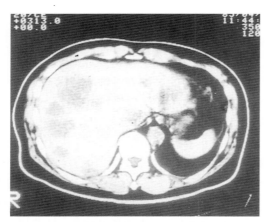

图 31.24　血管内皮瘤。CT 显示多病灶结节。

活性。即使不发生肝肿瘤也可导致肝硬化。

### 上皮样血管内皮瘤[39]

这种罕见的成人肿瘤，主要发生于女性，通常生长缓慢，低度恶性，但能快速进展。偶尔出现腹部胀满和疼痛，伴有黄疸或腹腔积气。

显微镜显示肿瘤细胞呈树突状和内皮样，并浸润窦状隙和大小不一的肝静脉。基质可出现炎症、硬化和钙化。

肿瘤细胞中内皮标志物（因子Ⅷ抗原和凝集素：UEA-Ⅰ）的组织化学检测证实具有诊断价值。

由于纤维化，超声、CT 和 MRI 显示伴有包膜退缩、融合周围组织的肝脏肿块。增强 CT 显示低衰减肿瘤，外周或衰减的改变与充血的边缘相关。MRI 显示在 $T_2$ 像呈高信号的许多病灶周围的低信号晕图。

预后比血管肉瘤好，但肿瘤能转移。治疗方法必须考虑外科切除和肝移植[43,52]。

### 肝未分化肉瘤

这是一种极其罕见的肿瘤，肝组织学检测显示其是从较原始状态的 HCC、血管肉瘤或上皮样血管内皮瘤分化而来的，必须排除肉瘤从附近组织如胸廓、膈或后腹膜扩散。

肿瘤通常发生于儿童[56]，但也见于成人[28]。

组织学是典型的肉瘤表现。网状纤维染色显示纤维特征性的均匀分布。

显著的临床表现是发热和腹部肿块。可发生低血糖。病程极短，存活期约 2 个月。

影像显示多个小腔的实体囊状病灶。可以注意到右心房和下腔静脉钙化和侵袭。血管造影显示多血管

状态，因囊性变的程度不同而表现不同。

化疗无效，进行肝移植几乎是不可能的。

## 肝脏的良性肿瘤（见第 30 章）

### 间叶性错构瘤[20]

通常以肝右叶巨大囊性肿物形式出现在 0~2 岁患儿[50]，可累及成年人。起源于门脉区域的组织，组织学表现为肝细胞、胆管上皮细胞、间叶细胞成分和胞囊的混合物。可见髓外造血功能。由于早期的缺血性改变，病灶可能由反常的单血管供血进展为间质性胞囊[55]。

治疗方法为外科手术切除，但在一些病例中，穿刺抽吸及认真随访也值得考虑。

## 副肿瘤性肝病

肝脾大常伴有胆汁淤积、发热、体重下降、血清球蛋白和碱性磷酸酶升高，从而使无肝转移的肾上腺样瘤变得复杂[91]。肝活检表现为非特异性细胞浸润，肝外软组织肉瘤也有报道[77]。如果切除肿瘤。这些改变是可逆的。肝脏变化的机制目前尚不清楚。

## 肝脏转移癌

不管原发灶血液是否通过体循环系统或门静脉系统回流，肝脏都是血行转移最常见的部位。癌症中大约有 1/3（包括 1/2 的胃癌、乳腺癌、肺癌和源于肠道的癌症）可见肝脏转移。其他常见的原发性肿瘤还包括食管癌、胰腺癌和恶性黑色素瘤，前列腺癌和卵巢癌极少见肝脏转移。

### 病原学

邻近器官的肿瘤、癌细胞沿淋巴管逆向或沿血管扩散而侵犯肝脏是不常见的。

门脉癌栓　原发于子宫、卵巢、肾脏、前列腺或膀胱的肿瘤可通过门脉扩散到其邻近组织，从而导致肝脏转移性癌栓。但是，这种情况极为少见。

由于组织切片表现受到肝内转移的干扰，显微镜下很难确定肝动脉的种植情况。这种情况很常见。

### 病理学

有时肝脏仅有 1 或 2 个微小结节，有时整个肝脏巨大且布满了转移灶。重达 5000g 的肝脏并不少见，据说有一个肝脏竟达 21.5kg。肿块通常为白色，界限

清楚。癌细胞与纤维间质的比例决定其密度。偶见中央区软化、坏死和出血。由于中央区坏死、血供不足，肝脏表面可见特征性脐状改变，肝脏周围可见肝周炎症。肿块周围区域静脉充血。常见门脉受侵。尽管可能被包绕，但动脉很少见血栓。

肿瘤细胞通过血管周围的淋巴组织或直接侵及门静脉主干而使转移快速且广泛。

注射造影研究表明，相对于 HCC 而言，转移灶的肝动脉血供不是增加而是减少，特别是源于胃肠道的肿瘤更加明显。

### 组织学

在肝脏中的继发沉积物可以再现原发病灶组织。然而，情况并不都是如此。许多原发肿瘤可能分化良好，而继发沉积物可能极端退化，以致无法追溯其来源(图 31.25)。

### 临床表现

临床上，有时会出现肝转移表现或远处原发灶表现，但通常两种情况并存。

患者主述不适感、疲乏或体重下降。肝脏增大可引起腹部膨隆、感觉迟钝。有时腹痛剧烈，呈间歇性，类似胆绞痛。可见发热和出汗。

由于体重下降，患者身体瘦弱，而腹部膨隆。肝脏大小正常，或者增大以致右上腹部明显突出。肿瘤沉积物质硬，呈中央凹陷的脐状，并可闻及摩擦音。因为沉积物内无血管，故无法听到动脉杂音。常见脾大。有轻度或无黄疸，严重黄疸表明主要胆管受累。

下肢水肿伴静脉曲张并波及腹壁，表明在肝脏后面的下腔静脉阻塞。

右锁骨上可见淋巴结转移。

胸腔积液提示有肺部转移。

腹水多见于腹膜受侵，少见于门脉癌栓。门脉高压可继发出血。乳腺癌、结肠癌和小细胞肺癌肝转移可引起阻塞性黄疸[40]。

巨大肝脏形成的最常见原因是继发的恶性沉积物。

低血糖少见，通常主要见于肉瘤。广泛的肿瘤浸润和实质梗死可导致暴发性肝衰竭，但很少见[32]。

与血管收缩异常及先天性肺动脉狭窄相关的恶性肿瘤，常可见多发肝转移灶。

除胆管完全阻塞外，粪便颜色均正常。如果原发病灶位于消化道，那么便潜血呈阳性。

### 实验室研究

#### 生化检测

即使是巨大肝脏，也保留有足够的维持正常肝功

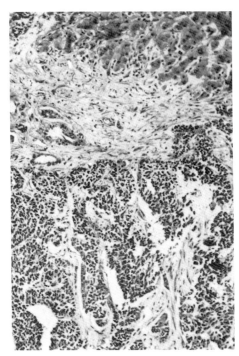

图 31.25 退化的肝脏继发肿瘤。肿瘤由片状未分化的恶性细胞组成。上部可见正常肝细胞。支气管原发灶位于胸部，X 线片未显示。(HE 染色，×110)

能的肝组织。肝内小胆管受压并不会出现黄疸，未累及的胆管区可以从闭塞区外分泌胆红素。血清总胆红素高于 2mg/dL（34μmol/L）表明肝门区胆管主干受累。

**生化检测** 肝转移可见血清碱性磷酸酶或乳酸脱氢酶升高，转氨酶也可升高。如果血清胆红素、碱性磷酸酶、乳酸脱氢酶和转氨酶均正常，那么不存在肝转移的概率为 98%[41]。

血清白蛋白浓度正常或轻度降低。血清球蛋白水平可以正常或轻度升高，偶见异常升高。电泳显示 $\alpha_2$ 球蛋白或 $\gamma$ 球蛋白升高。

血清 CEA 可升高。

腹水检测显示蛋白升高，偶见 CEA，乳酸脱氢酶高于血清值 3 倍以上。

#### 血液学

异形白细胞增多相当常见，报道称有时甚至可达 40 000~50 000/mm³。可存在轻度贫血。

### 细针穿刺肝脏组织活检

活检穿刺针在超声、CT 或腹腔镜引导下直接到达病灶。肿瘤组织呈特征性白色且较脆。如果无法获取柱状组织，任何血凝块或组织碎片均应该进行检查。增生和异常的胆管、水肿的汇管区异形细胞和局

灶性的窦状扩张均提示周围有转移灶[30]。

组织学检查并不一定能诊断出原发病灶的位置，特别是尚未分化的肿瘤细胞(见图 31.25)。针吸的细胞学检查和组织活检的接触标本均可引起轻度癌细胞扩散。

如果样品较少，组织化学研究对于细胞学而言特别有价值。肝细胞特异性单克隆抗体可以用来区分原发性和转移性肝脏肿瘤[96]。

随着肿瘤的扩散，肝脏大小和可触及结节的发展，获得肝组织穿刺活检阳性结果的机会增多。

### 放射学[95]

腹部平片可证实肝脏巨大。可见横隔膜升高且轮廓不规则。肝脏肿瘤的钙化很少出现，多见于原发癌或血管瘤，以及来源于结肠、乳腺、甲状腺或支气管的继发肿瘤。

胸部放射线片可显示肺部相关的转移。

#### 扫描

扫描通常可发现直径 2cm 的病灶。病灶数量、大小和位置的成像对于诊断和评估手术的可能性非常重要[89]。

超声通常能显示病灶的回声。静脉内注入肝脏特异性微泡增强剂，可以在超声检查中发现小于 1cm 的转移灶[33]。

CT 显示转移病灶为低衰减损伤(图 31.26)。来源于结肠的转移灶通常存在一个巨大的无血管中心，四周伴有高密度环状积聚物。

螺旋 CT 在静脉注射造影剂后呈三相改变：动脉相、门脉相和平衡相。大于 1cm 的转移灶可显影，而且在门脉相显示最为清楚。CT 动脉门静脉造影术的敏感性更高(图 31.27A，见图 5.15)。

转移灶在 MRI 的 $T_1$ 加权像显示为低或正常强度，在 $T_2$ 加权像显示为高强度 (图 31.27B 和图 31.28)。给造影剂后，转移灶并不增强。

MRI 在钆增强后的肝动脉显示相可能优于 CT[96]。它并不昂贵，并且很少有伪影。

MRI 可以提供关于肝脏血管解剖的重要信息。

### 特殊的诊断性问题

血清胆红素、转氨酶和碱性磷酸酶轻度升高提示存在肝转移。穿刺组织活检、扫描和腹腔镜均有利于诊断。

当原发部位不明确时，必须考虑乳腺、甲状腺和肺原发的可能性。便潜血阳性提示胃肠道恶性肿瘤。皮肤肿瘤切除和存在黑色素瘤提示恶性黑色素瘤转移。对疑似的胰腺肿瘤，行 ERCP 有益于诊断。细针肝脏组织活检阳性率高，并且可提示原发肿瘤部位。不过即便如此，这仅提示鳞癌、硬癌、柱状上皮癌和未分化癌，肿瘤的原发部位仍不清楚。

### 预后

预后取决于肿瘤的原发部位和恶性程度。一般来说，确诊为肝转移的患者均在 1 年内死亡。继发于结直肠癌的转移，预后最好。

### 治疗

治疗并不令人满意。那些即使不治疗预后也很好的患者，例如直肠癌肝转移，应尽量治疗。大多数公布的研究结果是无对照的，可能始终如此。治疗应该达到最大限度减缓肿瘤生长，并且将非预期的副作用降到最低[9]。

全身化疗的选择取决于肿瘤的类型。联合化疗采用 5-氟尿嘧啶(5-FU)[54]或米托蒽醌、甲氨蝶呤和甲环乙亚硝脲，但是副作用很大，对乳腺癌转移效果最好。

对于结肠、直肠癌的转移，5-FU 与四氢叶酸联合使用具有生物化学调节作用，应答率升高，但平均生存期无延长，约为 12 个月。

#### 肝动脉灌注化疗

细胞毒性药物可以通过肝动脉导管直接输送到肿瘤。通常采用外科方法将导管经胃与十二指肠动脉插入肝动脉。胆囊被切除。药物通常选择 5-氟尿嘧啶(FUDR)。

副作用包括败血症、导管插入失败、消化道溃疡、化学性胆囊炎和肝炎。19%~25% 的患者因为化学性

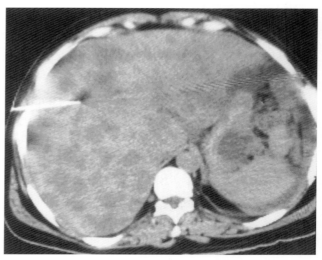

**图 31.26** 结肠内原发肿瘤的肝转移 CT 扫描。一枚组织活检针直接穿入其中一个病灶。

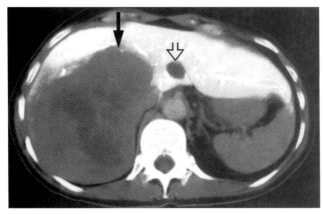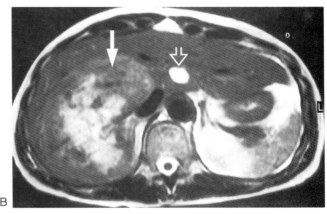

图 31.27 (A)CT 动脉门脉造影。肝右叶可见结肠癌的巨大肝转移(箭头所示)。左叶可见一囊肿(空心箭头所示)。(B)同一患者在 MRI 快速旋转回声 $T_2$ 加权像显示右叶转移(箭头所示)。再次显示左叶单一囊肿(空心箭头所示)。(Courtesy of Dr Jon Tibballs.)

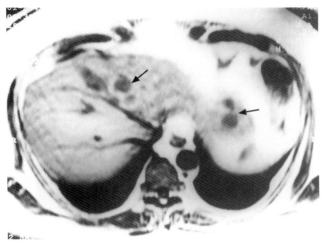

图 31.28 MRI 显示肝脏左、右叶上沿血管生长的多个转移灶(箭头所示)。

硬化性胆管炎引起血清胆红素升高。

### 消融治疗

冷冻手术是通过液氮使探针温度降至 0℃以下来冻融肿瘤的[1]。它可以提高肿瘤的切除率,也适用于治疗不能切除的肿瘤。

其他正处于研究阶段的局部治疗方法包括:微波、无线电频、高强度超声聚焦和裂隙激光凝固法[9]。它们的治疗作用还有待进一步确定。

### 结肠、直肠癌肝转移

肝脏最常见结肠、直肠癌的转移。大约 20% 的患者在最初诊断时就有肝转移。在实施外科手术无明显转移的患者中,50% 将产生肝转移。通过治疗,仅 20% 的患者可生存约 2 年。

当转移灶生长缓慢、为单发病灶并位于肝被膜下时,可采取手术切除。大约 10% 的患者可进行切除术,在有经验的术者,围术期患者死亡率低于 5%,总的 5 年存活率为 25%~46%[9]。若转移灶小于 4 枚并且无肝外复发或其他疾病,可以采取切除术。术中超声检查对于诊断转移是必要的,也可能改变治疗方案。外科医生在术中必须做好调整切除计划的准备,有 10%~15% 的患者不得不放弃切除术。通常仅进行叶切除术或段切除术。

一项纳入 607 例转移瘤切除的多中心报告显示,在所有的患者中,53% 的患者出现肝脏复发,53% 可见肺部转移[37]。66% 的患者在第 1 年复发,25% 的患者存活且无瘤生存 5 年。距肿瘤边缘 1cm 切除肿瘤,CEA 小于 200mg/mL,且肝脏切除小于 1000g 的患者,40% 以上患者无瘤生存期可达 5 年。在另一个纳入 150 例的报告中,病灶完全切除者(46%)平均存活期为 37 个月,未完全切除者(12%)存活期为 20.2 个月,未切除者(52%)存活期为 16.5 个月[90]。

行切除术后约 60% 的患者会复发,所以必须考虑到二次手术。手术方式与第一次手术类似。

患者可以采用可植入泵进行持续性肝动脉灌注化疗,共 6 个疗程(每个疗程 14 天),疗程间休息 1 周。切除术后 4 周开始动脉和全身化疗能够提高患者 2 年生存率。HA-5-FU 和地塞米松联合化疗的 2 年存活率是 86%,单药化疗 2 年存活率是 72%。

### 转移性类癌

小肠类癌可见肝脏或淋巴结的转移。胃和胰腺的神经内分泌肿瘤也容易转移至肝脏。

外科手术切除可以使症状长期缓解,并且延长生存期[6,48]。外科手术可以很容易地切除肿瘤。

肝动脉闭塞和栓塞可以抑制肿瘤生长（见图31.19和图31.20）。有选择性地对类癌转移患者进行肝移植，5年存活率可达69%。

Octeotride（一种生长激素抑制素类似物）可以抑制5-HT释放，并且减少潮热和腹泻。铟标记的奥曲肽已经被用于闪烁摄影显像技术（见图5.1）[6]。

[111]In标记的Octeotride正被研究用于受体靶向治疗。

（张清泉 吴荻 译 孙兆黎 校）

## 参考文献

1 Adam R, Akpinar E, Johann M et al. Place of cryosurgery in the treatment of malignant liver tumours. Ann. Surg. 1997; 225: 39.

2 Anthony PB. Liver cell dysplasia: what is its significance? Hepatology 1987; 7: 394.

3 Bronowicki J-P, Nisand G, Altieri M et al. Compared results of resection (RX), orthotopic liver transplantation (OLT) and transcatheter oily chemoembolization (TOCE) in the treatment of Okuda's stage 1 hepatocellular carcinoma (HCC). Gastroenterology 1993; 104: A881.

4 Buys CHCM. Telomeres, telomerase and cancer. N. Engl. J. Med. 2000; 342: 1282.

5 Cady B, Stone MD, McDermott WV Jr et al. Technical and biological factors in disease-free survival after hepatic resection for colorectal cancer metastases. Arch. Surg. 1992; 127: 561.

6 Caplin ME, Buscombe JR, Hilson AJ et al. Carcinoid tumour. Lancet 1998; 352: 799.

7 Chen M-F, Jan Y-Y, Jeng L-B et al. Obstructive jaundice secondary to ruptured hepatocellular carcinoma into the common bile duct. Cancer 1994; 73: 1335.

8 Chevret S, Trinchet J-C, Mathieu D et al. A new prognostic classification for predicting survival in patients with hepatocellular carcinoma. J. Hepatol. 1999; 31: 133.

9 Choti MA, Bulkely GB. Management of hepatic metastases. Liver Transplant Surg. 1999; 5: 65.

10 Chowdhury AR, Black M, Lorber SH et al. Hemangioendotheliomatosis of the liver: a 12 year follow-up. Gastroenterology 1977; 72: 157.

11 Clain D, Wartnaby K, Sherlock S. Abdominal arterial murmurs in liver disease. Lancet 1966; ii: 516.

12 CLIP Group (Cancer of the Liver Italian Program). Tamoxifen in treatment of hepatocellular carcinoma: a randomized controlled trial. Lancet 1998; 352: 17.

13 CLIP Investigators: Prospective validation of the CLIP score: a new prognostic system for patients with cirrhosis and hepatocellular carcinoma. Hepatology 2000; 31: 840.

14 Collier JD, Carpenter M, Burt AD et al. Expression of mutant p53 protein in hepatocellular carcinoma. Gut 1994; 35: 98.

15 Collier J, Sherman M. Screening for hepatocellular carcinoma. Hepatology 1998; 27: 273.

16 Colombo M. Hepatocellullar carcinoma. J. Hepatol. 1992; 15: 225.

17 Craig JR, Peters RL, Edmondson HA et al. Fibrolamellar carcinoma of the liver: a tumour of adolescents and young adults with distinctive clinico-pathologic features. Cancer 1980; 46: 372.

18 Di Bisceglie AM, Carithers L Jr, Gores GJ. Hepatocellular carcinoma. Hepatology 1998; 28: 1161.

19 Ding S-F, Michail NE, Habib NA. Genetic changes in hepatoblastoma. J. Hepatol. 1994; 20: 672.

20 Dooley JS, Li AKC, Scheuer PJ et al. A giant cystic mesenchymal hamartoma of the liver: diagnosis, management, and study of cyst fluid. Gastroenterology 1983; 85: 958.

21 Dunk AA, Scott SC, Johnson PJ et al. Mitoxantrone as a single agent therapy in hepatocellular carcinoma. A phase II study. J. Hepatol. 1985; 1: 395.

22 El-Serag HB, Mason AC. Rising incidence of hepatocellular carcinoma in the United States. N. Engl. J. Med. 1999; 340: 745.

23 Erlitzki R, Minuk GY. Telomeres, telomerase and HCC; the long and the short of it. J. Hepatol. 1999; 31: 939.

24 Falk H, Thomas LB, Popper H et al. Hepatic angiosarcoma associated with androgenic-anabolic steroids. Lancet 1979; ii: 1120.

25 Fausto N. Mouse liver tumorigenesis: models, mechanisms and relevance to human disease. Sem. Liver Dis. 1999; 19: 243.

26 Fernandez M, Del P, Redvanly RD. Primary hepatic malignant neoplasms. Radiol. Clin. North Am. 1998; 36: 333.

27 Ferrell L, Wright T, Lake J et al. Incidence and diagnostic features of macroregenerative nodules vs. small hepatocellular carcinoma in cirrhotic livers. Hepatology 1992; 16: 1372.

28 Forbes A, Portmann B, Johnson P et al. Hepatic sarcomas in adults: a review of 25 cases. Gut 1987; 31: 668.

29 Gerber MA, Shieh YSC, Shim K-S et al. Detection of replicative hepatitis C virus sequences in hepatocellular carcinoma. Am. J. Pathol. 1992; 141: 1271.

30 Gerber MA, Thung SN, Bodenheimer HC Jr et al. Characteristic histological triad in liver adjacent to metastatic neoplasm. Liver 1986; 6: 85.

31 Goldberg SN, Gazelle GS, Solbiati L et al. Ablation of liver tumours using percutaneous RF therapy. Am. J. Roentgenol. 1998; 170: 1023.

32 Harrison HB, Middleton HM III, Crosby JH et al. Fulminant hepatic failure: an unusual presentation of metastatic liver disease. Gastroenterology 1981; 80: 820.

33 Harvey CJ, Blomley MJK, Eckersley RJ et al. Pulse-inversion mode imaging of liver specific microbubbles: improved detection of subcentimetre metastases. Lancet 2000; 355: 807.

34 Hood DL, Bauer TW, Leibel SA et al. Hepatic giant cell carcinoma: an ultrastructural and immunohistochemical study. Am. J. Clin. Pathol. 1990; 93: 111.

35 Hsia CC, Axiotis CA, Di Bisceglie AM et al. Transforming growth factor alpha in human hepatocellular carcinoma and coexpression with hepatitis B surface antigen in adjacent liver. Cancer 1992; 70: 1049.

36 Hsu H-C, Huang A-M, Lai P-L et al. Genetic alterations at the splice junction of p53 gene in human hepatocellular carcinoma. Hepatology 1994; 19: 122.

37 Hughes KS, Simon R, Songhorabodi S et al. Resection of the liver for colorectal carcinoma metastases: a multiinstitutional study of patterns of recurrence. Surgery 1986; 100: 278.

38 Ichikawa T, Federle MP, Grazioli L et al. Fibrolamellar hepatocellular carcinoma: imaging and pathologic findings in 31 recent cases. Radiology 1999; 213: 352.

39 Ishak KG, Sesterhenn IA, Goodman MZD et al. Epithelioid haemangioendothelioma of the liver: a clinicopathologic and follow-up study of 32 cases. Hum. Pathol. 1984; 15:

839.

40 Johnson DH, Hainsworth JD, Greco FA. Extrahepatic biliary obstruction caused by small-cell lung cancer. *Ann. Intern. Med.* 1985; **102**: 487.

41 Kamby C, Kirksen H, Vejborg I *et al.* Incidence and methodologic aspects of the occurrence of liver metastases in recurrent breast cancer. *Cancer* 1987; **59**: 1524.

42 Keeley AF, Iseri OA, Gottlieb LS. Ultrastructure of hyaline cytoplasmic inclusions in a human hepatoma: relationship to Mallory's alcoholic hyalin. *Gastroenterology* 1972; **62**: 280.

43 Kelleher MB, Iwatsuki S, Sheahan DG. Epithelioid hemangioendothelioma of the liver. Clinicopathological correlations in 10 cases treated by orthotopic liver transplantation. *Am. J. Surg. Pathol.* 1989; **13**: 999.

44 Kemeny N, Huang Y, Cohen AM *et al.* Hepatic arterial infusion of chemotherapy after resection of hepatic metastases from colorectal cancer. *N. Engl. J. Med.* 1999; **341**: 2039.

45 Kew MC. Virchow–Troisier's lymph node in hepatocellular carcinoma. *J. Clin. Gastroenterol.* 1991; **13**: 217.

46 Khan KN, Yatsuhashi H, Yamasaki K *et al.* Prospective analysis of risk factors for early intrahepatic recurrence of hepatocellular carcinoma following ethanol injection. *J. Hepatol.* 2000; **32**: 269.

47 Kojima H, Yokosuka O, Kato N *et al.* Quantitative evaluation of telomerase activity in small liver tumours: analysis of ultrasonography-guided liver biopsy specimens. *J. Hepatol.* 1999; **31**: 514.

48 Kulke MH, Mayer RJ. Carcinoid tumours. *N. Engl. J. Med.* 1999; **340**: 858.

49 Kusano N, Shiraishi K, Kubo K *et al.* Genetic aberrations detected by comparative genomic hybridization in hepatocellular carcinomas: their relationship to clinicopathological features. *Hepatology* 1999; **29**: 1858.

50 Lack EE. Mesenchymal hamartoma of the liver. A clinical and pathological study of nine cases. *Am. J. Pediatr. Hematol. Oncol.* 1986; **8**: 91.

51 Lau WY, Leung TFT, Ho SKW *et al.* Adjuvant intra-arterial iodine-131-labelled lipiodol for resectable hepatocellular carcinoma: a prospective randomized trial. *Lancet* 1999; **353**: 797.

52 Lauffer JG, Zimmerman A, Krahenbuhl L *et al.* Epithelioid haemangioendothelioma of the liver. A rare hepatic tumour. *Cancer* 1996; **78**: 2318.

53 Lederman SM, Martin EC, Laffey KT *et al.* Hepatic neurofibromatosis, malignant shwannoma and angiosarcoma in von Recklinghausen's disease. *Gastroenterology* 1987; **92**: 234.

54 Leichman CC, Fleming TR, Muggia FM *et al.* Phase II study of fluorouracil and its modulation in advanced colorectal cancer. A South-west Oncology Group study. *J. Clin. Oncol.* 1995; **13**: 1303.

55 Lennington WJ, Gray GF Jr, Page DL. Mesenchymal haemartoma of liver. A regional ischemic lesion of a sequestered lobe. *Am. J. Dis. Child.* 1993; **147**: 193.

56 Leuschner I, Schmidt D, Harms D. Undifferentiated sarcoma of the liver in childhood. Morphology, flow cytometry and literature review. *Hum. Pathol.* 1990; **21**: 68.

57 Livraghi T, Benedini V, Lazzaroni S *et al.* Long-term results of single session percutaneous ethanol injection in patients with large hepatocellular carcinoma. *Cancer* 1998; **83**: 48.

58 Livraghi T, Bolondi L, Buscarini L *et al.* No treatment, resection and ethanol injection in hepatocellular carcinoma: a retrospective analysis of survival in 391 patients with cirrhosis.

59 Llovet JM, Sala M, Castells L *et al.* Randomized controlled trial of interferon treatment for advanced hepatocellular carcinoma. *Hepatology* 2000; **31**: 54.

60 Lo CM, Lai ECS, Liu CH *et al.* Laparoscopy and laparoscopic ultrasonography avoid exploratory laparotomy in patients with hepatocellular carcinoma. *Ann. Surg.* 1998; **227**: 527.

61 Majno PE, Adam R, Bismuth H *et al.* Influence of preoperative transarterial lipiodol chemoembolization on resection and transplantation for hepatocellular carcinoma in patients with cirrhosis. *Am. Surg.* 1997; **226**: 688.

62 Majno PE, Sarasin FP, Mentha G *et al.* Primary liver resection and salvage transplantation or primary liver transplantation in patients with single small hepatocellular carcinoma and preserved liver function: an outcome-orientated decision analysis. *Hepatology* 2000; **31**: 899.

63 Mazzaferro V, Regalia E, Doci R *et al.* Liver transplantation for the treatment of small hepatocellular carcinomas in patients with cirrhosis. *N. Engl. J. Med.* 1996; **223**: 693.

64 Meyer M, Wiedorn KH, Hofschneider PH *et al.* A chromosome 17:7 translocation is associated with a hepatitis B virus DNA integration in human hepatocellular carcinoma DNA. *Hepatology* 1992; **15**: 665.

65 Mitry RR, Sarraf CE, Havlik R *et al.* Detection of adenovirus and initiation of apoptosis in hepatocellular carcinoma cells after Ad-p53 treatment. *Hepatology* 2000; **31**: 885.

66 Miyamoto M, Sudo T, Kuyama T. Spontaneous rupture of hepatocellular carcinoma: a review of 172 Japanese cases. *Am. J. Gastroenterol.* 1991; **86**: 67.

67 Mohr L, Schauer JI, Boutin RH *et al.* Targeted gene transfer to hepatocellular carcinoma cells *in vitro* using a novel monoclonal antibody based gene delivery system. *Hepatology* 1999; **29**: 82.

68 Moriya K, Fujie H, Shintani Y *et al.* The core protein of hepatitis C virus induces hepatocellular cancer in transgenic mice. *Nat. Med.* 1998; **4**: 1065.

69 Nagato Y, Kondo F, Kondo Y *et al.* Histological and morphometrical indicators for a biopsy diagnosis of well-differentiated hepatocellular carcinoma. *Hepatology* 1991; **14**: 473.

70 Nalpas B, Pol S, Thepor V *et al.* Relationship between excessive alcohol drinking and viral infections. *Alcohol Alcoholism* 1998; **33**: 202.

71 Ohnishi K, Youshioka H, Ito S *et al.* Prospective randomized controlled trial comparing percutaneous acetic acid injection and percutaneous ethanol injection for small hepatocellular carcinoma. *Hepatology* 1998; **27**: 67.

72 Oka H, Tamori A, Kuroki T *et al.* Prospective study of alpha-fetoprotein in cirrhotic patients monitored for development of hepatocellular carcinoma. *Hepatology* 1994; **19**: 61.

73 Okuda H, Nakanishi T, Takatsu K *et al.* Measurement of serum levels of des-gamma-carboxy prothrombin in patients with hepatocellular carcinoma by a revised enzyme immuno-assay kit with increased sensitivity. *Cancer* 1999; **85**: 812.

74 Okuda K, Kondo Y, Nakano M *et al.* Hepatocellular carcinoma presenting with pyrexia and leukocytosis: report of five cases. *Hepatology* 1991; **13**: 695.

75 Okuda K, Ohtuki T, Obata H *et al.* Natural history of hepatocellular carcinoma and prognosis in relation to treatment: study of 850 patients. *Cancer* 1985; **56**: 918.

76 Paradinas RJ, Melia WM, Wilkinson ML *et al.* High serum vitamin B12 binding capacity as a marker of the fibrolamellar variant of hepatocellular carcinoma. *Br. Med. J.* 1982; **315**: 840.

*J. Hepatol.* 1995; **22**: 522.

77　Parkin DM, Pisani P, Ferlay J. Estimates of the worldwide incidence of 25 major cancers in 1990. *Int. J. Cancer* 1999; **80**: 827.

78　Qian C, Drozdzik M, Caselmann WH *et al*. The potential of gene therapy in the treatment of hepatocellular carcinoma. *J. Hepatol.* 2000; **32**: 344.

79　Ringe B, Wittekind C, Weimann A *et al*. Results of hepatic resection and transplantation for fibrolamellar carcinoma. *Surg. Gyn. Obstet.* 1992; **175**: 299.

80　Robinson WS, Klote L, Aoki N. Hepadnaviruses in cirrhotic liver and hepatocellular carcinoma. *J. Med. Virol.* 1990; **31**: 18.

81　Ross JS, Kurian S. Clear cell hepatocarcinoma: sudden death from hypoglycemia. *Am. J. Gastroenterol.* 1985; **80**: 188.

82　Sato M, Watanabe Y, Neda S *et al*. Microwave coagulation therapy for hepatocellular carcinoma. *Gastroenterology* 1996; **110**: 1502.

83　Sato Y, Nakata K, Kato Y *et al*. Early recognition of hepatocellular carcinoma based on altered profiles of alpha-fetoprotein. *N. Engl. J. Med.* 1993; **331**: 1802.

84　Semelka RC, Cance WG, Marcos HB *et al*. Liver metastases: comparison of current MR techniques and spiral CT during arterial portography for detection in 20 surgically staged cases. *Radiology* 1999; **213**: 86.

85　Seo T, Ando H, Watanabe Y *et al*. Treatment of hepatoblastoma: less extensive hepatectomy after effective preoperative chemotherapy with cisplatin and adriamycin. *Surgery* 1998; **123**: 407.

86　Shapiro ET, Bell GI, Polonsky KS *et al*. Tumor hypoglycemia: relationship to high molecular weight insulin-like growth factor II. *J. Clin. Invest.* 1990; **85**: 1672.

87　Sharara AI, Panella TJ, Fitz JG. Paraneoplastic hepatopathology associated with soft tissue carcinoma. *Gastroenterology* 1992; **103**: 330.

88　Sherlock S. Viruses and hepatocellular carcinoma. *Gut* 1994; **35**: 828.

89　Sica GT, Ji H, Ros PR. CT and MR imaging of hepatic metastases. *Am. J. Roentgenol.* 2000; **174**: 691.

90　Steele G Jr, Bleday R, Mayer RJ *et al*. A prospective evaluation of hepatic resection for colorectal carcinoma metastases to the liver: gastrointestinal tumour study group protocol 6584. *J. Clin. Oncol.* 1991; **9**: 1105.

91　Strickland RC, Shenker S. The nephrogenic hepatic dysfunction syndrome: a review. *Am. J. Dig. Dis.* 1977; **22**: 49.

92　Sugimoto K, Shiraki K, Fusikawa K *et al*. Expression of functional CD-40 in human hepatocellular carcinoma. *Hepatology* 1999; **30**: 920.

93　Terada T, Nakanuma Y, Kawai K. Small hepatocellular carcinoma presenting as intrabiliary pedunculated polyp and obstructive jaundice. *J. Clin. Gastroenterol.* 1989; **11**: 578.

94　Theise ND, Schwartz M, Miller C *et al*. Macroregenerative nodules and hepatocellular carcinoma in 44 sequential adult liver explants with cirrhosis. *Hepatology* 1992; **16**: 949.

95　Vogl TJ, Muller PK, Mack MG *et al*. Liver metastases: interventional therapeutic techniques and results, state of the art. *Eur. Radiol.* 1999; **9**: 675.

96　Wennerberg AE, Nalasnik MA, Coleman WB. Hepatocyte paraffin I: a monoclonal antibody that reacts with hepatocytes and can be used for differential diagnosis of hepatic tumours. *Am. J. Pathol.* 1993; **143**: 1050.

97　Yamashita Y, Mitsuzaki K *et al*. Small hepatocellular carcinoma in patients with chronic liver damage. Prospective comparison of detection with dynamic MR imaging and helical CT of the whole liver. *Radiology* 1996; **200**: 79.

98　Yoshida H, Shiratori Y, Moriyama M *et al*. Interferon therapy reduces the risk for hepatocellular carcinoma: National Surveillance Program of cirrhotic and noncirrhotic patients with chronic hepatitis C in Japan. *Ann. Intern. Med.* 1999; **131**: 174.

### 第 32 章

# 胆管成像:介入放射学和内镜检查

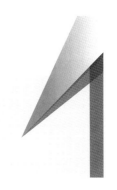

应用成像技术在胆管疾病研究和诊断中占有主要地位。上腹部疼痛是常见症状,胆囊成像对于鉴别或排除诊断是必要的。胆汁淤积的症状(如黄疸、皮肤瘙痒)既无特异性,也不是体格检查结果。生化检查仅能证明胆汁淤积。由于结石和肿瘤所造成的胆总管堵塞,需要与由于药物造成的肝内胆管淤积相鉴别。可通过一种算法帮助鉴别(见图 13.18)。非侵袭性成像技术(US、CT、胆汁闪烁扫描及 MRI)可提供与侵袭性的成像技术(ERCP、PTC 和肝组织活检)同样重要的资料。血管造影可用于评估肿瘤的可切除性, 内镜和放射学的介入治疗是可选择的另一种外科手术的治疗手段。通过穿刺细胞学或活体组织检查可做出组织学诊断。

## 腹部X线平片

因为诊断范围局限, 所以目前此项检查已不再广泛应用。但是, 它可以显示结石、胆囊钙化、胰腺钙化等情况, 甚至可见胀大的胆囊轮廓。

当胆囊管阻塞时, 碳酸钙从钙化的胆汁乳或碳样胆汁中析出, X 线下可见胆囊壁钙化或胆囊内含气体(气肿性胆囊炎)。

胆管系统含气可见于内镜括约肌切开术或外科胆肠吻合术后。对于术后出现阻塞性黄疸和发热的患者,胆管狭窄和结石积气(图 32.1)不能以此作为解除胆管引流的依据。

## 超声

### 胆管

超声是研究胆汁淤积患者最重要的诊断方法,正常肝内主要胆管直径是 2mm, 而肝总管直径小于

4mm,胆总管直径小于 5~7 mm。胆管扩张是主要胆管堵塞的特征表现 (图 32.2)。如果血清胆红素超过 170μmol/L(10mg/dL), 超声发现胆汁淤积的准确率能达到 95%。如果阻塞不全或间断性阻塞则可出现假阴性结果。这主要是因为不能完全显示整个胆管系统,故超声诊断正确性及阻塞的病因判断分别为 60% 和小于 50%。另外, 由于十二指肠及肠内积气,胆管下端可能显示不清。内镜超声(EUS)能较好地显示这个区域,并且可发现很小的病变。

### 胆囊

胆囊是超声检查的理想器官,借助超声检出疾病的准确率较高。应在禁食时行胆囊检查,因为禁食会

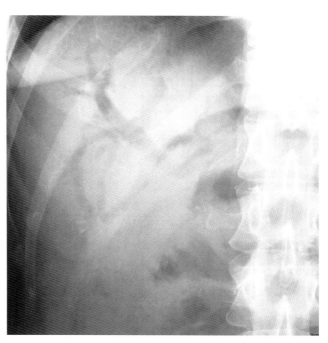

**图 32.1** 腹部 X 线平片显示扩张的肝内胆管系统中的气体。

引起胆汁充满膨胀的胆囊。未发现胆囊(囊内无液体或胆囊床影)可能与发现异常一样重要。胆结石呈强回声并伴有明显后方的声影(图 32.3),随着患者变换体位而发生变化。超声可看到大小为 3mm 或 3mm 以上的结石。超声诊断的准确率可达 96%,但缺乏经验的术者不会达到这样高的水平,而且会出现许多漏诊[69]。

急性钙化性胆囊炎表现:胆囊内充满结石及炎症反应,胆囊壁增厚(大于 5mm)(图 32.4),声学上的墨菲征阳性——直接压迫换能器在声学定位的胆囊上诱出最大的触痛。胆囊扩张,周围积液、浆膜下水肿(无腹水),壁内可见气体或黏膜粗糙亦是其重要征

象。胆囊炎的表现同样适用于急性无钙化性胆囊炎的诊断。

超声检查胆囊和肝脏时可发现胆囊息肉、胆囊癌(见第 37 章)或先天性胆管畸形,如 Caroli 病或胆总管囊肿(见第 33 章)。

超声可指导经皮胆囊引流、顺行的胆管造影甚至结石的溶解或清除。

## 计算机体层摄影术

CT 也可显示扩张的胆管,在 90% 的患者中能鉴别是阻塞性黄疸还是非阻塞性黄疸。CT 作为筛查手段并不优于超声,但在显示阻塞程度及原因方面可能较超声好。通常能看到扩张胆管的下端。亦能发现较大的胰腺病变(图 32.5)。肝门胆管癌很少被证实。常规 CT 检查对肝管和胆囊结石诊断并不准确。然而,CT 可以区别以胆固醇为主的胆囊结石和以钙为主的结石(根据衰减值),可为体外冲击波碎石提供有用的信息。

螺旋 CT 能完成屏气过程中的快速(15~30s)扫描,主要优点是在血管内有高浓度造影剂时完成扫描,亦就是在造影剂发生平衡前完成扫描,尤其在评估肿瘤可切除性时非常有价值。

CT 胆管造影(图 32.6)可用或不用造影剂。应用造影剂的胆管造影的缺点是公认的致命性过敏性休克,这限制了其应用于肝功能正常或接近正常的患者。然而三维重建是可行的[71]。它可以清晰显示正常

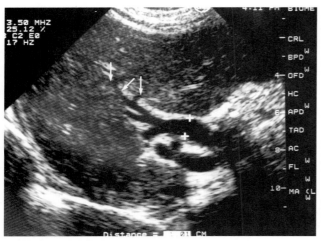

图 32.2  超声扫描显示扩张的肝内胆管(箭头所示)和胆总管(标记++)。

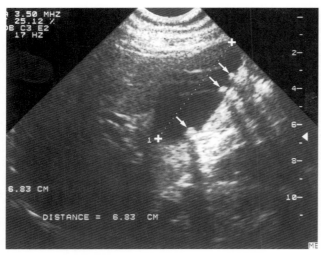

图 32.3  胆囊超声扫描显示 3 个结石(箭头所示)伴有声影。

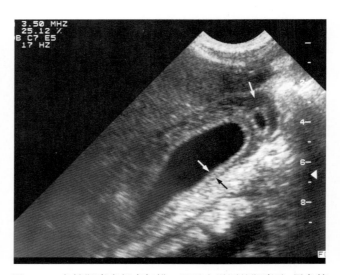

图 32.4  急性胆囊炎超声扫描。显示出增厚的胆囊壁(黑色箭头和白色箭头之间)及胆囊周围的积液(单箭头所示)。

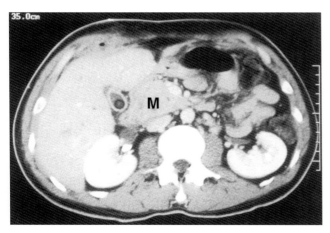

图 32.5　三维螺旋 CT 扫描显示胰头部肿瘤(M)。肠系膜上静脉受侵犯,且病变不可逆。

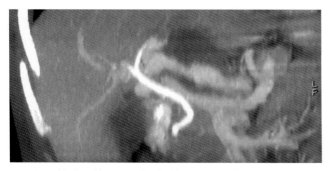

图 32.6　静脉胆管造影后螺旋 CT。三维重建(最大密度投影,MIP)显示正常的胆管。

和异常肝内、外胆管及堵塞部位。可以在胆管阻塞患者中应用不用造影剂的三维螺旋 CT。这项技术有待与 MR 胆管造影相比较,目前 MR 胆管造影比 CT 胆管造影应用得更广泛。

### 磁共振胆胰管造影(MRCP)[7]

MRCP 不用注射造影剂就能显示胆管内的胆汁和胰管内胰液内所含的水分。使用先进技术使成像获得较快,这些先进的技术包括半傅立叶探测单发射快速自旋回波序列,使用这项技术比早先使用的技术更有效。MRCP 的 MRI 比超声和 CT 费用高,而且不是所有医院都能进行,但在有条件的地方它的确是非侵袭性胆管造影的极好方法。

总体而言,MRCP 显示胆总管结石的准确性达到90%以上(图 32.7A)[59,72],对直径小于 6mm 的结石敏

感性较低[76]。MRCP 显示胆管狭窄有高度的敏感性(图 32.7B),在检测胰腺癌时与 ERCP 一样敏感,准确率分别为 84% 和 70%。两项技术的特异性达到 95% 左右[1],MRI 可提供肿瘤分期的资料,但 ERCP 不能[32]。MRCP 显示由于恶性肝门肿瘤所致胆管狭窄 (见图 37.3),对不能进行内镜引流的患者做出鉴别,因而避免不必要的 ERCP[77]。

原发性硬化性胆管炎(PSC)在 MR 扫描时的典型特点是胆管扩张、狭窄,在肝脏的外周看得尤其清楚(图 32.7C)。肝实质的楔形区和高 $T_2$ 信号强度也是特征[60]。患者是选择 MRCP 还是 ERCP 取决于其他资料的需要,如腹水、脾大、淋巴结病,还要考虑是需要细胞学还是需要治疗干预[5]。

MRCP 评估新生儿胆汁淤积是有价值的[40]。

MRCP 的应用一直受到限制,首先它主要用在大型医疗中心,其次阅片的解释经验也是重要的,不能做 MRCP 的中心,ERCP 仍然是对超声或 CT 检查怀疑胆道疾病患者的主要诊断方法。能做 MRI 和 ERCP 的中心,MRCP 尤其适用于临床上低度怀疑胆管病患者,例如腹腔镜胆囊切除术前。MRCP 对不适合做 ERCP 的患者特别有用,如老年人。

这项技术越来越多地用于选择治疗性 ERCP 患者,患有胆管病概率低的患者应避免阴性 ERCP 后并发胰腺炎的危险。

由于 MRCP 的费用太高,可疑胆管病的常规筛选仍用超声或 CT。

### 超声内镜(EUS)

内镜可用于超声检查,它的尖端部分有一个小型的超声换能器。内镜下观察是可能的,但与常用诊断性内镜相比,内镜视野受到限制。

用于超声检查的大多数内镜在尖端都会有一个机械旋转扫描器,可进行侧面或斜的观察,换能器每秒旋转约 10 周,能提供 360°影像。由于内镜尖端装有换能器,在距尖端约几厘米处有一长而硬的凸头,它在使用时较常规内镜困难。另一种内镜设计用线性换能器,可提供 100°超声影像。

用内镜辨别狭窄要求有足够的训练期,这就限制了它在专科中心的常规使用。

EUS 主要用于评估食管狭窄,但在肝胆系统中的突出作用是胰腺肿瘤的检查和评估(图 32.8),它还用于检查胆总管结石和引导活体组织检查。

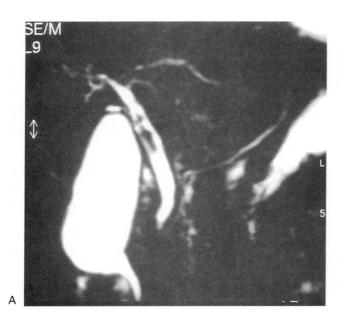

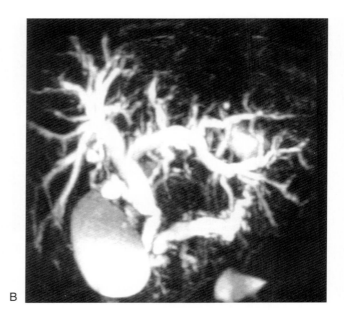

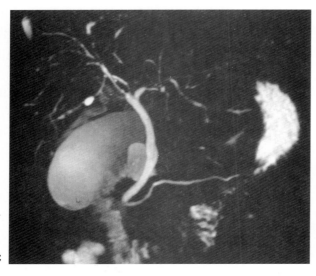

图 32.7　(A)右上腹部不适的 39 岁女性患者 MRCP。超声显示出 1cm 长的胆管,但未发现结石。胆囊正常。除 γ-GT 略微升高外,肝功能其他指标均正常。MRCP 显示胆管中部充盈缺损,结石通过内镜括约肌切开术移走。(B)MRCP 在胆汁淤积及肠功能紊乱患者中的表现。胆总管及胰管均扩张。ERCP 显示胆囊颈癌。(C)一位 40 岁女性患者不明原因胆汁淤积的 MRCP。肝内及肝门周围胆管膨胀及狭窄。诊断:硬化性胆管炎。

在检查结石和狭窄方面[57],EUS 至少和 ERCP 一样敏感[57]。而 EUS 对胆总管胆汁淤积的敏感性和精确性高于 90%[55],比腹部超声精确得多[15]。

EUS 检查胰腺肿瘤的敏感性比 CT 高,EUS 为 93%,CT 仅为 53%[52]。EUS 亦可用于胰腺肿瘤的分期,但其精确性需进一步的评估[2]。这项技术也对胰腺神经内分泌肿瘤占位有高度准确性,而其他方法通常做不到(图 32.8)[6]。

对淋巴结和胰腺病变,EUS 指导下的细针吸引活体组织检查是可能的,且对于有经验的专家,这是安全的[75]。

随着这项技术可用性的增加,它对胰腺肿瘤评估的使用频率不断提高,特别是在活检及评估肿瘤的可切除性。EUS 常用于不明原因胆道疼痛,此时 MRCP 和其他扫描呈阴性,ERCP 没有帮助。EUS 联合内镜胆管测压法对寻找小的胆结石及胰腺疾病可能有临床指征。

## 胆管闪烁显像法

锝标记亚氨基乙酰乙酸衍化物(IDA)通过肝细胞有机阴离子转运,从血浆清除,并通过胆汁内排泄(图 32.9A)。胆汁放射药理学有了很大的进步,最新的碘化物更加容易制备,它可被肝脏摄取,并且通过胆汁充分地排泄,仅注射剂量的 5%通过尿排出体外。血清胆红素水平超过 340μmol/L(20mg/dL)时,胆管内达到

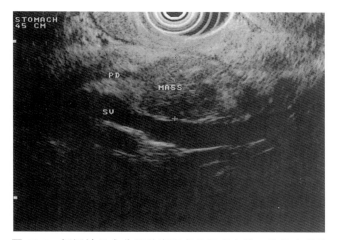

图 32.8 怀疑神经内分泌肿瘤患者的超声内镜，这些患者的 CT 扫描未见异常。胰头部显示有直径为 2.5cm 的肿块。PD：胰腺胆管；SV：肠系膜上静脉。

有效的浓度。分辨力比其他形式的胆管造影术低得多，因而限制了胆管闪烁法的作用。

在疑似急性胆囊炎时，这种方法可用于测定胆囊管的开放（图 32.9B），追踪放射活性直到其到达十二指肠。如果胆囊不能显示，尽管胆总管开放、肠显像，急性胆囊炎的可能性是 99%。

胆囊流出部分能从标准辛卡利特（一种胆囊收缩素的 C 末端辛肽化合物）灌注后胆囊同位素丢失情况计算出来[78]，这种技术能帮助确诊某些有胆囊样疼痛但超声正常患者的胆囊疾病。

胆管闪烁法能显示胆管是否堵塞，但目前多数单位由超声完成这项工作。

对有并发症的患者，放射活性的摄取和肝清除的模式分析，或闪烁法与超声联合使用，能鉴别肝内胆汁淤积和胆管阻塞，例如，胆管阻塞的患者，尽管插入内用的胆管假体，但胆汁淤积仍然存在。在评估胆-肠吻合开放时，闪烁法也是有用的，可显示胆囊切除术后（图 32.9C）或肝移植术后胆汁漏[44]。

它也可诊断胆总管囊肿，不过超声、CT 或 MRI 的诊断结果同样令人满意（见图 33.13）。

在新生儿，IDA 扫描用于区分胆道闭锁和新生儿肝炎（图 32.9D），可与超声联合使用。

排泄活动延迟、减少，胆管排空变慢提示胆囊切除之后欧迪括约肌功能性梗阻。

## 口服造影剂胆囊造影

由于经腹的超声广泛使用及其显示胆囊结石的

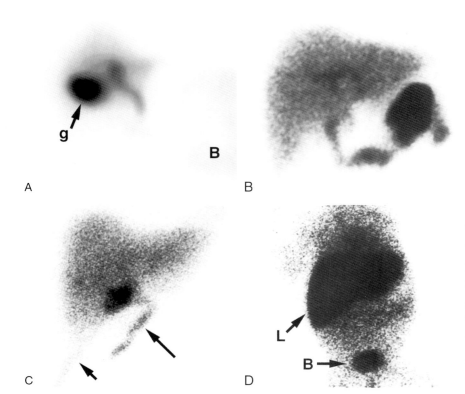

图 32.9 胆囊造影（99mTc 碘化物）。(A)正常扫描。30 分钟内胆囊（g）已经充满。同位素已经进入肠道（B）。(B)急性胆管炎。胆囊在 60 分钟内仍没有充满。(C)胆囊切除术后胆汁漏。来自于胆囊床的同位素示踪（短箭头所示）和 T 型管（长箭头所示）。(D)一个 2 周龄的患有急性阻塞性黄疸的婴幼儿，放射活性主要集中在肝脏（L），不能进入肠道。证实胆道闭锁。B：膀胱。

敏感性越来越高,口服造影剂胆囊造影尽管精确率达到85%~90%,现在亦很少使用。最近几年,仅被用于胆汁酸治疗之前的胆囊评估,但由于腹腔镜胆囊切除术的发展,这项治疗也变得越来越少。

使用的造影剂含碘物质,在肝与葡萄糖醛酸结合,并随胆汁排泄。如禁食患者胆管开放,造影剂进入胆囊。在胆囊水分被黏膜吸收,造影剂浓缩,胆囊不透光(图32.10)。包括过敏在内的并发症极少见。

使用这种方法需3种X线片:①对照胶片;②口服造影剂后禁食胶片;③脂肪食物或胆囊收缩素刺激胆囊收缩后胶片。85%的患者可见胆囊。垂直位和俯卧位拍片。无结石的正常片提示,胆囊正常的概率是95%。如果胆红素高于正常值上限2倍时,肝细胞不能充分分泌造影剂,这项技术是没有价值的。

在显示胆囊壁病变,如腺肌瘤病[47],口服造影剂胆囊造影有价值。可见底外突。胆囊黏膜窦被看做胆囊腔的轮廓。通过口服胆囊造影剂,医生可发现先天性胆囊畸形。

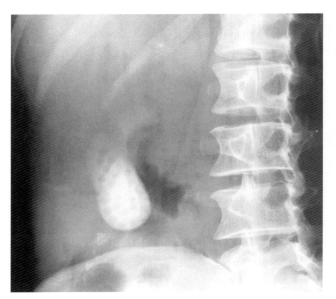

**图32.10** 口服胆囊造影显示充满结石的胆囊。

## 静脉胆管造影

造影剂(葡甲胺 cotroxae)由肝细胞积聚,因此能看到肝和胆总管,可用于断层照相术。

因诊断精确性不高、疾病状态及MRCP的问世,静脉胆管造影方法已被废弃。

## 内镜逆行性胆胰管造影[18]

通过内镜能观察到Vater壶腹,注入造影剂后可观察到插入套管的胆总管或胰管(图32.11)。

可疑胆道闭塞、有胆管炎病史或胰腺假囊肿病史的患者,有发生操作相关脓毒症危险,要求操作前使用抗生素[66]。老年人危险性也较大。致病菌包括结肠菌群(大肠埃希杆菌、克雷白杆菌、变形杆菌、假单胞菌和粪链球菌),可选择对上述菌群敏感的抗生素,口服环丙沙星与静脉注射头孢呋辛疗效相同,而且前者更划算[66]。

患者禁食6小时,先用镇静剂安定或米达唑仑,必要时用哌替啶。

ERCP可以诊断食管、胃、十二指肠、胰腺、胆管病,包括十二指肠憩室、瘘。可做括约肌区测压。如胆总管结石括约肌切开术可即刻进行治疗。然而,内镜检查费用高并要求由有经验的团队来完成。术后患者

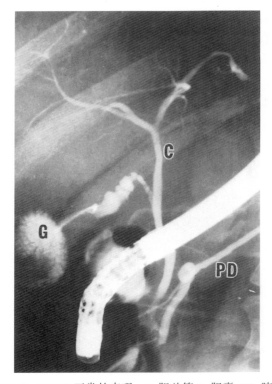

**图32.11** ERCP,正常的表现。C:胆总管;G:胆囊;PD:胰管。

必须观察24小时。一些患者可在门诊做ERCP,大约25%患者需住院观察或处理[36],括约肌切开术后观察6小时或一整夜[30]。

通过侧视十二指肠镜可观察胃、十二指肠,必要时可活检及细胞学检查。识别十二指肠乳头。间断性静脉

注射丁溴东莨菪碱或胰高血糖素治疗十二指肠梗阻。然后直视下将套管插入乳头,在荧光镜监视下注入造影剂(例如优维显)。将导管指向 11 点、12 点钟方向,优先插入导管到胆管和胰管。使用双通道括约肌切开器允许在标准导管失败后选择胆管套管插管法或插管法。

肝内胆管、胆囊管、胆总管和胆囊显像充盈(图 32.11)。注射造影剂后改变患者体位,倾斜检查床,促使造影剂分布到整个胆管系统。对疑难病例,如括约肌切开后,管内可用气球导管以防止造影剂反流到十二指肠,使胆管较好地显像。用相同的方法插入胰管,X 线拍照。

整个操作过程均要无菌操作,内镜用肥皂水彻底清洁,用戊二醛消毒。引入感染的危险性存在,虽然用自动洗涤机清洁内镜,但仍有侵入性感染的风险,绿脓杆菌污染,因内镜导致 10 例胆系感染,其中 1 例死亡[3]。

对碘造影剂有轻微过敏不重要,但是有严重过敏反应的患者事先需给予皮质类固醇和抗组胺药[25]。

ERCP 的成功率为 80%~90%,成功与否取决于经验。导致失败的解剖原因包括壶腹周围憩室、壶腹肿瘤或狭窄。毕 II 式胃切除术遇到的困难在必要时可请有经验的内镜专家借助前视内镜帮助解决。

胆管造影图像的读片并不总是容易的,小结石不显像,气泡的干扰,胆管未完全充盈,可增加操作的困难。

## 并发症

ERCP 的病死率为 0.1%~0.2%,并发症发生率为 2%~3%,并发症与操作者技术熟练程度、经验以及患者基础病有关。

ERCP 后血清胰淀粉酶显著升高,急性胰腺炎是最常见的并发症,一般常发生在胰腺插管和注射造影剂之后。造影剂没有证据显示注入最小剂量及非离子低渗造影剂可降低急性胰腺炎发生的危险。多数急性胰腺炎患者症状轻,几天后自愈。鉴于症状较轻,需要持续静脉注射及费用较高等原因,不常规应用生长抑素和奥曲肽,不过二者在随机试验中均显示能减少 ERCP 后的胰腺的损伤[4]。胰腺假囊肿是 ERCP 相对禁忌证。

胆管炎是第二个常见并发症,但是是最常见的死亡原因。据报道,菌血症的发生率为 0~14%[66]。胆系感染及狭窄是重要危险因素。预防性应用抗生素及早期解除胆系的阻塞,是很重要的。

原发性硬化性胆管炎和疾病晚期患者,ERCP 后病情可能恶化[10]。

## 适应证

由于 ERCP 不受黄疸的程度、肝功能状态的限制,ERCP 可加速黄疸原因的诊断。它能显示黄疸阻塞的部位及黄疸的原因。

ERCP 可显示胆道狭窄,以及胆囊、胆总管结石(图 32.12 和图 32.13),对诊断胆管病、非扩张性肝内胆管病特别有价值,如原发性硬化性胆管炎、Caroli 病和其他先天性异常。

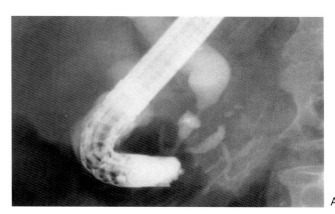

图 32.12　ERCP 显示:(A)狭窄上段的扩张;胰管在胰头部突然中断。这些现象是胰腺癌的典型特征。(B)由于胆管癌,胆总管充盈至肝门胆管狭窄处。

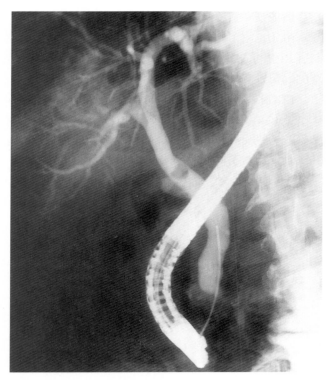

图 32.13 ERCP 显示胆总管结石。括约肌切开器已经通过胆管末端。

胆道手术之后,为了探查良性胆囊切除术后综合征、解释或治疗更严重的后遗症,如残留的结石、胆汁漏和胆道狭窄,可做 ERCP[22]。

ERCP 用于诊断胰腺疾病,尤其可用于同时有肝胆疾病,如胰腺癌及酒精性胰腺炎伴有胆道梗阻的患者。

ERCP 有时还用于不明原因的上腹痛,可一起观察胃、十二指肠、胰腺和胆道。

胆汁或胰液可做病菌培养,进行细胞学检查或化学分析。

狭窄处可行细胞刷片或活体组织检查[43]。

## 内镜括约肌切开术[18]

凝血功能正常是内镜括约肌切开术的前提,术前应检查包括凝血酶原时间、血小板计数、血红蛋白、血型及备血。大部分术前常规用抗生素。同时要有适当的仪器设备,技术熟练的手术小组,处理任何并发症的设备。

诊断性的 ERCP 在显示结石后,经瓦特壶腹将双通道括约肌切开器插入适当位置,用荧光镜确定其进入胆管。在括约肌切开的过程中,为固定括约肌切开器,通常插入一根导线到胆管。须壶腹抽出括约肌切开器,留置大约 1cm 导线,直视下弯曲导线,用烧灼器或电流切开括约肌(图 32.14)。切开长度取决于壶腹解剖情况、壶腹面积和结石大小。如果括约肌切开是为插入支架,仅微小切口即可;如果为了取结石,切口要足够大,以便取出结石。胆汁引流需切开括约肌。胆管内有气体回流。对于较大的结石,需要考虑使用碎石器碎石的时机及切口的大小,因为切口过大可能出现括约肌切开术并发症。

内镜括约肌切开术成功率达 90% 以上[37],部分专科达到 97%[70]。失败原因包括大的壶腹周围憩室,毕Ⅱ式部分胃切除,以及结石嵌塞在壶腹部。

其他相关辅助技术包括电针刀切开十二指肠括约肌[29],但这种操作只有技术熟练的内镜专科医生才能完成。

### 并发症[20,31]

并发症发生率约 10%,包括出血、胆管炎、胰腺炎、十二指肠穿孔、Dormia 嵌顿和感染性休克。2%~3% 的并发症危及生命,死亡率为 0.4%~0.6%。

前瞻性研究显示,8%~10% 的胰腺炎患者有内镜括约肌切开史。并发症发生率主要由于括约肌切开器选择性的胆管导管插入术。单纯电烧可能减少危险[27]。括约肌切开后的胰腺炎通常症状轻。

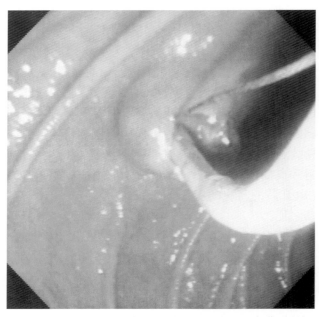

图 32.14 括约肌切开器插入瓦特壶腹。线已经弯曲,括约肌切开术的切割已经开始。(见彩图)

出血通常来源于十二指肠后动脉，是最严重风险，通常可抑制，但如果出血不止，也很难进行外科手术，动脉栓塞法治疗可能有效。术后不一定马上发生出血，也可在术后数日发生[30]。

一旦胆管减压(取石)不成功，则可发生胆管炎。插入鼻胆管或管可预防胆管炎的发生。

括约肌切开术后远期并发症包括 2/3 患者胆道有气体及十二指肠液反流。无论是否有症状，胆汁内都存在细菌移殖，其意义尚不清楚。后期并发症(5%~10%，超过 5 年)包括括约肌狭窄[13]和结石复发。括约肌功能障碍的长远影响目前还未解决。

胆总管结石的肝硬化患者，通过事先纠正凝血病，内镜括约肌切开是有效而安全的[58]。

### 适应证

胆总管结石是最常见的适应证。胆总管结石并发急性化脓性阻塞性胆管炎是 ERCP 括约肌切开的紧急适应证[45]。应用抗生素治疗一段时间后行 ERCP 可降低急性胆囊炎。不管有无胆囊，括约肌切开术都是可选择的治疗方法。

对于没有胆管炎的胆总管结石患者，可根据临床症状选择治疗方法。对那些年老体弱的或患有其他疾病的患者，括约肌切开术是治疗胆囊切除术后的胆管结石的最好方法。胆囊没被切除的患者，括约肌切开术亦可采用。胆总管结石取出后，胆囊是否切除取决于临床检查。不适合外科手术的患者，亦可选择内科保守治疗(见第 34 章)。

胆囊切除后结石复发的年轻患者行括约肌切开术比外科胆道探查术好。然而，对于未切除胆囊患者，胆囊切除术是先于内镜括约肌切除术，还是在胆道探查取石的同时切除胆囊，尚不清楚。

随着腹腔镜胆囊切除术和胆道探查的进展增加了治疗选择性。

急性胆源性胰腺炎，特别是重症不缓解的患者，一旦发现结石就是急诊 ERCP 和括约肌切开术的适应证(见第 34 章)。

用导线篮或气球导管将结石取出 (图 32.15A，B)。胆总管结石取出的成功率为 90%。如果结石未全部取出，必须放置鼻-胆导管或内置管引流 (图 32.15C)。超过 15mm 的较大结石取石可能有困难，此时可用机械碎石，这项技术的成功率为 92%[63]。此外还可选择置入支架[50]，它可防止结石阻塞胆管，过程比碎石术快。置入支架只是暂时的，可通过其他的方法取石，或者长期引流。置入支架同时可口服熊去氧胆酸，以便结石可更快地从胆道排出[41]。

体外冲击波碎石可以把胆总管结石碎成碎片，粉碎的结石可通过胆囊括约肌切开取出[26]。某些专科中心还可进行激光碎石。

最易引长内镜置入支架前常做括约肌切开，以便减少胰管阻塞、胰腺炎，但随之可发生出血危险，目前多不采用，除非切口特别小或紧。

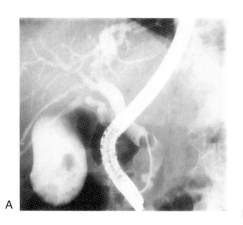
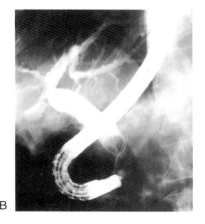
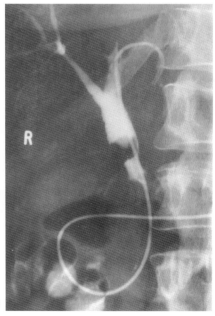

**图 32.15** （A）ERCP 显示用气球导管移走结石的胆管的拖网。（B）胆管结石用网篮取出。（C）胆总管内的带有结石的鼻-胆导管。

乳头部的括约肌切开术可用于治疗胆总管十二指肠吻合术后的罕见的并发症[14]。括约肌切开术亦可治疗乳头狭窄(见第34章)。

### 不进行括约肌切开的胆石移除

直径小于8mm的小结石可用或不用球囊扩张经壶腹取出,而不必切开[51]。大的结石用球囊扩张联合机械碎石术取出。并发胰腺炎者约为7%,但是一项随机试验显示胰腺炎的发病率与内镜括约肌切除术一样[9]。

### 鼻胆汁引流

通常不必做括约肌切开。在ERCP之后,将套管插入胆总管,导丝插入肝内胆管,将套管移出。将多侧孔的300cm长的5号法式猪尾套管穿过导丝(图32.15C),然后将导丝移出。套管通过鼻腔拔出,这项技术可进行胆系减压。

这种引流法比经皮胆汁引流出现感染、胆汁漏和出血等并发症少见。

鼻胆汁引流主要用于胆总管结石、急性化脓性胆管炎,特别是凝血异常的风险低的患者,行晚期括约肌切开前的准备。

括约肌切开后,如果不能将胆总管内的所有结石清除,可把鼻胆汁引流留置在原位。以后通过胆管造影观察结石是否排出。尽管支架置入是治疗胆汁漏和复发结石的首选方法,但鼻胆汁引流亦用于治疗胆囊切除或肝移植后的胆汁漏。

## 内镜胆管内涵管

在导管插入壶腹并用造影剂证明狭窄之后,导丝通过导管并试着通过狭窄处,首次成功率为60%~70%。用内管和推进管共同作用,内涵管可被快速送到狭窄的部位。直径3.3mm的管(10Fr)要求4.2mm管道的内镜并提供有效的减压(图32.16)。内涵管的倒钩可防止内涵管全部进入胆管或退入十二指肠,如果必要时可用2个内涵管,如肝门狭窄时放左右肝管涵管。技术熟练者放内涵管的总体成功率为85%~90%。

早期并发症包括胆管炎和胰腺炎。在置入10Fr支架之前,不必行括约肌切开术,这样可能引起出血[48]。如果壶腹太紧不能插入内涵管,或者在接下来行ERCP时胆系导管很难进入,则需要行括约肌切开。

晚期并发症包括胆管炎和导管堵塞造成的复发性黄疸,此时很容易解除或换管。现在可用网眼金属内涵管,插入后加压扩张直径达1cm,可保持畅通时间比常规塑料管长(图32.17和图32.18),但最终仍可闭塞。金属涂层支架可延迟这种情况的发生[39]。

### 结果和适应证

内镜塑料内涵管可成功减压,能使约70%~80%患者的症状得到缓解。这种方法比经皮途经并发症少[65],对于壶腹周围癌,这种方法比外科姑息性手术发病率和死亡率低[64]。在3~6个月内因细菌感染堵管的发生率为25%~30%,用抗生素及熊去氧胆酸不能防止其发生[33]。铁袱龙(聚四氟乙烯树脂)支架未显示有更长时间的开放率[28]。金属支架发生闭塞时,可用塑料支架或另一个金属支架插入闭塞的支架内解决[67]。不过金属支架比塑料支架开放的时间明显增长(图32.18)[19,42],但金属支架昂贵。目前的经验提示,先放塑料支架,闭塞后再用金属支架,这样疾病进展得更慢,患者存活的时间更长[53]。

由于癌(胰腺、壶腹和肝门)所致不能手术的恶性胆道阻塞可用支架解除。对恶性肝门阻塞,仅引流一叶即可得到很好地缓解。如果胆汁淤积未明显减轻或未引流侧有感染,应插入第二支内涵管[56]。

尽管可选用球囊扩张治疗良性狭窄,无论是由于

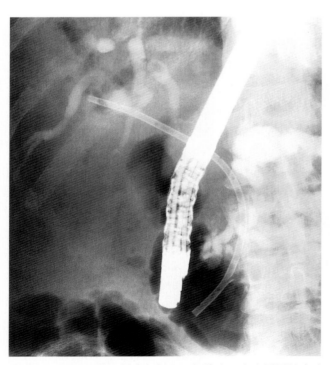

**图32.16** ERCP:聚乙烯支架插入以解除由于壶腹周围肿瘤造成的阻塞。

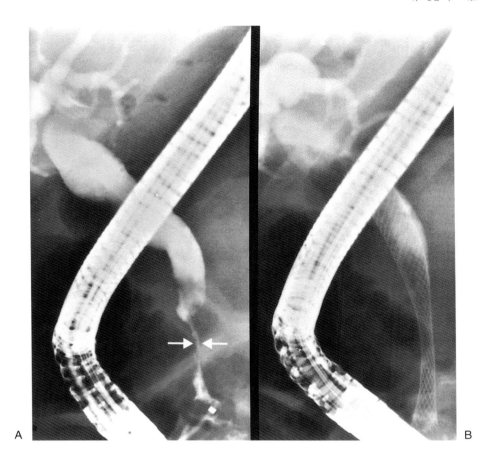

图 32.17　(A)ERCP 显示胆管远端恶性肿瘤造成的狭窄(箭头所示)。(B)网眼金属支架放置在狭窄处。

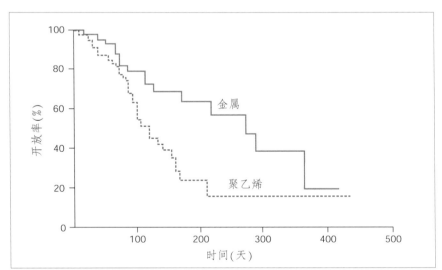

图 32.18　Kaplan-Meier 支架开放分析寿命表:金属和聚乙烯之间的随机对比试验。

原发性硬化性胆管炎,还是由于胆囊切除后造成的良性狭窄,均可用支架治疗。

　　内镜不能把胆总管结石完全取出或患者不适于手术,则可插入支架到胆总管,解除梗阻。

　　**外部胆汁瘘**　支架植入可用于治疗因胆囊管或床引起的手术后泄漏。通常瘘闭合,不用二次手术,数周后移除支架。

　　**球囊扩张**

　　内镜胆管造影之后,球囊导管插入胆总管并充气。这种方法可用于扩张外伤或继发于原发性硬化性胆管炎的良性狭窄(图 32.19),可作为插入内涵管前的胆管扩张准备工作。

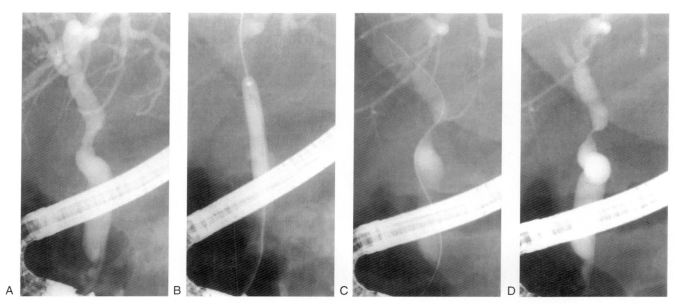

**图 32.19** 肝移植后造成的胆管狭窄的内镜球囊扩张。（A）胆管造影术显示狭窄。（B）金属导丝通过肝内胆管。（C）球囊扩张直径达 8mm。（D）结果良好的胆管造影。

### 经口胆管镜

用子-母镜观察胆管内部,可提供更多资料[61],但薄的镜片易破碎,价格昂贵,需 2 名内镜专家完成。

## 经皮经肝胆管造影[74]

造影剂经皮注入肝内胆管(图 32.20),这项检查在放射线科进行,并事先用镇静剂,局部麻醉。术前 0.5~1 小时给抗生素。用外径 0.7mm(22 号)千叶(Chiba)穿刺针经皮肝穿刺,这种针柔韧性好,患者可原位正常呼吸。

在右腋中线叩诊最浊的第 7、第 8 或第 9 肋间进针,超声指引有助成功。术野平行距脊柱约 2.5cm,在膈顶和十二指肠上部(通过气体阴影鉴别)之间二等分一条矢状线。当针退出时,造影剂持续注入。造影剂存留于枝形的管状结构内可确认为胆管。门静脉和肝静脉可通过造影剂直接进入周围和迅速消失的特点进行识别。淋巴系统充盈,造影剂在 5~10 分钟内清除。未成功前允许 6 次穿刺。

造影剂成功注入阻塞和扩张的胆管后,患者倾斜体位以便胆总管有机会充盈。如肝门堵塞妨碍了左右肝管的交通,应行两侧的经皮胆管成像。这项技术相对安全,因此没必要马上进行外科手术。如果碰到扩张胆管应插入导管建立内或外胆汁引流。经肝引出的胆汁应培养。患者必须住院仔细观察。

这项技术较容易,如果肝内胆管扩张,该技术的成功率为 100%。如果肝内胆管不扩张,如 PSC 或胆总管结石,该技术的成功率降到 90%,但熟练的专家

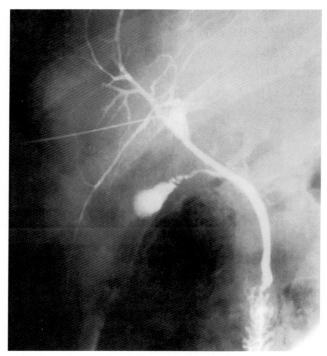

**图 32.20** 经皮经肝的诊断性胆管造影显示正常的左右肝管,胆总管和造影剂进入十二指肠畅通无阻。胆囊正开始充盈。

操作时成功率仍达 95%。

### 并发症

并发症发生率不足 5%,包括出血、胆汁性腹膜炎和败血症。胆管炎或未怀疑胆管内有细菌的患者,败血症通常由革兰阴性杆菌引起。

### 适应证

对于需要直接胆管造影的大多数患者,经皮法为仅在 ERCP 失败后的第二种选择。这种做法是基于两种方法的相关并发症的发生率,更多的是因为 ERCP 可进行治疗且危险性较小。内镜方法可进行括约肌切开取石,安全置入支架。然而,当内镜进入困难或不可能(肝管肠吻合术、毕Ⅱ式胃大部切除术)时,可行经皮胆管造影术。这种方法对于肝门胆管癌也很重要,需要详细了解左右胆管系统。经皮方法也可以像内镜方法一样进行刷检细胞和胆管活检。

### 经皮胆汁引流

#### 胆道导管插入

在前后和侧荧光镜指导下,套管针选择性刺入经皮抽吸针胆管造影后变得不透明的肝内胆管。针撤出,导丝通过套管进入胆总管或末梢肝内胆管。

#### 外胆汁引流

通过导丝撤出套管针外鞘,插入引流管,缚牢到皮肤上与引流袋相接。理论上,预期外引流能使胆路阻塞,特别是癌性堵塞的患者达到良好的状态,并且进行手术,因此术后肾功能衰竭的发生率降低。但有许多并发症,包括水电解质紊乱、脓毒症和引流管脱位[46]。几个随机对照试验显示由于恶性胆道阻塞需手术的患者,术前短期内(1~2 周)外胆汁引流,不能减少术后的发病率和死亡率[35,46,54]。由于生理及心理的副作用应避免长期外引流。现在,由于内镜、经皮支架置入术或外科搭桥的应用,很少做外引流。

#### 内/外胆汁引流

在胆管内插入导管之后,通常能操纵导丝通过狭窄处并到达远端的胆管或肠。然后上下带侧孔的 8~9Fr 导管被放在狭窄处。胆汁能引流到肠,或如果外管未堵,引流到外引流袋。这项技术通常用做内涵管插入前几天。偶尔用于长期缓解梗阻,但患者处于长期置管状态,引流管甚至闭塞。

### 经皮胆管内涵管

经皮胆管造影后,胆管插入导管,操纵导丝通过狭窄处,内涵管(10~14Fr)插入通过狭窄处引流胆汁自由入肠(图 32.21)。有时外引流暂时留置在内涵管上 24~48 小时,以保证胆汁减压,可进行胆管造影,然后外管移除。聚乙烯和其他塑料制成的内涵管已经应用许多年[21,23]。然而,随着时间的推移,内镜支架置入也出现堵塞,所以金属支架发展很快。目前有"Z"形金属线(Gianturco)和金属网(Wallstent)两种类型[34,38]。通过内镜观察,金属网支架保持开放的时间更长。

### 结果和并发症

内插入成功率为 85%,失败是由于未能通过导丝找到狭窄的腔。肝门狭窄比下部胆总管阻塞更困难[23]。有 65%~70% 胆道梗阻患者完全缓解,15% 的患者需进一步缓解。主要的并发症(如出血、胆漏及腹膜炎)发生率为 3%,致死亡者罕见。其他早期并发症包括败血症、右侧胸腔积液引起的肺不张。晚期并发症包括支架堵塞引起的胆管炎、黄疸复发和支架脱出胆管。

### 适应证

当内镜能进入胆管系统时,ERCP 和支架置入可作为解除不能切除的恶性胆道梗阻的首选方法。ERCP 失败或内镜不能到达时,可经皮支架置入。可

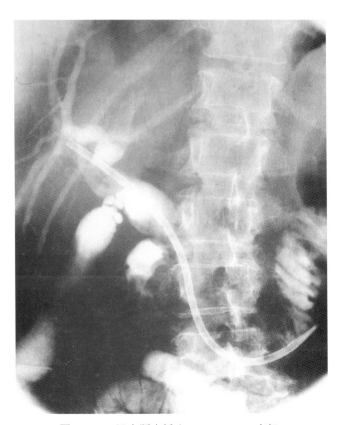

图 32.21　经皮肝内插入 Carey-Coons 支架。

联合应用经皮导管插入,导丝的尖端放置在十二指肠,内镜逆行性插入导丝置入支架。这种方法的发病率和死亡率是可预知的[24]。由于经皮金属网孔支架可通过7Fr套管置入,这项技术可代替更复杂的联合方法[49]。

对于肝肠吻合术后的再狭窄,如果不适应再次外科手术,那么可采取经皮支架置入术和球囊扩张术。

### 经皮球囊扩张

胆管良性狭窄可用经皮、经肝的球囊扩张成功治疗(见图 35.4)[17]。

## 肿瘤的可切除性

胰腺癌和肝门胆管癌很少能切除,但应评估其可行性,特别是中青年患者。

对胰腺癌,技术经验高的医生根据肝转移、局部扩散、包围及浸润血管以及淋巴结转移(第 36 章)情况,超声和螺旋 CT 对不能切除的肿瘤做出高度准确[11]地预测。腹腔镜可显示肝转移或腹膜转移。每个单位都有自己的可行方法。血管造影有价值,但不能提供可切除的额外资料,可给某些外科医生提供有价值的手术路径图。

对胆管癌,许多成像技术在评估其可切除性时,均有一超声地,如超声、CT、MRCP、直接胆管造影、肝动脉造影和门脉造影(见第 37 章)。

对壶腹癌,如没有禁忌的,可行手术切除。

## 对恶性胆道梗阻,在手术和非手术姑息之间的选择

随机对照试验研究显示,经皮支架和旁路手术有类似结果[12]。支架法(内镜)比经皮法[65]或姑息性的旁路手术[64]的发病率和病死率低。塑料支架易闭塞,但恶性肿瘤患者多在闭塞前死亡。

一般地,老年、病情危重者接受非手术支架法;但年轻者及较健康者可能仍需手术,尤其是组织学诊断难以获得时。脱落细胞学、刷细胞学及经皮吸引细胞学检查可帮助建立组织学诊断。

## 在内镜和经皮法之间的选择(表 32.1)

用 ERCP 或 PTC,对排除机械性胆汁淤积的所有患者几乎都能看到胆管。任何一个大型医院都应该有这两项技术,且外科医生在探查胆道系统时,应该先看胆管造影片。ERCP 为直接胆管造影的第一选择,MR-CP 也有帮助。ERCP 失败或不能通过壶腹时用 PTC。两种技术可能都是必要的,如 ERCP 显示肝门狭窄,但肝内胆管未充盈时。如必要,PTC 适于显示左叶、右叶的详细解剖关系。这些技术是相互补充而不是相互竞争。通过这两种途径施行的介入术,是目前广泛的使用方法。ERCP 可作括约肌切开,是安全的胆道引流方法。

## 经皮胆囊造口术

在实时超声或荧光镜控制下,经皮穿刺胆囊并引流,这项技术成功地用于急症,如有高度危险的急性结石和无结石性胆囊炎[73]。两种途径包括直接穿过腹腔或经过肝脏到胆囊,后者较安全,因胆囊穿刺点被邻近肝组织封闭。如摘除胆石,用经腹腔途径较好[16]。引流积脓最好用经肝途径(见第 34 章)。

## 手术和术后胆管造影

除非有征象提示胆总管有结石,否则在胆囊切除时不做常规手术胆管造影[8]。胆总管结石征象包括黄疸病史,胆管扩张,明显有结石及血清胆红素、r-GT、ALT 升高。这时,在胆总管触及后应用高千伏特技术及满强造影剂进行胆管造影[68]。

碎石可引起充盈缺损,但没有结石造成的充盈缺损明显,气泡可能类似结石,小的结石会受造影剂影

表 32.1　经皮经肝胆管造影(PTC)与 ERCP 的比较

| | PTC | ERCP |
|---|---|---|
| 技术 | 易 | 难 |
| 需时(分钟)* | 15~30 | 15~60 |
| 解剖困难 | 少 | 多 |
| 费用 | 低 | 高 |
| 合并症 | 5% | 5% |
| | 出血、胆漏、胆管炎 | 胰腺炎、胆管炎 |
| **成功率(%)** | | |
| 总体成功率 | 95 | 80~90 |
| 胆管扩张 | 100 | 85 |
| 胆管不扩张 | 90 | 85 |
| 胰管 | – | 85 |
| **支架插入(%)** | | |
| 总体成功率 | 85 | 80 |
| 高狭窄 | 70 | 80 |
| 低狭窄 | 90 | 80 |

* 相似的放射量。

响而变得不清楚。

在腹腔镜胆囊切除过程中，腹腔镜超声可成功检出胆管结石[62]，这时可能就不必进行手术中胆管造影了。

在拔出 T 型引流管之前，应常规用少量造影剂做术后胆管造影。在注射造影剂过程中，胆管内容包括细菌可能逆流入血液，有胆道闭塞时更明显。

许多手术中、手术后胆管造影的技术上不能达到满意的效果，原因是不能看到肝内胆管或穿过十二指肠或胆管的括约肌段，没有必要使用密度太高的造影剂显影和定位。

### 胆囊 T 型管引流

参见第 34 章。

（张清泉 孔德霞 译 徐红 王大伟 校）

## 参考文献

1 Adamek HE, Albert J, Breer H *et al.* Pancreatic cancer detection with magnetic resonance cholangiopancreatography and endoscopic retrograde cholangiopancreatography: a prospective controlled study. *Lancet* 2000; **356**: 190.

2 Ahmad NA, Lewis JD, Ginsberg GG *et al.* EUS in preoperative staging of pancreatic cancer. *Gastrointest. Endosc.* 2000; **52**: 463.

3 Allen JI, Allen MO, Olson MM *et al.* Pseudomonas infection of the biliary system resulting from the use of a contaminated endoscope. *Gastroenterology* 1987; **92**: 759.

4 Andriulli A, Leandro G, Niro G *et al.* Pharmacologic treatment can prevent pancreatic injury after ERCP: a meta-analysis. *Gastrointest. Endosc.* 2000; **51**: 1.

5 Angulo P, Pearce DH, Johnson CD *et al.* Magnetic resonance cholangiography in patients with biliary disease: its role in primary sclerosing cholangitis. *J. Hepatol.* 2000; **33**: 520.

6 Bansal R, Tierney W, Carpenter S *et al.* Cost effectiveness of EUS for preoperative localization of pancreatic endocrine tumours. *Gastrointest. Endosc.* 1999; **49**: 19.

7 Barish MA, Yucel EK, Ferrucci JT. Magnetic resonance cholangiopancreatography. *N. Engl. J. Med.* 1999; **341**: 258.

8 Barkun AN, Barkun JS, Fried GM *et al.* Useful predictors of bile duct stones in patients undergoing laparoscopic cholecystectomy. *Ann. Surg.* 1994; **220**: 32.

9 Bergman JJGHM, Rauws EAJ, Fockens P *et al.* Randomised trial of endoscopic balloon dilation vs. endoscopic sphincterotomy for removal of bileduct stones. *Lancet* 1997; **349**: 1124.

10 Beuers U, Spengler U, Sackmann M *et al.* Deterioration of cholestasis after endoscopic retrograde cholangiography in advanced primary sclerosing cholangitis. *J. Hepatol.* 1992; **15**: 140.

11 Bluemke DA, Cameron JL, Hruban RH *et al.* Potentially resectable pancreatic adenocarcinoma: spiral CT assessment with surgical and pathologic correlation. *Radiology* 1995; **197**: 381.

12 Bornman PC, Tobias R, Harries-Jones EP *et al.* Prospective controlled trial of transhepatic biliary endoprosthesis vs. bypass surgery for incurable carcinoma of head of pancreas. *Lancet* 1986; **i**: 69.

13 Bourke MJ, Elfant AB, Alhalel R *et al.* Sphincterotomy-associated biliary strictures: features and endoscopic management. *Gastrointest. Endosc.* 2000; **52**: 494.

14 Caroli-Bosc FX, Demarquay JF, Peten EP *et al.* Endoscopic management of sump syndrome after choledochoduodenostomy: retrospective analysis of 30 cases. *Gastrointest. Endosc.* 2000; **51**: 180.

15 Chak A, Hawes RH, Cooper GS *et al.* Prospective assessment of the utility of EUS in the evaluation of gallstone pancreatitis. *Gastrointest. Endosc.* 1999; **49**: 599.

16 Chiverton SG, Inglis JA, Hudd C *et al.* Percutaneous cholecystolithotomy: the first 60 patients. *Br. Med. J.* 1990; **300**: 1310.

17 Citron SJ, Martin LG. Benign biliary strictures: treatment with percutaneous cholangioplasty. *Radiology* 1991; **178**: 339.

18 Cotton PB, Williams CB. 1999 *Practical Gastrointestinal Endoscopy*, 4th edn. Blackwell Science, Oxford.

19 Davids PHP, Groen AK, Rauws EAJ *et al.* Randomised trial of self-expanding metal stents vs. polyethylene stents for distal malignant biliary obstruction. *Lancet* 1992; **340**: 1488.

20 Deans GT, Sedman P, Martin DF *et al.* Are complications of endoscopic sphincterotomy age related? *Gut* 1997; **41**: 545.

21 Dick R, Platts A, Gilford J. The Carey–Coons percutaneous biliary endoprothesis: a three centre experience in 87 patients. *Clin. Radiol.* 1987; **38**: 175.

22 Doctor N, Dick R, Dooley JS *et al.* A multidisciplinary approach to biliary complications of laparoscopic cholecystectomy. *Br. J. Surg.* 1998; **85**: 627.

23 Dooley JS, Dick R, George P *et al.* Percutaneous transhepatic endoprosthesis for bile duct obstruction: complications and results. *Gastroenterology* 1984; **86**: 905.

24 Dowsett JF, Vaira D, Hatfield ARW *et al.* Endoscopic biliary therapy using the combined percutaneous and endoscopic technique. *Gastroenterology* 1989; **96**: 1180.

25 Draganov P, Cotton PB. Iodinated contrast sensitivity in ERCP. *Am. J. Gastroenterol.* 2000; **95**: 1398.

26 Ellis RD, Jenkins AP, Thompson RP *et al.* Clearance of refractory bile duct stones with extracorporeal shockwave lithotripsy. *Gut* 2000; **47**: 728.

27 Elta GH, Barnett JL, Wille RT *et al.* Pure cut electrocautery current for sphincterotomy causes less postprocedure pancreatis than blended current. *Gastrointest. Endosc.* 1998; **47**: 149.

28 England RE, Martin DF, Morris J *et al.* A prospective randomised multicentre trial comparing 10 Fr Teflon Tannenbaum stents with 10 Fr polyethylene Cotton-Leung stents in patients with malignant common duct strictures. *Gut* 2000; **46**: 395.

29 Foutch PG. A prospective assessment of results for needle-knife papillotomy and standard endoscopic sphincterotomy. *Gastrointest. Endosc.* 1995; **41**: 25.

30 Freeman ML, Nelson DB, Sherman S *et al.* Same-day discharge after endoscopic biliary sphincterotomy: observations from a prospective multicentre complication study. *Gastrointest. Endosc.* 1999; **49**: 580.

31 Freeman ML, Nelson DB, Sherman S *et al.* Complications of endoscopic biliary sphincterotomy. *N. Engl. J. Med.* 1996; **335**: 909.

32 Georgopoulos SK, Schwartz LH, Jarnagin WR *et al.* Comparison of magnetic resonance and endoscopic retrograde cholangiopancreatography in malignant pancreaticobiliary obstruction. *Arch. Surg.* 1999; **134**: 1002.

33 Ghosh S, Palmer KR. Prevention of biliary stent occlusion using cyclical antibiotics and ursodeoxycholic acid. *Gut*

1994; **35**: 1757.

34 Gillams A, Dick R, Dooley JS *et al.* Self-expandable stainless steel braided endoprosthesis for biliary strictures. *Radiology* 1990; **174**: 137.

35 Hatfield ARW, Terblanche J, Fataar S *et al.* Pre-operative external biliary drainage in obstructive jaundice: a prospective controlled clinical trial. *Lancet* 1982; **ii**: 896.

36 Ho KY, Montes H, Sossenheimer MJ *et al.* Features that may predict hospital admission following outpatient therapeutic ERCP. *Gastrointest. Endosc.* 1999; **49**: 587.

37 Horton RC, Lauri A, Dooley JS. Endoscopic removal of common duct stones: current indications and controversies. *Postgrad. Med. J.* 1991; **67**: 107.

38 Irving JD, Adam A, Dick R *et al.* Gianturco expandable metallic biliary stents: results of a European clinical trial. *Radiology* 1989; **172**: 321.

39 Isayama H, Komatsu Y, Tsujino T *et al.* A prospective randomized study of 'covered' vs. 'uncovered' metallic stent for distal malignant biliary obstruction [abstract]. *Gastrointest. Endosc.* 2000; **51**: 191.

40 Jaw T-S, Kuo Y-T, Liu G-C *et al.* MR cholangiography in the evaluation of neonatal cholestasis. *Radiology* 1999; **212**: 249.

41 Johnson GK, Geenen JE, Venu RP *et al.* Treatment of non-extractable common bile duct stones with combination ursodeoxycholic acid plus endoprostheses. *Gastrointest. Endosc.* 1993; **39**: 528.

42 Knyrim K, Wagner HJ, Pausch J *et al.* A prospective, randomized, controlled trial of metal stents for malignant obstruction of the common bile duct. *Endoscopy* 1993; **25**: 207.

43 Kurzawinski TR, Deery A, Dooley JS *et al.* A prospective study of biliary cytology in 100 patients with bile duct strictures. *Hepatology* 1993; **18**: 1399.

44 Kurzawinski TR, Selves L, Farouk M *et al.* Prospective study of hepatobiliary scintigraphy and endoscopic cholangiography for the detection of early biliary complications after orthotopic liver transplantation. *Br. J. Surg.* 1997; **84**: 620.

45 Lai ECS, Mok FPT, Tan ESY *et al.* Endoscopic biliary drainage for severe acute cholangitis. *N. Engl. J. Med.* 1992; **326**: 1582.

46 McPherson GAD, Benjamin IS, Hodgson HJF *et al.* Pre-operative percutaneous transhepatic biliary drainage: the results of a controlled trial. *Br. J. Surg.* 1984; **71**: 371.

47 Maglinte DDT, Torres WE, Laufer I. Oral cholecystography in contemporary gallstone imaging: a review. *Radiology* 1991; **178**: 49.

48 Margulies C, Siqueira ES, Silverman WB *et al.* The effect of endoscopic sphincterotomy on acute and chronic complications of biliary endoprostheses. *Gastrointest. Endosc.* 1999; **49**: 716.

49 Martin DF. Combined percutaneous and endoscopic procedures for bile duct obstruction. *Gut* 1994; **35**: 1011.

50 Maxton DG, Tweedle DEF, Martin DF. Retained common bile duct stones after endoscopic sphincterotomy: temporary and long-term treatment with biliary stenting. *Gut* 1995; **36**: 446.

51 May GR, Cotton PB, Edmunds SEJ *et al.* Removal of stones from the bile duct at ERCP without sphincterotomy. *Gastrointest. Endosc.* 1993; **39**: 749.

52 Mertz HR, Sechopoulos P, Delbeke D *et al.* EUS, PET, and CT scanning for evaluation of pancreatic adenocarcinoma. *Gastrointest. Endosc.* 2000; **52**: 367.

53 O'Brien S, Hatfield ARW, Craig PI *et al.* A three-year follow-up of self-expanding metal stents in the endoscopic palliation of long-term survivors with malignant biliary obstruction. *Gut* 1995; **36**: 618.

54 Pitt HA, Gomes AS, Lois JF *et al.* Does preoperative percutaneous biliary drainage reduce operative risk or increase hospital cost? *Ann. Surg.* 1985; **201**: 545.

55 Polkowski M, Palucki J, Regula J *et al.* Helical computed tomographic cholangiography vs. endosonography for suspected bile duct stones: a prospective blinded study in non-jaundiced patients. *Gut* 1999; **45**: 744.

56 Polydorou AA, Cairns SR, Dowsett JF *et al.* Palliation of proximal malignant biliary obstruction by endoscopic endoprosthesis insertion. *Gut* 1991; **32**: 685.

57 Prat F, Amouyal G, Amouyal P *et al.* Prospective controlled study of endoscopic ultrasonography and endoscopic retrograde cholangiography in patients with suspected common-bile duct lithiasis. *Lancet* 1996; **347**: 75.

58 Prat F, Tennenbaum R, Ponsot P *et al.* Endoscopic sphincterotomy in patients with liver cirrhosis. *Gastrointest. Endosc.* 1996; **43**: 127.

59 Reinhold C, Taourel P, Bret PM *et al.* Choledocholithiasis: evaluation of MR cholangiography for diagnosis. *Radiology* 1998; **209**: 435.

60 Revelon G, Rashid A, Kawamoto S *et al.* Primary sclerosing cholangitis: MR imaging findings with pathologic correlation. *Am. J. Roentgenol.* 1999; **173**: 1037.

61 Riemann JF, Kohler B, Harloff M *et al.* Peroral cholangioscopy—an improved method in the diagnosis of common bile duct disease. *Gastrointest. Endosc.* 1989; **35**: 435.

62 Röthlin MA, Schlumpf R, Largiadèr F. Laparoscopic sonography. An alternative to routine intraoperative cholangiography? *Arch. Surg.* 1994; **132**: 694.

63 Shaw MJ, Mackie RD, Moore JP *et al.* Results of a multi-centre trial using a mechanical lithotripter for the treatment of large bile duct stones. *Am. J. Gastroenterol.* 1993; **88**: 730.

64 Smith AC, Dowsett JF, Russell RCG *et al.* Randomised trial of endoscopic stenting vs. surgical bypass in malignant low bile duct obstruction. *Lancet* 1994; **344**: 1655.

65 Speer AG, Cotton PB, Russell RCG *et al.* Randomised trial of endoscopic vs. percutaneous stent insertion in malignant obstructive jaundice. *Lancet* 1987; **ii**: 57.

66 Subhani J, Kibbler C, Dooley JS. Antibiotic prophylaxis in ERCP. *Aliment. Pharmacol. Ther.* 1999; **13**: 103.

67 Tham TCK, Carr-Locke DL, Vandervoort J *et al.* Management of occluded biliary Wallstents. *Gut* 1998; **42**: 703.

68 Thompson WM, Halvorsen RA, Foster WL *et al.* Optimal cholangiographic technique for detecting bile duct stones. *Am. J. Roentgenol.* 1986; **146**: 537.

69 Turner MA. Diagnostic methods and pitfalls in the gallbladder. *Semin. Roentgenol.* 1991; **26**: 197.

70 Vaira D, Ainley C, Williams S *et al.* Endoscopic sphincterotomy in 1000 consecutive patients. *Lancet* 1989; **ii**: 431.

71 Van Beers BE, Lacrosse M, Trigaux M *et al.* Non-invasive imaging of the biliary tree before or after laparoscopic cholecystectomy: use of three-dimensional spiral CT cholangiography. *Am. J. Roentgenol.* 1994; **162**: 1331.

72 Varghese JC, Liddell RP, Farrell MA *et al.* The diagnostic accuracy of magnetic resonance cholangiopancreatography and ultrasound compared with direct cholangiography in the detection of choledocholithiasis. *Clin. Radiol.* 1999; **54**: 604.

73 Verbanck JJ, Demol JW, Ghillebert GL *et al.* Ultrasound-guided puncture of the gallbladder for acute cholecystitis. *Lancet* 1993; **341**: 1132.

74 Wilkinson M, Adam A. Hepatobiliary intervention. In:

Watkinson A, Adam A, eds. *Interventional Radiology: a Practical Guide*. Radcliffe Medical Press, Oxford, 1996, p. 59.

75 Williams DB, Sahai AV, Aabakken L *et al*. Endoscopic ultrasound guided fine needle aspiration biopsy: a large single centre experience. *Gut* 1999; **44**: 720.

76 Zidi SH, Prat F, Le Guen O *et al*. Use of magnetic resonance cholangiography in the diagnosis of choledocholithiasis: prospective comparison with reference imaging method.

*Gut* 1999; **44**: 118.

77 Zidi SH, Prat F, Le Guen O *et al*. Performance characteristics of magnetic resonance cholangiography in the staging of malignant hilar strictures. *Gut* 2000; **46**: 103.

78 Ziessman HA, Fahey FH, Hixson DJ. Calculation of a gallbladder ejection fraction: advantage of continuous sincalide infusion over the three-minute infusion method. *J. Nucl. Med.* 1992; **33**: 537.

# 囊肿和先天性胆道异常

## 纤维多囊性疾病

随着肝脏、胆管影像学及病理活检方法的改进，肝脏及胆道系统囊性病变的检出率逐年升高。这些方法的运用使人们认识到纤维多囊性疾病不是单一疾病，而是由一些疾病组成的集合[40]。

这组疾病包括：多囊肝、小错构瘤、先天性肝纤维化、先天性肝内胆管扩张(Caroli 病)和胆总管囊肿(图 33.2)。它们常以多种方式组合在一起(图 33.1)。

临床上，纤维多囊性疾病有三种症状，而且这三种症状所占的比例不同：占位性病变、门脉高压和胆管炎。这些疾病通常可以遗传，且伴有不同程度的肾

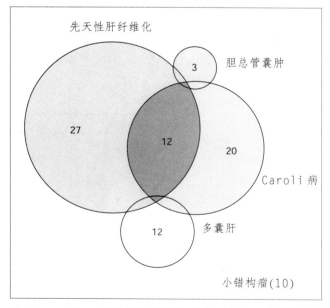

**图 33.1** 一组 51 名患者发病情况，他们不止有一种纤维性多囊病。先天性肝纤维化合并 Caroli 病最多见。小错构瘤虽然仅有 10 例，但是也很常见[40]。

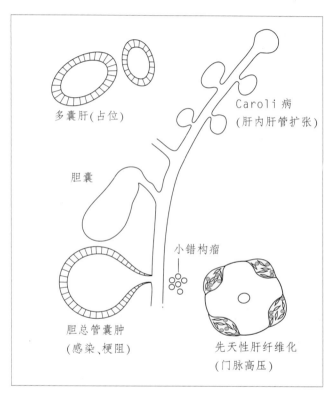

**图 33.2** 多囊性疾病：病理图谱。

脏纤维囊性变。恶性变使先天性肝脏纤维化、胆管囊肿及 Caroli 综合征复杂化。

胚胎学上认为，肝胆异常是由于胆管树不同部分的胆管板发育不良所致[11]。

胆管板是上皮的袖套，一个胆管板通常是一两个细胞的厚度，它来源于具有双向分化潜能的肝脏祖细胞，这种细胞既可分化为肝细胞，又可分化为胆管上皮细胞。在肝、胆发育过程中，胆管板形成门静脉支周围的间质，后逐渐被改型为成熟的管状胆管，最终形成(从肝门区到肝内逐渐变细)肝管、肝叶胆管、肝段胆管、小叶间胆管和最小的胆管分支。

胆管板的发育不良包括:胆内胆管被破坏形成胆道闭锁;过多的上皮组织不能像正常情况下逐渐消失,反而不同程度的膨胀性生长和纤维化(形成纤维多囊性病)[11]。最终形成何种疾病取决于胆管内胆管板发育不良的水平(表33.1)和伴随的纤维化程度。

### 儿童时期纤维多囊性疾病

所有类型纤维多囊性疾病都是常染色体隐性遗传,可能出现在围生期、新生儿期或婴儿期(表33.2)。形态测量法显示新生儿和婴儿常表现一种疾病[26],其预后取决于肾脏受损的程度。常见伴随疾病是常染色体隐性遗传的多囊肾,病变基因是染色体6p21。隐性遗传多囊肾比显性遗传多囊肾更严重,患儿可在出生后不久由于肾功能衰竭死于围生期。隐性遗传性多囊肾通常合并先天性肝纤维化,也可同时存在胆总管囊肿。

## 成人多囊性疾病

肝囊肿是一种逐渐进展的疾病,经常合并常染色体显性遗传多囊肾。目前人们对多囊肾比多囊肝有更深入的了解。至少有三个不同的基因发生病变可导致多囊肾。染色体16p13.3的PKD-1表达多囊蛋白1,多囊蛋白1被认为对表皮细胞分化和成熟起作用,也可影响细胞与细胞间的相互作用[19,20]。这种蛋白功能的缺失可能是囊肿形成的先决条件,但必须有进一步体内事件的发生才能致病。

与常染色体显性遗传多囊肾有关的第二个病变基因是位于染色体4q21-23上的PKD-2,它表达多囊蛋白2。多囊蛋白1和多囊蛋白2通过它们的C末端胞浆尾相互作用,这提示它们通过共同信号连接途径起作用。2型多囊肾比1型临床症状轻。

多囊肝常常伴有常染色体显性遗传多囊肾病,不过也可见单独发生者,病变基因与染色体19p13.2-13.1[34]有关。

囊肿形成的分子机制尚不清楚。囊肿可能系由于胆道系统成形时在肝胚胎的原基内的多余肝内胆管退化障碍所导致的。当盲胆管的原始节被具有高度增殖活性的第二代胆管所替代时,多余的胆管可扭曲并退化成囊肿。第二代胆管通常是正常的,所以并无胆道的功能障碍。

### 病理学

根据囊肿的数量及大小,肝脏的体积可正常或明显肿大。囊肿可弥漫地散布于肝脏内,或局限于肝脏的一叶,往往是左叶。肝脏的表面变形明显。囊肿的大小不等,小至针头,大至小孩的头颅,最大的囊肿容量

**表33.1　管板发育不良(DPM)与纤维多囊性病的联系**

| 胆管内管板发育不良的水平 | 疾病 |
| --- | --- |
| 小的小叶间胆管 | 儿童纤维多囊性疾病(伴随常染色体隐性遗传多囊性疾病) |
| | 先天性肝纤维化(纤维化成分++) |
| | Von Meyenberg复合征(扩张=多囊性肝病) |
| 大的小叶间胆管 | Caroli病 |
| 两者兼有 | Caroli综合征 |

**表33.2　肝脏纤维多囊性疾病**

| 亚型 | 遗传性 | 表现 | 肝脏 | 门脉高压 | 肾脏* |
| --- | --- | --- | --- | --- | --- |
| 儿童纤维多囊性 | | | | | |
| 　围生期 | 隐性 | 出生时 | 纤维化±<br>胆管扩张+ | － | 90% |
| 　新生儿期 | 隐性 | 生后1个月 | 纤维化++<br>胆管扩张+ | － | 60% |
| 　婴儿期 | 隐性 | 3~6个月 | 纤维化++<br>胆管扩张+ | 常见 | 25% |
| 先天性肝纤维化 | 隐性 | 儿童或成人 | 纤维化+++<br>胆管扩张+ | 常见 | 0~10% |
| 成人多囊性 | 显性 | 成人 | 囊肿 | 罕见 | 囊肿 |
| 肝内胆管扩张(Caroli) | 见正文 | 各年龄段的胆管炎 | 仅为扩张 | － | － |

*肾小管囊性变的百分比。

超过 1L。囊肿的直径很少大于 10cm。较大的囊肿可能系相邻的囊肿间的间隔破裂而形成，肝脏的切面可呈蜂窝状。囊肿腔壁颇薄，腔内含有液体，液体或清晰，或因含有变性血液而呈棕色。因不与胆管相连续，囊肿内从不含胆汁。可合并出血或感染。

组织学方面（图 33.3），肝小叶结构无变化，肝细胞正常。囊肿区与胆管及汇管区的胆汁性微小错构瘤有关。囊肿纤维被膜清楚，内被覆柱状立方上皮细胞。

其他器官如肾、脾、胰、卵巢及肺也常有囊肿性疾病。约半数的多囊肝者同时有多囊肾。大多数（50%~88%）多囊肾患者伴有多囊肝[16]。多囊肝的发病率随年龄的增长而增加，20~30 岁时其发病率约为 20%，60~70 岁时上升为 75%。

### 囊液

可在超声介导下细针穿刺抽取囊液[13]。其成分和对促胰液素的反应支持囊液是由衬于囊内的功能性胆管上皮细胞分泌的。

### 临床表现

许多患者的肝脏病变是在体检或尸检时偶然发现的。有时，患者主诉其他疾患或有多囊肾的症状时，才发现肝脏囊肿。

患者通常是在 30~50 岁时出现症状及体征，主诉腹胀或腹部钝痛。囊肿压迫胃及十二指肠可引起上腹部不适、恶心、腹胀，偶尔有呕吐。急性疼痛常为囊肿穿孔及囊内出血。

妊娠期妇女囊肿往往变大[17]。大约 5%的患者行激素替代治疗超过 1 年可有肝大[37]，但不会出现特殊症状。基于这些资料，对于有临床适应证的患者不应停止激素替代治疗[37]。

腹水、阻塞性黄疸及肝静脉流出道阻塞[48]罕见。

肝脏或小至不能触及，或大至充满整个腹部。肝脏的边缘质地坚硬，表面可触及结节。体检很难将囊肿与肝脏的其他结节进行区分。脾脏不大。

双侧性不规则的肾脏肿大提示患者可能同时合并有症状的肾囊肿。

因为肝细胞并没有受损，肝功能良好。γ-GT、ALP可升高，但胆红素水平正常。

门静脉阻塞很少引起食管静脉曲张破裂出血[39]。

### 影像学

超声是最佳的诊断方法（图 33.4）。CT 可显示多囊性肝病患者残存多少正常肝组织（图 33.5），这对于决定手术方式非常有用。

### 鉴别诊断

对 33 岁以上、外表健康而有结节性肝大，但无肝功能异常，且伴有多囊肾或有多囊肾家族史的患者，应怀疑多囊肝。

多囊肝与肝包虫病（第 29 章）的鉴别很困难。

肝转移癌患者常伴有不适感、体重下降、肝脏迅

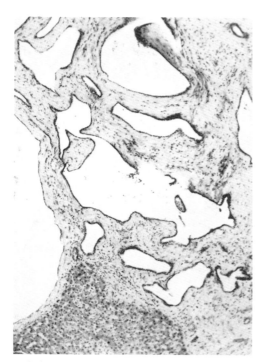

**图 33.3**　多囊肝。囊的大小不一，被覆扁平上皮细胞。(HE 染色，×63)

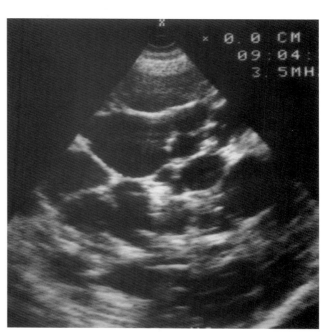

**图 33.4**　成人多囊肝：超声示数量不等的无回声占位病灶。

速肿大,且可能有原发肿瘤的表现。

肝硬化可伴有肝细胞疾病的征象,同时脾脏常常肿大。

**预后及治疗**

肝脏多囊性疾病患者一般寿命长。

预后常取决于同时存在的肾囊肿病的严重程度。癌变罕见。本病很少需要手术治疗,当有急性症状时在超声指导下穿刺抽液,易行且安全有效,但是囊液可重新产生。

依据病变的程度不同有几种术式可供选择[18]。对少数大的囊肿可在腹腔镜下行穿刺治疗[23]。如果 CT 示多个中等大小的囊肿局限性的累及肝实质(相邻大面积的正常肝组织),外科开窗术(伴随或不伴随肝切除术)可改善大多数患者的临床症状[14,33]。如果患者肝内弥漫性存在大小不等的囊肿,囊肿之间正常肝组织很少,开窗术也许会有用,但是会增加发病率和死亡率。当患者日常生活严重受限或者上述的治疗失败时可考虑肝移植(如有可能可考虑联合肾移植),89%患者术后可生存 1 年以上[41]。

使用有多囊性改变的肝进行移植的成功病例也有报道[4]。

先天性肝纤维化

先天性肝脏纤维化的组织学表现:正常的肝小叶被宽而致密的胶原纤维束所包围(图 33.6)。纤维组织束中有大量发育良好的小胆管(图 33.7),其中有些含有胆汁。动脉分支正常或发育不良,静脉较细,无炎性浸润。可并发 Caroli 综合征和胆总管囊肿。

本病可散发,也可家族性聚集,可能系常染色体隐性遗传。小叶间胆管管托发育不良为发病机制[11]。

门脉高压常见,主要是由于围绕结节的纤维带压迫门脉根部,或发育不良引起,偶尔可能由于门脉主干缺陷。

伴随的肾脏疾病包括肾脏发育异常、成人型多囊肾[6]、肾结核(髓样多囊性疾病)。

**临床表现**

患者通常在 3~10 岁时确诊, 但也有至成年时才发现。无性别差异。患者可表现为食管静脉曲张出血,

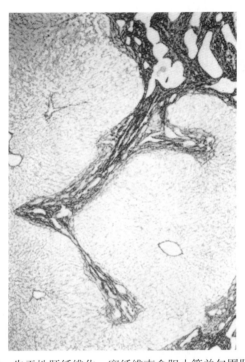

图 33.6　先天性肝纤维化。宽纤维束含胆小管并包围肝小叶。(银染色,×36)

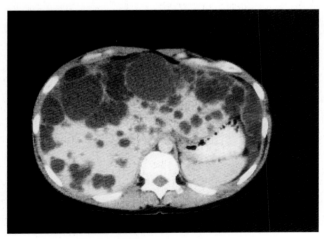

图 33.5　CT 平扫(对比增强)显示多囊肝。

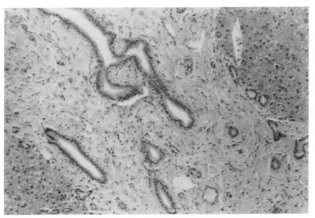

图 33.7　先天性肝纤维化。汇管区显示致密成熟的纤维组织束中含有大量不正常的胆小管。(HE 染色,×40)(见彩图)

无症状的肝大或脾大,肝脏质地非常硬(图 33.8)。

可有其他先天性异常,尤其是胆系异常伴发胆管炎[10]。

肝细胞癌和胆管细胞癌也许是腺瘤型过度增生[3]的一个并发症[2,49]。

据报道,先天性肝纤维化是少见的发育异常性疾病——磷酸甘露糖异构酶缺乏病的一部分表现[15]。

### 检查

血清白蛋白、胆红素和转氨酶往往均正常,但血清碱性磷酸酶有时升高。

肝脏组织学检查对诊断极为重要。但由于肝脏质地坚韧,肝穿刺活检可能困难。

超声中致密纤维组织带显示为声波亮区。直接胆管造影显示逐渐变细的肝内根部提示纤维化。MR 胆管造影显示胆管异常包括胆管囊肿,当合并先天性肝纤维化时称 Caroli 综合征,也可发现胆总管囊肿[12]。

门脉造影可显示出侧支循环及正常或扭曲的肝内门脉分支。

US、CT、MRI 和静脉肾盂造影可显示囊性肾病或髓质海绵肾。

### 预后及治疗

先天性肝纤维化必须与肝硬化相鉴别,前者因肝细胞未受损,肝功能正常,预后通常较好。

对于食管静脉出血患者可行门-腔吻合分流术。

患者主要死因是肾功能衰竭,但是肾移植通常可以成功。

### 先天性肝内胆管扩张(Caroli 病)[42]

这种罕见的疾病表现为肝内胆管先天性、节段性、囊性扩张而无其他肝脏组织学异常。扩张的肝内胆管与主要胆管系统相通且可发生感染并伴有胆石(图 33.9)。

本病的遗传机制不清[45]。通常无肾脏损伤,但可以伴随肾小管扩张和大的囊肿。

### 临床表现

本病可发生于任何年龄,但通常见于儿童期或青年期,大约 75% 为男性。主要表现为腹痛、肝大及革兰阴性杆菌败血症引起的高热[8]。

黄疸轻微或无。在胆囊炎发作时,黄疸可加重。患

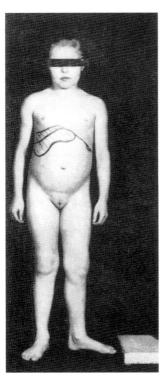

图 33.8　一例 8 岁女孩在常规检查时发现肝脾肿大。活检证实为先天性肝纤维化。可见其发育正常。

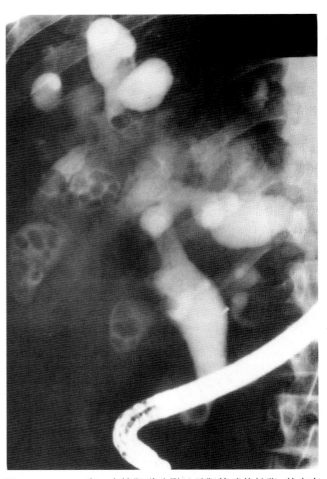

图 33.9　Caroli 病。内镜胆道造影显示胆管球状扩张,其中有部分含有胆结石。

者无门静脉高压。

如果行囊肿引流,引流量会很大,且滴注可刺激胆管分泌的促胰液素后流量增加。增加的流量可能来源于囊肿[46]。

### 影像学

超声同 CT 扫描一样有助于诊断(图 33.10),CT 增强后在扩张的胆管内可见门静脉根枝(中心圆点征)[5]。MR 胆管造影与侵袭性的经内镜或经皮胆管造影有同样的诊断价值[11](见图 33.9)。胆总管正常,在正常胆管之间有呈球状扩张的肝内胆管。病变可局限于单侧[30]。这种表现与原发性硬化性胆管炎比较,后者胆总管不规则狭窄,肝内胆管不规则扩张。

报道约有 7% 的患者可并发胆管癌[9]。

### 预后

预后不良,一份报道称平均存活年限为 9 个月[45],另一份报道示 5 年存活率约为 20%[8]。死因常为败血症、肝脓肿、肝功能衰竭和门脉高压。

### 治疗

如出现胆管炎,应给予抗生素,并经内镜或手术行胆总管引流排除结石。熊去氧胆酸对肝内胆管结石治疗有效[36]。

单侧病变可肝叶切除[30]。必须考虑肝移植,但感染是相对禁忌证。

本病预后较差,但胆管炎发作可持续多年。

患者极少死于肾功能衰竭。

### 先天性肝纤维化和 Caroli 病

Caroli 病常常合并先天性肝纤维化[40],将这种情况称 Caroli 综合征。两者都是由于胚胎时胆管树不同水平的管托发育不良所致,为常染色体隐性遗传。临床上可表现为腹痛、胆管炎,或者食管静脉曲张出血(图 33.11)。

### 胆总管囊肿

胆总管囊肿是指部分或全部肝外胆管伴或不伴有肝内胆管的囊性变。当胆总管本身受累时,胆囊、胆囊管及肝管并不扩张,这有别于阻塞性疾病时阻塞部位以上胆管均扩张。该病可与 Caroli 病共存。组织学上囊壁由伴急、慢性炎症的纤维组织组成。

所有胆总管囊肿的病理发展过程并不相同。有的患者在胰管和胆管间有一条长的共同管道,此处容易受到反流的胰酶的损伤[24]。但许多患者并没有这种异常,他们可能与感染和分子遗传因素有关。因为在 8/9 患有胆总管囊肿的婴幼儿的囊肿组织中检出呼肠孤病毒的 RNA[47]。同时胆总管囊肿也可见于患有其他纤维多囊病的患者,从而增加了发育性畸形的可能性。

胆总管囊肿包括以下几种类型(图 33.12)[27,28]。

Ⅰ 型:囊性(Ⅰa)、节段性(Ⅰb)或融合性(Ⅰc)肝外胆管扩张。更进一步的分型(Ⅰd)提示肝外多发囊肿。融合型和梗阻所致的胆管扩张的鉴别点在于,以往是否有胆囊结石或胆道手术的病史,胆总管的直径

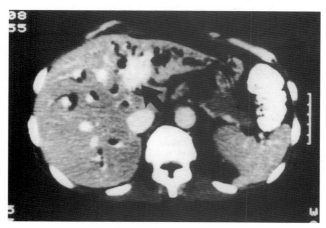

图 33.10　Caroli 病。静脉增强后肝内 CT 平片示邻近的门静脉被增强,大量肝内胆管扩张。

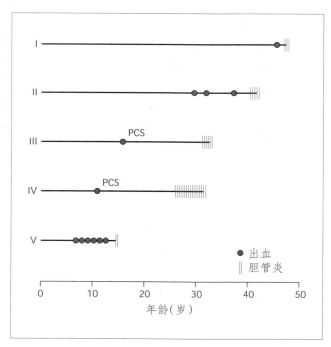

图 33.11　合并先天性肝纤维化和 Caroli 病患者 5 种类型症状的演变(Ⅰ~Ⅴ)。这样的患者都合并有静脉曲张出血和胆管炎。出血往往先发生,平均 10 年后出现胆管炎。PCS:门腔静脉分流[40]

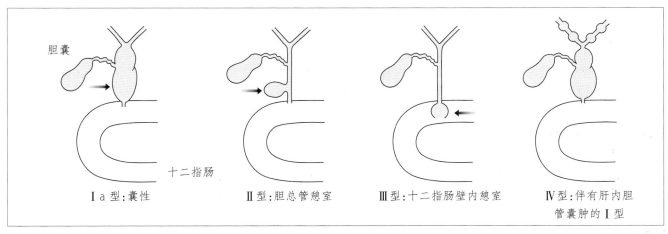

图 33.12　先天性胆管扩张分类(胆总管囊肿)(Ⅳb 是Ⅰ型和Ⅲ型)。

大于 30mm,胆道造影中不规则的胆管连接[27]。

Ⅱ型:囊肿在肝外胆管形成一个憩室。

Ⅲ型:在十二指肠壁内胆总管囊性扩张。

Ⅳ型:Ⅰ型+肝内胆管囊肿,又分Ⅳa 囊性、Ⅳb 节段性和Ⅳc 肝外胆管融合性改变[27]。

通常Ⅴ型表示 Caroli 病。

最常见的是Ⅰ型和Ⅳ型[27,28]。是否将Ⅲ型列入胆总管囊肿仍有争议[38]。

单独的肝内胆管囊性扩张很少见[43]。

Ⅰ型病变为部分位于腹膜后的囊肿性肿瘤,其大小为 2~3cm,容量可为 8L。囊肿含有稀薄的深棕色液体。此液体是无菌的,但可有继发感染。囊肿有时可破裂。

胆汁性肝硬化是晚期并发症,胆总管囊肿可闭塞门脉导致门脉高压。囊肿或胆管可恶变[28]。

### 临床表现

婴儿的主要表现为进行性胆汁淤积。囊肿穿孔引起胆汁性腹膜炎。晚期典型表现为间断性黄疸、疼痛、腹部肿瘤。儿童比成人更易有此典型三联征(82%或 25%)[28]。尽管定义为儿童疾病,但是常常在成年后才被诊断。1/4 患者有胰腺炎的症状和体征[28]。胆总管囊肿常见于日本人及其他东方种族。

黄疸是间歇性的,属胆汁淤积型,且伴有发热。疼痛呈疝气痛,主要位于右上腹部。肿瘤呈囊性,位于右上腹部,大小及紧张度差异大。

胆总管囊肿可伴有先天性肝脏纤维化或肝内胆管扩张。不正常的胰胆管结构十分重要,尤其是管道的连接呈直角或锐角时[32]。

### 影像学

腹部平片可见软组织包块。HIDA 扫描、超声和CT 可显示囊性病变,MRCP 是有效的方法,常优先采用( 图 33.13)[21,25]。但是并不排除对一些患者采用 ERCP[21]等其他方法。

### 治疗

由于存在继发腺癌或者鳞癌的可能,手术摘除常为首选[22,28]。通过胆总管–空肠(Roux-en-Y)吻合,胆管的连续性得以维持。

囊肿与肠管吻合术(不摘除囊肿)通常易行,但是术后胆管炎、继发性胆管狭窄、结石形成常见。同时,癌变的风险仍旧存在,这可能与发育不良及上皮细胞

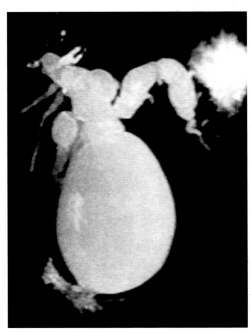

图 33.13　一名 40 岁女性Ⅰa 型胆总管囊肿的 MR 胆管造影。患者患有急性胰腺炎。

化生有关[44]。

### 小错构瘤（von Meyenberg 并发症）

这些良性病变通常无症状，偶然确诊或尸检时发现。罕见伴随门脉高压。肾可见髓质海绵样变。亦可伴多囊病。

组织学上小错构瘤由成组圆形的胆道组成，衬以立方上皮并且常含浓缩的胆汁（图 33.14）。这些胆管结构位于成熟胶原基质中，病变常出现在汇管区内或其周围。这种形态学改变通常提示有先天性肝纤维化，但小错构瘤变呈局灶性。

#### 影像学

肝动脉造影图显示多个小错构瘤导致动脉牵张和静脉相发红。

### 继发于纤维多囊病的癌

肿瘤发生与小错构瘤、先天肝纤维化、Caroli 病[9]和胆总管囊肿[28]有关。癌很少与非寄生虫囊肿[31]或多囊肝有关，暴露于胆汁的上皮易恶性变。

### 孤立性非寄生的肝囊肿

随着各种扫描技术的应用，本病诊断逐渐增多。本病可能系多囊性疾病的一种变型。

其衬壁是分隔的，提示来源于堆积的多囊病。纤维包膜含异常胆管和血管，内含为无色至混有血液的棕色液体。其张力比包虫囊低。

症状很少，与腹部紧张度或对邻近器官（包括胆管）压迫程度有关，可引起间断性黄疸。患者应该治疗。

合并症有囊肿穿孔、囊内出血，但很少见。有合并症时应手术切除。

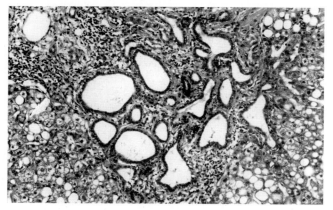

图 33.14　肝小错构瘤：胆管内被覆立体状上皮，胆管结构位于成熟胶原基质中[40]。（HE 染色，×180）

### 其他囊肿

其他囊肿极为少见，且小而表浅，内容物随病因改变。胆汁囊肿可继发于各种类型的持久性肝外胆道梗阻。

血液囊肿由于囊肿内出血所致，也可在肝脏创伤后形成。含有血液的小囊状间隙可于细针穿刺活检后形成。

淋巴囊肿由于肝淋巴管的先天性扩张或阻塞所致，往往位于肝脏的表面。

胆管囊腺瘤和囊腺癌（见第 31 章）罕见。恶性假囊肿系由于继发性恶性肿瘤的退行性变及软化而形成。

## 胆道先天异常

肝脏和胆道是由卵黄囊腹侧的原始前肠腹壁的芽样外裹所形成，此外裹位于卵黄囊顶部的上方。二支实体细胞芽形成肝脏的左叶和右叶，而细长的原始憩室则形成肝管和胆总管。这个憩室有小的细胞芽形成，并发育成胆囊。在胎儿的早期，胆道是中空的；其后，由于管腔内上皮细胞的增殖，胆道变为实体。最后，空泡开始在实体胆囊芽的各个部分同时形成，并继续扩展，直至整个胆道系统再度沟通为止。在第 5 周时，胆囊、胆囊管及肝管之间的相互沟通全部完成，在第 3 个月时，胎儿的肝脏开始分泌胆汁。

大多数胆道先天异常与胚胎期前肠原芽体的改变或实体的胆囊及胆管憩室的无空泡形成有关（表 33.3）。

这些先天异常通常无重要意义，且与症状无关。偶尔可促发胆汁淤积、炎症及胆石症[7]，这对于放射科医生及肝胆移植外科医生很重要。

肝脏与胆道系统的异常可伴有其他部位的先天性病变，包括心脏方面的缺损、多指畸形和多囊肾。这些异常也可与胎儿发育早期母体病毒感染（如风疹病毒）有关。

### 胆囊缺如[35]

这是一种少见先天性异常，可分为 2 种类型。

第 1 种类型：胆囊及胆囊管不能从前肠肝憩室中外生。本型常与胆管的其他异常同时存在。

第 2 种类型：胆囊不能从实体状态再度形成中空状态。胆囊缺如通常伴有肝外胆管闭锁。胆囊并不缺如，只是处于原始状态而已。因此，这种类型见于具有先天性胆管闭塞症状的婴儿。

胆囊缺如多发生于有其他先天异常的婴儿。成人通常健康,无异常症状,部分患者可有右上腹疼痛、黄疸。当超声检查不到胆囊时,应考虑到发育不全和异位的可能性。胆管造影有助诊断。术中不能探查到胆囊并不是胆囊缺如的证据,胆囊可以是肝内性的,或因已往的胆囊炎而萎缩。

术时做胆管造影可有助于诊断。

### 双胆囊

双胆囊极为少见。在胚胎期,常可有小囊自肝管或胆总管发生。偶尔,这些小囊继续存在,并形成第 2 个胆囊,它有自己的胆囊管(图 33.15)。如此囊系从胆囊管发生,则两个胆囊共享一支胆囊管(Y 形胆囊管)。

**表 33.3 先天性胆道异常的分类**

**原始前肠芽的异常**
原始前肠芽发育障碍
 胆管缺如
 胆囊缺如
副原始前肠芽或其分裂
 副胆囊
 双叶胆囊
 副胆管
原始前肠芽向左而不向右迁移
 左位胆囊
**实体胆囊空泡形成的异常**
胆管空泡形成的缺陷
 先天性胆管闭塞
 先天性胆囊管闭塞
 胆总管囊肿
胆囊空泡形成的缺陷
 原始胆囊
 胆囊底部憩室
 浆膜型弗里家帽
 葫芦形胆囊
**肝–胆囊管未闭锁**
胆囊体或胆囊颈的憩室
肝内囊肿的存留
**胆囊浆膜的迷路皱襞形成**
浆膜后型弗里家帽
**副腹膜皱襞**
先天性粘连
漂浮性胆囊
**肝脏及胆囊动脉异常**
副肝脏或胆囊动脉
肝动脉与胆囊管的异常关系

双胆囊可通过胆囊造影术诊断。副胆囊常为疾病的所在处。

双叶胆囊是一种非常少见的先天异常。胚胎学方面,形成胆囊的单一芽组织分为两部分,但原来的连接依旧存在,这样,就形成了合有一支胆囊管的两个分隔胆囊。

此异常无临床意义。

### 副胆管

副胆管罕见。此额外胆管通常附属于肝右叶系统,在左右肝管连接处与胆囊管入口处之间与肝总管相连接(图 35.1C)。副胆管也可与胆囊管、胆囊或胆总管相连接。

胆囊–肝管是由于左右肝管不能再度沟通所致的胆囊与肝实质之间胚胎性连接的存留,是通过进入一支存留的肝管或肝总管,或直接进入十二指肠的胆囊管而维持其连续。

副胆管对胆道外科医师具有重要意义,因为它们可被疏忽地结扎或切断,从而引起胆管狭窄或胆管瘘。

### 左侧胆囊

左侧胆囊是极少见的先天异常,胆囊位于肝脏左叶下,在镰状韧带的左侧。

这是因为肝脏憩室的胚胎芽向左移所致。胆囊管的走行还是正常的。另一方面,左位胆囊可能由于左肝管的第二个胆囊单独发育,而右侧的正常胆囊发育不良所致,这种方式形成的左侧胆囊临床意义不大。

有些病例中,左侧胆囊常被描述与肝圆韧带(右位的肝圆韧带)有关,这些病例中胆囊位于正常位置。右侧肝圆韧带异常具有重要意义,因为它与异常的肝内门脉分支有关。认识到这种情况在做肝切除时十分重要[29]。

### 胆囊的罗–阿窦

罗–阿窦系由胆囊黏膜从肌层的疝样突出(胆囊壁内性憩室)所致。这种异常虽可能是先天性的,但当胆囊内压增高时慢性胆囊炎可更为显著。口服法胆囊造影可见这一异常,表现为胆囊周围有一晕状点彩。

### 折叠胆囊

胆囊变形,以致胆囊底部呈折皱状,在折皱处弯曲,犹如"弗里吉亚帽"。弗里吉亚帽是一种锥形帽或称苏格兰小帽,顶部向前弯曲,为古代弗里吉亚人所戴,现指"自由帽"。

胆囊折叠分为两种不同类型。

①扭结在胆囊体与底之间(浆膜后型弗里家帽)这是由于胚胎窝内胆囊迷路折皱所致(图33.15)。

②扭结在胆囊体与漏斗部之间（浆膜型）(见图33.15) 这是由于胚胎窝本身在发育早期时的迷路折叠所致。胆囊的折叠,被胎儿韧带的形成或继发于实体上皮始基的延迟空泡形成后的官腔收缩与残余中隔所固定。

这些扭曲胆囊的排空速度正常,并无临床意义。

重要性在于正确地解释胆囊造影图。

沙漏形胆囊(见图33.15) 可能代表浆膜型弗里家帽的过度折叠类型。当胆囊收缩时胆囊底的部位不变及胆囊的两个部分间微小的开口表示沙漏形胆囊可能系一个固定的先天性畸形。

### 胆囊与胆管憩室

胆囊体和胆囊颈的憩室可自未闭的胆囊–胆管形成。在胚胎期,此胆囊–胆管行于胆囊和肝脏之间。

胆囊底型憩室系由于胚胎期的实体性胆囊之空

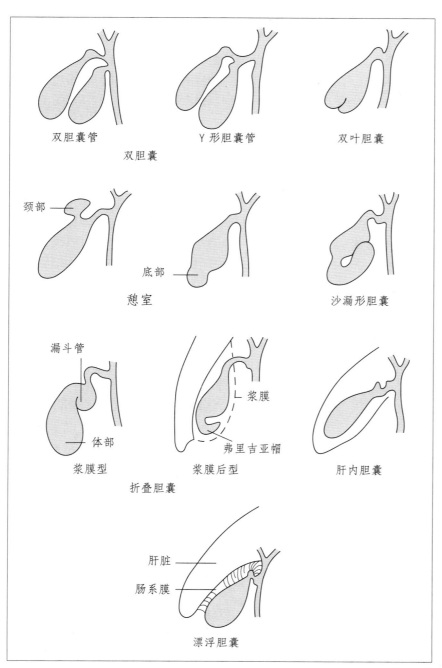

双胆囊管　　　Y形胆囊管　　　双叶胆囊

双胆囊

颈部　　　　　　　　底部

憩室　　　　　　　　沙漏形胆囊

漏斗管

体部

浆膜型　　　浆膜后型　　　肝内胆囊

折叠胆囊

浆膜

弗里吉亚帽

肝脏

肠系膜

漂浮胆囊

**图33.15** 胆囊的先天性异常。

泡形成不全所致,由一个不完全的中隔在胆囊顶部形成一个小腔(见图 33.15)。

这些憩室罕见而无临床意义。先天型胆囊憩室需和假性憩室鉴别。假性憩室通常含有一块较大的胆石。

## 肝内胆囊

在胎儿时期的最初 2 个月,胆囊被包埋在肝组织内,以后才表现为肝外的部位。在某些病例,此种肝内性胆囊可持续存在(见图 33.15)。胆囊的位置较正常者高,部分埋藏于肝脏内,但从不全部被肝组织覆盖。肝内胆囊常常伴随疾病,因为这种埋藏于肝内的器官收缩困难,以致易引起感染,可有结石形成。

## 胆囊的先天性粘连

胆囊的先天性粘连很常见。这些腹膜叶在发育方面是前肠系膜的延伸,它组成了小网膜。腹膜叶可自胆总管侧面行经胆囊的前面,下行至十二指肠和结肠肝曲,至肝脏的右叶,可能闭塞 Winslow 网膜孔。在较轻的病例,可有一束组织自小网膜经胆囊管而抵达胆囊的前面,或者可有一松弛的薄膜,组成胆囊的系膜(参见"漂浮性胆囊")(见图 33.15)。

这种粘连属先天性,无临床意义。在外科方面必须记住胆囊的先天性粘连,以免将其误认为炎性粘连。

## 漂浮性胆囊及胆囊扭转

在解剖标本中,4%~5%的胆囊有支持膜,胆囊周围的腹膜延续为极为相近的二层腹膜叶,以组成自肝脏下面支持胆囊的皱襞或系膜。这种皱襞可将胆囊悬于肝脏的下面,最长的距离可达 2~3cm。

活动的胆囊易于扭曲,因而引起胆囊扭转,其小蒂中的血液供应受到阻碍,因而继发梗死。

此种疾病常见于年老消瘦的妇女。随着年龄的增长,网膜脂肪逐渐减少,腹部及盆腔肌肉功能退化,内脏下垂的程度增加。系膜胆囊悬垂更甚,可发生扭转。胆囊扭转可累及各年龄组,包括儿童。

胆囊扭转后可导致上腹及右肋缘部位的突然性、持续性剧痛,并向背部放散,可伴随呕吐、虚脱。可特征性地出现可触及的"肿瘤",具有肿大胆囊的性质,几小时后可消失。其治疗可采用胆囊切除术。

再发性胆囊部分扭转可导致临床症状的多次发作,超声和 CT 显示胆囊位置较低,可位于腹腔甚至盆腔内。胆囊可被极长的、向下弯曲的胆囊管悬挂着,为早期胆囊切除的指征。

## 胆囊管及胆囊动脉异常

约有 20%胆囊管并不直接与肝总管相通,而首先与之平行,位于同一结缔组织鞘内。偶尔胆囊管甚至可以螺旋状围绕胆总管。

这些变异对于实行胆囊切除术的外科医师极为重要。除非审慎地解剖胆囊管并认清其与肝总管的连接,否则肝总管可能被结扎,而引起不幸的后果。

胆囊动脉可并非正常地来自肝右动脉,而来自肝左动脉,甚至来自胃–十二指肠动脉。副胆囊动脉通常来自肝右动脉。外科医师在实行胆囊切除术时也须审慎正确地认清胆囊动脉。

(张清泉 荆雪 译 孙兆黎 高沿航 校)

## 参考文献

1 Asselah T, Ernst O, Sergent G et al. Caroli's disease: a magnetic resonance cholangiopancreatography diagnosis. *Am. J. Gastroenterol.* 1998; **93**: 109.

2 Bauman ME, Pound DC, Ulbright TM. Hepatocellular carcinoma arising in congenital hepatic fibrosis. *Am. J. Gastroenterol.* 1994; **89**: 450.

3 Bertheau P, Degott C, Belghiti J et al. Adenomatous hyperplasia of the liver in a patient with congenital hepatic fibrosis. *J. Hepatol.* 1994; **20**: 213.

4 Caballero F, Domingo P, Lopéz-Navidad A. Successful liver transplant using a polycystic donor liver. *J. Hepatol.* 1997; **26**: 1428.

5 Choi BI, Yeon KM, Kim SH et al. Caroli disease: central dot sign in CT. *Radiology* 1990: **174**: 161.

6 Cobben JM, Breuning H, Schoots C et al. Congenital hepatic fibrosis in autosomal-dominant polycystic kidney disease. *Kidney Int.* 1990; **38**: 880.

7 Cullingford G, Davidson B, Dooley J et al. Case report: hepatolithiasis associated with anomalous biliary anatomy and a vascular compression. *H P B Surg.* 1991; **3**: 129.

8 Dagli Ü, Atalay F, Sasmaz N et al. Caroli's disease: 1977–95 experiences. *Eur. J. Gastroenterol. Hepatol.* 1998: **10**: 109.

9 Dayton MT, Longmire WP Jr, Tompkins PK. Caroli's disease: a premalignant condition? *Am. J. Surg.* 1983; **145**: 41.

10 De Vos M, Barbier F, Cuvelier C. Congenital hepatic fibrosis. *J. Hepatol.* 1988; **6**: 222.

11 Desmet VJ. Ludwig symposium on biliary disorders—part 1. Pathogenesis of ductal plate abnormalities. *Mayo Clin. Proc.* 1998; **73**: 80.

12 Ernst O, Gottrand F, Calvo M et al. Congenital hepatic fibrosis: findings at MR cholangiopancreatopraphy. *Am. J. Roentgenol.* 1998; **170**: 409.

13 Everson GT, Emmett M, Brown WR et al. Functional similarities of hepatic cystic and biliary epithelium: studies of fluid constituents and *in vivo* secretion in response to secretin. *Hepatology* 1990; **11**: 557.

14 Farges O, Bismuth H. Fenestration in the management of polycystic liver disease. *World J. Surg.* 1995; **19**: 25.

15 Freeze HH. New diagnosis and treatment of congenital hepatic fibrosis. *J. Pediatr. Gastroenterol. Nutr.* 1999; **29**: 104.

16 Gabow PA. Autosomal dominant polycystic kidney disease. *N. Engl. J. Med.* 1993; **329**: 332.

17 Gabow PA, Johnson AM, Kaehny WD *et al.* Risk factors for the development of hepatic cysts in autosomal dominant polycystic kidney disease. *Hepatology* 1990; **11**: 1033.

18 Gigot J-F, Jadoul P, Que F *et al.* Adult polycystic liver disease: is fenestration the most adequate operation for long-term management? *Ann. Surg.* 1997; **225**: 286.

19 Hateboer N, v Dijk MA, Bogdanova N *et al.* Comparison of phenotypes of polycystic kidney disease types 1 and 2. *Lancet* 1999; **353**: 103.

20 Ibraghimov-Beskrovnaya O, Dackowski WR, Foggensteiner L *et al.* Polycystin: *in vitro* synthesis, *in vivo* tissue expression and subcellular localization identifies a large membrane-associated protein. *Proc. Natl. Acad. Sci. USA* 1997; **94**: 6397.

21 Irie H, Honda H, Jimi M *et al.* Value of MR cholangiopancreatography in evaluating choledochal cysts. *Am. J. Roentgenol.* 1998; **171**: 1381.

22 Ishibashi T, Kasahara K, Yasuda Y *et al.* Malignant change in the biliary tract after excision of choledochal cyst. *Br. J. Surg.* 1997; **84**: 1687.

23 Kabbej M, Sauvanet A, Chauveau D *et al.* Laparoscopic fenestration in polycystic liver disease. *Br. J. Surg.* 1996; **83**: 1697.

24 Komi N, Takehara H, Kunitomo K. Choledochal cyst: anomalous arrangement of the pancreatico-biliary ductal system and biliary malignancy. *J. Gastroenterol. Hepatol.* 1989; **4**: 63.

25 Lam WWM, Lam TPW, Saing H *et al.* MR cholangiography and CT cholangiography of paediatric patients with choledochal cysts. *Am. J. Roentgenol.* 1999; **173**: 401.

26 Landing BH, Wells TR, Claireaux AE. Morphometric analysis of liver lesions in cystic diseases of childhood. *Hum. Pathol.* 1980; **11**: 549.

27 Lenriot JP, Gigot JF, Ségol P *et al.* Bile duct cysts in adults: a multi-institutional retrospective study. *Ann. Surg.* 1998; **228**: 159.

28 Lipsett PA, Pitt HA, Colombani PM *et al.* Choledochal cyst disease: a changing pattern of presentation. *Ann. Surg.* 1994; **220**: 644.

29 Nagai M, Kubota K, Kawasaki S *et al.* Are left-sided gall-bladders really located on the left side? *Ann. Surg.* 1997; **225**: 274.

30 Nagasue N. Successful treatment of Caroli's disease by hepatic resection: report of six patients. *Ann. Surg.* 1984; **200**: 718.

31 Nieweg O, Sloof MJH, Grond J. A case of primary squamous cell carcinoma of the liver arizing in a solitary cyst. *H P B Surg.* 1992; **5**: 203.

32 Oguchi Y, Okada A, Nakamura T *et al.* Histopathologic studies of congenital dilatation of the bile duct as related to an anomalous junction of the pancreatico-biliary ductal system: clinical and experimental studies. *Surgery* 1988; **103**: 168.

33 Que F, Nagorney DM, Gross JB *et al.* Liver resection and cyst fenestration in the treatment of severe polycystic liver disease. *Gastroenterology* 1995; **108**: 487.

34 Reynolds DM, Falk CT, Li A *et al.* Identification of a locus for autosomal dominant polycystic liver disease, on chromosome 19p13.2–13.1. *Am. J. Hum. Genet.* 2000; **67**: 1598.

35 Richards RJ, Raubin H, Wasson D. Agenesis of the gall-bladder in symptomatic adults: a case and review of the literature. *J. Clin. Gastroenterol.* 1993; **16**: 231.

36 Ros E, Navarro S, Bru C *et al.* Ursodeoxycholic acid treatment of primary hepatolithiasis in Caroli's syndrome. *Lancet* 1993; **342**: 404.

37 Sherstha R, McKinley C, Russ P *et al.* Postmenopausal oestrogen therapy selectively stimulates hepatic enlargement in women with autosomal dominant polycystic kidney disease. *Hepatology* 1997; **26**: 1282.

38 Spier LN, Crystal K, Kase DJ *et al.* Choledochocele: newer concepts of origin and diagnosis. *Surgery* 1995; **117**: 476.

39 Srinivasan R. Polycystic liver disease: an unusual cause of bleeding varices. *Dig. Dis. Sci.* 1999; **44**: 389.

40 Summerfield JA, Nagafuchi Y, Sherlock S *et al.* Hepatobiliary fibropolycystic disease: a clinical and histological review of 51 patients. *J. Hepatol.* 1986; **2**: 141.

41 Swenson K, Seu P, Kinkhabwala M *et al.* Liver transplantation for adult polycystic liver disease. *Hepatology* 1998; **28**: 412.

42 Taylor ACF, Palmer KR. Caroli's disease. *Eur. J. Gastroenterol. Hepatol.* 1998; **10**: 105.

43 Terada T, Nakanuma Y. Solitary cystic dilation of the intrahepatic bile duct: morphology of two autopsy cases and a review of the literature. *Am. J. Gastroenterol.* 1987; **82**: 1331.

44 Todani T, Watanabe Y, Toki A *et al.* Carcinoma related to choledochal cysts with internal drainage operations. *Surg. Gynecol. Obstet.* 1987; **164**: 61.

45 Tsuchida Y, Sato T, Sanjo K *et al.* Evaluation of long-term results of Caroli's disease: 21 years' observation of a family with autosomal 'dominant' inheritance, and review of the literature. *Hepatogastroenterology* 1995; **42**: 175.

46 Turnberg LA, Jones EA, Sherlock S. Biliary secretion in a patient with cystic dilation of the intrahepatic biliary tree. *Gastroenterology* 1968; **54**: 1155.

47 Tyler KL, Sokol RJ, Oberhaus SM *et al.* Detection of reovirus RNA in hepatobiliary tissues from patients with extra-hepatic biliary atresia and choledochal cysts. *Hepatology* 1998; **27**: 1475.

48 Uddin W, Ramage JK, Portmann B *et al.* Hepatic venous outflow obstruction in patients with polycystic liver disease: pathogenesis and treatment. *Gut* 1995; **36**: 142.

49 Yamato T, Sasaki M, Hoso M *et al.* Intrahepatic cholangiocarcinoma arising in congenital hepatic fibrosis: report of an autopsy case. *J. Hepatol.* 1998; **28**: 717.

### 第34章

# 胆结石和炎症性胆囊病

## 胆结石组成

胆结石主要有三类：胆固醇结石、黑色素结石和棕色素结石（表 34.1，图 34.1）。在西方最常见的是胆固醇结石。这种结石的成分以胆固醇为主（51%~99%），亦含有其他成分，如碳酸钙、磷酸钙、胆红酸钙、棕榈酸钙、磷脂、糖蛋白和黏多糖等。晶体摄影证明，胆固醇有单水和无水两种类型。结石核的性质尚无定论，可能与色素、糖蛋白和无形性物质有关。

问题是如何解释在正常人中不溶解性胆固醇怎样以溶解状态存在于胆囊中，而在有些人中又如何沉积而形成胆结石。

## 胆汁的成分

胆汁胆固醇呈游离非酯状态。其浓度与血清胆固醇浓度无关，仅在很小程度上与胆酸的总储存量和胆酸的排泄率有关。

胆汁磷脂不溶于水，含有大量卵磷脂（90%）、少

**表 34.1　胆结石的分类**

|  | 胆固醇结石 | 黑色素结石 | 棕色素结石 |
|---|---|---|---|
| 部位 | 胆囊、胆管 | 胆囊、胆管 | 胆管 |
| 主要成分 | 胆固醇 | 胆色素聚合体 | 胆红素钙 |
| 坚固性 | 晶状体核 | 质硬 | 质软、脆 |
| 射线透光率（%） | 15% | 60% | 0% |
| **合并疾病** |  |  |  |
| 感染 | 少见 | 少见 | 多见 |
| 其他疾病 | 见图 34.2 | 溶血性疾病、肝硬化 | 慢性部分胆管阻塞性疾病 |

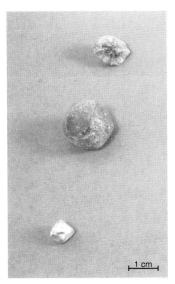

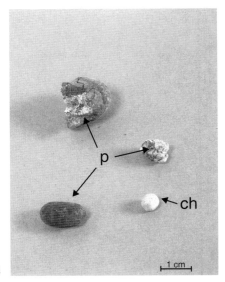

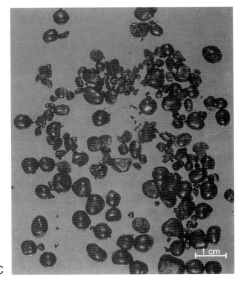

**图 34.1**　(A)二面体胆固醇结石，以上显示的是同心圆形的一层层的胆固醇结晶聚合体。(B)来自于胆总管结石(ch：胆固醇结石；p：棕色素结石)。(C)黑色素结石。(见彩图)

量的溶血卵磷脂(3%)和磷脂酰乙醇胺(1%)。磷脂进入胆汁依靠微管蛋白,它是被 MDR3 基因编码的一个起翻转酶作用的蛋白(第 13 章)。将类基因删除的转基因鼠不可能分泌磷脂(和胆固醇)进入胆汁[173],但胆酸分泌仍正常。

磷脂在肠道中水解,但不参加肠–肝循环,胆酸决定排泄并增加磷脂的合成。

**胆汁酸**　原始胆汁酸是三羟基胆酸及二羟基鹅脱氧胆酸,它们与甘氨酸和牛磺酸结合。初级胆酸在结肠的肠道细菌作用下,转化成次级胆酸——脱氧胆酸和石胆酸。胆酸、鹅胆酸和脱氧胆酸被吸收并参与肠–肝循环,每天 6~10 次[48]。石胆酸吸收较差,故胆汁中含量很少。胆汁酸的总储存量为 2.5g,每天平均产生胆酸约 330mg,而鹅脱氧胆酸为 280mg。

控制胆酸合成的机制相当复杂,可能有一个负性反馈机制,通过从肠道回吸收至肝脏的胆盐及胆固醇的量来实施控制,即胆汁酸的合成可因胆盐的增加而减少,且因肠肝循环的终止而合成增加。

## 胆固醇结石形成的因素[47,49]

三个主要因素决定胆固醇结石的形成:有肝胆汁成分的变化,胆固醇结晶核形成,胆囊功能受损(见图 34.2)。肝胆汁胆固醇过饱合,脱氧胆酸比例增加可使胆石易于形成。

### 肝胆汁成分的变化

胆汁 85%~95% 为水,胆固醇不溶于水,以可溶状态存在,从单层磷脂小泡的小管膜分泌(图 34.3)。胆固醇是否保持溶解状态取决于胆汁内胆酸和磷脂的浓度和类型。

肝胆汁中胆固醇不饱和但含有充足的胆酸时,小泡溶解在混合的脂质微粒内,这些微粒有亲水外表面和疏水的内部,胆固醇结合到疏水的内部。磷脂插入微粒壁以利生长。这些混合的微粒能使胆固醇处于稳定热力学状态。这是低胆固醇饱和指数状态(来源于胆固醇、胆汁酸和磷脂的摩尔比)。

当胆汁胆固醇过饱和或胆酸浓度低时（高胆固醇饱和指数状态）,过多胆固醇不能在混合微粒中转运,磷脂小泡保持单层状态(图 34.4)。他们是不稳定的并易聚集。胆固醇结晶成核,由此形成大的多层泡,这个过程涉及几种不同种类的小泡、微胞和片段组成的一系列复杂变化[96]。多种形式的胆固醇沉淀包括非水合胆固醇的线、螺旋、小管状物及特征性单水化胆固醇片[145]。

胆汁内的胆酸类型影响胆结石的形成,胆结石患者脱氧胆酸比例较高。这种胆酸是更疏水的,当它分泌入胆汁后可从小胆管膜抽取更多胆固醇,增加胆固醇饱和度并促进胆固醇结晶。

脱氧胆酸来源于结肠内大肠杆菌胆酸的脱羟基化,有肠–肝循环。在胆酸池内脱氧胆酸存在的量取决

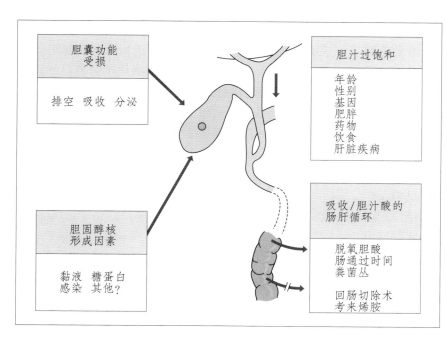

**图 34.2**　胆固醇结石形成的主要因素是胆汁胆固醇过饱合,脱氧胆酸形成和吸收的比例增加,胆固醇结晶核形成和胆囊功能受损。

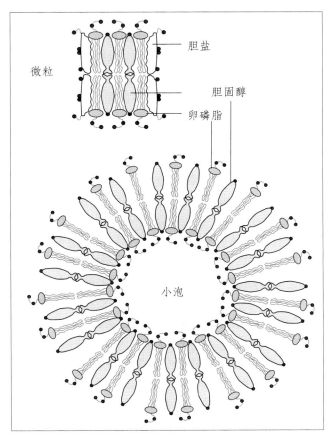

**图 34.3**　混合微粒和胆固醇/磷脂小泡的结构。

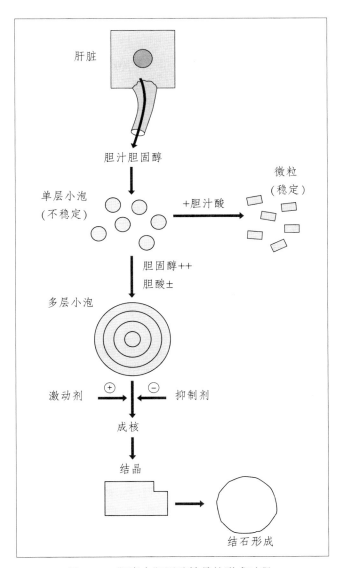

**图 34.4**　胆囊中胆固醇结晶的形成过程。

于肠通过时间,当时间增加时(用奥曲肽治疗肢端肥大症的患者)血清脱氧胆酸亦增加[196]。亦有其他影响脱氧胆酸形成及含量的因素。胆结石患者肠通过时间明显延长[6],在粪便内细菌脱羟化作用增加[203]。

　　许多因素影响胆汁内胆酸和磷脂的浓度、类型和胆固醇的量。胆结石形成过程是复杂的,有些仍未搞清[137]。胆固醇过饱和是胆结石形成的前提条件,但不是唯一的病因,其他因素也很重要,因为胆汁内胆固醇过饱和经常发生在无胆固醇结石的人[76]。

　　然而在西方,大多数胆结石的患者,其胆结石形成与胆汁内胆固醇过饱和有关,即胆汁胆固醇的高分泌。但尽管总体胆酸池是减少的,胆酸的量是正常的,这可能与肠肝循环增加有关。胆汁胆固醇增加导致胆囊低动力,这与上皮内衬分泌黏蛋白增加有关。何种程度的胆固醇高分泌才会影响胆结石形成目前还不清楚[3]。

**胆固醇成核**

　　导致胆结石形成的关键一步是从多层小泡到胆固醇单水合结晶的形成。胆结石形成与否的关键是胆汁促进或抑制成核的能力,而不是胆固醇过饱和的程度。胆结石患者的成核时间比那些没有胆结石的患者明显短,有多个结石的比单个结石的短[87]。成核过程是复杂的。促结石形成的因素是胆汁蛋白浓度增加[91,178],促核形成的蛋白是胆囊黏蛋白[201]、氨基肽酶–N[134]、$\alpha_1$ 酸糖蛋白[1]、免疫球蛋白和磷脂酶C[137]。有些研究提示促进胆固醇结晶化的是黏蛋白胶,而不是可溶性胆汁糖蛋白[201]。阿司匹林减少胆囊黏膜黏蛋白的生物合成[152],可以解释这种药和其他非类固醇抗炎药抑制胆结石形成的原因[77]。

　　减慢核形成的因子有载脂蛋白 A1、A2[92],120 kDa糖蛋白[136]。pH 和钙铁浓度的相互作用在结石形成过程中起一定作用[142]。

　　熊去氧胆酸降低胆固醇饱和度,延长成核时间,可防止结石复发[145]。

由于长链游离脂肪酸的胆固醇溶解活性,在实验中脂肪酸/胆酸结合物抑制胆固醇结晶化[66]。胆汁酸的结合促进肝摄取和胆汁的分泌。

胆固醇结石的核含有胆红素和一种蛋白色素的复合物,提供胆囊胆固醇成核的表面积。

### 胆囊的功能

空腹时胆囊内充满肝胆汁,胆汁浓缩,进餐后浓缩的胆汁注入十二指肠。胆囊必须排空以便清除易使结石形成的胆泥和碎片,尤其在患者胆汁胆固醇超饱和及成核时间过短时。

肝胆汁储存在胆囊里,由于 $Na^+$、$Cl^-$、$HCO_3^-$ 几乎与水等渗被吸收而使胆汁浓缩。胆囊黏膜通过细胞间和旁细胞途径对钠、氯化物的主动运输成倍于渗透性水吸收。而胆盐、胆红素、胆固醇等不能通过胆囊壁而被浓缩 10 倍以上。然而这些成分的浓度并不会相应地升高,因为一些胆固醇被吸收,胆固醇的饱和指数会随胆汁的浓缩而降低。碳酸钙饱和指数也会因酸化而降低[170]。

在胆碱能神经和激素控制之下胆囊收缩。胆囊收缩素(CCK)来源于肠,起到收缩并排空胆囊,增加黏液的分泌,稀释胆囊内容物的作用。阿托品降低胆囊对 CCK 的反应[79],收缩受抑制。氯谷胺、选择性 CCK 拮抗剂、抑制餐后胆囊的排空及 CCK 类似物蛙皮素诱导的胆囊收缩。还有一些对胆囊有作用的激素,如胃动素(激动剂)和生长抑素(拮抗剂)。

胆囊排空障碍和长期胃肠道外营养及孕妇胆结石的发生率增加的关系,提示胆囊淤滞在胆结石形成过程中起一定作用[191]。患胆结石的患者的胆囊动力功能的研究一直有争议,这与技术应用(超声或闪烁扫描)及患者的差异有关。一般来说,胆结石患者空腹和餐后胆囊容积较正常人增加[143]。同步超声和扫描的详细分析对胆囊功能的传统观点提出挑战,分析表明正常人的胆囊功能与胆结石患者的不同[85]。餐后胆囊的排空和等待下次进餐出现的再充之间可出现胆囊的空虚状态这一概念显得过分单纯化。通过超声和扫描证实胆汁连续的流动是由于胆囊的充盈和排空的同步。在有胆囊疾病的患者胆汁的流动减少[85],使得胆汁淤滞并且形成可能发生胆固醇成核及胆固醇结晶的环境。这些改变是由于胆囊壁收缩性和张力改变,还是由于胆囊管阻力的变化,还不清楚。

胆囊平滑肌纤维在高胆固醇的胆汁中对 CCK 的收缩应答降低[12],收缩力降低亦与胆囊壁肌肉 CCK

受体减少有关[204]。

胆固醇结晶形成和胆泥形成促使结石形成,因此不管其机制如何,胆囊排空功能障碍亦促使结石形成。

### 胆泥

胆泥是黏性沉淀悬着物,包括胆固醇单水合结晶、胆酸钙颗粒和其他钙盐(泥)[95],胆泥形成是与摄食减少或胃肠外营养相关的胆囊运动减少的结果,亦可发生于交感神经支配中断时[182]。胆泥形成后 70% 可以消失[84],有 20% 患者并发胆结石或急性胆囊炎。胆泥的治疗是否会减少并发症的发生率还不清楚。

### 感染的作用

尽管人们认为感染在胆结石形成中几乎不起作用,但在这些结石中发现了细菌 DNA[181]。可以设想,细菌会分解胆盐,使其吸收并减少胆固醇的溶解。

胆系感染在棕色色素结石形成中起一定作用,电子显微镜下可看到大多数结石含有细菌[105]。

### 年龄

随年龄增长胆结石发生率逐步增加,可能与胆汁内胆固醇增加有关。75 岁时,20% 男性与 35% 女性有胆结石。在 50~70 岁间出现临床症状较多。

儿童中亦有胆固醇结石、胆色素结石的报道。

### 遗传

胆结石患者亲属高发胆结石,除外年龄、体重和饮食因素[162],预计其发病率增加 2~4 倍。

apoE4 等位基因促发胆固醇结石,其在胆囊切除术患者中出现频率比无胆结石患者高[18]。apoE4 的存在提示体外冲击波碎石的快速再发率高[144],机制不明,尽管它在脂类的吸收、转运和排泄方面起重要作用。apoE4 与怀孕期间新的胆结石形成无关[94]。

目前已知动物基因存在结石易感性,但关于人类的研究正在进行[100]。

### 性别和雌激素

胆结石发生率女性为男性的 2 倍,尤其在 50 岁以前。

经产妇发病率高。在妊娠晚期胆囊排空不完全,留下剩余空间使得胆固醇结晶潴留。胆泥通常在妊娠时发生,但多无症状,有 2/3 分娩后自发消失[119]。8%~12% 的妇女在临产后期出现结石(9 倍于对照组)[190],其中功能性胆囊 1/3 是有症状的,30% 小的结石自发的消失。

服避孕药的妇女,胆结石发生率增加[13],长期随访口服避孕药的妇女胆囊疾病发病率比正常对照组高 2 倍[20]。绝经期后用含有雌激素药物者胆结石发生率比对照组高 2.5 倍[21],男性前列腺癌用雌激素者胆汁胆固醇过饱和从而易形成胆结石[73]。

### 肥胖

与正常人群比,肥胖者胆结石病多见[111],50 岁以前肥胖妇女特别危险。肥胖者胆固醇合成增加[175],而餐后胆囊容积无一致的变化,50%明显肥胖的患者是在外科手术中发现的结石。

肥胖的人每天进食 2100kJ 可导致胆泥和有症状结石的形成[107]。在饮食中限制脂肪会保持胆囊排空,从而减少胆结石的形成[63]。

由于胃旁路手术而使体重降低的肥胖患者可以通过给予熊去氧胆酸预防结石形成[180]。

### 饮食因素

在西方国家,胆结石与食物中缺少纤维素和较长的肠通过时间有关[71]。胆汁中脱氧胆酸增加,成石性增加[196]。低碳水化合物饮食,一个短暂的夜间禁食期,以及男性适量饮酒,可防止结石[5],素食者除外其身材苗条的因素,结石发生少[141]。

饮食中胆固醇摄入增多会增加胆汁胆固醇,但没有流行病学和饮食资料提示摄食胆固醇与胆结石的联系。实际上,新合成的胆固醇或许是胆汁胆固醇的更重要来源。

### 血清因素

高密度脂蛋白降低与胆结石形成(胆固醇性和色素性)关系密切,高甘油三酯比体重更重要[4,185],血清胆固醇高并非胆结石的决定因素。

### 流行病学(表34.2)

在西方国家,胆结石发病率大约为 10%,美国约 2000 万以上的人有胆结石病, 非西班牙语白人比非西班牙语黑人的发病率高(8.6%比 5.3%)[56],女人是男人的 2 倍。在撒哈拉沙漠以南的非洲地区及东方胆结石的发病率低得多。然而随着生活方式的改变,其发病率正逐年增加。如日本由传统的饮食改成西方饮食方式,胆结石的发生从色素性转向胆固醇性。

表 34.2　不同国家和种族的结石发病率比较[10]

| 非常高 | 高 | 中等 | 低 |
| --- | --- | --- | --- |
| 北美印第安 | 美国白人 | 美国黑人 | 希腊 |
| 智利 | 英国 | 日本 | 埃及 |
| 瑞典 | 挪威 | | 赞比亚 |
| 捷克斯洛伐克 | 澳大利亚 | | |
| | 意大利 | | |

美国印第安人发病率最高。这与胆汁胆固醇的超饱和有关[199]。在智利马普彻人,结石发病率高(35%)与其密切的美国血统有关[126]。

### 肝硬化

约 30%肝硬化患者有胆结石, 肝硬化 C 级和酒精性肝硬化更高,年发病率约 5%[58],机制不明。所有的有肝细胞疾病的人有不同程度溶血。尽管胆汁酸分泌少,但结石通常是黑色素结石。磷脂和胆固醇分泌减少,以致胆汁不是过饱和的。

该类患者胆囊切除术和胆管探查术不能耐受,易发生肝衰竭。所以手术仅适用于胆囊胆管病变危及生命的并发症,如胆囊积脓和胆囊穿孔。内镜括约肌切开术适用于胆管结石。

### 其他因素

糖尿病的患者胆结石更常见[41],糖尿病患者比非糖尿病患者高发结石[27],可能与高胰岛素血症有关[127,157]。

回肠切除破坏了胆盐的肠肝循环,总胆酸池减少可促进胆结石形成。同样现象出现在部分或全部结肠切除术[117]。

胃切除可增加胆结石发病率[82]。

长期考来烯胺治疗增加了胆盐流失,使胆酸池面积缩小,促使结石形成。

低胆固醇饮食,不饱和脂肪和植物固醇高,但饱和脂肪和胆固醇低增加胆结石形成。

氯贝丁酯增加胆汁胆固醇的排泄,使胆汁更易成石。

胃肠道外营养使胆囊扩大并且排空缓慢,易形成结石。

长期用奥曲肽治疗将导致 13%~60%肢端肥大症患者患胆囊结石。胆汁胆固醇过饱和,成核时间异常加快和胆囊排空受损。由于大肠通过时间延长,血清脱氧胆酸增多[196]。

内镜括约肌切除术可以改进所有胆结石疾病患者的胆囊排空并降低胆汁成石性[43]。胆结石患者 Oddi 括约肌紧张性明显升高[31],体力活动可减少胆囊切除术的风险[102],机制不清。

### 结论

胆固醇结石的形成依赖于胆汁中胆固醇不能以溶解状态存在,这是由于胆固醇分泌增加,脱氧胆酸增加, 一部分是肠道通过时间改变使胆固醇易结晶。还有胆汁中成核促进和抑制因素。这些因素不平衡产生了一个使胆固醇易结晶的和结石形成的环境。胆囊是胆结石生长的场所。胆囊动力和功能的改变增加结石形成的风险。

## 色素性胆结石

含胆固醇不足 30% 的结石称为色素性结石,有黑色和棕色两种(表 34.1)[106]。

黑色素结石主要由不溶的胆色素多聚体和磷酸钙及碳酸钙组成,没有胆固醇,形成机制不完全清楚,但胆汁内非结合胆红素的过饱和、pH 和钙含量的变化,有机基质生成过量起了一定作用[106]。20%~30% 胆囊结石是黑色的,随年龄增长发病率升高。结石可进入胆道。黑色素结石合并慢性溶血,通常为遗传性球形红细胞或镰状红细胞病,以及循环中存在机械假体,如人工心瓣膜。在肝硬化各种类型中,黑色素结石发生率都增加,特别是酒精性肝硬化[58]。化学溶石治疗胆色素结石仍在实验阶段[106],回肠克罗恩病患者可能形成这种结石,原因是回肠胆酸吸收障碍导致结肠胆色素吸收增加所致[23]。

棕色素结石含胆红素钙、棕榈酸钙、硬脂酸盐及胆固醇。聚合的胆红素在一定程度上较黑色素结石少。

棕色素结石罕见于胆囊,主要见于胆道,与胆汁淤积和感染有关。通常放射线不显影,90% 以上存在细菌。结石形成与细菌 β 葡萄糖苷酶对胆红素双葡萄糖醛酸酯的早期解离有关[106]。不溶的非结合胆红素沉淀下来。

棕色素结石形成于硬化性胆管炎狭窄段上方和 Caroli 病胆管扩张段。这与十二指肠乳头憩室有关[161]。在东方国家,这种结石与胆道寄生虫感染,如华支睾吸虫和蛔虫有关,结石常在肝内胆管。如要从胆总管移出结石需用内镜括约肌切开术,如取肝胆管结石需碎石钳,经皮取石,或行外科手术。

实验证明,胆石和胆泥形成可通过褪黑激素预防,它是一种自由基清道夫[169]。氧化应激可通过促进糖黏蛋白的形成而导致结石形成。

### 胆结石放射线检查(第32章)

胆结石仅 10% 放射线不透光,而肾结石为 90%(图 34.5),结石可见是由于结石中钙成分的存在,混合型结石是否有充足的钙决定其是否可见。

胆结石通常是多发性和有小面的,偶尔整个胆囊可被单发、圆形环状结石充满。

结石通常有一钙质边缘和一清晰的中心,有时由于胆固醇和胆红素钙的交替沉积,结构可是多层的,

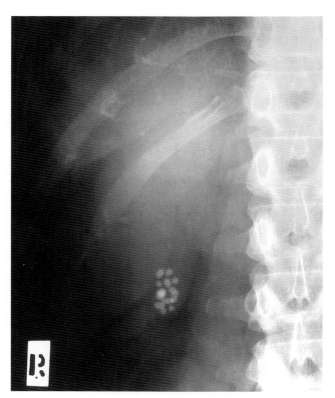

图 34.5 腹部 X 线平片显示不透光的结石,口服胆酸治疗是禁忌。

结石含有气体极少见,此时呈现出星形半透明区域(Mercedes-Bens 征)。

超声诊断胆结石的准确度达 90%~95%,可为首选,可见胆囊内回声点及声影(见图 32.3),还可见胆囊壁肥厚(>5mm),以及胆囊疾病的其他特征,如胆囊触痛(超声墨菲征)和胆囊周围积液,胆囊不显影也提示疾病存在。

随着超声的应用,不再用口服胆囊造影术来寻找胆囊结石(第 32 章)。但因为这种方法在评估结石的大小和数量以及胆囊管是否开放比超声更胜一筹,因此它仍应用于评估口服溶石和碎石的患者。

CT 可显示胆结石,但不是评估存在与否的最好方法。然而它可评价那些给予口服胆酸或冲击波碎石非手术治疗的患者的胆固醇结石钙化程度。

因为腹痛的特征和胆结石的存在无明显关系,故影像是诊断胆结石和胆囊炎的基础。

### 胆结石的自然病程(图34.6)

胆囊疾病是少见的,除非合并有胆结石。

能从核爆炸产生的大气放射性碳追踪胆结石,这说明从体内结石形成到最终症状出现进行胆囊切除术需 12 年时间[128]。

胆囊结石可以无症状(静止性胆石),除非进入胆总管或胆囊颈部。

结石楔入胆囊颈引起胆囊管阻塞,胆囊内压力升高。存留的胆汁对胆囊黏膜有化学刺激,随后细菌侵袭,根据病变严重程度引起急或慢性胆囊炎。右上腹痛放射到右肩,提示胆囊疾病[57]。然而由于总体上缺乏特异性的症状,结石相关的胆囊疾病要结合症状、体征和影像诊断[14]。

急性胆囊炎可逐渐好转,或进展为急性坏死性穿孔性胆囊炎或胆囊积脓,但罕见第一次发作死亡者。

如果急性发作自然好转,由急性发作导致的慢性炎症可持续。

慢性胆囊炎可静止无症状,但多有消化不良症状。患者最后可能需要施行胆囊切除术。胆囊切除通常可以治愈,但偶尔引起胆囊切除术后综合征或引起更严重的并发症,如损伤性胆管狭窄。

胆管内瘘发生于胆石急性迁移,或更常见的是自慢性发炎的胆囊迁移至邻近的脏器内,胆石可进入粪便内或嵌入肠道而形成胆石性肠梗阻。

通过胆总管的结石可安然无恙地进入十二指肠;或引起急性胰腺炎;或静止在胆管。这些结石可以部分阻塞胆总管,导致间断性阻塞性黄疸。堵塞后常伴细菌性感染,其结果是引起胆管炎,胆管炎可逆行入肝而引起肝脓肿。

### 静止的胆结石

胆结石可无症状,而是在偶然做影像学检查或检查其他疾病时发现。内科医师认为保守治疗好,而外科医师更倾向于积极干预。然而对于静止性胆石患者的随访表明,仅有一小部分患者有症状产生。一项 5 年研究发现,无症状的胆结石仅有 10% 产生症状,5% 需要手术[115]。有症状的患者,约一半在诊断后 6 年内行胆囊切除术。胆结石患者似乎已长期耐受,他们选择忍受而不愿手术。如果症状发展,不太可能表现为急诊。

不应做预防性胆囊切除术[149],不应为预防胆囊癌而切除胆囊。很少发生与胆结石相关的胆囊癌,其危险性远小于胆囊切除术[44]。

## 胆囊结石的治疗

### 胆囊切除术

胆囊切除术能移除结石,并且大规模开展。在美国每年大约有 50 万例胆囊切除者,花费 10 亿美元。

腹腔镜胆囊切除术 20 世纪 80 年代晚期引入,已代替了大部分开腹切除术[130],如腹腔镜胆囊切除失败或不可能时仍做开腹手术,因此开腹手术技术仍是需要的。

择期开腹胆囊切除术在 65 岁以下患者死亡率为 0.03%,65 岁以上患者的死亡率为 0.5%[155],这种方法仍为胆结石安全而有效的治疗方法。在需要进行胆总管探查和超过 75 岁的老龄患者危险更高,通常有胆囊穿孔和合并腹膜炎为紧急手术指征。为预防出现上述并发症,人们建议有症状的胆结石患者,尤其是老年人早期行择期手术治疗。

手术需要足够的助手、暴露及照明,如果需要还要有胆管造影的设备。只有临床症状、影像和手术所

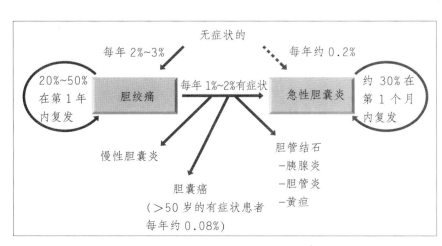

图 34.6　胆结石的自然病程。

见证明结石位于胆总管才可行胆道造影。如果术前表现，如肝功能化验异常，提示胆管结石，则需行 MRCP 或 ERCP 检查。如进行胆总管探查术，胆总管镜检查是有意义的，可降低胆总管结石被漏译的概率。

### 腹腔镜胆囊切除术[62]

在全麻下，腹腔中注入二氧化碳气体，腹腔镜和手术器械插入腹腔（图 34.7）。仔细分辨胆囊管和胆管，然后夹住。通过电凝或激光止血。胆囊从肝脏的胆囊床上分离，整体移除。大的结石可在胆囊内碎石，使其能从前腹壁移出。

#### 结果

腹腔镜胆囊切除术成功率约为 95%。剩余的还需行开腹手术，特别是急性胆囊炎合并胆囊积脓[35]。在一些病例，起初评估腹腔镜手术适合，如果需要可转为开腹手术。如果是有经验的专家操作，急性坏疽性胆囊炎亦如开腹胆囊切除术一样安全有效，尽管有 16%

最后转为开腹手术[93]。

大多数临床观察显示，腹腔镜和小切口胆囊切除术相比，腹腔镜可缩短住院时间[112]、康复时间以及患者恢复正常活动时间[7,114]（图 34.8）。患者住院 2~3 天，康复需 2 周，而开腹手术要住院 7~14 天，康复需 2 个月。同样的结果见于腹腔镜与小切口胆囊切除术[116]。尽管腹腔镜方法住院费用高，然而上述的优点仍使其成为可供选择的方法。两种方法的症状改善相同[194]。

#### 并发症

并发症发生率为 1.6%~8%，包括切口感染、胆管损伤（0.1%~0.9%；平均为 0.5%）[50,113]和残余结石。即使在经验丰富的医生，胆管损伤仍可发生，但随术者经

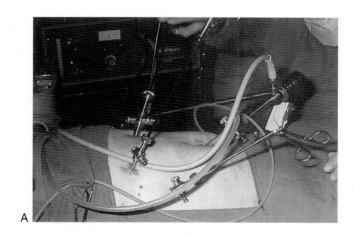

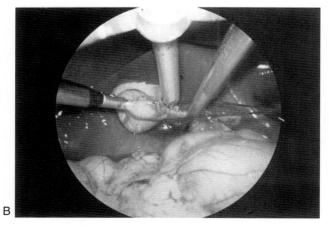

图 34.7 腹腔镜胆囊切除术。(A)腹腔镜和套管定位。(B)固定胆囊结扎胆囊管[37]。(见彩图)

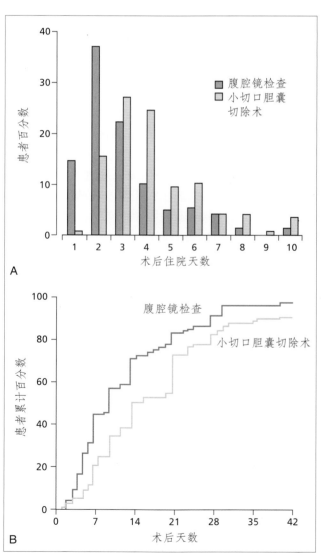

图 34.8 腹腔镜与小切口胆囊切除术比较。(A)术后住院天数。(B)恢复回到家中工作。

验地不断丰富，胆管损伤率下降。死亡率低于0.1%，优于开腹手术。在某医生的最初10名患者中发现，术后死亡率较高[112]。结石如进入腹腔可引起脓肿[29,150]，如可能需取出。

### 胆管造影

胆囊切除的患者中10%~15%有胆总管结石。如存在符合胆总管结石的表现，如近期黄疸、胆管炎、胰腺炎、肝功能异常或超声，提示有胆管扩张，应做术前ERCP。括约肌切开后可取出胆总管结石。如果临床症状提示胆管结石但不明确，适合做MRCP，这种方法可减少做正常ERCP的次数并降低ERCP相关并发症的发生。

用来确定或排除胆管结石的方法取决于当地的内镜专家，它会随时间而发生变化。大多数专家采取腹腔镜术后应用ERCP，少数专家则喜欢腹腔镜或开腹术前应用ERCP[177]。

腹腔镜胆囊切除术术中的胆管造影需要经验，一些人主张常规使用以确定胆管解剖、异常和结石，但这样仅能预防少数人的胆管损伤[8]。

### 腹腔镜胆总管探查

有经验的医生可取出90%患者的胆管结石[125]。然而这项技术因为缺乏专家与特殊器械的要求而未能普及。腹腔镜胆总管取石和术后内镜括约肌切开术的安全性差不多[153]。

### 胆管损伤的治疗

损伤包括由于手术中胆囊管或胆囊床损伤及胆管完全横断造成的胆汁漏，由于切除期间夹闭和损伤造成的完全或不完全的狭窄。这些损伤给患者造成工作、医疗和财产的巨大损失[164]。初次手术时对解剖的仔细辨认将减少住院时间、门诊治疗及其他医疗费用。最佳的检查和治疗依靠内镜专家、介入放射学家和胆道外科医生的多学科专家共同完成[45]。胆漏可通过内镜支架成功地治疗[9,16,124]。完全的断裂和狭窄最好采用外科治疗[176]。如果患者接受胆系专家救治，效果会更好。不完全狭窄的治疗是通过内镜支架，还是手术[176]效果好，还有待于进一步研究。

### 结论

腹腔镜胆囊切除术的主要优点是减少术后疼痛、住院时间和恢复时间，比开腹手术更快地回到工作当中。然而，开腹手术在某些患者仍旧是需要的，腹腔镜医生必须是全能的，能应对一般的胆系外科手术，这也是将来腹腔镜胆囊切除术是否能成为标准治疗方法的一个问题。

## 胆囊结石非手术治疗

### 溶石疗法

腹腔镜胆囊切除术的广泛应用并得到人们的认同，已明显减少了胆结石患者的非手术治疗。然而仍有一些患者需使用这种方法。

#### 口服胆盐[80]

总的胆盐池在胆结石患者是减少的，这种所见使用口服胆汁酸来治疗结石的研究获得成功。其机制并非增加胆汁酸而是在一定程度上减少胆汁胆固醇。鹅去氧胆酸降低肠胆固醇吸收，抑制肝胆固醇合成。熊去氧胆酸也减少胆固醇吸收，但相比之下，它仅抑制胆固醇生物合成正常增加的那部分。在用这些药物治疗过程中，胆汁酸分泌入胆囊的量相对不变，但由于胆固醇的分泌减少，胆汁仍会不饱和。熊去氧胆酸也延长成核时间。

#### 适应证

口服胆盐适用于不适合或不愿外科治疗的患者。患者必须同意并准备好至少2年的治疗。症状必须是轻到中度，静止性结石不予治疗。结石必须是透光的，最好的是漂浮的，胆囊管开放。结石直径不超过15mm，最好不超过5mm。

不幸的是，没有影像技术能准确确定结石的成分。超声在判断结石溶解性方面几乎不起作用，CT有价值，因为在评估结石溶石治疗的费用和效价比方面有意义。CT显示小于100H的结石(低钙含量)更容易被溶解[200]。

#### 鹅去氧胆酸

在非肥胖患者，剂量为12~15mg/(kg·d)。然而显著肥胖的患者因其胆固醇胆汁的增加，其剂量为18~20mg/(kg·d)。因这种药物可产生腹泻等副作用，故其剂量应从500mg/d逐渐增加。睡眠时服药可达最大疗效。其他副作用包括剂量依赖性天冬氨酸转氨酶升高，通常开始3个月内每月查1次，然后是第6、12、18和24个月复查。

#### 熊去氧胆酸

熊去氧胆酸来自于日本白熊，是鹅去氧胆酸的7β异构体。剂量为8~10mg/(kg·d)，如果患者明显肥胖，需要更大剂量。它能溶解20%~30%完全透光结石[67]，且比鹅去氧胆酸快[55]，副作用少。

在治疗过程中，结石会出现表面钙化[11]，但意义不大。

**联合治疗**

鹅去氧胆酸与熊去氧胆酸各 6~8mg/(kg·d)，联合治疗比单独用熊去氧胆酸效果好[122]，且可避免大剂量鹅去氧胆酸的副作用。

**结果**

口服胆酸治疗的总体成功率大约为 40%，如仔细筛选患者可达 60%。直径等于或小于 5mm 且可漂浮的结石溶解速度快（12 个月完全溶解率为 80%~90%），而较大非漂浮的结石治疗要更长时间或从不会消失，仔细用 CT 评价结石钙化程度会避免不合适的胆盐治疗。

胆盐治疗缓解症状的效果有差异。长期熊去氧胆酸治疗的患者胆绞痛很少发生 [188]，25%~50% 的患者结石复发，每年复发率为 10%，最常发生在起初 2 年，3 年后很少复发，且多发结石比单个结石更易复发。

用熊去氧胆酸（UDCA）小剂量 200~300mg/d，或许可降低结石复发率[78]。

**结论**

口服胆盐治疗胆结石的缺点是受结石类型的限制，仅限于非钙化的，如有可能，仅仅是纯胆固醇结石，且溶石周期长。鹅去氧胆酸与熊去氧胆酸联合治疗为首选方法。治疗应选择那些有症状且配合治疗的患者，而且应选择胆囊功能良好且结石小而透光，但有不健康因素，如肥胖、高龄和有相关疾病不适合外科手术者。

**直接溶剂溶石**

这是一种在超声的准确定位下，经皮通过肝脏插入导管进入胆囊，然后用泵将溶剂注入或抽出（图 34.9)[187]。溶剂选用甲基叔丁基醚（MTBE），一种低黏性、能将胆固醇结石迅速溶解的汽油添加剂[187]。这

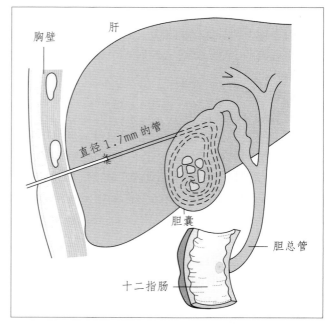

**图 34.9** 经皮通过肝脏胆囊导管定位，使用甲基叔丁基醚溶解结石[187]。

种溶剂（3~7mL）包裹结石，但不应注入过多而进入胆囊管或胆总管。人们已经对计算机辅助泵进行了改进。

结石在 4~16 小时被溶解，多数病例导管可当天或 2~3 天内拔出。副作用为疼痛和恶心。胆汁漏出（很少量）的风险可通过向穿肝窦道塞明胶海绵而降低，1%~2% 的患者有必要行胆囊切除术[72]。醚的毒性损伤罕见[72]。

**冲击波治疗**[129]

结石可采用体外生成的冲击波粉碎，这种冲击波用火花隙（电动液压的）、电磁或压电碎石机在体外生成，原理与治疗肾结石相同（图 34.10)。各种方法将冲

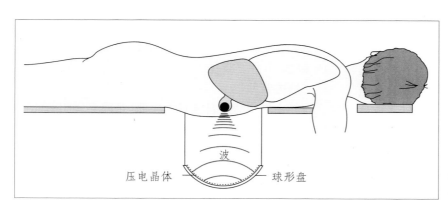

**图 34.10** 复合冲击波碎石（压电模型）。患者面朝下俯卧，使冲击波通过充满水的垫对准胆囊结石位置。

击波直接作用于焦点。超声常用于计算患者和设备的准确位置，此时胆囊结石位于能量最高的点(焦点)。冲击波通过软组织，但能量并没有被吸收，能量被结石吸收并将结石粉碎。尽管起初这种治疗需要全身麻醉，但现在已不必要，碎石后如果石块很小，可通过胆囊管和胆总管排出。可通过口服胆盐溶解那些存留在胆囊里的碎石，不过当碎石小到像砂砾时可不用胆盐治疗[129]。碎石后胆囊水肿、损伤，但这是可逆的。

### 结果

结果根据仪器、中心及方法不同而存在差异。仅20%~50%患者满足治疗标准，标准包括3个或3个以下总直径小于30mm X 线透过结石且胆囊功能正常(胆囊造影)。结石必须在超声下可见，然后应用碎石设备。冲击波应避免损伤肺组织及骨。

冲击波碎石在多数患者可成功碎石，不过需要一些设备，尤其是电液压机，一些步骤可能是必需的。压电设备减轻患者的不适感，患者可不用住院治疗。与口服胆酸[熊去氧胆酸 10~12 mg/(kg·d)]联合治疗可增加其成功率，不过随着技术的改进和粉碎器的成功使用，联合治疗可能不再必要。联合治疗开始于碎石前几周，一直持续到结石清除干净后3个月。

研究显示，碎石后12个月总清除率为70%~90%，粉碎化治疗有更大的成功率[129]。5年后复发率约30%[158]，2/3是有症状的。结石复发与胆囊的不完全排空和过多的脱氧胆酸存留在胆汁池中有关[17]。同胆囊切除术后一样，虽碎石成功，其不典型的腹部症状也不易解除。

### 并发症

副作用包括胆绞痛、皮肤瘀斑、血尿和胰腺炎(2%)，是由于碎石沉积在胆总管所致。

### 结论

由于腹腔镜胆囊切除术的问世，这种方法已很少用于治疗胆结石。技术的发展扩大了碎石术的应用范围，改善了治疗效果，但仍仅有少数患者适于此种治疗。

## 经皮胆囊切开取石术

经皮胆囊切开取石术是从经皮肾结石取石术发展而来。术前需口服胆囊造影。在全麻下借助荧光镜和超声屏经皮插入胆囊导管，使导管膨胀到可以取出一个指管的宽度以便其足够将手术内镜取出，如果需要可用电液压或激光碎石使其排出。这项技术也可以通过超声利用插入导管使结石从无功能的胆囊中排出。结石被移除后将一球状管放入胆囊，球管膨胀以便排空胆囊减少胆漏的危险。导管 10 天后被拔出。

### 结果

在一项 113 人的序列研究中，这种方法的成功率90%，并发症13%，但无死亡[28]。34%的患者在平均26个月的随访中复发[46]。据报道，腹腔镜胆囊切除术也有同样的复发率[86]。

### 结论

有症状的胆囊结石应选择胆囊切除术，首先考虑用腹腔镜法。这种方法适用于因惧怕开腹手术而拒绝外科治疗的患者。对于拒绝任何外科手术治疗或被判断不适于全身麻醉的患者，如符合标准可口服胆盐治疗(如果条件允许，可联合体外冲击波碎石)。直接溶媒溶石和经皮胆囊切开取石罕用，这两种方法只限于经验丰富的术者完成。

## 急性胆囊炎

### 病因学

在 96% 的胆囊炎患者中，胆囊管被一枚胆石所阻塞。淤积的胆盐对胆囊壁有毒性作用。脂类可进入罗-阿管，并产生一种刺激性反应。胆囊内压力的升高也能造成对胆囊壁血管的压迫，继有梗死及坏疽形成。

胰酶也可引起急性胆囊炎。这大概是由于胆总管和胰腺管的共同通道引起胰酶的反流。这种胰酶反流可以解释某些无胆石的病例发生急性胆囊炎的原因。

细菌性感染是急性胆囊炎的一个必不可少的组成部分。胆盐被细菌分解，可产生有毒的胆汁酸，从而能损伤胆囊黏膜。

### 病理学

胆囊呈灰红色，其表面丧失正常的光泽。胆囊与邻近组织有血管性粘连。胆囊通常是肿大的，但如果既往曾有慢性炎症，则胆囊壁增厚而收缩。胆囊含有混浊的液体，有时甚至完全是化脓性的(胆囊积脓)。结石可位于胆囊颈部。

组织学检查显示出血及中度水肿，于第 4 天前后达到最高峰，于第 7 天左右开始消退。在急性反应消退后继发有纤维化形成。

位于胆囊颈部及胆总管旁的有关淋巴结肿大而发炎。

**细菌学**　胆囊壁和胆汁的培养通常显示在 3/4 左右的患者中有肠道细菌，包括厌氧菌。

### 临床表现

临床表现包括从胆囊壁的轻度炎症到暴发性坏疽。急性胆囊炎常系基础的慢性胆囊炎的恶化。

患者多系肥胖女性,年龄在 40 岁以上,但各种体型、年龄和性别的人均能患急性胆囊炎。

**疼痛** 常发生于深夜或黎明,最常见于右季肋部或上腹部,并放射至右肩胛角下、右肩[57]或偶尔也放射至左侧。疼痛可类似心绞痛。

疼痛往往先达到一定的高峰,并可持续 30~60 分钟而不缓解,不像胆绞痛的短阵疼挛。疼痛发作可因深夜饱食或摄食脂肪性食物,甚或因某些简单动作(如呵欠或腹部触诊)而诱发。患者面容痛苦且全身出汗,以卷曲的体姿静卧于床上,腹部常需用热水袋。

**膨胀性疼痛** 这是由于胆囊收缩以克服胆囊管阻塞所引起。这种内脏性疼痛位置较深,在腹部正中,不伴有肌肉强直及浅表或深部的压痛。

**腹膜疼痛** 浅表的,伴有皮肤触痛,感觉过敏及肌肉强直。在横膈边缘处,胆囊底与腹膜贴近,横膈的感觉神经来自膈神经和最后 6 根肋间神经。前神经支的刺激引起右上腹部疼痛,而后皮肤神经支的刺激则引起特征性的右肩胛下疼痛。

**脊神经** 在伸展一段距离后进入主要胆管周围的肠系膜及胃肠韧带,这些神经的刺激引起疼痛并放射至背部及右上腹部。其可解释胆总管结石及胆管炎的疼痛。

**消化道症状** 腹胀及恶心常见;但除非胆总管内有结石,否则呕吐并不常见。

### 检查

患者面带病容,呼吸浅而急促。疾病初起时体温正常,但并发细菌性感染后则体温上升。黄疸是胆总管内有结石的指征。

呼吸时腹部运动受限。十二指肠及胃的扩张系由于感染扩散至这些内脏的腹膜面所致。右侧第 8 至第 9 胸段脊髓感觉过敏最严重,右上腹部肌肉强直。胆囊通常不能触及,但偶尔可摸到有触痛的胆囊肿块及粘连的网膜块。墨菲征阳性。肝脏边缘有触痛。

白细胞计数轻度升高,约在 $1.0×10^{11}/L$,多形核白细胞比例中度增加。在发热的患者,血液培养可为阳性。

对有不明原因的急性腹痛患者,应拍摄腹部平片。如果怀疑急性胆囊炎,其他影像检查是有价值的。

**超声**(见第 32 章) 显示胆结石、增厚的胆囊壁(图 34.11)、超声墨菲征和胆囊周围渗出。胆道造影也有价值。一个完全正常的胆囊显影可以排除急性胆囊炎,然而胆总管和肠道显影良好而胆囊不显影是胆囊管阻塞的证据。这两种检查在诊断急性胆囊炎有相似的准确率,采取何种方法取决于当地的设备和技术人员。

### 鉴别诊断

急性胆囊炎易与其他可引起右季肋部突然疼痛或触痛的疾病相混淆。横膈下的急性盲肠后位阑尾炎、肠梗阻、胃溃疡穿孔或急性胰腺炎,都可能出现与急性胆囊炎相似的临床症状。

膈面胸膜炎可伴有胆囊区触痛,这也是 Bornholm 病(流行性胸壁痛)的特征。心肌梗死应在鉴别之列。

源于肌肉及脊神经根病变所引起的疼痛可与急性胆囊炎疼痛相似。

### 预后

85%的患者结石嵌顿解除后可自行康复。然而,胆囊仍为缩小的、纤维化、充满结石且功能缺如。急性胆囊炎可复发,在 3 个月内复发率为 30%[148]。

偶尔急性胆囊炎可迅速地演变为胆囊坏疽或胆囊积脓,形成瘘管或肝脓肿,甚至形成弥漫性腹膜炎(罕见)。因为早期的抗生素治疗和对复发的胆囊疾病行胆

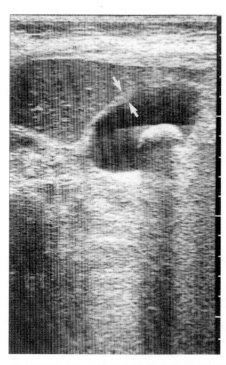

**图 34.11** 此超声示一右上腹疼痛伴发热的患者的胆囊,胆囊壁(箭头所示)异常增厚且有胆结石。由于梗阻可见一液液分界线。诊断:急性胆囊炎。

囊切除术越来越常见,急性暴发性胆囊炎越来越少。

急诊手术在患者超过 75 岁时其预后差,易出现并发症。

### 治疗

一般措施包括卧床休息、静脉补液和给予易消化的饮食。疼痛可用哌替啶(地美露)及丁溴东莨菪碱缓解。

### 抗生素

抗生素能治疗败血症,预防腹膜炎、胆囊积脓等并发症。如果在发病 24 小时内,30%的胆囊菌培养为阳性。如在 72 小时后则阳性率增至 80%。

常见的感染菌为大肠杆菌、粪链球菌和克雷白杆菌,经常合并感染。如果尽力查找,可发现厌氧菌感染,且通常合并需氧菌感染。它们包括类杆菌和梭状芽孢杆菌。

抗生素的选择应涵盖胆系感染中常见的肠菌属微生物。选择要靠临床症状。头孢菌素通常适合有疼痛和低热的病情稳定的患者。对于有严重脓血症的患者需用更广谱抗生素,如哌拉西林/他唑巴坦联合应用,必要时还可加入氨基糖苷。这些抗生素主要用于治疗败血症。它们可以穿透组织,使组织无菌,但并不能彻底清除胆囊内的感染,不久败血症可复发。

### 手术

推荐早期行胆囊切除术[108]。死亡率、发病率和治疗费用要比先期药物治疗而在 6~8 周后再择期行胆囊切除术低。如果在最初 3 天内行胆囊切除术,死亡率大约为 0.5%。约 50%的患者胆囊炎急性发作未行手术。然而,20%的患者不得不住院并急诊手术。急诊手术比择期手术风险大,尤其是 75 岁以上老年人和糖尿病患者,这些人一旦病情发展更应提早择期行胆囊切除术[75]。

大约 10%的急性胆囊炎患者同时有胆总管结石,可以通过黄疸、尿色加深、白陶土样便、发热、血清胆红素升高和碱性磷酸酶升高,以及术中发现巨大胆囊和胆总管内可触及结石来诊断。基于实验室检查和影像可术前诊断。进而进行内镜括约肌切开术和取出结石。

### 经皮胆囊造瘘术

有严重疾病的患者,行经皮经肝胆囊造瘘术是安全有效的方法。它对合并有急性胆囊炎的老年人尤其适用[193]。此种方法可在超声或荧光镜下引导用经皮针完成。用一支导管留置在胆囊进行引流[195],也可以行脓液抽吸术以避免持续的引流。这两种方法需要强力抗生素联合治疗。这种方法让患者有时间在更好的状态

行择期手术。对不拟行手术治疗的患者,如果恢复后,导管可在适当时候拔除来进行常规治疗,复发少见[193]。

## 胆囊积脓

如果胆囊管堵塞并发生感染,则可发生积脓。这可以发生于行内镜括约肌切开之后的有胆管炎患者,特别是清理不彻底时,亦可见于支架后恶性胆道狭窄的患者。

症状 表现为寒战、高热、局部疼痛等腹内化脓表现,不过老年患者反应轻,可能不典型。

治疗 可采取足量抗生素和手术疗法。有较高的术后菌血症并发率[30]。经皮胆囊造瘘术可供选择。

## 胆囊穿孔

急性胆结石的胆囊炎,可发展为坏疽性胆囊炎及穿孔。结石侵蚀坏死的胆囊壁,易言之,膨胀的感染的罗-阿窦,提供了一个穿孔的薄弱点。

穿孔通常发生在胆囊底,血管最少的地方。直接穿入游离腹腔者少见,多与毗邻内脏器官粘连,形成局部脓肿,穿入胃肠等内部,形成胆瘘。

患者主诉恶心、呕吐、右上腹疼痛,50%可在右上腹扪及肿块,相似数量的患者可伴有发热。诊断常被忽略,CT、超声有助于证实腹水、脓肿和结石。

临床上分为以下三种类型[156]。

①急性胆汁性腹膜炎,胆囊病病史少见,多伴有全身性疾病,如心血管功能不全,或动脉粥样硬化、糖尿病、胶原病、失代偿肝硬化、长期用糖皮质激素等免疫缺陷。对任何免疫系统受损的患者(如 AIDS 患者发生急腹症)应怀疑为本症。预后较差,病死率约为 30%,治疗采用大剂量抗生素,维持水电解质平衡。对坏疽性胆囊壁应移除、经皮引流或手术治疗。脓肿均应引流。

②亚急性伴胆囊周围脓肿,这些患者有慢性结石病,临床表现界于急慢性之间。

③慢性,形成胆囊肠瘘,如胆囊结肠瘘(见图 34.15)。

## 气肿性胆囊炎

这个术语是指由产气性微生物(如大肠杆菌、魏氏梭状芽孢杆菌)或厌氧性链球菌引起的胆囊感

染。原发病变为胆囊管或胆囊动脉闭塞,感染为继发的[184]。

男性糖尿病患者多见,表现为严重中毒性急性胆囊炎,可扪及腹部肿块。

X线 腹部平片可见一界限明显的梨形气体阴影,其大小、形状及部位均和胆囊符合。偶尔可见气体浸润胆囊壁及周围的组织。被胆石阻塞的胆囊管内气体不明显,但腹部平片可没有特征性改变。立位可见液平,超声诊断阳性率约为50%。CT也有特征表现。

治疗 给予大剂量抗生素,也可外科或经皮胆囊造瘘术引流[206]。

## 慢性结石性胆囊炎

慢性结石性胆囊炎是最常见的一类临床胆囊疾病。慢性胆囊炎与胆结石的关系总是十分密切的。

其病因包括所有胆囊结石的病因。慢性胆囊炎症可继发于急性胆囊炎,但通常起病隐匿。

### 病理学

胆囊收缩通常壁增厚,有时会有胆囊壁钙化。胆泥沉淀使胆汁混浊,而胆结石就松散地嵌在胆囊壁或有机的纤维化网格内。通常会有某个结石堵在胆囊颈。而黏膜会形成溃疡或瘢痕。组织学上表现为胆囊壁增厚、充血及淋巴细胞浸润,有时会有黏膜全层的破损。

### 临床表现

因为慢性胆囊炎的症状不典型,通常很难诊断。胆结石家族史、既往黄疸病史、肥胖及多次生育构成该病背景。偶尔急性胆囊炎的发作会加速病情发展。也有的患者会有胆绞痛发作。

腹胀或上腹不适(特别在进食油腻饮食),可能会在嗳气后暂时缓解。通常有恶心,但很少呕吐,除非胆总管内有结石。除了右季肋部、上腹部持续钝痛外,可能还会有右肩胛骨、胸骨或右肩部的放射痛。餐后痛可用碱性药物缓解。

胆囊区触痛及墨菲征阳性是非常有诊断价值的。

### 检查

通常白细胞计数、红细胞计数、血沉和体温都在正常范围内。腹部X线平片可显示钙化的胆结石。但是首选的影像学检查技术是超声检查,它可显示纤维化胆囊内的结石及增厚的胆囊壁,而看不到胆囊也是一个典型的所见。CT扫描可显示胆结石,但此项检查技术并不适合于慢性胆囊炎的常规诊断。

### 鉴别诊断

常见的临床症状有油腻饮食、腹胀、餐后不适等。即使同时有胆结石的影像学证据,也不能说明这些症状是由于结石引起的,因为胆结石患者通常是没有症状的。

在拟行胆囊切除术之前必须要排除其他有类似临床表现的疾病,否则术后症状还可能持续。这些疾病包括消化道溃疡病、裂孔疝、肠易激综合征、慢性尿路感染及功能性消化不良。同时,仔细评估患者的心理性格是十分有必要的。

中青年人群中大约有10%的人影像学检查可发现胆结石,因此那些有症状的胆囊疾病就可能被过多地诊断。相反,超声检查大约仅有95%的准确率,因此症状性胆囊疾病有时会被漏诊。

### 预后

慢性胆囊结石一般不缩短寿命。但是,一旦出现症状,特别是胆绞痛的患者,症状常常为持续性,且2年内有40%复发率[186]。晚期发展为胆囊癌的患者罕见[198]。

### 治疗

在慢性胆囊结石不能明确诊断的情况下,可试用对症治疗并观察一段时期,尤其在症状不典型且胆囊功能良好的情况下。有些患者的身体条件不适合外科治疗。目前有人提出以药物溶石和冲击波碎石术来治疗透光的结石。

另外,应控制体重。脂肪的摄入量应取决于胆囊的功能状态。如果胆囊的功能较差,应采取低脂饮食,尤其应禁食烹调过的脂类。

#### 胆囊切除术

若患者有明显的症状,特别是反复右上腹痛的患者,适合行胆囊切除术。如果患者准备行腹腔镜胆囊切除术,但怀疑胆总管结石,则应在术前行超声检查,如发现有胆道结石则需行ERCP或MRCP及内镜下胆道括约肌切开术。腹腔镜胆总管结石的取除非常困难,需要特殊器械,且对多数术者而言是无法完成的。如果计划开腹手术,怀疑胆总管结石,也需进行同样的检查。还可选择在术中植入T形管,进行胆道造影术,胆道探查取出结石。

T形管须在胆总管内放置约2周。因为术后并发症由败血症引起最多见,故应行胆汁培养。T形管拔除之前应行胆道造影。

胆囊切除术后常有血清胆红素和转氨酶的轻度、暂时性升高[69]。如果两者明显升高则提示有残留的结石或胆管的损伤。

# 非结石性胆囊炎

## 急性

成人为 5%~10%，儿童约 30% 会发生非结石性急性胆囊炎。最常见的诱发因素与较差的身体状况有关，如大的非胆道手术、多处外伤、大面积烧伤、近期分娩、严重败血症、机械通气和胃肠道外营养之后。

其发病机制尚不清楚，可能是多因素的，但通常认为胆汁淤积（胆囊失去收缩功能）增加了胆汁黏度、成石性及胆囊缺血。阿片制剂可增加欧迪括约肌的张力，使胆囊排空减慢。休克状态可减少胆囊的动脉血供。

临床上可表现为急性结石性胆囊炎的特点，如发热、白细胞升高、右上腹压痛等，但通常由于患者的一般状态而难以诊断，如已行气管切开、呼吸机辅助通气及应用麻醉性镇痛药等。

同时可能会有胆汁淤积的实验室表现，如胆红素和碱性磷酸酶的升高。据报道，胆道闪烁显像术对非结石性胆囊炎有 60%~90% 的敏感性[88,188]。超声、CT 作为补充检查，可显示增厚的胆囊壁（>4mm）、胆囊周围的积液，或非腹水性的浆膜下积水、腹壁下气体及坏死性黏膜组织。正因为难以明确诊断，临床上更需要提高警惕，特别是在高危患者。胆囊坏疽和穿孔较常见。常因延误诊断而导致较高的病死率，最近的统计数据为 41%[88]。

治疗采取急诊胆囊切除。对危重症患者而言，超声引导下经皮胆囊造瘘可能会挽救生命。

## 慢性

因为慢性非结石性胆囊炎的临床表现与某些疾病相似，特别是肠易激综合征和功能性消化不良，所以其诊断上较困难。超声扫描及口服胆囊造影是常用方法。尽管如此，虽无胆结石但确实存在胆囊的炎症反应，在胆囊切除术后症状可缓解。

胆囊闪烁显像可测定 CCK 注射 15 分钟后胆囊排空分数，这种方法已用于评价患者是否适合行胆囊切除术。正常人的排空分数为 70%[34]，而在排空分数较低的患者（低于 40%）或 CCK 注射时诱发疼痛的患者中，有 70%~90% 的患者胆囊切除术后症状可缓解[103,172,174,205]。但仅仅以此项检查来决定治疗方案并不可取，也应同时综合考虑患者的其他临床特征。

术前有慢性胆囊炎、壁肥厚和（或）胆道狭窄的患者胆囊切除术后，其症状可改善[205]。临床上对此类患者的治疗仍是一个难题。

## 伤寒性胆囊炎

循环系统的伤寒杆菌经过肝脏过滤，并随胆汁分泌。然而，仅仅有 0.2% 的伤寒患者发生胆道感染。

**急性伤寒性胆囊炎** 越来越少见。通常在伤寒第 2 周末或伤寒恢复期可出现急性胆囊炎的体征，甚至有胆囊穿孔。

**慢性伤寒性胆囊炎和伤寒带菌状态** 伤寒菌可通过胆囊或胆道分泌物随粪便排出。慢性伤寒性胆囊炎是没有症状的。

伤寒携带者不能通过抗生素治疗获得痊愈。如果没有胆道感染，可成功地行胆囊切除术。慢性伤寒性胆囊炎并不是胆结石的重要病因，但却是胆囊癌的高危因素[24]。

另有报道称胆汁中可携带其他沙门菌，可经氨苄西林治疗和行胆囊切除术。

## 艾滋病患者的急性胆囊炎[25]

文献报道，4 年中有 904 例 AIDS 患者中的 4% 需行腹部手术[147]。其中 1/3 患者是因急性非结石性胆囊炎而行胆囊切除术。通常认为，AIDS 患者的胆囊淤滞和胆汁浓缩见于危重症患者和机会性病原感染者，如巨细胞病毒（CMV）、隐孢子虫，或由于水肿或感染造成的血管低灌注状态。

这类患者可表现为发热、右上腹疼痛及压痛。白细胞计数通常在正常范围内，但有核左移。超声检查可有急性胆囊炎的表现（无结石）。

**治疗** 胆囊切除，大约有 30% 的死亡率，通常是由于败血症。

## 其他感染

放线菌病很少累及胆囊，而霍乱弧菌[68]和钩端螺旋体[197]与非结石性胆囊炎相关。螺旋杆菌在胆道系统中的发病机制目前还不清楚[59,123]。

## 其他原因

化学性胆囊炎可继发于肝动脉内长期注射细胞毒性药物，如 FUDR。胆囊动脉的疾病（如多动脉炎）可导致胆囊炎[138]。

克罗恩病也可累及胆囊。

## 其他胆囊病理性改变

### 胆囊内胆固醇沉着

胆固醇和甘油三酯聚集在胆囊壁上,这种情况见于 50% 的胆结石患者和 35% 无结石但有症状的患者,多因胆囊息肉或腺瘤病而行胆囊切除[160]。

胆固醇酯和其他脂类沉积于黏膜下和上皮细胞内,表现为小的黄色脂斑,夹杂被胆汁染成红色的黏膜,呈成熟草莓样。这些沉积首先发生在黏膜隆起处,然后逐渐向黏膜沟内延伸。随着更多的脂类沉积,脂肪会向腔内突出形成带有根蒂的息肉样组织。而这些改变只局限于胆囊,并不向胆道扩展。

这些脂类见于黏膜的网状内皮黄瘤细胞内,无炎症反应。胆固醇沉着与胆汁的胆固醇浓度有关,而不是血液。

病因还不确定。胆囊黏膜仅摄取胆汁中过多的胆固醇。其他可能的病因包括黏膜下巨噬细胞系统的缺陷,黏膜的胆固醇转出功能减弱[160],或胆囊黏膜的胆固醇酯合成增多等[202]。

胆固醇沉着与症状之间的关系是存在争议的。然而,有时胆固醇沉着可导致右上腹部疼痛和与肠易激综合征相混淆的临床表现。诊断较难。用 CCK 行胆道造影时可显示胆囊充盈缺损,但仅占 1/3,而超声检查通常是正常的。

### 黄色肉芽肿性胆囊炎

这是一种不常见的胆囊感染性疾病,其特点为局灶性的或弥漫性破坏性感染过程,伴有充满脂类的巨噬细胞。肉眼所见,黄色肉芽肿胆囊炎的病变区表现为胆囊壁内的黄色肿块[154]。胆囊壁增厚,通常有胆固醇或混合型胆结石存在。

发病机制不清楚,但可能是胆汁外渗(可能来自破裂的罗-阿窦)的炎性反应。

临床症状多始于急性胆囊炎的发生,持续 5 年左右。黄色病变组织向周围邻近器官扩散,可形成由胆囊通向皮肤或十二指肠的瘘管[154]。手术时,常常需要冰冻切片与癌组织进行鉴别。

### 腺肌症

胆囊壁可大范围或局部受累。表现为上皮增殖、肌肥大和胆囊壁憩室(罗-阿窦)。在脂餐后口服胆囊造影时可见胆囊腔外造影剂形成的斑点。腺肌症(腺样增生性胆囊炎)可引起慢性症状,这种症状可通过胆囊切除而缓解。

### 瓷性胆囊

这种疾病很少见(占胆囊切除术中的 0.4%~0.8%),是由于胆囊壁的广泛钙化。腹部 X 线片或 CT 检查可显示边缘钙化。超声检查则有利于显示胆囊壁钙化的程度。瓷性胆囊多伴有胆囊癌的高发生率(12%~61%)[171]。

### 胆囊切除后的问题

大约有 1/3 的患者在胆囊切除术后效果不佳,这可能是由于诊断错误。在有胆石的患者中 90%~95% 术后症状消失或改善。如无胆石发现,则要怀疑初始的诊断是否正确。患者可能患有精神或某些其他疾病,包括非内脏痛[167]。当术前有腹胀、消化不良时,或应用抗精神病药物的患者,其手术效果往往较差[110,194]。胆囊切除术中如发现结石存在或术后症状缓解,则提示病因在胆囊。其他的病因在结肠和胰腺常见。

某些症状可能与手术技术困难有关,包括外伤性胆管狭窄(第 35 章)和残余结石。

在胆囊切除术后某些患者可发现残端神经瘤,但切除神经瘤后并不能改善症状,所以神经瘤似乎不可能是造成症状的原因。

慢性胰腺炎是胆总管结石的常见并发症,可能在手术后仍持续存在。

超声是首选的胆道显影技术。根据其结果及临床特点,MRCP(磁共振胰胆管造影术)可能适用。尽管上述方法都已尝试,但 ERCP(内镜逆行胰胆管造影术)常常是必需的。残余结石、胆管狭窄、壶腹部狭窄、胆道残端或正常征象都是有意义的表现。

## 欧迪括约肌功能紊乱[34]

此问题曾经存在很大争议,但目前看来可能是某些胆囊切除术后患者疼痛的原因。这种疾病存在两种类型。

*乳头狭窄* 部分或全部欧迪括约肌狭窄,为纤维化所致。其可能继发于结石[74]、手术器械的损伤,胆道感染或胰腺炎。有时会表现为腹痛,同时有肝功能的异常。ERCP 检查时胆道充盈及排空都较慢。括约肌的张力增加且不能因平滑肌的松弛而减低。内镜下括

约肌切开可有帮助[189]。

欧迪括约肌运动障碍　此种情况更为复杂。胆道测压时有一系列的异常,包括括约肌痉挛、收缩频率的增加(欧迪括约肌收缩过速)、输入 CCK 后异常的收缩和收缩波的异常传播。

表 34.3 列出了欧迪括约肌功能紊乱患者的临床特点,这些特点对选择治疗方案是十分有价值的。第一组患者中 90%在括约肌切开后症状缓解。第二组着重于胆道测压,括约肌压力升高的患者行括约肌切开术后要较压力正常者更有效(91%比 42%)[64]。研究继续在第三组进行。十二指肠扩张可使大多数患者再次出现症状 [42]。胆道压力异常的患者行括约肌切开术后,仅有 50%的患者病情好转[34]。尽管血管舒张药的副作用限制了它们在治疗上的应用,但用硝酸酯、硝酸甘油及钙通道阻滞剂等松弛括约肌药物治疗值得尝试。

## 胆总管结石

大多数患者的胆总管结石系从胆囊迁移而来,胆总管结石往往伴有结石性胆囊炎。迁移与胆囊和胆总管比例或结石的大小相关。结石在胆总管生长引起胆管阻塞,并且促使远处的结石从胆囊移行而来。

原发性结石,即不是来自于胆囊者,通常在残余结石、外伤性狭窄或硬化性胆管炎后所致的胆道部分阻塞后形成,感染为起因。结石为棕色,单发或多发。卵圆形,与胆总管长轴一致(见图 34.1B)。

### 胆总管结石的后果

胆道堵塞常为部分性、间歇性,因为结石在胆总管的下端起到球形阀门的作用。无黄疸者组织学可正常,黄疸者有胆汁淤积,慢性患者胆管有同心圆瘢痕 (图 34.12)。最终发生继发性硬化性胆管炎、胆汁性肝硬化。

胆管炎　淤积的胆汁易受感染,可能来自十二指肠。胆汁变成不透明及深棕色胆泥。罕见感染更加急剧而胆汁变为脓性。胆总管增厚且扩张,黏膜有脱屑或溃疡,尤其在法特壶腹处。胆管炎可扩展至肝内胆管,而在严重及长期的感染时,可见到胆小管脓肿。肝脏的切面示与胆管相通的空洞,空洞内含有胆汁染色的脓液。大肠杆菌是最常见的致病菌,其他还有厌氧杆菌、链球菌、类杆菌及梭形荚膜杆菌。

急性或慢性胰腺炎　可由法特壶腹处结石嵌顿或通过法特壶腹引起。

### 临床症状

胆总管结石可静止无症状,对慢性胆囊结石行胆囊切除术时通过影像学检查时发现,亦可引起急性胆管炎的表现,如黄疸、发热和胆绞痛。老年人可仅仅表现为体力与精力的减退[33]。胆囊切除术后残余结石可能静止或有症状。

### 急性黄疸和胆管炎

典型表现为老年肥胖女性,既往多有气胀性消化不良,厌油腻,中上腹痛且有黄疸史,伴腹痛、寒战和

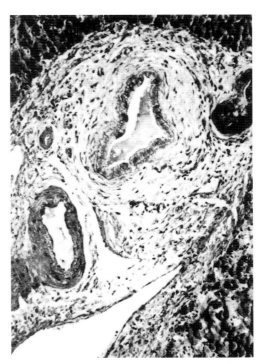

**图 34.12**　一例继发于胆总管结石的硬化性胆管炎患者手术时肝活检的汇管区。胆管壁显示向心性纤维化,而整个汇管区已纤维化。( PAS 染色,×126)

---

**表 34.3　欧迪括约肌功能紊乱:分类**

| 第1组(确切的) | |
| --- | --- |
| 胆囊型疼痛 | |
| 异常的肝功能(AST;碱性磷酸酶>2 倍<br>　正常),出现两次或更多次异常 | |
| 胆总管扩张>12mm | |
| ERCP 造影剂延迟引流时间>45min | 不必要测压 |
| **第2组(假定的)** | |
| 胆囊型疼痛,组 1 中 1 个或 2 个标准 | 需测压 |
| **第3组(可能的)** | |
| 仅有胆囊疼痛,无其他异常 | 如试图干预需测压 |

发热的三联征。

胆汁淤积性黄疸通常是轻度的,偶尔可以较深,但亦可无黄疸。胆管阻塞很少是完全的,粪便内的胆色素量有波动。

3/4 左右的患者可出现疼痛,常为剧烈的间歇性绞痛,需用镇痛剂使其缓解。有时可为逐渐加重的剧烈持续性疼痛。疼痛部位可在右上腹部或上腹部,可向背部或右肩胛部放射,经常伴有呕吐。患者的上腹部有触痛。约有 1/3 的患者有发热,常伴寒战,尿如浓茶色。

胆汁内肠道细菌混合性生长,主要是大肠杆菌。

胆管炎的血清学表现为 ALP、γ-GT 和结合胆红素升高。急性胆管炎转氨酶可短暂升高。

结石堵塞胰管,胰淀粉酶剧烈升高,可有急性胰腺炎症状。

白细胞及中性粒细胞升高,升高水平与其严重程度成正比。

在发热期间,应反复做血培养。如细菌培养阳性,应做抗生素敏感试验。虽然常见的微生物是肠道细菌,如大肠杆菌、厌氧性链球菌,但必须查找少见细菌(如产气杆菌)。ERCP 时应取胆汁培养。

腹部 X 线可能见到胆囊结石或胆总管结石。

超声可见肝内胆管扩张,不过更常见的是胆管不扩张。胆总管下端的结石超声常遗漏。

胆管造影术,通常采取内镜途径证实结石存在。如果临床表现不典型,因 ERCP 作为首次检查是损伤性的,故可选择 MRCP 以显示胆道是否有结石。

### 诊断

如果黄疸在腹绞痛及发热后发生,则诊断并不困难。然而,患者常仅有不明显的消化不良,无发热,无胆囊触痛,以及无助于诊断的白细胞计数。患者可有无痛性黄疸。此时必须与其他类型的梗阻性黄疸,包括肿瘤和急性病毒性肝炎所引起的黄疸相鉴别(见表 12.2)。在由癌肿所致的完全性胆道阻塞时,胆汁很少被感染且胆管炎不常见,除非曾行内镜胆管造影或支架置入。

### 残留胆总管结石

行胆囊切除术的患者有 5%~10% 在胆总管探查时发现有残余结石。肝内胆管结石很容易漏诊。当 T 形管引流胆管被临时夹住时,如果患者感觉疼痛应怀疑残余结石,胆管造影显示充盈缺损。术后可发生脓毒症和胆管炎,不过许多患者的残余胆管结石已无症状存在多年。

## 胆总管结石的治疗

治疗取决于临床情况,如是急诊或择期患者的年龄及一般状态,设备和专家的情况等。抗生素对于预防和治疗败血症是有效的,这可能比它们是否进入胆汁更关键。如果胆管完全梗阻,仅会暂时有效,需行胆道引流。其他治疗包括维持水电平衡,如患者黄疸静脉补充维生素 K。

### 急性梗阻性化脓性胆管炎

临床表现为发热、疼痛、黄疸、意识不清和低血压五联症 [151]。晚期发生肾功能衰竭和血小板减少,为 DIC 的部分表现,这种情况是危重的。

实验室检查包括血培养,还有白细胞及血小板计数,凝血酶原时间和肾功能检查。超声可以显示扩张的胆囊及胆管,伴或不伴结石。如果超声阴性,但临床症状提示胆管疾病,可行内镜胆管造影。如临床表现可疑,可行 MRCP。

治疗应选择强效广谱抗生素,必要时行急诊胆管减压术,同时进行复苏和静脉补液。抗生素应覆盖革兰阴性结肠菌群[179]。有许多选择,派拉西林/他唑巴坦较好,如病情危重可合用氨基糖苷类抗生素(庆大霉素或奈替米星)。由于存在肾脏损伤的危险,氨基糖苷类抗生素仅可应用数天。多数病例是由胆总管结石引起的,如凝血及解剖位置允许,可行 ERCP 括约肌切开取石,否则可行经鼻-胆管引流。

任何治疗的目的都是确保减轻胆系压力,内镜方法是首选,尽管其有 5%~10% 的死亡率[99,104]。如果此法失败,那么可选择经皮经肝胆囊引流。外科手术比非手术有更大危险,死亡率为 16%~40%[104]。减压后菌血症及败血症会迅速好转,如不好转需检查引流系统,或查找造成败血症的其他原因,如胆囊积脓及肝脓肿。

抗生素需应用 1 周,特别是在胆结石者,因为胆管炎易并发胆囊积脓。

恶性肿瘤导致的胆管狭窄在介入治疗后也可并发严重的胆管炎,例如无引流的胆管造影和内支架置入。治疗方法相同:抗生素和减压。

### 急性胆管炎

治疗原则同轻度胆管炎,但如果患者条件允许可行内镜治疗。

不适与发热多在寒战与大汗后出现,不是所有的病例都有发热、疼痛、黄疸三联征的典型表现。实验室检查包括白细胞计数、肝肾功能和血常规,超声可显示胆道疾病。

抗生素选择要根据患者情况及当地医疗水平,通常选择用头孢菌素[179],奎诺酮类也可供选择。根据患者情况及抗生素治疗效果择期行胆管造影术及内镜括约肌切开取石。如果结石未能取出,可用鼻胆管或胆道支架胆汁引流 (图 34.13),这一治疗是必需的,不管胆囊是否已经切除。胆囊切除术将在下文进行讨论。

一组手术治疗和非手术治疗混合的急性胆管炎患者多变量分析证明 7 个表现提示胆管炎预后差,包括急性肾功能衰竭,胆管炎伴肝脓肿,胆管炎伴肝硬化,胆管炎继发于恶性胆管狭窄,经皮肝穿胆管造影之后的胆管炎,女性和年龄超过 50 岁[65]。

## 无胆囊炎的胆总管结石

这种结石通常采用 ERCP 取石。抗生素全程应用。多数病例用括约肌球囊扩张后不用括约肌切开术

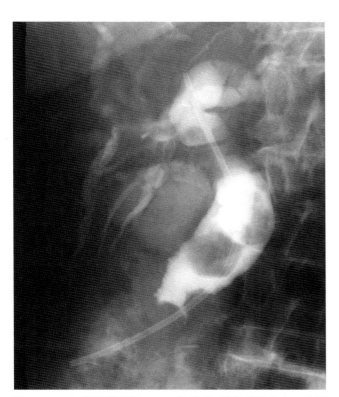

**图 34.13**　急性胆管炎行 ERCP 的患者,其胆总管内有一枚不能移动的大结石,一支架插入进行引流。

也可将结石取出[15]。胰腺炎发生率为 5%~10%。

### 保留胆囊患者

内镜括约肌切开术用于胆囊切除术后残余结石的治疗,仅有 10% 的患者有远期胆道问题[70],同样的比例发生在外科治疗术后。

如保留胆囊,仍有胆囊结石,随后的治疗要根据患者的年龄和临床症状。对老年人研究表明,内镜括约肌切开术后仅 5%~10% 的患者在随后的 1~9 年内因胆囊疾病而行胆囊切除术[81]。然而一项关于单独括约肌切开术与外科开腹胆管取石术对照的随机试验表明,15% 的括约肌切开术患者在 17 月内需行胆囊切除术[183],而胆囊切除术后仅 4% 的患者须对遗留胆管结石进行括约肌切开术。

在另外一组合适的患者,可选用内镜括约肌切开术随后进行腹腔镜胆囊切除术、胆管探查合并胆囊切除术、或无胆囊切除术的括约肌切开术,(除非合并有胆囊并发症)。选择要因地制宜,不适合外科手术的患者,行无胆囊切除术的括约肌切开术是合适的。

对年轻的患者(准确的年龄尚没有确定),通常推荐胆囊切除术,因为相关并发症发生较晚。

### 急性胆结石性胰腺炎

结石向下运行穿过壶腹时可引起急性胰腺炎。结石通常很小,通过大便排出。随后炎症消退。有时结石不能通过壶腹,胰腺炎较重。肝功能尤其是转氨酶和超声检查结果可证明患者由胆结石引起胰腺炎[40]。早期 ERCP 及括约肌切开取石证明可降低严重胰腺炎的并发症和胆管炎[54,166]。确定合适的手术时机和适应证仍有待进一步研究。

胆泥会造成急性胰腺炎[101]。

### 大的胆总管结石

直径大于 15mm 的结石不易通过括约肌切开术将结石用取石网或球囊取出。一些可能自行通过。有几种方法可供选择(表 34.4),这取决于当地的医疗水平和积极性。

机械碎石可以粉碎结石,但受网篮形状与结石大小、形状限制,最新的网篮成功率为 90%[168]。

最容易的方法,尤其对危险的患者,是放入内涵管(见图 34.13),它可以在行外科手术或胆管清除术前暂时或长期应用。早期并发症为 12%,死亡率为 4%[131]。胆囊结石、胆囊炎和胆管炎为晚期并发症[139]。

**表 34.4　胆总管大块结石的非手术治疗**

机械碎石

内涵管

体外冲击波碎石术

接触溶石治疗

电液压机碎石术

激光碎石术

扩展后结石相对缩小,择期 ERCP 时更易排出[26]。

体外冲击波碎石可以粉碎 70%~90% 的胆总管结石,然后通过括约肌切开术清除碎片,30 天内有不足 1% 的病死率[52,163]。

内镜液压机和激光碎石仍在试验中[133]。

### 经T形管引流结石

77%~96% 的患者可行经皮沿 T 形管引流残余结石[135],其并发症的发生率为 2%~4%,包括胆管炎、胰腺炎和瘘道形成。在结石移出前为使纤维窦道形成,T 形管需放置 4~5 周。这种方法可作为内镜括约肌切开术的补充,其成功率为 75%[135]。内镜方法适合老年患者,或不能耐受 T 形管,T 形管管径及路径不佳者。

### 肝内胆管结石

肝内胆管的结石在世界上的某些地区十分常见,例如在远东和巴西地区肝内胆石常伴发于寄生虫感染。结石在长期梗阻的胆管内形成,是由于存在胆道狭窄、硬化性胆管炎或 Caroli 病。这种结石通常为棕色结石。继发的肝内感染导致多发性脓肿。

用经皮大口径经肝导管技术[132],如果需要可结合外科手术,可以清除 90% 以上患者的结石,余下的多无症状[140]。经皮经肝胆管技术可以清除 80% 以上患者的结石[83]。有胆管狭窄的患者结石复发率为 50%。

### Mirizzi综合征

胆囊管或胆囊颈部结石嵌塞可引起部分肝总管梗阻[60],可导致反复发作的胆管炎。结石会侵蚀肝总管,引起一空腔[36]。

超声可以显示扩张的肝内胆管和肝总管,但不能正确解释发病原因。胆管造影显示中部胆管阻塞(图 34.14)。这是一个结石的影像,从起始端开始在胆囊比在胆管更明显。然而,这种表现起初被认定为是一块常见胆总管结石,但只有经过竭力取石失败后,才发现病情变得更严重。术者必须警惕胆囊管结石和

Mirizzi 综合征的可能性。内镜治疗可在外科术前进行胆系减压,内镜取石偶尔也进行[53],外科手术包括取石和切胆囊。

据报道,Mirizzi 综合征患者比单纯的长期胆囊结石患者发生胆囊癌的概率高[146]。

## 胆管瘘

### 胆管外瘘

胆管外瘘在某些手术(如胆囊造口术、经肝胆引流或 T 形管胆总管切开术)后发生。在极少数的情况下,可在胆石症、胆囊癌或创伤后发生。

因为胆汁中含有胆盐和胆汁酸,有胆管外瘘的患者,常会发生严重的低钠性、酸中毒及血尿素升高的危险。

远端胆道梗阻是胆瘘治疗失败的根源,内镜下或经皮胆管支架可避免远期的复杂二次手术,而达到治愈效果。

### 胆管内瘘

80% 胆管内瘘是由于长期的结石性胆囊炎造成的。

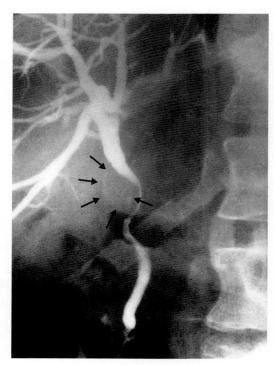

图 34.14　Mirizzi 综合征患者的经皮胆管造影显示一块大的结石嵌塞在胆囊管(箭头所示),它引起肝总管的部分阻塞。

发炎而含有胆石的胆囊发生粘连而破裂至某一段肠道，通常为十二指肠，有时为结肠(图 34.15)。所释出的胆石可以自然地排出或产生肠梗阻，常发生在回肠末端。

术后胆管狭窄，尤其在多次修补术后，可并发瘘管形成，通常为肝–十二指肠瘘或肝–胃瘘。瘘管短而狭窄，易于阻塞。

慢性十二指肠溃疡物破裂至胆囊或胆总管后亦可发生胆管瘘。溃疡性结肠炎或局限性回肠炎患者，尤其是接受糖皮质激素治疗时，更易发生结肠与胆道之间的瘘。

### 临床表现

患者有长期胆道疾病病史，胆管内瘘可以毫无症状，而当胆石顺利地排入肠道后，瘘管闭合。这种患者常常只是在以后行胆囊切除术时才能诊断。

大约有 1/3 的患者有黄疸史或入院时有黄疸，患者可无腹痛，但也可有严重胆绞痛，可有胆管炎的临床表现存在。在胆囊结肠瘘时，胆总管内可充满结石、腐败物质及粪便，从而引起严重的胆管炎。胆盐进入结肠引起严重的腹泻。体重下降明显。

### X线片表现

胆道内可发现气体，在不常见的位置上有胆石存在。胆囊–十二指肠瘘时用钡剂，胆囊–结肠瘘时用钡剂灌肠，可使胆道显影，看到小肠充气。

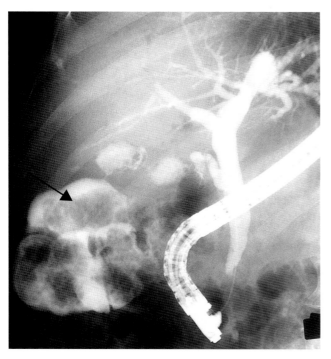

**图 34.15** ERCP 显示一处胆囊与结肠瘘(大箭头所示)。

ERCP 可用于诊断(图 34.15)。

### 治疗

由于胆囊疾病造成的内瘘必须手术治疗，将粘连的脏器分开并缝合，切除胆囊并引流胆总管，手术死亡率约为 10%[159]。

胆总管结石内镜治疗可使胆囊结肠和分支胆管的瘘闭合[22,121]。

### 胆结石肠梗阻

如果一枚直径大于 2.5cm 的胆石进入肠道，则常在回肠，有时在十二指肠–空肠连接处、十二指肠球部、胃幽门部，甚至在结肠内[32]引起阻塞。嵌塞的结石可刺激肠壁引起炎性反应，或引起肠套叠。

胆石性肠梗阻很少见，但它在 65 岁以上非绞窄性肠梗阻患者的病因中占 1/4[98]。

患者通常为老年妇女，无发热，既往病史提示可能有慢性胆囊炎。起病隐匿，伴有恶心，偶尔呕吐，腹部绞痛并呈轻度膨胀但松弛。完全性肠梗阻可导致体质迅速恶化。

腹部平片可显示有液平的扩张肠管，也可显示引起阻塞的结石，胆管和胆囊有气体存在，提示有胆管瘘。

腹部平片的诊断率约为 50%。超声、钡餐和 CT 提供的诊断信息使诊断率提高 25%，白细胞通常并不高，除非伴有胆管炎和发热。

术前确诊率大约达 70%[32]。

### 治疗

在患者的全身情况经过补液与纠正电解质而改善后，肠梗阻应施行手术治疗。这可能需要通过人工取石或内镜取石。是否做瘘修补与胆囊切除要根据首次解除肠道梗阻手术时患者的状态与手术可行性[32]。如果不能在首次手术时完成，随后的胆囊切除术也不是必需的[109]，死亡率为 20%。

## 胆道出血[19]

胆道出血多继发于外伤包括外科手术、肝活检术、肝动脉或其分支的动脉瘤，肝内肝外胆管肿瘤、肝癌、胆石症、肝脏感染，尤其是肠虫性或化脓性，罕见继发于门脉高压有关的静脉曲张。医源性疾病(如肝活检、经皮经肝胆道造影和胆囊引流术)占 40%。

临床特点为由于血块通过胆管而发生的疼痛，亦有黄疸，呕血和黑粪，轻度的出血仅通过粪便隐血试验阳性得到证明。

当出现上消化道出血合并有胆绞痛、黄疸、右上腹肿块或压痛时,可怀疑本病。

MRCP、ERCP 或经皮胆管造影可显示血凝块位置(图 34.16)。

### 治疗

治疗多采取自然止血。如果出血不止可行血管造影,栓塞出血血管[38],如胆道被血凝块堵塞或出现胆绞痛应做 ERCP、括约肌切开引流[97]。

## 胆汁性腹膜炎

### 病因学

**胆囊切除术后**　胆汁可自胆囊与肝脏间的迷走胆管漏出,或自结扎不确切的胆囊管漏出。如果胆管内压力增高,可能系由于胆总管内有残余结石或乳突狭窄,继而发生胆管旁胆汁积聚有利于狭窄形成。

**肝移植术后**　胆汁从胆管相接处漏出被认为是肝移植的并发症。

**胆囊破裂**　胆囊积脓或坏疽可引起胆囊破裂和形成脓肿,由于胆囊周围已有炎性粘连,脓肿局限化。

**外伤**　碾压或枪伤可损伤胆道。在有重度胆汁

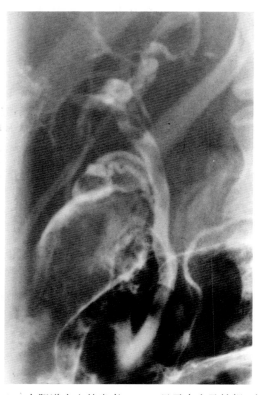

**图 34.16**　在胆道出血的患者,ERCP 显示有充盈缺损,为胆道血块所在。

淤积性黄疸的患者,肝脏穿刺活检或经皮胆管造影术,偶尔会穿破胆囊或扩张的肝内胆管。手术时肝脏活检后,偶尔有胆汁渗出。

**自发性**　患有长期重度梗阻性黄疸的患者,虽无明显的胆管破损,亦可发生胆汁性腹膜炎。这可能系由于微小胆管的破裂所致。

胆总管穿孔很少发生,原因与胆囊穿孔类似,它们包括管内压力高,结石侵蚀,血栓后形成的胆管壁坏疽[89]。

自发性肝外胆道穿孔是新生儿黄疸的一个少见原因,最常见的部位是胆囊和肝总管汇合处,发病机制尚不清楚。

### 临床表现

临床表现取决于胆汁是否被局限化或游离入腹膜腔内,以及胆汁是无菌的还是感染性的。胆汁无阻碍地破裂入腹膜腔可造成严重的休克。由于胆盐的刺激作用,大量的血浆注入腹水内。起病凶险而惊人。患者诉有难忍的满腹剧痛。体检显示患者面色苍白,呈休克状态,毫无动作,伴有血压降低及持久的心动过速。腹部呈板样强直,并有满腹触痛。麻痹性肠梗阻是常见的并发症。对任何不明原因的肠梗阻患者,应该常规考虑胆汁性腹膜炎的诊断。数小时后有继发性炎症发生,体温升高,腹部疼痛及触痛则仍持续存在。

**实验室检查**　并无帮助。可能有血液浓缩。腹腔穿刺放液发现有胆汁,且往往已有感染。血清胆红素升高,随后出现碱性磷酸酶水平增加。胆囊造影或胆管造影将显示破损胆囊,经皮或内镜胆汁引流有助诊断。

### 治疗

液体复苏是必需的。麻痹性肠梗阻患者需鼻饲饮食,抗生素治疗可预防继发感染。

进行胆囊切除术切除破裂胆囊,来自于胆总管的胆汁漏可行内镜引流(伴或不伴括约肌切开术),如果瘘 7~10 天不愈合,则必须手术。

## 胆结石的相关性疾病

### 结直肠癌及其他癌症

调查显示胆结石患者并不增加其他癌症的患病率,不过胆囊[120]和肝外胆管癌除外[51]。

排泄物胆汁酸和胆固醇代谢物的改变可促使结直肠癌的形成[165]。胆囊切除术使胆汁酸易于与厌氧菌接触而增加了产生癌基因的机会。胆囊切除术、胆石

症与结直肠癌有关,不过这种联系并不明确[2,61]。这种联系对于胆囊切除术后患者早期发现无症状性结直肠癌有帮助。

### 糖尿病

在 20 岁以上的糖尿病患者中,30%有胆石,而在同一年龄的正常人群中,则仅有 11.6%。老年糖尿病患者常较肥胖,这是胆石形成的一种重要因素。慢性胰腺炎多伴有胆石,而慢性胰腺炎能导致轻度糖尿病。

糖尿病患者可有胆囊肿大,收缩功能不良,且充盈不佳[90],这种症状曾被假定为"糖尿病性神经源性胆囊"综合征。

有糖尿病的患者行胆囊切除术,无论是急诊还是择期,合并症都会增加,这可能与相关的心血管、肾脏疾病有关,也与高龄有关。

（张清泉　张晗　译　王广义　孙晓东　校）

### 参考文献

1 Abei M, Nuutinen H, Kawczak P et al. Identification of human biliary alpha₁-acid glycoprotein as a cholesterol crystallization promoter. *Gastroenterology* 1994; **106**: 234.
2 Adami HO, Meirik O, Gustavsson S et al. Colorectal cancer after cholecystectomy: absence of risk increase within 11–14 years. *Gastroenterology* 1983; **85**: 859.
3 Apstein MD, Carey MC. Pathogenesis of cholesterol gallstones: a parsimonious hypothesis. *Eur. J. Clin. Invest.* 1996; **26**: 343.
4 Attili AF, Capocaccia R, Carulli N et al. Factors associated with gallstone disease in the MICOL experience. *Hepatology* 1997; **26**: 809.
5 Attili AF, Scafato E, Marchiolo R et al. Diet and gallstones in Italy: the cross-sectional MICOL results. *Hepatology* 1998; **27**: 1492.
6 Azzaroli F, Mazzella G, Mazelo P et al. Sluggish small bowel motility is involved in determining increased biliary deoxycholic acid in cholesterol gallstone patients. *Am. J. Gastroenterol.* 1999; **94**: 2453.
7 Barkun JS, Barkun AN, Sampalis JS et al. Randomised controlled trial of laparoscopic vs. mini cholecystectomy. *Lancet* 1992; **340**: 1116.
8 Barkun JS, Fried GM, Barkun AN et al. Cholecystectomy without operative cholangiography: implications for common bile duct injury and retained common bile duct stones. *Ann. Surg.* 1993; **218**: 371.
9 Barton JR, Russell RCG, Hatfield ARW. Management of bile leaks after laparoscopic cholecystectomy. *Br. J. Surg.* 1995; **82**: 980.
10 Bateson MC. Gallstone epidemiology. *Curr. Gastroenterol.* 1986; **5**: 120.
11 Bearcroft PW, Lomas DJ. Cholesterol crystallization in bile. *Gut* 1997; **41**: 138.
12 Behar J, Lee KY, Thompson WR et al. Gallbladder contraction in patients with pigment and cholesterol stones. *Gastroenterology* 1989; **97**: 1479.
13 Bennion LJ, Ginsberg RL, Garnick MB et al. Effects of oral contraceptives on the gallbladder bile of normal women. *N. Engl. J. Med.* 1976; **294**: 189.
14 Berger MY, van der Velden JJIM, Lijmer JG et al. Abdominal symptoms: do they predict gallstones? *Scand. J. Gastroenterol.* 2000; **35**: 70.
15 Bergman JJGHM, Rauws EAJ, Fockens P et al. Randomised trial of endoscopic balloon dilation vs. endoscopic sphincterotomy for removal of bileduct stones. *Lancet* 1997; **349**: 1124.
16 Bergman JJGHM, van den Brink JR, Rauws EAJ et al. Treatment of bile duct lesions after laparoscopic cholecystectomy. *Gut* 1996; **38**: 141.
17 Berr F, Mayer M, Sackmann MF et al. Pathogenic factors in early recurrence of cholesterol gallstones. *Gastroenterology* 1994; **106**: 215.
18 Bertomeu A, Ros E, Zambon D et al. Apolipoprotein E polymorphism and gallstones. *Gastroenterology* 1996; **111**: 1603.
19 Blochle C, Izbicki JR, Rashed MYT et al. Hemobilia: presentation, diagnosis and management. *Am. J. Gastroenterol.* 1994; **89**: 1537.
20 Boston Collaborative Drug Surveillance Program. Oral contraceptives and venous thromboembolic disease: surgically confirmed gall-bladder disease and breast tumours. *Lancet* 1973; **i**: 1399.
21 Boston Collaborative Drug Surveillance Program. Gall-bladder disease, venous disorders, breast tumours: relation to oestrogens. *N. Engl. J. Med.* 1974; **290**: 15.
22 Brem H, Gibbons GD, Cobb G et al. The use of endoscopy to treat bronchobiliary fistula caused by choledocholithiasis. *Gastroenterology* 1990; **98**: 490.
23 Brink MA, Slors JFM, Keulemans YCA et al. Enterohepatic cycling of bilirubin: a putative mechanism for pigment gallstone formation in ileal Crohn's disease. *Gastroenterology* 1999; **116**: 1420.
24 Caygill CPJ, Hill MJ, Braddick M et al. Cancer mortality in chronic typhoid and paratyphoid carriers. *Lancet* 1994; **343**: 83.
25 Cello JP. AIDS-related biliary tract disease. *Gastrointest. Endosc. Clin. North Am.* 1998; **8**: 963.
26 Chan ACW, Ng EKW, Chung SCS et al. Common bile duct stones become smaller after endoscopic biliary stenting. *Endoscopy* 1998; **30**: 356.
27 Chapman BA, Wilson IR, Frampton CM et al. Prevalence of gallbladder disease in diabetes mellitus. *Dig. Dis. Sci.* 1996; **41**: 2222.
28 Cheslyn-Curtis S, Gillams AR, Russell RCG et al. Selection, management, and early outcome of 113 patients with symptomatic gall stones treated by percutaneous cholecystolithotomy. *Gut* 1992; **33**: 1253.
29 Chin PT, Boland S, Percy JP et al. 'Gallstone hip' and other sequelae of retained gallstones. *HBP Surg.* 1997; **10**: 165.
30 Chow WC, Ong CL, Png JC et al. Gall bladder empyema—another good reason for early cholecystectomy. *J. R. Coll. Surg. Edin.* 1993; **38**: 213.
31 Cicala M, Habib FI, Fiocca F et al. Increased sphincter of Oddi basal pressure in patients affected by gall stone disease: a role for biliary stasis and colicy pain? *Gut* 2001; **48**: 414.
32 Clavien P-A, Richon J, Burgan S et al. Gallstone ileus. *Br. J. Surg.* 1990; **77**: 737.
33 Cobden I, Lendrum R, Venables CLO et al. Gallstones presenting as mental and physical debility in the elderly. *Lancet* 1984; **i**: 1062.

34 Corazziari E, Jensen PF, Hogan WJ et al. Functional disorders of the biliary tract. Gastroenterol. Int. 1993; 6: 129.

35 Cox MR, Wilson TG, Luck AJ et al. Laparoscopic cholecystectomy for acute inflammation of the gall bladder. Ann. Surg. 1993; 218: 630.

36 Csendes A, Carlos Diaz J, Burdiles P et al. Mirizzi syndrome and cholecystobiliary fistula: a unifying classification. Br. J. Surg. 1989; 76: 1139.

37 Cuschieri A, Berci G. Laparoscopic Biliary Surgery. Blackwell Scientific Publications, Oxford, 1990.

38 Czerniak A, Thompson JN, Hemingway AP et al. Hemobilia: a disease in evolution. Arch. Surg. 1988; 123: 718.

39 Davidson BR, Neoptolemos JP, Carr-Locke DL. Endoscopic sphincterotomy for common bile duct calculi in patients with gallbladder in situ considered unfit for surgery. Gut 1988; 29: 114.

40 Davidson BR, Neoptolemos JP, Leese T et al. Biochemical prediction of gallstones in acute pancreatitis: a prospective study of three systems. Br. J. Surg. 1988; 75: 213.

41 De Santis A, Attili AF, Corradini SG et al. Gallstones and diabetes: a case-control study in a free-living population sample. Hepatology 1997; 25: 787.

42 Desautels SG, Slivka A, Hutson WR et al. Postcholecystomy pain syndrome: pathophysiology of abdominal pain in sphincter of Oddi type III. Gastroenterology 1999; 116: 900.

43 Dhiman RK, Phanish MK, Chawla YK et al. Gallbladder motility and lithogenicity of bile in patients with choledocholithiasis after endoscopic sphincterotomy. J. Hepatol. 1997; 26: 1300.

44 Diehl AK, Beral V. Cholecystectomy and changing mortality from gallbladder cancer. Lancet 1981; i: 187.

45 Doctor N, Dooley JS, Dick R et al. Multidisciplinary approach to biliary complications of laparoscopic cholecystectomy. Br. J. Surg. 1998; 85: 627.

46 Donald JJ, Cheslyn-Curtis S, Gillams AR et al. Percutaneous cholecystolithotomy: is gall stone recurrence inevitable? Gut 1994; 35: 692.

47 Donovan JM. Physical and metabolic factors in gallstone pathogenesis. Gastroenterol. Clin. North Am. 1994; 28: 75.

48 Dowling RH. The enterohepatic circulation. Gastroenterology 1972; 62: 122.

49 Dowling RH. Pathogenesis of gallstones. Aliment. Pharmacol. Ther. 2000; 14 (Suppl. 2): 39.

50 Dunn D, Fowler S, Nair R et al. Laparoscopic cholecystectomy in England and Wales: results of an audit by the Royal College of Surgeons of England. Ann. R. Coll. Surg. Engl. 1994; 76: 269.

51 Ekborn A, Hsieh C, Yuen J et al. Risk of extrahepatic bile duct cancer after cholecystectomy. Lancet 1993; 342: 1262.

52 Ellis RD, Jenkins AP, Thompson RP et al. Clearance of refractory bile duct stones with extracorporeal shockwave lithotripsy. Gut 2000; 47: 728.

53 England RE, Martin DF. Endoscopic management of Mirizzi's syndrome. Gut 1997; 40: 272.

54 Enns R, Baillie J. The treatment of acute biliary pancreatitis. Aliment. Pharmacol. Ther. 1999; 11: 1379.

55 Erlinger S, Go AL, Husson J-M et al. Franco-Belgian Cooperative Study of ursodeoxycholic acid in the medical dissolution of gallstones: a double-blind, randomized, dose–response study, and comparison with chenodeoxycholic acid. Hepatology 1984; 4: 308.

56 Everhart JE, Khare M, Hill M et al. Prevalence and ethnic differences in gallbladder disease in the United States. Gastroenterology 1999; 117: 632.

57 Festi D, Sottili S, Colecchia A et al. Clinical manifestations of gallstone disease: evidence from the multicentre Italian study on cholelithiasis (MICOL). Hepatology 1999; 30: 839.

58 Fornari F, Imberti D, Squillante MM et al. Incidence of gallstones in a population of patients with cirrhosis. J. Hepatol. 1994; 20: 797.

59 Fox JG, Dewhirst FE, Shen Z et al. Hepatic Helicobacter species identified in bile and gallbladder tissue from Chileans with chronic cholecystitis. Gastroenterology 1998; 114: 755.

60 Freeman ME, Rose JL, Forsmark CE et al. Mirizzi syndrome: a rare cause of obstructive jaundice. Dig. Dis. 1999; 17: 44.

61 Friedman GD, Goldhaber MK, Queensbury CP Jr. Cholecystectomy and large bowel cancer. Lancet 1987; i: 906.

62 Gadacz TR. Update on laparoscopic cholecystectomy, including a clinical pathway. Surg. Clin. North Am. 2000; 80: 1127.

63 Gebhard RL, Prigge WF, Ansel HJ et al. The role of gallbladder emptying in gallstone formation during diet-induced rapid weight loss. Hepatology 1996; 24: 544.

64 Geenen JE, Hogan WJ, Dodds WJ et al. The efficacy of endoscopic sphincterotomy after cholecystectomy in patients with sphincter of Oddi dysfunction. N. Engl. J. Med. 1989; 320: 82.

65 Gigot JF, Leese T, Dereme T et al. Acute cholangitis: multivariate analysis of risk factors. Ann. Surg. 1989; 209: 435.

66 Gilat T, Somjen GJ, Leikin-Frenkel A et al. Fatty acid bile acid conjugates (FABACs)—new molecules for the prevention of cholesterol crystallization in bile. Gut 2001; 48: 75.

67 Gleeson D, Ruppin DC, Saunders A et al. Final outcome of ursodeoxycholic acid treatment in 126 patients with radiolucent gallstones. Q. J. Med. 1990; 279: 711.

68 Gomez NA, Gutierrez J, Leon CJ. Acute acalculous cholecystitis due to Vibrio cholerae. Lancet 1994; 343: 1156.

69 Halevy A, Gold-Deutch R, Negri M et al. Are elevated liver enzymes and bilirubin levels significant after laparoscopic cholecystectomy in the absence of bile duct injury? Ann. Surg. 1994; 219: 362.

70 Hawes RH, Cotton PB, Vallon AG. Follow-up 6–11 years after duodenoscopic sphincterotomy for stones in patients with prior cholecystectomy. Gastroenterology 1990; 98: 1008.

71 Heaton KW, Emmett PM, Symes CL et al. An explanation for gallstones in normal-weight women: slow intestinal transit. Lancet 1993; 341: 8.

72 Hellstern A, Leuschner U, Benjaminov A et al. Dissolution of gallbladder stones with methyl tert-butyl ether and stone recurrence: a European study. Dig. Dis. Sci. 1998; 43: 911.

73 Henriksson P, Einarsson K, Eriksson A et al. Estrogen-induced gallstone formation in males. J. Clin. Invest. 1989; 84: 811.

74 Hernandez CA, Lerch MM. Sphincter stenosis and gallstone migration through the biliary tract. Lancet 1993; 341: 1371.

75 Hickman MS, Schwesinger WH, Page CP. Acute cholecystitis in the diabetic. A case control study of outcome. Arch. Surg. 1988; 123: 409.

76 Holzbach RT, Marsh M, Olszewski M et al. Cholesterol solubility in bile: evidence that supersaturated bile is frequent in healthy man. J. Clin. Invest. 1973; 52: 1467.

77 Hood K, Gleeson D, Ruppin DC et al. Prevention of gall-

stone recurrence by nonsteroidal anti-inflammatory drugs. *Lancet* 1988; **ii**: 1223.

78 Hood KA, Gleeson D, Ruppin DC *et al*. Gall stone recurrence and its prevention: the British/Belgian gall stone study group's postdissolution trial. *Gut* 1993; **34**: 1277.

79 Hopman WPM, Jansen JBMJ, Rosenbusch G *et al*. Role of cholecystokinin and the cholinergic system in intestinal stimulation of gallbladder contraction in man. *J. Hepatol.* 1990; **11**: 261.

80 Howard DE, Fromm H. Nonsurgical management of gallstone disease. *Gastroenterol. Clin. North Am.* 1999; **28**: 133.

81 Ingoldby CJH, El-Saadi J, Hall RI *et al*. Late results of endoscopic sphincterotomy for bile duct stones in elderly patients with gallbladder *in situ*. *Gut* 1989; **30**: 1129.

82 Inoue K, Fuchigami A, Higashide S *et al*. Gallbladder sludge and stone formation in relation to contractile function after gastrectomy. *Ann. Surg.* 1992; **215**: 19.

83 Jan Y-Y, Chen M-F. Percutaneous trans-hepatic cholangioscopic lithotomy for hepatolithiasis: long-term results. *Gastrointest. Endosc.* 1995; **42**: 1.

84 Janowitz J, Kratzer W, Zemmler T *et al*. Gallbladder sludge: spontaneous course and incidence of complications in patients without stones. *Hepatology* 1994; **20**: 291.

85 Jazrawi RP, Pazzi P, Petroni ML *et al*. Postprandial gallbladder motor function: refilling and turnover of bile in health and cholelithiasis. *Gastroenterology* 1995; **109**: 582.

86 Jüngst D, Del Pozo R, Dolu MH *et al*. Rapid formation of cholesterol crystals in gallbladder bile is associated with stone recurrence after laparoscopic cholecystotomy. *Hepatology* 1997; **25**: 509.

87 Jüngst D, Lang T, von Ritter C *et al*. Cholesterol nucleation time in gallbladder bile of patients with solitary or multiple cholesterol gallstones. *Hepatology* 1992; **15**: 804.

88 Kalliafas S, Ziegler DW, Flancbaum L *et al*. Acute acalculous cholecystitis: incidence, risk factors, diagnosis, and outcome. *Am. Surg.* 1998; **64**: 471.

89 Kerstein MD, McSwain NE. Spontaneous rupture of the common bile duct. *Am. J. Gastroenterol.* 1985; **80**: 469.

90 Keshavarzian A, Dunne M, Iber FL. Gallbladder volume and emptying in insulin requiring male diabetics. *Dig. Dis. Sci.* 1987; **32**: 824.

91 Keulemans YCA, Mok KS, de Wit LTH *et al*. Hepatic bile vs. gallbladder bile: a comparison of protein and lipid concentration and composition in cholesterol gallstone patients. *Hepatology* 1998; **28**: 11.

92 Kibe A, Holzbach RT, LaRusso NF *et al*. Inhibition of cholesterol crystal formation by apolipoproteins in supersaturated model bile. *Science* 1984; **225**: 514.

93 Kiviluoto T, Sirén J, Luukkonen P *et al*. Randomised trial of laparoscopic vs. open cholecystectomy for acute and gangrenous cholecystitis. *Lancet* 1998; **351**: 321.

94 Ko CW, Beresford SAA, Alderman B *et al*. Apolipoprotein E genotype and the risk of gallbladder disease in pregnancy. *Hepatology* 2000; **31**: 18.

95 Ko CW, Sekijima JH, Lee SP *et al*. Biliary sludge. *Ann. Intern. Med.* 1999; **130**: 301.

96 Konikoff FM, Danino D, Weihs D *et al*. Microstructural evolution of lipid aggregates in nucleating model and human biles visualized by cryogenic transmission electron microscopy. *Hepatology* 2000; **31**: 261.

97 Kroser J, Rothstein RD, Kochman ML. Endoscopic management of obstructive jaundice caused by haemobilia. *Gastrointest. Endosc.* 1996; **44**: 618.

98 Kurtz RJ, Heimann TM, Kurtz AB. Gallstone ileus: a diagnostic problem. *Am. J. Surg.* 1983; **146**: 344.

99 Lai ECS, Mok FPT, Tan ESY *et al*. Endoscopic biliary drainage for severe acute cholangitis. *N. Engl. J. Med.* 1992; **326**: 1582.

100 Lammert F, Carey MC, Paigen B. Chromosomal organization of candidate genes involved in cholesterol gallstone formation: a murine gallstone map. *Gastroenterology* 2001; **120**: 221.

101 Lee SP, Nicholls JF, Park HZ. Biliary sludge as a cause of acute pancreatitis. *N. Engl. J. Med.* 1992; **326**: 589.

102 Leitzmann MF, Rimm EB, Willett WC *et al*. Recreational physical activity and the risk of cholecystectomy in women. *N. Engl. J. Med.* 1999; **341**: 777.

103 Lennard TWJ, Farndon JR, Taylor RMR. Acalculous biliary pain: diagnosis and selection for cholecystectomy using the cholecystokinin test for pain reproduction. *Br. J. Surg.* 1984; **71**: 868.

104 Leung JWC, Sung JY, Chung SCS *et al*. Urgent endoscopic drainage for acute suppurative cholangitis. *Lancet* 1989; **i**: 1307.

105 Leung JWC, Sung JY, Costerton JW. Bacteriological and electron microscopy examination of brown pigment stones. *J. Clin. Microbiol.* 1989; **27**: 915.

106 Leuschner U, Güldütuna S, Hellstern A. Pathogenesis of pigment stones and medical treatment. *J. Gastroenterol. Hepatol.* 1994; **9**: 87.

107 Liddle RA, Goldstein RB, Saxton J. Gallstone formation during weight-reduction dieting. *Arch. Intern. Med.* 1989; **149**: 1750.

108 Lo C-M, Liu C-L, Fan S-T *et al*. Prospective randomized study of early vs. delayed laparoscopic cholecystectomy for acute cholecystitis. *Ann. Surg.* 1998; **227**: 461.

109 Lobo DN, Jobling JC, Balfour TW. Gallstone ileus: diagnostic pitfalls and therapeutic successes. *J. Clin. Gastroenterol.* 2000; **30**: 72.

110 Luman W, Adams WH, Nixon SN *et al*. Incidence of persistent symptoms after laparoscopic cholecystectomy: a prospective study. *Gut* 1996; **39**: 863.

111 Maclure KM, Hayes KC, Colditz GA *et al*. Weight, diet and the risk of symptomatic gallstones in middle-aged women. *N. Engl. J. Med.* 1989; **321**: 563.

112 McMahon AJ, Fischbacher CM, Frame SH *et al*. Impact of laparoscopic cholecystectomy: a population-based study. *Lancet* 2000; **356**: 1632.

113 McMahon AJ, Fullarton G, Baxter JN *et al*. Bile duct injury and bile leakage in laparoscopic cholecystectomy. *Br. J. Surg.* 1995; **82**: 307.

114 McMahon AJ, Russell IT, Baxter JN *et al*. Laparoscopic vs. minilaparotomy cholecystectomy: a randomised trial. *Lancet* 1994; **343**: 135.

115 McSherry CK, Ferstenberg H, Calhoun WF *et al*. The natural history of diagnosed gallstone disease in symptomatic and asymptomatic patients. *Ann. Surg.* 1985; **202**: 59.

116 Majeed AW, Troy G, Nicholl JP *et al*. A randomized, prospective, single-blind comparison of laparoscopic vs. small-incision cholecystectomy. *Lancet* 1996; **347**: 989.

117 Makino I, Chijiiwa K, Higashijima H *et al*. Rapid cholesterol nucleation time and cholesterol gall stone formation after subtotal or total colectomy in humans. *Gut* 1994; **35**: 1760.

118 Mariat G, Mahul P, Prev TN *et al*. Contribution of ultrasonography and cholescintigraphy to the diagnosis of acute acalculous cholecystitis in intensive care unit patients. *Intensive Care Med.* 2000; **26**: 1658.

119 Maringhini A, Ciambra M, Baccelliere P et al. Biliary sludge and gallstones in pregnancy: incidence, risk factors, and natural history. *Ann. Intern. Med.* 1993; **119**: 116.

120 Maringhini A, Moreau J, Melton J III et al. Gallstones, gallbladder cancer, and other gastrointestinal malignancies. An epidemiologic study in Rochester, Minnesota. *Ann. Intern. Med.* 1987; **107**: 30.

121 Marshall T, Kamalvand K, Cairns SR. Endoscopic treatment of biliary enteric fistula. *Br. Med. J.* 1990; **300**: 1176.

122 May GR, Sutherland LR, Shaffer EA. Efficacy of bile acid therapy for gallstone dissolution: a meta-analysis of randomised trials. *Aliment. Pharmacol. Ther.* 1993; **7**: 139.

123 Mendez-Sanchez N, Pichardo R, Gonzalez J et al. Lack of association between *Helicobacter* sp. colonization and gallstone disease. *J. Clin. Gastroenterol.* 2001; **32**: 138.

124 Mergener K, Strobel JC, Suhocki P et al. The role of ERCP in diagnosis and management of accessory bile duct leaks after cholecystectomy. *Gastrointest. Endosc.* 1999; **50**: 527.

125 Millat B, Fingerhut A, Deleuze A et al. Prospective evaluation in 121 consecutive unselected patients undergoing laparoscopic treatment of choledocholithiasis. *Br. J. Surg.* 1995; **82**: 1266.

126 Miquel JF, Covarrubias C, Villaroel L et al. Genetic epidemiology of cholesterol cholelithiasis among Chilean Hispanics, Amerindians and Maoris. *Gastroenterology* 1998; **115**: 937.

127 Misciagna G, Guerra V, Di Leo A et al. Insulin and gall stones: a population case control study in southern Italy. *Gut* 2000; **47**: 144.

128 Mok HYI, Druffel ERM, Rampone WH. Chronology of cholelithiasis. Dating gallstones from atmospheric radiocarbon produced by nuclear bomb explosions. *N. Engl. J. Med.* 1986; **344**: 1075.

129 Mulagha E, Fromm H. Extracorporeal shock wave lithotripsy of gallstones revisited: current status and future promises. *J. Gastroenterol. Hepatol.* 2000; **15**; 239.

130 National Institutes of Health Consensus Development Conference. Statement on gall stones and laparoscopic cholecystectomy. *Am. J. Surg.* 1993; **165**: 390.

131 Navicharen P, Rhodes M, Flook D et al. Endoscopic retrograde cholangiopancreatography (ERCP) and stent placement in the management of large common bile duct stones. *Aust. NZ J. Surg.* 1994; **64**: 840.

132 Neuhaus H. Intrahepatic stones: the percutaneous approach. *Can. J. Gastroenterol.* 1999; **13**: 467.

133 Neuhaus H, Hoffman W, Zillinger C et al. Laser lithotripsy of difficult bile duct stones under direct visual control. *Gut* 1993; **34**: 415.

134 Núñez L, Amigo L, Mingrone G et al. Biliary aminopeptidase-$N$ and the cholesterol crystallization defect in cholelithiasis. *Gut* 1995; **37**: 422.

135 Nussinson E, Cairns SR, Vaira D et al. A 10-year single centre experience of percutaneous and endoscopic extraction of bile duct stones with T tube *in situ*. *Gut* 1991; **32**: 1040.

136 Ohya T, Schwarzendrube J, Busch N et al. Isolation of a human biliary glycoprotein inhibitor of cholesterol crystallization. *Gastroenterology* 1993; **104**: 527.

137 O'Leary DP. Biliary cholesterol transport and the nucleation defect in cholesterol gallstone formation. *J. Hepatol.* 1995; **22**: 239.

138 Parangi S, Oz MC, Blume RS et al. Hepatobiliary complications of polyarteritis nodosa. *Arch. Surg.* 1991; **126**: 909.

139 Peters R, Macmathuna P, Lombard M et al. Management of common bile duct stones with a biliary endoprosthesis.

140 Pitt HA, Venbrux AC, Coleman J et al. Intrahepatic stones: the transhepatic team approach. *Ann. Surg.* 1994; **219**: 527.

141 Pixley F, Wilson D, McPherson K et al. Effect of vegetarianism on development of gallstones in women. *Br. Med. J.* 1985; **291**: 11.

142 Plevris JN, Bouchier IAD. Defective acid base regulation by the gall bladder epithelium and its significance for gall stone formation. *Gut* 1995; **37**: 127.

143 Portincasa P, Di Ciaula A, Baldassarre G et al. Gallbladder motor function in gallstone patients: sonographic and *in vitro* studies on the role of gallstones, smooth muscle function and gallbladder wall inflammation. *J. Hepatol.* 1994; **21**: 430.

144 Portincasa P, van Erpecum KJ, van de Meeberg PC et al. Apolipoprotein E4 and genotype and gallbladder motility influence speed of gallstone clearance and risk of recurrence after extracorporeal shock-wave lithotripsy. *Hepatology* 1996; **24**: 580.

145 Portincasa P, van Erpecum KJ, Vanberge-Henegouwen GP et al. Cholesterol crystallization in bile. *Gut* 1997; **41**: 138.

146 Radaelli CA, Büchler MW, Schilling MK et al. High coincidence of Mirizzi syndrome and gallbladder carcinoma. *Surgery* 1997; **121**: 58.

147 Raja LA, Rothenberg RE, Odom JW et al. The incidence of intra-abdominal surgery in acquired immunodeficiency syndrome: a statistical review of 904 patients. *Surgery* 1989; **105**: 175.

148 Ransohoff DF, Gracie WA. Treatment of gallstones. *Ann. Intern. Med.* 1993; **119**: 606.

149 Ransohoff DF, Gracie WA, Wolfenson LB et al. Prophylactic cholecystectomy or expectant management for silent gallstones. *Ann. Intern. Med.* 1983; **99**: 199.

150 Rasmussen LB, Lundgren E, Osterberg J et al. Spilled gallstones: a complication of laparoscopic cholecystectomy. *Eur. J. Surg.* 1997; **163**: 147.

151 Reynolds BM, Dargan FL. Acute obstructive cholangitis: a distinct clinical syndrome. *Ann. Surg.* 1959; **150**: 299.

152 Rhodes M, Allen A, Dowling RH et al. Inhibition of human gall bladder mucus synthesis in patients undergoing cholecystectomy. *Gut* 1992; **33**: 1113.

153 Rhodes M, Sussman L, Cohen L et al. Randomised trial of laparoscopic exploration of common bile duct vs. postoperative endoscopic retrograde cholangiography for common bile duct stones. *Lancet* 1998; **351**: 159.

154 Roberts KM, Parsons MA. Xanthogranulomatous cholecystitis: clinico-pathological study of 13 cases. *J. Clin. Pathol.* 1987; **40**: 412.

155 Roslyn JJ, Binns GS, Hughes EFX et al. Open cholecystectomy: a contemporary analysis of 42 474 patients. *Ann. Surg.* 1993; **218**: 129.

156 Roslyn JJ, Thompson JE, Darvin H et al. Risk factors for gallbladder perforation. *Am. J. Gastroenterol.* 1987; **82**: 636.

157 Ruhl CE, Everhart JE. Association of diabetes, serum insulin, and C-peptide with gallbladder disease. *Hepatology* 2000; **31**: 299.

158 Sackmann M, Niller H, Klueppelberg U et al. Gallstone recurrence after shock-wave therapy. *Gastroenterology* 1994; **106**: 225.

159 Safaie-Shirazi S, Zike WL, Printen KJ. Spontaneous enterobiliary fistulas. *Surg. Gynecol. Obstet.* 1973; **137**: 769.

160 Sahlin S, Stahlberg D, Einarsson K. Cholesterol metabolism in liver and gallbladder mucosa of patients with cholesterolosis. *Hepatology* 1995; **21**: 1269.

161 Sandstad O, Osnes T, Skar V et al. Common bile duct stones

Report on 40 cases. *Gut* 1992; **33**: 1412.

are mainly brown and associated with duodenal diverticula. *Gut* 1994; **35**: 1464.

162 Sarin SK, Negi VS, Dewan R *et al.* High familial prevalence of gallstones in the first-degree relatives of gallstone patients. *Hepatology* 1995; **22**: 138.

163 Sauerbruch T, Holl J, Sackmann M *et al.* Fragmentation of bile duct stones by extracorporeal shock-wave lithotripsy: a five-year experience. *Hepatology* 1992; **15**: 208.

164 Savader SJ, Lillemoe KD, Prescott CA *et al.* Laparoscopic cholecystectomy-related bile duct injuries. *Ann. Surg.* 1997; **225**: 268.

165 Schottenfeld D, Winiwar SJ. Cholecystectomy and colorectal cancer. *Gastroenterology* 1983; **85**: 966.

166 Sharma VK, Howden CW. Metaanalysis of randomized controlled trials of endoscopic retrograde cholangiography and endoscopic sphincterotomy for the treatment of acute biliary pancreatitis. *Am. J. Gastroenterol.* 1999; **94**: 3211.

167 Sharpstone D, Colin-Jones DG. Chronic, nonvisceral abdominal pain. *Gut* 1994; **35**: 833.

168 Shaw MJ, Mackie RD, Moore JP *et al.* Result of a multicentre trial using a mechanical lithotripter for the treatment of large bile duct stones. *Am. J. Gastroenterol.* 1993; **88**: 730.

169 Shiesh S-C, Chen C-Y, Lin X-Z *et al.* Melatonin prevents pigment gallstone formation induced by bile duct ligation in guinea pigs. *Hepatology* 2000; **32**: 455.

170 Shiffman ML, Sugerman HJ, Moore EW. Human gallbladder mucosal function. *Gastroenterology* 1990; **99**: 1452.

171 Shimizu M, Miura J, Tanaka T *et al.* Porcelain gallbladder: relation between its type by ultrasound and incidence of cancer. *J. Clin. Gastroenterol.* 1989; **11**: 471.

172 Skipper K, Sligh S, Dunn E *et al.* Laparoscopic cholecystectomy for abnormal hepato-iminodiacetic acid scan: a worthwhile procedure. *Am. Surg.* 2000; **66**: 30.

173 Smit JJ, Schrinkel AH, Onde Elferink RP *et al.* Homozygous disruption of the murine mdr 2 P-glycoprotein gene leads to a complete absence of phospholipid from bile and to liver disease. *Cell* 1993; **75**: 451.

174 Smythe A, Majeed AW, Fitzhenry M *et al.* A requiem for the cholecystokinin provocation test? *Gut* 1998; **43**: 571.

175 Ståhlberg D, Rudling M, Angelin B *et al.* Hepatic cholesterol metabolism in human obesity. *Hepatology* 1997; **25**: 1447.

176 Stewart L, Way LW. Bile duct injuries during laparoscopic cholecystectomy: factors that influence the results of treatment. *Arch. Surg.* 1995; **130**: 1123.

177 Strasberg SM, Soper NJ. Management of choledocholithiasis in the laparoscopic era. *Gastroenterology* 1995; **109**: 320.

178 Strasberg SM, Toth JL, Gallinger S *et al.* High protein and total lipid concentration are associated with reduced metastability of bile in an early stage of cholesterol gallstone formation. *Gastroenterology* 1990; **98**: 739.

179 Subhani J, Kibbler C, Dooley JS. Antibiotic prophylaxis in ERCP. *Aliment. Pharmacol. Ther.* 1999; **13**: 103.

180 Sugerman HJ, Brewer WH, Schiffman ML *et al.* A multicentre, placebo-controlled, randomised, double-blind, prospective trial of prophylactic ursodiol for the prevention of gallstone formation following gastric-bypass-induced rapid weight loss. *Am. J. Surg.* 1995; **169**: 91.

181 Swidsinski A, Khilkin M, Pahlig H *et al.* Time dependent changes in the concentration and type of bacterial sequences found in cholesterol gallstones. *Hepatology* 1998; **27**: 662.

182 Tandon RK, Jain RK, Garg PK. Increased incidence of biliary sludge and normal gall bladder contractility in patients with high spinal cord injury. *Gut* 1997; **41**: 682.

183 Taragona EM, Perez Ayuso RM, Bordas JM *et al.* Randomised trial of endoscopic sphincterotomy with gallbladder left *in situ* vs. open surgery for common bileduct calculi in high-risk patients. *Lancet* 1996; **347**: 926.

184 Tellez G-S, Rodriquez-Montes JA, Fernandez de Lis S *et al.* Acute emphysematous cholecystitis. Report of 20 cases. *Hepatogastroenterology* 1999; **46**: 2144.

185 Thijs C, Knipschild P, Brombacher P. Serum lipids and gallstones: a case–control study. *Gastroenterology* 1990; **99**: 843.

186 Thistle JL, Cleary PA, Lachin JM *et al.* The natural history of untreated cholelithiasis during the National Cooperative Gallstone Study (NCGS). *Gastroenterology* 1982; **82**: 1197.

187 Thistle JL, May GR, Bender CE *et al.* Dissolution of cholesterol gallbladder stones by methyl *tert*-butyl ether administered by percutaneous transhepatic catheter. *N. Engl. J. Med.* 1989; **320**: 633.

188 Tomida S, Abel M, Yamaguchi T *et al.* Long-term ursodeoxycholic acid therapy is associated with reduced risk of biliary pain and acute cholecystitis in patients with gallbladder stones: a cohort analysis. *Hepatology* 1999; **30**: 6.

189 Toouli J, Roberts-Thomson IC, Kellow J *et al.* Manometry based randomised trial of endoscopic sphincterotomy for sphincter of Oddi dysfunction. *Gut* 2000; **46**: 98.

190 Valdivieso V, Covarrubias C, Siegel F *et al.* Pregnancy and cholelithiasis: pathogenesis and natural course of gallstones diagnosed in early puerperium. *Hepatology* 1993; **17**: 1.

191 Van Bodegraven AA, Böhmer CJM, Manoliu RA *et al.* Gallbladder contents and fasting gallbladder volumes during and after pregnancy. *Scand. J. Gastroenterol.* 1998; **33**: 993.

192 Van Erpecum KJ, Van Berge-Henegouwen GP. Gallstones: an intestinal disease? *Gut* 1999; **44**: 435.

193 Van Steenbergen W, Ponette E, Marchal G *et al.* Percutaneous transhepatic cholecystostomy for acute complicated cholecystitis in elderly patients. *Am. J. Gastroenterol.* 1990; **85**: 1363.

194 Vander Velpen GC, Shimi SM, Cuschieri A. Outcome after cholecystectomy for symptomatic gall stone disease and effect of surgical access: laparoscopic vs. open approach. *Gut* 1993; **34**: 1448.

195 Verbanck JJ, Demol JW, Ghillebert GL *et al.* Ultrasound-guided puncture of the gallbladder for acute cholecystitis. *Lancet* 1993; **341**: 1132.

196 Veysey MJ, Thomas LA, Mallet AI *et al.* Prolonged large bowel transit increases serum deoxycholic acid: a risk factor for octreotide induced gallstones. *Gut* 1999; **44**: 675.

197 Vilaichone RK, Mahachai V, Wilde H. Acute acalculous cholecystitis in leptospirosis. *J. Clin. Gastroenterol.* 1999; **29**: 280.

198 Vitetta L, Sali A, Little P *et al.* Gallstones and gall bladder carcinoma. *Aust. NZ J. Surg.* 2000; **70**: 667.

199 Vlahcevic ZR, Bell CC Jr, Gregory DH *et al.* Relationship of bile acid pool size to the formation of lithogenic bile in female Indians of the south-west. *Gastroenterology* 1972; **62**: 73.

200 Walters JRF, Hood KA, Gleeson D *et al.* Combination therapy with oral ursodeoxycholic and chenodeoxycholic acids: pretreatment computed tomography of the gall bladder improves gall stone dissolution efficacy. *Gut* 1992; **33**: 375.

201 Wang DQ, Cohen DE, Lammert F *et al.* No pathophysiologic relationship of soluble biliary proteins to cholesterol crystallization in human bile. *J. Lipid. Res.* 1999; **40**: 415.

202 Watanabe F, Hanai H, Kaneko E. Increased acylCoA-cholesterol ester acyltransferase activity in gallbladder mucosa in patients with gallbladder cholesterolosis. *Am. J. Gastroenterol.* 1998; **93**: 1518.

203 Wells JE, Berr F, Thomas LA *et al*. Isolation and characterization of cholic acid 7α-dehydroxylating fecal bacteria from cholesterol gallstone patients. *J. Hepatol.* 2000; **32**: 4.

204 Xiao ZL, Chen Q, Amaral J *et al*. CCK receptor dysfunction in muscle membranes from human gallbladder with cho-lesterol stones. *Am. J. Physiol.* 1999; **39**: G1401.

205 Yap L, Wycherley AG, Morphett AD *et al*. Acalculous biliary pain: cholecystectomy alleviates symptoms in patients with abnormal cholescintigraphy. *Gastroenterology* 1991; **101**: 786.

206 Zeebregts CJ, Wijffels RT, de Jong KP *et al*. Percutaneous drainage of emphysematous cholecystitis associated with pneumoperitoneum. *Hepatogastroenterology* 1999; **46**: 771.

### 第 35 章

# 胆管良性狭窄

胆管的良性狭窄并不常见,多发生于腹腔镜或开腹胆囊切除术后(表 35.1)。亦可发生于肝移植术后,其他原因还包括原发性硬化性胆管炎(见第 15 章)、慢性胰腺炎(见第 36 章)和腹部外伤。

临床表现为胆汁淤积,伴有或不伴有败血症和疼痛。通过胆管造影术进行诊断。从临床资料来看,大多数病例的病因是清楚的。

表 35.1　胆管良性狭窄的病因

| |
| --- |
| **手术后** |
| 　胆囊切除术 |
| 　胆−肠吻合 |
| 　扩大肝切除 |
| 　肝移植 |
| **炎症性** |
| 　原发性硬化性胆管炎 |
| 　慢性胰腺炎 |
| 　放射线治疗 |
| **外伤** |
| **特发性** |

## 胆囊切除术后

### 发病机制

结扎、切断及缝穿胆管,烧灼或激光都可导致胆道损伤。由于炎性胆囊周围的水肿和出血,胆囊管、右肝管变异(图 35.1)及术者经验不足解剖结构不清,进而导致胆道损伤。有些外科医师提倡在分离胆囊管或胆囊动脉前先仔细分离胆囊颈,这是避免胆管损伤的关键。

腹腔镜胆囊切除术中导致胆管损伤的危险因素包括:患者肥胖、术中出血、急性胆囊炎和 Calot 三角(即胆囊三角,该区位于胆囊管和肝总管之间)的瘢痕形成。局部解剖关系不易辨认、术者经验不足及手术时间过长也与胆管损伤有关[30,31]。由腹腔镜转开腹手术时,其手术时机的确定也很重要。

T 管引流时间过长,寻找胆管结石时探查粗暴,对正常直径的胆管行术中胆管造影均可导致胆管狭窄。胆总管内结石不是导致胆管狭窄的根本原因。术后胆汁漏可形成胆管周围积液或脓肿,并导致邻近胆管的狭窄。

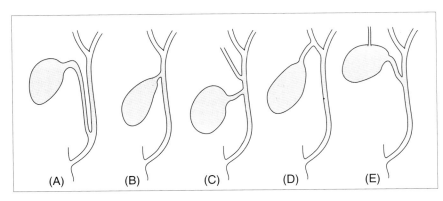

**图 35.1**　与胆囊切除术问题相关的胆管解剖结构异常:(A)胆囊管过长并邻近胆总管;(B)胆囊管过短;(C)肝外异常的右肝管汇入胆总管;(D)胆囊管起源于右肝管;(E)胆囊与肝之间有胆管。

## 病理学

胆管被完全结扎、夹闭或横断时，患者在围术期会很快出现明显的临床症状。如果胆管部分损伤，其梗阻进展缓慢。胆管狭窄通常发生在肝总管或右肝管，尤其在解剖结构异常时更易发生。

狭窄处以上胆管扩张、增厚，狭窄处以下胆管被纤维索取代，这些纤维索在术中很难辨认。肝内胆管扩张程度取决于梗阻是否完全。

淤积的胆汁黏稠且易造成感染，形成胆泥。并可在狭窄处以上或肝内胆管形成小结石。

肝脏呈胆汁淤积样表现，如果胆道梗阻没有被发现和解除，随着时间的推移将会出现胆汁性肝硬化合并门脉高压和脾大。

## 临床表现

因为接受胆囊手术的女性病例较多，所以胆囊切除术后的胆管狭窄女性较常见。患者年龄在50岁以下的占70%。

胆管损伤在开腹胆囊切除术中的发生率大约为1/400[22]，和腹腔镜胆囊切除术类似（发生率为1/400~1/200）[10,21]，不过腹腔镜胆囊切除术中的发生率在术者"学习曲线"的最初阶段显示较高。

胆管损伤的患者中，约60%于术后3个月内、80%于术后1年内出现临床症状[16]。

如果在胆囊切除手术中胆管损伤未被发现，患者的临床表现就取决于胆管损伤的程度。患者术后出现厌食、恶心、呕吐、疼痛、腹胀、肠梗阻、恢复延迟等临床表现虽然很常见，但一旦出现即提示胆管损伤的可能性增加[30]。主要胆管被完全横断时，通常会于术后第3~7天出现腹痛（胆源性腹膜炎）、发热和胆汁淤积性黄疸。可看到胆汁样液体从外科引流管中流出，甚至形成外瘘。瘘管提示胆管损伤和出现胆漏已有一段时间，随后可能会出现狭窄。瘘管可间断性向外引流胆汁，当瘘管闭塞时可出现一过性黄疸，也会发生肝下脓肿。

结扎或夹闭主要胆管会加重梗阻性黄疸，同时可伴或不伴有胆管炎的出现。

如果胆管受部分损伤，手术后早期可有胆汁淤积，但可能会几个月后才出现明显黄疸。这是一个纤维化形成狭窄的缓慢过程。有无黄疸的胆管炎的反复发作通常伴有各级胆管狭窄。胆管炎表现为发热（有时为高热），同时伴有寒战、出汗、上腹痛，尿呈红茶色，大便呈白陶土色，出现皮肤瘙痒。轻微发作可无黄疸，患者可能认为是受凉或短时间的病毒感染。

通过对腹腔镜胆囊切除术术后并发症及ERCP和其他影像学技术适应证的最新认识，患者不应再出现胆道梗阻的慢性并发症，除了个别患者经多次试图解除胆道梗阻的手术且都不成功。如果有长期的胆汁性肝硬化，就不应再坚持非外科手术的方法，除非已在一个专科治疗中心接受了适当的胆管修复手术。

长期胆汁淤积，就会逐渐出现继发性硬化性胆管炎和胆汁淤积肝硬化，特别在脓毒症反复发作时。肝大、质硬、脾大，晚期因门脉高压导致消化道出血，最终出现肝功能衰竭。在这种罕见的情况下，虽既往的多次手术和脓毒症被认为是肝移植的相对禁忌证，但仍应考虑肝移植。

胆囊切除术时发生胆管损伤的患者随着时间的推移可能会对自身的状况变得越来越敏感。患者会详细地记录自身的症状，且开始抱怨和怀疑他们的医学顾问，此时患者需要更多的关心和支持。

## 实验室检查

**血生化检查** 显示胆汁淤积加重或反复发作。即使血清胆红素在正常范围内（它通常是升高的），ALP、γ-GT也可能升高。

**血常规检查** 显示轻度的正色素性正细胞性贫血，发热时可有白细胞中度升高。

**血培养** 可查到肠道微生物，在胆管炎发作时，大肠杆菌较常见。

**影像学检查** 首选是超声或CT检查。在胆管损伤导致胆汁漏的地方，超声或CT可显示腹腔内积液，胆管不扩张。积液可在超声或CT的引导下引流出来。胆管核素扫描可检测到大约50%的胆汁漏（见图32.9C）[13]。没有胆汁漏的胆管狭窄可见肝内胆管扩张。

**胆管造影** 路径取决于临床情况。对胆管横断不连贯或高位狭窄的患者，作为术前检查和治疗所必需的经皮胆管造影和引流是很合适的。如果怀疑胆囊管胆汁漏或部分低位胆管狭窄应首选ERCP（图35.2）。MRCP对此作用较少。

## 诊断

近期有胆囊切除手术史、临床表现、生化和影像学检查结果有助于胆管造影和正确诊断。

依据Bismuth分类标准将胆管狭窄水平分为以下3种类型。

1型：低位肝总管（离肝门>2cm）或胆总管。

2型：中段肝总管（离肝门<2cm）。

3型：肝门处狭窄。

4型：肝门胆管汇合处破坏。

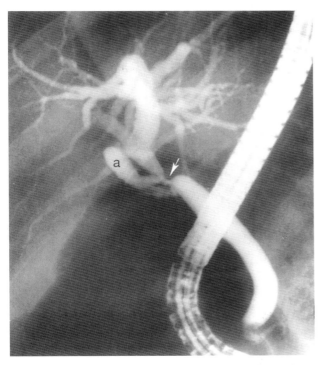

图 35.2　腹腔镜胆囊切除术后胆管狭窄(箭头所示),注意异常的右侧胆管(a)。

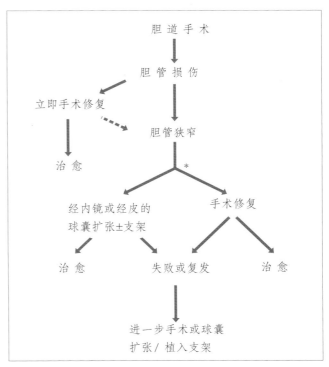

图 35.3　胆管良性狭窄的治疗。* 其治疗方案取决于解剖结构、临床资料和医生所具备的专业技能。

5 型:仅累及右肝管或合并胆管。

大多数胆囊切除术后的狭窄是 2 型或 3 型[16]。

## 治疗(图35.3)

### 预防

多数胆管狭窄可以通过以下方式预防:①胆囊切除术仅由有经验的外科医师操作;②由上到下的方法,彻底分离胆囊颈和胆囊管的连接处;③恰当地掌握由腹腔镜中转开腹手术的时机,尤其在急性胆囊炎时。

只有对解剖明确的组织结构才可钳夹或分离。技术操作要点包括:暴露要充分、手术视野要清晰以及配合恰当的助手。在胆囊管结扎前必须结扎胆囊动脉,应避免牵拉胆囊引起出血。

在腹腔镜胆囊切除术中,是否常规进行行术中胆管造影仍存在争议[5]。如果采取选择性胆管造影,结石的残留率会下降。有人强调胆道造影的重要性在于确认胆道解剖结构以减少胆管损伤,但即便行胆管造影,胆管损伤仍会发生。

### 内科处理

维持水和电解质平衡,特别是有黄疸和胆瘘的患者。如果可能,可根据血培养和胆汁培养的结果给予适当的抗生素治疗,有利改善脓毒症的症状。在胆道梗阻或胆汁漏的情况下,经内镜或经皮途径插管引流对治疗脓毒症来说非常必要。腹腔内胆汁性积液可能需要在超声或 CT 引导下经皮引流。

### 手术与非手术治疗比较[1,17]

最重要的是,患者应及早去肝胆专科治疗中心就诊,那里汇聚有外科、放射科及内镜专家[8]。对于胆管完全梗阻(或完全横断)的个别患者,各项检查和准备经皮胆汁引流后的手术是必要的。胆囊管残端或胆囊床小胆管的胆汁漏通常可经内镜插入支架进行处理[1]。对于胆管不完全狭窄,虽然可以接受非手术方法治疗,如内镜下行球囊扩张术或支架置入术,但其远期效果还不清楚。在专科治疗中心接受手术治疗的患者所提供的详细数据显示,在平均 5~7 年的随访当中,75%~90%患者的治疗结果良好[3]。因此,尽管非手术治疗方法在短期和中期阶段取得很好的治疗效果[1,2],但从远期效果来看还要考虑手术。

### 球囊扩张和放置支架

对于胆管不完全狭窄,扩张球囊可能需要经内镜或经皮经肝途径插入。

如乳头可通过,首选内镜途径(见第 32 章)。用大管腔内镜可使球囊导管通过,在诊断性胆管造影之后,将导丝穿过狭窄部位放置(见图 32.19),在其上穿过球囊导管。导管上不透 X 线的标记允许气囊通过狭窄的精确定位。通常行括约肌切开术,以利于气囊导管通过,选择气囊大小由狭窄的程度而定,但最终目的是球囊充气,直径达 6~8mm,保持球囊充气的时间不统一,主要依据狭窄处的坚固性及其是否易于扩张而定。有些经皮途径的球囊扩张需充气 15~20 分钟,但要用镇静药和止痛药。扩张时可能很疼,所以经内镜途径进行球囊扩张时长期充气是不现实的。

在内镜球囊扩张后,可插入 1 个或多个支架来支撑狭窄处 9~12 个月(根据经验而定),以减少胆管再狭窄的危险[2],理想的支架应每 3~6 个月更换一次。

对于有胆管横断和不连续或者胆管被完全结扎的患者,经内镜途经治疗是不适用的。对于这些患者,手术前需要在专科治疗中心行经皮胆管造影术并置入导管。这种特别复杂的病例,要求多学科的专业人士共同协作完成,手术前可通过经皮导管引流肝内胆管的胆汁。

对于有胆管不完全狭窄而不能通过内镜的患者,虽然经皮经肝法中期(5 年)效果不如手术法好,但仍可以采用[17]。

按常规方法经皮插入导管至胆管(第 32 章),由一根可变形的金属导丝引导,通过狭窄部位,球囊导管穿过狭窄,球囊充气膨胀(图 35.4),通常又扩张 6~8mm。对紧密的狭窄可选择较小口径的球囊。扩张后,留置一根在狭窄处的上下都有数个侧孔的内–外导管,如有必要可反复扩张。各专科治疗中心对球囊充气膨胀的时间有所不同,但一般在 5~20 分钟。同样,扩张后放置内–外引流管的时间也有很大的差别。有些专科治疗中心仅留几天,而另一些专科治疗中心则留置 6~9 个月。这些区别对治疗效果产生的差异还不清楚。

通常在局麻下行几次扩张,需静脉给予镇静剂和止痛药。为了缩短住院时间并提高治疗效果,有人进行了全麻下一次球囊扩张的研究。结果显示,这种方法与使用静脉镇静药和经多个步骤的手术效果同样好[15]。

成功率差别很大,在平均 3 年的随访当中,成功率为 60%~90%[2,15,17]。治疗结果不同反映在几个因素,包括对治疗失败的定义、治疗后的随访时间和胆管狭窄患者的临床表现。

最初通常使用无内假体导管插入的经皮球囊扩张方法,可避免在胆道系统内留下异物。对那些球囊扩张后狭窄复发的患者,由专业的肝胆外科医生进行手术是不合适的,应选择置入支架。但是胆–肠吻合口

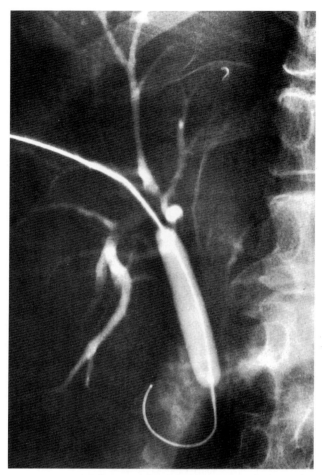

图 35.4　经肝途径插入的球囊,球囊膨胀扩张处胆管良性狭窄。

狭窄却不能置入支架。

有许多种型号支架可供选择,没有充分的资料推荐使用哪种类型。用金属支架效果短暂,因常发生支架再狭窄,不推荐用于术后胆管狭窄[9,19]。

经皮经肝法同样存在危险。主要并发症包括脓毒症。其中 20% 可能有胆道出血,需要肝动脉栓塞。扩张可导致胆管穿孔。

没有试验对外科手术和球囊扩张疗效进行比较。回顾性对比显示手术修复比经皮球囊扩张效果好(90% 比 65%)[17]。在大多数情况下,外科手术修复作为首选没有争议。经皮和经内镜的球囊扩张适用于特定的患者,特别是以往经历过很多次手术和有门脉高压的患者。

**手术**[16]

胆管横断或完全梗阻的手术时间依临床情况而定。患者常有感染,可给予适当的抗生素。术前行经皮经肝胆汁引流(PTCD),腹腔引流引出腹腔内积液,并

留取积液送检;另外需要行术前检查,包括血管造影以确定血管有无损伤。随后在适当的情况下择期手术。

尝试第一次行胆管修复手术的外科医生责任重大,因为手术失败会降低治愈的概率。因此从第一次到再次手术的每一次手术都应由技术和声誉较好的外科专家来完成,而不应一次比一次的技术和声誉更好。

手术选择主要取决于两方面,狭窄的部位、长度和可修复胆管的数目。任何手术都要切除狭窄段并将胆管黏膜和肠黏膜对合。吻合必须尽量充分,且在无张力下完成。

切除狭窄段后即使近端有足够的胆管,亦很少行胆管端-端吻合。狭窄上、下端胆管口径差别太大以致吻合不佳,使狭窄复发率达 60%。以下情况不能做胆管端-端吻合:①两端相隔距离>2cm;②手术时不能发现胆管损伤;③胆管口径<4mm[6]。

常用的手术是在胆管和 Roux-en-Y 空肠段之间吻合(胆总管空肠吻合术),如有高位狭窄,可选用肝管空肠吻合术(图 35.5)。

是否使用硅胶或其他内支撑管及其使用时间的长短仍存在争议。有人推荐用内支撑管 6~12 个月[16],但吻合连接管是否影响修复的长期效果还存在质疑[3]。

通过将超出胆管-空肠 Roux-en-Y 吻合口的 Y 臂肠袢固定于皮下,可以从皮下进入胆管狭窄处。皮下肠袢用金属铗标记,以便通过 X 线透视检查来定位。经皮下肠袢可进行胆管造影,如有必要可进一步行胆管狭窄扩张[12]。

修复狭窄可控制门脉高压,否则就需要门-腔分流。由于既往手术粘连,这种手术可能非常困难。脾-肾静脉或肠-腔静脉分流术可能是唯一可行的选择。

### 结果

在一个肝胆专科治疗中心进行胆管狭窄手术修复的 110 例患者当中,76%获得良好结果,即胆道症状消失,在平均 7.2 年的随访当中未做进一步干预治疗[3]。手术死亡率低(1.8%)。这些结果和其他专科治疗中心报道类似[18]。手术效果差的原因在于修复狭窄时左右肝管中断及未选择合适时机,在合并有低白蛋白血症、高胆红素血症、肝脏疾病和门脉高压的情况下多次试图手术修复狭窄[3]。

## 胆-肠吻合口狭窄

胆总管-空肠吻合术和肝管-空肠吻合术可引起狭窄。10%~30%患者需进一步外科手术或放射治疗。术后胆管再狭窄发生率 2 年内为 2/3,5 年内为 90%[25]。如果术后 4 年患者始终无症状,痊愈率达 90%。手术次数增加会降低治疗效果,但可尝试多次修复。

### 临床表现

再狭窄表现为发热、寒战、黄疸和疼痛。严重发作之前可表现为轻微的流感样症状。胆管炎未必提示再狭窄,可由于肝内胆管狭窄或结石,或者不适当地重建到吻合口上的肠袢所致[24]。

### 实验室检查

急性期白细胞升高,肝功能异常,通常有转氨酶的短暂升高(由于短期的急性梗阻),随后 ALP、γ-GT 升高。

### 影像学检查

腹部平片可见胆道内的气体(见图 32.1)和狭窄的部位。胆管内存在气体并不一定意味着吻合口完全开放。超声可见扩张的胆管,但经常由于梗阻的不连续性而看不到扩张的胆管。

经皮经肝胆管造影(PTC)可显示吻合口是否狭窄

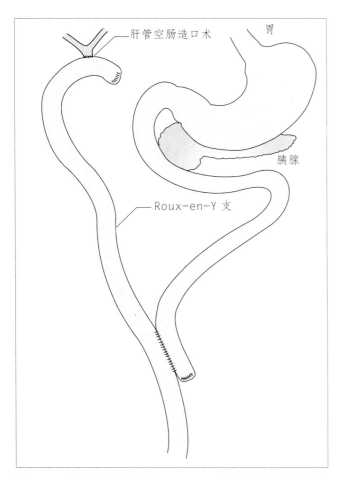

图 35.5　高位胆管狭窄通过 Roux-en-Y 肝管空肠吻合术进行修复。

(图 35.6);仔细观察造影剂通过吻合处的流出率比 X
线片所示更可靠。如果有长期的不完全梗阻伴胆管炎
复发,则可见继发性硬化性胆管炎的改变(图 35.7)。

ERCP 用于检查胆总管十二指肠的吻合情况。经皮
下途径进入肠祥是检查肝门处吻合口的另一种方法[11]。

对于吻合口相当通畅的胆管炎患者,检查是很困
难的,因为影像学检查尚不能发现病因[24]。

### 治疗

治疗主要依靠上述所提到的手术和非手术方法。
通常进入胆道系统唯一可能的方法是经皮途径。在
30 个月的随访当中,有 3/4 患者的经皮球囊扩张是有
效的[33]。一个专科小组中的放射外科医生起到了很重
要的作用[3]。

## 肝移植术后

### 发病机制

肝移植后有 10%~20% 的患者出现胆道并发症,

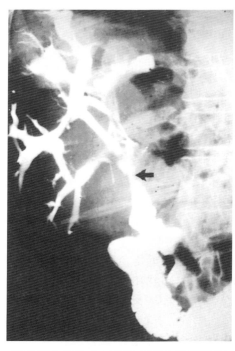

图 35.7 胆总管空肠吻合口部分梗阻的胆管狭窄 (箭头所
示)。胆管炎反复发作导致继发性硬化性胆管炎,图示为肝内胆
管的不规则狭窄和扩张。

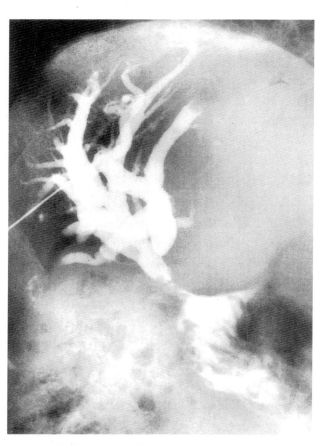

图 35.6 胆囊切除术后肝管-空肠吻合口狭窄的经皮经肝胆
管造影,提示胆-肠吻合口再狭窄伴有肝右叶内胆管扩张。

其中包括胆管狭窄、胆汁漏、胆瘘和胆管炎。由于技术
因素、胆汁漏后炎症和纤维化,患者可发生吻合口狭
窄。非吻合口狭窄在吻合口近端胆管形成,有时由于
胆管缺血所致。

远端胆管(受体)因侧支血流的存在而血供丰富,
而近端胆管(供体)血供不足[32],其主要依靠重建的肝
动脉提供给胆管周围血管丛的供血。肝动脉血栓形成
后,非吻合口胆管坏死合并胆汁漏可能随之发生。

非吻合口狭窄的发生似乎与胆道重建的方法无
关,无论是胆总管端-端吻合,还是胆总管-空肠 Roux-
en-Y 吻合。大多数肝门狭窄在肝移植后 3 个月发生。

除了缺血,有人认为非吻合,口狭窄的发病机制
是使用大量糖皮质激素、感染和慢性胆管减少动脉病
排斥延缓了愈合。

胆汁漏与 T 管有关,或者由于 T 管移位,或者由
于 T 管的移除。放置 T 管支撑吻合口可以降低胆道并
发症,但如果省略这一环节,发生并发症的概率也不
会增加[29]。

### 临床表现

肝功能检查异常伴(或不伴)脓毒症。肝功能改变
的其他原因也要考虑,可通过肝活检和病毒血清学检

查排除。鉴别诊断包括排斥反应、脓毒症、巨细胞病毒感染、基础肝病复发和药物中毒。

### 实验室检查

血清胆红素间断性升降，伴有或不伴有血清转氨酶水平的波动，以及对免疫抑制治疗的无应答，可能提示胆道疾病的存在。

超声可发现胆管扩张或胆汁淤积，多普勒超声用于检测肝动脉血流。如超声显示正常，可作肝活检或胆管造影。ERCP可显示胆汁漏或狭窄。MRCP检查可证实晚期胆道并发症的存在，特别是吻合口和非吻合口狭窄[14]。

### 治疗

经内镜的球囊扩张和支架植入，在平均2年的随访当中，治疗吻合口狭窄的成功率为50%~90%，非吻合口狭窄为70%~80%[26,28]。单一的球囊扩张治疗，吻合口狭窄成功率60%[23]。当经内镜方法失败时，经皮胆管介入术可能会成功。因此，在考虑外科分流术前，尝试非外科手术方法治疗是有意义的。如果这些尝试都失败，可行胆总管–空肠吻合术。非外科方法的失败不会增加外科修复时并发症的发生概率[7]。

## 原发性硬化性胆管炎(第15章)

大约80%的患者肝内外胆管弥漫性受累。如果持续黄疸或者反复脓毒症，需检查有无明显的胆管狭窄，与弥漫性改变不同的是它似乎会引起明显的胆道梗阻。超声示胆管扩张，ERCP或MRCP显示明显狭窄。细胞学检查是必要的，因良性狭窄和胆管癌鉴别困难。

有无支架植入的球囊扩张都可改善临床症状。和其他胆管良性狭窄一样，支架是否需要放置12个月一直存在疑问，因为有一些胆管明显狭窄的患者仅放置支架1~23天却取得很好的治疗效果[27]。在3年的随访当中，32位患者中的60%不需要进一步干预治疗。鉴别临床状况恶化是由肝内疾病和肝细胞衰竭引起，还是由可治疗的胆管狭窄引起的很困难，但其鉴别对避免延误肝移植的时机却是很重要的。

## 其他原因

慢性胰腺炎可引起低位胆管梗阻（第36章），放疗[4]、十二指肠溃疡穿孔或瘢痕[20]和外伤亦可致胆管梗阻。胰头切除后发生的胆管狭窄很可能是由肿瘤复发所致，但血供不良导致的良性狭窄亦有可能。这与胆管近端和远端的血供平衡有关。必要时将胆管分离到与十二指肠乳头尽可能近的地方，因为这里血供相对丰富。

## 结论

外科、放射科和内镜专家队伍选择和使用最适于特定患者治疗方法的经验和判断力，将决定胆管良性狭窄的治疗效果。

（张清泉 杨大利 译 王广义 孙晓东 校）

### 参考文献

1 Bergman JJGHM, van der Brink GR, Rauws EAJ *et al.* Treatment of bile duct lesions after laparoscopic cholecystomy. *Gut* 1996; **38**: 141.

2 Born P, Rösch T, Brühl K *et al.* Long-term results of endoscopic and percutaneous transhepatic treatment of benign biliary strictures. *Endoscopy* 1999; **31**: 725.

3 Chapman WC, Halevy A, Blumgart LH *et al.* Postcholecystectomy bile duct strictures: management and outcome in 130 patients. *Arch. Surg.* 1995; **130**: 597.

4 Cherqui D, Palazzo L, Piedbois P *et al.* Common bile duct stricture as a late complication of upper abdominal radiotherapy. *J. Hepatol.* 1994; **20**: 693.

5 Clair DG, Carr-Locke DL, Becker JM *et al.* Routine cholangiography is not warranted during laparoscopic cholecystectomy. *Arch. Surg.* 1993; **128**: 551.

6 Csendes A, Diaz JC, Burdiles P *et al.* Late results of immediate primary end to end repair in accidental section of the common bile duct. *Surg. Gynecol. Obstet.* 1989; **168**: 125.

7 Davidson BR, Bai R, Nandy A *et al.* Results of choledochojejunostomy in the treatment of biliary complications after liver transplantation in the era of nonsurgical therapies. *Liver Transplant* 2000; **6**: 201.

8 Doctor N, Dooley JS, Dick R *et al.* Multidisciplinary approach to biliary complications of laparoscopic cholecystectomy. *Br. J. Surg* 1998; **85**: 627.

9 Dumonceau J-M, Devière J, Delhaye M *et al.* Plastic and metal stents for postoperative benign bile duct strictures: the best and the worst. *Gastrointest. Endosc.* 1998; **47**: 8.

10 Dunn D, Fowler S, Nair R *et al.* Laparoscopic cholecystectomy in England and Wales: results of an audit by the Royal College of Surgeons of England. *Ann. R. Coll. Surg. Engl.* 1994; **76**: 269.

11 Hatfield ARW, Craig PI, Lanzon-Miller S *et al.* Percutaneous choledochoscopy in the management of benign biliary disease. *Gut* 1992; **33**: S34.

12 Hutson DG, Russell E, Schiff E *et al.* Balloon dilatation of biliary strictures through a choledochojejuno-cutaneous fistula. *Ann. Surg.* 1984; **199**: 637.

13 Kurzawinski TR, Selves L, Farouk M *et al.* Prospective study of hepatobiliary scintigraphy and endoscopic cholangiography for the detection of early biliary complications after orthotopic liver transplantation. *Br. J. Surg.* 1997; **84**: 620.

14 Laghi A, Pavone P, Catalano C *et al.* MR cholangiography of late biliary complications after liver transplantation. *Am. J. Roentgenol.* 1999; **172**: 1541.

15 Lee MJ, Mueller PR, Saini S *et al.* Percutaneous dilatation

of benign biliary strictures: single-session therapy with general anaesthesia. *Am. J. Roentgenol.* 1991; **157**: 1263.

16 Lillemoe KD. Benign postoperative bile duct strictures. *Baillière's Clin. Gastroenterol.* 1997; **11**: 749.

17 Lillemoe KD, Martin SA, Cameron JA *et al.* Major bile duct injuries during laparoscopic cholecystectomy. *Ann. Surg.* 1997; **225**: 459.

18 Lillemoe KD, Melton GB, Cameron JL *et al.* Postoperative bile duct strictures: management and outcome in the 1990s. *Ann. Surg.* 2000; **232**: 430.

19 Lopez RR, Cosenza CA, Lois J *et al.* Long-term results of metallic stents for benign biliary strictures. *Arch. Surg.* 2001; **136**: 664.

20 Luman W, Hudson N, Choudari CP *et al.* Distal biliary stricture as a complication of sclerosant injection for bleeding duodenal ulcer. *Gut* 1994; **35**: 1665.

21 McMahon AJ, Fullarton G, Baxter JN *et al.* Bile duct injury and bile leakage in laparoscopic cholecystectomy. *Br. J. Surg.* 1995; **82**: 307.

22 McSherry CK. Cholecystectomy: the gold standard. *Am. J. Surg.* 1989; **158**: 174.

23 Mahajani RV, Cotler SJ, Uzer MF. Efficacy of endoscopic management of anastomotic biliary strictures after hepatic transplantation. *Endoscopy* 2000; **32**: 943.

24 Matthews JB, Baer HU, Schweizer WP *et al.* Recurrent cholangitis with and without anastomotic stricture after biliary-enteric bypass. *Arch. Surg.* 1993; **128**: 269.

25 Pellegrini CA, Thomas MJ, Way LW. Recurrent biliary stricture. Patterns of recurrence and outcome of surgical therapy. *Am. J. Surg.* 1984; **147**: 175.

26 Pfau PR, Kochman ML, Lewis JD *et al.* Endoscopic management of postoperative biliary complications in orthotopic liver transplantation. *Gastrointest. Endosc.* 2000; **52**: 55.

27 Ponsioen CY, Lam K, van Milligen de Wit AWM *et al.* Four years' experience with short-term stenting in primary sclerosing cholangitis. *Am. J. Gastroenterol.* 1999; **94**: 2403.

28 Rizk RS, McVicar JP, Emond MJ *et al.* Endoscopic management of biliary strictures in liver transplant recipients: effect on patient and graft survival. *Gastrointest. Endosc.* 1998; **47**: 128.

29 Rolles K, Dawson K, Novell R *et al.* Biliary anastomosis after liver transplantation does not benefit from T tube splintage. *Transplantation* 1994; **57**: 402.

30 Rossi RL, Schirmer WJ, Braasch JW *et al.* Laparoscopic bile duct injuries: risk factors, recognition, and repair. *Arch. Surg.* 1992; **127**: 596.

31 Schol FPG, Go PM, Gouma DJ. Risk factors for bile duct injury in laparoscopic cholecystectomy: analysis of 49 cases. *Br. J. Surg.* 1994; **81**: 1786.

32 Terblanche J, Allison HF, Northover JMA. An ischemic basis for biliary strictures. *Surgery* 1983; **94**: 52.

33 Vos PM, van Beek EJR, Smits NJ *et al.* Percutaneous balloon dilatation for benign hepaticojejunostomy strictures. *Abdom. Imaging* 2000; **25**: 134.

# 第 **36** 章

# 瓦特壶腹和胰腺疾病

## 壶腹周围癌

胰头区是癌的好发部位,它可以起源于胰头本身(主要是导管上皮细胞癌,腺泡细胞癌少见)、低位胆管、壶腹部,起源于十二指肠的罕见。发生于这些部位的癌有相似的临床表现和后果(图 36.1),因而作为一组疾病讨论,它们常被称为"壶腹周围癌"。但起源不同预后差别很大:80%的壶腹癌和50%的十二指肠恶性肿瘤可手术切除,而胰头癌仅 20%可手术切除。

### 遗传和环境因素

大多数患者无明确的病因,少数患者有遗传因素,如胰腺癌家族史或遗传性胰腺炎。如果家族中至少 2 人患胰腺癌,其一级亲属的患病危险度会增加18 倍[48]。遗传性胰腺炎患者到 70 岁时,其胰腺癌累积发病率高达 40%[29]。目前对高危人群的监测方法还没有一致意见,但推荐使用螺旋 CT 和超声内镜[14]。

1 年以上的糖尿病患者有发生胰腺癌的低度危险(2 倍)[17]。有报道慢性胰腺炎患者每 10 年累计增加 2%的危险度[28]。通过 ERCP、CT 等发现的导管内乳头状黏液性瘤非常少见,而其中有 25%~50%为浸润癌[30]。

环境危险因素包括吸烟及特殊饮食习惯[14]。

### 分子改变

大多数胰腺癌存在 K-ras 基因突变,特别是第 12号密码子的点突变,它的发生率明显高于其他肿瘤。应用 PCR 法在甲醛溶液固定的石蜡包埋组织或穿刺活检或抽吸组织中可以检测到基因突变。60%的胰腺癌(主要是导管癌)患者可查到异常升高的 p53 基因表达。这些改变在其他肿瘤中也很常见,对理解胰腺癌的特殊发病机制帮助较小。临床上 K-ras 突变检测分析还处于研究阶段,尚未成为临床诊断工具。

K-ras 突变可从胰腺癌患者胰管刷取物中检出[50]。

慢性胰腺炎胰液中也可发现 K-ras 突变,这可能与胰管增生有关[41]。少数患者随访 2 年后发生胰腺癌[40]。

### 病理学

肿瘤无论是起源于胰管、腺泡还是胆管,组织学上都是腺癌。壶腹癌常为低度恶性,有乳头状排列组织,纤维化明显。肉眼多为柔软、息肉样病变,而腺泡癌是浸润性生长,肉眼观大而硬。

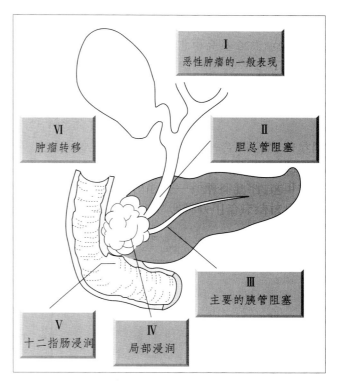

图 36.1 壶腹周围癌的临床表现。Ⅰ:恶性肿瘤的一般表现——乏力、体重减轻。Ⅱ:胆总管阻塞——胆囊和胆管扩张、黄疸、瘙痒。Ⅲ:胰管阻塞——脂肪泻、糖尿病。Ⅳ:局部浸润,血管(门脉、肠系膜上静脉):包绕、血栓形成。神经:背部、上腹部疼痛。Ⅴ:十二指肠浸润——偶有十二指肠梗阻,便潜血阳性。Ⅵ:肿瘤转移——局部淋巴结、肝、肺、腹膜。

### 胆总管阻塞

胆总管阻塞是由肿瘤组织直接浸润(导致硬癌)、环状狭窄、肿瘤组织充填管腔引起。肿瘤也可压迫胆管。

表现为胆管扩张、胆囊肿大、肝脏内胆汁淤积。但由于肿瘤阻塞引起的胆管炎则很少见。

### 胰腺变化

壶腹部的主胰管阻塞,导致远端胰管、腺泡扩张,进而破裂,引起局限性胰腺炎、脂肪坏死。晚期腺泡组织被纤维组织替代。偶尔(尤其是腺泡细胞癌)可引起周围组织脂肪坏死、化脓。

60%~80%的患者可并发糖尿病、糖耐量减低。除了肿瘤直接破坏胰岛 B 细胞外,可能与肿瘤附近的胰岛细胞产生的胰岛淀粉样多肽(IAPP)有关[36]。

### 肿瘤播散

通过胆管壁直接播散和胰头直接浸润以腺泡细胞癌较常见,壶腹癌少见。肿瘤侵及十二指肠降部引起黏膜溃疡,继发出血,侵及脾静脉、门静脉可引起栓塞,进而出现脾大。

1/3 的手术患者可发现区域淋巴结受累。神经周围淋巴播散较常见。脾静脉、门静脉受累时可通过血源性途径转移至肝、肺、腹膜和网膜。

### 临床表现

男女发病率之比为 2:1,发病年龄以 50~69 岁多见。

临床表现包括胆汁淤积、胰腺功能不全,恶性肿瘤引起的全身和局部表现(图 36.1)。

多数患者表现为黄疸进行性加重,但壶腹癌可表现为轻度或间断性黄疸。皮肤瘙痒较常见,多出现在黄疸后,胆管炎不常见。

胰头癌多伴疼痛,可表现为持续性背部、胃区上方、右上腹疼痛,夜间加重,蜷曲位减轻,进食后加重。

黄疸出现前 3 个月常有持续性、进行性加重的消瘦、乏力。

大便习惯改变,腹泻常见,明显的脂肪泻较少。

15%~20%患者由于十二指肠降部受侵引起呕吐和肠梗阻。十二指肠溃疡侵蚀血管可发生呕血、黑便。

疾病长期不能确诊时可引起患者焦虑、抑郁,进而误诊为精神疾病。

体检可见皮肤黄染、消瘦。理论上可以扪及肿大的胆囊(Courvoisier 征),而实际上虽然剖腹手术时 3/4 的患者有胆囊肿大,但只有 1/2 患者可触及胆囊。肝脏肿大,边缘锐利、光滑、质韧。胰腺肿瘤本身常不能触及。

脾静脉受侵出现栓塞时可触及肿大脾脏,肿瘤转移至腹膜可引起腹水。

癌通过淋巴途径转移至腋下、颈部、腹股沟、左锁骨上淋巴结,胰体癌比胰头癌更容易引起淋巴结转移[51]。

有时广泛的静脉栓塞表现类似于移行性血栓静脉炎。

### 实验室检查

60%~80%的患者尿糖阳性,口服糖耐量试验异常。

*血生化* 血清碱性磷酸酶升高。有时壶腹癌可出现血清淀粉酶、脂肪酶持续性升高。可出现低蛋白血症及四肢水肿。

目前尚没有发现敏感性、特异性的肿瘤标志物。对于胰腺癌,以 CA19-9>70 U/mL(正常上限的 2 倍)为临界点的诊断敏感性为 70%, 特异性为 90%[14],但它对于早期癌变诊断的敏感性低[22]。另外,在良性胆管阻塞性疾病,CA19-9 也可以升高。

*血液学* 轻度或无贫血,白细胞可正常或中性粒细胞比例升高,血沉常加快。

### 鉴别诊断

40 岁以上出现进行性或间断性胆汁淤积的患者应警惕。如同时有不明原因持续腹痛、乏力、体重减轻、腹泻、糖尿、便潜血阳性、肝脾肿大及移行性血栓静脉炎的患者更应考虑到该病。

### 影像学

用多种影像学技术可直接、准确地发现胰腺肿物,如经腹超声、螺旋 CT、双相(动脉和静脉)螺旋 CT、MRI、超声内镜、PET 扫描。最有效的技术是双相螺旋 CT(见图 32.5),它对直径为 1.5cm 以上肿瘤的诊断准确率达 90%以上, 对较小肿瘤的诊断准确率为 70%[24],该项技术已经得到广泛应用[19]。在某些中心,应用 MRI 血管造影(钆增强)和内镜超声取得了相近的诊断准确率[2,4,16],但是这些技术并没有像螺旋 CT 那样广为应用。

这些影像学检查也可显示扩张的胆管和胰管,以及原发肿瘤的局部转移灶和肝转移灶。

经皮超声或 CT 引导下对胰腺肿物行细针穿刺活检是安全的,敏感性达 90%以上。肿瘤细胞沿穿刺道种植转移的危险性很小。

ERCP 能显示胆管、胰管,并能对任何壶腹部病变进行活检(图 36.2),同时可收集胆汁、胰液,用细胞刷刷取狭窄处脱落细胞做细胞学检查(图 36.3)。胆管和(或)胰管狭窄表现的双管征提示为恶性肿瘤引起(图 32.12A),但有时单靠影像学表现诊断是不准确的[31],应寻求病理学诊断。胰腺癌时用胆刷行细胞学检查敏感性大约为 60%[23,46]。其他不常见的肿瘤,如淋巴瘤,

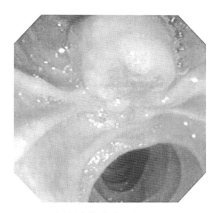

图 36.2  ERCP 显示的异常乳头,表面呈不规则结节样,活检显示为腺癌。(见彩图)

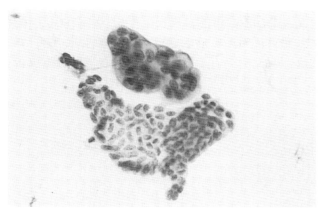

图 36.3  对低位胆管狭窄处行细胞学刷检,可见在正常胆管上皮细胞层上的小团状分布具有腺癌特征的大的多形细胞。(见彩图)

因对它们有较好的特殊治疗方法,应仔细鉴别。

对呕吐患者用钡餐和(或)胃镜检查会发现十二指肠受侵和梗阻。

### 肿瘤分期

根据分期可确定肿瘤是否能够切除。临床表现、胸部 X 线片、超声或 CT 是肿瘤分期的主要手段,尤其双相螺旋 CT 对不明显转移灶的发现有重要意义。

根据双相或三相螺旋 CT 表现做出肿瘤不能切除的判断是非常准确的(准确率大约 90%[24]),但判断能切除时准确率较低。提示肿瘤不能切除的表现有肿瘤局部扩散、包裹胰腺外的动脉或静脉、侵犯邻近脏器和淋巴结转移(一个孤立淋巴结以上)。大多数(70%)不能切除的病变可同时有 3、4 种表现,少数也有 1、2 种。螺旋 CT 也可显示肝转移灶,与动脉-门静脉造影联用时检出率会更高。

在评估肿瘤不能切除时,内镜超声的准确性同双相螺旋 CT 相近,但这方面的专家较少[24]。

应用 MRI 的经验逐渐增加,但同双相螺旋 CT 相比仍然是第二选择。

在血管受侵的显示方面,应用上述技术常常可以得到同数字减影血管造影(DSA)相同的信息,只有根据这些结果不能判断或结果有矛盾时才使用 DSA。

腹腔镜可以发现小的肝转移癌及腹膜、网膜转移灶并可同时活检。腹腔镜、CT、血管造影结果阴性的患者的病灶切除率达 78%[51]。

### 预后

胰腺癌预后差,胆管旁路手术后平均生存期大约为 6 个月,腺泡细胞癌易早期局部淋巴结转移,比导管细胞癌预后更差,手术切除率仅有 5%~20%。

胰腺癌切除手术危险性高,死亡率接近 15%~20%,但近来报道降到 5% 以下,在有经验丰富的外科专家的专科医院,死亡率更低[14]。最近有一个关于连续进行了 145 例胰头十二指肠切除术后 0 死亡的报道[10]。

手术死亡率下降同时,术后 5 年生存率提高到 20% 左右。这与新的检查手段提高了疾病早期诊断和正确选择无广泛转移的病例进行手术有关。然而,术后复发仍是有待解决的问题[14]。全胰腺切除术与胰头十二指肠切除术(Whipple 术)相比不能延长生存期,并可引起胰腺外分泌功能不全和假性糖尿病。

总之,胰腺癌总的预后极差,1 项对 912 例胰腺癌患者进行的研究中仅 23 例生存 3 年,其中只有 2 例治愈[11]。

壶腹癌预后较好。如果肿瘤浸润范围未超出欧迪括约肌边缘,切除后 5 年生存率达到 85% 以上,如超出欧迪括约肌边缘,5 年生存率降至 11%~35%[15,52]。

### 治疗

#### 手术切除

因为胰腺位于后腹膜,邻近重要脏器,手术难度大、切除率低。临床上根据患者的状态和影像学的肿瘤分期决定是否进行手术治疗。

临床 I 期治疗的经典术式是 Whipple 术,切除范围包括相关区域淋巴结、十二指肠和胃远端 1/3。1978 年对该术式作了改进[49],保留了幽门和胃窦的功能(保留幽门的胰腺十二指肠切除术),减少了胃切除术后综合征和吻合口溃疡的发生,改善患者术后营养状况,存活率与经典术式相同。由于胆总管同空肠吻合保留了胆管的连续性，胰管–空肠吻合可引流残余胰腺所分泌的胰液，十二指肠–空肠吻合保留了肠道的连续性。

切除组织的边缘必须行冰冻切片病理检查。

影响预后的因素包括肿瘤大小和切除边缘是否阴性及淋巴结是否有转移 [14]。其中淋巴结检查最重要，无转移者 5 年存活率为 40%~50%，而有转移者 5 年存活率仅为 8%[9]。肿瘤是否侵犯血管也是影响预后的因素，阳性与阴性的中位生存期分别为 11 个月和 39 个月。

壶腹癌也可用胰腺–十二指肠切除术治疗，部分癌前病变或壶腹部恶性肿瘤也可选择行壶腹局部切除术 [5]。对于不能手术的壶腹癌患者可行经内镜光线治疗以减少肿瘤体积[1]。这种技术是静脉注射血卟啉，然后是由内镜传送红光(630nm)照射致敏的瘤体。

### 姑息治疗

这是一种介于旁路手术和内镜下或经皮经肝植入支架之间的治疗选择。

预期可较长时间生存且肿瘤不能完全切除的患者可行胆管旁路性姑息手术。因十二指肠梗阻引起呕吐和黄疸的患者可行胆总管–空肠吻合术和胃肠吻合术。胃幽门和十二指肠狭窄处可在内镜或电视监视下放置网状金属支架[33,43]，但这方面的经验有限。对单纯胆管梗阻的患者，胆管旁路术时是否做预防性胃旁路手术尚有争议，大多数医生会在手术时根据肿瘤大小来决定。

内镜下支架植入术(图 36.4)成功率可达到 95% (60%的患者首次植入成功)，30 天内的死亡率低于旁路手术[42]。经内镜置入失败，可经皮或联合内镜来放置支架(第32 章)。

由于经皮支架植入术(见图 32.21)需经肝途径，会有出血、胆汁漏出等并发症，与姑息手术相比其死亡率、早期复发率和平均生存时间 (分别为 19 周和 15 周)相近[7]。经内镜支架植入术比经皮方法并发症少，死亡率低[44]。

20%~30%置入的塑料支架由于胆泥淤积 3 个月内需要更换，而与塑料支架相比，网状金属支架(见图 32.17)，保持通畅时间明显延长 (分别为 273 天和 126 天)[12]。但因价格较贵，最好在不能手术的壶腹周围肿瘤患者首次塑料支架阻塞后，预计其进展较慢、生存期较长时做替换使用[35]，这可以根据肿瘤大小、消瘦进展程度来作出判断[39]。如果选择了塑料支架，每 3 个月进行支架替换与待支架阻塞发生后替换相

比，会延长患者无并发症的间期[38]。

选择手术还是非手术治疗来缓解胆管梗阻取决于患者的一般状态和外科医生的经验。

对于老年、影像学显示肿瘤体积大、不能手术切除或已有广泛转移的患者适合非手术的支架置入术。对于不能手术的年轻患者，如果预期其生存时间长于平均生存期，应选择旁路手术。

由于有上述治疗方法，所有胰腺癌患者都不应出现不能忍受的瘙痒和死于胆汁淤积。

### 化疗和放疗

术前辅助化疗和放疗的结果不理想。在根治切除后有选择地进行化疗或放疗可能对部分患者有益[20]。对于不能手术的患者，已经有多种化疗方案的随机试验[14]。其中 5–Fu 被广泛使用。近期资料显示用吉西他滨(Gemcitabine)可能对延长生存期、缓解相关症状有益[8]。最好能对所有病例进行对照研究，以得出可信的结论。另外，对尚有生活自理能力的晚期胰腺癌患者，

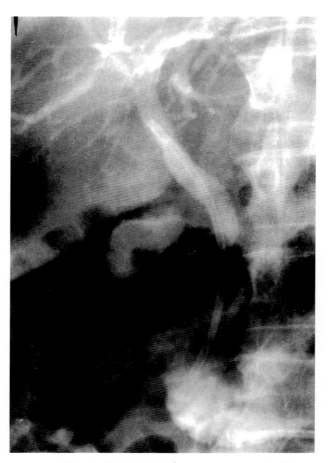

图 36.4　内镜下在低位胆管狭窄处植入 10Fr 聚乙烯支架，可见造影剂顺利通过减压后的胆管和十二指肠。

无论有无转移都应考虑吉西他滨治疗[14,32]。对肿瘤局限的患者可行放疗联合 5–Fu 化疗[14]。对长期不能生活自理的患者应以姑息治疗为主而不是积极的化疗或放疗。

对疼痛患者行内脏神经丛封闭治疗比口服或胃肠外止痛药有效,起效也快[37]。但无论是经皮 X 线监视下还是术中进行内脏神经丛封闭,半数以上患者会再次出现疼痛[27]。

### 瓦特壶腹良性绒毛腺瘤

该病可引起胆绞痛、黄疸,ERCP 检查可发现壶腹部肿瘤并行活检。

活检可见分化异常,免疫组织化学检查显示癌胚抗原(CEA)和 CA19–9 阳性[53],可认为是癌前病变,是行局部病灶切除术或胰头–十二指肠切除术的指征[5]。不适合手术者行姑息性支架置入术,内镜下激光、单极或双极电凝或光线治疗可能取得良好效果[1,34]。

### 胰腺囊性肿瘤[18]

胰腺囊性肿瘤可能为良性或恶性,包括囊腺癌、囊腺瘤(浆液性和黏液性)和乳头状囊性肿瘤,可误诊为假性囊肿。40%的患者无症状,在行 CT、超声内镜、血管造影和 ERCP 检查时发现,囊液分析(细胞学、肿瘤标志物)有鉴别诊断价值[26],约 40%的病变为恶性,如可能应手术切除。冰冻切片和常规组织学检查可能会误导诊断。黏液性囊腺瘤有潜在恶性变可能。

### 胰腺内分泌肿瘤[3,47]

包括胰岛素瘤(70%)、胃泌素瘤(20%)、血管活性肠肽瘤(VIPoma)、胰高血糖素瘤、胰多肽瘤(PPoma)和生长抑素瘤,有些可能为无功能性瘤[6]。临床表现可以是相应激素释放过多引起的全身表现,也可以是肿块局部压迫出现类似胰腺癌的疼痛、黄疸。不同的内分泌瘤恶性程度不同,治疗可选择手术切除和对抗激素过度分泌的内科治疗。患者生存期取决于肿瘤的类型和分期。

## 慢性胰腺炎

慢性胰腺炎(酒精性最常见)可引起胰腺内胆管狭窄,在胰腺炎加重时由于胰腺水肿出现一过性胆汁淤积。持续性胆汁淤积多是由于进行性胰腺纤维化包裹胰内和胰周的胆管引起,胰头假性囊肿和脓肿也能引起胆管梗阻和持续性胆汁淤积。

约 8%的慢性酒精性胰腺炎患者有胆管狭窄,如果患者都能进行胆管造影检查,发现率会更高。如果碱性磷酸酶升高大于正常值 2 倍,持续 1 个月以上应考虑慢性胰腺炎。ERCP 检查显示胆总管下段狭窄,有时呈"鼠尾"形(图 36.5),主胰管可能扭曲、不规则和扩张,有时可见胰腺钙化。

肝活检可发现汇管区纤维化、胆汁淤积、胆汁性肝硬化的表现,酒精性肝病的特点不常见。在胆管减压后肝纤维化减轻。

脾静脉血栓形成是慢性胰腺炎的并发症。

### 治疗

黄疸出现前可发生急性胆管炎和胆汁性肝硬化,所以早期诊断由胰腺炎引起的胆管狭窄是非常重要的。

酒精性胰腺炎患者应完全戒酒。

手术治疗的作用尚有争论。存在严重胆管梗阻的患者根据其临床表现、实验室检查、影像学资料不能区别肝组织学是否正常及存在酒精性肝病[25],要根据肝活检决定是否进行胆管减压手术。塑料或金属网状支架置入可成功解除慢性胰腺炎引起的胆管梗阻[13]。但需要长期的研究数据来判断这是否是一种合适的治疗方法。急性胆管炎、胆汁性肝硬化和长期黄疸为手术适应证[45],通常行胆总管–小肠吻合术。

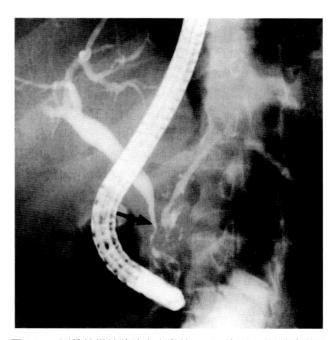

**图 36.5**　酒精性慢性胰腺炎患者的 ERCP 表现,可见狭窄的远端胆总管呈"鼠尾"状(箭头所示)。

## 肿大淋巴结引起胆总管阻塞

这种情况少见，肿大淋巴结几乎都是转移癌，原发灶常为消化道、肺、乳腺或肝细胞癌。

肝门区淋巴结转移癌表现为重度黄疸，胆总管阻塞主要是由于胆管浸润而不是受压。肝实质转移癌亦可侵犯胆管引起节段性阻塞。

胆总管周围淋巴结肿大也可以出现在某些非恶性疾病，但胆管通常不受压迫。如在结核、结节病、传染性单核细胞增多症中出现的黄疸，不是由于梗阻而是由直接的肝损害或溶血所致。

网状组织可引起淋巴结肿大，但很少引起胆总管阻塞，这些疾病并发的黄疸更多是由于肝实质受到破坏、溶血增加或肝内胆管消失(第 13 章)。

### 压迫胆总管的其他外部原因

#### 十二指肠溃疡

这是梗阻性黄疸极少见的原因。溃疡穿孔侵蚀胆管或引起粘连性腹膜炎可能在很少情况下引起胆管梗阻。溃疡愈合后和内镜硬化剂治疗出血后形成的瘢痕也可引起胆管梗阻。

#### 十二指肠憩室

十二指肠憩室常见于瓦特壶腹附近，与胆囊、胆总管结石的发生和复发有关，但很少引起胆管阻塞[54]。

（张清泉 梁和业 译　王权 校）

### 参考文献

1　Abulafi AM, Allardice JT, Williams NS et al. Photodynamic therapy for malignant tumours of the ampulla of Vater. *Gut* 1995; **36**: 853.

2　Adamek HE, Albert J, Breer H et al. Pancreatic cancer detection with magnetic resonance cholangiopancreatography and endoscopic retrograde cholangiopancreatography: a prospective controlled study. *Lancet* 2000; **356**: 190.

3　Aldridge MC. Islet cell tumours: surgical treatment. *Hosp. Med.* 2000; **61**: 830.

4　Arslan A, Buanes T, Geitung JT. Pancreatic carcinoma: MR, MR angiography and dynamic helical CT in the evaluation of vascular invasion. *Eur. J. Radiol.* 2001; **38**: 151.

5　Asbun HJ, Rossi RL, Munson JL. Local resection for ampullary tumours: is there a place for it? *Arch. Surg.* 1993; **128**: 515.

6　Bartsch DK, Schilling T, Ramaswamy A et al. Management of nonfunctioning islet cell carcinomas. *World J. Surg.* 2000; **24**: 1418.

7　Bornman PC, Harries-Jones EP, Tobias R et al. Prospective controlled trial of transhepatic biliary endoprosthesis vs. bypass surgery for incurable carcinoma of head of pancreas. *Lancet* 1986; **i**: 61.

8　Burris III HA, Moore MJ, Andersen J et al. Improvements in survival and clinical benefit with gemcitabine as first-line therapy for patients with advanced pancreas cancer: a randomised trial. *J. Clin. Oncol.* 1997; **15**; 2403.

9　Cameron JL, Crist DW, Sitzman JV et al. Factors influencing survival following pancreaticoduodenectomy for pancreatic cancer. *Am. J. Surg.* 1991; **161**: 120.

10　Cameron JL, Pitt HA, Yeo CJ et al. One hundred and forty-five consecutive pancreatico-duodenectomies without mortality. *Ann. Surg.* 1993; **217**: 430.

11　Connolly MM, Dawson PJ, Michelassi F et al. Survival in 1001 patients with carcinoma of the pancreas. *Ann. Surg.* 1987; **206**: 366.

12　Davids PHP, Groen AK, Rauws EAJ et al. Randomized trial of self-expanding metal stents vs. polyethylene stents for distal malignant biliary obstruction. *Lancet* 1992; **340**: 1488.

13　Deviere J, Cremer M, Baize M et al. Management of common bile duct stricture caused by chronic pancreatitis with metal mesh self expandable stents. *Gut* 1994; **35**: 122.

14　DiMagno EP, Reber HA, Tempero MA. AGA technical review on the epidemiology, diagnosis and treatment of pancreatic ductal adenocarcinoma. *Gastroenterology* 1999: **117**; 1464.

15　Dorandeu A, Raoul J-L, Siriser F et al. Carcinoma of the ampulla of Vater: prognostic factors after curative surgery: a series of 45 cases. *Gut* 1997; **40**: 350.

16　Erickson RA, Garza AA. Impact of endoscopic ultrasound on the management and outcome of pancreatic carcinoma. *Am. J. Gastroenterol.* 2000: **95**; 2248.

17　Everhart J, Wright D. Diabetes mellitus as a risk factor for pancreatic cancer. *JAMA* 1995; **273**: 1605.

18　Fernandez-del Castillo C, Warshaw AL. Current management of cystic neoplasms of the pancreas. *Adv. Surg.* 2000; **34**: 237.

19　Freeny PC. Pancreatic carcinoma: imaging update 2001. *Dig. Dis.* 2001; **19**: 37.

20　Gastrointestinal Tumor Study Group, Kalser MH, Ellenberg SS. Further evidence of effective adjuvant combined radiation and chemotherapy following curative resection of the pancreatic head. *Cancer* 1987; **59**: 2006.

21　Hammel P, Couvelard A, O'Toole D et al. Regression of liver fibrosis after biliary drainage in patients with chronic pancreatitis and stenosis of the common bile duct. *N. Engl. J. Med.* 2001; **344**: 418.

22　Kawa S, Tokoo M, Hasebe O et al. Comparative study of CA 242 and CA 19-9 for the diagnosis of pancreatic cancer. *Br. J. Cancer* 1994; **70**; 481.

23　Kurzawinski TR, Deery A, Dooley JS et al. A prospective study of biliary cytology in 100 patients with bile duct strictures. *Hepatology* 1993; **18**: 1399.

24　Legman P, Vignaus O, Dousser B et al. Pancreatic tumours: comparison of dual-phase helical CT and endoscopic sonography. *Am. J. Radiol.* 1998; **170**: 1315.

25　Lesur G, Levy P, Flejou J-F et al. Factors predictive of liver histopathological appearance in chronic alcoholic pancreatitis with common bile duct stenosis and increased serum alkaline phosphatase. *Hepatology* 1993; **18**: 1078.

26　Lewandrowski K, Lee J, Southern J et al. Cyst fluid analysis in the differential diagnosis of pancreatic cysts: a new approach to the preoperative assessment of pancreatic cystic lesions. *Am. J. Roentgenol.* 1995; **164**: 815.

27　Lillemoe KD, Cameron JL, Kaufman HS et al. Chemical splanchnicectomy in patients with unresectable pancreatic cancer: a prospective randomized trial. *Ann. Surg.* 1993; **217**: 447.

28 Lowenfels AB, Maisonneuve P, Cavallini G *et al*. Pancreatitis and the risk of pancreatic cancer. *N. Engl. J. Med.* 1993; **328**: 1433.

29 Lowenfels AB, Maisonneuve P, DiMagno EP *et al*. Hereditary pancreatitis and the risk of pancreatic cancer. *J. Natl. Cancer Inst.* 1997; **89**: 442.

30 McDowell RK, Gazelle GS, Murphy BL *et al*. Mucinous ductal ectasia of the pancreas. *J. Comput. Assist. Tomogr.* 1997; **21**: 383.

31 Menges M, Lerch MM, Zeitz M. The double duct sign in patients with malignant and benign pancreatic lesions. *Gastrointest. Endosc.* 2000; **52**: 74.

32 National Institute for Clinical Excellence (NICE) (2001). Guidance on gemcitabine for pancreatic cancer. HTTP://www.nice.org.uk. May 2001.

33 Nevitt AW, Vida F, Kozarek RA *et al*. Expandable metallic prostheses for malignant obstructions of gastric outlet and proximal small bowel. *Gastrointest. Endosc.* 1998; **47**: 271.

34 Norton ID, Geller A, Petersen BT *et al*. Endoscopic surveillance and ablative therapy for periampullary adenomas. *Am. J. Gastroenterol.* 2001; **96**: 101.

35 O'Brien S, Hatfield ARW, Craig PI *et al*. A three-year follow-up of self expanding metal stents in the endoscopic palliation of longterm survivors with malignant biliary obstruction. *Gut* 1995; **36**: 618.

36 Pemert J, Marsson J, Westermark GT *et al*. Islet amyloid polypeptide in patients with pancreatic cancer and diabetes. *N. Engl. J. Med.* 1994; **360**: 313.

37 Polati E, Finco G, Gottin L *et al*. Prospective randomized double-blind trial of neurolytic coeliac plexus block in patients with pancreatic cancer. *Br. J. Surg.* 1998; **85**: 199.

38 Prat F, Chapat O, Ducot B *et al*. A randomized trial of endoscopic drainage methods for inoperable malignant strictures of the common bile duct. *Gastrointest. Endosc.* 1998; **47**: 1.

39 Prat F, Chapat O, Ducot B *et al*. Predictive factors for survival of patients with inoperable malignant distal biliary strictures: a practical management guide. *Gut* 1998; **42**: 76.

40 Queneau P-E, Adessi G-L, Thibault P *et al*. Early detection of pancreatic cancer in patients with chronic pancreatitis: diagnostic utility of a K-*ras* point mutation in the pancreatic juice. *Am. J. Gastroenterol.* 2001; **96**; 700.

41 Rivera JA, Fernandez-del Castillo C, Rall CJN *et al*. Analysis of K-*ras* oncogene mutations in chronic pancreatitis with ductal hyperplasia. *Surgery* 1997; **121**: 42.

42 Smith AC, Dowsett JF, Russell RCG *et al*. Randomised trial of endoscopic stenting vs. surgical bypass in malignant low bileduct obstruction. *Lancet* 1994; **344**: 1655.

43 Soetikno RM, Lichtenstein DR, Vandervoort J *et al*. Palliation of malignant gastric outlet obstruction using an endoscopically placed Wallstent. *Gastrointest. Endosc.* 1998; **47**: 267.

44 Speer AG, Cotton PB, Russell RCG *et al*. Randomized trial of endoscopic vs. percutaneous stent insertion in malignant obstructive jaundice. *Lancet* 1987; **ii**: 57.

45 Stahl TJ, Allen MO'C, Ansel HJ *et al*. Partial biliary obstruction caused by chronic pancreatitis: an appraisal of indications for surgical biliary drainage. *Ann. Surg.* 1988; **207**: 26.

46 Stewart CJR, Mills PR, Carter R *et al*. Brush cytology in the assessment of pancreatico-biliary strictures: a review of 406 cases. *J. Clin. Pathol.* 2001; **54**: 449.

47 Taheri S, Meeran K. Islet cell tumours: diagnosis and medical management. *Hosp. Med.* 2000; **61**: 824.

48 Tersmette AC, Petersen GM, Offerhaus GJA *et al*. Increased risk of incident pancreatic cancer among first-degree relatives of patients with familial pancreatic cancer. *Clin. Cancer Res.* 2001; **7**: 738.

49 Traverso LW, Longmire WP Jr. Preservation of the pylorus in pancreaticoduodenectomy. *Surg. Gynecol. Obstet.* 1978; **146**: 959.

50 Van Laethem J-L, Vertongen P, Deviere J *et al*. Detection of c-K-*ras* gene codon 12 mutations from pancreatic duct brushings in the diagnosis of pancreatic tumours. *Gut* 1995; **36**: 781.

51 Warshaw AL, Zhuo-yun G, Wittenberg J *et al*. Preoperative staging and assessment of resectability of pancreatic cancer. *Arch. Surg.* 1990; **125**: 230.

52 Yamaguchi K, Enjoji M. Carcinoma of the ampulla of Vater. A clinico-pathologic study and pathologic staging of 109 cases of carcinoma and five cases of adenoma. *Cancer* 1987; **59**: 506.

53 Yamaguchi K, Enjoji M. Adenoma of the ampulla of Vater: putative precancerous lesion. *Gut* 1991; **32**: 1558.

54 Zoepf T, Zoepf D-S, Arnold JC *et al*. The relationship between juxtapapillary duodenal diverticula and disorders of the biliopancreatic system: analysis of 350 patients. *Gastrointest. Endosc.* 2001; **54**: 56.

### 第 37 章

# 胆囊和胆管肿瘤

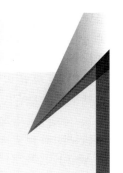

## 胆囊良性疾病

对于超声检查偶然发现的胆囊息肉样病变,人们通常关心其性质和如何处理。此病变绝大多数为良性病变,可能是真性肿瘤或假性肿瘤。真性肿瘤包括腺瘤、脂肪瘤和平滑肌瘤。假性肿瘤包括胆固醇息肉、炎症性息肉和腺肌瘤。

这类病变的超声特点是可见从囊壁突向囊腔内的回声隆起,与胆结石不同的是其后无声影,且不随体位变化而移动。根据具体病理类型不同,超声诊断的准确率为 50%~90%[34]。

胆固醇息肉的超声特点为多发,回声强度高于肝脏,有蒂,表面呈桑葚样改变[34],其内可见强回声光点,病理改变为充满了胆固醇的肥大绒毛。

胆囊腺瘤的超声特点为息肉样病变,回声强度与肝脏相近,表面光滑,通常无蒂[34]。

通过随访观察发现,80%~90%的胆囊息肉样病变大小无变化[41,57]。但应注意的是胆囊腺瘤有低度恶变的可能性。应对有症状胆囊息肉患者行胆囊切除术。此外直径大于 10mm 的病变恶性可能大,也应行胆囊切除术[34]。其他恶性肿瘤的特征有:无蒂,回声强度同肝脏,连续超声复查发现其生长速度快。

对于无以上特点的较小病灶应定期复查,有的病变可消失,但大多数依旧存在,为安全起见,可行胆囊切除术。不切除者每 6 个月行超声检查一次,观察病变大小变化[39]。实际上,对于超声检查发现病变直径小于 10 mm、符合良性病变特征、无临床症状的患者倾向于保守治疗,随访非常重要。如腹部超声诊断不能确定,可行超声内镜检查,其对肿瘤病变的诊断精确性达 80%[10]。

## 胆囊癌[1]

胆囊癌不常见,且合并胆结石(75%)和慢性胆囊炎。此病变与多发的、直径大的胆囊结石有明显相关性[62],具体机制尚不清楚。

钙化的(瓷)胆囊特别容易癌变[51],发生在瓦特壶腹的大于 15 mm 以上的胰胆管异常、先天性胆总管囊状扩张与胆囊癌有关[40],胰液反流可能是致癌原因,常见的胆囊胆固醇息肉不是癌变的危险因素。

胆囊的慢性伤寒杆菌感染使发生胆囊癌的危险上升 167 倍[6],因此特别强调对伤寒、副伤寒携带者使用抗生素进行根除治疗的必要性,或选择性胆囊切除。

乳头状腺癌开始像疣状样赘生物,慢慢向腔内生长,而不是透壁生长,直到肿块充满胆囊腔。如发生黏液样变则生长快,早期转移,形成胶状腹膜转移癌。鳞状细胞癌和硬性癌的特征已经得到公认。未分化型恶性程度最高。最常见的肿瘤是分化型腺癌[11,16](硬化性腺癌)。

肿瘤常发生在胆囊基底部或颈部,但由于生长快而很难确定原发部位。胆囊淋巴管、静脉丰富,导致早期通过淋巴、血行转移,出现胆汁淤积和广泛播散。也可局部浸润胆囊床及十二指肠、胃、结肠等引起瘘或相应部位的压迫。

临床上患者多为老年女性,白种人多发。表现为右上腹痛、恶心、呕吐、体重减轻、黄疸。有时患者无症状,在胆囊切除术后行病理检查时发现。有些小病灶甚至在手术过程中都不被发现[13]。

体检有时在胆囊区可触及质地硬的肿块,有时有触痛。

如胆管受压,血、尿、便均呈阻塞性黄疸的特征性改变。

超声检查显示胆囊内实质性光团或弥漫性胆囊壁增厚。胆囊癌早期病变与急慢性胆囊炎引起的胆囊壁肥厚鉴别非常困难。

CT 亦可显示胆囊区肿块。超声、CT 对胆囊癌的诊断率为 60%~70%[45]。

在超声、CT 显示异常时病变可能已经扩散，手术彻底切除的机会很少。超声内镜可检测胆囊癌浸润深度，有利于肿瘤分期[23]。

ERCP 检查可显示黄疸患者胆管受压情况，血管造影可显示肝、汇管区血管受压移位。

仅 50% 的患者术前作出的诊断正确[12]。

### 预后

由于诊断胆囊癌时，大多数患者已失去了根治性手术的机会，故胆囊癌一般预后差。50% 的病例确诊时已发生远处转移[16]，只有那些因胆囊结石行胆囊切除术时偶然发现的原位癌患者可长期生存。

诊断后平均生存期仅三个月，一年生存率为 14%[12]。乳头状癌和分化较好的腺癌患者比管状腺癌和未分化癌患者的生存期要长[28]。包括部分肝脏切除及彻底的淋巴结清扫的根治性手术的疗效尚有争议[9,16]，有些报道称该手术无益，也有报道称提高了存活率。

### 治疗

为防止胆囊癌变，胆囊结石患者都建议胆囊切除。但一般观点认为这太激进，势必会导致对大量患者施行不必要的胆囊切除术。

尽管手术治疗结果令人失望，但是术前诊断为胆囊癌的患者可行剖腹探查术，术中根据情况决定术式。联合部分肝脏切除的根治性手术结果不令人满意，无改善生存率的确切证据[16]。放疗和化疗疗效亦不确切[1]。

经内镜或经皮穿刺植入支架引流术可缓解胆管梗阻。

### 其他肿瘤

胆囊发生的罕见肿瘤有平滑肌肉瘤、横纹肌肉瘤、燕麦细胞癌和类癌。

## 肝外胆管良性肿瘤

这类肿瘤罕见，且直到发生胆管阻塞和胆管炎时才被发现，手术前很少确诊。

因手术可治愈，故提高对它们的认识是非常重要的。

乳头状瘤是一种突入胆总管腔的息肉状肿瘤，一般体积小，质软，富含血管，有蒂或无蒂，单发或多发，实性或囊性，偶尔发生恶变。胆管造影可见凸入胆管的光滑肿块，肿瘤分泌的黏液可致阻塞性胆管炎。

胆管腺瘤可发生于胆管任何部位，一般质硬，界限清楚，大小不等，最大者直径可达 15cm，可手术切除治疗[11]。

纤维瘤小而硬，可早期引起胆管梗阻。

颗粒细胞瘤起源于间质细胞，年轻黑人女性多见[5]，可引起胆汁淤积。必须与胆管癌或局部硬化性胆管炎鉴别，此肿瘤通常可切除并治愈。

## 胆管癌

可发生在从肝内小胆管到胆总管的任何部位(图 37.1)。

肝内胆管癌的发病率逐渐增加。英格兰和威尔士[59]及美国的[48]大量研究表明，从 20 世纪 70 年代初至 90 年代中期，此病发生率上升 10 倍，原因尚不清楚。诊断技术的进步提高了胆管癌和原发性硬化性胆管炎的诊断率，但这不足以说明此病发病率和死亡率显著上升的原因。与此同时，肝外胆管癌的死亡率降低。

治疗需根据肿瘤部位而定，肝外胆管癌原则上可

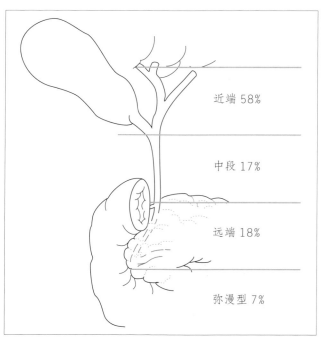

**图 37.1** 胆管癌的发病部位：大多数发生在胆管的上 1/3[60]。

手术切除。对于肝门区的胆管癌，通常主张手术切除，但是肝门区肿瘤位置深，靠近肝动脉及门静脉，有些患者可能会需要部分肝切除，因此需要经验丰富的专家。尽管有些患者手术不能治愈，但可延长生存期，提高生活质量。

超声检查后发现的可疑患者应介绍到专科医院，需要联合多项检查以评价肿瘤是否可切除。先进的CT、MRI、MRCP技术都可进行高质量的非侵入性评价。行侵入性检查的必要性及时机需根据具体临床情况而定。ERCP或经ERCP途径或经皮胆管的非手术引流术常引起脓毒症，影响以后的治疗[29,42]，因此必须重视多学科协作的必要性。

那些不能手术治疗的患者，在介入下或内镜引导下行胆管引流术可减轻瘙痒症状，并使黄疸明显减轻。

### 相关因素

胆管癌的发生与有或无硬化性胆管炎的溃疡性结肠炎密切相关(15章)。大多数从原发性硬化性胆管炎发展为胆管癌的患者同时合并溃疡性结肠炎。同时合并结肠、直肠肿物(发育不良/癌)的原发性硬化性胆管炎和溃疡性结肠炎的患者比无结肠、直肠肿物的患者更易发展为胆管癌[4]。

对一组70例原发性硬化性胆管炎患者，平均随访30个月，15人死于肝衰竭。12例进行了尸检(40%)，其中5例发现胆管癌，占全组的7%[54]。

胆管癌不一定在原发性硬化性胆管炎晚期出现。在一项研究中，因首先根据肝功能检查异常诊断为原发性硬化性胆管炎的患者，其中30%在一年内出现胆管癌[37]。恶性变临床表现为上腹痛，体重减轻，CA19-9、CEA升高[37]。

先天性纤维多囊病家族成员都有并发腺癌的危险(第33章)。这些疾病包括先天性肝纤维化、先天性胆管囊状扩张症(Caroli综合征)、胆管囊肿、多囊肝和von Meyenburg综合征。胆管癌可发生于胆管闭锁所致的胆汁性肝硬化。

华支睾吸虫感染可诱发肝内胆管癌，远东地区(中国、韩国、日本)为这种寄生虫的流行区，其胆管癌占原发肝肿瘤的20%。肿瘤发生在肝吸虫的主要寄生部位肝门胆管处。

麝猫后睾吸虫流行于泰国、老挝、马来西亚西部[35]，通过产生致癌物质和自由基，刺激肝内胆管上皮细胞增生导致DNA突变，诱发胆管癌[46]。

胆囊切除后10年内肝外胆管癌的发生明显减少，说明肝外胆管癌与结石有关[17]。

### 病理学

胆管癌好发部位是胆囊管和肝总管汇合部或肝门区的左右肝管(图37.1)。肿瘤可侵犯肝脏，也可完全阻塞肝外胆管引起肝内胆管扩张和肝脏肿大。胆囊常萎陷，扁平。如果肿瘤局限于一侧肝管，可造成胆管不完全梗阻，此时不出现黄疸，该胆管引流区的肝叶萎缩，其他肝区肥大。

胆总管肿瘤表现为硬结节状或斑块状，可引起胆管狭窄，亦可发生溃疡。肿瘤可通过胆管扩散，也可通过胆管壁浸润扩散。

包括尸检，仅发现50%的患者发生局部及远处转移，肿瘤可侵及腹膜、腹部淋巴结、横膈、肝脏和胆囊，很少浸及血管，腹外扩散亦不常见。

组织学上胆管癌多为被覆立方或柱状上皮(图37.2)，分泌黏蛋白的腺癌，可沿神经鞘播散。肝门周围肿瘤多为纤维间质丰富的硬癌，而远离肝门区的肿瘤多为结节状或乳头状腺癌。

### 分子变化

胆管癌可检测到K-ras基因第12号密码子的点突变[65]。在中段、远端胆管癌中，p53蛋白高度表达[15]。肝门胆管癌可检测到DNA单倍体(不同于正常染色体DNA含量)[55]，此单倍体与神经周围浸润及生存期短有关。

胆管癌细胞内含有生长抑素受体RNA，并表达相应特殊受体，使肿瘤细胞的生长受生长抑素类似物

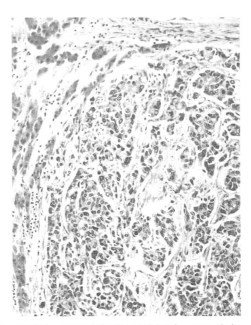

**图37.2** 胆管癌：不规则排列的纤维间质。(HE染色，×40)(见彩图)

的抑制。

### 临床特征

胆管癌发病年龄多为 60 岁左右，男性发病率略高于女性。

黄疸出现后才有皮肤瘙痒是此病的常见临床特点，亦是与原发性胆汁性肝硬化的关键鉴别点，后者通常首发症状即是瘙痒。如果仅一侧肝管受累，则黄疸迟发。血清胆红素上升，当临床出现明显黄疸时，胆红素水平一般上升 50% 以上[31]。

1/3 的患者常出现上腹隐痛。可有脂肪泻及明显的乏力和体重减轻。

在硬化性胆管炎长期胆汁淤积后常合并慢性溃疡性结肠炎相关症状。

重度黄疸的患者，除非实行外科手术、ERCP 或 PTC，一般很少发生胆管炎。

肝脏增大，光滑，可达肋缘下 5~12cm，脾常不能触及，腹水少见。

### 检查

血清生化检查表现为胆汁淤积性黄疸。γ-GT、ALP 和血清胆红素水平明显升高。波动性黄疸提示不全梗阻或一个肝管受累。

抗线粒体抗体阴性，AFP 正常。

大便灰白，含有未吸收脂肪，便潜血常阳性，尿糖阴性。

贫血比壶腹癌重，原因不清，但非失血引起。白细胞计数升高，以多形核白细胞升高为主。

肝活检显示胆管梗阻。原发性硬化性胆管炎患者的胆管异常增生使发生胆管癌的可能性增加[20]。

及时进行 ERCP 或经皮肝胆管引流术后胆汁的细胞学检查是非常有价值的，但需要专业的细胞学专家作出诊断。行细胞刷刷取胆管壁细胞检查诊断率高于胆汁中脱落细胞检查，敏感性达 60%[56]。其他的一些检查手段，包括超声或内镜引导下对可疑肿瘤病变行细针穿刺细胞学检查，对诊断胆管癌亦有价值，但目前此项技术开展很少[22]。

原发性硬化性胆管炎在 ERCP 下于胆管明显狭窄处行细胞刷检，对胆管癌的诊断敏感性达 60%[52]。p53 和 K-ras 基因变异分析不能提高诊断率。然而，PSC 患者诊断胆管癌之前可发现 K-ras 基因突变[33]。

胆管恶性肿瘤患者血清中肿瘤标志物 CA19-9 的水平常升高，但胆汁淤积和胆管炎时 CA19-9 也可升高。该指标在原发性硬化性胆管炎患者中检出胆管癌的敏感性为 50%~60%[3,17]，CA19-9 联合 CEA 检测并不能提高诊断敏感性。由于任何一种检测手段对早期发现胆管恶性肿瘤都很困难，所以尽管 CA19-9 对胆管癌诊断仅有中度敏感性，但它对原发性硬化性胆管炎患者进行胆管癌筛查时仍有一定作用。

### 影像学检查

超声可显示肝内胆管扩张，而肝外胆管正常。80% 的胆管癌患者超声下可显示肿块。超声(实时多普勒超声) 可准确检测到肝门区肿瘤及门脉阻塞、管壁浸润情况，但对于肝动脉受累显示不理想[43]。胆管内超声尚处于试验阶段，但此检查确实能提供胆管癌中胆管内及周围浸润的重要信息[58]。

增强 CT 可显示胆管扩张，40%~70% 的胆管癌患者行增强 CT 时可发现肿瘤。螺旋 CT 对直径小于 15mm 胆管癌的检出率达 90%，同时可提供肝实质、肝内胆管、门脉受累情况等重要信息[19]，但它不能显示肝外胆管受累、肝动脉浸润和淋巴结扩散的情况。

磁共振胆管成像(MRCP)对胆管结石和狭窄的诊断准确率超过 90%。在 80% 的胆管癌患者(图 37.3)中，MRCP 可准确显示胆管阻塞和肝门肿瘤浸润范围，对 20% 的患者无法显示肿瘤的浸润范围[66]。MRI 和 MRCP 对制定恶性肝门狭窄的治疗计划有重要意义，但不能代替侵入性胆管造影检查，后者可以对疑似胆管癌的患者进行细胞刷检及对有引流指征者行胆汁引流。

CT 和 MRI 可以显示胆管梗阻及肿块，但要鉴别炎性胆管狭窄还是恶性胆管狭窄通常依靠侵入性检查，以获得细胞学和组织学的证据。当确诊胆管癌有困难，特别是在判断 PSC 患者是否还存在胆管癌时，可用 (18F) 氟-2-去氧-D-葡萄糖荧光标记的 PET 扫描。目前报道 PET 对有或无 PSC 的胆管癌的诊断敏感性达 90%[30,32]。尽管偶有假阳性，但这将是诊断胆管癌(尤其是同时存在 PSC)的一大进步[32]。

### 胆管造影

随着新的非侵入性成像诊断技术的应用，直接胆管造影的作用已发生变化。一般专科医师主要依靠多普勒超声和 MRCP 进行诊断，手术前尽量避免进行胆管系统的侵入性操作[7]。对于肝胆管区病变，根据具体情况选择适合此类患者的个体化检查方式。

ERCP、PTC 或两者联合仍有应用价值(图 37.3)。然而，正如以上所强调的，此检查不能在超声显示肝门胆管狭窄后即刻进行。一般认为黄疸对患者是有危害的，但只有合并败血症或肾功能衰竭时才立即处理。利用非侵入性检查技术判断肝门区病变性质和范围要相当慎重,制订治疗方案后,应考虑行直接胆管造影、细胞学检查及引流术确诊。MRCP 对于选择经 ERCP [27]或 PTCD 途径置入胆管内支架引流非常有用。

在肝门胆管癌患者中 ERCP 显示胆囊、胆总管正常,肝门区胆管阻塞(图 37.3C)。造影剂通常能通过狭窄处进入扩张的胆管区,利用导线通过狭窄处,然后行细胞学检查,并置入支架。

PTC 可显示狭窄以下扩张的肝内胆管 (图 37.3d),然后置管引流。当左右肝管分别阻塞时,为更精确显示阻塞部位形状,有必要分别穿刺造影。一些专科外科医生更喜欢 PTC,而不选择 ERCP,因其能提供肿瘤在肝脏及肝内胆管扩散的详细资料,这比单纯显示狭窄部以下肝外胆管的外观更有价值。

### 血管造影

数字减影血管造影(DSA)可以显示肝动脉、门静脉和它们的肝内血管分支,其应用需结合从超声、CT

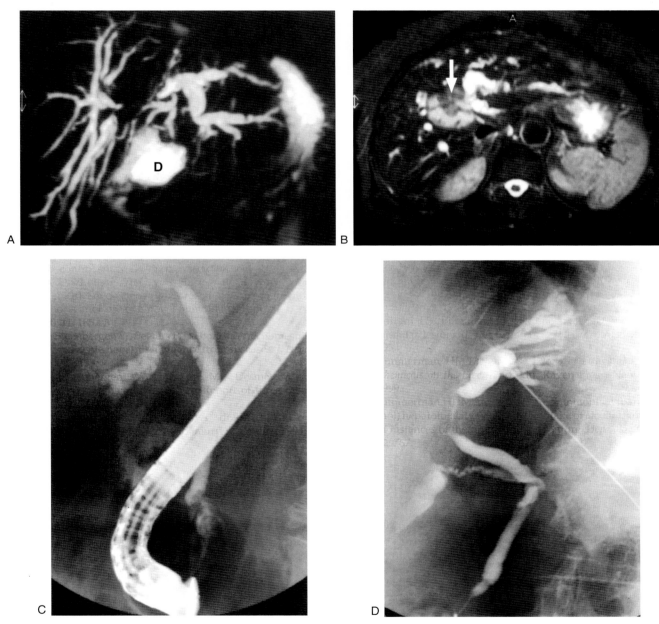

**图 37.3** 女性患者,75 岁,临床表现为胆汁淤积性黄疸。超声显示肝内胆管扩张,肝门区肿块,胆总管正常。(A)MRCP 显示肝右叶肝内胆管扩张,至少三处肝管阻塞,肝左叶肝门区梗阻。根据影像学表现,该患者如行非手术支架引流术,更适合从左侧引流(D:十二指肠)。(B)MRI 显示肝门区以上的肝内肿块(箭头所示)。(C)因患者不能手术治疗而选择非手术的引流术,ERCP 显示胆总管及肝门区结构正常,不需放支架。(D)根据 MRCP 表现,选择经左侧胆管系统行 PTCD。

和 MRI 获得的资料。

### 诊断

进行性加重的胆汁淤积性黄疸患者临床诊断最可能是胆胰壶腹周围癌,其他可能原因包括:药物性黄疸、原发性硬化性胆管炎(第 15 章)、原发性胆汁性肝硬化(第 14 章)。胆管癌不是常见原因,但应常规检查排除。病史和体检对诊断没有太大帮助。

胆汁淤积患者第一步行超声检查。胆管癌时肝内胆管扩张,胆总管正常、显示不清或因肝外肿瘤存在而显示扩张。对于超声检查怀疑肝门胆管癌,其他临床表现提示有手术指征者,应行 MRCP 检查,如当地医院缺乏相应设备及技术,则转诊到专科肝胆医院。

胆汁淤积患者如超声未显示胆管扩张,应考虑其他原因(第 13 章):药物性(病史)、PBC(AMA)。肝活检有助于诊断,如怀疑 PSC,应做胆管造影。

因胆管癌而造成的胆管狭窄可以通过扫描、胆管造影诊断。肝门区肿瘤应与良性狭窄[25]、肝门区淋巴结转移癌、中段胆囊管癌、壶腹周围癌相鉴别。鉴别主要靠病史及其他影像学技术。

### 预后

预后取决于肿瘤生长部位。远离肝门区肿瘤比肝门区肿瘤手术切除的可能性较大,故预后较好。组织学上分化好的比未分化的预后好。息肉样癌预后最好。

如不能切除,胆管癌一年生存率为 50%,两年生存率为 20%,三年生存率为 10%[18]。生存时间长表明肿瘤生长慢,转移迟。黄疸可由手术,或经内镜或经皮置入支架引流术得到缓解。与肿瘤的恶性程度相比,其所处部位是否能手术切除对患者的生存期影响更大,能手术切除者,术后平均生存期延长,故正确评估患者是否可手术治疗是非常重要的。

### 分期[7]

如果患者的临床状态有手术切除可能,应予评估肿瘤浸润的范围并应查找转移灶(转移常发生在晚期)。

胆总管中下段肿瘤通常能切除,需血管影像学检查,以排除血管受侵。

肝门胆管癌情况更复杂(表 37.1)。胆管造影若显示两侧肝叶二级肝管受侵(图 37.4 IV 型)或影像学显示肝门静脉和肝动脉受侵,则是手术的禁忌证,需姑息治疗。

如肿瘤局限于肝管某一分支,仅影响肝的一叶或仅堵塞同侧的门静脉或肝动脉,可行手术切除治疗。术前评价主要针对术后保留的肝脏能否存活的问题[7]。手术必须保留足够长的能进行肝管肠吻合术的胆管,及一支正常的门静脉和肝动脉分支。术中可行超声检查进行更深入的评价,同时查找受累的淋巴结。

在一个高手术率的专科,医生根据术前行胆管造影和血管造影术分别可对 62% 和 80% 的患者决定临床治疗方式[38]。

### 治疗

#### 手术

可行切除治疗的低位胆管肿瘤的一年生存率约为 70%。大多数近端肿瘤可连同部分肝脏或包括肝总管全部分支在内的大部肝脏一同切除,必要时可行肝叶切除术和两侧的肝管-空肠吻合术。

有人提倡肝尾叶切除,因为发现有 2~3 个从该叶发出的胆管直接引流入邻近肝管汇合处的胆总管,因此可能被肿瘤侵及。

**表 37.1 肝门胆管癌不能切除的标准**

胆管造影示双侧胆管受侵或多灶性病变
门脉主干被包绕或闭塞
双侧肝动脉或门静脉受侵或两者同时受侵
单侧肝动脉和广泛的对侧胆管受侵

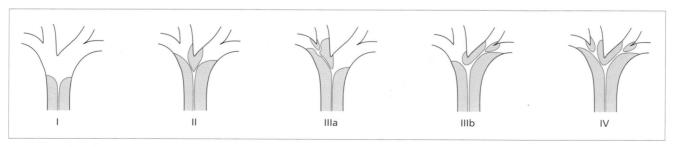

图 37.4 根据胆管受累情况所得的肝门部胆管癌的分类:I~III 型主要依据血管造影决定是否可手术治疗;IV 型(双侧二级胆管受累)无手术指征。不能手术切除者置入支架引流后的中位生存期依肿瘤的浸润程度而定[53]。

胆管癌切除率从 20 世纪 70 年代的 5%~20% 上升到 20 世纪 90 年代的 30% 以上,在专科治疗中心则超过 30%。这与早期诊断,及时转诊到专科治疗中心,术前精确全面评估,以及更积极的手术方式有关。手术的主要问题是肿瘤彻底的切除,肝门胆管癌积极手术治疗后中位生存期为 18~40 个月,且大部分时间内临床症状得到良好缓解[7,38]。Bismuth Ⅰ 、Ⅱ 型肿瘤(图 37.4)局部切除的围术期死亡率为 5%,甚至更少。Ⅲ 型需部分肝脏切除,死亡率高。

多数胆管癌患者移植后早期复发,不宜肝移植[64]。

外科姑息治疗包括将空肠吻合到肝左叶 Ⅲ 级肝管,即使肝门区肿瘤,此手术也可行(图 37.5)。75% 的患者黄疸缓解至少三个月[26]。如果 Ⅲ 级肝管旁路分流被阻塞或有转移,可行右侧肝内 V 级肝管空肠吻合术。

### 非手术姑息治疗

对于不适于手术或肿瘤不能切除的胆管癌患者,可由内镜途径或经皮经肝途径在狭窄处放置支架引流,以缓解黄疸、瘙痒。

大约 90% 的患者经内镜可成功置入支架,如内镜途径失败后, 则可联合经皮经肝途径进行支架置入。早期主要并发症是胆管炎(7%)。根据肝门区肿瘤的浸润范围不同,30 天死亡率为 10%~28%, 平均生存期为 20 周[53]。非手术的姑息治疗至少需在一肝叶放入支架引流[14]。

经皮经肝也可成功置入支架, 但承担更大的风险,会出现出血和胆汁漏出等并发症(第 32 章)。5Fr 或 7Fr 的金属网状支架置入后可将狭窄处管径扩张 10mm,但比塑料支架贵。对于壶腹周围狭窄,金属支架保持通畅时间比塑料支架长[36],因此用于肝门狭窄。大量研究都表明金属支架比塑料支架有更多优点[63],但要求有经验的医师操作。

目前无随访观察比较手术和非手术姑息治疗的疗效,两种治疗方式各有其优缺点[44]。一般来说,非手术姑息治疗适于生存期不长的高危人群。因支架反复阻塞需要多次更换[24],故旁路分流术被看做另一种可选择的姑息治疗方式。

利用 $^{192}$Ir 丝或镭针的内放射治疗可同胆汁引流联合应用[21],这种技术的价值尚未证实。细胞毒药物对肿瘤无效。通过回顾性研究分析,外放射治疗似乎有效,但一项随机试验表明其对患者并无益处[50]。胆管内光动力治疗联合支架引流对 Bismuth Ⅲ 、Ⅳ 型胆管癌的治疗结果令人鼓舞[2]。30%~75% 的局部肿瘤对治疗有反应,并可逆转肝门胆管闭塞。但这种治疗费用高,尚需对照研究以证实其优点。对症主要是治疗慢性胆汁淤积引起的相关症状(第 13 章)。

## 胆管细胞癌

胆管细胞癌起源于肝内胆管,属于原发性肝癌的一种,早期临床症状是肿块引起腹痛而不是黄疸[8]。其生长快,早期转移,预后极差。此病与多年前使用的静脉造影剂二氧化钍有关。扫描显示肝内肿块,与肝细胞癌鉴别有困难。胆管细胞癌很少侵及肝静脉、门静脉,手术是唯一有效的治疗。30%~60% 病例可行手术切除[8]。手术切除后一年生存率为 50%~60%。不能切除者行肝移植后中位生存期为 5 个月[49]。

## 肝门转移癌

其他部位(特别是结肠)癌发生胆汁淤积性黄疸可能是由于肝内弥漫性转移或肝门胆管被肿大的淋巴结压迫阻塞,超声可将二者鉴别开。如超声显示胆管扩张,临床上有皮肤瘙痒,可经内镜或皮穿置入支架引流以缓解胆道梗阻[61]。临床缓解程度取决于肿瘤浸润范围,与原发胆管恶性肿瘤行支架置入引流术相比,30 天内死亡率更高,生存期明显缩短[53]。

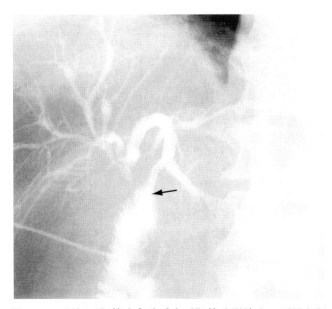

**图 37.5**　肝门区胆管癌旁路手术后胆管造影检查, 可见空肠与肝左叶 Ⅲ 级肝管的吻合(箭头所示)。

（张清泉　韩雪晶　译　所剑　校）

# 参考文献

1 Bartlett DL. Gallbladder cancer. *Semin. Surg. Oncol.* 2000; **19**: 145.

2 Berr F, Wiedmann M, Tannapfel A *et al.* Photodynamic therapy for advanced bile duct cancer: evidence for improved palliation and extended survival. *Hepatology* 2000; **31**: 291.

3 Björnsson E, Kilander A, Olsson R. CA 19-9 and CEA are unreliable markers for cholangiocarcinoma in patients with primary sclerosing cholangitis. *Liver* 1999; **19**: 501.

4 Broomé U, Löfberg R, Veress B *et al.* Primary sclerosing cholangitis and ulcerative colitis: evidence for increased neoplastic potential. *Hepatology* 1995; **22**: 1404.

5 Butterly LF, Schapiro RH, LaMuraglia GM *et al.* Biliary granular cell tumour: a little-known curable bile duct neoplasm of young people. *Surgery* 1988; **103**: 328.

6 Caygill CPJ, Hill MJ, Braddick M *et al.* Cancer mortality in chronic typhoid and paratyphoid carriers. *Lancet* 1994; **373**: 83.

7 Chamberlain RS, Blumgart LH. Hilar cholangiocarcinoma: a review and commentary. *Ann. Surg. Oncol.* 2000; **7**: 55.

8 Chen M-F. Peripheral cholangiocarcinoma (cholangiocellular carcinoma): clinical features, diagnosis and treatment. *J. Gastroenterol. Hepatol.* 1999; **14**: 1144.

9 Chijiiwa K, Tanaka M. Carcinoma of the gallbladder: an appraisal of surgical resection. *Surgery* 1994; **115**: 751.

10 Choi W-B, Lee S-K, Kim M-H *et al.* A new strategy to predict the neoplastic polyps of the gallbladder based on a scoring system using EUS. *Gastrointest. Endosc.* 2000; **52**: 372.

11 Cook DJ, Salena BJ, Vincic LM. Adenomyoma of the common bile duct. *Am. J. Gastroenterol.* 1988; **83**: 432.

12 Cubertafond P, Gainant A, Cucchiaro G. Surgical treatment of 724 carcinomas of the gallbladder. Results of the French Surgical Association Survey. *Ann. Surg.* 1994; **219**: 275.

13 De Aretxabala X, Roa I, Brugos L *et al.* Gallbladder cancer in Chile: a report on 54 potentially resectable tumours. *Cancer* 1992; **69**: 60.

14 De Palma GD, Galloro G, Siciliano S *et al.* Unilateral vs. bilateral endoscopic hepatic duct drainage in patients with malignant hilar biliary obstruction: results of a prospective, randomized, and controlled study. *Gastrointest. Endosc.* 2001; **53**: 547.

15 Diamantis I, Karamitopoulou E, Perentes E *et al.* p53 protein immunoreactivity in extrahepatic bile duct and gallbladder cancer: correlation with tumour grade and survival. *Hepatology* 1995; **22**: 774.

16 Donohue JH, Nagorney DM, Grant CS *et al.* Carcinoma of the gallbladder: does radical resection improve outcome? *Arch. Surg.* 1990; **125**: 237.

17 Ekbom A, Hsieh C, Yuen J *et al.* Risk of extra hepatic bile duct cancer after cholecystectomy. *Lancet* 1993; **372**: 1262.

18 Farley DR, Weaver AL, Nagorney DM. 'Natural history' of unresected cholangiocarcinoma: patient outcome after non-curative intervention. *Mayo Clin. Proc.* 1995; **70**: 425.

19 Feydy A, Vilgrain V, Denys A *et al.* Helical CT assessment in hilar cholangiocarcinoma: correlation with surgical and pathologic findings. *Am. J. Roentgenol.* 1999; **172**: 73.

20 Fleming KA, Boberg KM, Glaumann H *et al.* Biliary dysplasia as a marker of cholangiocarcinoma in primary sclerosing cholangitis. *J. Hepatol.* 2001; **34**: 360.

21 Fletcher MS, Brinkley D, Dawson JL *et al.* Treatment of hilar carcinoma by bile drainage combined with internal radiotherapy using 192-iridium wire. *Br. J. Surg.* 1983; **70**: 733.

22 Fritscher-Ravens A, Broering DC, Sriram PVJ *et al.* EUS-guided fine-needle aspiration cytodiagnosis of hilar cholangiocarcinoma: a case series. *Gastrointest. Endosc.* 2000; **52**: 534.

23 Fujita N, Noda Y, Kobayashi G *et al.* Diagnosis of the depth of invasion of gallbladder carcinoma by EUS. *Gastrointest. Endosc.* 1999; **50**: 659.

24 Gerhards MF, den Hartog D, Rauws EA *et al.* Palliative treatment in patients with unresectable hilar cholangiocarcinoma: results of endoscopic drainage in patients with type III and IV hilar cholangiocarcinoma. *Eur. J. Surg.* 2001; **167**: 274.

25 Gerhards MF, Vos P, van Gulik TM *et al.* Incidence of benign lesions in patients resected for suspicious hilar obstruction. *Br. J. Surg.* 2001; **88**: 48.

26 Guthrie CM, Banting SW, Garden OJ *et al.* Segment III cholangiojejunostomy for palliation of malignant hilar obstruction. *Br. J. Surg.* 1994; **81**: 1639.

27 Hintze RE, Abou-Rebyeh H, Adler A *et al.* Magnetic resonance cholangiopancreatography-guided unilateral endoscopic stent placement for Klatskin tumours. *Gastrointest. Endosc.* 2001; **53**: 40.

28 Hisatomi K, Haratake J, Horie A *et al.* Relation of histopathological features to prognosis of gallbladder cancer. *Am. J. Gastroenterol.* 1990; **85**: 567.

29 Hochwald SN, Burke EC, Jarnagin WR *et al.* Association of preoperative biliary stenting with increased postoperative infectious complications in proximal cholangiocarcinoma. *Arch. Surg.* 1999; **134**: 261.

30 Keiding S, Hansen SB, Rasmussen HH *et al.* Detection of cholangiocarcinoma in primary sclerosing cholangitis by positron emission tomography. *Hepatology* 1998; **28**: 700.

31 Klatskin G. Adenocarcinoma of the hepatic duct at its bifurcation within the porta hepatis. An unusual tumour with distinctive clinical and pathological features. *Am. J. Med.* 1965; **38**: 24.

32 Kluge R, Schmidt F, Caca K *et al.* Positron emission tomography with [$^{18}$F] fluoro-2-deoxy-D-glucose for diagnosis and staging of bile duct cancer. *Hepatology* 2001; **33**: 1029.

33 Kubicka S, Kohnel F, Flemming P *et al.* K-ras mutations in the bile of patients with primary sclerosing cholangitis. *Gut* 2001; **48**: 403.

34 Kubota K, Bandai Y, Noie T *et al.* How should polypoid lesions of the gallbladder be treated in the era of laparoscopic cholecystectomy? *Surgery* 1995; **117**: 481.

35 Kurathong S, Lerdverasirikul P, Wongpaitoon V *et al.* *Opisthorchis viverrini* infection and cholangiocarcinoma. A prospective, case-controlled study. *Gastroenterology* 1985; **89**: 151.

36 Lammer J, Hausegger KA, Flockiger F *et al.* Common bile duct obstruction due to malignancy: treatment with plastic vs. metal stents. *Radiology* 1996; **201**: 167.

37 Leidenius M, Höckerstedt K, Broomé U *et al.* Hepatobiliary carcinoma in primary sclerosing cholangitis: a case control study. *J. Hepatol.* 2001; **34**: 792

38 Lillemoe KD, Cameron JL. Surgery for hilar cholangiocarcinoma: the Johns Hopkins approach. *J. Hepatobil. Pancreat. Surg.* 2000; **7**: 115.

39 Mainprize KS, Gould SWT, Gilbert JM. Surgical management of polypoid lesions of the gallbladder. *Br. J. Surg.* 2000; **87**: 414.

40 Misra SP, Dwivedi M. Pancreaticobiliary ductal union. *Gut* 1990; **31**: 1144.

41 Moriguchi H, Tazawa J, Hayashi Y *et al.* Natural history of polypoid lesions in the gall bladder. *Gut* 1996; **39**: 860.

42 Nakeeb A, Pitt HA. The role of preoperative biliary decompression in obstructive jaundice. *Hepatogastroenterology* 1995; **42**: 332.

43 Neumaier CE, Bertolotto M, Perrone R *et al.* Staging of hilar cholangiocarcinoma with ultrasound. *J. Clin. Ultrasound* 1995; **23**: 173.

44 Nordback IH, Pitt HA, Coleman J *et al.* Unresectable hilar cholangiocarcinoma: percutaneous vs. operative palliation. *Surgery* 1994; **115**: 597.

45 Oikarinen H, Paivansalo M, Lahde S *et al.* Radiological findings in cases of gallbladder carcinoma. *Eur. J. Radiol.* 1993; **17**: 179.

46 Parkin DM, Ohshima H, Srivatanakul P *et al.* Cholangiocarcinoma: epidemiology, mechanisms of carcinogenesis and prevention. *Cancer Epidemiol. Biomarkers Prev.* 1993; **2**: 537.

47 Patel AH, Harnois DM, Klee GG *et al.* The utility of CA 19–9 in the diagnoses of cholangiocarcinoma in patients without primary sclerosing cholangitis. *Am. J. Gastroenterol.* 2000; **95**: 204.

48 Patel T. Increasing incidence and mortality of primary intrahepatic cholangiocarcinoma in the United States. *Hepatology* 2001; **33**: 1353.

49 Pichlmayr R, Lamesch P, Weimann A *et al.* Surgical treatment of cholangiocellular carcinoma. *World J. Surg.* 1995; **19**: 83.

50 Pitt HA, Nakeeb A, Abrams RA *et al.* Perihilar cholangiocarcinoma. Postoperative radiotherapy does not improve survival. *Ann. Surg.* 1995; **221**: 788.

51 Polk HC. Carcinoma and calcified gallbladder. *Gastroenterology* 1966; **50**: 582.

52 Ponsioen CY, Vrouenraets SME, van Milligen de Wit AWM *et al.* Value of brush cytology for dominant strictures in primary sclerosing cholangitis. *Endoscopy* 1999; **31**: 305.

53 Polydorou AA, Cairns SR, Dowsett JF *et al.* Palliation of proximal malignant biliary obstruction by endoscopic endoprosthesis insertion. *Gut* 1991; **32**: 685.

54 Rosen CB, Nagorney DM, Wiesner RH *et al.* Cholangiocarcinoma complicating primary sclerosing cholangitis. *Ann.*

55 Sato Y, van Gulik TM, Bosma A *et al.* Prognostic significance of tumour DNA content in carcinoma of the hepatic duct confluence. *Surgery* 1994; **115**: 488.

56 Stewart CJR, Mills PR, Carter R *et al.* Brush cytology in the assessment of pancreatico-biliary strictures: a review of 406 cases. *J. Clin. Pathol.* 2001; **54**: 449.

57 Sugiyama M, Atomi Y, Yamato T. Endoscopic ultrasonography for differential diagnosis of polypoid gall bladder lesions: analysis in surgical and follow up series. *Gut* 2000; **46**: 250.

58 Tamada K, Ido K, Ueno N *et al.* Preoperative staging of extrahepatic bile duct cancer with intraductal ultrasonography. *Am. J. Gastroenterol.* 1995; **90**: 239.

59 Taylor-Robinson SD, Toledano MB, Arora S *et al.* Increase in mortality rates from intrahepatic cholangiocarcinoma in England and Wales 1968–98. *Gut* 2001; **48**: 816.

60 Tompkins RK, Saunders KD, Roslyn JJ *et al.* Changing patterns in diagnosis and management of bile duct cancer. *Ann. Surg.* 1990; **211**: 614.

61 Valiozis I, Zekry A, Williams SJ *et al.* Palliation of hilar biliary obstruction from colorectal metastases by endoscopic stent insertion. *Gastrointest. Endosc.* 2000; **51**: 412.

62 Vitetta L, Sali A, Little P *et al.* Gallstones and gall bladder carcinoma. *Aust. NZ J. Surg.* 2000; **70**: 667.

63 Wagner H-J, Knyrim K, Vakil N *et al.* Plastic endoprostheses vs. metal stents in the palliative treatment of malignant hilar biliary obstruction: a prospective randomized trial. *Endoscopy* 1993; **25**: 213.

64 Wall WJ. Liver transplantation for hepatic and biliary malignancy. *Semin. Liver Dis.* 2000; **20**: 425.

65 Watanabe M, Asaka M, Tanaka J *et al.* Point mutation of K-*ras* gene codon 12 in biliary tract tumours. *Gastroenterology* 1994; **107**: 1147.

66 Zidi SH, Prat F, Le Guen O *et al.* Performance characteristics of magnetic resonance cholangiography in the staging of malignant hilar strictures. *Gut* 2000; **46**: 103.

*Surg.* 1991; **213**: 21.

### 第 38 章

# 肝移植

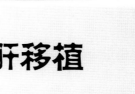

1955 年,Welch 首先对狗施行了肝移植手术[118]。1963 年,Starzl 和他的小组第一次成功地进行了人的肝移植手术[101]。

此后肝移植迅速发展。1997 年,在美国已对 4099 例患者实施了肝移植手术。选择低风险的患者进行肝移植手术,一年存活率可达 90%。这一结果与患者严格选择、手术技能及术后护理的进一步完善,很多患者在出现排斥反应后更愿意进行再一次肝移植手术,以及免疫抑制疗法的改善有很大的关系。

## 选择患者

应选择有不可逆的、进行性的肝脏疾患且除了肝移植外目前尚无有效治疗方法的患者进行移植手术。患者和家属必须了解肝移植手术的艰巨性,做好面临术后早期的困难和终身免疫治疗的准备。

治疗效果的提高使更多人愿意接受此项手术,因此对供体器官的需求越来越多(图 38.1)。因此等待时间延长和移植前死亡者逐渐增加,低危患者需要等待大约 6~12 个月。总的说来,尽管 B 型血及 AB 型血的受体可能要等待更长的时间,但因为 O 型血是通用的供体类型,所以 O 型血的受体等待的时间最长。根据器官分配系统的规则,这样肝脏可能被分配给具有任何 ABO 血型的受体。适于儿童的肝脏供体数量相对稀少,因此产生了劈离式肝移植技术(图 38.5)。

公平分配宝贵的肝脏供体是很困难的。如果一名低风险(能走动)与一名高风险(重症监护)的患者相比较,前者进行肝移植的疗效更好,花费更少。这通常由多学科小组包括患者和家属共同作出决定。在美国,器官分配按器官共享联合网(UNOS)指南规定进行(表 38.1 和表 38.2)[63]。修改的 Child-Pugh 评分系统是评估肝脏疾病严重程度的基础。公众对优先的理解与临床医师的理解并不相同,在器官分配上明显欠公平[76]。器官共享联合网络(www.unos.org)允许公众

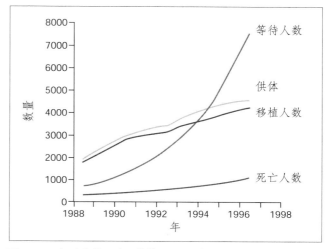

**图 38.1** 在过去的 8 年,供体的可用率低于移植需求,等待时间及死亡人数逐渐增加。

**表 38.1　评估肝病严重性的 Child-Pugh 评分系统**

| | 评分 | | |
| --- | --- | --- | --- |
| | 1 | 2 | 3 |
| 脑病级别 | 无 | 1~2 | 3~4 |
| 腹水 | 无 | 少或利尿剂易控 | 利尿剂治疗下仍有中度腹水 |
| 胆红素(mg/dL) | <2 | 2~3 | >3 |
| 白蛋白(g/dL) | >3.5 | 2.8~3.5 | <2.8 |
| 凝血酶原时间(秒)延长 | <4 | 4~6 | >6 |
| 或 INR | <1.7 | 1.7~2.3 | >2.3 |
| PBC、PSC 或其他胆汁淤积性肝病:胆红素(mg/dL) | <4 | 4~10 | >10 |

及临床医师进入并参与与器官移植有关的活动。肝源的分配应按医疗需要而不是按金钱多少和其他条件来分配。其中不能接受的条件包括：患者对社会的贡献、不能顺从治疗(例如：反社会活动)、疾病的原因(例如：酗酒或者吸毒)，以及过去已经利用医疗资源[27]。肝移植的受体广义确定为因肝病导致不能耐受的生活质量下降或者因为肝衰竭预期生存不到一年的患者。预测肝移植存活率的指南很少，年龄超过 65 岁患者的 5 年存活率相当低，但是年龄本身不是禁忌证。

## 肝移植的适应证和结果(表38.3)

在欧洲，肝移植手术的适应证正在发生变化。主要适应证是肝硬化，包括原发胆汁性肝硬化。还包括多数急性、亚急性肝衰竭的患者以及少数恶性肿瘤患者 (因移植后肿瘤复发率高导致存活率低) (表38.4)。

### 肝硬化

所有终末期肝硬化患者都应考虑肝移植。正确选择手术时机很困难。患者一定不是濒危的，因为这样的患者将导致移植失败；亦不应是肝功能相对好、不移植会长期生存的。适应证包括凝血酶原时间超过 5 秒，血清白蛋白浓度低于 30g/L,难治性腹水，以及内科治疗不能控制的食管静脉曲张破裂出血。肝移植的费用与长期内科和外科治疗出血、昏迷和腹水等并发症的费用相差不多。

因为凝血功能受损及门脉高压，患者手术风险高，失血量多。肝硬化的存在使手术的技术难度增加，尤其在肝脏体积小，移除很困难时。各种类型的肝硬化生存率相对一致。

### 自身免疫性慢性肝炎

肝移植后 5 年生存率为 91%，移植物存活率为 83%[85]。尽管使用三联免疫抑制剂，自身免疫性慢性肝炎的复发率达 33%[30]。复发通常无症状，但严重者可致移植后肝衰竭[86]，经常通过调整糖皮质激素的剂量来加以控制。

### 慢性病毒性肝炎

急性暴发性病毒性肝炎(甲、乙、丁和戊型) 由于病毒水平低，肝移植后移植肝再感染少见。而慢性病毒性肝炎移植后再感染十分普遍。

**表 38.2　美国 UNOS 肝移植分期标准**

| | |
|---|---|
| **1 期** | 暴发性肝衰竭，8 周内发病并且符合下列条件之一：<br>　脑病 II 期<br>　胆红素＞15mg/dL<br>　INR＞2.5<br>　低血糖(血糖＜50mg/dL)<br>移植肝 7 天内原发性无功能<br>移植后 7 天内发生的肝动脉血栓形成<br>急性失代偿性 Wilson 病 |
| **2A 期** | Child-Pugh 评分≥10,需要重症监护的，以及如果不进行肝移植预期生存期小于 7 天的慢性肝衰竭患者，至少符合下列一项标准：<br>　内科治疗无反应的活动性曲张静脉出血，外科手术或经颈静脉肝内分流失败或有禁忌<br>　肝肾综合征<br>　难治性腹水/肝肾综合征(胸腔积液)<br>　对治疗无应答的 III～IV 期脑病<br>2A 期禁忌：<br>　对抗生素治疗无反应的肝外败血症<br>　需要大剂量或两种以上血管活性药维持血压<br>　严重而不可逆的多器官功能衰竭 |
| **2B 期** | 慢性肝病 Child-Pugh 评分≥10，或者 Child-Pugh 评分≥7 并有下列情况之一或以上：<br>　对治疗无反应的曲张静脉出血<br>　肝肾综合征<br>　自发性细菌性腹膜炎<br>　难治性腹水/肝肾综合征(胸腔积液)<br>肝细胞癌患者如果符合下列标准可以列入 2B 期：<br>　除外远处转移<br>　一个小于 5cm 的病灶，或 3 个以下病灶均小于 3cm<br>　不适合肿瘤切除 |
| **3 期** | Child-Pugh 评分≥7 的慢性肝病患者 |

### 慢性乙型肝炎

移植后复发常见，与肝外病毒复制有关，尤其是单核细胞内的复制。常可检测到 HBV DNA。严重者可发展成纤维化胆汁淤积性肝炎，表现为肝细胞气球样变及毛玻璃样改变。这可能与在免疫抑制状态下病毒抗原在胞质内高水平表达有关[7,31]。乙型肝炎病毒有时可能引起细胞病变。

乙型肝炎免疫球蛋白(HBIG)应用于肝移植前后可提高生存率，然而它并不能消除病毒，病毒复制仍有可能发生，而且必须长期应用且价格昂贵。应用了 HBIG 制品(CMRI Hb)后,血中可检测到保护性抗体[4]。

停用 HBIG 后，注射乙型肝炎疫苗可产生表面抗

表 38.3　肝移植可能的适应证

**肝硬化**

隐源性、自身免疫性、HBV DNA 阴性的乙型肝炎、丁型肝炎、丙型肝炎、酒精性肝病(第 22 章)

**胆汁淤积性肝病**

原发性胆汁性肝硬化、胆管闭锁、原发性硬化性胆管炎、继发性硬化性胆管炎、移植物抗宿主病、慢性肝排斥、胆汁淤积性结节病(第 28 章)、慢性药物反应(少见)

**原发性代谢病**(见表 38.5)

**急性肝衰竭**(第 8 章)

**恶性疾病**(第 31 章)

肝细胞癌、上皮样血管–内皮细胞瘤、肝母细胞瘤

**其他**

柏–查综合征(第 11 章)、短肠综合征

---

表 38.4　根据肝硬化、急性肝衰竭和肝癌的诊断,9966 例患者的生存率*

| 诊断 | 生存率(%) | | |
| --- | --- | --- | --- |
| | 1 年 | 2 年 | 3 年 |
| 肝硬化 | 80 | 73 | 71 |
| 急性肝衰竭 | 60 | 56 | 54 |
| 肝癌 | 64 | 42 | 36 |

* 该数据来自欧洲肝脏移植登记处,1993。

体并达到保护性水平[93]。

在肝移植前后使用拉米夫定可控制 HBV 再感染,这一药物已经被批准应用于 HBV DNA 和 HBeAg 阳性患者的肝移植。但由于变异毒株的出现,对拉米夫定的耐药[71]可导致 HBV 再感染[55,65,73]。只要移植前对拉米夫定不耐药,拉米夫定联合 HBIG 作为预防肝移植后再感染的手段是有效的。

移植肝可发生肝细胞癌。

**丁型肝炎**

肝移植后几乎总伴移植物感染,新的肝脏内能查到 HDV RNA、HDAg,血清内可查到 HDV RNA[124]。如果同时或重叠感染 HBV,可发生肝炎。

丁型肝炎感染抑制乙型肝炎感染及复发,对于丁型肝炎的患者进行肝移植,存活率非常高。

**丙型肝炎病毒**

丙型肝炎在许多西方国家是肝移植的最常见适应证,术前 PCR 检测 HCV RNA 阳性者移植后依旧阳性,97%肝移植后发展为再发性丙型肝炎 (图 38.2)。移植前后病毒基因组变异区的基因序列测定会决定感染是复发的,还是获得性的。移植肝感染可

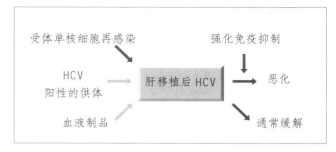

图 38.2　肝移植后丙型肝炎复发的机制。

来自于感染 HCV 的单核细胞 (含病毒 RNA 阴性链,即病毒基因复制中间体)。早期研究结果提示丙型肝炎移植后 5 年生存率不低于其他肝脏疾病[40]。然而,移植物丢失(graft loss)增加,第一年的死亡率为 11%~12%[24]。是否由于疾病的复发导致长期生存率降低尚需进一步研究[13]。

移植后病程发展多样化。50% HCV 阳性的受体,尽管有病毒血症,术后 2 年内一般无肝炎的表现[13]。小叶性肝炎常无症状,可发生于移植后 1~4 个月,它与血清 ALT 无关。肝炎复发后通常进展到慢性肝炎,病情通常较重,伴有进行性肝纤维化[8],最终导致移植物丢失[41]。可见进行性纤维化样胆汁淤积性肝炎[95]。通常必须进行再次移植。

移植前 HCV 病毒滴度大于 $1 \times 10^6$ 者,5 年生存率为 57%;从而小于 $1 \times 10^6$ 者,5 年生存率为 84%[24]。

预测病程发展是十分困难的,对于基因型和准种之间关系的研究结果是矛盾的[8,42]。HCV 早期复发与排斥发作的次数及随后的免疫抑制导致的病毒水平升高有关[98]。随着免疫抑制的加强,严重的纤维化及肝硬化风险增加[20],用环孢素和 FK506 治疗的患者无明显差异。

干扰素对病毒滴度特别高的患者无效,也不影响生存率或者移植物丢失,可能增加排斥反应发生的风险。

研究显示干扰素联合利巴韦林在治疗结束时,丙型肝炎病毒的清除率可达 50%。初步应答者 50%会复发[12,14]。进一步进行对照试验及长期随访是十分必要的。

**新生儿肝炎**

这种疾病病因未明,可表现为黄疸、巨细胞肝炎及少见的肝衰竭,肝衰竭需要进行肝移植手术[23]。

**酒精性肝病**

在西方国家,许多酒精性肝病患者可能需要肝移

植,在第 22 章中将对适应证及结局进行讨论。

### 胆汁淤积性肝病

由于终末期胆汁淤积性肝病通常累及肝内小胆管,所以是肝移植的极好适应证(图 38.3)。此类患者肝细胞功能通常容易维持,直到肝移植时。患者都表现为晚期胆汁性肝硬化,常合并胆管缺失。

#### 原发性胆汁性肝硬化(第14章)

术后一年生存率为 80%[96],复发已被经肝组织学检查证实,目前尚无移植后肝衰竭发生的报道。

#### 肝外胆管闭锁(第26章)

这个适应证占儿童肝移植的 35%~67%,据统计一年生存率为 75%,尽管再移植和移植后外科手术干预的概率增加,但长期生存者的体格、智力发育良好。

先前的 Kasai 手术增加了操作的困难和复发率。

#### Alagille综合征

在一些严重的患者当中,移植是唯一的治疗方法[22]。合并心肺疾病的患者手术后死亡率增加,故术前认真评估十分必要。

#### 原发性硬化性胆管炎(第15章)

脓毒症及过去的胆管手术加重了技术上的难度,但肝移植的结局较好。1 年的生存率达 70%,5 年的生存率达 57%。并发胆管癌者生存率明显降低,结肠癌是最常见的死因[72]。

15%~39% 的郎格罕组织细胞增多症会发生硬化性胆管炎,肝移植可成功治疗[123]。

#### 其他终末期胆汁淤积性肝病

曾有过骨髓移植的患者因移植物抗宿主性肝硬化进行了肝移植的报道。其他少见的适应证包括胆汁淤积性结节病(第 28 章)和慢性药物反应。

### 原发性代谢性疾病

肝脏的同种移植物保持固有的代谢专一性,因此对于先天性肝脏代谢缺陷的患者适合进行肝移植治疗。此类患者肝移植前的一般状态非常好。适应证选择主要根据预后及晚期并发原发性肝脏肿瘤的可能性。

代谢性疾病进行肝移植的原因有肝病晚期、癌前变化和肝外改变三种(表 38.5)。5.5 年的随访期内总生存率为 85.9%。

### 终末期肝病

#### α₁抗胰蛋白酶缺乏症

这种疾病是最常行肝移植的代谢性疾病,20 岁之前约 15% 的患者发展为大结节性肝硬化,常并发肝细胞癌。肝移植后此酶的缺乏纠正,并且肺病稳定,晚期肺病为肝移植禁忌证,除非联合移植肝脏和肺脏。

#### 遗传性血色病(第23章)

该病是肝移植不常见的适应证,因感染和心脏疾病,与其他适应证相比生存率较低。肝移植后明确的复发性肝铁过多未见报道,但该报道随访时间较短[16]。

#### 威尔逊病(第24章)

如下情况应考虑肝移植:表现暴发性肝炎的患者,用足量 D-青霉胺治疗 3 个月后无好转的肝功能失代偿的年轻肝硬化患者,及停用 D-青霉胺后发生严重肝功能失代偿者。

总生存率 72%,暴发性威尔逊病生存率增加到 90%[94]。

严重神经系统并发症移植后有明显好转[37]。

**表 38.5　代谢性疾病的肝移植**

| |
| --- |
| **晚期疾病或癌前变化** |
| α₁抗胰蛋白酶缺乏症 |
| 威尔逊病 |
| 高酪氨酸血症 |
| 半乳糖血症 |
| 糖原贮积病 |
| 原卟啉病 |
| 新生儿血色病 |
| β-地中海贫血 |
| 囊性纤维化 |
| Byler 病 |
| **主要肝外表现** |
| 原发性草酸尿 1 型 |
| 纯合子高胆固醇血症 |
| 克-纳综合征 |
| 原发性凝血疾病(Ⅷ、Ⅸ因子,C 蛋白) |
| 尿素环酶缺乏 |
| 线粒体呼吸链缺陷 |
| 原发性家族性淀粉样变性 |

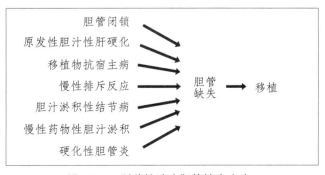

图 38.3　肝移植治疗胆管缺失疾病。

#### 糖原贮积病

糖原贮积病Ⅰ和Ⅳ型十分适合肝移植,可增加生存率,部分患者可生存到成年。

#### 半乳糖血症

一些诊断较晚的患者在儿童和青少年期发展为晚期肝硬化,适合进行肝移植[81]。

#### 原卟啉症

原卟啉症晚期表现为肝硬化,因此是肝移植的适应证[52]。移植手术后,在红细胞及粪便内的原卟啉持续存在,该病得不到治愈。

#### 高酪氨酸血症

在肝细胞癌出现之前进行肝移植,该病是可以治愈的[68]。

#### β-地中海贫血

在成人纯合子β-地中海贫血晚期,常有铁诱导的器官衰竭,有进行心脏和肝脏联合移植的报道[78]。

#### 囊性纤维化

主要累及肝脏的患者适合肝移植,必要时联合进行肝肺移植。肝硬化并发晚期呼吸衰竭的年轻患者3年的存活率为70%[28]。

#### Byler病

Byler病即进行性家族性肝内胆汁淤积症1型,可引起肝硬化或心力衰竭。因肝硬化进行肝移植后,低血清载脂蛋白A1浓度可得到纠正[19]。

### 肝外病变的纠正

#### 草酸尿

原发性草酸尿Ⅰ型,发病原因是缺少肝过氧化酶体丙氨酸-乙醛酸盐转氨酶,同时肝肾移植可纠正此酶缺乏[117],心功能不全可逆转,应在肾损伤前进行肝移植。

#### 纯合子高胆固醇血症

肝移植可使患者血脂降低80%,心脏移植或冠脉搭桥通常也是必需的[88]。

#### 克-纳综合征

当血清胆红素极高,光疗无效时,肝移植可预防神经后遗症。

#### 原发凝血疾病

最常见的指征是丙型肝炎肝硬化。肝移植可治疗血友病,但HIV感染和肝炎复发仍旧是肝移植后的并发症[46]。

#### 尿素环酶缺乏

因为尿素环酶主要存在于肝细胞当中,所以肝移植可治疗鸟氨酸转氨酶缺乏[108]。作肝移植的决定是困难的,因为有些尿素环酶缺乏的患者可正常生活。

#### 线粒体呼吸链缺陷

该病可能导致新生儿肝病,表现为低血糖症和餐后高乳酸血症,可用肝移植治疗。

#### 原发家族性淀粉样变

对于顽固性多发性神经病变,通常可行多米诺(domino technique)肝移植手术,神经病变可有不同程度改善。

### 急性肝衰竭(第8章)

适应证包括暴发性病毒性肝炎、威尔逊病、妊娠期急性脂肪肝、药物过量(例如对乙酰氨基酚)及药物性肝炎[11]。

### 恶性肿瘤(第31章)

尽管术前详查肝外转移的情况,但肝癌患者肝移植结果常令人失望。肝癌患者肝移植手术死亡率低,但是长期存活率却最低。癌细胞扩散是最常见的死亡原因。肿瘤复发率为60%,可能与用免疫抑制剂预防排斥反应有关。

术后生存率为76%,但是1年的生存率仅为50%,2年生存率为31%。对于所有因癌症而进行移植的患者,实际全部5年的生存率为20.4%。

#### 肝细胞癌(第31章)

肿瘤必须小于5cm,如为多灶性(3个),每个应小于3cm,在肝移植时应用腹腔镜是非常重要的。血管受累,即使是微小的,也可增加复发及死亡危险。

恶性病变的2年生存率为50%,相比之下非恶性病变为83%。

对于肝硬化代偿期的患者偶然发现的小的肿瘤,肝移植比肝切除更适合。

#### 纤维板层癌

这种肿瘤局限于肝脏,没有发展到肝硬化阶段,是肝移植的最好适应证。

#### 上皮样血管内皮瘤

表现为正常的肝脏两叶多发局灶性病变,病情发展很难预料,复发率可能达到50%。肿瘤的转移播散不是手术禁忌证且与生存率无关。肝移植可成功治疗这一疾病。

#### 肝母细胞瘤

肝移植后24~70个月生存率为50%,镜下血管侵袭和伴肝外扩散提示预后不良。

#### 神经内分泌肿瘤

当不能手术切除时,进行肝移植手术是值得一试的缓解病情的方法[62]。

### 右上腹部恶性肿瘤腹部器官群手术

被切除的器官大多来源于胚胎前肠，包括肝、十二指肠、胰腺、胃、肠。手术难度大。在强烈的免疫抑制作用下，供体淋巴网状内皮细胞循环没有导致移植物抗宿主反应，受体不产生排斥反应[104]。结局很明显，患者多因肿瘤复发而死亡。

### 胆管癌

肝移植结果不好，多复发，3 年存活率非常低，有关报告显示为 0%。在一些国家，胆管癌的患者不作为肝移植手术的候选者。

### 其他

#### 柏－查综合征(第 11 章)

对那些病重不能进行减压手术和既往进行过肝脏门脉系统分流手术而失败的患者，可进行肝移植治疗[89]。5 年的存活率为 67%~69%，血栓复发率高，尤其是有潜在凝血功能障碍的患者。

#### 非酒精性脂肪性肝病(NAFLD)

该病的晚期发展为大结节性脂肪性肝硬化，适合通过肝移植治疗。但是移植后 50%患者经肝组织活检证实为非酒精性脂肪性肝病[79]。

## 绝对和相对禁忌证(表38.6)

### 绝对禁忌证

包括不能纠正的心肺疾病、进行性感染、癌转移和严重脑损害。

如果患者不能充分理解这种治疗所需要承担的内容，尤其是在生理和心理上的，将不能进行移植。

### 相对禁忌证(高危患者)

对于晚期肝病(UNOS 2A 期)和在 ICU 病房需要

呼吸机的患者，进行肝移植手术是高风险的。

虽然小于 2 岁的儿童进行肝移植手术效果好，但是技术难度增加。

当体重超过 100kg 时，移植的风险性增加。

多器官移植增加手术风险性。

移植前血清肌酐水平大于 2mg/dL(180μmol/L)最有可能导致移植后死亡[29]。

巨细胞病毒错配(受者阴性，供者阳性)增加移植的风险。

门静脉血栓形成使移植更困难，存活率降低。然而，手术通常是可能的[105]。通常供体的门静脉可与受体的肠系膜上静脉或脾静脉吻合，间隔较远可用来自供体的静脉。

既往行门－腔分流手术增加了移植的风险性，远端的脾－肾分流手术带来的问题最少。对于静脉曲张破裂出血早期进行 TIPS 治疗，对于需要肝移植的患者来说结果是令人满意的[2]。合适的支架位置十分重要，应避免支架过度深入门静脉。

过去曾进行过上腹部复杂的外科手术，也给肝移植带来技术上的困难。

### 再移植

在欧洲，首次移植的 1 年存活率为 71%，再移植的 1 年存活率则降至 47%。

## 患者的一般准备

进行任何肝病患者需要的常规的临床、生化和血清学检查。

还包括血型、HLA 和 DR 抗原、抗 MCV、抗 HCV、HBV 标志物检测。

对于癌症患者，用一切可能的方法查找转移灶。

进行心肺功能的评估，包括排除肝肺综合征。

影像学：内脏血管结构，特别是肝动脉和门静脉，必须显影以指导手术。多普勒超声作为常规检查。增强螺旋 CT 显示肝动脉分支[77]。

MRI 作为另一种手段，可与 CT 同时应用，以排除血管异常和未发现的恶性肿瘤。

MRI 胆管造影显示胆管情况[44]，必要时作 ERCP。

再移植前的医学检查大约需要 10 天，包括精神病学的咨询，诊断的确定。患者为了合适的肝源可能要等数月，在这期间，加强社会心理支持是必要的。

表 38.6　肝移植的绝对和相对禁忌证

| 绝对禁忌证 | 心理、生理及社会不能承受的情况，活动性败血症，癌转移，胆管癌，AIDS，晚期心肺疾病 |
| --- | --- |
| 相对禁忌证(高危患者) | 年龄大于 60 岁或小于 2 岁，既往行门－腔分流手术，既往进行过复杂肝胆外科手术，门脉血栓形成，再移植，多器官移植，肥胖，HIV，血清肌酐大于 2mg/dL(180μmol/L)；巨细胞病毒错配，晚期肝病 |

## 供体选择和手术

供体捐赠应取得家属同意，与家属协商好。医生确保其家属已经知情，或者预设同意包括患者已经明确表示有捐赠的希望。实施预设同意的国家要比实施知情同意国家的移植率高。然而，在西班牙，仍旧采用知情同意方式，却是欧洲移植供体捐赠率最高的国家，原因是其拥有大量的经过专业训练的协调人员。负责同潜在的供体捐赠者联系的医务人员需要较好的培训、支持和建议[76]。

由于供肝短缺，开始应用一些被认为不满意的供体，包括肝功能不正常的肝脏、老年人的肝脏，以及长期在 ICU 导致萎缩或脂肪变性的以前认为不符合标准的供体肝脏。充分利用这些临界的肝脏似乎并没增加移植物丢失的发生率。

供体最好来自于在 2 个月至 60~65 岁之间大脑损伤而导致脑死亡的患者，通过机械通气维持心血管和呼吸功能。从有心跳的尸体取出肝脏和其他重要器官，缩短了发生在正常体温的缺血时间，对肝移植成功起重要作用。

ABO 血型不合会造成严重排斥反应，除非在危急情况下，应尽可能避免血型不合的肝移植[48]。

HLA 配型更加困难，但实际上有证据提示，选择性 HLA Ⅱ级错配可能有防止"胆管消失综合征"的优点[74]。

应检查乙型肝炎及丙型肝炎标志物、CMV 及 HIV 抗体。

供者手术步骤如下：分离肝结构，通过门静脉用林格乳酸盐使肝脏预冷，通过主动脉及门静脉用威斯康星大学（UW）溶液 1000mL 灌流。下腔静脉远端套管提供静脉外流的通路。肝移出后，冰冷的肝脏用 1000mL UW 溶液通过肝动脉及门静脉充分冲洗，肝脏浸在 UW 溶液中放入塑料袋内，置于手提式冰箱内。这种处理方法可使器官保存时间至少达 18 小时，以便于受者可以选择手术时间。大多数移植中心现在已经设立多个获取器官的团队。

如果可能，尤其是在可选择的情况下，供体的肝脏体积应与受体的肝脏相匹配。原则是供体体重不低于或超过受体体重 10 kg。偶尔小的肝脏可移植给肝脏比较大的患者。移植后供体肝脏体积每天大约以 70 mL 的速度增加，直到达到与受体体重、年龄和性别匹配的大小[113]。

## 受者手术（图 38.4）

平均手术时间是 8 小时，失血量不一，从少量到大量。对于预测有出血的患者，术前贮血被证明是有用的。从腹腔吸出的血液，经过反复清洗及悬浮可再输入体内。

分离肝门结构、肝上和肝下的腔静脉。各种管腔被结扎、离断，进而切除病肝。

新肝植入过程中，阻断内脏和腔静脉循环是必要的。在这个无肝期，静脉-静脉旁路可用于预防身体低垂部位和内脏淤血，导管经下腔静脉（经股静脉）和门静脉，进入锁骨下静脉。

在无肝期，静脉-静脉旁路使血流动力学在最大程度上保持稳定。

一旦所有血管吻合完成，在肝脏再供血之前，冲洗肝脏，排除肝脏保存液，如有门脉血栓必须清除。肝动脉走行异常十分常见，供体肝脏的血管口径应适用于肝动脉重建。

通常的吻合顺序：①肝上腔静脉；②肝内腔静脉；③门静脉；④肝动脉；⑤胆管系统。有些病例，通常行胆管-胆管重建，并需留置 T 管引流。如受者胆管患病或缺失，可选择端-侧 Roux-en-Y 胆肠吻合。关腹前止血是非常重要的，肝周围放置引流管。

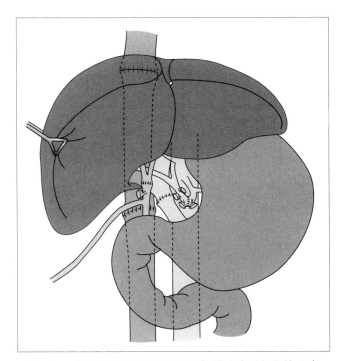

**图 38.4**　完成的原位肝移植，通过端-端吻合进行胆管重建。

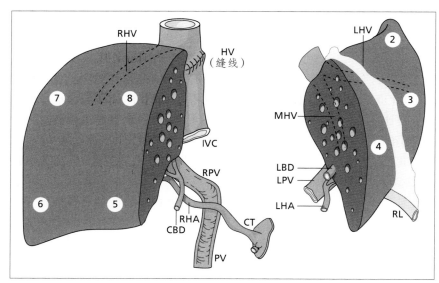

图 38.5 此图显示从一个供体肝制备的两个移植物。在这个例子中,主要的血管及胆管结构与右叶相连。CBD:胆总管;CT:腹腔动脉干;HV:肝静脉;IVC:下腔静脉;LBD:胆左管;LHA:肝动脉左支;LHV:肝左静脉;LPV:门静脉左支;MHV:肝中央静脉;PV:门静脉;RHA:肝动脉右支;RHV:肝右静脉;RL:圆韧带;RPV:门静脉右支;数字提示肝段[38]。

### 劈离式肝移植

因为对于儿童来说,获得小的供体肝脏很困难,所以可用成人肝脏的一部分移植给儿童 (图 38.5,表 38.7)。一个供肝可以同时给两个患者移植[38,83],结果不如整个肝移植那样满意[17],一年存活率为 75%,而整个肝移植一年生存率为 85%,前者容易并发手术期出血过多及胆管疾病[9,10]。

尸体劈离式肝移植也可应用于成人[21],这种方式可离体操作。相对而言,在原位进行肝脏劈离,能改善移植物存活率(85%)及患者的存活率(90%),可以得到两个较好的移植器官。

活体肝移植:由于小的尸体供肝短缺,这种供肝主要来于活体[59]。这种技术在最初大部分应用于儿童(常伴胆管闭锁),因为小供肝不容易得到,通常用亲属肝。在一些国家,由于尸体供肝的缺乏,也促进了这一技术的发展。

关于活体肝移植供体有许多重要的伦理学因素

需要考虑,他们通常为患者的亲属,必须是自愿的和有知情同意权。这种移植有可选择手术时间,缺血时间缩短,再灌注损伤减少等优点。活的供体捐赠已经扩展到成人肝移植,用于原发性胆汁性肝硬化[56]及短期内得不到供肝的急性肝衰竭的患者。

切除左侧肝脏(用于儿童患者)的供体的手术风险,已被广泛认知。手术住院时间平均为 11 天,出血仅仅为 200~300 mL,供体很少有手术及术后的并发症,如胆管损伤等,但已经有至少 2 例的死亡报道[47]。

成人需要的供体肝脏的大小要比儿童更大些。移植器官的临界大小目前还不清楚,但可能大约是预测肝脏体积的 50% 以上,尽管可能只需要 25%。所以有人用肝右叶进行肝移植[114]。在肝脏储备能力较差的成人,只有右叶能提供维持肝功能所必需的肝体积。但这也会带来术后胆汁淤积和胆系并发症[86]。活体肾-肝右叶联合移植已获得成功[66]。患者可能会出现一过性肝损伤。

### 辅助肝移植

植入健康肝组织,保留或部分保留原有肝脏[69],适应证为自体肝脏有机会再生的急性肝衰竭的患者[111,112],亦用于治疗某些代谢缺陷病[87]。

通常移植部分供肝。切除供肝左叶,供肝右叶与受体的门静脉、下腔静脉和主动脉吻合,使供肝肥大,受体肝萎缩。

此种方法会使术后并发症增加,尤其是门静脉血栓形成及原发性移植器官无功能。

进行辅助肝移植可能免于终生免疫抑制治疗。当

表 38.7 克服肝脏供体短缺的策略

较好的医生和公众教育
预设同意
劈离式肝脏
活的供体
部分辅助性肝移植物
异种肝移植
肝细胞移植

宿主的肝脏恢复功能后免疫抑制治疗将停止。当辅助肝萎缩时应予以切除。

### 异种肝移植

几种非人类的肝脏目前被移植给人，报道了 8 例这样的移植手术，供肝来自猪、狒狒、黑猩猩等，移植后，没有人能活过 72 小时[61]。主要障碍是免疫问题，包括超急性和迟发性异种移植物排斥，及 T 细胞依赖的异种移植物排斥。目前各种控制策略正在研究中[15]，问题尚未解决。

异种肝移植还可招致某些动物病毒感染（如猪内源性反转录病毒），另外还有伦理问题尚待解决[102]。

### 多米诺肝移植

为控制代谢性缺陷病，如家族性淀粉样多发性神经病，可移除结构正常的肝脏[36]。这样的肝脏可移植给另一位患者（有知情同意）。相应的代谢缺陷病将在数年后发生。

### 肝细胞移植

肝细胞移植用于治疗代谢性肝病，因为功能正常的肝细胞可以纠正遗传性缺陷[149]，然而受体则需要进行长期的免疫抑制治疗。肝细胞移植亦用于治疗克–纳综合征，以补充缺少的酶，或者用于抑制致病基因或正常基因的过度表达[25,49]。

亦用于急性肝衰竭，以维持肝功能，直到自体肝脏再生。

### 儿童肝移植

儿童肝移植的平均年龄为 3 岁，但 1 岁以下的移植亦获得过成功[5]。因为来自儿童的供体相当少，所以可能采用成人的部分肝脏或者劈离式的肝脏供体。

移植后生长、发育及生活质量良好[119]。

由于血管、胆管细小造成技术困难，移植前应进行 CT、MRI 检查明确解剖关系。肝动脉血栓发生率高于 17%[106]。再移植十分常见，胆系并发症也十分普遍。

对于小于 3 岁的儿童，移植后 1 年的存活率为 75.5%[82]。移植后肾功能可能恶化，这并不是仅仅与环孢素 A 有关。感染十分常见，尤其是 EB 病毒、风疹病毒、分枝杆菌、巨细胞病毒以及白色念珠菌感染等。

## 免疫抑制

对移植排斥反应的治疗以及理论方面的研究已经取得重大进展。在不同的移植中心，多种治疗方案可供选择，也可以根据患者的具体情况和基础疾病来选择治疗方案。大多数免疫抑制治疗方案均采用了钙调磷酸酶抑制剂，如环孢素或 FK506，这两种药物经常与皮质类固醇一起使用。

肝移植后给予患者口服环孢素或 FK506。新的药物配方设计提高了口服吸收率，在移植手术后能迅速给药。给予环孢素 5~10mg/(kg·d)，分次服用，同时静脉用甲泼尼龙，逐渐减量至 0.3mg/(kg·d)。FK506 的剂量为 0.1mg/(kg·d)。

某些中心起初不用钙调磷酸酶抑制剂，而用硫唑嘌呤及甲泼尼龙，只有在肾功能非常好时应用环孢素或 FK506。

环孢素长期维持剂量为 5~10mg/(kg·d)，多数患者（不是全部）前三个月可逐渐撤掉皮质类固醇。

环孢素的副作用主要有肾毒性（但在用药几个月后通常肾小球滤过率稳定），同时使用氨基糖苷类抗生素可加重肾毒性。电解质紊乱包括高钾血症、尿酸血症和血镁降低。其他的副作用有高血压、体重增加、多毛、牙龈肥大和糖尿病。长期应用可见淋巴增生性疾病。可发生胆汁淤积。神经毒性包括情绪变化、抽搐、震颤和头痛。

环孢素及 FK506 可与其他药物相互作用，导致血药浓度变化（表 38.8）。

环孢素价格昂贵，治疗窗较窄，使用中应密切观察。用药开始时应频繁检测血药浓度，以后定期检测。移植后不同时间的最佳血药水平尚未确定。

FK 506 在抑制 IL–2 合成及控制排斥反应方面比环孢素更为有效。它用于反复发生排斥反应患者的抢救[103]。应用 FK 506 的患者和移植器官的存活率与环孢素相当[110,120]，但急性和顽固性排斥反应几乎很少发生，并且皮质类固醇需要量减少。需要终止治疗的严重副作用包括：肾毒性、糖尿病、腹泻、恶心、呕吐等。震颤、头痛等神经症状较应用环孢素时更为常见。

硫唑嘌呤的副作用包括骨髓抑制、胆汁淤积、肝紫癜、窦周纤维化、静脉闭塞疾病。

MMF（骁悉）和雷帕鸣（serolimus）无肾毒性。雷帕鸣通过抑制 IL–2 途径而抑制 B 细胞和 T 细胞活化[116]，这些药可与钙调磷酸酶抑制剂(环孢素、FK506)联合应用,或者单独使用。

以前用抗淋巴细胞球蛋白和T细胞抗体来预防急性排斥反应。他们已被针对IL-2受体的特异性单克隆抗体所取代[33]。这些受体主要表达于活化的淋巴细胞,并且早期应用针对IL-2受体的特异性单克隆抗体可减少急性排斥反应。巴利昔单抗、达昔单抗已被批准使用,但价格昂贵。

平衡免疫抑制强度的困难仍然存在,免疫抑制过轻则增加了移植物排斥,过强就会增加感染机会。

### 移植物耐受性

已经证明在肝移植受体的血液中有供体细胞,这种嵌合状态能在供体组织产生耐受的过程中影响宿主免疫系统。肝脏可比其他移植器官能更容易被受体接受[90],这就有可能中止免疫抑制治疗。然而,这种可能性较小。首次移植成功存活5年以上患者,仅有1/3患者在接下来的3年里能够停止免疫治疗,另外2/3患者出现移植器官异常[34]。嵌合状态与耐受无关,提示能够成功停用免疫抑制治疗的因素如下:移植对象为无免疫状态、MHC错配较少和早期急性排斥反应发生率低的患者。

## 术后过程

移植术后的病情变化多种多样,尤其是在成年人。一些术后患者可能需要再次手术来控制出血、胆管重建或脓肿引流。

5%~10%的患者需再次移植。再次移植的主要适应证是首次移植失败、移植器官衰竭、肝动脉血栓形成和慢性排斥反应,可能需要肾脏透析。结果都不如首次移植那样令人满意。

影响手术效果的因素包括:术前营养不良、Child分级C级、血清肌酐升高、严重的凝血异常,以及术中输血量、术后肾脏透析和严重排斥反应。不伴有肝硬化和门脉高压的患者手术比较容易,围术期死亡率相对较低。

与手术相关的死亡原因:技术并发症(早期的或晚期的)、胆汁漏出和肝脏排斥,伴或不伴有感染经常与大剂量免疫抑制剂有关。

患者通常住院2个月或者是在门诊观察,一般在6个月内完全康复。

大多数患者生活质量良好,出院后正常生活和工作。服药和复查监测是一项负担。大多数患者社会生活能力改善[54]。然而,移植后9个月调查发现生存者只有43%仍在工作[3]。患者的年龄、移植前疾病的持续时间和工作的种类很大程度上影响了移植后职业状况。

复发的患者如丙型肝炎患者,比无复发患者的生活质量要差一些[100]。

87%以上的儿童生存者完全康复,正常生长,身体和心理发育正常。

### 移植后并发症(表38.9)

肝移植后主要有三个问题:①初期移植物无功能(第1~2天);②排斥(第5~10天);③感染(第3~14天及以后)。

三种并发症表现很相似,肝脏肿大、硬、触痛,黄疸逐渐加深,发热,白细胞升高。必须进行特殊检查[53],包括CT[35]、MRI、多普勒影像、HIDA扫描、血管造影,及经皮或内镜胆管造影以明确诊断。

需要在移植前和移植后5天、3周、1年行肝脏活检。移植肝活检无特殊变化预示功能良好,但带状或严重局灶坏死,以及中性粒细胞浸润为不良预后的早期改变。

#### 原发性移植肝无功能

不到5%的患者在移植后第一个24和48小时

**表38.8 环孢素与其他药物的相互作用**

**增加环孢素水平的药物**

- 红霉素(克拉霉素)
- 酮康唑
- 皮质类固醇
- 甲氧氯普胺
- 维拉帕米
- 地尔硫革
- 他克莫司

**降低环孢素水平的药物**

- 奥曲肽
- 苯巴比妥
- 苯妥英
- 利福平
- 增效磺胺甲基异噁唑(磺胺类抗菌药)
- 奥美拉唑

(图 38.6)内出现原发性移植肝无功能。这与供肝保存不当有关,尤其是冷保存和温缺血时间过长(大于 30小时),亚急性排斥反应或受体发生休克均可导致原发性移植肝无功能。此并发症的特征表现为一般状态恶化、高动力性循环功能紊乱、肾衰竭、乳酸酸中毒、凝血酶原时间(PT)延长、胆红素及转氨酶升高、高血钾、低血糖。

表 38.9 肝移植并发症

| 周 | 并发症 |
|---|---|
| 1 | 原发性移植肝无功能 |
| | 胆汁漏 |
| | 肾、肺、中枢神经系统并发症 |
| 1~4 | 细胞排斥 |
| | 胆汁淤积 |
| | 肝动脉血栓形成 |
| 5~12 | 巨细胞病毒(CMV)肝炎 |
| | 细胞排斥 |
| | 胆管并发症 |
| | 肝动脉血栓形成 |
| | 丙型肝炎 |
| 12~26 | 细胞排斥 |
| | 胆管并发症 |
| | 乙型肝炎 |
| | EB 病毒引起的肝炎 |
| | 药物相关性肝炎 |
| >26 | 管道排斥(罕见) |
| | EB 病毒引起的肝炎 |
| | 门静脉血栓形成 |
| | 疾病复发(乙型肝炎、丙型肝炎、肿瘤) |

再次肝移植是唯一的治疗办法,即使有希望自然好转也不应该耽误。

**技术并发症**

约一半患者会发生手术并发症,常见于儿童,以小血管和胆管并发症为多。

多普勒超声用于检查肝动脉、肝静脉、门静脉、下腔静脉狭窄或血栓形成[80]。

常规超声、CT 或 MRI 用于评估肝实质异常、肝周围情况及胆管扩张。

T 形管胆管造影用于诊断胆管异常,HIDA 扫描或胆管造影有助于诊断胆汁漏。

引导下活检可以抽吸蓄积的液体。

被膜下肝坏死可经 CT 扫描证实,与供体和受体肝脏容积比例不当有关,通常自然消失[1]。

出血常见于病肝切除后横膈留下新鲜创面,或过去手术及感染留下粘连时也容易发生出血。治疗措施是输血,如有必要可再次手术。

**血管并发症**

肝动脉血栓形成在儿童最常见。它可能发病急、表现为临床情况恶化、发热、菌血症、酶升高、凝血功能异常和肝坏死(图 38.7)。它也可能是无症状的,血栓形成数天到数周之后出现胆管并发症[109],包括胆汁漏、胆管狭窄、反复发作性菌血症和肝脓肿。

多普勒超声可用于诊断,尽管螺旋 CT 能更好地显示肝内血管分支闭塞。血管造影可进一步明确诊断。肝动脉血栓一旦发生,通常需要再移植治疗。

肝动脉狭窄通常发生在吻合部位,术后早期的肝动脉血栓,还常需手术治疗,晚期用球囊血管成形术可能成功。

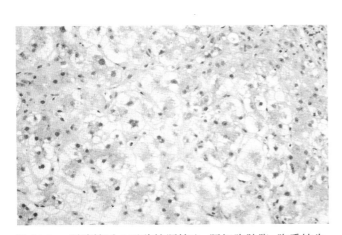

图 38.6 肝移植后 2 天移植肝缺血,肝细胞肿胀、胞质缺失。(HE 染色,×380)(见彩图)

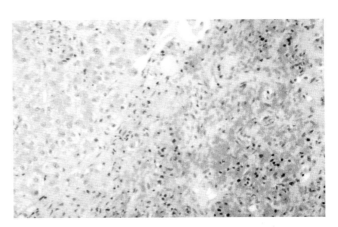

图 38.7 移植后 3 天因为肝动脉血栓形成导致肝梗死,出血、坏死的肝细胞与正常的肝脏组织相邻。(HE 染色,×150)(见彩图)

门脉血栓形成在成人中并不常见,表现为移植物无功能和大量腹水,需要进行紧急血管成形术,如失败,需要进行再次肝移植。

门脉血栓形成通常无明显临床症状,表现为移植后数周到数月出现静脉曲张出血。

肝静脉阻塞常见于因柏-查综合征而进行肝移植的患者。偶有肝上腔静脉吻合处狭窄,可用气囊扩张进行治疗。

### 胆管并发症

肝移植 10~12 天后胆汁分泌自然恢复,胆汁分泌主要依赖于胆盐的分泌。在所有移植的最初 3 个月,并发症发生率为 6%~34%[67,109](表 38.10)。

早期发生的胆汁漏(最初 30 天),可能与胆管吻合相关,晚期发生(大约 4 个月)可能与摘除 T 形管有关。腹痛及腹膜刺激症状,可因应用免疫抑制剂而被掩盖。

早期胆汁漏可以通过 ERCP 或者经皮胆管造影诊断。也可以使用 HIDA 扫描。胆汁漏可以通过经内镜插入胆管支架或经鼻胆汁引流治疗。

肝外胆管吻合口狭窄主要在移植后大约 5 个月出现,表现为间断发热、波动的血清生化异常。鉴别诊断的范围很广,包括排斥反应和脓毒症。可以借助 MRI 胆管造影术[44]、ERCP 或经皮胰胆管造影术来诊断。通过球囊扩张(见图 32.19)或植入塑料支架来治疗[109]。使肝动脉开放是治疗肝外胆管吻合口狭窄的前提条件。

2%~19% 的患者出现非吻合口或缺血性胆管狭窄[43],与胆管周围肝动脉丛损害有关。原因包括冷缺血时间延长、肝动脉血栓形成、ABO 血型不符、排斥反应、泡沫细胞动脉病和阳性淋巴细胞交叉配型。胆管周围动脉内膜损伤可导致节段性微静脉血栓形成,因此造成多发节段性胆管缺血性狭窄。

非吻合性狭窄发生在术后数月后,通常发生于供肝肝总管,并不同程度地延伸至肝内胆管。胆管造影显示胆管壁不规则和模糊,提示坏死和水肿,可试用气囊扩张和支架治疗。行肝管空肠吻合术可能有效。必要时需进行再次肝移植。

胆结石、胆泥和管型可发生于移植后任何时期。如引起梗阻,特别是胆管狭窄发生时需要引起重视。异物(如 T 形管和支架)可能是形成胆结石的诱因。环孢素也是一个致病原因。

必要时可通过内镜括约肌切开术或用鼻胆管冲洗法治疗取石。

### 肾衰竭

肝移植后少尿常见,有时甚至会发生严重的肾衰竭。术前有肾病、低血压和休克、脓毒症,及应用肾毒性抗生素和环孢素或 FK 506 是发生移植后肾衰竭的主要原因。肾衰竭常伴严重排斥反应或重度感染。

### 肺部并发症

在婴儿期,肝移植期间因肺部并发症造成的患儿死亡,可能与血小板在肺小血管中凝聚有关。血管内的留置导管、输入的血小板以及来自于肝脏的细胞碎片可能也起一定作用。

在 ICU,肺炎症浸润常常与肺水肿、肺炎有关。其他原因还有肺不张和呼吸窘迫综合征[99]。在最初的 30 天,肺炎多由耐甲氧苯青霉素(新青霉素 I)的金黄色葡萄球菌、假单胞菌和曲霉菌所致。4 周后以巨细胞病毒性肺炎和肺囊虫肺炎常见。晚期肺炎(1 年以后)常由于乙型肝炎及丙型肝炎复发,出现淋巴细胞增生疾病或慢性排斥反应。

在一份报告中显示,87% 的肺炎患者需要机械通气,40% 有菌血症。发热、白细胞升高、低氧血症、支气管分泌物培养阳性都提示肺炎,需要抗菌治疗。在 ICU 肺炎症浸润患者总的死亡率为 28%[99]。

部分患者有胸腔积液,18% 的患者需要排液治疗。

移植后高动力综合征随时间推移趋向正常。

肝肺综合征(第 6 章)可以通过肝移植纠正,但移植后长期严重的低氧血症需要机械通气和加强监护[60]。

### 非特异性胆汁淤积

常见于移植后的前几天,14~21 天胆红素达到峰值。肝活检提示肝外胆管阻塞,但胆管造影正常。原因包括轻度的器官保存损伤、脓毒症、出血、肾衰竭。如感染得到控制,肝功能、肾功能通常恢复正常,但患者需在 ICU 观察更长的时间。

### 排斥反应

在免疫学上,肝脏在移植方面是一个特殊器官。与

**表 38.10 肝移植后胆系并发症**

漏
  早期(0~2 周)
    吻合性
  晚期(4 个月)
    摘除 T 形管后
狭窄
  吻合性(6~12 个月)
  非吻合性/肝内(3 个月)

其他器官相比,肝脏对免疫攻击有较高耐受性,其原因尚不完全清楚, 可能与肝细胞表面携带的表面抗原较少有关。尽管如此,不同程度的排斥反应仍很常见。

细胞排斥是通过移植物内抗原递呈细胞将供体HLA-抗原递呈到宿主的辅助性 T 细胞而启动的,这些辅助性 T 细胞分泌 IL-2,它能活化其他 T 细胞。移植物内活化 T 细胞的聚集导致 T 细胞介导的细胞毒性和一般炎症反应。

超急性排斥罕见,这种排斥反应是由对供体抗原的预先致敏所引起的。急性细胞排斥反应是完全可逆的,但是慢性排斥反应(胆管减少)是不能逆转的,两者可合并出现第三种情况。排斥反应与机会性感染的鉴别很困难,肝活检可能有助于诊断。加强免疫抑制治疗可抑制排斥反应的发生,但会加重感染。

### 急性细胞性排斥

64%的患者至少有一次急性细胞性排斥发作,通常在移植后 5~20 天及移植后前 6 周之内发作[121]。急性排斥对患者及移植物存活率没有不利的影响[51,75]。移植后最初几天给予过多的免疫抑制药物是不必要的。患者会感觉不适,轻度发热,心率加快,肝大、触痛,血清胆红素和转氨酶升高,凝血酶原时间延长。肝脏酶学的改变缺乏特异性,需要靠肝活检病理明确诊断。

排斥反应表现为典型的三联征:汇管区炎症、胆管损伤(图 38.8)及门脉和终末肝静脉内膜下炎症(内膜炎)(图 38.9)。常伴有嗜酸性粒细胞明显增加[50],及肝细胞坏死。

排斥反应分为轻、中、重三级(表 38.11)[32]。肝活检随访可见类似于药物反应的嗜酸性细胞浸润,及梗死

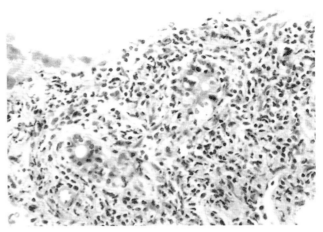

**图 38.8**　急性排斥反应:细胞密集的汇管区可见一损坏的胆管伴淋巴细胞浸润。(HE 染色,×100)(见彩图)

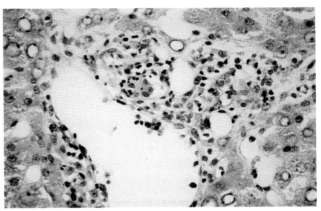

**图 38.9**　移植后 8 天的急性细胞排斥反应,肝活检显示汇管区单核细胞浸润,门静脉内膜下炎症。(HE 染色,×100)(见彩图)

**表 38.11　NIDDK-LTD 命名和肝脏同种异体移植物排斥反应分级[32]**

| 急性排斥* | | 慢性排斥(胆管减少) | |
|---|---|---|---|
| 分级 | 组织病理所见 | 分级 | 组织病理所见 |
| A0(无) | 无排斥 | B1(早或轻) | 胆管缺失,无小叶中央胆汁淤积、静脉周围硬化、肝细胞气球样变或坏死和脱落 |
| A1(轻) | 部分(不是全部)排斥浸润,限于汇管区 | B2(中) | 胆管缺失,伴以下四条之一:小叶中央胆汁淤积、静脉周围硬化、肝细胞气球样变、坏死和脱落。 |
| A2(中) | 排斥浸润累及大多或全部汇管区,有或无肝小叶浸润,无小叶中央肝细胞坏死或脱落的证据 | | |
| A3(重) | 汇管区部分或全部浸润,有或无肝小叶浸润,汇管区之间有或无炎性细胞连接,伴中、重度小叶炎症和小叶坏死及脱落 | B3(晚期或重) | 胆管缺失,至少伴以下四条中的两条:小叶中央胆汁淤积、静脉周围硬化、肝细胞气球样变、小叶中心坏死和脱落 |

*急性排斥的诊断基于以下三种表现中的至少两项:(a)以单核细胞为主的混合性汇管区炎性反应;(b)胆管炎症、损伤;(c)门静脉和中央区静脉内皮下有单核细胞定植。因此,根据以上改变确定的排斥反应的严重程度,加上超过 50%的汇管区有胆管缺失,可以确定诊断。

样坏死区,后者可能继发于淋巴细胞引起的门静脉阻塞。肝动脉造影显示肝动脉分离和狭窄(图38.10)。组织学改变程度与激素治疗失败、早期死亡或再移植相关,对判断预后有指导意义[121]。85%发生排斥反应的患者通过加强免疫抑制可成功治疗。常用的治疗方案是给予大剂量的甲泼尼龙,每日 1 g,静脉给药,连续3 天。对类固醇耐药的患者可给予 IL-2 单克隆抗体10~14 天。也可试用 FK 506。应用上述治疗无效的患者病理表现为明显胆管减少。如果排斥反应持续,则需要再次移植。

### 慢性胆管排斥

慢性胆管排斥表现为胆管进行性损伤,最终消失[122],其机制似乎为免疫原性的,与胆管内皮 HLA Ⅱ类抗原异常表达有关。供体-受体 HLA Ⅰ类错配,HLA Ⅰ类抗原在胆管表达也是导致慢性胆管排斥的因素。

慢性排斥的发生率已从 20 世纪 80 年代的 15%~20%降至现在的 5%[57],这归功于较好地控制了急性和早期慢性排斥的发生和肝脏独特的再生能力。

胆管减少性排斥定义为:50%的汇管区小叶间胆管和间隔胆管缺失。根据汇管区内的肝动脉数量与胆总管数量之比计算得出 (正常值>0.7),建议至少要观察 20 个汇管区[58]。泡沫细胞管腔闭合性动脉病加重了胆管损伤的程度。胆管减少性排斥在组织学上分轻、中、重三级(表 38.11)[32]。

病理可见胆管上皮被单核细胞浸润,引起上皮局灶坏死和破溃,最终胆管消失、汇管区炎症也消退(图38.11)。大动脉血管(穿刺组织中无大动脉)内膜下可见泡沫细胞、内膜硬化和增生。随后发展为中央带坏死、胆汁淤积,最终发展为胆汁性肝硬化。

胆管减少排斥反应通常继发于早期细胞排斥(约8 天),伴有胆管变性(约 10 天)和胆管减少 (约 60天)。发病通常在前三个月内,但可能更早。胆汁淤积通常进行性加重。

肝动脉闭塞可能是慢性排斥的表现 (图 38.12),导致胆管狭窄。巨细胞病毒胆管炎亦能导致硬化性胆管炎。

发生不可逆性移植肝损伤时的表现包括:缺乏急性排斥反应的特点,80%的汇管区胆管缺失,严重的中心至中心桥样连接,静脉周围纤维化,30%的汇管区内的小动脉缺失[57]。一些患者早期对 FK 506 和皮质类固醇治疗有反应,但胆管减少性排斥并不因加强免疫抑制治疗而逆转。再移植是唯一有效的治疗方法。

### 感染

移植后超过 50%的患者有感染发生[51],感染可能是原发的、再发的或机会性(图 38.13),免疫抑制药物的正确使用及既往感染病史的掌握尤为重要[115]。

#### 细菌感染

见于术后前 2 个月,通常与技术操作引发的并发症有关。包括肺炎、伤口感染、肝脓肿、胆系感染。侵袭性操作和血管插管均可诱发细菌感染。通常为内源性

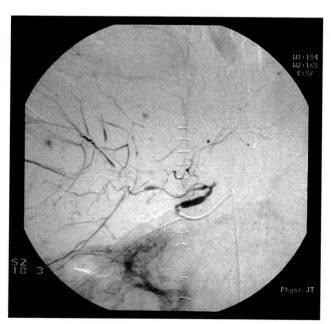

图 38.10　急性细胞性排斥中动脉造影显示肝内动脉分离和明显狭窄。

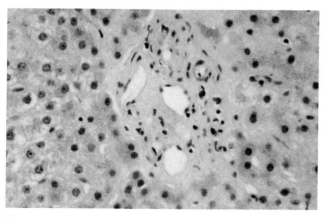

图 38.11　慢性胆管减少排斥反应:汇管区胆管缺失,只存在一个肝动脉分支及一个门静脉,无炎症反应。(HE 染色,×380)(见彩图)

病原菌,某些中心用选择性肠道消毒预防细菌感染。

移植患者死亡几乎都是由于脓毒症。移植患者终生都有发生细菌感染的可能,尽早撤除皮质类固醇可减少感染的机会。

### 巨细胞病毒(CMV)感染

巨细胞病毒感染是常见的并发症,通常有症状,症状较重的占 30%,可以是原发的(来源于输血或供肝),亦可以是继发的反应。单一的、最重要的危险因素是 CMV 抗体阳性的供肝。

在再移植或肝动脉血栓形成的患者中,CMV 感染机会增加,导致存活率降低[39]。

CMV 感染常见于移植后 90 天内,其高峰在第 28~38 天。在移植物功能低下,需要加强免疫抑制治

疗的情况下,感染通常持续数月至数年。CMV 是移植后肝炎最常见的病因。

表现为单核细胞增多样综合征,伴发热、转氨酶升高。严重者累及肺,慢性感染伴胆汁淤积性肝炎和胆管减少综合征。

其他表现有"比萨饼"("Pizza-pie")视网膜炎和胃肠炎。

肝组织活检可见有 CMV 核内包涵体的多形核白细胞和淋巴细胞簇 (图 38.14)。肝胆管细胞异形,无内膜炎。针对 CMV 抗原的单克隆抗体免疫染色可早期诊断(图 38.15)[84]。细胞培养技术如 DEAFF(早期抗原荧光染色检查) 在感染 16 小时内可能呈阳性。目前 PCR 已作为常规诊断手段。

口服更昔洛韦作为常规预防性治疗是有效的[45],在一些移植中心已经开始使用,但有可能出现耐药毒株。

CMV 感染患者如有可能, 应减少免疫抑制剂的

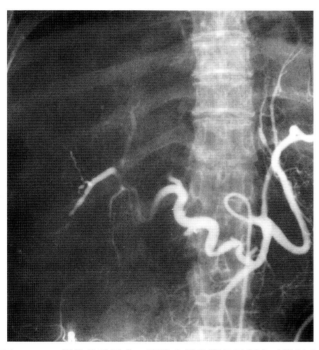

**图 38.12** 慢性排斥反应:腹腔血管造影显示肝内动脉树中断,随后的系列造影片无改善。

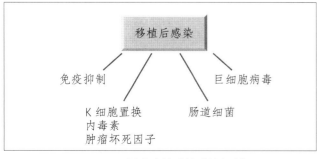

**图 38.13** 肝脏移植受体感染机制。

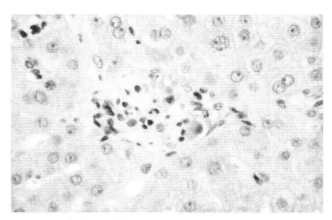

**图 38.14** 移植后 4 周的 CMV 肝炎。炎症灶可见肝细胞内有包涵体。(HE 染色,×160)(见彩图)

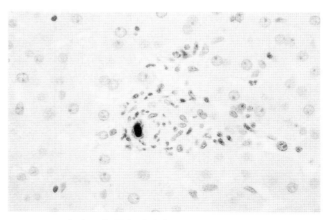

**图 38.15** 免疫过氧化物酶染色(×160)证实了 CMV 的存在,表现为细胞内棕色颗粒沉积。(见彩图)

用量,必要时需要再移植。

### 单纯疱疹病毒

这种感染通常与免疫抑制导致的感染再活化有关。肝活检可见病毒包涵体围绕坏死区域,实际上用阿昔洛韦预防治疗后这种感染已经消失。

### EB病毒感染

作为原发感染常见于儿童,表现为单核细胞增多性肝炎(图38.16),常无症状,需依据血清学检查诊断(见第16章)。

### 淋巴组织增生性疾病

这种疾病发生于所有的实质性器官移植,发生率为1.8%~4%。通常是非霍奇金B细胞淋巴瘤,多见于儿童,亦可见于成人,与EB病毒感染强烈相关。在手术后3~72个月,淋巴瘤可见于淋巴结或移植肝本身。治疗措施是减少免疫抑制药物及用阿昔洛韦抗病毒治疗。系统化疗可增加存活率,但必须小心给药,因撤药后可发生暴发型肝衰竭或乙型肝炎复发,且预后不良[6]。

### 腺病毒感染

见于儿童,表现轻,但可发生致命性肝炎,且没有公认的治疗方法。

### 水痘

水痘可发生于进行肝移植的儿童,静脉应用更昔洛韦治疗。

### 诺卡尔菌属

通常累及胸部,但皮肤和中枢神经系统亦可发生病变。

### 真菌感染

曲菌病死亡率高,常导致血清胆红素升高和肾功衰竭。可能并发脑脓肿,可用脂质体两性霉素治疗。

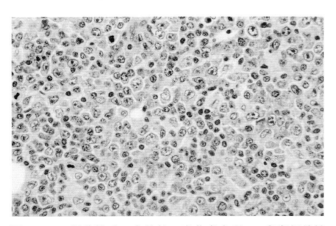

图38.16 肝移植后6个月的3岁儿童出现EB病毒相关性淋巴组织增生综合征。汇管区的一个淋巴结显示成片的淋巴细胞取代了正常的淋巴腺体结构。(HE染色,×300)(见彩图)

### 肺囊虫肺炎

发生于术后前六个月,支气管镜和支气管-肺泡灌洗查找病原体可明确诊断,可用复方新诺明(增效磺胺甲基异噁唑)预防。移植后前6个月,每日1片,口服治疗。

### 恶性肿瘤

通常发生于移植手术后5年内,发生率为6%[107]。与应用免疫抑制剂有关。发生的恶性肿瘤有淋巴肉瘤、皮肤癌、卡波西肉瘤[10]。因此肝移植后每年监测肿瘤的发生很重要。

### 药物中毒

无论是肝炎还是胆汁淤积,必须要考虑药物中毒的可能,引起药物中毒的药物有硫唑嘌呤、环孢素、FK 506(免疫抑制药)、抗生素、抗高血压药和抗抑郁药。

### 疾病复发

术后2~12个月乙型肝炎复发,并在1~3年内发生肝硬化、肝衰竭,丙型肝炎在移植4周以后的任何时间都可复发。

移植物肝癌可复发或远处转移,通常发生在术后2年内。

在第14章讨论了原发性胆汁性肝硬化复发的可能性。肝移植后如果没有很好的抗凝血治疗,柏-查综合征可能迅速复发。

### 中枢神经系统毒性

肝移植后可出现一些中枢神经系统的改变[18]。一半的患者表现为抽搐发作,儿童比成人常见[26]。环孢素相关的发作可用苯妥英控制,副作用是加速了环孢素的代谢。

脑桥中央髓鞘溶解与血清电解质异常的快速纠正有关,或者是联合应用环孢素的结果。CT扫描可显示脑白质透光。

环孢素在血液中与脂蛋白结合,低血清胆固醇水平的患者肝移植后发生,发生中枢神经系统毒性的危险增加。

脑梗死与围术期低血压、气体或微血栓栓塞有关。

脑脓肿尽管少见但也可发生。

术后几周内头痛常见,可能与应用环孢菌素有关,但多数原因不明[18]。

震颤常是免疫抑制药的副作用,包括皮质类固醇、地尔硫草(免疫抑制药)和环孢素。一般病情较轻，病情重的患者需要减量或者停药。

二次移植时中枢神经系统反应更多且更严重，如抽搐(癫痫发作)、局部运动缺陷。

### 骨病

肝移植的患者移植前通常都有一定程度的肝源性骨营养不良。移植后第二个三个月期间，38%的患者发生骨破坏伴椎骨塌陷。原因是多方面的，包括胆汁淤积、环孢素、皮质类固醇治疗、长期的卧床休息[91]。可自行恢复。

### 异位软组织钙化[70]

异位软组织钙化的发生广泛，伴呼吸功能不全和骨折。常继发于新鲜冰冻血浆输血导致的低钙血症。此外与肾衰、继发性甲状旁腺功能亢进有关。组织损伤和外源性补钙会导致软组织钙沉积。

## 结论

肝移植是一项艰巨任务，手术与术后随访同样重要。患者和家属需要心理和社会支持，术后患者则需要长期的内科和外科监护，及昂贵的免疫抑制药和抗生素治疗。

主治医生必须与移植中心保持联系，注意可能的晚期并发症，特别是感染、慢性排斥、胆系并发症、淋巴肉瘤和其他恶性肿瘤等。

虽然肝移植所需费用较高，但先进的技术、专业的肝移植梯队和便宜的免疫抑制药物可以降低费用。对于肝脏疾病晚期的患者来说，生命最后一年的住院费用与肝移植的费用相当，肝移植可以作为备选方案。

（张清泉　鞠红艳　译　窦晓光　傅跃文　郭镭　校）

### 参考文献

1　Abecassis J-P, Pariente D, Hazebroucq V et al. Subcapsular hepatic necrosis in liver transplantation: CT appearance. Am. J. Roentgenol. 1991; 156: 981.

2　Abouljoud MS, Levy MF, Rees CR et al. A comparison of treatment with transjugular intrahepatic portosystemic shunt or distal splenorenal shunt in the management of variceal bleeding prior to liver transplantation. Transplantation 1995; 59: 226.

3　Adams PC, Ghent CN, Grant DR et al. Employment after liver transplantation. Hepatology 1995; 21: 140.

4　Adler R, Safadi R, Caraco Y et al. Comparison of immune reactivity and pharmacokinetics of two hepatitis B immune globulins in patients after liver transplantation. Hepatology 1999; 29: 1299.

5　Beath SV, Brook GD, Kelly DA et al. Successful liver transplantation in babies under 1 year. Br. Med. J. 1993; 307: 825.

6　Ben-Ari Z, Amlot P, Lachmanan SR et al. Post-transplantation lymphoproliferative disorder in liver recipients: characteristics, management, and outcome. Liver Transplant. Surg. 1999; 5: 184.

7　Benner KG, Lee RG, Keeffe EB et al. Fibrosing cytolytic liver failure secondary to recurrent hepatitis B after liver transplantation. Gastroenterology 1992; 103: 1307.

8　Berenguer M, Ferrell L, Watson J et al. HCV-related fibrosis progression following liver transplantation: increase in recent years. J. Hepatol. 2000; 32: 673.

9　Bismuth H, Azoulay D, Samuel D et al. Auxiliary partial orthotopic liver transplantation for fulminant hepatitis. The Paul Brousse experience. Ann. Surg. 1996; 224: 712.

10　Bismuth H, Houssin D. Reduced sized orthotopic liver grafts in hepatic transplantation in children. Surgery 1984; 95: 367.

11　Bismuth H, Samuel D, Castaing D et al. Orthotopic liver transplantation in fulminant and subfulminant hepatitis—the Paul Brousse experience. Ann. Surg. 1995; 222: 109.

12　Bizollon T, Ducerf C, Trepo C. New approaches to treatment of hepatitis C virus infection after liver transplantation using ribavirin. J. Hepatol. 1995; 23 (Suppl. 2): 22.

13　Bizollon T, Ducerf C, Trepo C et al. Hepatitis C recurrence after liver transplantation. Gut 1999; 44: 575.

14　Bizollon T, Palazzo U, Ducerf C et al. Pilot study of the combination of alfa interferon-alfa and ribavirin as therapy of recurrent hepatitis C after liver transplantation. Hepatology 1997; 26: 500.

15　Bradley JA. Overcoming the immunological barriers to xenotransplantation. Transplantation 1999; 68: 9.

16　Brandhagen DJ. Liver transplantation for hereditary hemochromatosis. Liver Transplant. 2001; 7: 663.

17　Broelsch CE, Whitington PF, Emond JC et al. Liver transplantation in children from living related donors. Surgical techniques and results. Ann. Surg. 1991; 214: 428.

18　Bronster DJ, Emre S, Mor E et al. Neurologic complications of orthotopic liver transplantation. Mt Sinai J. Med. 1994; 61: 63.

19　Burdelski M, Rodeck B, Latta A et al. Treatment of inherited metabolic disorders by liver transplantation. J. Inherit. Metab. Dis. 1991; 14: 604.

20　Burroughs AK. Post-transplanatation prevention and treatment of recurrent hepatitis C. Liver Transplant. 2000; 6 (Suppl. 2): S35.

21　Busuttil RW, Goss JA. Split liver transplantation. Ann. Surg. 1999; 229: 313.

22　Cardona J, Houssin D, Gauthier F et al. Liver transplantation in children with Alagille syndrome—a study of 12 cases. Transplantation 1995; 60: 339.

23　Casavilla FA, Reyes J, Tzakis A et al. Liver transplantation for neonatal hepatitis as compared to the other two leading indications for liver transplantation in children. J. Hepatol. 1994; 21: 1038.

24　Charlton M, Seaberg E, Wiesner R et al. Predictors of patient and graft survival following liver transplantation for hepatitis C. Hepatology 1998; 28: 823.

25　Chowdhury JR. Prospects of liver cell transplantation and liver-directed gene therapy. Semin. Liver Dis. 1999; 19: 1.

26　Cilio MR, Danhaive O, Gadisseux JF et al. Unusual

cyclosporin related neurological complications in recipients of liver transplants. *Arch. Dis. Child*. 1993; **68**: 405.

27 Council on Ethical and Judicial Affairs, American Medical Association. Ethical demand for liver transplantation. *Clin. Transplant*. 1997; **11**: 49.

28 Couteil JPA, Soubrane O, Houssin DP *et al*. Combined heart–lung–liver, double lung–liver and isolated liver transplantation for cystic fibrosis in children. *Transpl. Int*. 1997; **10**: 33.

29 Cuervas-Mas V, Millan J, Gavaler JJ *et al*. Prognostic value of preoperatively obtained clinical and laboratory data in predicting survival following liver transplantation. *Hepatology* 1986; **6**: 922.

30 Czaja AJ. The immunoreactive propensity of autoimmune hepatitis: is it corticosteroid-dependent after liver transplantation? *Liver Transplant. Surg*. 1999; **5**: 460.

31 Davies SE, Portmann BC, O'Grady JG *et al*. Hepatic histological findings after transplantation for chronic hepatitis B virus infection, including a unique pattern of fibrosing cholestatic hepatitis. *Hepatology* 1991; **13**: 150.

32 Demetris AJ, Seaberg EC, Batts KP *et al*. Reliability and predictive value of the National Institute of Diabetes and Digestive and Kidney Diseases liver transplantation database. Nomenclature and grading system for cellular rejection of liver allografts. *Hepatology* 1995; **21**: 408.

33 Denton MD, Magee CC, Sayegh MH. Immunosuppressive strategies in transplantation. *Lancet* 1999; **353**: 1083.

34 Devlin J, Doherty D, Thomson L *et al*. Defining the outcome of immunosuppression withdrawal after liver transplantation. *Hepatology* 1998; **27**: 926.

35 Dupuy D, Costello P, Lewis D *et al*. Abdominal CT findings after liver transplantation in 66 patients. *Am. J. Roentgenol*. 1991; **156**: 1167.

36 Dyer PA, Bobrow M. Domino hepatic transplantation using the liver from a patient with familial amyloid polyneuropathy. *Transplantation* 1999; **67**: 1202.

37 Eghtesad B, Nezakatgoo N, Geraci LC *et al*. Liver transplantation for Wilson's disease: a single centre experience. *Liver Transplant. Surg*. 1999; **5**: 467.

38 Emond JC, Whitington PF, Thistlethwaite JR *et al*. Transplantation of two patients with one liver: analysis of a preliminary experience with 'split-liver' grafting. *Ann. Surg*. 1990; **212**: 14.

39 Falagas ME, Paya C, Ruthazer R *et al*. Significance of cytomegalovirus for long-term survival after orthotopic liver transplantation. *Transplantation* 1998; **66**: 1020.

40 Feray C, Caccamo L, Alexander GJM *et al*. European Collaborative study on factors influencing outcome after liver transplantation for hepatitis C. *Gastroenterology* 1999; **117**: 619.

41 Feray C, Gigou M, Samuel D *et al*. The course of hepatitis C virus infection after liver transplantation. *Hepatology* 1994; **20**: 1137.

42 Feray C, Gigou M, Samuel D *et al*. Influence of the genotypes of hepatitis C virus on the severity of recurrent liver disease after liver transplantation. *Gastroenterology* 1995; **108**: 1088.

43 Fisher A, Miller CM. Ischemic-type biliary strictures in liver allografts—the Achilles heel revisited. *Hepatology* 1995; **21**: 589.

44 Fulcher AS, Turner MA. Orthotopic liver transplantation: evaluation with MR cholangiography. *Radiology* 1999; **211**: 715.

45 Gane E, Slaiba F, Valdecasas GJC *et al*. Randomized trial of efficacy and safety of oral ganciclovir in the prevention of

46 Gordon FH, Mistry PK, Sabin CA *et al*. Outcome of orthotopic liver transplantation in patients with haemophilia. *Gut* 1998; **42**: 744.

47 Grewal HP, Thistlethwaite JR, Loss GE *et al*. Complications in 100 living-liver donors. *Ann. Surg*. 1998; **228**: 214.

48 Gugenheim J, Samuel D, Reynes M *et al*. Liver transplantation across ABO blood group barriers. *Lancet* 1990; **336**: 519.

49 Gupta S. Hepatocyte transplantation: emerging insights into mechanisms of liver re-population and their relevance to potential therapies. *J. Hepatol*. 1999; **30**: 162.

50 Gupta SD, Hudson M, Burroughs AK *et al*. Grading of cellular rejection after orthotopic liver transplantation. *Hepatology* 1995; **21**: 46.

51 Hadley S, Samore MH, Lewis WD *et al*. Major infectious complications after orthotopic liver transplantation and comparison of outcomes in patients receiving cyclosporin or FK 506 as primary immunosuppression. *Transplantation* 1995; **59**: 851.

52 Herbert A, Corbin D, Williams A *et al*. Erythropoietic protoporphyria: unusual skin and neurological problems after liver transplantation. *Gastroenterology* 1991; **100**: 1753.

53 Holbert BL, Campbell WL, Skolnick ML. Evaluation of transplanted liver and postoperative complications. *Radiol. Clin. North Am*. 1995; **33**: 521.

54 Hunt CM, Camargo CA, Dominitz JA *et al*. Effect of postoperative complications on health and employment after liver transplantation. *Clin. Transplant*. 1998; **12**: 99.

55 Hunt CM, McGill JM, Allen MI *et al*. Clinical relevance of hepatitis B viral mutations. *Hepatology* 2000; **31**: 1037.

56 Ichida T, Matsunami H, Kawasaki S *et al*. Living related-donor liver transplantation from adult to adult for primary biliary cirrhosis. *Ann. Intern. Med*. 1995; **122**: 275.

57 International Panel. Update of the International Banff schema for liver allograft rejection: working recommendations for the histopathologic staging and reporting of chronic rejection. *Hepatology* 2000; **31**: 792.

58 International Working Party. Terminology of hepatic allograft rejection. *Hepatology* 1995; **22**: 648.

59 Jurim O, Shackleton CR, McDiarmid SV *et al*. Living-donor liver transplantation at UCLA. *Am. J. Surg*. 1995; **169**: 529.

60 Krowka MJ. Hepatopulmonary syndrome: what are we learning from interventional radiology, liver transplantation and other disorders? *Gastroenterology* 1995; **109**: 1009.

61 Lambrights D, Sachs DH, Cooper DK. Discordant organ xenotransplantation in primates: world experience and current status. *Transplantation* 1998; **68**: 547.

62 Le-Trent YP, Delpero JR, Dousset B *et al*. Results of liver transplantation in the treatment of metastatic neuroendocrine tumours: a 31-case French multicentre study. *Ann. Surg*. 1997; **225**: 355.

63 Lucey MR, Brown KA, Everson GT *et al*. Minimal criteria for placement of adults on the liver transplant waiting list. *Transplantation* 1998; **66**: 956.

64 Maddrey WC, ed., *Transplantation of the Liver* 2nd edn. Norwalk: Appleton & Lange, 1994.

65 Markowicz JS, Martin P, Contrad AJ *et al*. Prophylaxis against hepatitis B recurrence following liver transplantation using combination lamivudine and hepatitis B immune globulin. *Hepatology* 1998; **28**: 586.

66 Marujo WC, Barros MFA, Cory RA *et al*. Successful com-

bined kidney–liver right lobe transplant from a living donor. *Lancet* 1999; **353**: 641.

67 Mazariegos GV, Molmenti EP, Kramer DJ. Early complications after orthotopic liver transplantation. *Surg. Clin. North Am.* 1999; **79**: 109.

68 Mieles LA, Esquivel CO, Van Thiel DH *et al.* Liver transplantation for tyrosinemia: a review of 10 cases from the University of Pittsburgh. *Dig. Dis. Sci.* 1990; **38**: 153.

69 Moritz MJ, Jarrell BE, Munoz SJ *et al.* Regeneration of the native liver after heterotopic liver transplantation for fulminant hepatic failure. *Transplantation* 1993; **55**: 952.

70 Munoz SJ, Nagelberg SB, Green PJ *et al.* Ectopic soft tissue calcium deposition following liver transplantation. *Hepatology* 1988; **8**: 476.

71 Mutimer D, Pillay D, Dragon E *et al.* High pretreatment serum hepatitis B virus titre predicts failure of lamivudine prophylaxis and graft re-infection after liver transplantation. *J. Hepatol.* 1999; **30**: 715.

72 Narumi S, Roberts JP, Emond JC *et al.* Liver transplantation for sclerosing cholangitis. *Hepatology* 1995; **22**: 451.

73 Nery JR, Wepler D, Rodriguez M *et al.* Efficacy of lamivudine in controlled hepatitis B virus recurrence after liver transplantation. *Transplantation* 1998; **65**: 1615.

74 Neuberger JM, Adams DH. Is HLA matching important for liver transplantation? *J. Hepatol.* 1990; **11**: 1.

75 Neuberger J, Adams DH. What is the significance of acute liver allograft rejection? *J. Hepatol.* 1998; **29**: 143.

76 Neuberger J, James O. Guidelines for selection of patients for liver transplantation in the era of donor-organ shortage. *Lancet* 1999; **354**: 1636.

77 Nghiem HV. Imaging of hepatic transplantation. *Radiol. Clin. North Am.* 1998; **36**: 429.

78 Olivieri NF, Liu PP, Sher GD *et al.* Brief report: combined liver and heart transplantation for end-stage iron-induced organ failure in an adult with homozygous beta-thalassaemia. *N. Engl. J. Med.* 1994; **330**: 1125.

79 Ong JP, Reddy V, Gramlich TL *et al.* Cryptogenic cirrhosis and risk of recurrence of nonalcoholic fatty liver disease after liver transplantation. *Gastroenterology* 2000; **118**: A973.

80 Orons PD, Zajko AB. Angiography and interventional procedures in liver transplantation. *Radiol. Clin. North Am.* 1995; **33**: 541.

81 Otte G, Herfarth C, Senninger N *et al.* Hepatic transplantation in galactosaemia. *Transplantation* 1989; **47**: 902.

82 Otte JB. Recent developments in liver transplantation: lessons from a 5-year experience. *J. Hepatol.* 1991; **12**: 386.

83 Otte JB, de Ville de Goyet J, Sokal E *et al.* Size reduction of the donor liver is a safe way to alleviate the shortage of size-matched organs in paediatric liver transplantation. *Ann. Surg.* 1990; **211**: 146.

84 Paya CV, Holley KE, Wiesner RH *et al.* Early diagnosis of cytomegalovirus hepatitis in liver transplant recipients: role of immunostaining, DNA hybridization and culture of hepatic tissue. *Hepatology* 1990; **12**: 119.

85 Ratziu Y, Samuel D, Sebagh M *et al.* Long-term follow-up after liver transplantation for autoimmune hepatitis: evidence of recurrence of primary disease. *J. Hepatol.* 1999; **30**: 31.

86 Reding R, de Groyet J de V, Delbeke I *et al.* Paediatric liver transplantation with cadaveric or living related donors: comparative results in 90 elective recipients of primary grafts. *J. Pediatr.* 1999; **134**: 280.

87 Rela M, Musien P, Volea-Melendez H *et al.* Auxiliary partial orthotopic liver transplantation for Crigler–Najjar syndrome type 1. *Ann. Surg.* 1999; **239**: 565.

88 Revell SP, Noble-Jamieson G, Johnston P *et al.* Liver transplantation for homozygous familial hypercholesterolaemia. *Arch. Dis. Child.* 1995; **73**: 456.

89 Ringe B, Lang H, Oldhafter KJ *et al.* Which is the best surgery for Budd–Chiari syndrome: venous decompression or liver transplant action? A single-centre experience with 50 patients. *Hepatology* 1995; **21**: 1337.

90 Riordan SM, Williams R. Tolerance after liver transplantation: does it exist and can immunosuppression be withdrawn? *J. Hepatol.* 1999; **31**: 1106.

91 Roding MA, Shane E. Osteoporosis after organ transplantation. *Am. J. Med.* 1998; **104**: 459.

92 Rosenau J, Bahl MJ, Tillmann HL *et al.* Lamivudine and low-dose hepatitis B immune globulin for prophylaxis of hepatitis B reinfection after liver transplantation—possible role of mutations in the YMDD motif prior to transplantation as a risk factor for reinfection. *J. Hepatol.* 2001; **34**: 895.

93 Sanchez-Fuey OA, Rimola A, Grande L *et al.* Hepatitis B immunoglobulin discontinuation followed by hepatitis B virus vaccination: a new strategy in the prophylaxis of hepatitis B virus recurrence after liver transplantation. *Hepatology* 2000; **31**: 496.

94 Schissky ML, Scheinberg IH, Sternlieb I. Liver transplantation for Wilson's disease: indications and outcome. *Hepatology* 1994; **19**: 583.

95 Schluger LK, Sheiner PA, Thung SN *et al.* Severe recurrent cholestatis hepatitis C following orthotopic liver transplantation. *Hepatology* 1996; **23**: 971.

96 Seaberg EC, Belle SH, Beringer KC *et al.* Long-term patient and retransplantation-free survival by selected recipient and donor characteristics: an update from the Pitt-Unos liver transplant registry. *Clin. Transplant.* 1997; **18**: 15.

97 Sheiner PA, Boros P, Klion FM *et al.* The efficacy of prophylactic interferon alfa-2b in preventing recurrent hepatitis C after liver transplantation. *Hepatology* 1998; **28**: 831.

98 Sheiner PA, Schwartz ME, Mor E *et al.* Severe or multiple rejection episodes are associated with early recurrence of hepatitis C after orthotopic liver transplantation. *Hepatology* 1995; **21**: 30.

99 Singh N, Gayowski T, Wagener MM. Pulmonary infiltrates in liver transplant recipients in the intensive care unit. *Transplantation* 1999; **67**: 1138.

100 Singh N, Gayowski T, Wagener MM *et al.* Quality of life, functional status and depression in male liver transplant recipients with recurrent viral hepatitis C. *Transplantation* 1999; **67**: 69.

101 Starzl TE, Marchioro TL, von Kaulla KN *et al.* Homotransplantation of the liver in humans. *Surg. Gynecol. Obstet.* 1963; **117**: 659.

102 Starzl TE, Rao AS, Murase M *et al.* Will xenotransplantation ever be feasible? *J. Am. Coll. Surg.* 1998; **186**: 383.

103 Starzl TE, Todo S, Fung J *et al.* FK 506 for liver, kidney and pancreas transplantation. *Lancet* 1989; **ii**: 1000.

104 Starzl TE, Todo S, Tzakis A *et al.* The many faces of multivisceral transplantation. *Surg. Gynecol. Obstet.* 1991; **172**: 338.

105 Stieber AC, Zetti G, Todo S *et al.* The spectrum of portal vein thrombosis in liver transplantation. *Ann. Surg.* 1991; **213**: 199.

106 Tan KC, Yandza T, de Hemptinne B *et al.* Hepatic artery thrombosis in paediatric liver transplantation. *J. Pediatr. Surg.* 1988; **23**: 927.

107 Tan-Shalaby J, Tempero M. Malignancies after liver trans-

plantation: a comparative review. *Semin. Liver Dis.* 1995; **15**: 156.

108 Todo S, Starzl ET, Tzakis A. Orthotopic liver transplantation for urea cycle enzyme deficiency. *Hepatology* 1992; **15**: 419.

109 Tung BY, Kimmey MB. Biliary complications of orthotopic liver transplantation. *Dig. Dis.* 1999; **17**: 133.

110 US Multicentre FK 506 Liver Study Group. A comparison of tacrolimus (FK 506) and cyclosporin for immunosuppression in liver transplantation. *N. Engl. J. Med.* 1994; **331**: 1110.

111 Van Hoek B, de Boer J, Boudjema K *et al.* Auxiliary vs. orthotopic liver transplantation for acute liver failure. *J. Hepatol.* 1999; **30**: 699.

112 Van Hoek B, Ringers J, Kroes ACM *et al.* Temporary heterotopic auxiliary liver transplantation for fulminant hepatitis B. *J. Hepatol.* 1995; **23**: 109.

113 Van Thiel DH, Gavaler JS, Kam I *et al.* Rapid growth of an intact human liver transplanted into a recipient larger than the donor. *Gastroenterology* 1987; **93**: 1414.

114 Wachs ME, Bak TE, Karrer FM *et al.* Adult living donor liver transplantation using a right hepatic lobe. *Transplantation* 1998; **68**: 1313.

115 Wade JJ, Rolando N, Hayllar K *et al.* Bacterial and fungal infections after liver transplantation: an analysis of 284 patients. *Hepatology* 1995; **21**: 1328.

116 Watson CJ, Friend PJ, Jamieson NY *et al.* Sirolimus: a potent new immunosuppressant for liver transplantation. *Transplantation* 1999; **67**: 505.

117 Watts RWE, Morgan SH, Danpure CJ *et al.* Combined hepatic and renal transplantation in primary hyperoxaluria type I: clinical report of nine cases. *Am. J. Med.* 1991; **90**: 179.

118 Welch CS. A note on transplantation of the whole liver in dogs. *Transpl. Bull.* 1955; **2**: 54.

119 Whitington PF, Balistreri WF. Liver transplantation in paediatrics: indications, contraindications, and pretransplant management. *J. Pediatr.* 1991; **118**: 169.

120 Wiesner RH. A long-term comparison for tacrolimus (FK506) vs. cyclosporin in liver transplantation. *Transplantation* 1998; **66**: 493.

121 Wiesner RH, Demetris AJ, Belle SH *et al.* Acute hepatic allograft rejection: incidence, risk factors, and impact on outcome. *Hepatology* 1998; **28**: 638.

122 Wiesner RH, Ludwig J, Vanhoek B *et al.* Current concepts in cell-mediated hepatic allograft rejection leading to ductopenia and liver failure. *Hepatology* 1991; **14**: 721.

123 Zandi P, Panis Y, Debray D *et al.* Paediatric liver transplantation for Langerhans' cell histiocytosis. *Hepatology* 1995; **21**: 129.

124 Zignego AL, Dubois F, Samuel D *et al.* Serum hepatitis delta virus RNA in patients with delta hepatitis and in liver graft recipients. *J. Hepatol.* 1990; **11**: 102.

# 索　引

## A

阿苯哒唑　albendazole　461,462,464
阿德福韦　adenofivir　266
阿尔维林　alverine　315
阿米巴　Entamoeba histolytica　446
阿米巴脓肿　amoebic abscess　438
阿米洛利　amiloride　120
阿莫西林　amoxicillin　317
阿莫西林-克拉维酸　amoxicillin-clavulanic acid　119
阿糖腺苷　adenine arabinoside　260
阿托品　atropine　534
埃博拉病毒　Ebola virus　253
癌胚抗原(CEA)　carcino-embryonic antigen　54,477,571
艾迪生病　Addison's disease　402
艾滋病　AIDS　54,544~545,235,250,412,438
安替匹林　antipyrine　22,301
氨苯蝶啶　triamterene　120
氨基匹林　aminopyrine　301
氨基匹林呼气试验　aminopyrine breath test　21,22
氨基酸　amino acids　27,28,76,94,373,417
氨基酸尿　aminoaciduria　28,373
胺碘酮　amiodarone　300,308
昂丹司琼　ondansetron　212
奥格门汀　Augmentin　317
奥美拉唑　omeprazole　301,425
奥曲肽　octreotide　59,126,154,388,498,507,535,594
奥沙尼喹　oxamniquine　456
奥沙西泮　oxazepam　154
澳大利亚抗原　Australia Antigen　255

## B

巴比妥类　barbiturates　87
巴利昔单抗　basiliximab　594
靶细胞　target cells　26,43,426

靶向基因转导　targeted gene transfer　490
白蛋白　albumin　17,28
白塞病　Behcet's disease　147,172
白色念珠菌　Candida albicans　235,438,444,465
白细胞介素　interleukins　328
白消安　busulphan　309
白血病　leukaemia　51,52
柏-查综合征　Budd-Chiari syndrome　5,54,59,60,62,88,99,115,117,140,160,173,175,176,328,330,428,434,439,459,590
半乳糖　galactose　301
半乳糖-1-磷酸盐尿苷酰转移酶　galactose-1-phosphate-uridyl transferase　393
半乳糖耐量　galactose tolerance　30
半乳糖清除试验　galactose elimination test　21
半乳糖血症　galactosaemia　393,589
胞吞能力　endocytosis　10,13
胞饮　pinocytosis　9,11,13
保泰松　phenylbutazone　300~302
暴发性肝衰竭　fulminant hepatic failure　46,91
苯巴比妥　phenobarbitone　9,13,190~193,211,408
苯丙氨酸　phenylalanine　76,90,193,400
苯丁酸氮芥　chlorambucil　224
苯噁洛芬　benoxyprofen　300,318
苯二氮䓬类药物　benzodiazepines　87,90~91
苯甲酸钠　sodium benzoate　93
苯妥英钠　phenytoin　106
"比萨饼"视网膜炎　pizza-pie retinitis　599
吡喹酮　praziquantel　456,463,464
吡咯里西啶类生物碱　pyrrolizidine alkaloids　310
吡罗昔康　piroxicam　314
吡嗪酰胺　pyrazinamide　312,449
扁平苔藓　lichen planus　220,278
变形杆菌　Proteus spp.　444,506
表皮生长因子　epidermal growth factor　326
别嘌呤醇　allopurinol　300,436
丙氨酸转氨酶　alanine transaminase　20,49
丙硫氧嘧啶　propylthiouracil　353

丙戊酸钠　sodium valproate　307,425

丙型肝炎　hepatitis C　50,54,98,187,239,241,247,273~286,289,335,365,410,428,431,438,456,587

丙型肝炎冷球蛋白血症　cryoglobulinaemia in hepatitis C　278,279

丙氧酚　propoxyphene　301

病毒科　hepadnaviruses　239

病毒性肝炎　49,239~251,365,410,428,586

伯纳特立克次体　Coxiella burnetii　454

博恩霍尔姆病　Bornholm disease　542

卟啉症　porphyrias　278,402,481,483

布鲁杆菌　*Brucella abortus*　436,437

布美他尼　bumetamide　121

## C

草酸尿　oxaluria　589

侧支循环　collateral circulation　131,132,133,141

层粘连蛋白　laminin　326,348,

插入性突变　insertional mutagenesis　480

茶碱类　theophylline　300,302

长春新碱　vincristine　54

肠肝循环　entero-hepatic circulation　25,185

肠外营养　parenteral nutrition　117,309,379,384,385

肠系膜上静脉　superior mesenteric vein　60,131,139,140,142,157,590

迟发性皮肤卟啉病　porphyria cutanea tarda　40,357,402,403,404

充血性肠病　congestive colonopathy　135

充血性空肠病变　congestive jejunopathy　135

充血性心力衰竭　congestive heart failure　179~181

冲击波碎石　shock-wave lithotripsy　502,509,534,536,541

杵状指　finger clubbing　73,220,332

穿刺术　paracentesis　77,119

传染性单核细胞增多　infectious mononucleosis

窗孔　fenestrae　10,12

瓷胆囊　porcelain gallbladder　546

磁共振波谱　magnetic resonance spectroscopy　86

磁共振成像　magnetic resonance imaging　59,65

磁共振血管造影　magnetic resonance angiography　141

磁共振胰胆管造影术　magnetic resonance cholangio-pancreatography　208,546

雌二醇　oestradiol　79

雌激素　oestrogens　29,78,79,201,213,224,309,316,427,534

雌激素替代疗法　oestrogen replacement therapy　213

刺突红细胞　spur cells　43

促性腺激素　gonadotrophins　79

醋磺环己脲　acetohexamide　318

醋酸锌　zinc acetate　374

挫伤　bruising　173

错构瘤　hamartomas　418

## D

达那唑　danazol　300,319

达昔单抗　diclizumab　594

大肠杆菌　*Escherichia coli*　112,444,532,548,560

代谢紊乱综合征　dysfibrinogenaemia　357

代谢性疾病　metabolic diseases　83,328,330,417,588

丹曲林　dantrolene　289,315

单胺氧化酶　monoamine oxidase　90

单纯疱疹　herpes simplex　98,252,410,411,428,600

单核细胞趋化肽 1　monocyte chemotactic peptide 1　326

单核细胞增多性李斯特菌　*Listeria monocytogenes*　446

单硝酸异山梨酯　isosorbide-5-mononitrate　152

胆道　biliary tract　3,4,50,52,186,187,501~518,526~529

胆道闭锁　biliary atresia　412,413,414

胆道出血　haemobilia　37,551

胆道造影　biliary scintigraphy　525,538

胆固醇　cholesterol　23,56,185,197,407,531,532

胆固醇沉着　cholesterolosis　546

胆固醇成核　cholesterol nucleation　533

胆固醇结石　cholesterol gallstones　531,532~535

胆固醇酯沉积病　cholesterol ester storage disease　56

胆管癌　cholangiocarcinoma　229,231,440,492~493,576~581,590

胆管囊腺瘤　biliary cystadenoma　526

胆管缺失综合征　disappearing bile duct syndrome　588

胆管细胞　cholangiocytes　12,200

胆管细胞癌　cholangiocarcinoma　484,492,523,581

胆管狭窄　biliary stricture　167,438,546

胆管炎　cholangitis　44,187,207,208,315,450,468,

507,509,547

胆管支架　biliary stents　444

胆管周围炎　pericholangitis　229,231

胆红素　bilirubin　17,18,51,152,183,184,185~187,
287,372,380,407,457

胆红素尿　bilirubinuria　18,186,173,243

胆红素尿苷二磷酸葡萄糖醛酸转移酶　bilirubin uridine
diphosphate glucuronosyl transferase　184

胆红素葡萄糖醛酸　bilirubin glucuronide　185

胆绞痛　biliary colic　187,188

胆结石　gallstones　49,50,68,188,220,224,333,388,
415,416,531,532~541,551,552

胆瘘　biliary fistula　550

胆绿素　biliverdin　184,187

胆绿素还原酶　biliverdin reductase　183,184

胆囊动脉　cystic artery　529

胆囊管　cystic duct　3,529

胆囊积脓　empyema of gallbladder　543

胆囊静脉　cystic vein　3

胆囊切除术　cholecystectomy　538~593,537~538,539,
541,559~563

胆囊切除术后综合征　post-cholecystectomy syndrome
508,537

胆囊缺如　absence of gallbladder　526

胆囊闪烁显像　cholescintigraphy　545

胆囊收缩　cholecystokinin　534

胆囊炎　cholecystitis　50,416,462,467,541~543

胆泥　biliary sludge　318,534

胆色素　bile pigments　18~19

胆色素原　porphobilinogen　402,483

胆石性肠梗阻　gallstone ileus　537,551

胆酸　bile acids　25~26,193

胆小管胆盐输出泵　canalicular bile salt export pump
26

胆小管膜　canalicular membrane　197,200,209

胆盐　bile salts　25,208,539

胆盐输出泵　bile salt export pump　26,199,200

胆汁湖　bile lakes　202

胆汁磷脂　biliary phospholipids　531

胆汁流动　bile flow　198

胆汁性腹膜炎　bile peritonitis　37,552

胆汁引流　biliary drainage　211

胆汁淤积　cholestasis　24~27,30,50,179,185,189,

197~213,242,313~318,350,407,409~417,427,434,
501,588

胆汁淤积性病毒性肝炎　cholestatic viral hepatitis　209

胆汁淤积性黄疸　cholestatic jaundice　38,179,185,
187,189,209,299,317,416

胆汁淤积性结节病　cholestatic sarcoidosis　221

胆总管　common bile duct　2,536,538,547~548,552,
559,563

胆总管结石　choledocholithiasis　50,188,209,428,547~
548

胆总管囊肿　choledochal cysts　412,505,519,520,524~
525

蛋氨酸　methionine　76,81,89

蛋白多糖　proteoglycans　326

导管板　ductal plates　12

低丙种球蛋白血症　hypogammaglobulinaemia　275

低密度脂蛋白　low density lipoprotein　10,11,200,394

低钠血症　hyponatraemia　116,121

低血钾　hypokalaemia　102

低血镁　hypomagnesaemia　105

低血糖　hypoglycaemia　102,104,386,389,483

低血氧　hypoxia　91

迪塞间隙　space of Disse　9~12,50,150

地达诺新　didanosine　308

地尔硫䓬　diltiazem　309,594

地氟烷　desfiurane　313

地美环素　demeclocycline　127

地西泮　diazepam　293

地中海贫血　thalassaemia　49,50,191,275,364,411,
417,589

碘油　lipiodol　65,491

淀粉样　amyloid　201

淀粉样变性　amyloidosis　394~397

叠氮胸苷　azidothymidine　308

丁型肝炎　hepatitis D　97,239,268~270,292,382,587

动静脉瘘　arteriovenous fistula　37,146

动脉血酮体指数　arterial blood ketone body ratio　21

动脉造影　arteriography　73,167~169,174,441,476,
486

窦状隙扩张　sinusoidal dilatation　39,49,54

窦状隙细胞　sinusoidal cells　10,11

窦状隙质膜　sinusoidal plasma membrane　14

杜宾-约翰逊综合征　Dubin-Johnson syndrome　17,18,

38,185,193,201,416

端粒酶 telomerase 327,480

对乙酰氨基酚 paracetamol 98,104,108,109,304~306

多巴胺 dopamine 88,126

多动脉炎 polyarteritis 545

多发性骨髓瘤 multiple myeloma 55,56,395

多发性家族性淀粉样神经病变 familial amyloidotic polyneuropathy 395

多克隆丙种球蛋白病 polyclonal gammopathy 295

多米诺肝移植 domino liver transplantation 589

多耐药蛋白-2 multi-drug resistance protein-2 185

多囊肾病 polycystic disease 520

多特异性有机阴离子转运体 multi-specific organic anion transporter 184,185,200,201,316

## E

鹅去氧胆酸 chenodeoxycholic acid 539,540

恶性间叶瘤 malignant mesenchymoma 418

恶性营养不良 kwashiorkor 379,381

恶性营养不良综合征 kwashiorkor syndrome 382

恩氟烷 enflurane 313

恩卡尼 encainide 302

二甲基甲酰胺 dimethylformamide 305

二巯丙醇 dimercaptopropanol 375

二硝基苯酚 dinitrophenol 305

二氧化碳楔形造影 carbon dioxide wedged venography 143,144

## F

泛昔洛韦 famciclovir 266

放射性同位素扫描 radio-isotope scanning 59,68,330

放线菌病 actinomycosis 545

非阿尿苷 fialuridine 307~308,382

非霍奇金淋巴瘤 non-Hodgkin's lymphoma 54,278,432,465,467

非酒精性脂肪肝 non-alcoholic fatty liver disease 308,383

非酒精性脂肪坏死 non-alcoholic steato-necrosis 384

非酒精性脂肪性肝炎 non-alcoholic steato-hepatitis 357,381,383,384,387

非类固醇抗炎药 non-steroidal anti-inflammatory drugs 98,115,121,125,135,152,314

非那西丁 phenacetin 21,409

非洲铁过载 African iron overload 365

肺动脉高压 pulmonary hypertension 74,159

肺结核 tuberculosis 448

肺炎 pneumonia 76,103,469,596

分叶肝 hepar lobatum 450

分枝杆菌 *mycobacteria* 218,436,449

酚丁 oxyphenisatin 315

粪卟啉病 coproporphyria 403,404

粪卟啉尿 coproporphyrinuria 404

粪类圆线虫 *Strongyloides stercoralis* 462

粪链球菌 *Streptococcus faecalis* 444,543

粪甾烷酸 coprostanic acidaemia 415

风疹 rubella 252,409

呋喃妥因 nitrofurantoin 296,315,318

氟康唑 fluconazole 313

氟氯西林 flucloxacillin 316

氟马西尼 flumazenil 94,106

氟尿苷 floxuridine 233

氟哌啶醇 haloperidol 317

氟他胺 flutamide 314

氟烷 halothane 31,98,291,312,313

辅助肝移植 auxiliary liver transplantation 108~109,592

辅助性 T 细胞 T-helper cells 217,292,597

附脐静脉 Sappey's veins 133

复方新诺明 co-trimoxazole 314

复杂的腺泡 complex acinus 7

腹壁静脉 epigastric vein 116

腹膜后纤维化 retroperitoneal fibrosis 147,233

腹腔-静脉分流 peritoneo-venous shunt 123

腹腔镜 laparoscopy 190,330,538,539,559~561

腹水 ascites 43,46,55,67,113~124,137,152,154,202~203,209,211,375,377,472,541

## G

钙通道阻滞剂 calcium channel blockers 309

干扰素 interferons 411,489

干扰素-α interferon-α 264,265,273,278,280,281,336

干扰素-γ interferon-γ 11,336

干燥综合征 sicca syndrome 220,278,431

甘氨酸 glycine 25

甘露醇 mannitol 106,211

甘油三酯 triglycerides 9,10,23,24,56,117,379

肝-门脉硬化 hepato-portal sclerosis 150

肝-肾综合征 hepato-renal syndrome 124~126,350

肝臭 fetor hepaticus 76,84,101,242

肝动静脉分流 hepatic arteriovenous shunts 169

肝动脉 hepatic artery 1,71,131,167~169,443

肝动脉-门静脉瘘 hepatic arterio-portal venous fistulae 149

肝动脉灌注化疗 hepatic arterial infusion chemotherapy 496~497

肝动脉瘤 aneurysm of hepatic artery 169

肝毒性 hepato-toxicity 291

肝放疗 hepatic irradiation 309,311

肝肺综合征 hepato-pulmonary syndrome 72,73

肝梗死 hepatic infarction 169

肝管 hepatic ducts 2

肝管分流 cholehepatic shunting 200

肝坏死 hepatic necrosis 20,30,98,241,251,303,305,306,311,379,407,451,595

肝活检 liver biopsy 33~40,208,220,248,263,348,373,417

肝浸润 hepatic infiltration 17

肝豆状核变性 hepato-lenticular degeneration 369

肝颈静脉回流征 hepato-jugular reflex 180

肝静脉楔压 wedged hepatic venous pressure 34,52,143

肝静脉造影 hepatic venography 173

肝静脉阻塞综合征 hepatic venous obstruction syndrome

肝母细胞瘤 hepatoblastoma 419,491

肝内胆管癌 intra-hepatic cholangiocarcinoma 492~493

肝内胆管闭锁 intrahepatic atresia 210

肝内胆囊 intra-hepatic gallbladder 528,529

肝内血肿 intra-hepatic haematoma 36

肝脑变性 hepato-cerebral degeneration 86

肝片吸虫 Fasciola hepatica 437,463

肝肉芽肿 hepatic granuloma 38,53,222,299,432,433~435,437,438

肝三联 portal triads 6

肝神经丛 hepatic nerve plexus 1

肝糖原合成酶缺乏 hepatic glycogen synthetase deficiency 392

肝外胆道闭锁 extra-hepatic biliary atresia 413

肝外阻塞 extra-hepatic obstruction 132

肝吸虫 liver fiukes 463

肝细胞 hepatocytes 6,9~10,12,197

肝细胞-胆管细胞混合癌 combined hepato-cellular-cholangiocarcinoma 479

肝细胞1区坏死 hepato-cellular zone 1 necrosis 307

肝细胞3区坏死 hepato-cellular zone 3 necrosis 303

肝细胞癌 hepato-cellular carcinoma 61,64,68,74,257,263,277,300,319,350,372,404,419,471,479~491

肝细胞生长因子 hepatocyte growth factor 328

肝细胞衰竭 hepato-cellular failure 71~80,207

肝细胞性黄疸 hepato-cellular jaundice 185,189

肝细胞移植 hepatocyte transplantation 109,593

肝腺瘤 hepatic adenoma 391,427,474

肝腺泡 liver acini 6,8,13,325

肝星形细胞 hepatic stellate cells 10,11,150,344,432

肝星状细胞 hepatic stellate cells 326,359

肝性骨营养不良 hepatic osteodystrophy 203,204,206

肝性脑病 hepatic encephalopathy 21,28,76,83~94,97,99,100~109,158~160,334~336,353

肝性脑病假神经递质 false neurotransmitters in hepatic encephalopathy 92

肝性脑病前期 hepatic pre-coma 92

肝血管造影 hepatic angiography 471

肝血流量 hepatic blood flow 145

肝循环 hepatic circulation 134

肝炎后综合征 post-hepatitis syndrome 242

肝移植 hepatic transplantation 39,47,74,94,103,108,109,126,167,169,172,192,212,224~225,231,261,273,283,315,335,353,354,363,375,391,397,410,414,419,429,432,471,488,489,492,552,564~565,585~601

肝硬化 cirrhosis 38,43,44,45,71,73,325~340

肝硬化性心肌病 cirrhotic cardiomyopathy 333

肝源性肾小球硬化 cirrhotic glomerular sclerosis 333

肝掌　palmar erythema　78,136,188,334
肝肿瘤　liver tumours　418,493
肝周炎　peri-hepatitis　36,444,495
肝转移癌　liver metastases　29,65,174,208,333,477
肝紫癜病　peliosis hepatis　309,310
肝总管　common hepatic duct　2
感染性硬化性胆管炎　infective sclerosing cholangitis　234~236
高氨血症　hyperammonaemia　425
高胆固醇血症　hypercholesterolaemia　589
高胆红素血症　hyperbilirubinaemia　184,407~409,445
高动力循环　hyperdynamic circulation　71~72
高尔基体　Golgi apparatus　10,197,203
高钙血症　hypercalcaemia　483
高钾血症　hyperkalaemia　121
高酪氨酸血症　tyrosinaemia　381,399,400,589
高密度脂蛋白　high density lipoprotein　24
高免疫球蛋白 M 免疫缺陷　hyperimmunoglobulin M immunodeficiency　235
高凝状态　hypercoagulable states　146
高球蛋白血症　hyperglobulinaemia　291
高维生素 A 血症　hypervitaminosis A　385
高血容　hypervolaemia　43
高脂血症　hyperlipidaemia　391
睾酮　testosterone　78~80,353,361
戈登分枝杆菌　Mycobacterium gordonae　218
戈谢病　Gaucher's disease　56~57
格利森囊　Glisson's capsule　6
格列本脲　glibenclamide　318,436
格林-巴利综合征　Guillain - Barré syndrome　242
庚型肝炎　hepatitis G　98,249
弓形体病　toxoplasmosis　410,412,436,437
功能性精神病　functional psychoses　87~88
钩端螺旋体　Leptospira icterohaemorrhagiae　451~453
钩端螺旋体病　leptospirosis　451,453
谷氨酸　glutamate　89,92
谷氨酰胺　glutamine　89,93
谷丙转氨酶　alanine transaminase　20
谷草转氨酶　aspartate transaminase　20
谷胱甘肽　glutathione　178
谷胱甘肽-S-转移酶　glutathione-S-transferase　20,184,

200
谷物淀粉治疗　corn starch therapy　391
骨关节病　osteoarthropathy　206,220,332,361
骨矿物质密度　bone mineral density　204,205
骨软化　osteomalacia　204,206,212
骨软化症　osteomalacia　206
骨髓移植　bone marrow transplantation　52
骨髓增生性疾病　myeloproliferative disease　51,146,171
骨硬化病症　marble bone disease　55
骨质疏松　osteoporosis　79,204,206
关节病　arthropathies　431,432,361,362,431
光滑球拟酵母　Torulopsis glabrata　450
光照射治疗　bright light therapy　212
果糖过多　fructose intolerance　392~393
过客淋巴细胞　passenger lymphocytes　44

### H

哈德门袋　Hartmann's pouch　3,4
海蓝组织细胞综合征　sea-blue histiocyte syndrome　57
海绵状血管瘤　cavernous haemangioma　59,60,61,63,66,86
海斯特瓣　Heister's spiral valve　3
含铁血黄素　haemosiderin　359
含铁血黄素沉着症　haemosiderosis　49
汉-薛-柯综合征　Hand-Schüller-Christian disease　55
(汉赛)巴尔通体　Bartonella henselae　446,465
核黄疸　kernicterus　217,292
赫尔勒综合征　Hurler's syndrome　394
黑热病　kala-azar　436,457
黑色素结石　black pigment gallstones　531,535,536
红霉素　erythromycin　300,302,317
红细胞生成性卟啉病　hepato-erythropoietic porphyria　404
红细胞生成原卟啉症　erythropoietic protoporphyria　403
呼吸测试　breath tests　21
壶腹(局部)切除术　ampullectomy　570
壶腹周围癌　peri-ampullary carcinoma　510,567,580
花生四烯酸　arachidonic acid　11
华法林　warfarin　301
华支睾吸虫　Clonorchis sinensis　463,536,577

华支睾吸虫病　clonorchiasis　481

化脓性胆管炎　pyogenic cholangitis　137,444,463, 464,510,548

化脓性肝脓肿　pyogenic liver abscess　443

化脓性脓肿　pyogenic abscess　459

坏死后瘢痕　post-necrotic scarring　240,241

坏死性或干酪样肉芽肿　necrotizing/caseating granulomas　489

环孢素 A　cyclosporin A　201,302,316

环丙沙星　ciprofioxacin　316

环磷酰胺　cyclophosphamide　309,311

环状病毒科　circoviridiae　278

黄病毒科　flaviviridae　239,273

黄瘤　xanthoma　188,217,219

黄瘤病　xanthomatosis　56

黄曲霉素　Aspergillus fiavus　383

黄曲霉毒素　aflatoxin　481

黄热病　yellow fever　249

黄色肉芽肿性胆囊炎　xanthogranulomatous cholecystitis　546

黄视症　xanthopsia　185

磺胺类　sulphonamides　303,314,317

磺脲类　sulphonylureas　388

磺溴酚酞钠　bromsulphalein　19,22

回肠改道　ileal diversion　212

回归热　relapsing fever　453

回归热包柔螺旋体　Borrelia recurrentis　453

蛔虫　Ascaris lumbricoides　436,437,462

蛔虫病　ascariasis　462

混合性冷球蛋白血症　mixed cryoglobulinaemia　260

获得性免疫缺陷综合征　acquired immune deficiency syndrome　54

霍乱弧菌　Vibrio cholerae　545

霍奇金病　Hodgkin's disease　5,54,55,210

## J

肌动蛋白　actin polymerization　197

肌肉痉挛　muscle cramps　119,121

基质金属蛋白酶　matrix metalloproteinases　327,359

基质金属蛋白酶组织抑制物　tissue inhibitors of MMPs　326

激肽释放酶　kallikrein　114

吉尔伯特综合征　Gilbert's syndrome　49,184,185, 190,191,192,409

吉西他滨　gemcitabine　570

极低密度脂蛋白　very low density lipoprotein　10,379

急性肝衰竭　acute liver failure　97~109

急性肝炎　acute hepatitis　241,311

急性间歇性卟啉症　acute intermittent porphyria　403~404

棘红细胞　acanthocytes　43,44

棘球蚴病　hydatid disease　457~461

棘球蚴囊液过敏　hydatid allergy　459

棘球蚴囊肿　hydatid cysts　457,459,461

棘球蚴砂　hydatid sand　457

寄生虫　helminths　455,456

家族性地中海热(FMF)　familial Mediterranean fever　395

家族性非溶血性高胆红素血症　familial non-haemolytic hyperbilirubinaemias　190

家族性高胆固醇血症　familial hypercholesterolaemia　394

家族性联合免疫缺陷　familial combined immunodeficiency　235

荚膜组织胞浆菌　Histoplasma capsulatum　433

甲氨蝶呤　methotrexate　54,150,224,233,263,309, 379,434,496

甲苯　toluene　305

甲苯哒唑　mebendazole　461~463

甲苯磺丁脲　tolbutamide　191,301,302,388

甲基苄肼　procarbazine　54

甲基多巴　methyl dopa　296,299,312

甲基硫醇　methyl mercaptan　76

甲基叔丁基醚　methyl tert-butyl ether　540

甲亢　thyrotoxicosis　401

甲胎蛋白　alpha-fetoprotein　54,277,472

甲硝唑　metronidazole　92,445,447,448

甲型肝炎　hepatitis A　99,239,241,410,423,428, 438

甲氧苄啶-磺胺甲噁唑　trimethoprim-sulfamethoxasole　119,467

甲状旁腺功能减退　hypoparathyroidism　373

甲状腺功能低下　hypothyroidis　401

甲状腺功能亢进　hyperthyroidism　483

甲状腺炎　thyroiditis　223,233,278

贾第鞭毛虫病　giardiasis　446

假卟啉症　pseudo-porphyria　483

假单胞菌　*Pseudomonas aeruginosa*　444,506,596

间叶性错构瘤　mesenchymal hamartoma　494

碱性磷酸酶　alkaline phosphatase　17,19~20

降钙素　calcitonin　114

胶原性疾病　collagen diseases　431

胶质二氧化钍　Thorotrast　493

角蛋白　cytokeratin　197

角膜结膜炎　keratoconjunctivitis　220

结合珠蛋白　haptoglobin　28

结核病　tuberculomas　436,448,449

结核分枝杆菌　*Mycobacterium tuberculosis*　437,465

结核性门静脉炎　tuberculous pylephlebitis　448

结节病　sarcoidosis　434

结节性多动脉炎　polyarteritis nodosa　167,169

截瘫　paraplegia　86,87,158

界面性肝炎　interface hepatitis　288

金刚烷胺　amantadine　282

紧密连接　tight junctions　8,9,197,198,200,201

进行性家族性肝内胆汁淤积　progressive familial intra-hepatic cholestasis　200,210,415,416,589

经动脉栓塞术　trans-arterial embolization　489

经颈静脉肝内门体分流　transjugular intrahepatic portosystemic shunts　44,61,74,116,158

经口胆管镜　per-oral cholangioscopy　512

经皮胆囊切开取石术　percutaneous cholecystolithotomy　541

经皮胆囊造瘘术　percutaneous cholecystostomy　543,544

精氨酸血管加压素　arginine vasopressin　327

肼酞嗪　hydralazine　437

颈静脉球　jugular bulb　106

静脉闭塞病　veno-occlusive disease　309,310

静脉胆道造影　intravenous cholangiography　506

静脉导管　ductus venosus　134

静脉曲张　varices　133,134,137~140,147,155~158

酒精性肝病　alcoholic liver disease

酒精性肝炎　alcoholic hepatitis　173,187,345,346,349

酒精性泡沫样脂肪综合征　alcoholic foamy fat syndrome　350,382

局灶性结节性增生　focal nodular hyperplasia　474,475,477

巨红细胞　macrocytes　43

巨细胞病毒　cytomegalovirus　235,251,289,411,468

巨细胞病毒肝炎　cytomegalovirus hepatitis　252

巨细胞病毒感染　cytomegalovirus infection　565,599

巨细胞肝细胞癌　giant cell hepato-cellular carcinoma　482

巨细胞肝炎　giant cell hepatitis　210,410,416,419,587

菌血症　bacteraemia　37,450

## K

咖啡因　caffeine　21,301,302

卡比马唑　carbimazole　314

卡波西肉瘤　Kaposi's sarcoma　412,465,467,600

卡罗里病　Caroli's disease　405,443,502,507,519,520,523

卡罗里综合征　Caroli's syndrome　519,520,522

卡马西平　carbamazepine　315,436,437

卡氏肺囊肿肺炎菌　*Pneumocystic carinii*　465

凯-弗环　Kayser-Fleischer rings　87,295,374

坎贝尔摩根丘疹　Campbell de Morgan's spots　77

康斯尔曼体　Councilman bodies　249

抗病毒治疗　antiviral therapy　264~266

抗核抗体　antinuclear antibody　218,222,225,231,292,293,431

抗坏血酸(维生素 C)　ascorbic acid　178

抗甲状腺药　anti-thyroid drugs　209,314

抗惊厥　anti-convulsants　300

抗利尿激素　vasopressin　114,116,123

抗淋巴细胞球蛋白　antilymphocyte globulin　594

抗猕猴 D 免疫球蛋白　anti-rhesus D immunoglobulin　275

抗纤维化药物　anti-fibrotic drugs　336~337

抗中性粒细胞胞浆抗体　anti-neutrophil cytoplasmic antibodies　229

抗组胺药物　anti-histamines　211

考来烯胺　cholestyramine　203,532

柯里病　Cori's disease　391

柯萨奇病毒 B　Coxsackie virus B　252

咳嗽皱纹　cough furrows　4

可待因　codeine　302

可卡因　cocaine　315

克-鲍综合征 Cruveilhier-Baumgarten syndrome 137

克-纳高胆红素血症 Crigler-Najjar hyperbilirubinaemia 409

克-纳综合征 Crigler-Najjar syndrome 192,193

克罗恩病 Crohn's disease 145,229,440,545

空回肠旁路 jejuno-ileal bypass 384

口服避孕药 oral contraceptives 21,147,172,174,209,310,319

口服降糖药 oral hypoglycaemics 318

库普弗细胞 Kupffer cells 4,9,10~12,39,48~50,326~328,394,432,474

库瓦济埃征 Courvoisier 's law 568

奎尼丁 quinidine 300,314,437

奎宁 quinine 303,314

溃疡性结肠炎 ulcerative colitis 145,208,220,229,230,232,296,439,440,577

## L

拉贝洛尔 labetalol 301,312

拉米夫定 lamivudine 256,265,266,270,308,410,587

拉沙热 Lassa fever 253

蜡状芽胞杆菌 Bacillus cereus 308

莱姆病 Lyme disease 454

莱姆病螺旋体 Borrelia burgdorferi 454

莱特勒-西韦综合征 Letterer-Siwe disease 55

阑尾炎 appendicitis 147,443,542

郎格罕组织细胞增多症 Langerhans' cell histiocytosis 55,588

酪氨酸 tyrosine 28,76,90,193

雷尼替丁 ranitidine 317

雷诺现象 Raynaud's phenomenon 77

类癌 carcinoid tumours 497

类癌危象 carcinoid crisis 37

类癌综合征 carcinoid syndrome 60

类风湿性关节炎 rheumatoid arthritis 309,431

类杆菌 Bacteroides spp. 543,547

类狼疮肝炎 lupoid hepatitis 292

里德尔叶 Riedel's lobe 4

立克次体 rickettsiae 437,438,454

利巴韦林 ribavirin 280~282

利多卡因 lidocaine 21

利福平 rifampicin 212,312

利福昔明 rifaximin 92

利尿剂 diuretics 87,120,121

利尿酸 ethacrynic acid 121

利什曼病 leishmaniasis 457

镰状韧带 falciform ligament 1

镰状细胞病 sickle cell disease 49,50

链霉素 streptomycin 454

链球菌 Streptococcus spp. 103,118,440,547

良性复发性肝内胆汁淤积 benign recurrent intrahepatic cholestasis 416

淋巴瘤 lymphoma 51~55,99

淋巴肉瘤 lymphosarcoma 55,600,601

淋巴细胞功能相关抗原 lymphocyte function-associated antigen 13

淋巴细胞性白血病 lymphoid leukaemia 52

淋巴增生性疾病 lymphoproliferative disease 51,593

磷酸盐尿 phosphaturia 373

磷脂 phospholipids 23,185,197

磷脂质病 phospholipidosis 308,309

硫醇 mercaptans 84,90

硫氯酚 bithionol 463~464

硫酸肝素 heparan sulphate 326

硫酸亚铁 ferrous sulphate 307

硫唑嘌呤 azathioprine 126,233,300,309,311,593

柳氮磺胺吡啶 sulfasalazine 314

颅内压 intracranial pressure 101,106,107

氯贝丁酯 clofibrate 535

氯丙嗪 chlorpromazine 300,301,317

氯氮平 clozapine 353

氯谷胺 loxiglumide 534

氯磺丙脲 chlorpropamide 318

氯乙烯 vinyl chloride 309

卵巢肿瘤 ovarian tumour 118

卵磷脂 lecithin 23,24,531

卵磷脂胆固醇酰基转移酶(LCAT) lecithin cholesterol acyl transferase(LCAT) 43

罗-阿窦 Rokitansky-Aschoff sinuses 3,527,543,546

螺内酯 spironolactone 79,114,121,154,350

螺旋杆菌 Helicobacter spp. 545

螺旋体病 spirochaetes 451,453

洛布卡韦 lobucavir 266

洛基山斑点热 Rocky Mountain spotted fever 454

## M

麻疹 measles 252

马尔堡病毒 Marburg virus disease 253

马洛里小体 Mallory bodies 202,350,370,383,389,418

曼氏血吸虫 *Schistosoma mansoni* 454,455

慢性肝炎 chronic hepatitis 262~266,276,287~298,371,401,440

慢性增生性肝周炎 zuckergussleber 181

慢性自身免疫性肝炎 autoimmune chronic hepatitis 292~297,417,431

"盲袋"综合征 Sump syndrome 230

猫抓病 cat scratch disease 446

毛玻璃样细胞 ground glass cells 263

毛细胞白血病 hairy cell leukaemia 52

毛细胆管 cholangioles 6,9,197

梅毒 syphilis 39,329,409,412,450

梅毒瘤 gummas 450

梅毒螺旋体 *Treponema pallidum* 437

酶联免疫吸附试验 ELISA test 274

酶诱导 enzyme induction 303~304

霉菌毒素 mycotoxins 481

美芬妥英 mephenytoin 301

美托洛尔 metoprolol 312

门-体分流性脑病 portal-systemic encephalopathy 83,88,89

门静脉闭塞 portal vein occlusion 145

门静脉高压 and portal hypertension 134

门静脉系统 portal venous system 87,131,139

门静脉血栓形成 portal vein thrombosis 45,61,146,175,590

门静脉压力 portal venous pressure 131,137,150,154,336

门静脉炎 pylephlebitis 443,444,448

门静脉氧含量 portal oxygen content 131,167

门静脉阻塞 portal vein block 68,136,521

门脉-肝静脉分流 porto-hepatic venous shunts 149

门脉高压 portal hypertension 12,51,55,72,113,131,132,136,137,139,145,146,149,150,160,348,434,456

门脉高压性胃病 portal hypertensive gastropathy 139

门脉先天性异常 congenital abnormalities of portal veins 147

门腔静脉分流 porta-caval shunts 123,366

门体分流术 portal-systemic shunts 157~159

咪达唑仑 midazolam 302

弥散性血管内凝血 disseminated intravascular coagulation 45~46

米勒链球菌 *Streptococcus milleri* 440,506

米诺环素 minocyclin 315

米托蒽醌 mitozantrone 489,496

免疫复合物毛细血管炎 immune complex capillaritis 220

免疫球蛋白 immunoglobulins 28,30,261,344,428

免疫性胆管炎 immune cholangitis 292

免疫性缺陷相关的机会性胆管炎 immunodeficiency-related opportunistic cholangitis 234~235

墨菲征 Murphy's sign 5,189,536,542,544

钼酸盐 tetrathiomolybdate 375

## N

内毒素 endotoxin 9,11,135,209

内毒素血症 endotoxaemia 179

内镜胆管造影 endoscopic cholangiography 410

内镜括约肌切开术 endoscopic sphincterotomy 508~510

内镜逆行性胰胆管造影 endoscopic retrograde cholangiopancreatography 506~508

内镜压力器 endoscopic pressure gauge 143

内镜硬化治疗 endoscopic sclerotherapy 154,155,156

内皮静脉 intra-epithelial veins 133

内皮素 endothelin 125,135,327

内脏血管扩张 splanchnic vasodilatation 113,114,124,126,135

内脏血管造影 visceral angiography 142

纳多洛尔 nadolol 152

纳洛酮 naloxone 203,212

钠依赖的牛磺胆酸盐复合转运蛋白 sodium taurocholate co-transporting protein 199

男性乳房发育 gynaecomastia 79

男性同性恋者 homosexual men 247,257,259

囊腺癌 cystadenocarcinoma 493

囊性病变 cystic lesions 519,525

囊性纤维化 cystic fibrosis 210,400,588

脑电图 electroencephalogram 84,85,100,101

脑脊液 cerebrospinal fluid 84,185

脑水肿 cerebral oedema 97,100,101,102

尼拉伏林 niravoline 127

尼曼-皮克病 Niemann-Pick disease 56,57

尼美舒利 nimesulide 314

黏多糖病 mucopolysaccharidoses 393

黏附分子 adhesion molecules 12

黏膜相关淋巴组织(MALT) mucosa-associated lymphoid tissue (MALT) 54

黏液性水肿 myxoedema 295

鸟氨酸加压素 ornipressin 126

尿崩症 diabetes insipidus 424

尿卟啉原脱羧酶 uroporphyrinogen decarboxylase 403,404

尿胆原 urobilinogen 18,19,185,242

尿胆原尿 urobilinogenuria 185

尿苷二磷酸葡萄糖醛酸转移酶 uridine diphosphate glucuronosyl transferase 184,292

尿酸 uric acid 390,391

柠檬酸 67 镓 67-gallium citrate 59

凝固蛋白 coagulation proteins 45

凝血弹性描记法 thromboelastography 46

凝血功能缺陷 coagulation defects 47

凝血酶-抗凝血酶复合物 thrombin-antithrombin complex 46

凝血酶原 prothrombin 28,77

凝血酶原时间 prothrombin time 17,21,29,33,45,46,99,102,104,107,212,335,352,375,595

凝血缺陷 clotting defects 154

凝血试验 coagulation tests 46~47

凝血因子 clotting factors 45,428

牛磺酸 taurine 9,25,199,532

浓缩胆汁综合征 inspissated bile syndrome 410

脓毒性休克 septic shock 469

脓肿 abscess 65,75,443,446

女性化 feminization 79

疟疾 malaria 456

## O

欧迪括约肌 sphincter of Oddi 3,546,547

欧迪括约肌收缩过速 tachyoddia 547

## P

哌替啶 merperidine 506,543

疱疹病毒 herpesviridae 248

喷他佐辛 pentazocine 301

铍中毒 beryllium poisoning 433

劈离式肝移植 segmental liver transplantation 592

皮肤瘙痒 pruritus 203,211,427

皮炎芽生菌 *Blastomyces dermatitidis* 450

皮质类固醇 corticosteroids 172,206,233,243,290,294,297,353,593

脾大 splenomegaly 48,49,61,63,99,148,277,294,309,331,372,374,419,457,503,560

脾动脉 splenic artery 65,132,142,154

脾功能亢进 hypersplenism 33,44,137

脾静脉 splenic veins 62,131,132,140,142,146,148,568

脾静脉造影 splenic venography 46,142

脾切除 splenectomy 44,50,55,57,147,148,365,456

匹莫林 pemoline 314

漂浮性胆囊 floating gallbladder 528,529

贫血 anaemia 43,49~50,51,81

平滑肌(肌动蛋白)抗体 smooth muscle (actin) antibody 292,293

剖腹探查术 laparotomy 576

扑翼样震颤 flapping tremor 83,101,188,242,335

葡萄糖-6-磷酸脱氢酶 glucose-6-phosphate dehydrogenase 409

普罗帕酮 propafenone 314,318

普萘洛尔 propranolol 145,152,153,156,161

## Q

齐多夫定 zidovudine 308,467

奇静脉 azygos vein 137,133,145

脐静脉 umbilical vein 134

脐周静脉 para-umbilical vein 147

脐周静脉曲张 caput Medusae 137

起立低氧血症 orthodeoxia 73

气肿性胆囊炎 emphysematous cholecystitis 543~544

千里光属 Senecio 310,315,479

前列环素　prostacyclin　135
前列腺素　prostaglandin　72,102,103,114,115,125
腔静脉分流术　meso-caval shunts　123,157
羟苯乙醇胺　octopamine　90
羟化氯喹　hydroxychloroquine　415
桥接坏死　bridging necrosis　270,287,300
桥粒　desmosomes　8
切除神经瘤　amputation neuroma　546
青霉素　penicillins　316,317,449,450
青少年血色病　juvenile haemochromatosis　357
氢氟碳　hydrofiuorocarbons　313
秋水仙碱　colchicine　353
球孢子菌病　coccidioidomycosis　437,438
球囊扩张　balloon dilatation　511,561~562,514
球形红细胞增多症　spherocytosis　409
曲恩汀　trientine　374,375
曲格列酮　troglitazone　314
曲霉菌病　aspergillosis　503,675
去氨加压素　desmopressin　46
去甲替林　nortriptyline　301
去铁胺　desferrioxamine　50
全血细胞减少　pancytopenia　137,457
醛脱氢酶　aldehyde dehydrogenase　342
犬弓蛔虫　Toxocara canis　437,463
犬钩端螺旋体　Leptospira canicola　453
缺血性胆管炎　ischaemic cholangitis　169,179
缺血性肝炎　ischaemic hepatitis　99,153,178

### R

热带脾肿大综合征　tropical splenomegaly syndrome　150
人工肝支持　artificial liver support　107
人去唾液酸糖蛋白受体自身抗体　human asialo-glycoprotein receptor autoantibodies　293
妊娠剧吐　hyperemesis gravidarum　423
日本血吸虫　Schistosoma japonicum　454,455
溶血　haemolysis　44,54
溶血性黄疸　haemolytic jaundice　48~49
溶血性贫血　haemolytic anaemia　44,49~51
融合性坏死　confiuent necrosis　326
肉芽肿　granulomas　329,432~439,546
肉芽肿性肝炎　granulomatous hepatitis　251,434

乳果糖　lactulose　86,92~93
乳糜微粒　chylomicrons　24
乳糜泄　coeliac disease　220
乳酸脱氢酶　lactic dehydrogenase　20,179,495
乳头狭窄　papillary stenosis　235,467,510,546
瑞氏样综合征　Reye-like syndromes　417
瑞氏综合征　Reye's syndrome　98,382,417,425

### S

腮腺肿大　parotid gland enlargment　332,350,383
噻苯哒唑　thiabendazole　318
三腔两囊管　Sengstaken-Blakemore tube　148,154,155
三硝基甲苯　trinitrotoluene　305
三唑仑　triazolam　302
色氨酸　tryptophan　90
沙巴拉　Chaparral　315
沙漏形胆囊　hour-glass gallbladder　528
沙眼衣原体　Chlamydia trachomatis　464
伤寒杆菌　Salmonella typhi　545,575
伤寒性胆囊炎　typhoid cholecystitis　545
上皮样肉芽肿　epithelioid granuloma　217
上皮样血管内皮瘤　epithelioid haemangio-endothelioma　40,319,494,589
上腔静脉　superior vena cava　77,123
麝猫后睾吸虫　Opisthorchis viverrini　577
砷　arsenic　146,309
神经递质　neurotransmitters　83,88~93
神经内分泌肿瘤　neuro-endocrine tumours　497,504,589
(神经性)厌食　anorexia nervosa　71,76,87,379
肾病综合征　nephrotic syndrome　246,395
肾上腺髓质素　adrenomedullin　327
肾素-血管紧张素-醛固酮系统　renin-angiotensin-aldosterone system　113,125~127
肾小球肾炎　glomerulonephritis　260
肾移植　renal transplantation　39,310,311
生长激素　growth hormone　402
生长抑素　somatostatin　59,148,154,200,507,534,577
生长因子　growth factors　327~328
生化试验　biochemical tests　17~18,208
生物人工肝支持　bio-artificial liver support　106,107

十二指肠静脉曲张　duodenal varices　134

十二指肠乳头　duodenal papilla　2

石蚕属　germander　315

石胆酸　lithocholic acid　25~27,532

食管静脉曲张　oesophageal varices　86,133,134,137,140,146,147,151,155,220,230,297,331,336,455,521

试纸条　dipsticks　18

嗜酸性粒细胞增多　eosinophilia　231,437,439,458

嗜酸性小体　acidophil bodies　239,249

舒林酸　sulindac　314

输血传播病毒肝炎　hepatitis TT　249

数字减影血管造影　digital subtraction angiography　142,144,569,579

双胆囊　double gallbladder　527

双硫仑　disulfiram　314

双氯芬酸　diclofenac　314

双葡萄糖醛酸胆红素　bilirubin diglucuronide　185

双去氧肌苷　dideoxyinosine　467

双脱氧胞苷　dideoxycitidine　308

水痘　varicella　252,417,600

水痘-带状疱疹　varicella-zoster　252

水通道蛋白　aquaporins　200

水杨酸盐　salicylate　306

四环素　tetracyclines　307,454,464

速尿　frusemide　120

髓外造血　haemopoiesis,extra-medullary　55

髓细胞性白血病　myeloid leukaemia　56

梭状芽孢杆菌属　Clostridia spp.　543

缩窄性心包炎　constrictive pericarditis　117,181

## T

他克林　tacrine　307

他克莫司　tacrolimus　301,594

他莫昔芬　tamoxifen　310,318,384,489

胎儿酒精综合征　fetal alcohol syndrome　419

糖尿病　diabetes mellitus　19,334,386~387,388,444,535,553,568

糖尿病酮症　diabetic ketosis　387

糖原　glycogen　387,389

糖原贮积病　glycogen storage diseases　389~392,589

陶土烟斗管肝硬化　clay-pipestem cirrhosis　455

特比奈芬　terbinafine　313

特发性新生儿肝炎　idiopathic neonatal hepatitis　412

特发性脂肪肝炎　idiopathic steato-hepatitis　418

特利加压素　terlipressin　126,154

体温过高　hyperthermia　306

替尼酸　tienylic acid　302

替扎尼定　tizanidine　314

天冬氨酸转氨酶　aspartate transaminase　17,56,21~22,208,295,344,346,389,417

铁螯合剂治疗　iron chelation therapy　50

铁沉积　siderosis　50,63,330,359~362,364,365

铁蛋白　ferritin　49,359,360,362,484

铁调节蛋白　iron regulatory proteins　357

铁过载　iron overload　63,357~365,417

铜蓝蛋白　caeruloplasmin　28,369,372

铜蓝蛋白缺乏症　acaeruloplasminaemia　365

酮康唑　ketoconazole　301,313

头孢曲松　ceftriaxone　300,318

透析患者　dialysis patients　275

托卡朋　tolcapone　314

脱-γ-羟基凝血酶原　des-γ-carboxyprothrombin　484

脱唾液酸糖蛋白受体　asialoglycoprotein receptor　22

脱氧胆酸　deoxycholic acid　532

椭圆形红细胞增多症　elliptocytosis　49

唾液咖啡因清除率　salivary caffeine clearance　21

## W

瓦特壶腹　ampulla of Vater　2,567

外周动脉血管扩张假说　peripheral arterial vasodilatation hypothesis　113

弯曲杆菌　Campylobacter spp.　446

网状内皮细胞　reticulo-endothelial cells　6,43,56,59,183,333,345,358

威尔逊病　Wilson's disease　28,29,38,39,51,87,99,295,369,375

微粒体血红素氧化酶　microsomal haem oxygenase　183

微丝　microfilaments　9,10,197,201

微小错构瘤　microhamartoma　521

微小肉芽肿　microgranulomas　438

韦尔病　Weil's disease　451,453

韦尼克脑病　Wernicke's encephalopathy　87

围腰肝　corset liver　4

维拉帕米　verapamil　160,301,312,594
维生素 A　vitamin A　150,212,310,326
维生素 B12 缺乏　vitamin B12 deficiency　43,85,348
维生素 D 缺乏　vitamin D deficiency　204,206,212
维生素 D 受体　vitamin D receptor　206,220
维生素 E　vitamin E　178,204,212
维生素 E 缺乏　vitamin E deficiency　204,385,416
维生素 K　vitamin K　17,45,46,212
萎缩性肌强直　dystrophia myotonica　406
胃动素　motilin　534
胃窦血管扩张　gastric antral vascular ectasia　135
胃静脉　gastric veins　132
胃静脉曲张　gastric varices　133,140,158
胃食管侧支循环　gastro-oesophageal collateral circulation　143
胃食管连接处　gastro-oesophageal junction　133,134
魏氏梭状芽孢杆菌　*Clostridium welchii*　543
无结石胆囊炎　acalculous cholecystitis　468
戊型肝炎　hepatitis E　98,100,239,247~248,428

## X

西咪替丁　cimetidine　317
锡中卟啉　tin mesoporphyrin　408
系统性肥大细胞增多症　systemic mastocytosis　149
系统性红斑狼疮　systemic lupus erythematosus　169,171,220,292,431
细胞凋亡　apoptosis　12
细胞毒性药物　cytotoxic drugs　146
细胞骨架　cytoskeleton　10,198,201
细胞内黏附分子(ICAM-1)　inter-cellular adhesion mole cules (ICAM-1)　13
细胞内鸟分枝杆菌　*Mycobacterium avium intracellulare*　465
细胞色素 P450　cytochrome P450　13,21,183,291~292
细胞松弛素 B　cytochalasin B　201
细胞外基质　extracellular matrix　325
细胞因子　cytokines　28,72,135,325,327~328,345
细菌性胆管炎　bacterial cholangitis　234
细粒棘球蚴　*Echinococcus granulosus*　457
下腔静脉　inferior vena cava　136,140,170
下腔静脉造影　inferior vena cavography　173,174
下丘脑-垂体功能　hypothalamic-pituitary function　79

先天性风疹综合征　congenital rubella syndrome　411
先天性肝内胆管发育不良综合征　Alagille's syndrome　413,414~415,414
先天性肝纤维化　congenital hepatic fibrosis　522~523,524
先天性高胆红素血症　congenital hyperbilirubinaemia　194
先天性弓形体病　congenital toxoplasmosis　412
先天性红细胞生成性卟啉　congenital erythropoietic porphyria　403
先天性梅毒　congenital syphilis　412
先兆子痫　pre-eclampsia　423,424
纤溶　fibrinolysis　45,47
纤溶酶原活化抑制物　plasminogen activator inhibitor　46
纤维-充血性脾肿大　fibro-congestive splenomegaly　132
纤维板层癌　fibro-lamellar carcinoma　491,589
纤维蛋白环肉芽肿　fibrin-ring granulomas　438
纤维蛋白原　fibrinogen　28,45,424
纤维多囊病　fibropolycystic disease　526,577
纤维化　fibrosis　17,309,344~345
纤维化胆汁淤积性肝炎　fibrosing cholestatic hepatitis　586
纤维连接蛋白　fibronectin　326
纤维形成　fibrogenesis　325,326,327
线粒体　mitochondria　8,9,193,217,307,344,381,417,425
线粒体抗体　mitochondrial antibodies　218,219,221,228
线粒体抗原　mitochondrial antigens　217
线粒体细胞病　mitochondrial cytopathies　307,425
腺病毒感染　adenovirus infection　412,600
腺肌瘤　adenomyomatosis　545
腺瘤　adenoma　419,474,476
消化不良　dyspepsia　187
消化性溃疡　peptic ulcers　136,332,337
硝苯地平　nifedipine　309
硝酸甘油　nitroglycerin　154,300,547
小柴胡汤　sho-saiko-to　336
小肠结肠炎耶尔森菌　*Yersinia enterocolitica*　444
小胆管　bile canaliculi　6
小管胆汁流量　ductular bile flow　200
小泡棘球蚴　*Echinococcus multilocularis*　461

缬草　valerian　315

心房利钠肽　atrial natriuretic peptide　114

心房利钠因子　atrial natriuretic factor　115

心力衰竭　cardiac failure　169

心源性肝硬化　cardiac cirrhosis　179,181

新霉素　neomycin　92,106

新生儿肝炎　neonatal hepatitis　398,408,412,413,
505,587

新生儿红斑狼疮综合征　neonatal lupus erythematosus
syndrome　416

新生儿溶血病　haemolytic disease of newborn　408~409

新生儿血色病　neonatal haemochromatosis　417,588

新型隐球菌　*Cryptococcus neoformans*　438,465

兴奋剂　ecstasy　98,315

星状细胞　stellate cells　135,325~327,336,359

性激素　sex hormones　81,300,481

性激素结合球蛋白　sex hormone binding globulin　79

性腺功能减退　hypogonadism　78

胸膜炎　pleurisy　36

胸腔积液　pleural effusion　72,73,116,157,495,586

雄激素　androgens　78,79,310

熊去氧胆酸　ursodeoxycholic acid　25,26,200,211,
224,282,400,416,427,539,540

休克　shock　11,178,179

溴隐亭　bromocriptine　93

酗酒　alcohol abuse　20,347

旋毛虫病　trichiniasis　462

选择性脾-肾分流术　selective spleno-renal shunts　158

血管-内皮瘤　haemangio-endothelioma　493

血管活性肠肽　vaso-active intestinal polypeptide　200

血管活性药物　vaso-active drugs　152,154

血管紧张素Ⅱ　angiotensinⅡ　114

血管紧张素转换酶(ACE)　angiotensin-converting enz-
yme(ACE)　114

血管扩张剂　vasodilators　72,115,126,135

血管瘤　haemangioma　66,472

血管肉瘤　angiosarcoma　479

血管收缩剂　vasoconstrictors　105,115,126

血管性胆管炎　vascular cholangitis　236

血管造影　angiography　140,141,142,471,473,579

血管蜘蛛痣　vascular spiders　77

血红蛋白　haemoglobin　48,176

血红蛋白尿　haemoglobinuria　50

血红素加氧酶　haem oxygenase　184

血红素结合蛋白　haemopexin　28

血浆蛋白　plasma proteins　28,29

血浆置换　plasmapheresis　192,212,260,404

血脑屏障　blood-brain barrier　86,101

血清结合胆红素　serum conjugated bilirubin　179,186,
207,407,413,416

血清酶试验　serum enzyme tests　19

血清免疫球蛋白预防　immune serum globulin prophy-
laxis　246

血清血管紧张素转换酶　serum angiotensin-converting
enzyme　222,433,434

血清转氨酶　serum transaminases　17,50,178,179,
189,242,309,312,319

血色病　haemochromatosis　49,66,67,296,325,335,
349,358,359,384,388,404,417,481,588

血栓素A2　thromboxane A2　114,115,125

血栓性静脉炎迁移　thrombophlebitis migrans　147,
173

血吸虫病　schistosomiasis　329,454,455

血小板　platelets　33,43,44,46,47,148,426

血小板减少症　thrombocytopenia　295,426

血小板衍生生长因子　PDGF　437

血液透析　haemodialysis　365

血液学　haematology　43~47,148,207

血友病患者　haemophiliacs　244,276

循环衰竭　circulatory failure　178~181

## Y

牙买加呕吐病　vomiting disease of Jamaica　382

芽生菌　blastomycosis　436,437

烟酸　niacin　314

岩藻糖基化指数　fucosylation index test　484

炎症性肠病　inflammatory bowel disease　229,439,440

氧甲氢龙　oxandrolone　353

药物代谢　drug metabolism　299,300~301,334

野百合属　crotolaria　315

叶酸　folate　43,50

一氧化氮合成酶　nitric oxide synthase　135

依那普利　enalapril　312

依托泊苷　etoposide　314

胰岛素样生长因子Ⅰ　insulin-like growth factorⅠ　402

胰高血糖素 glucagon 135

胰管 pancreatic duct 2

胰腺炎 pancreatitis 103,117,149,354,507~510,546~550

胰腺肿瘤 pancreatic tumour 66,496,503,504

移植物抗宿主排斥反应 graft-versus-host disease 52,236

遗传性出血性毛细血管扩张 hereditary haemorrhagic telangiectasia 77,169,405

遗传性果糖不耐受 hereditary fructose intolerance 392

乙胺嘧啶-磺胺多辛 pyrimethamine-sulfadoxine 314

乙醇脱氢酶 alcohol dehydrogenase 342

乙肝免疫球蛋白 hepatitis B immunoglobulin 428

乙型肝炎 hepatitis B 50,54,98,99,187,239,242,255~268,269,278,290,328,335,410,423,428,431,456,586,595

以色列放线菌 Actinomyces israeli 449

异常纤维蛋白原血症 dysfibrinogenaemia 484

异氟烷 isofiurane 313

异喹胍 debrisoquine 302,312

异戊巴比妥 amobarbital 301

异烟烷 isoniazid 296,301,305,311

抑肽酶 aprotinin 47

疫苗 vaccines 239,246,247,256,261~263,279,456

(吲哚)靛青绿 indocyanine green 22,193

吲哚美辛 indomethacin 301

隐孢子虫 Cryptosporidium parvum 468

隐球菌 cryptococcosis 450

隐窝钩椎 crypts of Luschka 4

隐源性肝脓肿 cryptogenic hepatic abscess 444

隐源性结节性肝硬化 cryptogenic macronodular cirrhosis 209

婴儿胆管病 infantile cholangiopathy 412~415

婴儿血管内皮瘤 infantile haemangio-endothelioma 419

硬化疗法 sclerotherapy 144,148,156,158

硬化性玻璃样坏死 sclerosing hyaline necrosis 346

硬化性胆管炎 sclerosing cholangitis 229~236,318,439,440

硬皮病 sclerodactyly 77,220

幽门螺杆菌 Helicobacter pylori 332

幽门狭窄 pyloric stenosis 409

游离肝静脉压 free hepatic venous pressure 143

有机阴离子转运蛋白 organic anion transporter protein 199

右丙氧芬 dextropropoxyphene 318

诱发电位 evoked potentials 85

原卟啉症 protoporphyria 589

原发性胆汁性肝硬化 primary biliary cirrhosis 50,217~225,292,317,588

原发性肝淋巴瘤 primary hepatic lymphoma 54

原发性高胆红素血症 primary hyperbilirubinaemia 190

原发性硬化性胆管炎 primary sclerosing cholangitis 44,222,229,565,577,578,588

## Z

杂卟啉病 variegate porphyria 402,403

载脂蛋白 apolipoproteins 24

再生障碍性贫血 aplastic anaemia 44,243

暂时肝支持 temporary hepatic support 94

泽尔韦格综合征 Zellweger's syndrome 9,210

占位性病变 space-occupying lesions 19,39,54,63,71,493,519

折叠胆囊 folded gallbladder 528

真菌感染 fungal infection 437,438,450,600

真性红细胞增多症 polycythaemia rubra vera 147,148,171

阵发性睡眠性血红蛋白尿 paroxysmal nocturnal haemoglobinuria 50,172

镇静剂 sedatives 81,87,105,302,562

震颤性谵妄 delirium tremens 87,352

正电子发射体层摄影(PET) positron emission tomography(PET) 59

肢端肥大症 acromegaly 402

脂蛋白 lipoproteins 23,24

脂蛋白-X lipoprotein-X 208

脂肪变性 steatosis 5,19,63,108,179,239,251,253,277,303,305,307,312,380,381,383,384,387,392,417,418

脂肪不耐受 fat intolerance 187

脂肪肝 fatty liver 38,61,62,63,68,76,98,99,264,308,309,336,342,345,349,351,379~384

脂肪坏死 steatonecrosis 380,383,568

脂肪痢 steatorrhoea 186,427

脂肪肉芽肿 lipogranuloma 438

脂肪软骨营养不良 gargoylism 394

脂肪性肝炎 steato-hepatitis 300,383,384

脂褐素 lipofuscin 359

脂质过氧化 lipid peroxidation 178,207,303,343~344

蜘蛛痣 spider naevi 77,78,136,147,188,287,334, 335,347,349,374,417,423

直肠-肛门静脉曲张 anorectal varices 134

直肠静脉曲张 colo-rectal varices 132

纸币皮肤 paper money skin 77

中间丝 intermediate filaments 197~198

肿瘤坏死因子(TNF) tumour necrosis factor 11,114, 342

贮脂细胞 Ito cells 326

转录酶 flippase 199

转铁蛋白 transferrin 10,13,28,29,296,348,357, 358,360,364,365

转铁蛋白受体 transferrin receptors 357,358,360

紫草 comfrey 306

紫癜 purpura 33,43,188,278,294,309,311,335, 395,431,493

自发性细菌性腹膜炎 spontaneous bacterial peritonitis 76,118,119,121,125,333,586

自身抗体 autoantibodies 292

自身免疫性胆管 autoimmune cholangiopathy 221,222

自身免疫性胆管炎 autoimmune cholangitis 222,228

自身免疫性慢性肝炎 autoimmune chronic hepatitis 143, 228,229,278,291~294,297,314,315,586

自由基 free radicals 179,304

组织胞浆菌病 histoplasmosis 39,434,437,465

组织细胞髓性网织细胞增多症 histiocytic medullary reticulosis 53

组织细胞增多症 X histiocytosis X 55,236

组织学活动度指数 histological activity index 290

左旋多巴 levodopa 93,314

## 其他

Andersen 病 Andersen's disease 391

Banti 综合征 Banti's syndrome 150

Byler 病 Byler's disease 201,210,415,589

$^{13}$C-甲氧基乙酰苯胺呼气试验 $^{13}$C-methacetin breath test 21

Charcot 间歇性胆红素性发热 Charcot's intermittent biliary fever 208

Child(Pugh)分级评分 Child (Pugh) score 21,152, 154,335,585

Coombs 试验 Coombs' test 44,54

CREST 综合征 CREST syndrome 220,431

CRST 综合征 CRST syndrome 77

D-青霉胺 D-penicillamine 224,233,370,374,375, 418,588

Dupuytren 挛缩 Dupuytren's contracture 332

EB 病毒 Epstein-Barr virus 593

Felty 综合征 Felty's syndrome 431,477

Graves 病 Graves' disease 220

HELLP 综合征 HELLP syndrome 423~426

Hers 病 Hers' disease 392

HFE 蛋白 HFE protein 360

HFE 基因 HFE gene 357,359

$^{111}$In-DTPA 奥曲肽 111-indium-DTPA octreotide 59,60

K-ras 基因突变 K-ras mutation 567,578

Knodell 评分 Knodell score 39

Kreb 循环 Krebs cycle 13,381

L-精氨酸 L-arginine 72

LeVeen 分流术 LeVeen shunt 46,122

Mercedes-Bens 征 Mercedes-Bens sign 536

Mirizzi 综合征 Mirizzi's syndrome 550

N-乙酰半胱氨酸 N-acetylcysteine 106,306

Na$^+$/K$^+$-ATP 酶 sodium/potassium ATPase 199,201, 210,316

PBC-自身免疫性肝炎重叠综合征 PBC-autoimmune hepatitis overlap 228

Pompe 病 Pompe's disease 391

Q 热 Q fever 434,437,438,454

R-S 细胞 Reed-Sternberg cells 53,55

S-腺苷蛋氨酸 S-adenosyl-methionine 353

TNF 受体 tumour necrosis factor receptor 480

Von Gierke 病 Von Gierke's disease 389

Whipple 病 Whipple's disease 438

Whipple 术 Whipple's operation 569

Wilm 瘤 Wilm's tumour 172,419

Wolman 病 Wolman's disease 56,382

X-连锁免疫缺陷 X-linked immunodeficiency 235

X 基因变异 X gene mutants 256

α-酮戊二酸 α-ketoglutarate 90,91

α1 抗胰蛋白酶 α1-antitrypsin 28,29

α1 抗胰蛋白酶缺乏　α1-antitrypsin deficiency　330，397~399，588

β-苯乙醇胺　β-phenylethanolamine　90

γ-氨基丁酸　gamma-aminobutyric acid　90

γ-谷氨酰转肽酶　gamma-glutamyl transpeptidase　17，19，187，220，304，332

γ-球蛋白　gamma-globulins　17，30，263

δ-氨基乙酰丙酸　δ-aminolaevulinic acid　404

δ4-3-氧化类固醇-5β-还原酶缺乏　δ4-3-oxosteroid-5β-reductase deficiency　415

κ-阿片样受体激动剂　κ-opioid receptor agonists　127

1,1,1-三氯乙烷　1,1,1-trichloroethane　305

3β-羟-C27 类固醇脱氢酶-异构酶缺乏　3β-hydrox-C27-steroid dehydrogenase-isomerase deficiency　463

5-羟色胺　serotonin　44，88，90

6-巯基嘌呤　6-mercaptopurine　54，150

Ⅱ型戊二酸尿症　glutaric aciduria type Ⅱ　438

Ⅲ型前胶原肽　procollagen type Ⅲ peptide　328

（吕娟　孙海波　译）

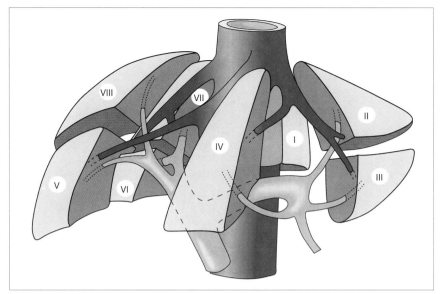

图1.5

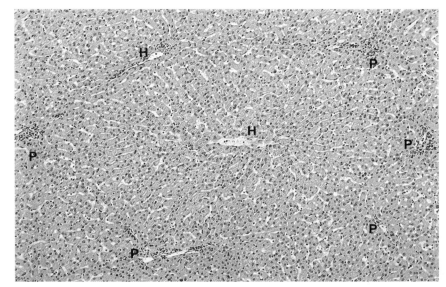

图1.10

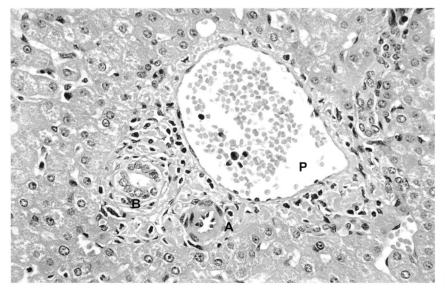

图1.11

彩插1

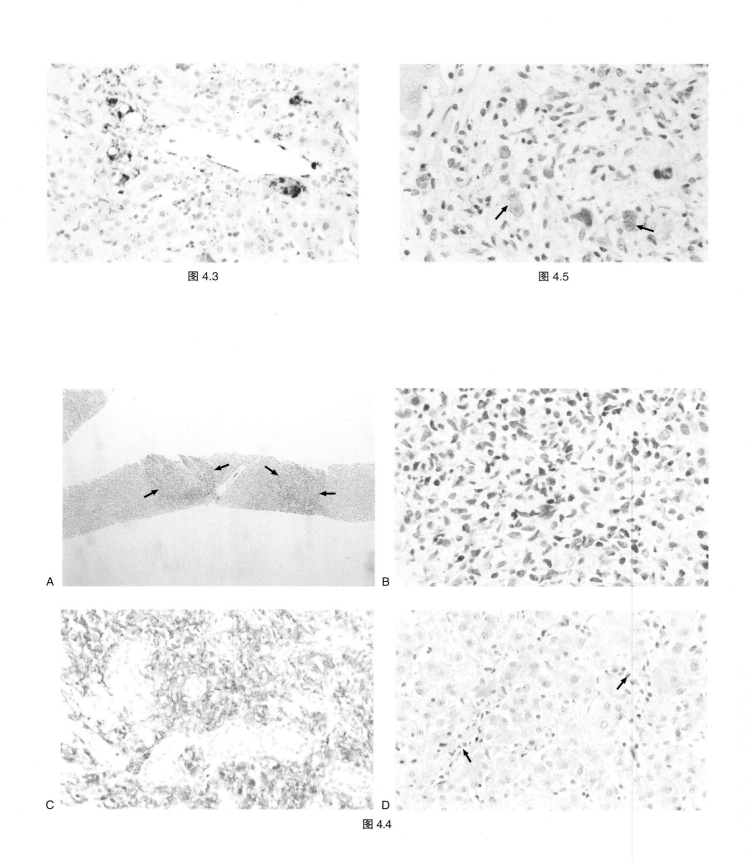

图 4.3

图 4.5

A

B

C

D

图 4.4

彩插 2

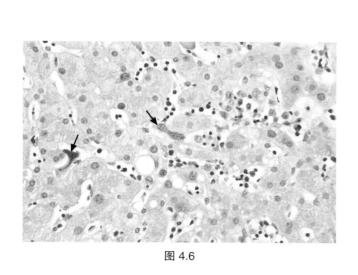

图 4.6

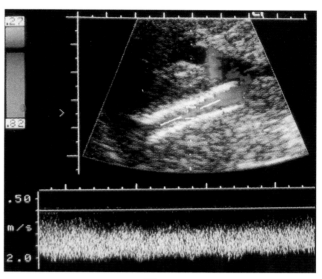

图 5.6

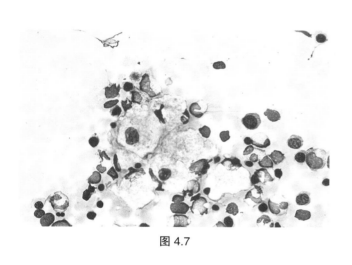

图 4.7

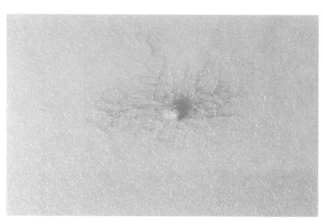

图 6.10

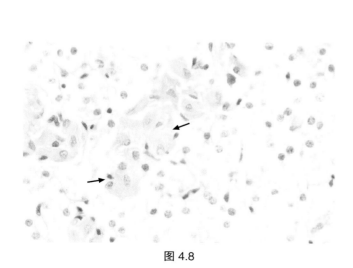

图 4.8

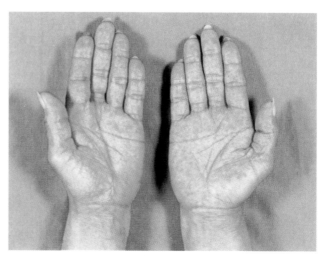

图 6.12

彩插 3

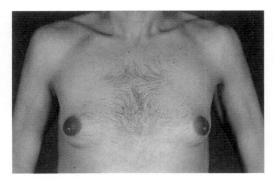

图 6.14

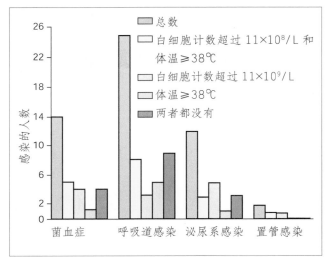

图 8.4

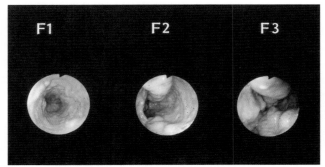

图 10.17

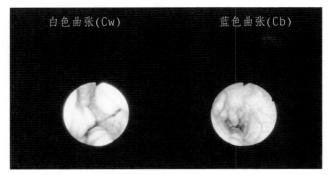

图 10.18

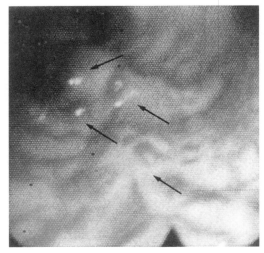

图 10.19

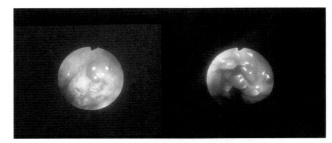

图 10.20

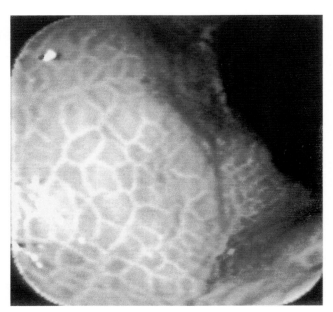

图 10.21

彩插 4

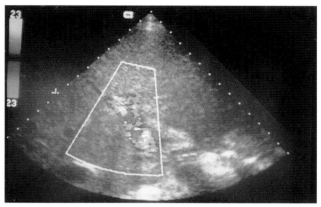

图 10.23

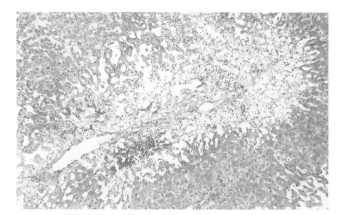

图 11.17

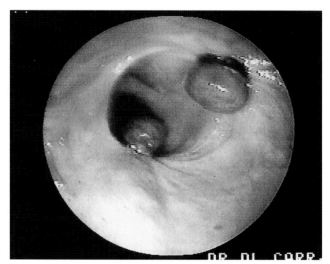

图 10.52

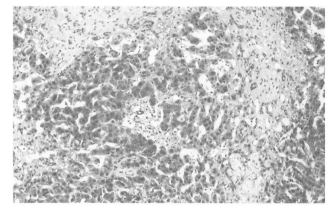

图 11.19

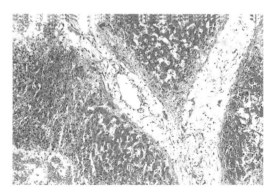

图 11.11

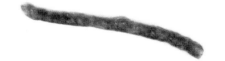

图 12.12

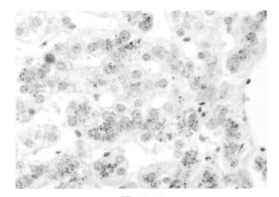

图 12.13

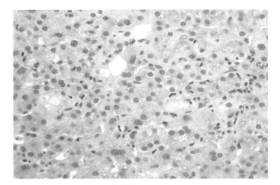

图 13.6

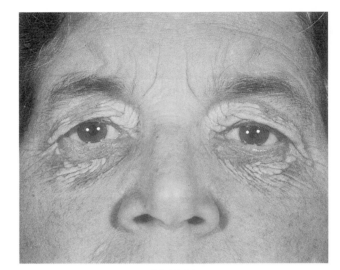

图 13.12

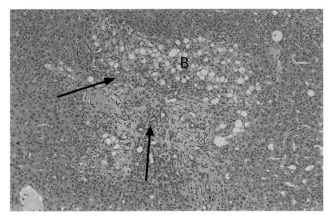

图 13.7

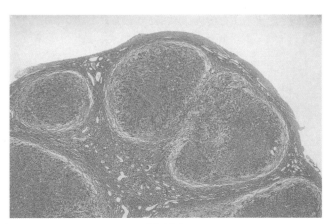

图 13.9

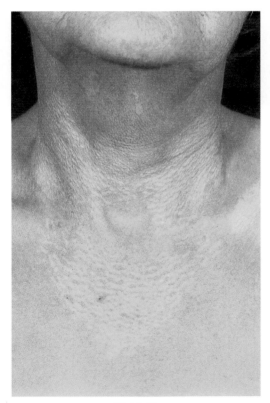

图 13.13

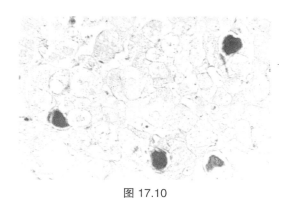

图 17.10

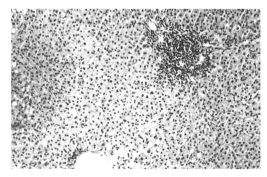

图 18.6

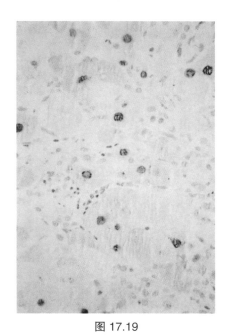

图 17.19

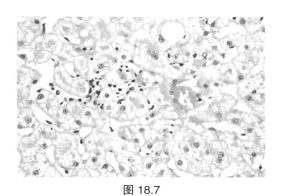

图 18.7

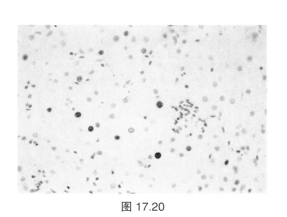

图 17.20

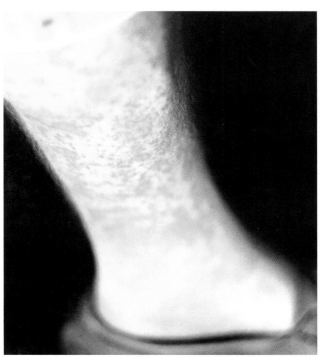

图 18.8

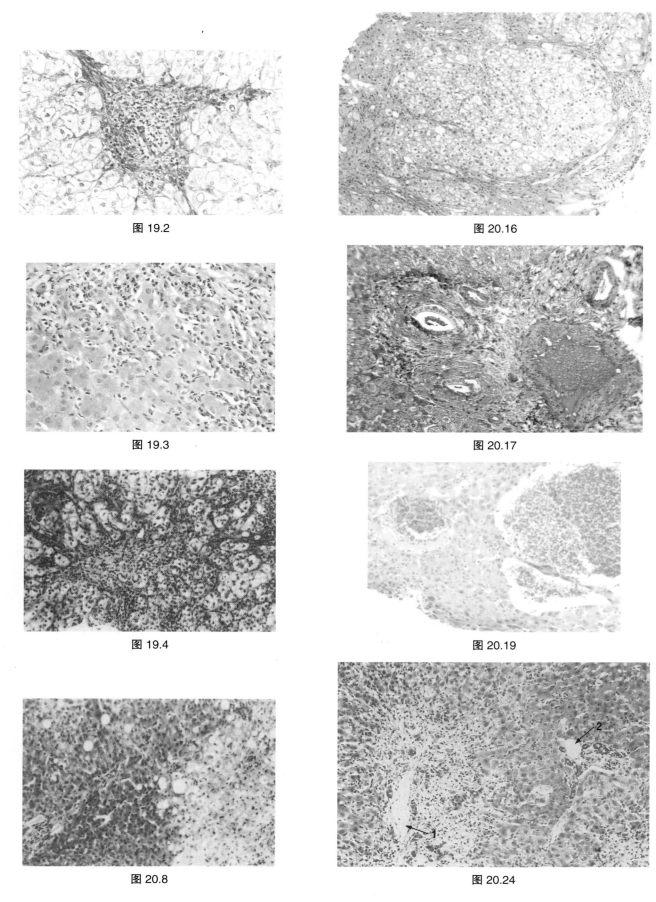

图 19.2

图 20.16

图 19.3

图 20.17

图 19.4

图 20.19

图 20.8

图 20.24

彩插 8

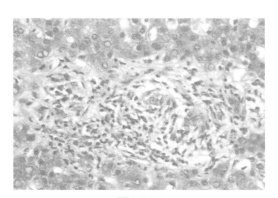

图 20.25

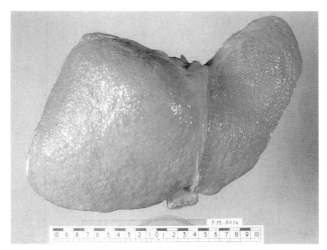

图 21.5

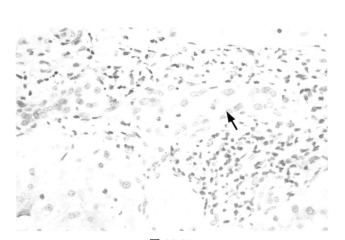

图 20.26

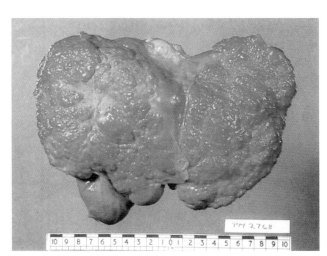

图 21.7

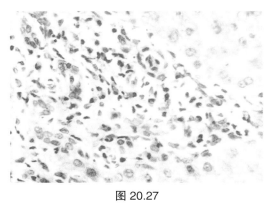

图 20.27

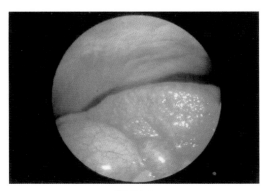

图 21.9

彩插 9

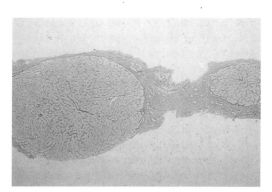

图 21.11

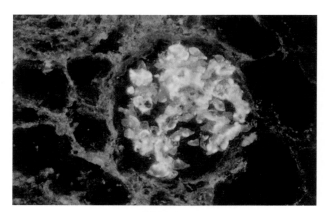

图 21.12

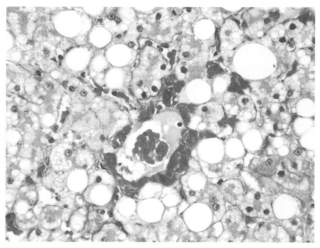

图 22.6

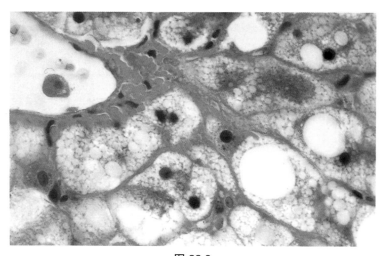

图 22.9

彩插 10

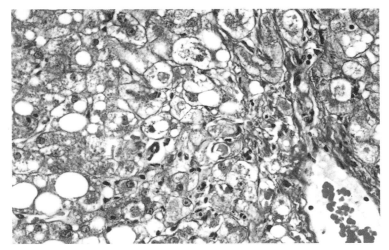

图 22.10

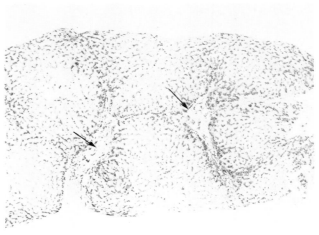

图 23.3

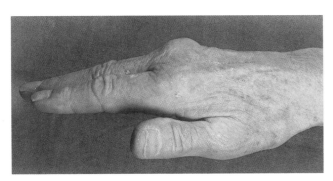

图 23.4

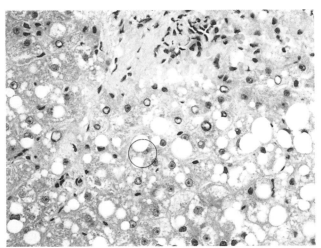

图 24.3

彩插 11

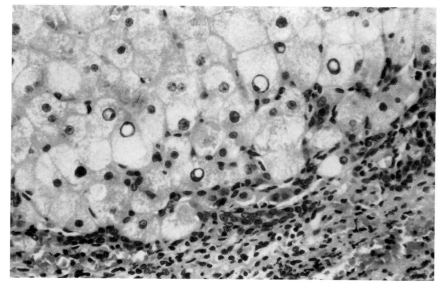

图 24.4

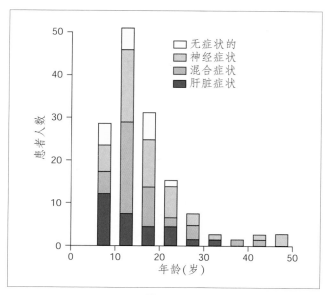

图 24.5

图 25.4

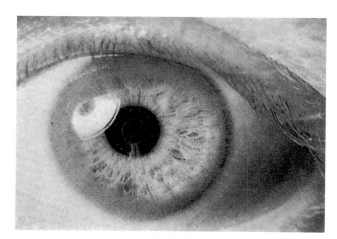

图 24.6

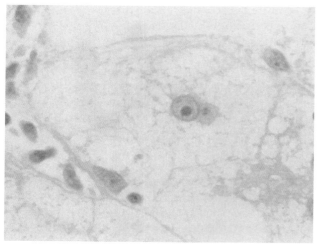

图 25.5

彩插 12

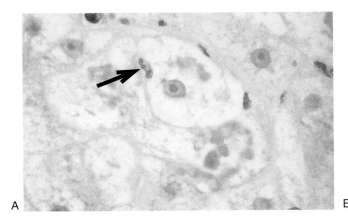

A

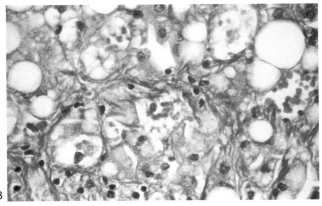

B

图 25.9

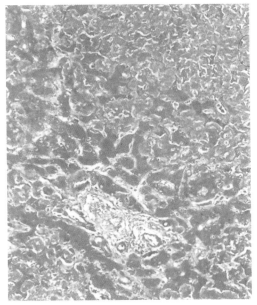

图 25.14

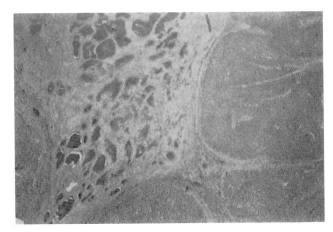

图 25.19

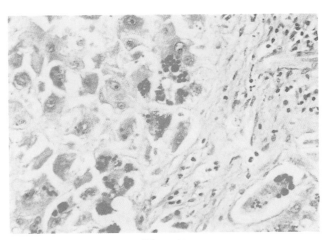

图 25.17

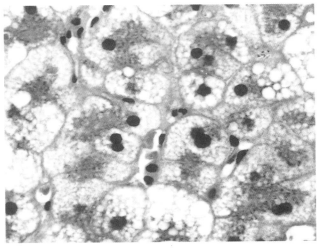

图 27.2

彩插 13

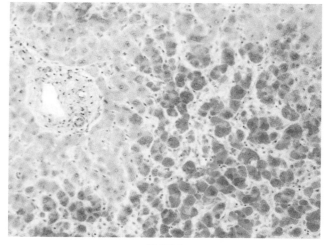

图 27.3

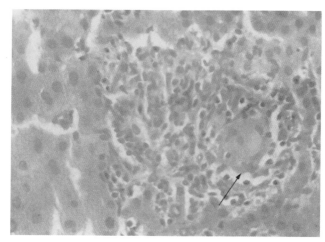

图 28.1

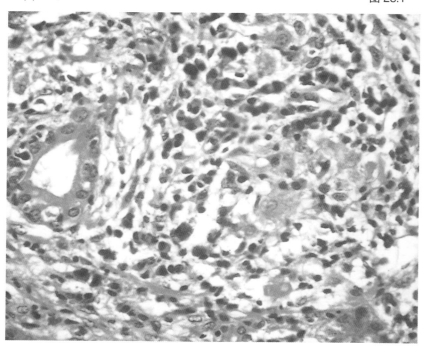

图 28.7

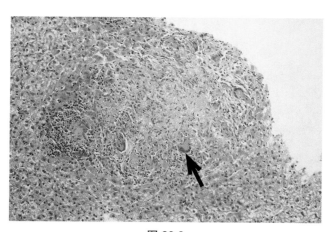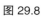

图 29.8

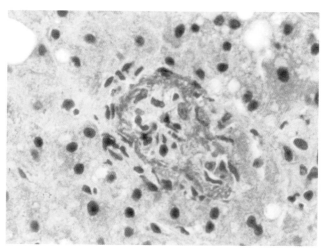

图 29.12

彩插 14

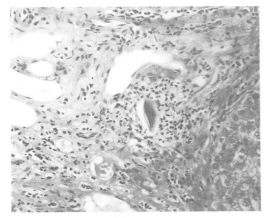

图 29.13

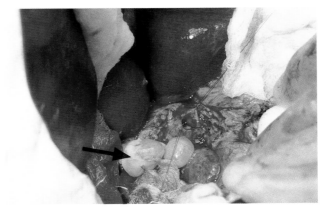

图 29.24

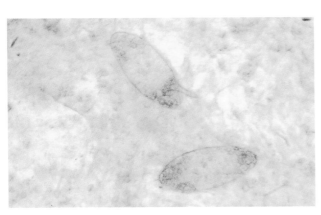

图 29.14

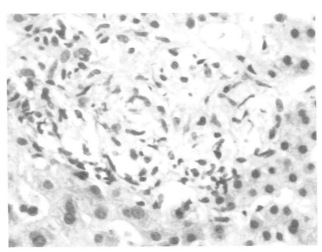

图 29.30

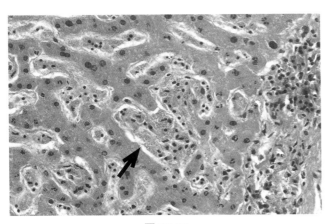

图 29.16

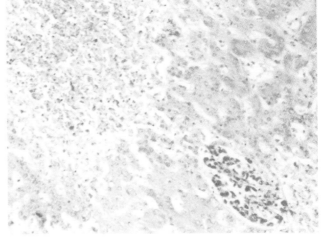

图 29.31

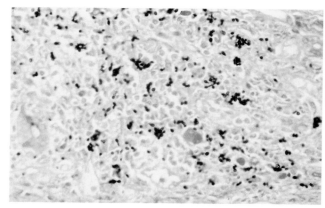

图 29.32

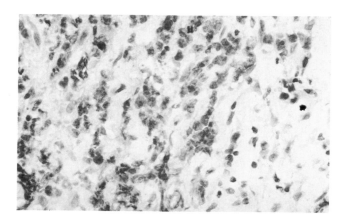

图 29.35

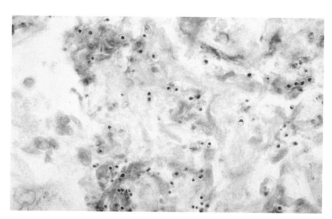

图 29.33

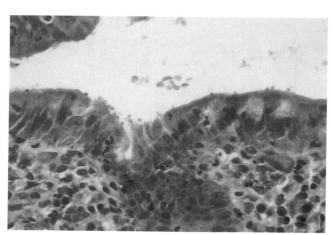

图 29.36

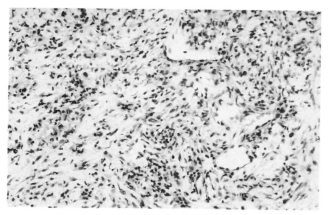

图 29.34

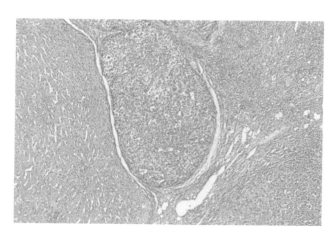

图 30.3

彩插 16

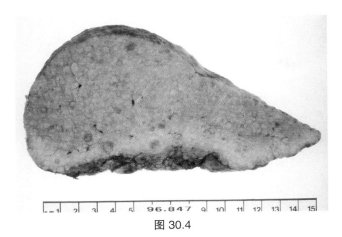

图 30.4

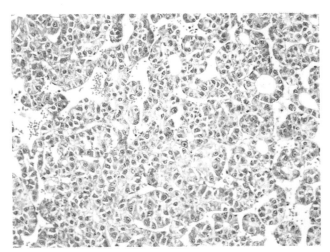

图 31.4

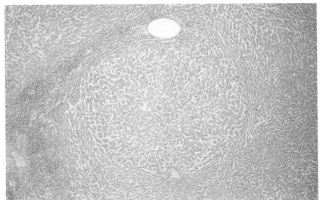

图 30.5

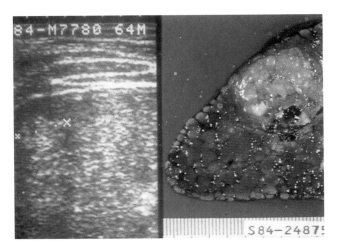

图 31.8

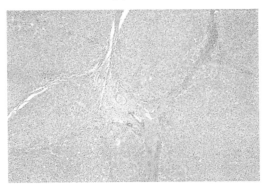

图 30.11

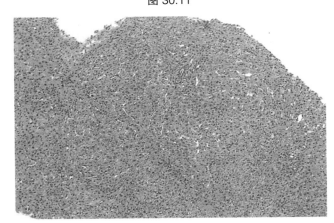

图 30.16

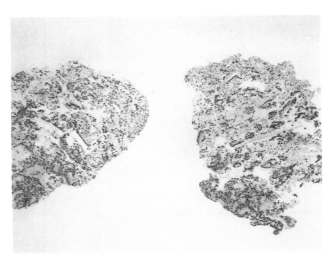

图 31.14

彩插 17

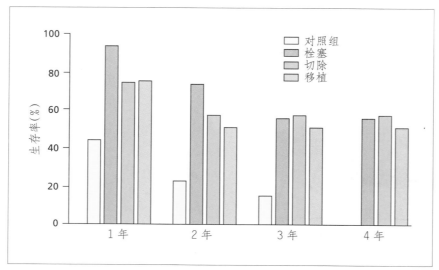

图 31.21

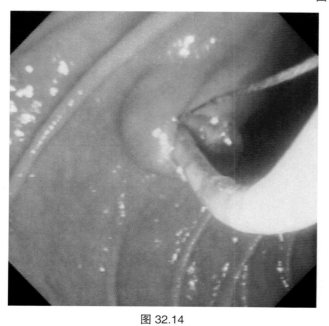

图 32.14

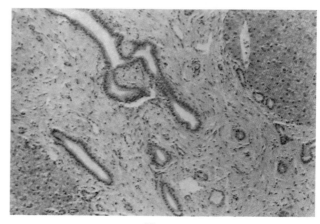

图 33.7

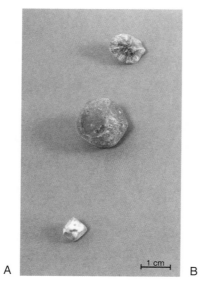

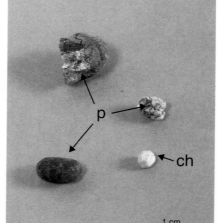

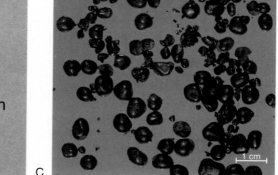

图 34.1

彩插 18